AF501519

ÉLÉMENTS

DE

PATHOLOGIE CHIRURGICALE

GÉNÉRALE

PRINCIPAUX TRAVAUX SCIENTIFIQUES DU PROFESSEUR BILLROTH.

I. Histologie normale.

3. *Quelques points d'anatomie normale et pathologique de la rate* (Virchow's Archiv, vol. XX et XXIII).

4. *Nouvelles contributions à l'anatomie comparée de la rate* (Zeitschrift für Zoologie, von Siebold und Kölliker, 1861).

6. *De l'épithélium de la langue de grenouille et de la structure intime de l'épithélium cylindrique et vibratile, et de ses rapports avec le tissu conjonctif* (J. Müller's Archiv, 1858).

7. *Quelques remarques sur l'abondance des plexus nerveux dans le canal intestinal* (J. Müller's Archiv, 1858).

II. Anatomie et histologie pathologiques.

1. *De la structure des polypes muqueux* (in-4°, avec planches, Reimer, à Berlin, 1855).

2. *De la formation nouvelle de fibres musculaires striées dans une tumeur du testicule* (Deutsche Klinik, 1855, n° 7).

3. *D'une ossification particulière aux cavaliers* (Deutsche Klinik, 1857, n° 27).

5. *D'une espèce particulière de métamorphose en tissu conjonctif des substances musculaire et nerveuse* (Virchow's Archiv, vol. VIII).

6. *Des productions dentaires comme formations nouvelles pathologiques* (Virchow's Archiv, vol. VIII).

7. *Une tumeur musculaire particulière* (myome cystique), (Virchow's Archiv, vol. IX).

10. *Métamorphose de l'épithélium d'une muqueuse nasale mise à nu* (Deutsche Klinik, 1855, n° 44).

13. *Des tumeurs des glandes salivaires* (Virchow's Archiv, vol. XVII).

14. *Recherches sur les tumeurs du sein* (Virchow's Archiv, vol. XVIII).

15. *De la structure interne des tumeurs médullaires* (Virchow's Archiv, vol. XVIII).

16. *Cancroïde avec kystes muqueux* (Virchow's Archiv, vol. XVIII).

18. *De la résorption osseuse* (Archiv für klinische Chirurgie).

19. *De la structure intime des glandes lymphatiques anormales* (Virchow's Archiv, vol. II).

20. *D'un ramollissement gélatineux particulier de la substance grise du cervelet* (Archiv der Heilkunde, 1861).

21. *Du mode de production des fibroïdes* (Archiv für klinische Chirurgie, vol. IV).

23. *Aphorismes sur les adénomes et les carcinomes épithéliaux* (Archiv für klinische Chirurgie, vol. VII).

III. Chirurgie.

1. *De la résection de l'apophyse montante du maxillaire supérieur*, d'après B. de Langenbeck (Deutsche klinik, 1854, n° 50).

2. *Des résections partielles du maxillaire inférieur*, d'après B. de Langenbeck (Deutsche Klinik, 1855, n° 5).

3. *D'une espèce rare de tumeur du cou. Traitement par les frictions iodées. Électropuncture* (Deutsche Klinik, 1855, n° 16).

4. *Des fibroïdes du maxillaire supérieur. Résections partielles*, d'après B. de Langenbeck (Deutsche Klinik, 1855, n° 25).

5. *Luxation de l'humérus et du radius contractée pendant le travail de l'accouchement* (Deutsche Klinik, 1856, n° 5).

7. *Du traitement par le cautère actuel des grandes tumeurs tonsillaires* (Deutsche Klinik, 1856, n° 6).

9. *De l'amylène* (Deutsche Klinik, 1857, n° 16).

10. *De la résection de la tête du fémur* (Deutsche Klinik, 1859, n° 28).

11. *De la désarticulation du genou* (Deutsche Klinik, 1859, n° 28).

12. ~~*De la résection de*~~ *l'articulation du genou* (Deutsche Klinik, 1859, n° 33).

13. *D'un nouvel instrument pour l'exploration des corps étrangers* (1859, Deutsche Klinik, n° 38).

14. *D'un cas d'absence du tibia* (Archiv für klinische Chirurgie, vol. I).

16. *Redressement immédiat du pied-bot* (Archiv für kliniche Chirurgie, vol. II).

17. *De la péripleurite, avec formation d'abcès* (Archiv für klinische Chirurgie, vol. II).

18. *Études expérimentales sur la fièvre traumatique et les maladies traumatiques accidentelles* (Article I, Archiv für klinische Chirurgie, vol. II, IV, VIII).

(Traduit en français dans les *Archives générales de médecine*, novembre et décembre 1865, janvier 1866).

20. *Quelques observations sur cette question : certaines maladies chirurgicales peuvent-elles se présenter épidémiquement.*

22. *Maladies chirurgicales de la poitrine* (dans la Grande chirurgie encyclopédique d'Enke).

24. *Études historiques sur l'appréciation et le traitement des plaies par armes à feu* Reimer, à Berlin).

Paris. — Imprimerie de E. Martinet, rue Mignon, 2.

ÉLÉMENTS

DE

PATHOLOGIE CHIRURGICALE

GÉNÉRALE

PAR

TH. BILLROTH

Professeur de pathologie chirurgicale à l'Université de Vienne

TRADUCTION DE L'ALLEMAND

PAR

MM. les Docteurs L. CULMANN et Ch. SENGEL

(de Forbach)

PRÉCÉDÉ D'UNE INTRODUCTION

PAR M. LE DOCTEUR VERNEUIL

Avec 100 figures intercalées dans le texte.

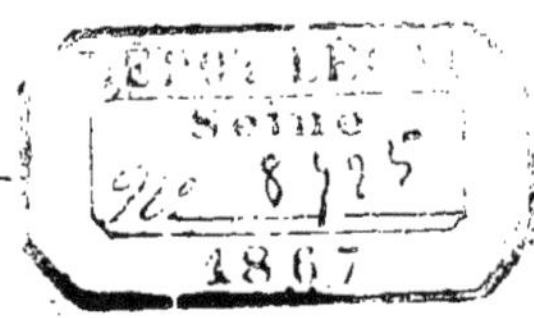

PARIS

GERMER BAILLIÈRE, LIBRAIRE-ÉDITEUR

Rue de l'École-de-Médecine, 17.

Londres, Hippolyte Baillière, 219, Regent street.

New-York, Baillière brothers, 440, Broadway.

MADRID, C. BAILLY-BAILLIÈRE, PLAZA DEL PRINCIPE ALFONSO, 16.

1868

INTRODUCTION

Après avoir fait traduire, et avant de livrer au public le livre de M. Billroth, M. Germer Baillière me fit l'honneur de me demander mon avis sur cette œuvre, et me pria même, si je le jugeais opportun, de la recommander au public médical français. J'acceptai volontiers cette tâche. M. Billroth m'était connu comme rédacteur des *Archives de chirurgie de Langenbeck* et comme auteur de travaux originaux nombreux et remarquables. Je le considérais depuis longtemps comme l'un des chirurgiens les plus distingués de l'Allemagne. Je lus donc avec attention et d'un bout à l'autre le livre en question, et si je n'en donne point l'analyse, du moins j'exprime en ce moment l'impression générale que j'en ai reçue.

L'œuvre de M. Billroth est essentiellement destinée à l'instruction élémentaire. Elle n'affecte point la forme régulière, et n'a pas les allures solennelles du livre classique : c'est plutôt une série de causeries familières, mais substantielles, dans lesquelles on reconnaît le maître instruit, cherchant à initier ses jeunes auditeurs aux difficultés nombreuses de la théorie et de la pratique. Si je voulais donner de cette production une idée matérielle, je représenterais le professeur à l'hôpital, muni de ses instruments d'étude, entouré de ses élèves et leur donnant, au lit même du malade, ou à l'amphithéâtre, des notions sommaires et immédiatement applicables sur la pathologie et la thérapeutique générales. Dans un enseignement de cette nature, on comprend bien qu'il faut élaguer les descriptions minutieuses, les discussions prolixes, l'érudition fine et la critique escortée de ses preuves. Il faut aller droit au but, être clair, concis, affirmatif, et faire en sorte de ne livrer aux commençants que des notions solides et des solutions à peu près indiscutables.

C'est ainsi que M. Billroth a procédé, et je le félicite de la manière dont il a tracé et rempli son programme. Si ses leçons ne reproduisent pas toutes les vérités acquises, elles donnent une idée suffisante de l'état actuel de la science chirurgicale.

Les livres de ce genre sont d'ailleurs bien difficiles à faire, et il faut remercier ceux qui consentent à se faire vulgarisateurs des travaux d'autrui, quand ils pourraient employer leur temps avec plus de plaisir et de gloire à éditer leurs propres idées.

Mais leur utilité est incontestable, car ils servent à instruire la jeunesse, et, de plus, mettent, toute sa vie durant le praticien à l'abri des défaillances de la mémoire ; ils servent donc sans bruit, mais efficacement, la cause du progrès, et si dans un pays le niveau moyen de l'instruction est élevé, on peut sans hésiter leur en rapporter l'honneur.

Abondamment fournis de livres comme nous le sommes en France, nous pourrions nous croire dispensés de recourir à la littérature élémentaire venue de l'étranger, et, fiers de notre fécondité, ne rien demander au delà de nos frontières : ce serait là une erreur fâcheuse. Certes, réduits à nos propres ressources, nous pourrions à la rigueur acquérir une somme satisfaisante de connaissances ; mais aussi nous serions privés d'un des moyens les plus puissants pour achever notre instruction et élargir le cercle de nos idées.

Si quelques grands axiomes sont uniformément adoptés dans tous les pays où la science est cultivée, ils ne sont point exposés, discutés, formulés de la même façon au delà des Alpes, du Rhin ou de la Manche. Chaque race pense et parle à sa manière et résout les problèmes par des procédés intellectuels qui lui sont propres. Et, si je puis me permettre d'invoquer mon expérience, j'affirme qu'il y a grand intérêt et grand profit à étudier successivement la même question dans les livres anglais, allemands, italiens et français. Chaque auteur, d'ailleurs, cite de préférence les idées et les travaux édités dans sa patrie, et se charge ainsi de nous fournir les matériaux d'une érudition qui, sans nous dispenser de recourir aux sources, du moins nous les fait connaître.

En résumé, et je le dis sans hésitation, en lisant les leçons de M. Billroth, j'ai appris un certain nombre de choses que je ne savais pas. J'ai rectifié quelques-unes de mes idées, renié quelques erreurs, adopté plus résolûment que jamais quelques opinions, en un mot, réfléchissant, méditant, discutant avec moi-même, j'ai, ce me semble, augmenté sensiblement la somme de mes connaissances, car il est juste d'ajouter que si le livre de M. Billroth est élémentaire et accessible aux jeunes intelligences, il n'en renferme pas moins des idées originales particulières à l'auteur et fort dignes d'attirer l'attention des savants eux-mêmes. Certes, l'œuvre n'est point à l'abri de toute critique, et, si tel était mon but et mon intention, je me mettrais sur plus d'un point en désaccord avec mon honorable confrère. Je lui reprocherais surtout l'oubli presque absolu de nos travaux français; mais les œuvres parfaites ne sont guère possibles à notre époque et dans la période de rénovation scientifique actuelle.

Je me contenterai donc de dire à mes compatriotes aspirants ou arrivés : voici un bon livre, sagement pensé, solidement écrit. Lisez-le, et vous y gagnerez comme j'y ai gagné moi-même.

Puisque je suis en train de distribuer l'éloge, il me semble juste de louer ici le zèle et la persévérance avec laquelle le jeune et intelligent éditeur poursuit la tâche de nous fournir les productions majeures de la littérature allemande. La collection toujours croissante de ces traductions rend déjà et rendra dans la suite un signalé service à la science médicale.

A. VERNEUIL,

Chirurgien de l'hôpital Lariboisière.

15 novembre 1867.

TRAITÉ

DE

PATHOLOGIE CHIRURGICALE GÉNÉRALE

PREMIÈRE LEÇON

INTRODUCTION

La chirurgie considérée dans ses rapports avec la médecine interne. — Nécessité pour le praticien de connaître l'une et l'autre. — Aperçu historique. — Enseignement de la chirurgie dans les universités allemandes.

MESSIEURS,

L'étude de la chirurgie, dont vous venez chercher les premières notions dans ce cours, est considérée aujourd'hui avec raison, dans la plupart des pays, comme indispensable au médecin praticien, et nous considérons comme un heureux progrès que la séparation entre la chirurgie et la médecine n'existe plus au même degré qu'autrefois. En effet, la différence entre la médecine et la chirurgie n'est qu'apparente, la séparation entre ces deux branches est purement artificielle, bien qu'elle ait sa raison d'être dans l'histoire et dans l'accumulation si vaste, et toujours croissante, des matériaux dont la réunion constitue l'ensemble des connaissances médicales. La suite de ces leçons vous fera voir assez souvent jusqu'à quel point la chirurgie doit s'occuper des phénomènes internes et généraux qui se passent dans notre corps, et combien les maladies des parties externes sont analogues à celles qui intéressent les parties situées profondément, sous le rapport des effets que les unes et les autres produisent sur l'ensemble de l'organisme; enfin, vous reconnaîtrez que toute la différence, en définitive, se résume en ce que, dans la chirurgie, nous avons le plus souvent sous les yeux les modifications locales des tissus, tandis que les affections locales des organes internes ne nous sont révélées que par les symptômes. Les effets généraux que les affections locales exercent sur l'ensemble de l'organisme doivent être tout aussi familiers au chirurgien qu'au médecin qui s'intéresse de préférence aux maladies des organes internes. Pour tout dire, le chirurgien ne peut se prononcer sûrement et en pleine connaissance de cause sur l'état de ses malades, qu'autant qu'il est médecin en même temps. Mais même le médecin qui ne veut pas s'occuper de maladies chirurgicales et qui se consacre au traitement des affections internes doit posséder des notions de chirurgie, s'il veut éviter de commettre des fautes impardonnables. Sans compter que le médecin de campagne n'est pas toujours entouré de collègues auxquels il puisse adresser les cas chirurgicaux, la vie du patient dépend souvent du diagnostic sûr et rapide d'une affection chirurgicale; car ici, agir sûrement et promptement, c'est souvent sauver l'existence. Que le sang jaillisse avec violence d'une plaie, qu'un corps étranger ait pénétré dans la trachée et menace de suffoquer le malade d'un instant à l'autre, alors il s'agit d'intervenir en chirurgien, et sans retard, ou le malade est perdu. Mais, dans d'autres cas encore, un médecin qui ignore absolument la chirurgie peut faire beaucoup de mal, parce qu'il ne sait pas apprécier la signification d'un cas donné; il peut laisser s'aggraver, jusqu'à l'incurabilité, un mal qu'une intervention chirurgicale aurait promptement dissipé, et causer ainsi, par l'insuffisance de son savoir, un dommage infini à ses malades. Il est donc impardonnable de la part d'un médecin de s'opiniâtrer dans l'idée de ne pratiquer que la médecine interne, et vous commettriez une faute plus impardonnable encore si, dès à présent, vous alliez négliger l'étude de la chirurgie en vous disant : A quoi bon me livrer à cette étude, puisqu'on opère si peu dans la pratique ordinaire et que rien dans mes aptitudes ne m'y invite! Comme si la chirurgie ne consistait que dans l'art d'opérer! J'espère, messieurs, vous donner, sur cette branche importante de l'art de guérir, des idées tout autres et bien meilleures que celle que je viens de mentionner, et qui malheureusement est encore trop répandue de nos jours! — Parce que la chirurgie ne s'occupe avant tout que de lésions apparentes, le diagnostic anatomique se trouve effectivement quelque peu facilité; mais gardez-vous d'attacher à cet avantage une trop grande importance! sans compter que bien des lésions qui exigent un traitement chirurgical sont encore profondément cachées, il faut songer qu'en chirurgie on exige beaucoup plus du diagnostic, du pronostic et même du traitement, qu'en médecine interne. — Je reconnais volontiers que la médecine interne peut, sous beaucoup de rapports, offrir un attrait plus puissant que la chirurgie, précisément à raison des difficultés dont elle doit triompher pour localiser les processus morbides et en reconnaître la nature, et de la manière brillante dont elle parvient souvent à résoudre ces problèmes. Souvent il faut, dans ces cas, les opérations les plus subtiles de l'esprit pour arriver à tirer une conclusion de l'ensemble des symptômes et du résultat de l'investigation. Il est permis aux médecins de citer avec orgueil le diagnostic anatomique des maladies de la poitrine et du cœur, dans lesquelles le zèle d'infatigables scrutateurs est parvenu à tracer une image si nette des modifications subies par les organes affectés qu'on croirait avoir ces organes eux-mêmes sous les yeux. Quelle gloire pour le médecin de savoir se rendre un compte exact de l'état pathologique d'organes entièrement cachés, tels que les reins, le foie, la rate, l'intestin, le cerveau, la moelle épinière, rien qu'en examinant le malade et en coordonnant les symptômes! Quel triomphe de reconnaître les maladies d'organes dont les fonctions physiologiques, comme, par exemple, celles des capsules surrénales, nous sont absolument inconnues. Cela console un peu de l'aveu que nous sommes obligés de nous faire de l'insuffisance de nos ressources thérapeutiques en médecine bien plus encore qu'en chirurgie, bien que ce soient précisément les progrès du diagnostic anatomique qui aient éclairé notre traitement et nous aient renseignés mieux et plus sûrement sur le but et les limites de notre activité.

Cependant cet attrait d'un raisonnement plus raffiné dans la médecine interne est largement compensé en chirurgie par une sûreté et une précision plus grande du diagnostic aussi bien que du traitement, d'où il résulte que ces deux branches de la science médicale ont une valeur parfaitement égale. Du reste, on ne doit pas perdre de vue que le diagnostic anatomique, c'est-à-dire l'appréciation des modifications anatomo-pathologiques de l'organe malade, n'est encore qu'un *moyen* d'atteindre le but qui est la guérison du mal. *Trouver les causes du processus pathologique, déterminer d'avance sa marche, le conduire vers une terminaison heureuse ou l'enrayer complétement, telle est la véritable tâche que doit remplir le médecin aussi bien que le chirurgien, et pour l'un comme pour l'autre elle est hérissée des mêmes difficultés.* Il n'y a qu'une chose qu'on exige en plus du dernier, surtout lorsqu'il s'occupe plus spécialement de la pratique chirurgicale, c'est l'art d'opérer. Cet art a, comme tout autre, son côté technique, et dans les opérations la partie technique s'appuie sur des connaissances exactes en anatomie, sur l'exercice et sur le talent personnel. Mais le talent peut lui-même être remplacé ici par une exercice persévérant. Songez à Démosthène et à la manière dont il a procédé pour vaincre les difficultés du langage!

Cette partie technique, à la vérité indispensable, est cause que pendant longtemps la chirurgie a été séparée de la médecine; en étudiant l'histoire, on peut voir comment cette séparation s'est établie, comment, par la suite, elle est devenue de plus en plus forte, jusqu'à ce qu'enfin, dans le courant de ce siècle, elle fut de nouveau considérée comme irrationnelle. Le mot « *chirurgie* » exprime déjà que primitivement on n'avait en vue que le côté technique, car ce terme vient de χείρ et d'ἔργον, littéralement « action manuelle. »

Bien que le but de ces leçons ne soit nullement de vous tracer un résumé complet de l'histoire de la chirurgie, je considère toutefois comme utile et intéressant de vous communiquer une esquisse rapide du développement de notre science dans ses rapports avec elle-même et avec le public. Vous y trouverez le moyen de vous rendre compte de bien des dispositions légales, encore en vigueur de nos jours dans divers États, dispositions qui concernent le personnel médical.

Une histoire plus approfondie de la chirurgie ne pourra vous être utile que plus tard, quand vous saurez apprécier la valeur ou la nullité des différents systèmes, méthodes et opérations. Vous trouverez alors, surtout dans la médecine opératoire, la clef de beaucoup de faits surprenants, d'expériences restées improductives, et de bien des temps d'arrêt dans l'histoire du développement de la science. Bien des faits, indispensables pour l'intelligence de ce sujet, vous seront communiqués à l'occasion des différentes maladies que nous aurons à étudier; je me bornerai pour le moment à relever quelques points d'un intérêt capital, qui ont trait aux progrès du développement de la chirurgie et à la position faite aux chirurgiens.

Sans vouloir me livrer à des recherches sur la première origine de la médecine, je ferai observer seulement que, parmi les peuples de l'antiquité, l'art de guérir était essentiellement lié au culte religieux. Chez les Indiens, les Arabes, les Égyptiens, aussi bien que chez les Grecs, cet art était considéré comme révélé aux prêtres par la Divinité, et cette révélation se transmettait ensuite à travers les âges par la tradition. Les philologues diffèrent d'opinion sur l'âge des documents sanscrits dont la découverte ne date pas d'une époque bien éloignée de la nôtre; ainsi les uns les font remonter à 1000, les autres à 1400 ans avant J. C.; d'autres, enfin, les attribuent au premier siècle de l'ère chrétienne. *Ayur-Veda* (le livre de la science de la vie) est l'œuvre sanscrite la plus remarquable au point de vue de la médecine; son auteur est Susrutas. Dans cet ouvrage, la science est envisagée comme ne devant former qu'un seul tout; c'est, en effet, ce qui ressort de ces paroles : « Seule la réunion de la médecine et de la chirurgie fait le parfait médecin. Celui qui serait privé de la connaissance de l'une de ces branches ressemblerait à l'oiseau qui manquerait d'une aile. »

Sans aucun doute, la chirurgie était à cette époque la partie de beaucoup la plus avancée de l'art de guérir ; ainsi il est question, dans l'ouvrage susmentionné, d'un grand nombre d'opérations et d'instruments ; mais l'auteur a soin d'ajouter, avec beaucoup de raison : « Le plus parfait de tous les instruments, c'est la main » ; le traitement des plaies y est simple et rationnel ; déjà on connaît la plupart des maladies chirurgicales. — Parmi les Grecs, c'était Asklepios (Esculape), fils d'Apollon et disciple de Chiron, qui concentrait d'abord en lui tout l'ensemble de la science médicale. Beaucoup de temples furent érigés en l'honneur d'Esculape, et les prêtres de ces temples se transmirent tout d'abord par tradition l'art de guérir ; déjà alors diverses écoles des Asclépiades surgirent à côté, et, malgré le serment imposé à tout individu qui voulait entrer comme prêtre dans le temple du dieu, serment qui consistait à n'enseigner l'art de guérir qu'aux descendants d'Esculape et qui a été conservé jusqu'à nos jours, il y eut cependant à cette époque déjà, comme cela ressort de diverses circonstances, d'autres médecins à côté des prêtres ; bien plus, un passage du serment prouve qu'à cette époque il y avait, comme aujourd'hui, des médecins qui, à titre de spécialistes dans le sens moderne, ne pratiquaient que certaines opérations ; car, il y est dit : « Jamais je ne ferai la taille de la pierre, mais j'abandonnerai ce soin aux hommes qui cultivent cet art. » Nous n'avons de notions exactes sur les diverses espèces de médecins qu'à partir de l'époque d'Hippocrate ; c'était un des derniers Asclépiades. Né en 460 avant J. C., dans l'île de Cos, il vivait tantôt à Athènes, tantôt dans les villes de la Thessalie, et mourut à Larisse, en 377 avant J. C. Il est naturel qu'à une époque où les noms des Pythagore, des Platon, des Aristote, illustraient les sciences, la médecine fût aussi de son côté scientifiquement cultivée, et en effet, les œuvres d'Hippocrate, dont un grand nombre est parvenu jusqu'à nous, doivent exciter notre plus grand étonnement. L'exposé lucide et classique, l'habile coordination de ces vastes matériaux, le grand respect pour l'art de guérir, l'esprit d'observation critique, telles sont les qualités que l'on retrouve dans les œuvres d'Hippocrate, œuvres qui, pour leur part, doivent encore nous entraîner à l'admiration de l'antiquité grecque. Déjà on reconnaît clairement qu'il ne s'agit plus de s'incliner dévotement devant des dogmes médicaux surannés, mais que, dès cette époque, il existait une science et un art médical. L'art de guérir dans l'école hippocratique était *un ;* la médecine et la chirurgie étaient réunies ; cependant le personnel médical était distingué déjà en plusieurs classes. Il y avait, à côté des Asclépiades, encore d'autres médecins instruits, et des aides qui n'avaient reçu qu'une éducation routinière, des gymnastes, des charlatans et des faiseurs de miracles ; les médecins recevaient des élèves ; de plus, il ressort de quelques remarques de Xénophon, qu'il y avait déjà des médecins attachés à l'armée, surtout pendant les guerres des Perses. Ils avaient leur place, ainsi que les devins et les joueurs de flûte, auprès de la tente royale. On conçoit facilement qu'à une époque où l'on faisait si grand cas de la beauté du corps, comme cela avait lieu chez les anciens Grecs, on accordât une importance toute particulière aux maux extérieurs ; la doctrine des fractures et des luxations avait donc reçu un développement tout particulier parmi les médecins de l'école hippocratique, même il est déjà question de quelques opérations difficiles, pratiquées à cette époque, ainsi que d'un grand nombre d'instruments et d'appareils. C'est seulement sous le rapport des amputations que l'on semble avoir été bien en retard ; il est à supposer que la plupart des Hellènes aimaient mieux mourir que de continuer à vivre au prix d'une mutilation ; il fallait que le membre fût frappé de mort, gangréné, pour qu'on se décidât à l'amputer.

La doctrine d'Hippocrate ne pouvait recevoir pour le moment un développement plus étendu, car pour cela il eût fallu de plus grandes connaissances en anatomie et en physiologie ; il est vrai que sous ce rapport un faible élan fut donné par l'école d'Alexandrie, qui, florissant pendant plusieurs siècles sous les Ptolémées, transplanta, après les victoires d'Alexandre le Grand, l'esprit de la Grèce, au moins passagèrement, dans une partie de l'Orient ; cependant les médecins alexandrins se perdirent bientôt en systèmes philosophiques et ne contribuèrent aux progrès de notre art que par quelques nouvelles découvertes anatomiques. Dans cette école la médecine fut séparée pour la première fois en trois parties distinctes : hygiène, chirurgie et médecine interne. — Avec la civilisation grecque, la médecine des Grecs arriva également à Rome. Les premiers hommes qui cultivèrent cet art à Rome furent des esclaves grecs ; on permettait aux affranchis de cette nation d'établir des bains, et c'est alors pour la première fois que les barbiers et les baigneurs (étuvistes) s'érigèrent en rivaux et en collègues des médecins ; une pareille compagnie fit pendant longtemps un grand tort à la dignité de l'art à Rome. Ce n'est qu'à la longue que les philosophes et les érudits s'emparant des écrits d'Hippocrate et des Alexandrins en vinrent à exercer eux-mêmes la médecine, sans toutefois rien y ajouter d'essentiellement nouveau. La plus grande impuissance de productivité scientifique personnelle se reconnaît ensuite dans les remaniements encyclopédiques des ouvrages scientifiques les plus variés. L'ouvrage le plus célèbre sous ce rapport est le traité de Celse (Aulus Cornelius Celsus, 25-30 avant J. C. jusqu'à 40-50 après J. C., du temps des empereurs Tibère et Claude), *De artibus;* il en reste huit livres *De medicina* qui sont parvenus jusqu'à nous et qui nous permettent de juger l'état de la médecine et de la chirurgie à cette époque. Quel que soit le prix qu'il faille attacher à ces restes de la science romaine, ils n'en représentent pas moins, comme cela a été dit plus haut, un simple compendium, comme on les écrit encore de nos jours; on a même été jusqu'à contester à Celse le titre de médecin et l'exercice personnel de l'art; mais c'est là une supposition fort peu admissible; la manière d'exposer les faits permet bien d'attribuer à Celse un jugement individuel; le septième et le huitième livre, qui contiennent la chirurgie, n'auraient sans doute pas été écrits d'une manière aussi claire par une personne qui n'aurait pas eu la connaissance pratique de son sujet. On y reconnaît que la chirurgie, surtout dans sa partie opératoire, avait pris un grand développement depuis les temps d'Hippocrate et des Alexandrins. Celse parle déjà des opérations autoplastiques, des hernies, et indique, pour les amputations, une méthode que l'on met encore parfois en usage aujourd'hui. Un passage, qui est devenu très-célèbre, est celui du septième livre, où il est question des qualités du parfait chirurgien. Comme ce passage témoigne de l'esprit qui anime le livre, je vais vous le communiquer :

« Esse autem chirurgus debet adolescens, aut certe adolescentiæ » propior, manu strenua, stabili, nec unquam intremiscente, eaque non » minus dextra ac sinistra promptus, acie oculorum acri, claraque, animo » intrepidus, immisericors, sic, ut sanari velit eum, quem accipit, non » ut clamore ejus motus vel magis, quam res desiderat, properet, vel » minus, quam necesse est, secet : perinde faciat omnia, ac si nullus ex » vagitibus alterius adfectus oriretur. »

Le plus illustre des médecins romains fut Galien, Claudius Galenus, (131-201 après J. C.); quatre-vingt-trois traités, émanant incontestablement de lui, sont arrivés jusqu'à nous. Galien revint aux principes d'Hippocrate, à savoir, que l'observation doit être la base de la médecine, et fit faire, en anatomie surtout, les progrès les plus remarquables; il se servait, pour ses dissections, principalement de cadavres de singes, rarement de cadavres humains. L'anatomie de Galien, et en général tout son système philosophique, dans lequel il avait malheureusement aussi englobé la médecine, système qui avait à ses yeux encore plus de valeur que l'observation elle-même, ont passé pendant plus de mille ans pour seuls conformes à la vérité. Le mérite de Galien, au point de vue de l'histoire de la médecine, est énorme, tandis qu'il fit faire peu de progrès à la chirurgie proprement dite, que, du reste, il exerçait peu; car, de son temps, il y avait déjà des chirurgiens spéciaux, qui étaient soit des gymnastes, soit des baigneurs et des barbiers, et qui malheureusement se transmettaient la chirurgie, surtout par la routine et la tradition. Au contraire, la médecine interne était entre les mains des médecins qui possédaient des connaissances en philosophie, et pendant longtemps elle ne sortit plus de ce milieu ; ces médecins, il est vrai, connaissaient et commentaient aussi les écrits chirurgicaux d'Hippocrate, des Alexandrins et de Celse, mais ils s'occupaient peu de l'exercice de la chirurgie. — Nous pourrions maintenant, comme il ne s'agit ici que d'une esquisse rapide, franchir bien des siècles, même plus d'un millier d'années, pendant lesquelles la chirurgie ne fit pour ainsi dire pas de progrès et rétrograda même sensiblement sous certains rapports. La période byzantine fut en général peu favorable au développement des sciences ; c'est à peine si l'école d'Alexandrie put reprendre un fugitif éclat. Même les médecins les plus célèbres de la décadence romaine, tels qu'Antylle (IIIe siècle), Oribase (326-403 après J. C.), Alexandre de Tralles (525-605 après J.-C.), Paul d'Égine (660), firent peu pour la chirurgie. La position extérieure des médecins et leur instruction professionnelle avaient reçu plus d'une amélioration : il y avait du temps de Néron un Gymnase, du temps d'Adrien un Athénée, des établissements scientifiques dans lesquels on enseignait aussi la médecine, et sous Trajan, une école de médecine, *schola medicorum*. La médecine militaire avait été, chez les Romains, l'objet d'une sollicitude particulière ; il y avait, en outre, des médecins de la cour, *archiatri palatini*, avec le titre *perfectissimus*, *eques* ou *comes archiatrorum*. Si, plus tard, le dépérissement de l'art de guérir ne fut pas aussi complet dans l'empire byzantin que celui du reste des sciences, nous en sommes redevables aux Arabes. L'immense élan que ce peuple prit sous Mahomet, à partir de l'an 608, dut contribuer pour beaucoup à la conservation de la science. Grâce à l'école d'Alexandrie et à ses succursales en Orient, à l'école des Nestoriens, l'art hippocratique était parvenu aux Arabes ; ceux-ci le cultivèrent et le ramenèrent, quoique sous une forme quelque peu modifiée, en Europe par l'Espagne, jusqu'à ce que Charles-Martel mit fin à leur domination. Les Arabes les plus célèbres dont on possède des ouvrages importants sous le rapport de la chirurgie, sont : Rhazès (850-932), Avicenne (980-1037), Abulcasem (1106) et Avenzoar (1162); les écrits de ces deux derniers sont les plus importants au point de vue de la chirurgie. La médecine opératoire resta fort arriérée à cause de l'horreur du sang qui, chez les Arabes, avait jusqu'à un certain point sa raison d'être dans les lois du Koran ; par contre, ils donnaient à l'usage du cautère actuel une extension à peine concevable pour nous. La classification des maladies chirurgicales et la sûreté du diagnostic ont fait chez eux de rapides progrès. — Déjà nous voyons le culte des établissements scientifiques fort en honneur chez les Arabes; l'école la plus célèbre était celle de Cordoue; de plus, beaucoup de leurs villes possédaient déjà des hôpitaux. L'éducation scientifique des médecins n'était plus chez eux une affaire essentiellement privée, et la plupart de ceux qui voulaient étudier cet art étaient forcés de chercher leur instruction aux écoles. Ce progrès ne fut pas sans exercer son influence sur les peuples occidentaux; en même temps qu'en Espagne, c'était surtout en Italie que le culte des sciences se répandait. Dans l'Italie méridionale surgit une école de médecine très-célèbre, celle de Salerne, sur le golfe tyrrhénien; elle avait été fondée probablement par Charlemagne, en 802, et arriva au XIIe siècle à sa plus haute splendeur ; on a pu s'assurer dans ces derniers temps que ce n'était pas une école tenue par des moines ; tous les maîtres étaient laïques ; même, il y avait des maîtresses qui s'élevaient au rang d'auteur ; la plus connue de ces femmes est Trotula. On ne s'y livrait que peu ou point à des travaux originaux; tout se bornait à commenter les ouvrages des anciens. Ce qui rend encore cette école intéressante, c'est que là nous voyons, pour la première fois, un corps enseignant en droit de conférer le titre de docteur et de maître (*magister*). — Bientôt les empereurs et les rois s'intéressèrent de plus en plus aux sciences, surtout en fondant des universités; ainsi des établissements universitaires furent fondés en 1224 à Naples, en 1250 à Pavie et à Padoue, en 1205 à Paris, en 1243 à Salamanque, en 1348 à Prague, et ces universités avaient le droit de conférer des titres académiques. La philosophie était la science que l'on cultivait par excellence, et même la médecine, pendant longtemps encore, ne parvint pas à se dépouiller aux universités de ses allures philosophiques; on s'attachait tantôt au système de Galien, tantôt au système arabe, tantôt à de nouveaux systèmes médico-philosophiques, et toutes les observations étaient consignées pour devenir des arguments en faveur des uns ou des autres. C'était là le principal obstacle à l'essor des sciences naturelles ; c'était river à l'esprit une chaîne dont des hommes même remarquables ne savaient pas s'affranchir. Le traité d'anatomie, rédigé par Mondino de Luzzi, en 1314, ne s'éloigne guère de l'anatomie de Galien, bien que son auteur s'appuie sur la dissection de quelques cadavres humains. En ce qui concerne la chirurgie, il n'est encore question d'aucun progrès réel. Lanfranc (1300), Guy de Chauliac (commencement du XIVe siècle), Branca (milieu du XVe siècle), voilà quelques noms peu nombreux de chirurgiens de cette période qui méritent d'être cités.—Avant de passer à l'heureuse renaissance des sciences naturelles et de la médecine au XVIe siècle, nous devons encore dire, en peu de mots, quels individus étaient à cette époque les représentants de la médecine et comment ils s'en partageaient l'exercice ; car c'est là un point important dans l'histoire de notre profession. Il y avait d'abord des médecins qui avaient reçu une éducation philosophique, soit clercs, soit laïques. Ils enseignaient la médecine aux universités et à d'autres hautes écoles, c'est-à-dire ils commentaient les œuvres de l'antiquité, soit anatomiques, soit chirurgicales, soit spécialement médicales ; ils étaient en même temps praticiens, mais très-peu chirurgiens. — D'autres lieux consacrés au culte des sciences étaient les couvents ; les bénédictins surtout s'occupaient de médecine et pratiquaient en même temps la chirurgie, quoique leurs supérieurs y consentissent à regret et qu'il fallût quelquefois de leur part une dispense particulière pour obtenir le droit de pratiquer une opération. — Les médecins praticiens, proprement dits, étaient des individus tantôt établis à poste fixe, tantôt ambulants. Les premiers s'étaient généralement formés aux hautes écoles et n'obtenaient le droit d'exercer que sous certaines conditions. L'empereur Frédéric II fit promulguer, en 1224, une loi en vertu de laquelle ces médecins devaient avoir étudié, pendant trois années, « la logique », c'est-à-dire la philosophie et la philologie, puis, pendant cinq ans, la médecine et la chirurgie ; enfin cette loi les obligeait encore à exercer pendant quelque temps sous la direction d'un médecin plus âgé, pour avoir le droit de pratiquer la médecine librement, pour pouvoir, comme s'exprimait naguère une examinateur sur le compte des médecins diplomés, « courir sus au public ». Outre ces médecins sédentaires, dont un grand nombre étaient docteurs ou « maîtres », il y avait encore beaucoup de médecins ambulants qui s'en allaient aux foires sur un char, accompagnés d'un polichinelle, et vendaient à beaux deniers comptant leur assistance au public. Cette classe d'individus, dits charlatans, qui jouaient un grand rôle dans la poésie dramatique du moyen âge et qui se font encore applaudir avec frénésie aujourd'hui même dans l'*Elisire d'amore*, de Donizetti, et dans le *Barbier du village*, de Ditterdorf, se livraient à de nombreuses exactions pendant le moyen âge ; ils étaient « de mauvaise foi, comme les musiciens, les jongleurs et les exécuteurs » ; cette race ne s'est même pas encore entièrement éteinte de nos jours, bien qu'on ne la rencontre plus sur les champs de foire, mais dans les salons, comme faiseurs de cures miraculeuses, somnambules, guérisseurs du cancer prônant les vertus de leurs herbes, etc. — Si maintenant vous me demandez quels rapports existaient entre toute cette compagnie et les personnes qui exerçaient la chirurgie, je vous répondrai que, d'abord, cette branche de l'art de guérir était à l'occasion mise en pratique par presque tous les individus appartenant aux classes que nous venons de nommer ; cependant, il y avait aussi des chirurgiens spéciaux qui se réunissaient en corporations et constituaient une classe honnête de la bourgeoisie. Ils acquéraient leurs connaissances pratiques tout d'abord auprès du maître qui les avait pris en apprentissage ; plus tard, ils s'instruisaient dans les livres et dans les établissements scientifiques. Ces personnes, dont le plus grand nombre était sédentaire, mais dont quelques-uns néanmoins voyageaient sous les attributs de chirurgiens herniaires, d'opérateurs de la taille, d'oculistes, concentraient principalement dans leurs mains la pratique des opérations chirurgicales ; nous apprendrons à connaître plus tard des hommes hors ligne parmi ces vieux maîtres de notre art. Mais à côté d'eux, « les baigneurs » et, plus tard, comme autrefois chez les Romains, les « barbiers » exerçaient également la chirurgie ; la petite chirurgie leur était légalement abandonnée, c'est-à-dire qu'ils avaient le droit de ventouser, de saigner, de traiter des fractures et des luxations. On conçoit facilement qu'avec tous ces privilèges, auxquels il n'était pas toujours facile d'assigner des limites bien tranchées, il devait s'élever bien des contestations parmi les différentes classes de médecins, surtout dans les grandes villes, où toute espèce de médecins se trouvaient réunis. C'était là surtout le cas à Paris. La corporation des chirurgiens de cette ville, « le collége de Saint-Côme », revendiquait pour ses membres les mêmes droits que ceux qui appartenaient à la faculté de médecine ; avant tout, elle visait au baccalauréat et à la licence. De leur côté, les barbiers et les baigneurs voulaient faire toute la chirurgie, comme les membres du collége de Saint-Côme. Pour humilier ces derniers, les membres de la faculté favorisèrent les vœux des barbiers, et, malgré des compromis réciproques qui de temps à autres venaient apaiser la querelle, celle-ci continuait d'exister, et l'on peut même dire qu'elle existe encore aujourd'hui partout où il y a des chirurgiens purs (chirurgiens de première classe et barbiers) et des médecins purs ; une dizaine d'années seulement s'est écoulée depuis que dans presque tous les États allemands cette bifurcation a été abrogée par de nouveaux réglements, qui ne permettent plus d'accorder exclusivement un diplôme de médecin ou de chirurgien, mais uniquement celui de médecin, connaissant à la fois la médecine, la chirurgie et l'art des accouchements. Pour en finir avec ce qui concerne les attributs de la carrière médicale, nous ferons remarquer qu'en Angleterre seulement, une ligne de démarcation assez sévère continue d'être tracée entre les chirurgiens (*surgeons*) et les médecins (*physicians*), surtout dans les villes, tandis qu'à la campagne, les *general practitioners* font à la fois de la chirurgie et de la médecine, et tiennent en même temps une pharmacie. — En Allemagne et en Suisse et de même en France, ce sont les circonstances qui décident le plus souvent un homme de l'art à embrasser de préférence la carrière médicale ou la carrière chirurgicale. Le personnel médical n'est composé légalement que de médecins et d'aides subalternes ou de barbiers-chirurgiens, ayant passé un examen, après lequel ils sont déclarés aptes à ventouser, à saigner, etc. Cette organisation a fini par être introduite dans les armées, où les « chirurgiens des compagnies » ayant rang de sergents-majors jouaient autrefois un triste rôle à côté des médecins de bataillon et de régiment.

Reprenons maintenant le fil de l'histoire du développement de la chirurgie. Ce qui doit avant tout nous frapper, c'est la grande révolution qui s'est opérée au commencement du XVIe siècle dans la presque totalité des sciences et des arts. La réforme, l'invention de l'imprimerie et le réveil de l'esprit critique, tels étaient les leviers de ce grand mouvement. L'observation de la nature commença à reprendre ses droits et à se dégager, quoique lentement et d'une manière insensible, des liens de la scolastique. La recherche de la vérité, qui est le vrai fond de toute science, occupa de nouveau les esprits. Le génie hippocratique semblait se réveiller. Ce fut avant tout la régénération, pour ne pas dire la seconde découverte de l'anatomie et le développement incessant pris par cette science à partir de ce moment, qui aplanirent le terrain. Vésale (1513-1564), Fallope (1532-1562), Eustachi (1579), tels étaient les fondateurs de l'anatomie moderne; leurs noms et celui de plusieurs autres vous sont connus par les appellations de quelques-uns des organes de notre corps. La voix du scepticisme et de la critique retentit désormais contre le système régnant de Galien et des Arabes; ce fut Bombaste Théophraste Paracelse (1493-1554), qui surtout osa tenir un langage pareil et proclamer l'expérience la source principale du savoir en médecine. Lorsque enfin William Harvey (1578-1658) eut découvert la circulation du sang, et Aselli (1581-1626) les vaisseaux lymphatiques, l'ancienne anatomie et l'ancienne physiologie durent céder la place à la science moderne qui, dès lors, ne cessa plus de grandir jusqu'à nos jours. Il devait se passer à la vérité un temps bien long encore avant que la médecine pratique s'affranchît des entraves de la philosophie, au même degré que l'anatomie et la physiologie. Les systèmes furent bâtis les uns sur les autres, et les idées théoriques en médecine ne cessèrent pas de se modifier pour se conformer à la philosophie régnante. On peut dire que ce n'est qu'avec l'essor considérable pris dans notre siècle par l'anatomie pathologique que la médecine pratique a gagné cette base solide anatomo-physiologique sur laquelle elle se meut généralement aujourd'hui et qui lui forme une défense puissante contre tous les systèmes médico-philosophiques. Mais encore, en suivant cette direction anatomique, on s'expose au danger de l'exagération et de l'exclusivisme! A l'occasion, nous en parlerons plus tard.

Nous pouvons à présent consacrer toute notre attention au développement scientifique de la chirurgie depuis le XVIe siècle jusqu'à nos jours.

Un trait intéressant qui caractérise cette époque, c'est que le progrès en chirurgie pratique fut réalisé par des chirurgiens réunis en corps de métier, bien plutôt que par les doctes professeurs de chirurgie des universités. Les chirurgiens allemands étaient presque tous forcés de chercher le savoir à l'étranger, mais quelques-uns d'entre eux surent le propager d'une façon tout à fait originale. Jérôme Brunschwig, né à Strasbourg en 1430, Jean de Gersdorf (vers 1520), Félix Würtz (1576), chirurgien à Bâle, devraient être cités les premiers; ils nous ont tous laissé des écrits; Félix Würtz me paraît avoir été le plus original d'entre eux, c'était un esprit éminemment critique. Vinrent ensuite, plus méritants déjà, Fabrice de Hilden (1565-1634), médecin municipal à Berne, et Godefroi Purman (1674-1679), chirurgien à Halberstadt et à Breslau. Ces hommes, dont les ouvrages trahissent un amour enthousiaste pour leur science, sentaient déjà parfaitement le prix et l'absolue nécessité des connaissances anatomiques, et ils contribuaient à leur développement aussi bien par leurs écrits que par l'enseignement privé.

Parmi les noms des chirurgiens français du XVIe et du XVIIe siècle nous voyons briller avant tout celui d'Ambroise Paré (1517-1590); simple barbier en commençant, il fut admis plus tard à cause de son grand mérite dans la corporation des chirurgiens de Saint-Côme ; il déploya une grande activité comme chirurgien militaire, fut souvent appelé à des consultations lointaines et fixa à la fin son séjour à Paris. Il fit avancer la chirurgie par un esprit de critique très-pénétrant pour son époque en matière de thérapeutique ; il sut débarrasser entre autres la matière médicale de l'énorme fatras de médicaments plus ou moins étranges ; quelques-uns de ses traités, par exemple celui des plaies par armes à feu, sont tout à fait classiques ; en introduisant la ligature des artères dans les amputations il s'est rendu immortel; Paré peut être, comme réformateur de la chirurgie, mis en parallèle avec Vesale, le réformateur de l'anatomie.

Les travaux de ces hommes, auxquels se ralliaient quelques autres, plus ou moins heureusement doués, prévalurent jusque dans le XVIIe siècle, et ce n'est que dans le XVIIIe que nous trouvons de nouveaux et importants progrès. — La querelle entre les membres de la Faculté et ceux du collége de Saint-Côme durait toujours; les personnages les plus éminents du dernier de ces deux ordres produisaient évidemment plus que les professeurs de chirurgie. C'est ce qui fut enfin reconnu de fait par la création en 1731, d'une Académie de chirurgie, qui sous tous les rapports fut mise au même niveau que la Faculté de médecine. Cette institution prit bientôt un tel essor, que pendant plus d'un siècle, elle put dominer toute la chirurgie européenne ; ce n'était pas là un fait isolé, mais une conséquence de l'influence générale, de l'espèce de suprématie morale et intellectuelle que la France exerçait alors sur le monde entier. Les hommes qui à l'époque citée plus haut dirigeaient le mouvement à l'Académie de chirurgie étaient Jean-Louis Petit (1674-1676), Pierre-Joseph Desault (1744-1795), Pierre-François Percy (1754-1825), et beaucoup d'autres ; ils sont avec les Anglais que nous allons nommer, les fondateurs de la chirurgie moderne. Dès le XVIIe siècle la chirurgie avait pris un puissant développement en Angleterre, et s'éleva dans le XVIIIe à une hauteur inaccoutumée sous Percival Pott (1713-1768), William et John Hunter (1728-1793), Benjamin Bell (1749-1806), William Cheselden (1688-1752), Alexandre Monro (1696-1767) et autres. Parmi ceux-ci l'homme de génie le plus éminent, John Hunter, était aussi grand anatomiste que grand chirurgien, et les vues exprimées dans son ouvrage sur l'inflammation et les plaies forment encore la base de nos opinions actuelles sur ces sujets.

Comparativement à ces hommes les noms des chirurgiens allemands du XVIIIe siècle ont tous une médiocre signification. La plupart de ces chirurgiens allaient chercher tout leur savoir à Paris, et y mettaient peu du leur ; Laurent Heister (1683-1758), Jean-Ulrich Bilguer (1720-1796), Ant. Theden (1719-1797), étaient les plus remarquables parmi eux. Ce n'est qu'au commencement de notre siècle qu'une impulsion plus forte fut communiquée à la chirurgie allemande. Charles-Gaspard de Siebold (1736-1807), Auguste-Dieudonné Richter (1742-1812), voilà des hommes hors ligne ; le premier était professeur de chirurgie à Würzbourg, le dernier à Gœttingue; parmi les écrits de Richter quelques-uns ont conservé de la valeur jusqu'à nos jours, entre autres son *Petit traité des Hernies.*

Vous voyez ici, sur le seuil de ce siècle, les professeurs de chirurgie reprendre le dessus et conserver désormais le premier rang, parce qu'ils font dès à présent de la chirurgie pratique ; un prédécesseur du vieux Richter à la chaire de chirurgie de Gœttingue, le célèbre Albert Haller (1708-1770), qui était à la fois physiologiste et poëte et l'un des derniers encyclopédistes pouvait encore s'exprimer ainsi : « Etsi chirurgiæ » cathedra per septemdecim annos mihi concredita fuit, etsi in cadave- » ribus difficillimas administrationes chirurgicas frequenter ostendi, non » tamen unquam vivum hominem incidere sustinui, nimis ne nocerem » veritus. » Ce langage nous paraît inouï de nos jours ! Tant est immense la révolution que peut opérer le court espace d'un siècle !

Au commencement du siècle actuel ce sont encore les chirurgiens français qui tiennent le premier rang : Boyer, Delpech, mais surtout Dupuytren (1778-1835) et Jean-Dominique Larrey (1760-1843) exerçaient une domination absolue. A côté d'eux surgit en Angleterre l'autorité inattaquable d'Astley Cooper (1768-1843). Larrey, le compagnon fidèle de Napoléon Ier, a laissé un grand nombre d'ouvrages ; vous lirez plus tard ses mémoires avec un grand intérêt ; Dupuytren brillait surtout par ses conférences pleines de génie au lit des malades. Les monographies et les leçons d'Astley Cooper vous rempliront d'admiration. Les œuvres des chirurgiens français et anglais, traduites en allemand, excitèrent tout d'abord le mouvement en Allemagne ; mais bientôt ce pays se distingua à son tour par des productions originales d'une solidité qui ne laissait rien à désirer. Les hommes qui ont contribué entre autres à l'essor national de la chirurgie allemande étaient J. N. Rust, à Berlin (1775-1840), Philippe de Walther (1782-1849), à Munich, Charles-Ferd. de Graefe (1787-1840) à Berlin, Conr. J. Martin Langenbeck (1776-1850), à Gœttingue, Jean-Fréd. Dieffenbach (1795-1847), Cajetan de Textor à Würzbourg (1782-1860). Les vivants n'appartiennent pas encore à l'histoire.

Mon esquisse serait ainsi arrivée à sa fin ; toutefois je dois encore mentionner un événement, je veux dire, l'introduction des moyens dirigés contre la douleur en chirurgie ; le XIXe siècle a le droit de s'enorgueillir de la découverte de l'éther sulfurique et du chloroforme comme moyens anesthésiques, trouvant leur emploi dans toute espèce d'opérations chirurgicales. En 1846 on reçut de Boston la première communication de ce fait, que le dentiste Morton employait, à l'instigation de son ami, le docteur Jackson, les inhalations d'éther avec un succès éclatant, pour extraire des dents. En 1849 Simpson, professeur d'obstétrique à Édimbourg, introduisit à la place de l'éther le chloroforme, dont l'effet est encore plus sûr, dans la pratique chirurgicale, et ce moyen s'y est maintenu jusqu'à présent d'une manière qu'il était même impossible de soupçonner auparavant, après divers essais tentés avec d'autres substances analogues.

Aux observations antérieures relativement à la chirurgie allemande, je dois ajouter encore que cette dernière s'est élevée de nos jours à une hauteur qui la met absolument au même niveau que la chirurgie d'autres nations. Nous n'avons plus besoin aujourd'hui d'aller à Paris pour acquérir des connaissances chirurgicales. Bien entendu cela ne veut pas dire qu'il ne soit très-désirable pour tout médecin de mettre à profit les expériences et les idées qu'il peut aller puiser dans d'autres pays. Scientifiquement parlant, au point de vue de la chirurgie, aussi bien que de la médecine, on peut dire que l'Angleterre l'emporte aujourd'hui sur tous les autres pays. Depuis Hunter la chirurgie anglaise a conservé un caractère grandiose qui lui est resté jusqu'à nos jours. Ce qui a communiqué la plus forte impulsion à la chirurgie du XIXe siècle, c'est cette circonstance qu'elle vise à réunir en elle la totalité des connaissances médicales; le chirurgien qui s'élève aussi haut et qui possède en outre tout le côté artistique de la chirurgie, peut dire qu'il a atteint le but idéal et suprême qui couronne le sommet de l'édifice médical.

Avant d'aborder notre sujet je veux encore vous présenter quelques observations sur l'étude de la chirurgie, telle qu'elle se poursuit ou devrait au moins aujourd'hui se poursuivre dans nos écoles.

Si vous vous en tenez aux quatre années généralement exigées pour l'étude de la médecine, je vous conseille de ne pas commencer la chirurgie avant le cinquième semestre. La tendance générale parmi vous est de vous affranchir aussi vite que possible des cours préparatoires pour commencer de très-bonne heure les études pratiques. Il est vrai qu'aujourd'hui cela n'est plus aussi commun, depuis que la plupart des facultés ont institué pour l'anatomie, la microscopie, la physiologie, la chimie, etc., des cours qui vous permettent de vous occuper déjà d'une manière pratique rien qu'en étudiant ces matières ; cependant l'empressement à fréquenter le plus tôt possible les cliniques est toujours encore très-considérable ; il y a bien certainement une voie qui consiste à vouloir dès le principe expérimenter soi-même ; on se figure cela beaucoup plus intéressant que de se tourmenter à étudier des objets, dont le rapport avec la pratique ne nous paraît pas bien clair. Mais vous oubliez qu'il faut déjà un certain exercice, qu'il faut déjà avoir traversé l'école de l'expérience pour tirer un profit réel des choses que l'on a vues. Si quelqu'un voulait entrer aussitôt après sa sortie du collége, comme élève dans un hôpital, il se comporterait dans sa nouvelle position comme un enfant qui entrerait dans la vie avec la prétention d'y rechercher l'expérience nécessaire pour se guider dans sa carrière. A quoi servent les expériences de notre enfance pour la sagesse nécessaire dans la vie ultérieure, pour l'art de vivre avec les hommes ? Combien les observations les plus vulgaires, celles que nous pouvons faire tous les jours, ne restent-elles pas longtemps improductives au point de vue de l'utilité réelle que nous pouvons en tirer! Ainsi donc cette méthode, qui consisterait à vouloir empiriquement parcourir soi-même toutes les phases du développement de la médecine serait très-longue et très-pénible, et seul l'homme le plus heureusement doué et en même temps le scrutateur le plus intrépide pourrait arriver au but par ce chemin après s'y être longtemps et souvent égaré. Ne tenez pas trop haut ces drapeaux, *expérience, observation;* c'est un art, un talent, une science, d'apporter à l'observation le discernement nécessaire, et de tirer des conséquences justes des faits observés; voilà le point scabreux de l'empirisme; le public étranger à la médecine ne connaît l'expérience et l'observation que dans le sens vulgaire et nullement scientifique; pour lui la soi-disant expérience d'un vieux pâtre vaut tout autant, et quelquefois plus que celle du médecin; le public, hélas! a parfois raison; car combien de ces vieux pâtres ne comptons-nous pas même parmi nos confrères! Assez sur ce sujet, et pour en finir, si un médecin ou quelque autre personnage vient vous raconter avec emphase les résultats de son expérience et de ses observations, examinez d'abord de quelle trempe est l'esprit du narrateur!

Cette sortie contre l'empirisme naïf n'implique pas que vous deviez nécessairement commencer par apprendre théoriquement tout le contenu de la médecine, avant de faire des études pratiques; mais un aperçu général de ce que vous avez à attendre est absolument indispensable; il faut aussi que vous appreniez à connaître l'outil avant de le voir manier par d'autres ou d'y mettre la main vous-mêmes. En d'autres termes, la pathologie et la thérapeutique générales, la matière médicale, doivent être connues par vous sommairement, avant que vous passiez devant le lit du malade. La chirurgie générale n'est qu'une partie détachée de la pathologie générale. C'est pourquoi vous devez aussi vous livrer à cette étude avant d'aborder la clinique chirurgicale. En même temps vous devez être, autant que possible, au courant de l'histologie normale, au moins de sa partie générale, et vous devez étudier, dans le cinquième semestre, en même temps que la chirurgie générale, l'anatomie et l'histologie pathologiques.

La chirurgie générale qui doit faire le sujet de ces leçons, rentre, comme nous l'avons dit, dans la pathologie générale; cependant elle a déjà plus de rapports avec la pratique que cette dernière. Les objets d'étude qu'elle comprend sont: les plaies, les inflammations, les tumeurs situées extérieurement et que l'on combat par des moyens externes. La chirurgie spéciale ou anatomo-topographique s'occupe des maladies chirurgicales des différentes parties du corps, et cette étude nous force à considérer les tissus et les organes les plus variés, au point de vue de leur importance locale ; tandis que, par exemple, nous n'avons à nous occuper en chirurgie générale que des plaies et de leur traitement en général, la chirurgie spéciale vous apprendra à connaître les plaies de la tête, de la poitrine, de l'abdomen, dans lesquelles vous aurez à considérer séparément les lésions simultanées de la peau, des os, des viscères. S'il était possible de continuer pendant plusieurs années consécutives l'étude de la chirurgie dans un grand hôpital, en supposant que l'exposé clinique le plus complet de chaque cas particulier fût toujours suivi d'études consciencieuses dans le cabinet, il serait inutile de faire de la chirurgie spéciale l'objet d'un cours théorique particulier. Mais comme il existe un grand nombre de maladies chirurgicales qui, même dans les plus grands hôpitaux, ne se présentent peut-être pas une seule fois pendant une longue série d'années et que le médecin doit cependant absolument connaître, un cours de chirurgie spéciale, s'il est complet et concis, n'est nullement superflu. — Du temps de mes études j'ai souvent entendu ce raisonnement : à quoi bon suivre le cours de chirurgie et de pathologie spéciales? Ce sont des sujets que j'étudierai beaucoup plus commodément chez moi. Cela peut se faire en effet, mais cela se fait malheureusement trop peu et seulement pendant les derniers semestres, à l'approche des examens. D'ailleurs ce raisonnement pèche encore sous un autre point de vue : la voix animée, la *viva vox* du maître, comme disait le vieux Langenbeck à Gœttingue (et il possédait effectivement une *viva vox* dans la plus belle acception du mot), cette parole ailée vous pénètre ou doit vous pénétrer, vous entraîner plus que la parole écrite ; et ce qui doit surtout rendre attrayants pour vous les cours de médecine pratique, ce sont les démonstrations graphiques, les planches, les pièces préparées, les expériences, etc., qui doivent être jointes à ces cours. J'attache la plus haute importance à ce que tout enseignement médical soit démonstratif, parce que je sais par ma propre expérience que ce genre d'enseignement est toujours le plus attrayant et le plus profitable. Tout en suivant ces deux cours de chirurgie générale et spéciale, vous avez encore à vous livrer à des exercices sur le cadavre, que vous pourrez remettre aux derniers semestres. J'aime toujours à voir MM. les étudiants suivre le cours de médecine opératoire dans le sixième ou septième semestre, en même temps que le cours de chirurgie spéciale, afin que je puisse leur donner l'occasion d'exécuter dans la clinique quelques opérations, surtout des amputations, sous ma direction. On se sent toujours plus de courage en entrant dans la pratique du moment que l'on a déjà exécuté soi-même, pendant les années d'étude, quelques opérations sur le vivant. — Aussitôt que vous avez achevé de suivre le cours de chirurgie générale, vous devez entrer comme simple auditeur dans la clinique chirurgicale, pour pouvoir ensuite, dans le septième et le huitième semestre, y jouer un rôle actif, vous rendre à vous-mêmes publiquement compte de votre savoir dans un cas donné, vous habituer à rassembler rapidement vos connaissances, à distinguer les faits importants de ceux qui ne le sont pas, et pour apprendre en général ce qui fait le vrai praticien. Vous connaîtrez alors les lacunes que peut offrir votre savoir et vous apprendrez à les combler par des études faites avec zèle et application *à domicile*. Une fois vos quatre années d'études terminées de cette manière, les examens soutenus, et votre horizon scientifique agrandi par la fréquentation, pendant quelques mois ou une année, des grands hôpitaux du pays ou de l'étranger, vous serez assez avancés pour juger sainement les cas de chirurgie que vous pourrez rencontrer dans la pratique. Mais si vous voulez faire une spécialité de la chirurgie et des opérations, vous serez encore loin du but; c'est alors que vous devrez, pendant longtemps encore, vous exercer aux opérations sur le cadavre, rester pendant un ou deux ans attaché comme assistant à un service de chirurgie, étudier sans relâche des monographies chirurgicales, rédiger consciencieusement des observations, etc., bref, apprendre à connaître tous les détails de la pratique; il faudra encore que vous connaissiez exactement par vous-mêmes le service des hôpitaux, celui des infirmiers, en un mot tout, absolument tout ce qui concerne les malades; et il faut qu'au besoin vous sachiez remplir vous-mêmes les fonctions inférieures afin que vous conserviez toute l'autorité nécessaire sur le personnel soumis à vos ordres.

Vous voyez qu'il y a beaucoup à faire, beaucoup à apprendre; avec zèle et persévérance vous arriverez à tout connaître ; mais aussi le zèle et la persévérance sont des qualités requises pour l'étude de la médecine.

Le mot étudiant dérive « d'étude » ; étudiez donc sans relâche; le maître vous met sur la voie de ce qui lui paraît le plus nécessaire; il peut stimuler votre zèle, lui imprimer des directions ; vous pouvez aussi consigner dans vos notes le fonds positif qu'il vous donne et l'emporter ainsi chez vous; mais si vous voulez que ce fonds prenne de la vie en vous, qu'il devienne votre propriété intellectuelle, vous ne pourrez y arriver que par votre initiative personnelle, par une élaboration indépendante de la matière ; et c'est en cela que consiste la vraie étude.

S'il n'y a chez vous qu'une attitude passive, de la réceptivité, vous pourrez bien gagner une réputation de doctes personnages ; mais si votre fonds de connaissances n'est pas revivifié par le travail de l'intelligence, jamais vous ne mériterez la réputation de praticiens accomplis.

DEUXIÈME LEÇON

PLAIES SIMPLES DES PARTIES MOLLES PAR INSTRUMENTS TRANCHANTS.

Mode de production et aspect de ces plaies. — Diverses formes des plaies par instruments tranchants. — Phénomènes qui accompagnent ou suivent immédiatement la lésion; douleur, perte de sang. — Diverses espèces d'hémorrhagies : hémorrhagies artérielles, veineuses. — Pénétration de l'air dans les veines. — Hémorrhagies parenchymateuses. — Maladie des saigneurs (hémophilie). — Hémorrhagies du pharynx et du rectum. — Suites générales des fortes hémorrhagies.

Le traitement convenable des plaies est un des principaux objets à poursuivre par le chirurgien, non-seulement parce que ce genre de lésion se présente fréquemment, mais encore parce que souvent, en opérant, nous produisons des plaies à dessein et cela assez fréquemment dans des conditions où nous ne cherchons pas précisément à guérir un mal dangereux pour la vie, en sorte que nous devenons responsables de l'événement autant du moins que l'expérience nous permet de juger le danger inhérent à une lésion. Commençons donc par nous entretenir des plaies par instruments tranchants.

Les blessures faites d'un seul coup avec des couteaux, des ciseaux, des sabres, des rapières, des haches bien affilées, offrent les caractères des plaies par incision ou par instruments tranchants proprement dites. Ces sortes de plaies se reconnaissent ordinairement à leurs bords nets et tranchants, qui permettent de voir les surfaces de section bien polies, des tissus inaltérés. — Si les instruments sus-mentionnés sont mousses, ils peuvent encore, lorsque l'incision est rapide, produire des plaies assez nettes, tandis qu'en pénétrant lentement dans les tissus, ils communiquent aux bords un aspect rugueux, tailladé; quelquefois le genre de lésion subi par les tissus ne se reconnaît que dans le cours de la guérison, attendu que les plaies produites par les instruments aigus, conduits rapidement, guérissent pour des raisons que nous exposerons plus loin, plus facilement et plus promptement que les plaies déterminées par des couteaux, des ciseaux, et autres instruments mousses, pénétrant plus lentement dans les tissus. — Il est très-rare qu'un corps entièrement mousse produise une plaie qui possède les mêmes qualités qu'une plaie par incision. Cela arrive lorsque la peau, surtout dans le voisinage des os, se déchire par l'effort d'un corps mousse. Ainsi, par exemple, vous verrez assez souvent les plaies du cuir chevelu affecter entièrement le caractère des plaies par incision, lorsqu'elles sont produites soit par un coup porté avec un corps obtus, soit par le choc de la tête contre une pierre même dépourvue de saillie anguleuse, contre une poutre ou autres objets semblables. Des plaies de ce genre, également très-nettes, peuvent aussi se présenter à la main, surtout à sa face palmaire, par l'effet d'une déchirure. Enfin des arêtes osseuses peuvent couper la peau de dedans en dehors, de manière à la faire paraître comme divisée par une incision. C'est par exemple ce qui peut arriver lorsqu'une personne tombe sur la crête du tibia, et que ce dernier perce la peau de dedans en dehors. Des esquilles osseuses pointues qui traversent la peau peuvent produire également des plaies à bords nets et tranchants. Enfin l'ouverture de sortie d'une balle peut, dans certains cas, présenter les caractères d'une fente à bords nets.

La connaissance de ces faits a son importance en ce que, par exemple, un juge est dans le cas de vous demander si une plaie a été produite à l'aide de tel ou tel instrument, de telle ou telle manière ; la réponse à ces questions pouvant imprimer une direction décisive aux débats d'un procès criminel.

Nous n'avons eu jusqu'à présent en vue que des plaies produites d'un seul trait ou d'un seul coup. Mais les bords d'une plaie peuvent prendre un aspect haché lorsque plusieurs incisions ont été faites à la même place et de cette manière les conditions de la guérison peuvent être notablement changées. Pour le moment nous ferons entièrement abstraction de ces sortes de plaies qui, sous le rapport de la guérison et du traitement, se confondent avec les plaies contuses, à moins qu'on ne parvienne par les ressources de l'art à les transformer en plaies simples par instrument tranchant. — Les différences de direction qu'affecte l'instrument pénétrant par rapport à la surface des parties entamées ne produisent pas en général de modifications bien sensibles, à moins que cette direction ne soit tellement oblique, que quelques parties molles soient détachées sous forme de lambeaux plus ou moins épais. Dans ces plaies à *lambeaux*, il est surtout important de considérer quelle est la largeur du pont qui maintient encore la communication entre la portion en partie enlevée et le reste du corps, parce que c'est du degré de cette largeur que dépend la conservation de la circulation dans le lambeau, ou la cessation complète de cette fonction et, partant, la mort de la partie détachée. Le plus souvent, il est vrai, les plaies à lambeau sont produites par des coups de sabre, ou autres analogues, mais les plaies par déchirure ou arrachement peuvent offrir le même aspect; ainsi les plaies à lambeau sont très-fréquentes à la tête, où une forte traction sur une touffe de cheveux peut arracher une partie du cuir chevelu. — Dans d'autres cas, les parties molles peuvent être dans une certaine étendue complétement enlevées, alors nous avons affaire à ce que l'on appelle une *plaie avec perte de substance.* — *Par plaies pénétrantes* on entend celles qui ouvrent une des trois grandes cavités du corps ou bien une cavité articulaire; ces plaies sont produites ordinairement par des instruments piquants ou des coups d'armes à feu. — En adoptant la dénomination générale de plaies *longitudinales* et de plaies *transversales*, on a eu en vue, comme cela s'entend de soi-même, le diamètre longitudinal ou transversal du tronc, de la tête, ou des extrémités. — Les plaies transversales ou longitudinales des muscles, des tendons, des vaisseaux, des nerfs sont naturellement celles qui intéressent les fibres de ces organes dans leur direction transversale ou longitudinale.

Nous avons à parler maintenant des phénomènes que la blessure provoque plus ou moins directement chez le blessé. Ces phénomènes sont d'abord la *douleur*, la *perte de sang* et l'*écartement des bords de la plaie.*

Tous les systèmes de tissu, à l'exception des tissus épidermique et épithélial étant pourvus de nerfs sensibles, toute plaie provoque avant tout de la douleur.

Cette douleur varie beaucoup selon la richesse en nerfs des parties atteintes, puis selon l'impressionnabilité de l'individu. Les doigts, les lèvres, la langue, le mamelon, les parties génitales externes, la région anale passent pour les parties les plus sensibles à la douleur. Quant à la nature de la douleur produite par une blessure, sans doute la plupart d'entre vous ont appris à la connaître, par exemple à l'occasion de quelque entaille que vous avez pu vous faire aux doigts. Les incisions de la peau, surtout aux endroits sus-nommés sont certainement les plus douloureuses, la lésion des muscles, des tendons, l'est beaucoup moins; les lésions osseuses sont toujours extrêmement douloureuses, comme vous pouvez vous en convaincre à chaque fracture; de plus, nous savons que du temps où l'on amputait encore sans chloroforme, la section de l'os était précisément le temps le plus douloureux de l'opération. La muqueuse de l'intestin est presque insensible lorsqu'elle est soumise à une irritation mécanique, comme on a pu s'en convaincre à l'occasion sur l'homme et sur les animaux; le col de la matrice est également presque insensible aux irritations mécaniques et chimiques;

on peut le toucher avec le fer rouge, comme cela se pratique en vue de la guérison de certaines maladies de cet organe, sans que les femmes en éprouvent la moindre sensation douloureuse. En général, il semble que les nerfs qui ont besoin d'un excitant particulier, comme surtout les nerfs de la sensibilité spéciale, soient accompagnés de peu ou point d'autres nerfs sensibles, ce qui fait que leur irritation ne provoque aucune douleur. Le rapport qui existe dans la peau entre les nerfs de la sensibilité tactile et ceux de la sensibilité générale n'est pas non plus bien connu encore. Dans le nez et dans la langue nous avons, il est vrai, des nerfs sensitifs et des nerfs simplement sensibles les uns à côté des autres, ce qui fait que dans chacun de ces deux organes la sensation spéciale peut en même temps être accompagnée d'une sensation de douleur. La substance blanche du cerveau, quoiqu'elle contienne un grand nombre de nerfs, est insensible, comme on peut s'en convaincre à l'occasion de certaines lésions graves de la tête.—La division des gros troncs nerveux est certainement la lésion la plus douloureuse; rien que l'arrachement des nerfs dentaires lors de l'extraction des dents a pu rester gravé dans la mémoire de plus d'un d'entre vous; de même la section d'autres troncs nerveux considérables doit déterminer une douleur assez puissante pour produire jusqu'à une certaine perte de connaissance momentanée, allant chez les individus irritables jusqu'à la syncope complète. L'impressionnabilité au point de vue de la douleur paraît varier considérablement selon les individus. Cependant gardez-vous de confondre cette impressionnabilité plus ou moins grande avec la manifestation plus ou moins exagérée de la douleur et avec la force de supprimer cette manifestation ou au moins de la maintenir dans de certaines limites ; cette force dépend, dans tous les cas, de l'énergie de la volonté et du tempérament de l'individu. Les hommes vifs manifestent leurs douleurs, comme toutes les autres sensations, plus vivement que les individus phlegmatiques. La plupart des hommes affirment que les cris ainsi que la forte contraction instinctive de tous les muscles, surtout des muscles masticateurs, le serrement des dents, etc., rendent la douleur plus facile à supporter. Cependant je n'ai moi-même éprouvé aucun soulagement en ayant recours à ces moyens, et je crois que ce soulagement n'existe que dans l'imagination des malades. Une forte volonté de la part des malades peut faire beaucoup pour supprimer les manifestations de la douleur ; je conserve encore le vif souvenir d'une femme de la clinique de Gœttingue, du temps de mes études dans cette ville, à laquelle on enleva sans chloroforme tout le maxillaire supérieur à cause d'une tumeur maligne, et qui pendant toute cette longue et douloureuse opération, durant laquelle on fut obligé de couper bien des rameaux du nerf trijumeau, ne jeta pas un cri de douleur. Les femmes supportent en général la douleur mieux et plus patiemment que les hommes. Mais la dépense de force psychique qu'on est obligé de faire pour se roidir ainsi contre le mal, entraîne souvent, immédiatement après, une syncope ou une dépression physique et morale très-intense et plus ou moins longue. J'ai connu des hommes très-forts et doués d'une volonté très-énergique, qui, ayant à supporter de vives douleurs, évitaient, il est vrai, soigneusement de se plaindre mais qui tombaient ensuite évanouis à terre. — Toutefois, comme je l'ai déjà dit tout à l'heure, je crois que certains hommes sentent en général la douleur beaucoup moins fortement que d'autres. Vous rencontrerez bien certainement des personnes qui, sans faire preuve d'un effort très-énergique, manifestent si peu de douleur lorsqu'elles éprouvent quelque lésion douloureuse, que l'on ne peut pas se dispenser d'admettre que ces personnes ressentent réellement la douleur moins vivement que d'autres ; j'ai remarqué cela de préférence chez les individus mous et stupides, chez lesquels en général aussi tous les phénomènes ultérieurs sont très-peu prononcés.

Plus la lésion se fait rapidement, plus l'instrument est tranchant, moins vive est la douleur ; c'est pourquoi on a toujours attaché, dans l'intérêt des malades, une grande importance aux incisions sûres et rapides, surtout à la peau, aussi bien dans les grandes que dans les petites opérations, et certes on a eu raison d'exiger ce talent.

La sensation éprouvée dans la plaie, immédiatement après sa production, est celle d'une brûlure particulière, qu'on appelle aussi sensation d'écorchure ; il y a toute une série de provincialismes pour exprimer cette sensation. Lorsqu'un nerf petit ou grand est comprimé, tiraillé ou irrité d'une manière quelconque dans l'intérieur de la plaie, il se manifeste immédiatement après l'accident, des douleurs violentes, véritablement névralgiques, qui, lorsqu'elles ne cessent pas promptement toutes seules, réclament un examen attentif de la plaie et l'éloignement des causes locales, et qui, si cet examen n'a rien révélé ou s'il a été impossible d'éloigner les causes, doivent être combattues par des moyens internes, de crainte qu'elles ne mettent le malade dans un état de surexcitation extrême qui peut, en se prolongeant, dégénérer même en délire maniaque. — Pour éviter dans les opérations la sensation douloureuse, nous employons généralement aujourd'hui les inhalations de chloroforme ; les anesthésiques locaux qui ont pour but de faire taire la douleur passagèrement, par exemple, au moyen d'un mélange de glace et de salpêtre ou de sel, ont été généralement abandonnés, ou plutôt ils n'ont jamais été d'un emploi bien répandu. — Rien de mieux, pour calmer la douleur et pour procurer en même temps du sommeil immédiatement après des lésions ou des opérations graves, que de donner de un à deux centigrammes d'acétate de morphine; le malade en éprouve plus de calme et alors même qu'il ne s'endort pas immédiatement après avoir pris le remède, au moins il sent moins vivement les souffrances occasionnées par la blessure.—On emploie le froid comme anesthésique sous forme de compresses ou de vessies remplies de glace et appliquées sur la plaie; nous y reviendrons à l'occasion du traitement des plaies.

Le second phénomène qui survient immédiatement dans une plaie par instrument tranchant ou piquant, c'est la perte de sang, dont l'abondance dépend du nombre, du diamètre et du genre des vaisseaux divisés. Nous n'entendons parler ici que d'hémorrhagies de tissus parfaitement sains avant la lésion, et nous distinguons les hémorrhagies *capillaires*, *parenchymateuses*, *artérielles*, *veineuses;* nous allons étudier chacune d'elles en particulier.

Les diverses parties du corps diffèrent extrêmement, comme on sait, quant à leur richesse en vaisseaux sanguins; les plus grandes variations existent sous le rapport du nombre et de la largeur des *capillaires*. La peau possède, à surface égale, des capillaires plus étroits et moins nombreux que la plupart des muqueuses; d'un autre côté, elle possède plus de tissu élastique que ces dernières, et en outre, des muscles qui permettent à ses vaisseaux d'être comprimés plus facilement que les vaisseaux des membranes muqueuses, plus pauvres en tissus élastique et musculaire (comme cela se reconnaît aux effets du froid et dans ce que l'on appelle la peau ansérine), c'est pourquoi les plaies simples de la peau saignent moins que les plaies des muqueuses. Les hémorrhagies qui se font uniquement par les capillaires s'arrêtent toutes seules, si les tissus sont sains, précisément parce que les orifices béants de ces vaisseaux sont comprimés par la contraction du tissu lésé lui-même. Lorsque les parties sont malades, une pareille hémorrhagie capillaire peut au contraire devenir très-considérable.

Les hémorrhagies *artérielles* sont faciles à reconnaître, d'abord parce que le sang est lancé en un jet, suivant parfois d'une manière évidente le rhythme des contractions cardiaques, ensuite parce que le sang qui jaillit d'une artère, est d'une couleur rutilante. Cette couleur rutilante se transforme, il est vrai, en cas de respiration insuffisante en une coloration très-foncée ; ainsi par exemple le sang qui s'échappe des artères du cou pendant une opération faite dans le but de remédier à l'imminence d'une suffocation, ainsi que le sang qui jaillit des artères pendant un narcotisme chloroformique très-profond, peut être tout à fait foncé, même noirâtre. La quantité de sang qui s'échappe dépend du diamètre de l'artère, si elle est complétement divisée, ou des dimensions de l'ouverture faite dans sa paroi si la division n'est pas complète. Il ne faut pourtant pas vous imaginer que le jet lancé par l'artère réponde exactement au calibre du vaisseau ; il est ordinairement beaucoup plus mince parce que la paroi du vaisseau se contracte transversalement à l'endroit divisé ; seules les grandes artères, telles que l'aorte, les carotides, les artères fémorales, axillaires, ont assez peu de fibres musculaires pour ne subir qu'une contraction insuffisante ou nulle, au moins dans le sens du diamètre transversal, et par conséquent sans influence sur le jet de sang. Dans les artères de très-petit calibre cette rétraction de l'ouverture exerce une telle influence que ces vaisseaux, à raison des obstacles que le sang trouve dans le frottement exagéré ne laissent quelquefois échapper ce liquide ni par jet continu ni par pulsations. Même ce frottement peut être tellement sensible pour les très-petites artères, que le courant devient très-lent et difficile à leur extrémité et qu'enfin le sang se coagule, ce qui permet à l'hémorrhagie de s'arrêter d'elle-même. A mesure que la diminution, subie par la masse totale du sang, fait diminuer le diamètre des artères, le sang s'arrête spontanément avec plus de facilité dans des artères même, où il aurait fallu l'arrêter artificiellement. Plus tard vous aurez assez souvent l'occasion d'observer dans la clinique combien le jet de sang est puissant au commencement des opérations, et combien vers la fin l'hémorrhagie diminue, lors même que l'on vient à couper des artères d'un calibre plus gros que celui des vaisseaux divisés au commencement. C'est ainsi que la diminution du volume total de la masse sanguine peut entraîner un arrêt spontané de l'hémorrhagie, favorisé d'ailleurs par l'affaiblissement de l'activité cardiaque ; et en effet, pour couper court à des hémorrhagies internes, inaccessibles à des moyens directs, nous avons recours à la saignée du bras, à l'aide de laquelle on soustrait rapidement une certaine quantité de sang. Provoquer une anémie artificielle, est souvent dans ces cas le seul moyen d'arrêter une hémorrhagie interne, quelque paradoxal que ce procédé puisse vous paraître à première vue. Les hémorrhagies provenant des plaies par instrument tranchant des grosses artères du tronc, du cou, et des extrémités, sont toujours assez considérables pour exiger inévitablement l'intervention de l'art, à moins que la solution de continuité de leurs parois ne soit extrêmement petite. Si, par contre, la déchirure d'un tronc artériel des extrémités s'est effectuée sans plaie de la peau, la pression des parties molles environnantes peut suffire pour arrêter l'écoulement du sang artériel ; de pareilles lésions entraînent d'autres états consécutifs, sur lesquels j'appellerai votre attention à une autre occasion.

Les hémorrhagies *veineuses* sont caractérisées par un écoulement continu d'un sang foncé en couleur ; c'est ce qui a lieu surtout pour les veines d'un calibre petit ou moyen. Ces hémorrhagies sont rarement très-intenses, si bien que pour obtenir une suffisante quantité de sang par la saignée des veines sous-cutanées du bras, nous sommes forcés d'arrêter par une pression l'afflux sanguin vers le cœur. Si l'on n'agissait de la sorte, ces veines ne laisseraient échapper un peu de sang qu'immédiatement après la ponction, et l'écoulement s'arrêterait ensuite, à moins d'être entretenu par des contractions musculaires. Cela tient surtout à ce que les parois veineuses si minces s'affaissent et ne restent pas béantes comme une artère divisée. Le bout central des veines divisées ne laisse pas échapper le sang à cause des valvules dont ces vaisseaux sont pourvus, à moins que celles-ci ne soient insuffisantes. Les veines sans valvules, par exemple celles du système de la veine porte, nous occupent très-rarement.

Les hémorrhagies *des gros troncs veineux* constituent toujours des accidents dangereux. Une hémorrhagie par les veines axillaire, fémorale, sous-clavière, jugulaire interne, sera le plus souvent mortelle, à moins que le blessé ne reçoive de prompts secours ; une blessure de la veine innominée doit être considérée comme absolument mortelle. Ces gros troncs veineux ne laissent pas échapper le sang d'une manière continue, déjà en effet, nous voyons ici se reproduire l'influence de la respiration. J'ai vu plusieurs fois la veine jugulaire interne lésée, dans les opérations sur la région du cou ; pendant l'inspiration, le vaisseau s'affaissait dans ces cas, à un tel point qu'on aurait pu le confondre avec un cordon de tissu conjonctif, puis pendant l'expiration le sang noir jaillissait comme d'une fontaine, ou plutôt comme les gros bouillons formés par un jet d'eau dont on aurait baissé le niveau.

Outre l'abondante et rapide perte de sang, ces veines, situées près du cœur, si elles sont blessées, donnent encore lieu à un autre phénomène qui augmente considérablement le danger, je veux parler de *la pénétration de l'air dans la veine et le cœur*, pénétration qui a parfois lieu avec un bruit de gargouillement, ou de sifflement perceptible pendant un grand mouvement d'inspiration qui favorise le retour du sang veineux au cœur. Il peut résulter de là une mort immédiate, quoique cet événement ne soit pas une suite constante de l'accident en question. Je ne peux pas insister ici avec plus de détail sur ce remarquable phénomène qui, selon moi, n'est pas encore parfaitement connu dans ses effets physiologiques ; votre attention y sera de nouveau appelée dans les traités et les cours de médecine opératoire. Qu'il me suffise de mentionner ici qu'en ouvrant les grandes veines du cou ou de l'aisselle, on entend parfois tout à coup un sifflement d'une nature particulière, qu'aussitôt le blessé tombe à terre sans connaissance, et que dans quelques cas rares seulement on parvient à le ranimer par la respiration artificielle et d'autres excitants. Probablement la pénétration des bulles d'air interrompt brusquement l'arrivée du sang dans les vaisseaux du poumon et détermine ainsi la mort.

Indépendamment des espèces d'hémorrhagies que nous venons de nommer, nous distinguons encore les *hémorrhagies dites parenchymateuses*, que l'on a identifiées à tort avec les hémorrhagies capillaires. Dans les tissus normaux d'un organe, sain du reste, les hémorrhagies parenchymateuses ne viennent pas des capillaires, mais d'un grand nombre d'artérioles et de veinules qui pour une raison ou une autre ne se retirent pas dans l'intérieur du tissu, ne se contractent pas, et ne sont pas non plus comprimées par le tissu lui-même. L'hémorrhagie des corps caverneux de la verge peut être considérée comme un exemple d'une pareille hémorrhagie parenchymateuse, que l'on peut aussi rencontrer aux parties génitales de la femme, au périnée, au pourtour de l'anus, à la langue et dans les os spongieux. Ces hémorrhagies parenchymateuses sont toutefois bien plus fréquentes dans les tissus malades; en outre, on les voit souvent se manifester comme *hémorrhagies secondaires ou consécutives*, à la suite des lésions traumatiques et des opérations; il en sera question plus loin.

Un fait qui mérite encore d'être signalé, c'est qu'il y a des hommes qui saignent à la moindre plaie avec une violence telle, que leur vie est mise en danger, et qui peuvent même mourir d'hémorrhagie à la suite d'une déchirure de la peau, ou de la simple extraction d'une dent. Cette maladie générale est connue sous le nom d'*hémophilie*, *maladie des saigneurs*, comme on a l'habitude d'appeler les individus qui en sont atteints (on pourrait encore les nommer hémophiles, mot dérivé de αἷμα et de φίλος). L'essence de cette affection paraît consister en une minceur anormale des parois artérielles, le plus souvent congénitale, mais peut-être aussi susceptible d'être acquise à la suite d'une dégénérescence des membranes vasculaires, suivie d'atrophie de leurs parois. Le plus souvent cette affreuse infirmité se transmet de génération en génération dans certaines familles, et paraît frapper les hommes plutôt que les femmes. Ce ne sont pas seulement les plaies qui occasionnent des hémorrhagies à ces personnes, mais encore une légère pression peut faire naître une suffusion sanguine sous la peau; enfin il peut se produire chez elles des hémorrhagies spontanées, à issue mortelle, par la muqueuse de l'estomac, de la vessie, etc. Ce ne sont pas précisément les individus atteints de blessures considérables et que l'on s'empresse toujours de secourir, qui présentent ces pertes de sang continues, difficiles à arrêter, mais on les voit survenir principalement après les lésions peu importantes ; ces pertes annoncent, soit une faible contractilité des vaisseaux, soit une absence complète de leurs éléments musculaires, soit enfin un manque de coagulabilité du sang. Ce dernier défaut n'a pas pu être constaté par l'examen du sang écoulé, que l'on a toujours vu se coaguler aussi promptement que le sang d'un homme sain. Nous ne possédons pas jusqu'à présent de renseignements suffisants sur l'état des petites artères. Je vous recommande, pour compléter vos études sur cette maladie extraordinaire, le chapitre qui s'y rapporte dans le premier volume de *Pathologie et Thérapeutique spéciales*, de Virchow.

Je veux encore attirer votre attention sur quelques particularités que les hémorrhagies doivent à leur siége ; j'entends parler ici des hémorrhagies du pharynx, de la partie postérieure des fosses nasales et du rectum. Il est rare que des plaies soient produites accidentellement, par la bouche ouverte, dans le pharynx ou dans la partie postérieure des fosses nasales ; cependant des hémorrhagies très-abondantes peuvent se produire là d'une manière tout à fait spontanée par suite d'affections générales, ou bien elles peuvent résulter d'opérations pratiquées dans cette région, car il n'est pas rare que nous ayons à y faire des incisions avec le bistouri ou les ciseaux, ou bien à arracher des tumeurs avec la pince. Les malades ne rejettent pas toujours, par le nez et la bouche, le sang qui s'échappe, et il peut arriver que ce liquide coule le long du pharynx et de l'œsophage sans qu'ils s'en aperçoivent ; on ne reconnaît alors l'accident que par les effets généraux des pertes de sang rapides, dont il sera question tout à l'heure, et cependant on est dans l'impossibilité de trouver la source de l'hémorrhagie qui peut être cachée derrière le voile du palais ; bientôt les malades vomissent et rejettent d'un seul coup des quantités de sang énormes ; aussitôt que cela a eu lieu, une pause survient, et les malades, peut-être aussi les médecins se figurent que la perte est arrêtée, jusqu'à ce qu'une nouvelle masse de sang soit rejetée par le vomissement et que le malade s'affaiblisse de plus en plus. Si le médecin ne connaît pas ces phénomènes et s'il néglige d'employer les seuls moyens efficaces, le malade peut mourir d'hémorrhagie. Je me rappelle un cas de ce genre où plusieurs médecins avaient prescrit médicaments sur médicaments contre l'hématémèse et la gastrorrhagie, après une petite opération dans la gorge, et où il ne fallut rien moins que l'intervention d'un vieux chirurgien expérimenté pour reconnaître la source du sang et sauver la vie du malade par l'emploi de remèdes efficaces. — La même chose peut arriver pour les hémorrhagies du rectum. Le sang s'écoule par une plaie interne dans l'excavation du rectum, qui est susceptible d'une dilatation extrême; puis tout à coup le malade sent un pressant besoin d'aller à la selle et rend d'énormes quantités de sang. Cela peut se répéter plusieurs fois de suite jusqu'à ce que l'intestin irrité par l'expansion se contracte de nouveau, et qu'ainsi l'hémorrhagie cesse d'elle-même, ou bien que l'intervention de l'art finisse par y mettre fin.

Une perte de sang prompte et abondante exerce bien vite une influence qui se trahit par des symptômes généraux. La face, et surtout les lèvres pâlissent, ces dernières deviennent bleues, le pouls devient plus petit et perd au commencement un peu de sa fréquence. La température du corps baisse, principalement aux extrémités, le malade tombe facilement en syncope surtout lorsqu'il est assis ou levé, il est pris de vertiges, d'envies de vomir, d'éblouissements, de bourdonnements d'oreilles, tous les objets lui semblent tourner autour de lui, il fait des efforts pour se soutenir, perd le sentiment et enfin tombe. Ces phénomènes de syncope sont, selon nous, le résultat d'une prompte anémie cérébrale. Dans la position horizontale cet état passe rapidement ; on voit souvent des personnes tomber en syncope après une perte de sang très-minime; quelquefois même la vue du sang qui s'écoule leur inspire une répugnance et une horreur qui contribuent pour leur part à produire ce résultat. Une première syncope ne donne pas encore la mesure du degré d'importance de la perte de sang. — Bientôt le malade revient à lui ; si ensuite l'hémorrhagie continue, les phénomènes suivants tôt ou tard se produisent : la face devient de plus en plus pâle et prend l'aspect de la cire, les lèvres se colorent en bleu pâle, les yeux prennent un éclat terne et vitreux, la température du corps devient de plus en plus froide, le pouls de plus en plus petit, filiforme, extrêmement fréquent, la respiration incomplète ; le vomissement arrive, le malade retombe en syncope plusieurs fois de suite, il devient de plus en plus abattu et anxieux ; enfin il perd connaissance sans revenir à lui ; à la fin les convulsions s'emparent des bras et des jambes et se renouvellent, après avoir cessé, à la moindre excitation telle qu'une piqûre d'épingle ; cet état peut se terminer par la mort. Une forte dyspnée, la soif d'oxygène, constitue un des signes les plus fâcheux ; cependant il ne faut jamais désespérer, car souvent on peut encore porter remède quand déjà la vie semble éteinte. Les jeunes femmes surtout peuvent supporter des pertes de sang énormes sans danger de mort immédiate; dans la clinique d'accouchements, vous aurez plus tard l'occasion de faire cette remarque : ce sont les enfants et les vieillards qui peuvent le moins supporter les pertes de sang considérables ; les suites d'une morsure de sangsue, faite à un enfant de moins d'un an, se trahissent souvent pendant de longues années par l'air pâle et l'irritabilité exagérée de ces petits êtres. Chez les personnes très-âgées une forte perte de sang peut, alors même qu'elle ne serait pas immédiatement mortelle, entraîner un affaissement incurable et susceptible de devenir mortel même après des jours et des semaines; ce fait trouve sans doute son explication dans cette circonstance que la perte est premièrement réparée par du sérum, et que chez les vieillards la formation des corpuscules sanguins est probablement beaucoup plus lente à se produire, en sorte que le sang trop dilué ne peut plus nourrir les tissus, dont le progrès de l'âge suffit déjà à ralentir le renouvellement. — Le malade revient-il à lui après une forte hémorrhagie, alors il sent avant tout une soif ardente, comme si le corps avait été desséché, les vaisseaux du canal intestinal pompent avidement l'eau bue en quantité énorme ; chez les individus robustes, les éléments cellulaires du sang sont également bientôt réparés sans qu'à la vérité on puisse dire exactement à l'aide de quels matériaux ; après quelques jours on ne reconnaît plus sur le malade aucune trace de l'anémie qu'il vient de traverser, et bientôt aussi l'état de ses forces ne se ressent plus de l'épuisement antérieur.

TROISIÈME LEÇON

TRAITEMENT DES HÉMORRHAGIES.

Traitement des hémorrhagies : 1° Ligature immédiate et médiate des artères. — 2° Compression, compression digitale, lieux d'élection pour la compression des grandes artères. Tourniquet. Acupressure. Pansement compresseur. Tamponnement. Froid. — 3° Styptiques. — Traitement général de l'anémie subite. Transfusion.

Vous connaissez à présent, messieurs, les différents genres d'hémorrhagie. Or quels sont les moyens mis à notre disposition pour arrêter une hémorrhagie plus ou moins intense ? Le nombre en est très-grand, et cependant nous n'en employons que quelques-uns, ceux que nous connaissons pour les plus sûrs. Nous voici déjà arrivés sur un terrain de thérapeutique chirurgicale, où s'il s'agit d'agir rapidement et sûrement pour avoir un succès *certain*. Mais l'emploi de ces moyens demande de l'exercice, du sang-froid, du calme, une sûreté de main absolue, de la présence d'esprit : voilà les premières qualités que doit posséder le chirurgien appelé à arrêter une hémorrhagie dangereuse. Dans une pareille situation, le chirurgien peut montrer ce qu'on est en droit d'attendre de lui.

Les moyens destinés à arrêter les hémorrhagies se résument en trois groupes essentiels : 1° l'occlusion du vaisseau par la constriction à l'aide d'un fil, la ligature ; 2° la compression ; 3° les moyens qui déterminent une coagulation rapide du sang, autrement dit les styptiques (στύφω, oblitérer, boucher).

1° La *ligature* peut être faite sous trois formes différentes, ligature immédiate du vaisseau saignant, pris isolément, constriction du vaisseau à l'aide d'un fil qui embrasse en même temps les parties molles environnantes, autrement dit la ligature médiate, ligature dans la continuité, c'est-à-dire dans un endroit éloigné de la plaie.

Ces différentes espèces de ligature ne s'emploient pour ainsi dire toutes qu'en vue d'arrêter les hémorrhagies artérielles. Les hémorrhagies veineuses rendent rarement la ligature nécessaire ; elle est parfois indiquée pour arrêter le sang des gros troncs veineux ; nous évitons d'y recourir autant que possible dans ces cas, parce qu'elle peut avoir des suites dangereuses; plus tard nous verrons en quoi ce danger consiste; nous nous bornerons pour le moment à parler de la ligature des artères.

Supposons le cas le plus simple : une petite artère donne au fond d'une plaie, vous commencez alors par la *saisir* avec une pince à coulisse dont les branches doivent autant que possible *saisir* l'artère seule, ce qui se fait le plus facilement en prenant le vaisseau en travers, vous fixez ensuite les mors en faisant avancer le coulant et dès ce moment l'hémorrhagie est arrêtée. Les pinces à coulisse devraient toujours être en maillechort, cet alliage étant moins susceptible de se rouiller que le fer. On a imaginé beaucoup de variétés de ces pinces; un caractère qui leur est commun à toutes, c'est que, une fois fermées, elles sont maintenues dans cet état; les moyens mécaniques à l'aide desquels on obtient ce résultat diffèrent beaucoup; plus le mécanisme est simple, mieux il vaut. Il est curieux de passer en revue les différentes phases que cet instrument a traversées depuis Ambroise Paré, pour arriver à ce simple perfectionnement. Je ne peux pas insister ici sur ce sujet. Vous trouverez là-dessus des renseignements dans les grands ouvrages sur les instruments par Blasius et par Sehrig. Outre ces pinces, on peut encore employer de petits crochets aigus ou ténaculums, crochets à artères de Bromfield, à l'aide desquels on attire l'artère; cependant ce procédé est beaucoup moins convenable parce que naturellement le sang continue de jaillir pendant que l'on passe le fil de la ligature.

Une fois que vous avez bien saisi l'artère, il s'agit de faire en sorte que la fermeture du vaisseau reste définitive. C'est à quoi l'on parvient à l'aide de la ligature. Cependant il faudra d'abord vous assurer que vous n'avez pas saisi un filet nerveux en même temps que l'artère, attendu que la constriction simultanée d'un nerf pourrait produire non-seulement des souffrances violentes et continues, mais encore des troubles généraux assez dangereux du système nerveux. Pour faire la ligature, nous employons des fils de soie de diverse épaisseur selon le diamètre des artères à lier; dans tous les cas, la soie doit être bonne et forte afin que les fils ne soient pas rompus sous l'effort de la constriction. Pour empêcher que les fils simples qui composent le cordonnet de soie soient séparés les uns des autres par l'humidité du sang pendant l'opération, et aussi pour que le nœud se serre plus fortement, il faut d'abord bien cirer les ligatures, qui, d'ailleurs, deviennent par là plus raides et plus faciles à nouer. Vous faites relever un peu l'extrémité postérieure de la pince suspendue au bout de l'artère, puis vous passez par en bas, la ligature autour de l'artère en ayant soin de faire d'abord un nœud simple que vous serrez fortement, immédiatement au devant des branches de la pince, et sur lequel vous en appliquez ensuite un second. Cela fait, vous retirez la pince et si la ligature est bien appliquée, nécessairement l'hémorrhagie s'arrête.—Pour faire la constriction d'une manière convenable et sûre, il faut d'abord faire glisser en avant avec les extrémités des deux doigts indicateurs les deux bouts du fil et les tendre ensuite fortement. C'est là une précaution que l'on doit surtout prendre lorsqu'il s'agit de lier des artères situées très-profondément. Si les fils sont bien cirés, deux nœuds superposés suffisent. Toutefois, quelques chirurgiens préfèrent d'abord faire le nœud dit du chirurgien et appliquer sur celui-ci un nœud simple. Le nœud du chirurgien se distingue du nœud simple en ce que l'on fait passer deux fois le bout de la ligature dans la même anse. Ce sont encore là de petites manipulations auxquelles vous devez vous excercer, en les exécutant d'abord sur le cadavre ou sur un animal vivant. La ligature une fois solidement appliquée, vous en coupez les deux extrémités très-près du nœud, si la plaie doit rester ouverte. Si au contraire vous voulez que les bords de la plaie soient réunis, vous ne coupez qu'un bout de la ligature près du nœud et vous faites sortir l'autre de la plaie par le plus court chemin.

On ne réussit pas toujours à saisir isolément une artère qui donne du sang ni à la lier seule; quelquefois le vaisseau se retire tellement dans les tissus, surtout dans les muscles et dans le tissu cellulaire épaissi, qu'il est impossible de le saisir seul. Dans ces circonstances, il est difficile de mener l'opération à bonne fin; il peut arriver surtout que l'anse du fil embrasse en même temps les branches de la pince et soit serré sur elles au moment de la constriction. Pour éviter cet inconvénient, on a construit des pinces à branches fort larges s'effilant en cône pour favoriser ainsi le glissement du fil; cependant vous ne trouverez pas ces branches fort utiles dans la pratique, car aussitôt qu'un peu de sang a eu le temps de sécher sur leur extrémité, le fil ne glisse plus en avant, et lors même qu'il glisserait, il pourrait couper en même temps le tissu musculaire saisi dans une trop petite étendue et le bout de l'artère, ce qui ferait qu'ensuite cette dernière serait encore plus difficile à saisir qu'auparavant. C'est alors le cas d'employer *la ligature médiate*. Après avoir attiré en avant avec une pince ou avec un ténaculum la partie saignante, vous prenez une forte aiguille courbe, demi-circulaire, fixée dans un porte-aiguille, vous l'enfoncez à côté du vaisseau saignant de telle sorte que vous puissiez l'entourer par un côté, le mieux par en bas, puis vous faites sortir l'aiguille du côté opposé au point d'entrée, vous retirez l'aiguille et vous serrez le nœud de telle sorte que toute l'extrémité béante de l'artère soit embrassée circulairement, ensuite vous exercez une forte constriction comme cela a été dit plus haut; de cette manière vous comprenez dans la ligature une partie des tissus environnants et l'artère se trouve fermée comme par le premier procédé. — La ligature médiate ne doit être faite qu'exceptionnellement par la raison que les tissus étranglés par la ligature, quelque faible que soit leur volume, meurent et retardent considérablement l'élimination de la ligature. Il est évident que l'on doit se garder de comprendre dans la constriction un tronc nerveux visible dans le voisinage de l'artère saignante. — Un procédé plus sommaire encore, est celui de la *ligature percutanée* d'après Middeldorpf; on prend une grande aiguille courbe que l'on enfonce, par exemple dans une hémorrhagie de l'artère radiale, purement et simplement à travers la peau au-dessus de l'endroit saignant; l'aiguille ayant pénétré profondément, on la fait passer au-dessous de l'artère pour la faire sortir du côté opposé, ensuite on opère la constriction avec un fil qui comprime l'artère en même temps que beaucoup d'autres parties; le fil reste en place pendant deux à trois jours. Je ne vous recommande pas cette méthode, on ne devrait y avoir recours qu'en cas de nécessité absolue.

Tant que les artères qui laissent échapper le sang sont faciles à reconnaître dans les plaies, c'est toujours la ligature qui doit être faite avant tout; mais dans le cas où le sang jaillit d'un artère du périoste, l'exécution de la ligature peut devenir impossible; elle est également impraticable lorsque le sang vient d'une artère logée dans l'épaisseur d'un os. Ici nous employons d'autres méthodes, surtout la compression.

Lorsque vous avez affaire à des artères d'un fort calibre, le procédé reste le même, à cela près que vous devez redoubler de soins pour isoler l'artère; ainsi, après en avoir saisi le bout saignant, vous disséquez, à l'aide d'un petit scalpel, le tissu environnant que vous refoulez en arrière, puis vous faites la ligature avec beaucoup de soin et d'exactitude; le plus souvent vous êtes obligé, lorsque vous avez sous les yeux, dans une plaie, le bout central et le bout périphérique d'une artère, de les lier l'un et l'autre par la raison que les anastomoses dans le système artériel sont toujours assez nombreuses pour faire revenir, sinon immédiatement, au moins plus tard, l'hémorrhagie par le bout périphérique, à la suite d'une dilatation des branches collatérales.

Il se peut que la plaie qui est la source d'une forte hémorrhagie soit très-petite, comme par exemple une plaie par piqûre ou par arme à feu et il faut que vos connaissances anatomiques vous apprennent quel est le gros vaisseau qui peut se trouver lésé dans la plaie soumise à votre examen. Si la force de l'hémorrhagie ou son retour continuel après l'emploi de la compression vous a donné la conviction que la ligature est le seul moyen efficace pour arrêter l'hémorrhagie, vous vous trouvez en face de l'alternative suivante : ou vous ouvrez la plaie et vous allez à l'aide d'une dissection minutieuse à la recherche du vaisseau qui laisse échapper le sang, en ayant soin de le faire comprimer pendant ce temps au-dessus de la plaie, et vous liez ensuite les deux bouts, ou bien vous recherchez au-dessus de la plaie la partie centrale du tronc artériel dont une ramification est comprise dans la blessure, vous faites pendant ce temps comprimer la plaie et vous liez le vaisseau dans sa continuité. Quelle que soit la méthode que vous choisissiez, vous avez besoin dans l'un et l'autre cas de notions anatomiques bien précises sur la situation des artères et d'un grand exercice. Vous choisissez entre les deux méthodes celle qui doit probablement conduire plus vite au résultat et celle qui augmente le moins le traumatisme. Si vous croyez pouvoir facilement mettre à nu l'artère dans le fond de la plaie sans produire de trop fortes lésions, vous choisissez la première méthode, qui est absolument sûre; si au contraire cela vous paraît très-difficile, si par exemple à l'endroit lésé l'artère est située très-profondément sous des couches musculaires et aponévrotiques, comme cela se voit surtout chez les individus fortement musclés ou chargés de graisse, alors vous recourez à la méthode classique de la ligature du tronc artériel au-dessus de la plaie, c'est-à-dire entre elle et le cœur.

Je n'ai pas à insister ici sur ces lieux d'élection pour la ligature des artères, lieux dont le choix a été sanctionné après des essais répétés pendant de longues années et par des raisons théoriques autant que pratiques. Dans les traités de chirurgie et d'anatomie chirurgicale et surtout dans les cours de médecine opératoire cet objet vous sera enseigné et vous devez avant tout vous procurer l'habileté nécessaire pour trouver sûrement, isoler délicatement et lier correctement les artères, opérations que vous devez vous habituer à exécuter avec une observance pour ainsi dire pédantesque des règles de l'art.

2° *La compression.* Comprimer tout d'abord le vaisseau saignant avec le doigt, est une méthode hémostatique tellement simple, tellement à la portée de chacun, si toutefois on veut donner à cette opération le nom de méthode, que l'on s'étonne qu'elle ne se présente pas immédiatement à l'esprit du premier venu au cas échéant; tout individu qui a pu assister à quelques opérations prend l'habitude instinctive d'appliquer le doigt sur le vaisseau qui saigne. Et cependant, combien il est rare de trouver parmi les assistants une personne qui songe à ce procédé en cas de blessure accidentelle! Vous les verrez plutôt recourir inutilement à toute espèce de remèdes domestiques, salir la plaie de toiles d'araignées, de cheveux, d'urine et d'autres immondices, ou bien on fera venir quelque pauvre vieille femme qui devra conjurer l'hémorrhagie par une mystérieuse incantation ! Et pendant tout ce temps, il ne vient à l'idée de personne de mettre la main sur la plaie !

La compression méthodique peut être faite en vue de deux buts différents, ainsi elle peut être provisoire ou bien définitive.

La compression *provisoire*, à laquelle on n'a recours que jusqu'au moment où l'on a pu décider de quelle manière l'hémorrhagie sera le plus sûrement arrêtée, se fait, soit en pressant fortement du doigt le vaisseau saignant, dans l'intérieur même de la plaie, autant que possible contre un os ou même en le comprimant entre deux doigts si cela est praticable, soit en faisant la compression du tronc artériel contre un os, à une distance plus ou moins grande de la plaie. Le premier moyen est employé comme déjà cela été dit plus haut, lorsqu'on veut lier le tronc, le second lorsqu'on veut lier l'extrémité béante du vaisseau ou examiner plus attentivement la plaie elle-même.

La question qui se présente alors est celle de savoir où nous devons comprimer les troncs artériels et de quelle manière nous les comprimons le plus sûrement. Pour comprimer *l'artère carotide* vous vous placez derrière le malade, vous réunissez en une ligne le second, le troisième et le quatrième doigt de la main droite, en supposant qu'il s'agisse de comprimer l'artère de droite; vous appliquez fortement l'extrémité de ces doigts ainsi réunis, au niveau du bord antérieur du muscle sterno-mastoïdien, contre la colonne vertébrale; en même temps vous passez le pouce de cette main autour de la nuque et de la main gauche, vous faites incliner légèrement la tête du blessé du côté de la plaie et un peu en arrière. De cette façon vous devez sentir distinctement les pulsations de l'artère carotide. Une forte compression est dans ce cas très-pénible pour le patient, attendu qu'il est inévitable de comprimer en même temps le nerf vague, et d'agir en outre sur le larynx et la trachée. Les larges anastomoses qui existent entre les deux artères carotides rendent en général très-insuffisante la compression d'une seule artère carotide, lorsqu'il s'agit d'arrêter une hémorrhagie venant d'une artère de la tête ou de la face; mais une compression complète et efficace des deux côtés prend tant d'espace que l'on doit le plus souvent se contenter d'une simple diminution du calibre des artères à l'aide d'une compression incomplète. D'ailleurs la compression des deux artères carotides est toujours pour le patient une manœuvre très-douloureuse et pleine d'angoisses surtout à raison de la forte pression médiate qu'ont à supporter le larynx et la trachée ; aussi n'y recourt-on que dans des cas très-rares. — La compresion de l'*artère sous-clavière* peut devenir nécessaire un peu plus souvent, surtout en cas de lésions de ce tronc dans le creux sus-claviculaire et dans le creux de l'aisselle. Dans ce cas encore, il est préférable de vous tenir derrière le patient que vous mettez dans la position horizontale ou à demi assis, vous dirigez avec la main gauche la tête du blessé du côté de la lésion et vous appliquez immédiatement derrière le bord externe du chef claviculaire du muscle sterno-cléido-mastoïdien relâché le pouce de la main droite avec assez de force pour comprimer fortement contre la première côte l'artère qui sort de l'interstice des muscles scalènes. Cette compression est encore assez douloureuse à cause du plexus brachial sur lequel on exerce également une légère pression; mais en employant une force suffisante, on comprime l'artère assez complétement pour faire cesser toute pulsation dans l'artère radiale. Cependant le pouce appliqué avec une grande force est bientôt fatigué et s'engourdit au point de ne plus percevoir aucune sensation; on a donc songé à plusieurs expédients, entre autres à des instruments permettant d'exercer une compression sûre. Un des moyens les plus commodes consiste à se servir d'une forte clef assez courte, dont on enveloppe le panneton d'un mouchoir et dont l'anneau est saisi fortement à pleine main; le panneton est appliqué sur l'artère qu'il presse contre la première côte. Cependant ce moyen ne saurait remplacer complétement la compression bien faite par le doigt d'un aide exercé, par la raison très-simple que l'on ne sent pas avec l'instrument si l'artère n'échappe pas à la pression. — *L'artère brachiale* est facile à comprimer à raison de sa situation. Vous devez pour cela vous placer du côté externe du bras et embrasser de la main droite le bras de telle manière que les second, troisième et quatrième doigts réunis compriment le milieu ou une partie un peu plus élevée du bras au côté interne de la portion charnue du muscle biceps, tandis que le pouce de la même main achève d'embrasser la circonférence du membre; la seule difficulté consiste ici à ne pas comprimer en même temps le nerf médian qui couvre en cet endroit presque entièrement l'artère. On peut facilement arrêter par cette compression le pouls radial, et on y recourt avec un grand avantage lorsqu'on veut lier une des deux artères, radiale ou cubitale, pour une lésion qui les intéresse comme aussi lorsqu'il s'agit d'amputer l'avant-bras ou la partie inférieure du bras. En cas d'hémorrhagie des extrémités inférieures, on fait la compression de l'*artère fémorale* à l'endroit où elle commence à prendre ce nom, c'est-à-dire juste au-dessous du ligament de Poupart. On la comprime en cet endroit, où elle est située à égale distance de l'épine du pubis et de l'épine iliaque antérieure et inférieure, contre la branche horizontale du pubis. Le malade doit être couché et la compression être exécutée avec le pouce; elle est facile parce que l'artère est assez superficielle dans cette région. Jusqu'au tiers inférieur de la cuisse, on peut encore fort bien comprimer l'artère contre le fémur, cependant cela ne peut être fait avec les doigts que sur les individus très-maigres; le plus souvent on se sert à cet effet d'un compresseur particulier, du *tourniquet.*

Par tourniquet (1), on entend un appareil qui nous permet à l'aide d'un système de torsion, de vis ou de boucles, de presser fortement contre une artère un morceau de bois ou de cuir de forme ovale, ou une pelote. L'artère elle-même se trouve ainsi pressée contre l'os. Une compression prolongée de l'artère brachiale ou fémorale étant extrêmement fatigante, nous pouvons très-bien nous servir de cet instrument, dont je passe sous silence la longue histoire, pour suppléer à l'insuffisance de la compression digitale en cas d'hémorrhagie de ces artères. La forme adoptée actuellement est celle du tourniquet à vis de Jean-Louis Petit. La pelote qui est mobile et qui peut glisser le long d'une bande est appliquée exactement à l'endroit correspondant à l'artère. L'appareil à vis est du côté opposé. On a soin d'étendre sous ce dernier quelques couches de linge pour l'empêcher de trop comprimer la peau. Cela fait, on fixe la bande autour du membre à l'aide de la boucle qui fait partie de l'instrument. Cette constriction et avec elle la pression de la pelote peut ensuite être augmentée par les tours de vis jusqu'à ce que les artères situées au-dessous cessent de battre. Si l'orifice béant d'une artère, par exemple dans une plaie d'amputation, ne se laissait pas apercevoir immédiatement on n'aurait qu'à relâcher un peu l'appareil en desserrant la vis, ce qui ferait jaillir un peu de sang, et l'on se trouverait ainsi bien vite orienté; immédiatement après on resserre de nouveau la vis et l'on fait la ligature. C'est en cela que consiste le grand avantage de ce système. Si l'appareil est bien fait et bien appliqué, il rend des services excellents. Il est vrai que le lien qui entoure le membre comprime en même temps les veines surtout les veines sous-cutanées, néanmoins la pression par l'intermédiaire de la pelote porte avant tout sur l'artère. Vous pourrez facilement improviser un instrument de ce genre à l'aide d'une bande et d'un petit cylindre de bois destiné à faire la constriction; cependant, je vous conseillerais, dans le cas où un tel appareil n'exercerait pas une constriction très-forte et très-sûre, de recourir plutôt à d'autres

(1) L'auteur confond ici dans une même description deux appareils qui ont reçu des noms distincts en France, le garrot et le tourniquet. Le garrot consiste, comme on sait, en une bande faisant le tour du membre et noué du côté opposé à l'artère par une simple rosette, séparée de la peau par une plaque en corne. Entre la plaque et la rosette s'engage un cylindre de bois à l'aide duquel on fait la torsion. (*Note des traducteurs.*)

moyens de compression d'un effet plus certain et dont nous parlerons dans un instant.

La facilité d'arrêter les hémorrhagies considérables à l'aide du tourniquet pourrait vous engager à laisser cet appareil pendant un certain temps à demeure, dans l'espoir de voir enfin l'hémorrhagie cesser d'elle-même et d'éviter ainsi la ligature. Mais, messieurs, ce serait commettre une faute grossière. A peine le tourniquet est-il en place depuis une demi-heure que l'extrémité prend au-dessous une teinte bleu-foncée, gonfle, devient insensible, la circulation peut même cesser entièrement dans la partie située au-delà de la constriction et dans ce cas cette partie peut se mortifier; pendant tout le reste de votre vie, vous vous reprocheriez d'avoir commis une faute de ce genre qui pourrait compromettre sérieusement la vie de votre patient.

L'application du tourniquet n'est donc permise qu'en vue d'un arrêt provisoire de l'hémorrhagie. Comprimer avec le doigt une grosse artère jusqu'à ce que le sang s'arrête de lui-même, c'est presque impraticable. Cependant il peut se présenter des cas dans lesquels la compression digitale, faite en vue d'arrêter une hémorrhagie venant de certaines petites artères, est le seul moyen efficace, par exemple en cas d'hémorrhagies venant du rectum ou de la profondeur du pharynx, et quand d'autres moyens ont déjà échoué; dans ce cas, il s'agit parfois de comprimer avec le doigt pendant une demi-heure, une heure et demie et plus encore; car la ligature de l'artère iliaque interne dans le premier et de la carotide dans le second cas serait un moyen aussi incertain que dangereux.

Tout récemment une méthode pour arrêter les hémorrhagies artérielles a été préconisée par le savant chirurgien et accoucheur Simpson d'Edinbourg que vous connaissez déjà comme ayant introduit dans la chirurgie l'usage du chloroforme. Cette méthode que je ne saurais considérer comme appelée à remplacer la ligature, mais qui cependant peut avoir une grande utilité pratique comme moyen hémostatique provisoire, consiste simplement dans l'aplatissement de l'artère saignante par la pression d'une aiguille, autrement dit par l'*acupressure.* Vous enfoncez une longue aiguille à coudre dans les parties molles, à une distance d'un demi pouce à un pouce de l'artère, vous poussez la pointe immédiatement au-dessus ou immédiatement au-dessous du vaisseau, puis vous la faites sortir du côté opposé et à distance égale du point d'entrée, de telle manière que l'extrémité béante de l'artère soit pressée contre les parties molles ou mieux encore contre un os; si cette compression n'était pas assez efficace (et elle doit l'être rarement pour les grosses artères) vous pousseriez de la même manière une seconde aiguille, cette fois au-dessous de l'artère si la première a passé au-dessus, et vous comprimeriez le vaisseau entre les deux aiguilles. Il est facile de prouver par des expériences que de cette façon on peut arrêter l'hémorrhagie d'artères d'un calibre même assez fort. Cependant on comprend aussi combien un pareil moyen doit être chanceux quand il s'agit d'artères volumineuses, si l'on songe que la moindre contraction musculaire, le moindre mouvement peuvent déranger les aiguilles. — Cet essai, comme beaucoup de ceux qui l'ont précédé et qui ont eu pour but de substituer d'autres procédés à la ligature, ne doit donc pas être accepté comme tel. Toutefois, comme méthode hémostatique provisoire et pour arrêter le sang des petites artères, l'acupressure peut sans doute avoir son utilité.

La réunion intime des bords de la plaie par la *suture*, est encore un mode de compression à employer, sinon toujours au moins quelquefois; bientôt j'aurai à vous entretenir de la suture comme moyen de réunir les bords des plaies.

La compression à titre de moyen *définitif* d'arrêter le sang, telle que nous l'employons contre les hémorrhagies veineuses, contre celles qui proviennent d'un grand nombre de petites artères à la fois et surtout contre les hémorrhagies parenchymateuses, doit être faite avec des bandes, de la charpie et des compresses comme simple pansement ou comme tamponnement.

Bourrer une plaie qui saigne, de charpie et étreindre ensuite le membre de tours de bande fortement serrés, serait faire à la longue autant de mal que de laisser à demeure le tourniquet.

Si vous avez l'intention d'arrêter par la compression une hémorrhagie du bras ou de la jambe, dans le cas par exemple où de grandes quantités de sang s'échappent d'une veine malade fortement dilatée ou bien d'un grand nombre de petites artérioles, vous entourez solidement le membre avec une bande, en commençant par le bas, après avoir préalablement couvert la plaie de charpie et d'une compresse et avoir placé dans le sens de la longueur et sur le trajet de l'artère principale un linge replié plusieurs fois sur lui-même. Vous pouvez encore vous servir, à la place de ce dernier, des compresses dites graduées, que dans vos cours de déligation chirurgicale vous apprenez à faire spécialement en vue de cet objet. Il est bon d'ajouter encore à ce pansement qui porte le nom de bandage de Théden, une attelle ayant pour effet de maintenir le membre dans l'immobilité et d'éviter le renouvellement de l'hémorrhagie, que pourraient provoquer les contractions musculaires. — Cet appareil bien appliqué est surtout d'une grande utilité en campagne comme premier pansement des plaies par armes à feu et par coup de baïonnette. Il permet d'arrêter même les hémorrhagies provenant des artères radiale, cubitale, tibiale antérieure et tibiale postérieure. L'hémorrhagie provenant des deux premières de ces artères peut être arrêtée définitivement au moyen de cet appareil s'il reste sur place pendant six à huit jours; contre l'hémorrhagie des deux derniers vaisseaux l'utilité de ce pansement n'est au contraire que provisoire; il faut que la ligature suive de près si l'on veut être mis à l'abri d'un prompt retour de la perte de sang. La compression peut encore être employée lorsqu'il s'agit d'arrêter des hémorrhagies du thorax, par exemple une hémorrhagie parenchymateuse, après l'ablation d'une mamelle malade. Dans ce cas, on applique de la charpie et des compresses sur la plaie et l'on assujettit fortement ces pièces de pansement par des tours de bandes autour du thorax. Mais ce pansement, si l'on veut le rendre efficace, fatigue les malades à un haut degré; il vaut mieux lier méthodiquement, en opérant, les artères qui donnent, quelque nombreuses qu'elles soient; vous-même, aussi bien que votre patient, vous vous en trouverez bien mieux, parce que de cette manière vous échapperez l'un et l'autre bien plutôt à l'ennui et à l'inquiétude que donnent les hémorrhagies consécutives qui surviennent si facilement, surtout après l'opération que nous venons de nommer, lorsqu'on s'est trop hâté en appliquant les ligatures et qu'on a employé une compression insuffisante.

Il y a cependant plusieurs endroits du corps où ce pansement compresseur ne saurait être employé, tels que le rectum, le vagin, le fond de la cavité nasale.

C'est ici le cas de recourir au *tamponnement*.—Il y a bien des sortes de *tampons*, surtout pour combattre les hémorrhagies par le vagin et le rectum. Un des plus simples est le suivant : vous prenez une pièce de toile carrée dont les côtés peuvent avoir un pied de longueur. Vous réunissez ensuite deux, trois ou même les cinq doigts de votre main droite et vous les couvrez de la pièce de toile de telle sorte que le milieu de cette dernière corresponde exactement aux doigts réunis, ensuite vous la poussez bien haut dans le vagin ou le rectum et après avoir retiré votre main, vous remplissez le vide ainsi produit avec autant de boulettes de charpie, qu'il peut en pénétrer, de manière à dilater entièrement le vagin ou le rectum et à exercer ainsi une forte pression sur les parois de ces conduits. Lorsque l'hémorrhagie est arrêtée, vous laissez le tampon en place jusqu'au lendemain et plus longtemps en cas de besoin, puis vous l'enlevez doucement en exerçant une traction sur la toile qui sert de poche à la charpie. Vous pouvez aussi faire une grosse pelote en roulant un fil autour d'une certaine quantité de charpie ou de linge, on laisse pendre un bout de ce fil par lequel on retire la pelote plus tard. Un tampon de ce genre étant tantôt trop fort, tantôt trop faible, je préfère pour ma part le premier système qui permet de remplir à volonté la poche de toile enfoncée dans la cavité. — En cas d'hémorrhagie abondante par le nez, provenant le plus souvent de la partie postérieure du méat inférieur et certainement assez souvent encore de ce tissu caverneux qui est situé en arrière et qui recouvre le cornet inférieur, le tamponnement par l'ouverture antérieure des fosses nasales est tout à fait insuffisant et inefficace; l'hémorrhagie continue; le sang est reçu dans le pharynx ou bien il s'écoule par l'autre narine, le malade appuyant le voile du palais contre la paroi du pharynx et isolant ainsi la partie supérieure de l'arrière-bouche. Il fallait donc songer à tamponner la cavité nasale d'arrière en avant, et c'est à quoi l'on arrive à l'aide de la sonde de Belloc. Cet instrument extrêmement ingénieux consiste en une canule longue d'environ 6 pouces, dont un bout est légèrement recourbé; dans la canule est placé un ressort de montre qui la dépasse de beaucoup et qui supporte à son extrémité un bouton percé. Vous préparez d'abord une mèche épaisse de charpie suspendue par un fil. La mèche doit être assez forte pour bien remplir l'entrée postérieure d'une fosse nasale. Elle doit consister en fils de charpie longs réunis par le milieu au moyen d'un fort fil de soie. Pour appliquer l'appareil, vous commencez par attirer le ressort, puis vous engagez la sonde dans le méat inférieur, vous la poussez jusqu'à l'ouverture postérieure de la fosse nasale, ensuite vous faites avancer le ressort de manière que le bouton passe sous le voile du palais et se présente dans la bouche. Vous engagez le fil de la mèche dans le trou du bouton, vous l'attachez fortement et vous ramenez ensuite la canule avec son ressort par la narine antérieure; le fil et la mèche suivent, et si vous tirez un peu fort sur le premier, la mèche est pressée avec force dans l'ouverture postérieure de la narine; dès ce moment l'hémorrhagie s'arrête ordinairement, si la mèche n'a pas été trop mince; il faut encore qu'elle ne soit pas trop longue afin qu'elle ne touche pas par un de ses bouts le larynx. Vous coupez ensuite le fil et vous laissez le tampon en place jusqu'au lendemain; puis vous le ramenez par la narine en tirant sur le fil, ce qui se fait d'autant plus facilement que le tampon est ordinairement couvert de mucosités qui le font glisser plus facilement. Comme on n'a pas toujours cet instrument sous la main, on peut le remplacer par une sonde élastique ou un morceau de baleine ou un autre objet semblable que l'on introduit dans le nez; ensuite on passe avec le doigt derrière le voile du palais et l'on attire l'extrémité de la sonde dans la bouche pour y fixer le fil qui supporte la mèche. Cependant il faut plus d'adresse pour se servir de ce dernier moyen que pour employer la sonde de Belloc.

Parmi les moyens qui agissent par compression, mais d'une façon particulière, il faut encore compter *le froid*. Le froid sollicite non-seulement les parties artérielles et veineuses à se contracter, mais le même effet s'exerce encore sur le reste des parties molles qui compriment ainsi les vaisseaux. En outre, l'afflux sanguin vers les parties refroidies est plus faible que vers celles qui sont soumises à l'influence de la chaleur. Non-seulement les capillaires deviennent plus étroits par l'action du froid, mais encore et surtout, les petites artères se contractent dans le sens de la longueur et dans celui de la largeur. Le courant sanguin trouve plus d'obstacles à mesure qu'il avance et peut même s'arrêter complétement en cas de congélation entière. Néanmoins je considère comme exagérée l'idée qu'on se fait des vertus hémostatiques du froid. On peut employer cet agent de la manière suivante: d'abord on peut projeter de l'eau glacée contre la plaie saignante, ou en injecter par exemple dans le vagin, dans le rectum, dans la vessie au moyen d'une sonde; on peut aussi en injecter dans le nez et dans la bouche; ici l'irritation mécanique d'un jet énergique s'ajoute à l'irritation produite par le froid ; vous pouvez encore prendre des morceaux de glace que vous posez directement sur la plaie ou que vous glissez dans les cavités, vous les ferez avaler en cas d'hémorrhagies de l'estomac ou du poumon ; — ou bien enfin vous remplissez une vessie de glace et vous l'appliquez sur la plaie pour l'y laisser pendant quelques heures ou même des journées entières.

Le *repos absolu* que le malade doit garder à chaque hémorrhagie, la diminution du calibre des artères, telle qu'elle résulte de la perte qui déjà a eu lieu, exercent peut-être souvent une plus grande influence hémostatique que la glace à laquelle on attribue trop exclusivement cet effet. Je ne veux pas vous déconseiller d'employer le froid en cas d'hémorrhagies parenchymateuses modérées, *cependant il ne faut pas en attendre de grands effets lorsqu'il s'agit d'hémorrhagies artérielles.*

La même remarque s'applique aux astringents tels que le vinaigre, les solutions d'alun, etc., que l'on emploie souvent localement comme susceptibles de produire une astriction des tissus et partant une compression des vaisseaux; ces moyens conviennent parfaitement pour arrêter par exemple des épistaxis capillaires, mais il ne faut pas en attendre des effets bien extraordinaires.

Les *hémato-styptiques* sont pour la plupart des remèdes dont l'effet est de faire coaguler promptement le sang qui s'échappe des vaisseaux, de telle sorte que cette coagulation se propage jusque dans l'intérieur des vaisseaux et ainsi les oblitère. Les procédés employés pour produire cet effet sont très-variés.

Le fer chaud ou cautère actuel agit en carbonisant le bout du vaisseau en même temps que le sang et en empêchant l'écoulement de ce liquide par l'eschare ainsi produite. Il suffit de tenir dans le voisinage immédiat de l'endroit saignant une tige en fer fixée dans un manche en bois et munie à son extrémité d'un petit bouton chauffé au rouge blanc pour produire instantanément une eschare noire; quelquefois même la chaleur rayonnante d'un fer chauffé à blanc suffit déjà pour faire flamber le tissu. Un fer simplement rougi, appuyé contre l'endroit saignant produit le même effet, mais l'eschare y adhère facilement et se détache avec lui. Les tiges de fer pourvues de manches ou cautères sont chauffées dans un réchaud de charbon dont la chaleur est activée par un soufflet. — Il y a des circonstances où le cautère actuel peut devenir un moyen très-commode d'arrêter le sang. C'était le styptique le plus renommé avant l'invention de la ligature. Les chirurgiens arabes avaient l'habitude de chauffer leurs couteaux à blanc avant de faire leurs amputations, procédé qui est même encore vanté par Fabrice de Hilden, quoique ce dernier préférât cautériser isolément les bouches béantes des artères qui laissaient échapper le sang, avec des cautères à pointe très-fine, opération qu'il paraît du reste avoir su exécuter avec une habileté qu'on pourrait encore lui envier aujourd'hui.

Encore dans ces derniers temps, on a imaginé une méthode qui se rattache à celle que nous venons de mentionner, et qui consiste à opérer avec un fil de platine rendu incandescent par l'électricité. C'est là ce qu'on appelle la *galvano-caustique*, méthode introduite en Allemagne par Middeldorpf et qui, dans certaines circonstances, peut être employée avec avantage. — On conçoit que l'on n'ait pas toujours sous la main un cautère fait exprès en vue d'arrêter une hémorrhagie et tel que vous le trouvez dans les cliniques chirurgicales. Dieffenbach, le plus grand génie chirurgical de l'Allemagne du XIXe siècle, et qui était en même temps un des hommes les plus originaux, fit cesser un jour dans une pauvre masure une forte hémorrhagie qui s'était manifestée après l'extirpation d'une tumeur du dos, en se servant à défaut de tout autre instrument d'une pince à feu qu'il avait fait rougir sur l'âtre. Une aiguille à tricoter enfoncée dans un morceau de bois ou dans un bouchon de liége et chauffée à la lumière, peut au besoin remplacer le cautère actuel.

Le *perchlorure de fer liquide* est un moyen dont les effets sont à mettre sur la même ligne et quelquefois au-dessus de ceux du cautère actuel; cette substance forme avec le sang un caillot solide ayant presque la consistance du cuir et tellement adhérent qu'elle convient parfaitement comme hémato-styptique. Lorsque vous voulez l'employer, vous prenez un bourdonnet de charpie dont un côté est imbibé de la liqueur et vous l'appliquez fortement pendant deux à cinq minutes sur la plaie bien épongée auparavant, de cette manière vous arrêterez même des hémorrhagies artérielles assez fortes. Si la première application reste sans succès, vous en faites une seconde et une troisième; ce moyen manquera rarement de produire son effet. — Tous les autres caustiques, tels que le nitrate d'argent, l'acide nitrique fumant, la potasse caustique produisent une eschare ou trop superficielle ou trop molle et un caillot si peu résistant que leur vertu styptique en devient bien insignifiante.

D'autres styptiques encore composés de poudres adhésives ou de substances poreuses forment avec le sang une colle qui sèche rapidement, ou bien absorbent lentement ce liquide et le font ainsi également sécher avec rapidité. Parmi les premiers, il faut compter l'*acide tannique*, la *colophane pulvérisée*, etc.; ces poudres sont répandues sur de la charpie et appliquées avec celle-ci sur la plaie que l'on a eu soin d'éponger auparavant. On a beaucoup exalté les vertus styptiques du tannin, cependant, en l'expérimentant sur des animaux, il m'a semblé que je n'en obtenais pas plus d'effets que d'autres moyens analogues; ils n'ont pas grande valeur, ni les uns ni les autres. L'amadou et le papier brouillard, appliqués sur les plaies, constituent de vieux remèdes populaires; l'amadou adhère fortement au sang et à la plaie si la perte de sang n'est pas considérable; pour peu que l'hémorrhagie soit abondante, il ne produit rien sans compression simultanée. La charpie sèche fortement tassée rend les mêmes services.

Nous possédons d'autres hémostatiques tels que : *l'huile essentielle de térébenthine* et *l'eau de Binelli:* l'activité de cette dernière est due surtout à la présence de la créosote; je n'ai d'expérience propre que sur la première de ces deux substances, mais je suis en mesure de vous la recommander; du temps de mes études à Gœttingue elle me fut surtout vantée par mon maître, le professeur Baum, et je m'en suis servi un jour avec un succès tellement éclatant dans un cas désespéré que j'ai conservé un pieux attachement pour ce remède. Il est vrai qu'il est très-héroïque non-seulement parce que l'application de l'essence de térébenthine sur une plaie y provoque une vive douleur, mais encore parce qu'il en résulte, aussi bien dans la plaie que dans les parties environnantes, une forte inflammation. Je veux vous raconter le cas dans lequel je m'en suis servi : une jeune femme délicate souffrait, à la suite d'un accouchement, depuis plusieurs mois déjà d'une forte suppuration en arrière du sein droit, entre la glande et l'aponévrose du muscle grand pectoral; un bon nombre d'incisions avait déjà été fait dans la mamelle et tout autour de sa base en vue de ménager des issues au pus formé en quantité extrême; mais bientôt les ouvertures s'étaient refermées et il fallait ou rouvrir les anciennes ou en pratiquer de nouvelles, parce que la guérison ne voulait pas se faire dans la profondeur. Une de ces incisions faite par moi à une assez grande profondeur fut suivie d'une forte hémorrhagie qui fit jaillir le sang de la profondeur du foyer de suppuration, sans qu'il me fût possible de trouver le vaisseau ouvert. Le sang ne cessait de couler à grands flots; je commençai par bourrer la cavité de charpie sur laquelle je fis passer des tours de bande, bientôt le sang se mit à traverser cet appareil; je l'enlevai et injectai de l'eau glacée dans les différentes ouvertures; la perte devint plus modérée, je remis un bandage compressif, qui sembla mettre fin à l'hémorrhagie. Mais à peine étais-je rentré dans mon appartement, à l'hôpital, que l'infirmière me rappela parce que l'appareil était de nouveau imprégné de sang; la malade était tombée en syncope, elle était devenue pâle comme un cadavre et son pouls était très-petit. Il fallut de nouveau enlever l'appareil; je fis alors passer par les ouvertures de petits morceaux de glace dans la cavité creusée sous le sein, mais l'hémorrhagie ne voulut toujours pas s'arrêter. La malade tombait de syncope en syncope, tout le lit était rempli de sang et d'eau glacée, la femme étendue devant moi sans connaissance, ayant les extrémités froides et les yeux éteints, les infirmières cherchant toujours à la ranimer en lui tenant de l'ammoniaque sous le nez et en lui frottant le front d'eau de Cologne; moi-même au début de ma carrière chirurgicale, n'ayant pas encore assisté à une scène pareille que j'avais cependant provoquée, et n'ayant par conséquent ni le calme ni le sang-froid que donne l'habitude : c'était, en un mot, une situation que je n'oublierai jamais. Déjà je croyais à la nécessité d'amputer rapidement le sein, d'aller à la recherche de l'artère blessée et de la lier, quand l'idée me vint de faire encore un essai avec l'essence de térébenthine. J'imbibai donc quelques boulettes de charpie d'essence de térébenthine, je les fis pénétrer dans la cavité et aussitôt l'hémorrhagie cessa. Bientôt la malade fut remise; une vive réaction se fit dans la cavité de l'abcès sous l'influence de la térébenthine qui fut supprimée après environ vingt-quatre heures; les parois de l'abcès s'éliminèrent et au bout de trois semaines une formation énergique de bourgeons charnus amena une guérison dont la poursuite avait vainement fatigué pendant des mois entiers la patience et la persévérance du médecin et de la malade. — Je ne saurais vous dire par quel mécanisme le sang s'arrête après l'emploi de l'essence de térébenthine et de la créosote; il n'en résulte pas, dans tous les cas, une coagulation bien solide du sang.

En général, vous verrez rarement employer les styptiques dans la clinique chirurgicale ; ce sont plutôt les remèdes favoris des praticiens qui n'ont pas l'habitude de la ligature. Je ne vous en ai donc mentionné un si grand nombre que pour bien vous montrer le peu d'efficacité et l'insuffisance de la plupart d'entre eux et précisément des plus usités. Partout où il est possible de lier ou de comprimer, on devrait s'abstenir d'employer des styptiques. Les hémorrhagies parenchymateuses de la face, du cou, du périnée peuvent être avantageusement combattues par ceux d'entre eux que je vous ai signalés comme les plus sûrs, lorsqu'il importe peu que la plaie suppure ou ne suppure pas par la suite ; mais si l'hémorrhagie est forte et si les styptiques vous ont refusé le service, la ligature devient ensuite beaucoup plus difficile, parce que la plaie a été horriblement salie par l'emploi de ces substances.

Vous n'avez rien à attendre, dans la pratique chirurgicale, de l'usage interne des médicaments vantés comme ayant une vertu styptique. Le repos absolu, des boissons fraîches, des narcotiques, les laxatifs en cas d'hémorrhagies congestives, voilà des adjuvants qui peuvent avoir par hasard leur utilité ; mais en général leur action est beaucoup trop lente dans les hémorrhagies que le chirurgien peut être appelé à combattre.

L'*affaiblissement général, pendant les pertes de sang profuses*, est naturellement combattu surtout par les moyens qui arrêtent l'hémorrhagie elle-même. Néanmoins, pendant que vous êtes occupés de ce soin, les personnes qui vous assisteront pourront être employées à ranimer le malade par des essences, des affusions d'eau froide. C'est seulement après que l'hémorrhagie a été arrêtée, que vous pouvez vous-même vous charger du soin de combattre cet état de faiblesse en faisant donner du vin, du café chaud, du bouillon, en faisant bien couvrir les malades, en leur faisant prendre quelques gouttes de liqueur de Hoffmann, d'éther acétique, en approchant du nez un flacon d'ammoniaque, etc. Il ne m'est jamais arrivé jusqu'à présent de voir succomber un malade entre mes mains à une perte de sang ; mais j'en ai vu qui deux et cinq heures après de grandes opérations, sont morts au milieu d'une forte dyspnée et de convulsions, évidemment par suite de la trop grande abondance du sang perdu ; ces accidents m'ont fait prendre la résolution de faire, si ce cas venait à se représenter, une opération qui consiste à injecter dans une veine de l'individu anémié du sang d'une personne saine. Cette opération, qu'on appelle la *transfusion*, date d'assez loin. Elle remonte au milieu du XVIIe siècle, fut mise de côté et couverte de ridicule, après avoir excité pendant un certain temps l'étonnement par son étrangeté ; mais plus tard, vers la fin du dernier siècle, elle fut tirée de l'oubli par des médecins anglais, en particulier des accoucheurs. Après quelques essais faits mais bientôt abandonnés par Dieffenbach, pour remettre la transfusion en honneur en Allemagne, ce fut surtout Martin qui dans ces derniers temps eut le mérite de rappeler l'attention sur cette opération comme moyen de sauver l'existence, tandis que Panum étudia la question à fond par la voie de l'expérimentation physiologique. Les documents statistiques que Martin a publiés prouvent que, dans la grande majorité des cas, cette opération a été couronnée de succès, et que le manuel opératoire est excessivement simple. Bien qu'autrefois on ait injecté avec succès du sang d'agneau dans les veines de l'homme, il paraît cependant plus naturel et plus convenable de choisir du sang provenant d'individus jeunes, sains et robustes. Les objets nécessaires sont : un bistouri, des pinces, un trocart fin et une seringue de verre contenant de 120 à 180 grammes de liquide. On fait, d'après le procédé que nous décrirons plus loin, une saignée au bras d'un individu jeune et robuste, et l'on reçoit, pour commencer, environ 120 grammes de sang dans un vase un peu haut et étroit, qui baigne dans une cuvette remplie d'eau chauffée à la température du sang. Le sang reçu dans le vase est battu continuellement avec un petit balai pour éliminer la fibrine. Pendant ce temps le chirurgien met à nu, en la disséquant, la veine la plus apparente au pli du coude de l'individu anémique ; ensuite on passe deux fils de soie sous la veine, on tire sur le fil inférieur sans faire un nœud, uniquement pour empêcher que le coup de ciseaux oblique qui va ouvrir la veine, donne lieu à un écoulement de sang ; cela fait, on introduit la canule dans la plaie béante du vaisseau en ayant soin de la diriger vers la partie supérieureet l'on croise le fil supérieur sur elle, également sans faire un nœud. Il faut que l'on prenne la précaution de laisser échapper un peu de sang par la canule pour qu'elle soit bien remplie et qu'il n'y ait pas d'air. Pendant ce temps l'aide a terminé la saignée de l'individu sain et filtré le sang battu à travers une toile fine ; puis on remplit la seringue, préalablement chauffée, avec le sang, on en tourne la pointe en haut et l'on en chasse l'air. Après cela on applique la seringue solidement dans la canule et l'on injecte lentement le sang. L'expérience prouve qu'il ne convient pas d'injecter plus de quatre à huit onces de sang, et que cette quantité suffit d'ailleurs parfaitement pour rappeler les individus à la vie. On ne doit jamais vider la seringue complétement et il faut s'arrêter aussitôt que l'individu a de la dyspnée. Une fois l'injection terminée, on retire les fils et la canule et l'on traite la plaie comme celle d'une saignée. On a beaucoup débattu la question de savoir s'il est nécessaire de priver d'abord de sa fibrine le sang qui doit être injecté. Les expériences de Panum établissent positivement que la fibrine *n'est pas* indispensable pour rappeler un individu à la vie par substitution sanguine, et que malgré toutes les précautions possibles, il peut s'en coaguler une partie qui deviendrait nuisible dans cet état. Ce qui semble vivifier dans cette opération, c'est avant tout l'arrivée de nouveaux corpuscules sanguins, qui sont les véhicules de l'oxygène. — Selon moi la transfusion est appelée à un plus grand avenir; surtout il me semble qu'on en devrait aussi tenter l'essai en cas d'anémie intense, provenant d'autres causes parfois inconnues, bien qu'il soit établi par les remarquables travaux de Panum que le sang ne nourrit pas par lui-même, et qu'il n'est que le principal soutien et le régulateur de la nutrition dans les différentes parties du corps.

Les expériences tentées pendant la guerre d'Italie par Neudörfer, sur des blessés devenus anémiques à la suite de suppurations profuses, n'ont à la vérité pas été suivies de bien brillants résultats; néanmoins on ne devrait pas renoncer à tenter encore cette opération qui, exécutée avec les précautions nécessaires n'offre aucun danger.— Je ne puis m'occuper ici du traitement des états consécutifs qu'entraînent les pertes de sang abondantes; sans doute vous comprendrez qu'en thèse générale la cachexie, la régénération incomplète du sang, doit être combattue par un régime tonique et fortifiant et par des médicaments analogues.

QUATRIÈME LEÇON

GUÉRISON DES PLAIES PAR PREMIÈRE INTENTION.

Écartement des bords de la plaie. — Réunion par les emplâtres agglutinatifs. — Sutures ; suture à points séparés ou entrecoupés; suture entortillée. — Modifications de la plaie visibles extérieurement. — Enlèvement des sutures. — Guérison par première intention.

Après que vous avez complétement arrêté l'hémorrhagie provenant d'une plaie, que vous avez nettoyé sa surface par le lavage, et que vous vous êtes rendu un compte exact de sa profondeur et de la nature des parties divisées, examen dans lequel vous devez surtout vous attacher à reconnaître si une articulation ou une des cavités du corps a été ouverte, si des troncs nerveux d'une certaine importance ont été coupés, si un os a été dénudé ou lésé, etc., après cet examen, dis-je, vous devez diriger votre attention sur le troisième phénomène qu'offrent les plaies récentes, à savoir l'écartement des bords. La peau, les aponévroses et les nerfs offriront après leur division ce phénomène en raison de leur élasticité d'abord, puis parce qu'ils adhèrent à des muscles qui se contractent immédiatement après avoir été blessés et dont les surfaces de section doivent par conséquent s'écarter plus ou moins les unes des autres, surtout dans les plaies transversales.

Pour le moment nous allons simplement nous occuper des plaies par incision, qui ne sont pas accompagnées d'une perte de substance des parties molles, et ne consistent qu'en une séparation pure et simple de ces parties. Si l'on veut guérir rapidement une pareille plaie, il est nécessaire que ses bords soient rapprochés l'un de l'autre et remis exactement dans le rapport qui existait avant la lésion; pour atteindre ce but nous avons recours, soit aux bandelettes agglutinatives, soit à la suture.

Pour les plaies qui ont à peine divisé le derme, par exemple pour les coupures aux doigts, que tout le monde est exposé à se faire à chaque instant, on se sert, comme on sait, avec avantage de l'emplâtre dit *taffetas d'Angleterre*. Cet emplâtre consiste en une dissolution d'ichthyocolle dans de l'eau mêlée d'un peu d'alcool rectifié, dissolution dont on enduit une pièce de papier ou de soie mince, mais résistante; souvent on en badigeonne la face libre avec la teinture de benjoin pour la parfumer. L'emplâtre se dissolvant facilement dans l'eau, il peut devenir utile de le couvrir, une fois qu'il est devenu adhérent, d'une couche de *collodion.*

Le *collodion* est une dissolution, dans un mélange d'alcool et d'éther, du fulmicoton inventé par le professeur Schönbein, de Bâle ; si l'on enduit de ce liquide l'emplâtre et les parties environnantes de la peau, l'éther s'évapore promptement et il reste une pellicule très-fine qui rétracte quelquefois assez fortement la peau et ne se dissout pas dans l'eau. L'astriction que le collodion fait subir au tégument peut encore être utilisée en vue d'une autre indication. Ainsi on peut l'étendre, soit directement sur la peau, soit sur une couche d'un tissu de coton à larges mailles (de la gaze), dont on a eu soin de couvrir d'abord la surface enflammée qui de cette façon supporte une pression légère et uniforme. Gardez-vous, si vous voulez employer le collodion pour fixer l'emplâtre, de le porter directement sur la plaie ; il en résulterait non-seulement une douleur inutile, mais encore quelquefois une inflammation et une suppuration que précisément vous voulez éviter.

Si le derme a été divisé et si l'emplâtre doit vaincre une certaine tension pour affronter les bords de la plaie, le taffetas d'Angleterre ne suffit plus ; vous devez alors vous servir de l'*emplâtre adhésif* proprement dit, ou *diachylon.* Nous en avons deux espèces principales sans compter les nombreuses modifications proposées pour le rendre, soit meilleur, soit moins coûteux. L'*emplâtre adhésif*, notre agglutinatif ordinaire, consiste en huile d'olive, litharge, colophane et térébenthine (1). On l'étend à l'état liquide sur de la toile, ce qui constitue ce qu'on appelle en France le sparadrap, que l'on a l'habitude de découper en bandelettes, pour les appliquer sur la plaie après en avoir rapproché les bords qui restent réunis de cette façon. Cet emplâtre, s'il est récent, adhère parfaitement, mais il finit par se décoller quand il est couvert de compresses humides ; la peau, si elle est très-sensible est irritée après des applications répétées d'agglutinatif, et l'on peut dans ces cas en employer un autre qui est l'*emplâtre de céruse* (emplâtre adhésif blanc de la pharmacopée prussienne), préparé avec de l'huile d'olive, de la litharge, de la céruse et de l'eau chaude (2). A la vérité il

(1) L'emplâtre avec lequel on fait dans notre pays le sparadrap diffère si peu de l'emplâtre adhésif de la pharmacopée prussienne qu'il est inutile de relever cette différence.

(*Note des traducteurs.*)

(2) Dans l'emplâtre de céruse français il n'entre pas de litharge. Cet emplâtre est composé de : céruse pure en poudre, 500 grammes ; huile d'olive, 1 kilogr. ; cire blanche, 90 grammes et eau 1 kilogr.

(*Note des traducteurs.*)

colle beaucoup moins, mais en revanche il offre l'avantage de moins salir les bords des plaies. — Un mélange de l'un et de l'autre diminue les inconvénients et réunit les avantages de chacun.

En général, lorsqu'il s'agit de grandes plaies on évite, aujourd'hui plus qu'autrefois, de se servir du sparadrap, et l'on aime mieux recourir à la *suture*. Pour réunir les plaies par ce dernier moyen nous ne choisissons en général qu'entre deux espèces de suture, la *suture à points séparés*, *suture entrecoupée*, et la suture *entortillée*. L'objection, qui consiste à dire que nous entretenons les bords de la plaie dans un état d'irritation continuel en y laissant séjourner un corps étranger, fils ou épingles, a bien quelque chose de fondé, mais elle est peu importante comparativement aux avantages immenses que nous assure le contact immédiat des surfaces de la plaie par le moyen de la suture. Il en résulte que sauf les emplâtres agglutinatifs, presque tous les moyens que la chirurgie ancienne et moderne s'est évertuée à substituer à la suture ont chaque fois été abandonnés après avoir joui d'une faveur éphémère. La suture n'a pas encore été remplacée, pas plus que la ligature, et il n'est pas à supposer que jamais elle puisse l'être.

Il y a quelques parties du corps telles que le cuir chevelu, les mains et les pieds où l'on doit éviter les sutures, parce que les processus inflammatoires qui peuvent s'y produire et que l'on a mis souvent sur le compte de cette opération prennent facilement un caractère dangereux ; je dois cependant reconnaître qu'ici encore les préjugés ont joué un grand rôle; en général les plaies de la tête prédisposent facilement aux inflammations de la peau et du tissu cellulaire sous-cutané, et jusqu'à présent des études statistiques faites sur une grande échelle n'ont pas encore prouvé que cette prédisposition puisse être beaucoup exagérée par l'irritation provenant de la suture. Il y a de ces articles de foi qui se transmettent de professeur à élève, de manuel à manuel ; beaucoup d'entre eux sont des espèces de traditions hippocratiques pleines de vérité pratique, d'autres ne se fondent que sur des observations dues au hasard et sur des préjugés qui en sont le résultat. De ce nombre est à mes yeux la défense de coudre les plaies de la tête. En passant bien en revue les résultats de mon expérience, je trouve plus de cas d'inflammation de la peau consécutives à des plaies de tête non cousues qu'à des plaies cousues. *Un point essentiel cependant consiste à reconnaître à temps les inflammations qui peuvent se déclarer à la tête et, dans ces conditions, d'enlever les sutures.* — L'indication de la suture dépend naturellement de l'écartement plus ou moins considérable des bords de la plaie, et de sa forme (plaie à lambeau ou autre); en général on ne se donne pas inutilement la peine d'appliquer des sutures, à moins que dans la première ardeur chirurgicale on ne se laisse entraîner trop loin ; cependant partout où les raisons indiquées ne permettent pas de remplacer utilement les sutures par le sparadrap, il faut recourir au premier de ces deux moyens.

Pour faire la *suture entrecoupée*, nous nous servons d'aiguilles chirurgicales et de fils de soie ou de métal. Les *aiguilles chirurgicales* se distinguent des aiguilles ordinaires en ce que leur pointe doit être à bords tranchants comme une lancette, pour pouvoir pénétrer dans la peau plus facilement que la pointe ronde d'une aiguille à coudre ; de plus, elles sont d'un acier qui a une trempe un peu plus douce que les aiguilles à coudre anglaises, afin qu'elles ne se cassent pas aussi facilement. Leur grosseur et leur longueur varient beaucoup suivant qu'on a besoin de fils forts enfoncés profondément dans les bords de la plaie, comme par exemple lorsque la tension est très-grande, ou seulement de fils plus fins pour affronter exactement les bords de la peau. Toutes ces aiguilles doivent avoir le chas assez large pour que le chirurgien ne perde pas son temps à les enfiler comme un tailleur, et qu'au contraire cette opération se fasse vite et facilement. Les aiguilles sont ou entièrement droites ou courbées. La courbure doit varier suivant les endroits où il faut faire la réunion ; ainsi par exemple des aiguilles fines, très-fortement courbées, sont nécessaires pour faire des sutures dans le voisinage de l'angle interne de l'œil ; de grandes aiguilles fortement courbées sont également nécessaires pour réunir les bords d'une rupture du périnée, etc. La courbure porte sur toute l'aiguille, ou seulement sur la pointe ; on a donné par exemple à l'aiguille la forme d'un hameçon pour certaines opérations ; les variétés sont très-nombreuses ; pour faire les points de suture dans la pratique ordinaire vous n'avez besoin que de quelques aiguilles, les unes droites, les autres diversement courbées, et dont l'épaisseur doit varier.

Les *fils* sont ordinairement de soie rouge plus ou moins forte suivant l'épaisseur des aiguilles ; il est bon de les cirer avant de s'en servir, parce que de cette manière les nœuds sont plus solides. Dans ces derniers temps, il nous est venu d'Amérique et d'Angleterre d'autres matériaux pour coudre, à savoir, des fils d'*argent* ou de *fer*. Ces fils sont extrêmement fins et doux, le fil de fer a dû être à cet effet fortement rougi au feu. On a songé à les utiliser en se fondant sur l'expérience acquise, d'après laquelle les métaux cachés sous la peau ou dans un autre endroit du corps ne produisent ordinairement pas de suppuration et restent dans les tissus sans entraver la cicatrisation. On a donc pensé que l'on pourrait éviter les suppurations qui se déclarent assez souvent aux points d'entrée et de sortie des aiguilles, en choisissant un métal à la place de la substance animale qui constitue la soie. Il est en effet impossible de nier que cette suppuration ne s'établisse bien plus rarement aux points d'entrée et de sortie des sutures métalliques qu'aux points d'entrée et de sortie des fils de soie, cependant il n'est pas toujours possible d'éviter cette suppuration, même avec les fils de métal; à ces derniers se rattachent d'ailleurs encore d'autres inconvénients dont je vais parler à l'instant, et qui me font croire que les fils de métal ne doivent pas être substitués d'une manière absolue aux fils de soie, qu'ils ne me paraissent appelés à remplacer que d'une manière exceptionnelle. Les recherches expérimentales de Simon prouvent que la suppuration des sutures dépend essentiellement de l'épaisseur du fil; ma propre expérience me permet d'affirmer que des fils de soie très-fins ne donnent pas plus lieu à une suppuration du trajet des aiguilles que les fils métalliques.

Je vais à présent vous entretenir du *mode d'application de la suture entrecoupée*. Vous procédez de la manière suivante : vous commencez par saisir avec une pince-érigne l'un des bords cutanés de la plaie, puis vous enfoncez l'aiguille dans la peau à environ deux lignes de ce bord, de manière à pénétrer jusque dans le tissu cellulaire et à faire sortir l'aiguille par la plaie elle-même ; vous saisissez ensuite avec la pince le bord opposé, vous le traversez en partant de la plaie et en allant de dedans en dehors, juste en face de la première ponction ; vous faites passer le fil par le chemin qu'a parcouru l'aiguille, et vous le coupez à une distance assez grande de la plaie pour avoir de chaque côté une longueur qui vous permette de faire commodément un nœud. Vous faites alors un nœud simple, ou, si la tension est forte, le nœud du chirurgien, vous le serrez fortement et vous vous assurez en même temps si les bords de la plaie sont bien affrontés ; vous placez ensuite un second nœud simple sur le premier, et vous coupez les bouts de fil juste à côté du nœud pour les empêcher de s'introduire dans la plaie.

Si vous voulez vous servir de fils métalliques, vous en garnissez les aiguilles absolument comme avec les fils de soie, vous recourbez le petit bout du fil dans le chas de l'aiguille, et vous opérez ensuite comme dans le cas précédent. Si le fil métallique est très-flexible, il se prête à la formation d'un nœud comme le fil de soie ; cependant la manœuvre opératoire est beaucoup moins commode avec le fil métallique qu'avec le fil de soie, car pendant la constriction, les bords cutanés se renversent facilement, ou bien le fil s'entortille pendant qu'on serre le nœud et ce dernier en devient moins solide ; ceci peut arriver surtout avec le fil de fer allemand qui est moins doux que le fil de fer anglais. Les fils de métal les plus commodes sont composés d'un alliage d'or et d'argent, ou bien ceux de platine que l'on peut obtenir d'une finesse, d'une flexibilité et en même temps d'une solidité admirables. Mais il serait ridicule de vouloir toujours substituer ces substances coûteuses à la soie ordinaire avec laquelle on a déjà guéri et l'on guérira encore tant de plaies!

Pour éviter les inconvénients qu'offre la fermeture des sutures métalliques, on a imaginé de tordre les fils juste à côté de la plaie à l'aide d'un petit instrument particulier; cependant cet expédient ne suffit pas toujours pour empêcher le renversement des bords si l'on n'a pas en même temps recours à d'autres moyens. Je passe sous silence les nombreuses inventions faites récemment en vue de bien serrer le nœud des sutures métalliques. Le grand nombre de ces inventions prouve que les plus zélés partisans des sutures métalliques n'ont pas été sans rencontrer bien des difficultés pour serrer le nœud. Je commence pour ma part par préparer le nœud, ensuite je tire sur les bouts de fil et je les tords trois ou quatre fois très-rapidement. Cela fait je coupe les bouts du fil métallique très-près de l'endroit tordu. — Les fils métalliques coupent les bords de la plaie, tout aussi bien que les fils de soie, et lorsqu'ils sont très-fins, et lorsqu'il y a une certaine tension.

J'ai trop rarement rencontré, pour ma part, les petits inconvénients attachés aux sutures de soie pour les remplacer par des sutures avec des fils métalliques; et l'emploi de ces dernières me semble devoir être réservé pour des cas exceptionnels, que vous apprendrez à mieux connaître dans la clinique.— Autrefois déjà on a beaucoup cherché à remplacer les fils de soie par d'autres substances, telles que des cordes à boyau, des crins de cheval, etc.; cependant toutes les recommandations de ce genre ont rarement été suivies, contentons-nous donc pour le moment de nos fils de soie.

Les aiguilles droites sont ordinairement conduites avec les doigts. Pour les aiguilles courbes, surtout lorsqu'elles sont petites et qu'on a affaire à des plaies profondes, on fait mieux d'employer des *porte-aiguilles* particuliers. Il en existe un grand nombre; le seul que j'emploie est celui de Dieffenbach. Il consiste en une pince à branches courtes et fortes, entre lesquelles on tient l'aiguille sûrement et fortement, pour l'introduire et la conduire à travers la peau dans le sens de sa courbure. Cet instrument si éminemment simple suffit dans presque tous les cas, et n'est surpassé par aucun autre sous le rapport de la sûreté avec laquelle il permet à une main exercée de fixer et de conduire l'aiguille. Les instruments compliqués, dit Dieffenbach, dans l'admirable Introduction à sa *Médecine opératoire*, sont faits pour les chirurgiens maladroits; ce n'est pas l'instrument, c'est la main du chirurgien qui doit opérer. — L'exercice et l'habitude de se servir de tel ou tel instrument permettent à celui-ci de se passer de tel objet, à celui-là de tel autre. Ainsi quelques opérateurs trouvent incommode et embarrassant de saisir avec la pince les bords de la plaie pour pouvoir les coudre, comme je vous l'ai fait voir tout à l'heure ; et cependant ce procédé est beaucoup plus sûr que de les tenir entre les doigts, pour moi du moins je trouverais cela fort incommode; il est permis, dans des cas de ce genre, à chacun d'agir à sa manière et selon son habitude. Lorsque je suis forcé de faire des sutures à une grande profondeur, par exemple au voile du palais, dans le rectum, dans le vagin, je me sers toujours d'aiguilles montées sur un manche.

Le nombre des sutures que l'on doit appliquer dépend tout naturellement de la longueur de la plaie; en général il suffit de les poser à la distance d'un demi-pouce, cependant lorsqu'il importe de bien affronter les bords de la plaie et d'obtenir des cicatrices linéaires, comme en cas de plaies de la face, il faut rapprocher davantage les sutures et poser alternativement des points forts et éloignés des bords de la plaie, et d'autres plus fins et plus rapprochés ; les premiers sont destinés à vaincre la tension, les seconds à obtenir une réunion plus exacte. Simon a donné le nom de *suture double* à cette méthode qui, depuis Dieffenbach, est mise en usage par l'école de Berlin pour les opérations d'autoplastie.

Le second genre de suture, appelé *suture entortillée*, ou bien suture à bec-de-lièvre consiste à faire passer à travers les bords de la plaie, et comme je l'ai décrit pour la suture entrecoupée, une longue épingle munie d'une pointe en forme de lancette. Cette épingle doit rester en place pour être entourée d'un fil de coton ou de soie de la manière que je vais vous indiquer. Vous prenez le fil des deux mains et vous le mettez parallèlement à la direction de l'épingle, immédiatement au-dessus de celle-ci, par conséquent en travers de la plaie, ensuite vous tirez le fil en bas de chaque côté, ce qui rapproche exactement les bords de la plaie (c'est là ce qu'on appelle le *tour en zéro*) ; cela fait, vous changez de main, vous prenez le fil droit de la main gauche, et vous contournez de haut en bas le bout de l'épingle qui fait saillie à gauche ; le fil gauche tenu de la main droite passe de la même manière autour de l'extrémité droite de l'épingle ; ensuite vous changez de nouveau les fils, et vous faites ainsi ce que l'on appelle les *tours en huit de chiffre*, en tout à peu près 4 à 6 fois ; après quoi vous faites un nœud double, vous coupez les bouts de fil très-près du nœud, et vous enlevez de chaque côté les deux extrémités de l'épingle avec de petites tenailles *ad hoc* pour les empêcher de comprimer la peau ; cependant il ne faut pas couper ces extrémités trop près, afin que vous puissiez plus tard retirer les épingles sans difficulté.

Outre ces deux espèces de suture, il en existe une foule d'autres dont la plupart n'ont qu'une valeur historique, et que, par conséquent, nous passerons ici sous silence ; quelques espèces particulières doivent être décrites dans la chirurgie spéciale, par exemple, à l'occasion des plaies de l'intestin.

Nous devons maintenant nous demander en quoi consistent les avantages de la suture entortillée sur la suture entrecoupée et quels sont les cas où nous devrons y recourir. — Les indications de la suture entortillée ne sont qu'au nombre de deux, en dehors desquelles vous vous en tenez à la suture entrecoupée qui reste la plus simple et la plus usuelle. Ainsi la suture entortillée doit être employée : 1° lorsque la tension des bords de la plaie est très-considérable ; 2° lorsque les bords cutanés qu'il s'agit de réunir sont minces et non soutenus par des tissus sous-jacents, lorsque la peau est flasque, en un mot, toutes les fois que les bords de la plaie ont une tendance à s'enrouler en dedans. Les épingles qui restent à demeure donnent dans les deux cas un soutien plus sûr et plus solide à la suture, l'épingle sert en quelque sorte d'attelle sous-cutanée aux bords de la peau qu'elle supporte, et ils sont maintenus en outre plus sûrement en position par les nombreuses circonvolutions du fil qui les couvre. — Souvent, lorsqu'il s'agit de faire une réunion bien exacte comme à la face, on choisit alternativement les sutures entrecoupées et les sutures entortillées ; ces dernières servent dans ces cas comme soutiens et pour vaincre la tension, les premières, au contraire, effectuent la réunion encore plus exacte des bords de la plaie déjà mis en rapport par les autres.

Une fois l'hémorrhagie arrêtée et la plaie exactement réunie, on a satisfait à toutes les exigences du moment. Observons maintenant ce qui va se passer dans la plaie ainsi fermée.

Immédiatement après la réunion, les bords de la plaie deviennent généralement plus pâles, sous l'influence de la pression qu'exercent les sutures sur les capillaires de la peau ; dans des cas plus rares la coloration des bords cutanés de la plaie est d'un bleu foncé ; cela annonce toujours un obstacle considérable au retour du sang veineux, obstacle qui résulte de la destruction d'une partie des voies circulatoires ; en effet, la division d'un grand nombre de capillaires peut tout naturellement troubler d'une manière assez notable la communication entre les artères et les veines, ce qui dans tel ou tel endroit du bord de la plaie peut soustraire le courant veineux à la *vis à tergo ;* cette coloration bleu foncé des bords de la plaie est cependant en général assez rare ;

elle s'efface promptement d'elle-même, ou bien une petite partie du bord de la plaie se mortifie, phénomène sur lequel nous reviendrons à l'occasion des plaies contuses qui l'offrent assez fréquemment.

Au bout de quelques heures déjà vous trouvez les bords de la plaie quelquefois colorés en rose clair et légèrement tuméfiés ; cette rougeur et ce gonflement manquent, il est vrai, assez souvent (surtout quand l'épiderme est épais), mais parfois, selon la grandeur et la profondeur de la plaie ou selon le degré de tension de la peau, ils s'étendent, tantôt à la distance de deux à trois lignes, tantôt à trois ou quatre pouces ; dans ces limites est comprise ordinairement la réaction dite locale qui se fait autour de la plaie. Celle-ci donne lieu à une légère douleur, surtout quand on la touche. C'est sur les enfants et les femmes à épiderme délicat que tout cela s'observe le mieux. Autour des plaies de la face il n'est pas rare de trouver au bout de vingt-quatre heures un œdème étendu, surtout aux paupières ; cela effraye ordinairement beaucoup les commençants, mais ce n'est pas dangereux.

Ainsi donc la plaie vous offre ici les quatre symptômes cardinaux de l'inflammation : la douleur, la rougeur, le gonflement et la chaleur ; vous remarquerez facilement l'augmentation de cette dernière en appliquant le doigt sur les environs de la plaie d'abord, puis pour comparer, sur une partie plus éloignée du corps. Le processus qui poursuit ici sa marche dans le voisinage immédiat de la plaie est une inflammation de la peau, que nous appelons dans ce cas *inflammation traumatique*, c'est-à-dire occasionnée par une blessure. *Un caractère essentiel de l'inflammation traumatique est de se borner, lorsqu'elle est simple, exclusivement aux bords de la plaie et de ne pas s'étendre au loin sans cause particulière.*

Au bout de vingt-quatre heures les phénomènes locaux que nous venons d'énumérer sont généralement arrivés à leur apogée. Si d'ici là ils n'ont pas pris une extension dépassant les limites que nous avons indiquées plus haut, nous pouvons considérer provisoirement le processus comme suivant une marche normale. — Le jour suivant et même le troisième jour ces phénomènes peuvent encore exister à peu près au même degré, sans que nous ayons le droit d'y voir quelque chose d'extraordinaire ; mais du troisième au cinquième jour, la rougeur, le gonflement, la douleur et la chaleur exagérée de la partie doivent disparaître, sinon complétement, au moins en grande partie. Si les phénomènes deviennent plus intenses le second, le troisième et le quatrième jour, si quelques-uns d'entre eux, par exemple une vive douleur, un gonflement considérable, se présentent pour la seconde fois pendant un de ces jours après avoir déjà disparu, ou bien enfin s'ils persistent avec la même intensité au delà du cinquième et du sixième jour, alors vous pouvez être persuadés que la marche de la guérison diffère sous quelques rapports de la marche normale. C'est ce qui se révélera aussi avant tout dans l'état général. L'organisme entier réagit contre l'irritation qu'il subit dans une de ses parties d'une façon, qui, il est vrai, n'est pas toujours appréciable pour nos sens, lorsqu'il s'agit de petites plaies. Nous reviendrons sur cette réaction générale à la fin de ce chapitre. Occupons-nous pour le moment exclusivement de l'état de la partie lésée.

Le troisième jour vous pouvez déjà retirer avec précaution les épingles des sutures entortillées, en supposant que vous ayez en outre appliqué quelques sutures entrecoupées. Vous vous servez avec avantage dans ce but de la pince porte-aiguille de Dieffenbach, que j'ai déjà montrée et avec laquelle vous saisissez l'épingle. Appliquant ensuite le doigt de l'autre main sur les fils pour les fixer légèrement, vous retirez l'épingle en lui imprimant quelques légers mouvements de rotation. On laisse ordinairement les fils sur la plaie, à laquelle ils sont collés par le sang desséché, pour donner à celle-ci encore une espèce de soutien; plus tard les fils se détachent d'eux-mêmes; en voulant les arracher violemment vous exerceriez un tiraillement inutile sur la plaie, dont vous pourriez même séparer les bords fraîchement unis.— Lorsqu'à cette époque on palpe avec précaution les bords de la plaie, on les trouve plus fermes que les parties saines circonvoisines dans le cas où l'œdème a déjà disparu; cet état d'*infiltration dure* s'efface plus ou moins rapidement.

Le quatrième jour, si vous avez appliqué plusieurs sutures entrecoupées, vous pouvez enlever celles qui ont le moins d'effort à soutenir; vous en retirez d'autres au cinquième et au sixième jour. Ce n'est qu'aux endroits fortement tendus de la peau que l'on peut laisser les fils pendant huit jours et plus, et au besoin jusqu'à ce qu'ils aient coupé les bords de la plaie, si la réunion prolongée de ceux-ci, qui peut-être se sont de nouveau écartés dans d'autres endroits, peut offrir quelque avantage réel. Si l'étendue de l'inflammation va dès les premiers jours au delà des bornes ordinaires, il faut enlever les sutures plus tôt, de crainte qu'elles n'augmentent l'état d'irritation; il n'est pas rare de trouver alors du sang décomposé ou mêlé de pus dans la profondeur de la plaie, comme cause des phénomènes d'irritation excessive.

Pour enlever les sutures entrecoupées, vous avez à prendre les petites précautions suivantes : Vous coupez le fil d'un côté du nœud, là où il vous est le plus facile de pénétrer au-dessous avec une lame de ciseaux fins, sans exercer de tiraillement sur les bords de la plaie ; ensuite vous saisissez le fil par le nœud avec une pince à dissection et vous le retirez de la plaie en le dirigeant vers le côté où vous avez fait la section, pour ne pas séparer les bords par la traction exercée sur le fil.

Si vous avez des raisons pour croire qu'après l'éloignement des sutures l'adhérence entre les bords de la plaie est encore trop faible pour empêcher une nouvelle séparation, servez-vous pour quelques jours encore de bandelettes de taffetas d'Angleterre appliquées en travers de la plaie, dans les intervalles des sutures, et dont vous fixez les extrémités, mais non la partie qui correspond à la plaie, à l'aide d'une couche de collodion ; ainsi vous donnez à la réunion un soutien suffisant pour prévenir un tiraillement des bords, qui se produit inévitablement à la face surtout par le jeu de la physionomie.

Du sixième au huitième jour la plupart des plaies par instruments tranchants sont réunies assez solidement pour n'avoir plus besoin d'aucun soutien. Une fois que le sang desséché qui a pu rester collé çà et là sur les côtés de la plaie a été soigneusement enlevé par le lavage les jours suivants, la nouvelle cicatrice se présente sous forme d'un cordon rouge assez fin, quelquefois comme une ligne très-fine à peine visible. — Le processus que nous venons de décrire constitue ce que l'on appelle la *guérison par première intention.*

La cicatrice perd dans le courant des mois suivants sa coloration rougeâtre et sa dureté; elle finit par devenir, comme on sait, plus blanche et aussi molle que la peau elle-même, de manière qu'après nombre d'années elle s'aperçoit encore sous forme d'une ligne blanche très-fine. Souvent elle disparaît presque entièrement avec le temps. Plusieurs d'entre vous, qui quittent l'université avec la face balafrée (1), peuvent se dire pour leur consolation que dans six ou huit ans ces marques que l'on se plaît à considérer comme l'ornement d'une face d'étudiant, mais qui déparerait le paisible visage du père de famille, seront presque effacées. *Tempora mutantur et nos mutamur in illis!*

(1) L'auteur, on le comprend, fait ici allusion aux duels à la rapière en usage parmi les étudiants allemands. (*Note des traducteurs.*)

CINQUIÈME LEÇON

GUÉRISON DES PLAIES PAR PREMIÈRE INTENTION.

Phénomènes intimes de la guérison par première intention. — Dilatation vasculaire à l'entour de la plaie. Fluxion. Opinions diverses sur les causes de la fluxion.

MESSIEURS,

Vous connaissez à présent les phénomènes qui s'offrent à l'œil nu dans une plaie en voie de guérison, essayons maintenant de jeter un regard sur les faits qui se passent dans les tissus, depuis le moment où la lésion a été faite jusqu'à la cicatrisation. Depuis longtemps on a cherché à étudier ce processus plus attentivement, en faisant des plaies à des animaux et en les examinant à leurs diverses périodes; cependant ce n'est qu'à l'aide d'une exploration microscopique extrêmement attentive des tissus et de leurs modifications après la lésion que nous sommes parvenus à nous former une idée du processus curatif des plaies, en l'envisageant à diverses périodes, absolument comme on a fait pour l'histoire du développement embryonnaire. Je vais essayer de vous donner un court aperçu du résultat de ces recherches, dont j'ai fait dans les derniers temps une étude spéciale.

Les phénomènes qui s'observent après la lésion des divers tissus se passent principalement dans les vaisseaux, dans le tissu lésé lui-même et dans les nerfs de ce tissu. Toutefois l'influence des nerfs sur le processus en question est tellement obscure que nous sommes obligés d'en faire abstraction. La question de savoir si les nerfs trophiques les plus fins qui se perdent dans l'épaisseur des divers tissus, — car il ne peut ici être question que de cette espèce de nerfs, — exercent une influence directe sur les phénomènes qui se développent dans le tissu lésé et dans les vaisseaux, si le tissu entre lui-même en activité sans participation des vaisseaux et des nerfs, cette question, dis-je, doit être laissée sans réponse et regardée comme insoluble pour le moment, d'autant plus que les terminaisons des nerfs n'ont été découvertes jusqu'à présent que dans quelques régions du corps, tandis que dans d'autres régions elles sont encore inconnues et que surtout le genre d'activité des nerfs trophiques est encore absolument ignoré, de même que le rapport qui existe entre les terminaisons des nerfs et les capillaires. C'est dans les cours de physiologie et de pathologie générale, que votre attention a dû être appelée sur les hypothèses possibles et probables que ce sujet comporte. Si, par conséquent, dans ce qui suit il est peu question des nerfs, *cela ne tient qu'à notre ignorance sur leur mode de participation au processus dont il s'agit ici, car nous ne prétendons nullement nier leur influence.*

Tenons-nous en d'abord, pour le fait qui nous occupe, au tissu le plus simple ; supposons, par exemple, le tissu conjonctif à la surface de la peau, avec son système capillaire intact, envisagé sur une coupe verticale à un grossissement de 300 à 400. Voici un pareil système schématiquement représenté :

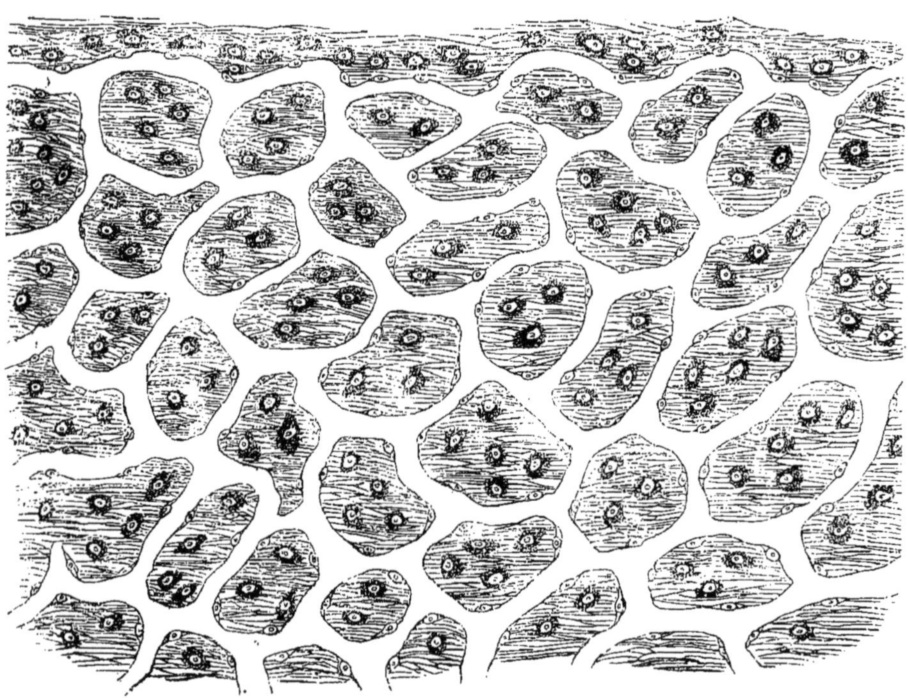

FIG. 1. — Tissu conjonctif avec ses capillaires. — Dessin schématique au tableau. Grossissement 300-400.

Qu'une incision traverse ce tissu de haut en bas ; les capillaires saignent, bientôt l'hémorrhagie s'arrête, la plaie est de nouveau exactement réunie, peu importe par quels moyens. Qu'est-ce qui doit d'abord se passer dans ce cas ?

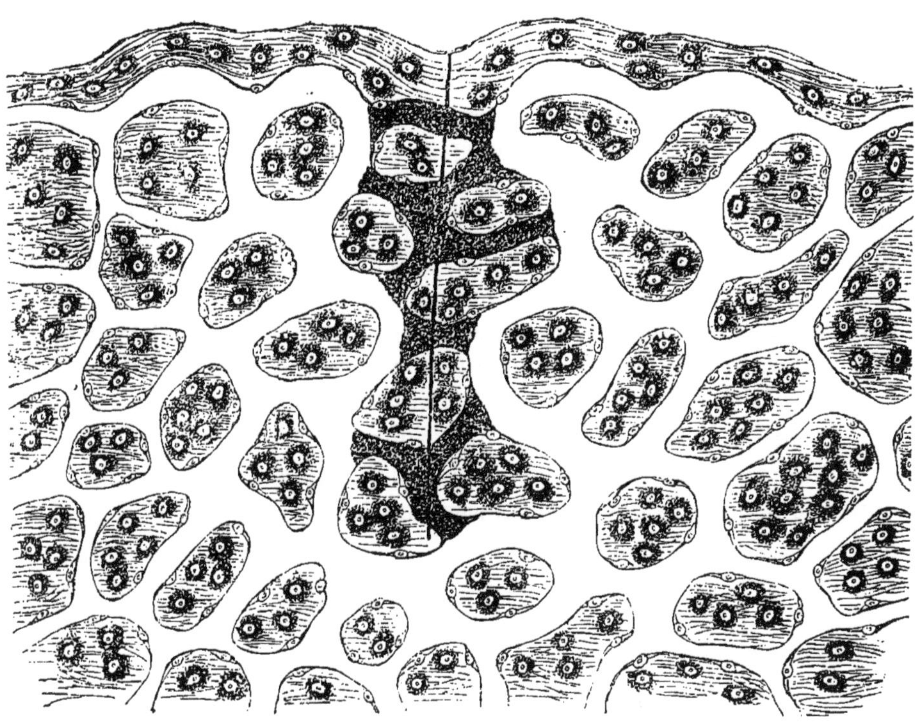

FIG. 2. — Incision. Occlusion des capillaires par du sang coagulé. Dilatation collatérale. — Dessin schématique au tableau. Grossissement 300-400.

Le sang s'est coagulé dans les capillaires jusqu'à la ramification la plus voisine, autrement dit jusqu'à un nœud du réseau capillaire. Quelques-unes des voies circulatoires qui avaient existé auparavant sont devenues imperméables ; il faut que le sang passe désormais par les voies latérales. Ceci ne peut évidemment s'effectuer que sous une pression artérielle plus forte, qui augmentera à mesure que l'obstacle à la circulation sera plus considérable et que les voies supplémentaires de la *circulation* dite *collatérale* seront moins nombreuses. Une conséquence de cette pression exagérée est la dilatation des vaisseaux, c'est-à-dire des capillaires (laquelle est du reste beaucoup plus considérable qu'il n'était possible de la représenter sur le dessin) ; de là provient la rougeur et en partie aussi le gonflement à l'entour de la plaie. Mais le gonflement reconnaît encore une autre cause : plus les parois capillaires sont distendues plus elles s'amincissent ; or, si dans les conditions de pression régulière et d'épaisseur normale de leurs parois ces vaisseaux laissent déjà transsuder le plasma sanguin qui doit nourrir les tissus, ce plasma traversera, maintenant que la pression est augmentée, en plus grande abondance les parois vasculaires, le tissu lésé en sera pénétré et se gonflera en vertu de son pouvoir d'imbibition.

Ainsi vous êtes éclairés sur les modifications qui apparaissent sur les bords de la plaie, c'est-à-dire sur la rougeur et l'augmentation de la chaleur, modifications déterminées par le développement rapide de la circulation collatérale, qui fait circuler près de la surface une plus grande quantité de sang dans les vaisseaux ; de là aussi résulte le gonflement du tissu, gonflement qui de son côté produit une légère compression des nerfs et par cela même une douleur modérée.

Cette explication toute mécanique et très-simple, aurait beaucoup plus de valeur si elle pouvait s'appliquer entièrement à la marche ultérieure du phénomène et s'il était possible d'expliquer de cette façon toutes les autres inflammations, dont l'origine n'est pas traumatique ou mécanique. Cependant ce n'est pas le cas. Ni les dilatations vasculaires si considérables qui parfois se produisent quelque temps après les blessures, et qui se manifestent sous forme d'une rougeur étendue à l'entour de la plaie, ni les dilatations capillaires qui dans les inflammations spontanées se présentent dès le principe, ne se laissent réduire à des conditions purement mécaniques.

Il faut donc admettre que d'autres circonstances encore, ayant un pouvoir irritant, agissent d'une manière particulière sur les capillaires et les forcent à se dilater. La preuve qu'il en est ainsi ressort d'une observation bien simple, dont l'explication, à la vérité très-difficile, a été donnée différemment par les observateurs les plus éminents. — Vous voyez en ce moment ma conjonctive oculaire d'un blanc bleuâtre très-pur comme cela doit être dans un œil normal. Je vais à présent fortement frotter mon œil au point de le rendre larmoyant ; maintenant regardez ; la conjonctive oculaire est rougeâtre, peut-être reconnaîtrez-vous déjà à l'œil nu quelques vaisseaux d'un certain calibre gorgés de sang, à la loupe vous verrez les vaisseaux plus fins dans le même état. Après cinq minutes au plus tard, la rougeur a complétement disparu. Voyez ensuite un œil dans lequel un insecte s'est introduit par hasard sous les paupières, comme tant de fois cela arrive ; on se frotte, l'œil coule et devient très-rouge, l'insecte est éloigné et après une demi-heure vous ne remarquerez peut-être plus rien de particulier. — Voilà donc l'observation la plus simple qui vous prouve que les vaisseaux se dilatent sous l'influence d'une irritation et se dégorgent de nouveau bientôt après que l'irritation a cessé. Quelle est la cause immédiate de ces phénomènes ?

Pourquoi les vaisseaux ne se contractent-ils pas au lieu de se dilater ? Il est aussi difficile de répondre à ces questions, qu'il est facile de faire l'observation et de la répéter indéfiniment avec le même succès. La chose est connue depuis que l'on sait observer, et le vieil adage : « *Ubi stimulus, ibi affluxus* » s'y rapporte. L'afflux exagéré du sang est la réponse de la partie vasculaire irritée à l'irritation.

Dans les temps modernes on appelait le processus qui provoque cette espèce de rougeur, *hypérémie active* ou *congestion active;* Virchow revint à l'ancienne dénomination et remit en usage le nom de *fluxion.*

Vos connaissances en pathologie générale doivent vous faire comprendre qu'il s'agit ici de l'explication théorique de phénomènes qui ont formé de tout temps un des objets les plus importants des sciences médicales ; ordinairement, en effet, on rattache intimement le processus inflammatoire à cette congestion active, de même qu'on croyait toujours devoir faire dériver l'inflammation de la congestion. Astley-Cooper, chirurgien anglais du plus grand mérite, dont vous aimerez à lire plus tard les ouvrages quand vous étudierez des monographies, chirurgien d'ailleurs éminemment pratique, inaugure ses leçons sur la chirurgie par les paroles suivantes : « L'objet de notre leçon de ce jour est l'*irritation*, que vous devez étudier avec le plus grand soin pour bien la connaître, car elle constitue la pierre angulaire de la chirurgie scientifique. Sans cette étude vous ne posséderez pas les principes de votre art, et vous ne serez pas en état de l'exercer à votre honneur et à l'avantage de ceux qui se confieront à votre traitement ! »

Vous reconnaîtrez par là quel rôle les matières qui nous occupent aujourd'hui, et qui pourraient vous paraître des jeux inutiles de l'esprit et de l'imagination, ont joué aux diverses époques. L'histoire même de la médecine vous apprendra plus tard que des systèmes entiers, ayant eu les conséquences pratiques les plus étranges, se fondaient sur les hypothèses auxquelles on avait recours pour expliquer les phénomènes offerts par les vaisseaux, leur irritabilité, et l'irritabilité des tissus en général.

Ce n'est pas ici le lieu de traiter un pareil sujet *in extenso ;* je vous rappellerai seulement quelques-unes des hypothèses, qui dans ces derniers temps et lorsque déjà on connaissait les vaisseaux et éléments de tissu les plus fins qu'il soit possible d'apercevoir sous le microscope, ont été formulées sur la cause de cette dilatation vasculaire que provoque l'irritation.

Vous savez par l'histologie et la physiologie que les artères et les veines, jusqu'au moment où elles passent à l'état de capillaires, renferment dans leurs parois des fibres-cellules musculaires, les unes transversales, les autres longitudinales et que ces cellules sont en général plus rares dans les veines que dans les artères, bien que sous ce rapport il y ait de nombreuses différences. Si des études directes sur l'influence de l'irritation sont très-difficiles à faire sur ces dernières ramifications artérielles et veineuses, il est cependant très-simple de comparer l'effet d'une pareille irritation sur l'intestin, où l'on se trouve placé dans des conditions essentiellement analogues, c'est-à-dire en présence d'un tube pourvu de muscles à direction longitudinale et transversale. Mais vous aurez beau irriter l'intestin comme vous voudrez, vous ne produirez jamais une dilatation à l'endroit irrité ; il n'en résultera qu'un raccourcissement ou une rétraction circulaire et par là une progression du contenu de l'intestin, progression dont la rapidité dépendra de la succession plus ou moins rapide des contractions. Une pareille augmentation de la rapidité des mouvements vasculaires et du courant sanguin peut-elle avoir pour effet une dilatation des capillaires ? Certes non. Dans la pathologie générale de Lotze, le célèbre médecin philosophe de Gœttingue, vous trouvez sur cette question quelques remarques d'une frappante originalité, comme en général tous les chapitres relatifs à ces objets dévoilent la brillante intelligence et l'esprit éminemment critique de cet auteur. Aussi je ne saurais faire mieux que de reproduire ici les images dont il se sert lui-même pour rendre sa pensée. Il dit : « Les pathologistes qui veulent expliquer la congestion par la contraction exagérée des artères font l'office ingrat des Danaïdes ; je défie quelqu'un de me montrer le bouchon, qui empêche le sang péniblement introduit dans les capillaires de s'écouler de nouveau. Un trop-plein se produit lorsque l'apport étant augmenté, les débouchés restent les mêmes, ou bien lorsque l'apport restant le même les débouchés sont diminués. Si maintenant nous admettons qu'une portion d'un vaisseau se contracte plus vivement et plus étroitement par une succession de mouvements plus rapides, cela n'aura pas plus pour conséquence une augmentation de l'afflux ou une diminution de l'écoulement sanguin, qu'un homme se débattant dans une rivière ne saurait modifier la quantité de l'eau qui s'y trouve. »

Si l'hypothèse suffisamment réfutée, d'après laquelle la dilatation des capillaires ne dépendrait que d'une contraction plus rapide et plus énergique de l'artère afférente, reste au moins sur le terrain des faits observés, par contre l'explication donnée par Lotze lui-même s'éloigne tellement de toute analogie, elle est, pour ainsi dire, tellement métaphysique qu'il nous est impossible de lui accorder la moindre valeur. En effet, Lotze pense que rien n'empêche d'admettre que les capillaires soumis à une irritation se comportent autrement que les artères, qu'ils puissent, sous l'influence d'une irritation, être dilatés activement par l'action nerveuse, leurs molécules s'écartant les unes des autres. Cette assertion est complétement arbitraire et dépourvue de toute espèce d'analogie. En effet, on peut poursuivre, comme vous savez, à l'aide du microscope, le cours du sang dans les petites artères, dans les veines et dans les capillaires sur la membrane natatoire des grenouilles et sur les ailes des chauves-souris; or, l'effet immédiat d'une irritation ne se manifeste pas directement sur les capillaires qui ne sont pas irritables comme un muscle, qui peut-être ne le sont pas du tout et sur lesquels nous ne connaissons jusqu'à présent aucun nerf qui règle leur calibre; cette irritation se traduit, au contraire, premièrement par une contraction des artères les plus petites, quelquefois aussi des veines, contraction très-passagère, durant à peine une seconde et se soustrayant même souvent complétement à l'observation. C'est là ce qui nous force d'admettre que la durée de la contraction et son degré ne sauraient être mesurés à l'aide des moyens mis à notre disposition. A cette rapide contraction succède ensuite la dilatation dont la cause immédiate reste obscure même après l'observation microscopique.

Virchow semble croire qu'à l'irritation dont la cause immédiate serait à la vérité une contraction, doit succéder promptement une fatigue des muscles vasculaires, un relâchement venant après la contraction tétanique, comme cela s'observe en général après l'irritation des nerfs et des muscles. Cette manière de voir semble trouver un appui dans une communication toute récente de Dubois-Raymond, sur le tétanos douloureux des muscles vasculaires de la tête considéré comme cause du mal de tête unilatéral, de l'hémicrânie ou migraine; et en effet ce tétanos supposé des muscles vasculaires, qui dépend d'une forte irritation de la partie cervicale du nerf grand sympathique, est réellement suivi, dans le genre de migraine dont il est ici question, du relâchement de ces mêmes muscles vasculaires, par conséquent d'une forte dilatation des vaisseaux, bref des phénomènes d'une congestion vers la tête.

Néanmoins cette explication, si elle rend effectivement compte du relâchement ou de la paralysie des parois vasculaires, succédant momentanément à leur contraction, et par conséquent aussi de la diminution de la résistance que ces parois peuvent opposer à la pression sanguine, ne doit pas nous faire oublier qu'il est pour le moins fort douteux que les muscles vasculaires une fois irrités et forcés de se contracter rapidement, se paralysent réellement un instant après, tandis que dans les autres muscles cette paralysie ne survient qu'après des irritations longtemps répétées. Il faudrait donc admettre ici une fatigue se produisant avec une facilité toute particulière dans les muscles vasculaires et analogue à celle qu'éprouve la rétine après l'action de la lumière directe du soleil.

Mais rien ne nous force à faire une supposition pareille, l'expérience directe prouve même justement le contraire. Vous savez par la physiologie que Claude Bernard a prouvé que le rétrécissement et la dilatation des vaisseaux de la tête sont placés sous la dépendance de la partie cervicale du nerf grand sympathique comme déjà je viens de vous le dire. Si vous irritez le ganglion cervical supérieur de ce nerf les artères se contractent, si vous faites la section du nerf il se produit une dilatation (paralysie) des artères et des capillaires. Ces expériences si intéressantes peuvent être souvent répétées, en ce qui concerne l'irritation, sans qu'il y succède immédiatement une fatigue des muscles vasculaires; de là il vous est permis de conclure que la supposition d'une fatigue instantanée, après une seule et unique irritation, n'est pas un fait bien probable. Schiff croit comme Lotze à la possibilité d'une dilatation active des vaisseaux et que cela est prouvé jusqu'à l'évidence par certaines expériences; pour ma part, je ne conçois pas le mécanisme d'une dilatation semblable, car il n'y a pas de muscles qui puissent activement écarter les parois vasculaires.

Si à la suite de l'irritation les veines seules venaient à subir une forte contraction, sans aucun doute la réplétion des capillaires serait une conséquence de la stase sanguine. Mais c'est encore là un fait absolument inadmissible; il n'y a en effet pas de raison pour admettre que les veines seules se contractent; d'ailleurs les expériences de Claude Bernard, dont nous venons de parler, sont en contradiction flagrante avec cette supposition; car elles prouvent que ni l'irritation, ni la section du nerf grand sympathique n'exercent aucune influence sur le volume des veines, que par conséquent ces dernières ne sont nullement soumises à l'action nerveuse, ou qu'au moins elles le sont à un bien moindre degré que les artères. La preuve que cependant les veines se contractent à la suite d'une irritation mécanique, vous est fournie par la veine fémorale d'un membre que l'on vient d'amputer. Virchow insiste tout particulièrement sur cette irritabilité des parois veineuses qui persiste même plus longtemps que celle des nerfs.

Henle avait déjà dans le temps émis l'opinion que les phénomènes de la dilatation vasculaire consécutive à une irritation résultent directement d'une paralysie des parois vasculaires. Lotze s'élève contre cette hypothèse, en affirmant que chez un homme vivement agité dont tous les muscles sont tendus, et dont la face entière s'injecte, il n'est guère permis de supposer qu'il puisse y avoir des muscles paralysés; mais cette objection ne nous paraît pas très-solide. Une autre objection de

Lotze ne me paraît pas à l'abri de toute contradiction sérieuse, quelle que soit d'ailleurs la sagacité de cet auteur. Il dit : D'où viendra la pâleur, la contraction des vaisseaux que vous remarquez dans l'épouvante ? Est-il possible de considérer ces phénomènes comme les résultats d'une suractivité musculaire, si la rougeur de la honte ou de la colère doit être le résultat d'une paralysie? Il me semble que cette comparaison ne signifie rien. Chez un homme effrayé, les muscles vasculaires peuvent bien être mis dans un état tétanique bientôt suivi d'un relâchement; immédiatement après une vive frayeur nous sentons, dès que nous commençons à respirer profondément et à nous remettre de notre épouvante, le sang nous monter au visage; bientôt nous reprenons notre teint ordinaire et souvent même nous devenons plus rouges que cela ne nous est agréable, il n'est pas même rare que, chez certains individus, la pâleur qui succède à la frayeur passe inaperçue et qu'on ne remarque que la rougeur qui suit.

Mais abstraction faite de toutes ces objections, comment doit-on se représenter l'influence paralysante d'un nerf irrité? Nous connaissons en physiologie de pareils phénomènes, par exemple le ralentissement des mouvements du cœur par l'irritation du nerf vague, celui des mouvements intestinaux par l'irritation du nerf splanchnique, etc. On suppose ici l'existence d'un système nerveux d'arrêt qui suspend la contraction musculaire; pourquoi un système nerveux analogue n'existerait-il pas pour les vaisseaux? Des nerfs en un mot dont l'irritation supprimerait la contraction des muscles vasculaires, et du même coup la résistance que les parois opposent à la pression sanguine? Mais c'est encore là une hypothèse qui ne fait que s'appuyer sur une autre, car l'idée d'un système nerveux d'arrêt comme agent paralysant, n'est rien moins que généralement adoptée, bien que les résultats de l'observation nous l'imposent presque forcément. Il est peut-être permis d'admettre que l'irritation des nerfs dits d'arrêt, suscite des forces qui font équilibre aux contractions musculaires déterminées par d'autres nerfs, ou bien qu'il ne s'agit ici, comme le prétendent Schiff et Moleschott, que d'un effet de prompte fatigue musculaire. — Le fait d'une paralysie des vaisseaux comme cause du phénomène de la fluxion est admis à la fois par Virchow et Henle, bien que ces deux savants se représentent différemment la manière dont cette paralysie se produit. En général, on se rattache de plus en plus à l'opinion que les éléments musculaires des vaisseaux sont, de même que le cœur, placés sous la double influence du grand sympathique et des nerfs cérébro-spinaux, et que les rameaux provenant du premier provoquent la contraction des vaisseaux, tandis que les derniers régularisent et suspendent cette contraction. L'irritation des fibres sympathiques aurait pour effet d'augmenter la contraction des vaisseaux, la section de ces fibres serait au contraire suivie d'une paralysie des muscles vasculaires et d'une dilatation des vaisseaux, mais ce dernier effet pourrait aussi résulter d'une irritation des nerfs régulateurs du système cérébro-spinal. Malheureusement ces hypothèses ne reposent pas encore sur des bases assez solides pour servir à l'explication des phénomènes inflammatoires.

La dernière découverte d'Aeby, Eberth et Auerbach, d'après laquelle les capillaires sanguins sont entièrement composés de cellules, pourrait donner lieu à de nouvelles hypothèses sur l'irritabilité des cellules capillaires, et sur l'influence de cette irritabilité sur la dilatation et le rétrécissement de ces vaisseaux. Mais je pense que nous nous sommes assez occupés d'hypothèses. Vous trouverez le chapitre de l'hypérémie traité au long et mis au courant des idées modernes par O. Weber, dans le grand ouvrage de chirurgie publié par V. Pitha et moi (vol. I, section I, chap. 1).

Sur quel terrain incertain et glissant ne sommes-nous pas forcés de nous mouvoir au milieu de toutes ces déductions! C'est à peine si par-ci par-là nous pouvons invoquer une expérience, une observation isolée pour nous diriger, à tâtons, à travers le labyrinthe des forces dont l'activité se fait sentir dans les derniers éléments du corps vivant! Aucune de toutes les hypothèses que nous venons de signaler ne peut prétendre à donner la vraie explication du phénomène de la fluxion, bien que quelques-unes portent peut-être en elles le germe appelé plus tard à un développement plus complet. Mais il n'est pas jusqu'à la connaissance de cette vérité, jusqu'à cette séparation entre l'hypothèse et l'observation, qui n'ait son utilité; l'esprit d'investigation toujours infatigable n'en est pas ralenti dans sa marche, au contraire il en est sans cesse revivifié!

Nous abandonnons à présent ce terrain où nous n'avons fait que jeter un coup d'œil rapide sur ce qui nous touche de plus près, et nous reviendrons dans la prochaine leçon à l'observation positive, en commençant par étudier l'*effet de la lésion traumatique sur le tissu lui-même.*

SIXIÈME LEÇON

GUÉRISON DES PLAIES PAR PREMIÈRE INTENTION.

Phénomènes qui se passent au milieu des tissus dans la guérison par première intention. — Infiltration plastique (dure). Néoplasie inflammatoire. Formation régressive cicatricielle. Causes de l'hyperplasie cellulaire dans l'inflammation, et son mode de production. Signes anatomiques du processus inflammatoire. — Conditions dans lesquelles la guérison par première intention ne s'effectue pas.—Manière dont des parties complétement détachées du corps se recollent.

La dilatation des capillaires et l'exsudation du sérum qui s'y ajoute ordinairement et que nous avons appris à connaître comme les premiers effets d'une lésion ne peuvent évidemment pas provoquer toutes seules la réunion organique des deux bords juxtaposés d'une plaie. Il faut que les surfaces de section offrent des modifications dont l'effet est de les dissoudre et de les fondre en quelque sorte entre elles, absolument comme vous liquéfiez par la chaleur deux morceaux de cire à cacheter pour les réunir en un seul; de même aussi il faut que la substance elle-même serve ici de ciment, si une réunion solide et intime doit avoir lieu. Et en effet les choses se passent ainsi, aussi bien pour les os que pour les parties molles.

Tenons-nous-en au schéma donné page 64; supposons que la lésion n'intéresse que le tissu conjonctif avec ses vaisseaux et qu'il s'agisse d'une réunion de cette substance. Le tissu conjonctif consiste, comme vous savez, en éléments cellulaires, et en une substance intercellulaire d'apparence ordinairement fibreuse. Les éléments cellulaires portent le nom de corpuscules de tissu conjonctif. Que ceux-ci représentent des cellules achevées, étoilées, fusiformes, rondes, ovales ou que leur substance cellulaire soit réduite à un simple noyau, tout cela est fort indifférent pour l'objet que nous avons à considérer. Ce qui n'est sujet à aucun doute, c'est que dans les processus pathologiques néoplasiques les plus variés, ces éléments cellulaires se multiplient prodigieusement par voie de scission et que ces productions cellulaires, souvent énormes, constituent le point de départ des tissus nouveaux les plus divers. C'est aussi ce qui arrive dans le cas présent. Au bout d'une heure déjà, comme on peut s'en assurer en expérimentant sur des animaux, on aperçoit une modification sensible du tissu, modification qui consiste en ce que dans les surfaces mêmes de la plaie et autour d'elles, dans une étendue qui varie d'un quart de ligne à deux lignes, les corpuscules de tissu conjonctif offrent d'abord un agrandissement de leur substance cellulaire et que les noyaux montrent tous les degrés possibles d'un étranglement plus ou moins complet; beaucoup de ces noyaux sont déjà tout partagés; à ce partage des noyaux succède immédiatement celui des cellules. Les cellules nouvellement formées se séparent rapidement les unes des autres et chacune se subdivise à son tour; le simple partage en deux des noyaux et des cellules est celui qui prédomine dans ce cas. Cependant il arrive aussi, surtout dans les inflammations des membranes muqueuses, que dans une cellule épithéliale il se développe toute une couvée de jeunes cellules qui ne deviendront libres que plus tard, comme cela ressort des recherches de Rindfleisch et de Buhl. Ce travail ne peut évidemment pas avoir lieu sans un fort courant qui se fait des capillaires aux cellules et des cellules aux capillaires; la séparation des cellules elles-mêmes, pendant l'acte de la scission, est accompagnée de mouvement comme tout phénomène d'accroissement, en sorte que ce fait suffirait déjà pour expliquer la fusion des éléments cellulaires d'un bord de la plaie à l'autre. Mais à cela vient encore s'ajouter un fait d'une autre nature, à savoir le mouvement libre et indépendant des cellules de tissu conjonctif et des éléments cellulaires qui viennent d'en sortir; ces cellules non-seulement se contractent et envoient des prolongements tantôt dans tel sens, tantôt dans tel autre (mouvements amœboïdes), mais elles sont encore douées d'une locomotion individuelle. Ces propriétés éminemment remarquables, qui probablement appartiennent à toutes les jeunes cellules vivantes, étaient entrevues depuis longtemps; mais il était réservé au brillant talent de V. Recklingshausen d'étudier et d'exposer méthodiquement ces phénomènes. — Lorsque les deux bords d'une plaie se touchent, les cellules s'échappent des fentes du tissu conjonctif ouvertes du côté des surfaces de la plaie, elles peuvent s'accumuler entre ces deux surfaces ou pénétrer dans les surfaces opposées; c'est ainsi que se prépare l'agglutination des bords de la plaie, mais bien des circonstances devront encore concourir pour opérer une réunion solide. — Pendant l'activité cellulaire dont il vient d'être question et probablement sous son influence, la substance intercellulaire, déjà gonflée et devenue plus molle par une plus forte absorption de plasma sanguin, est peu à peu transformée en une masse homogène et gélatineuse qui disparaît ensuite de plus en plus à mesure que les cellules augmentent, ce qui fait que bientôt arrive un moment où les deux surfaces juxtaposées de la plaie ne sont pour ainsi dire plus formées que par des cellules qui sont liées par une très-faible quantité d'un tissu interstitiel gélatineux, lequel se solidifie plus tard et consiste en partie dans le produit de sécrétion des jeunes cellules et en partie dans le tissu conjonctif dissous. Quant à la configuration des cellules, elles sont à une certaine époque que l'on peut appeler la première période de ce processus (si toutefois dans une évolution aussi continue il peut être question d'un temps d'arrêt), de forme arrondie et de la dimension des corpuscules blancs du sang, avec un noyau très-grand comparativement à la cellule elle-même. Dans l'esquisse ci-jointe (figure 3), qui n'est que le développement du schéma précédent, vous voyez les surfaces de section réunies par ce tissu, qu'une fois pour toutes, nous appellerons *néoplasme inflammatoire* ou *tissu cellulaire primitif* (1). La néoplasie inflammatoire

FIG. 3.

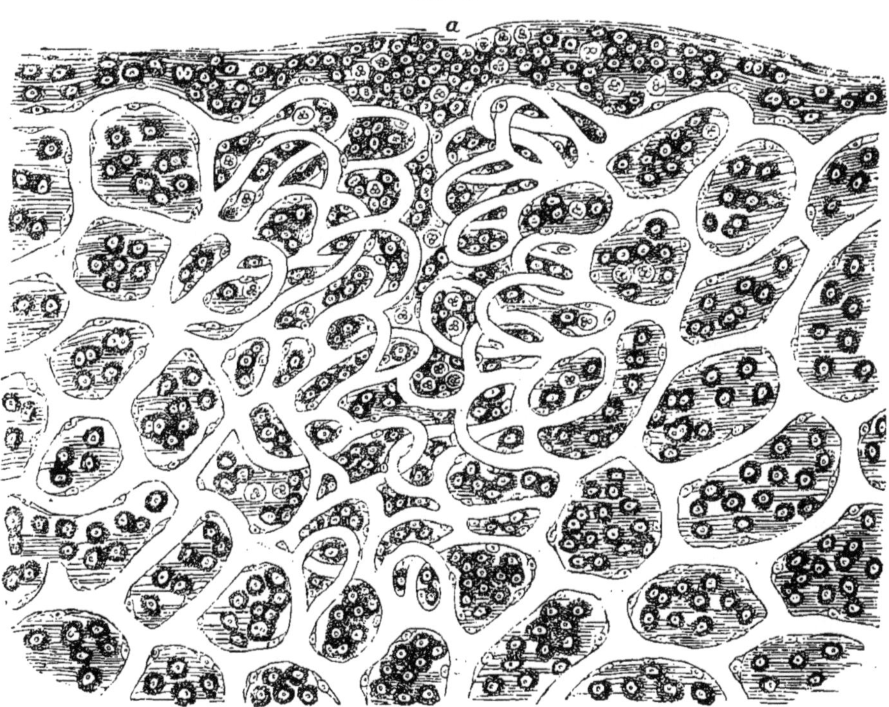

Surfaces de la plaie. Réunion par néoplasie inflammatoire (*a*). Tissu devenu le siége d'une infiltration plastique à une faible distance du bord *a* de la plaie. Dessin schématique au tableau. Grossissement 300-400.

(1) Le lecteur est prié de ne pas confondre ce tissu formé par de vraies cellules avec le tissu conjonctif qui généralement porte aussi le nom de tissu cellulaire.

(*Note des traducteurs.*)

procède d'un état antérieur consistant dans l'infiltration du tissu conjonctif encore fibreux par les cellules nouvellement formées, état qui peut facilement redevenir normal par la fonte de ces cellules.

Ce stade de l'*infiltration cellulaire ou plastique*, dans lequel le tissu donne une sensation de résistance plus forte que celle de l'infiltration aqueuse ou œdémateuse, et que par conséquent nous avons désigné antérieurement sous le nom d'*infiltration dure*, se rencontre toujours à une certaine distance du bord de la plaie, si bien que sur toute préparation anatomique représentant une plaie récente on peut facilement poursuivre le développement de la néoplasie inflammatoire en regardant successivement toutes les parties comprises entre le tissu normal et le bord de la plaie. — La lésion traumatique représente ici une irritation inflammatoire tout à fait limitée, dont l'influence, il est vrai, se fait sentir un peu plus loin, mais en s'affaiblissant rapidement à mesure qu'elle s'étend. — Dans les cas de beaucoup les plus nombreux, on trouvera entre les bords une couche, si mince qu'elle soit, de sang coagulé; cette couche se prolonge aussi entre les interstices qu'offre le tissu des surfaces de la plaie. Ce coagulum sanguin peut dans certains cas retarder la guérison, comme par exemple lorsqu'il est trop abondant ou bien lorsque pour une autre raison il se décompose ou se transforme en pus; cependant ce coagulum peut aussi se transformer en tissu solide et se confondre avec le produit de la néoplasie dans les bords de la plaie; cela doit arriver nécessairement en cas de réunion par première intention; la manière dont le sang coagulé arrive à s'organiser sera traitée plus loin.

Je vous prie de bien vous représenter les faits qui se passent sur les bords de la plaie tels que je viens de vous les exposer, attendu que si vous avez vos idées bien claires sur ces premiers commencements de tout travail de formation nouvelle, vous tenez la clef d'une série d'autres processus, qu'autrement vous ne comprendriez que d'une manière incomplète.

Qu'une plaie ou un ulcère vienne à guérir, qu'il se forme un tubercule, qu'une tumeur maligne prenne naissance dans les parties molles ou dans les os, dans les organes internes ou à la surface, le commencement de toutes ces formations nouvelles sera toujours le même. Les cellules de tissu conjonctif sont les éléments qui, pour le bien, mais souvent aussi pour le mal de l'organisme, déploient une productivité qui dans certains cas le cède à peine à celle des infusoires. Ces cellules, par scission, en engendrent d'autres qui, sous le rapport de leur forme aussi bien que de leur destination ultérieure, deviennent de véritables Protées; car tous les tissus du corps, os, dents, épiderme, muscles etc., *peuvent* se former à leurs dépens ; les cellules de tissu conjonctif forment la dot apportée de la vie embryonnaire et peuvent être comparées aux cellules encore tout à fait indifférentes qui précèdent le développement des tissus permanents.

Cependant, comme chez l'embryon, dans l'évolution pathologique, le développement ultérieur des cellules est soumis à une influence générale régissant la forme. Dans le premier cas, c'est l'essence de l'ovule forcé de prendre une configuration assignée à l'avance. Dans le second, c'est la constitution générale de l'individu, puis la nature de l'irritation qui évoque tout le processus. Dans les deux cas aussi, la forme future dépend d'une direction suprême des forces qui se soustrait non-seulement à l'investigation, mais encore à la pensée. En dépit de toutes nos recherches et de tous nos travaux, il est peu probable que nous arrivions jamais à expliquer pourquoi le développement ultérieur du *tissu cellulaire primitif* suit tantôt tel chemin tantôt tel autre, et pourtant c'est de ce développement ultérieur que dépendra uniquement ce qui devra se produire.

Mais laissons là le pourquoi et réjouissons-nous de ce qui est acquis. Vous me verrez revenir bien souvent sur la haute signification de ce fait que toutes les néoplasies pathologiques n'ont pour origine que la scission des cellules préexistantes. Puissiez-vous comprendre après ce qui vient d'être dit que la discussion sur l'existence ou la non-existence des cellules de tissu conjonctif, discussion qui pendant un certain temps fut soutenue de part et d'autre avec une ardeur extrême, était loin de rouler sur un vain objet, mais que les conséquences les plus importantes devaient en découler.

Revenons après cette petite digression à notre plaie, voyons ce que va devenir le tissu cellulaire primitif, et comment la cicatrice en sortira. Immédiatement autour de la plaie la scission des cellules ne se propage plus qu'avec lenteur, les cellules des surfaces métamorphosées et déjà lâchement unies prennent petit à petit la configuration fusiforme, le tissu intercellulaire reprend de la solidité, les cellules fusiformes se transforment en cellules de tissu conjonctif, et le jeune tissu cicatriciel revêt de plus en plus la forme du tissu conjonctif normal fibro-tendineux. Tout cela nous est directement révélé par l'observation.

Bien des questions nouvelles sont soulevées par ces faits. Dans la guérison par première intention, le tissu nouvellement formé qui s'agglutine et dont les surfaces se réunissent, se solidifie de très-bonne heure ; après vingt-quatre heures déjà nous voyons la substance intercellulaire se condenser et prendre les caractères de la fibrine ; les bords de la plaie sont également plus ou moins infiltrés de cette matière compacte; et cette prompte coagulation de la substance unissante intercellulaire, issue du sérum transsudé et du tissu conjonctif ramolli, nous explique pourquoi dès le troisième jour l'adhérence est déjà assez forte pour que les bords de la plaie n'aient plus besoin d'être soutenus par une suture; en effet, sans cette matière unissante, le jeune tissu, cellulaire ne saurait posséder une si grande cohérence. Or, cette matière unissante qui se solidifie est sans aucun doute de la fibrine qui, provenant des liquides transsudés par les vaisseaux, entre en coagulation sous l'influence des corpuscules sanguins extravasés et des jeunes cellules nouvellement formées. Nous savons par les magnifiques recherches d'Alexandre Schmidt que tous les exsudats renferment la substance dite *fibrinogène* qui, combinée avec la globuline de la substance fibrino-plastique du sang et d'autres tissus, constitue la fibrine telle que nous la connaissons à l'état coagulé. Il faut des proportions déterminées de substance fibrinogène et fibrino-plastique pour représenter la fibrine; ces conditions favorables existent dans beaucoup de processus inflammatoires. Schmidt considère comme probable que tous les tissus solides ou fibreux sont produits et entretenus par la substance fibrinogène de sang, laquelle est précipitée sous forme solide autour des cellules par le contenu de ces dernières et métamorphosée en substance fibrino-plastique; il est bien entendu que dans ce processus on accorde aux cellules elles-mêmes une vertu spécifique, qui fait qu'en tel endroit le produit de la coagulation prend les caractères de la fibre musculaire, et en tel autre ceux du tissu conjonctif.

Cette théorie s'applique d'une manière plausible au cas qui nous occupe; car nous voyons la fibrine intercellulaire coagulée se transformer peu à peu en tissu conjonctif fibreux. La quantité de substance intercellulaire n'est pas considérable, il est vrai, dans la néoplasie inflammatoire; cependant la forme primitive absolument ronde des jeunes cellules ne permet pas de douter que les petites lacunes ne soient comblées par une substance intercellulaire cohérente; quelque temps après, le jeune tissu cicatriciel paraît encore consister principalement en cellules fusiformes très-étroitement serrées les unes contre les autres; mais plus tard les fuseaux diminuent considérablement de volume, surtout par aplatissement et beaucoup de ces cellules périssent même, si bien qu'il en résulte une substance intercellulaire fibreuse, ayant tout à fait le caractère du tissu conjonctif; dans cet état, le tissu cicatriciel arrive enfin à l'état stable. Je n'attachais autrefois aucune importance à cette substance conjonctive fibrineuse qui, dans la guérison par première intention, est située entre les bords de la plaie et dans leur épaisseur; j'en considérais même l'existence comme fort douteuse. Mais une thèse soutenue à Halle en 1862, par A. Jahn, sur la guérison par première intention, et surtout les travaux sus-mentionnés de Schmidt, m'ont fait revenir à l'examen de mes préparations anatomiques, et je me vois bien forcé aujourd'hui de reconnaître l'existence d'une matière unissante coagulée, que je considérais autrefois comme un simple caillot sanguin; ce ciment fibrineux se rencontre aussi sur les bords des plaies qui intéressent les tissus privés de vaisseaux.

Que sont devenus pendant ce temps les bouts obturés des vaisseaux? le coagulum sanguin s'y est résorbé ou organisé. Les cellules fusiformes qui les touchent se groupent entre elles pour former des canaux cylindriques, qui entrent en communication libre aussi bien avec les anses vasculaires du bord opposé de la plaie qu'entre elles-mêmes. Cependant il ne s'établit encore de cette façon que des *points de communication au commencement assez rares entre les anses vasculaires qui se font face des deux côtés de la plaie;* ces anses elles-mêmes sont le résultat des nombreuses circonvolutions et sinuosités des vaisseaux qui après la lésion forment une série d'anses de chaque côté de la plaie; ce n'est pas ici le lieu d'entrer dans le détail si intéressant de ces formations vasculaires; leur développement consiste dans tous les cas non-seulement en une simple dilatation, mais encore essentiellement en un accroissement interstitiel des parois vasculaires. — Les vaisseaux originels primitivement existant sont remplacés d'abord par un réseau vasculaire beaucoup plus abondant et de formation nouvelle.

A la suite du rétablissement de la circulation à travers la jeune cicatrice, les troubles de la circulation observés d'abord disparaissent, la rougeur et le gonflement des bords de la plaie s'effacent, la cicatrice, à raison du grand nombre de ses vaisseaux, apparaît sous la forme d'une raie fine et rouge. — Dès à présent la consolidation de cette cicatrice fait des progrès; c'est ce qui s'effectue d'une part par la disparition partielle des vaisseaux nouvellement formés dont les parois s'affaissent, de telle sorte qu'ils sont réduits à l'état de cordons minces et solides de tissu conjonctif, de l'autre par la solidification de plus en plus grande du tissu intercellulaire qui devient de moins en moins humide, et dont les cellules prennent la forme plate des corpuscules du tissu conjonctif ou disparaissent même jusqu'au noyau. C'est de cette condensation et de ce raccornissement du tissu cicatriciel que dépend *la force de rétraction* considérable de ce tissu, force qui peut être telle que de longues et larges cicatrices se réduisent souvent à la moitié de leur étendue primitive.

A première vue, vous pourriez être tentés de considérer comme superflue la formation dans la jeune cicatrice d'un réseau capillaire appelé à s'oblitérer en grande partie plus tard. Nous ne saurions expliquer cet excès apparent ; mais nous trouvons des faits analogues assez nombreux dans le développement embryonnaire ; il suffit de vous rappeler qu'il y a une période de la vie fœtale où un réseau capillaire existe également dans le corps vitré, et que ce réseau devra disparaître plus tard, pour ainsi dire sans laisser de traces.

Après avoir ainsi considéré les modifications qui prennent naissance dans le tissu lui-même et conduisent à la guérison de la lésion, on vient à se demander quelle peut être la cause immédiate de cette multiplication en quelque sorte précipitée des cellules. L'irritation est à la vérité la cause occasionnelle, mais comment cette cause peut-elle agir? L'activité cellulaire est-elle stimulée par l'irritation nerveuse? Sous ce rapport, nous sommes encore dans une complète ignorance ; nous ne connaissons aucune influence directe de l'activité nerveuse sur la formation des cellules. La cause de l'hyperplasie cellulaire serait-elle l'imbibition séreuse exagérée du tissu, imbibition qui succède à la dilatation vasculaire, et par conséquent la dilatation vasculaire, autrement dit la fluxion et la distension mécanique sous l'influence d'une pression augmentée, serait-elle la cause première du processus plastique? Beaucoup d'auteurs l'admettent et à la vérité des analogies concluantes peuvent être invoquées à l'appui de cette opinion. Ainsi l'on remarque que très-souvent chez les personnes atteintes de dilatations vasculaires *permanentes*, surtout de dilatations veineuses, autrement dit de varices, consécutives à des troubles de la circulation dans les veines des extrémités inférieures, il se manifeste des épaississements fermes (plastiques) de la peau et des processus inflammatoires d'espèce et d'étendue très-variées, mais toujours accompagnés d'une transsudation plus intense des capillaires et d'une multiplication cellulaire plus ou moins active. En outre, on remarque souvent que plus le travail de multiplication cellulaire est énergique dans une inflammation aiguë, plus les vaisseaux capillaires se dilatent. On raisonne alors simplement de la manière suivante : Plus il arrive de plasma, plus les échanges organiques dans les cellules des tissus doivent être actifs. Ce raisonnement n'est pas toujours juste ; il est réfuté en partie par les faits ; examinez la peau d'un individu hydropique dont le tissu conjonctif est gonflé parce qu'il est imbibé au plus haut degré du plasma sanguin exsudé, vous y rechercherez en vain une néoplasie cellulaire. — Après avoir reconnu ce qu'il y avait de fondé dans cette objection, on a voulu distinguer l'exsudat en deux espèces : l'une où cet exsudat très-riche en fibrine, c'est-à-dire riche en substance fibrinogène, provoquerait le travail multiplicateur des cellules, tandis que l'autre constituée par le simple sérum sanguin n'aurait pas ce pouvoir. Mais cette manière de voir n'est pas encore à l'abri des objections, car la richesse en fibrine du premier exsudat n'a pas toujours été démontrée, et pourquoi d'ailleurs la fibrine aurait-elle précisément ce pouvoir excitateur? Je ne veux pas insister plus longuement, bien qu'il soit impossible de nier que les recherches de Schmidt fournissent de nouveau bien des arguments en faveur de la plasticité des exsudats riches en fibrine. Virchow a fait entrer tout le débat dans une phase nouvelle. Il fit remarquer d'abord que les cellules doivent être mises elles-mêmes dans un état qui leur permette d'absorber et d'élaborer les sucs qui leur arrivent; car il est de toute impossibilité d'admettre qu'elles possèdent cette aptitude à tout moment et dès qu'elles entrent en contact avec une quantité plus grande de sérum sanguin; elles doivent donc attirer à elles l'exsudat, être excitées en quelque sorte. Virchow fait ressortir en outre (et il cite des observations à l'appui de son assertion) que le phénomène de la multiplication des cellules se remarque, après une lésion traumatique, même dans les tissus dépourvus de vaisseaux, comme par exemple dans la cornée, dans les cartilages; que par conséquent l'essence de l'inflammation ne consiste pas dans la dilatation vasculaire ni dans l'exsudation, attendu que d'après lui la multiplication cellulaire dans l'inflammation ne dépend pas directement de ce double fait. L'irritation qui provoque une inflammation, c'est-à-dire dans le cas qui nous occupe, la lésion traumatique vient frapper directement le tissu et les cellules dont il se compose; ces cellules réagissent immédiatement contre l'irritation sans l'intermédiaire des nerfs et des vaisseaux; tout le processus se passe par conséquent dans le tissu lui-même. — A moins de connaître l'état de la question à l'époque où ces conceptions de Virchow prenaient, à mesure qu'elles se développaient, une force et une netteté de plus en plus remarquables, vous ne sauriez en saisir la haute portée; cependant avant d'aller plus loin il faut que nous examinions les bases, les observations sur lesquelles se fonde la nouvelle théorie du processus plastique dans l'inflammation.

Les parties du corps qui sont privées de vaisseaux montrent après une lésion ou après une autre irritation les mêmes modifications dans leur tissu que les parties vascularisées. Vérifions d'abord cette thèse sur le cartilage.

Un auteur anglais, Redfern, a constaté le premier par des expériences directes qu'après une lésion ou une irritation du cartilage articulaire les cellules cartilagineuses commencent à se multiplier et cela aux dépens de la substance hyaline fondamentale ; plus les cellules augmentent plus le tissu cartilagineux hyalin diminue. Ces expériences ont été bientôt répétées en Allemagne, on y a constaté que dans diverses formes de l'inflammation articulaire cette prolifération des cellules cartilagineuses se produit constamment, sans qu'il existe aucun exsudat inflammatoire et que le processus inflammatoire s'y traduit essentiellement par la multiplication des cellules. Cette multiplication entraîne, d'une part la désagrégation complète du tissu cartilagineux, de l'autre la formation de cicatrices constituées par du tissu conjonctif, et des adhérences entre deux surfaces articulaires opposées, absolument comme cela arrive pour les cicatrices des parties molles. — Virchow fit sur la cornée des expériences analogues qui furent continuées d'après ses conseils par His. Dans le travail de His, travail qui forme un des piliers de la nouvelle doctrine, vous trouverez soigneusement consignées les observations que l'on peut faire sur une cornée irritée par la cautérisation, par l'abrasion, ou par un fil qui traverse son épaisseur. Les résultats sont les suivants : vous pouvez irriter la cornée comme vous voudrez, vous remarquerez toujours que le premier phénomène est une multiplication de cellules ayant pour point de départ les corpuscules de la cornée; le sort ultérieur de ces cellules diffère comme dans le cartilage; il y a désagrégation par les progrès continuels de la prolifération cellulaire, ou bien formation d'un tissu conjonctif cicatriciel ordinairement précédée d'un développement vasculaire qui a son point de départ dans les anses capillaires de la conjonctive voisines de la cornée; ces cicatrices, comme celles de la peau, se rétractent lentement mais d'une manière continue, jusqu'à de certaines limites.

Ces expériences eurent des conséquences importantes. La proposition énoncée plus haut : *Il se passe après une irritation des phénomènes identiques dans les tissus dépourvus de vaisseaux et dans les tissus vascularisés*, cette proposition était devenue inattaquable. On en tira cette autre conclusion : *la dilatation vasculaire et ses conséquences ne forment pas l'essence de l'inflammation, le tissu réagit d'une manière indépendante contre l'irritation.*

Quoique, d'après mes propres observations, je considère les faits mentionnés plus haut comme indubitables, la dernière conclusion qu'on a voulu en tirer me semble trop absolue.

Nous pouvons nous figurer même dans les parties non vascularisées du corps une espèce de circulation qui sert à la nutrition du tissu, un mouvement de va-et-vient des sucs à travers les cellules et la substance intercellulaire, d'où résulte un courant qui prend son point de départ dans les vaisseaux et y retourne. Une destruction partielle d'un tel tissu peut également produire une stase dans ce courant, réagir médiatement sur les vaisseaux les plus rapprochés, y provoquer une dilatation et une exsudation absolument comme si la lésion avait eu lieu dans un tissu vasculaire; la seule différence résiderait dans l'éloignement plus considérable des vaisseaux. Les observations sur la cornée que nous avons relatées prouvent ce fait jusqu'à l'évidence; en effet vous remarquez bientôt sur les animaux qui servent à ces expériences une très-forte dilatation des vaisseaux de la conjonctive avec gonflement du tissu conjonctival et hypersécrétion de la membrane.

Virchow ne nie pas absolument cette influence de la dilatation vasculaire et ses suites dans l'inflammation; il reconnaît que les cellules, pour se multiplier, attirent en grande quantité le plasma des vaisseaux. Cependant dans ses magnifiques travaux il n'admet ce fait que pour mettre en relief les modifications des tissus, et voulant bien faire ressortir ces modifications il accorde souvent trop peu d'importance aux vaisseaux.

Il est très-vrai pour moi que l'importance de la dilatation vasculaire au point de vue de la néoplasie cellulaire est avant tout frappante dans l'inflammation. La modification que subit la pression dans les vaisseaux dilatés exerce indubitablement une influence très-essentielle sur la qualité du transsudat, probablement aussi sur sa richesse en substance fibrinogène, et par cela même sur sa coagulabilité, condition d'une extrême importance pour la production du tissu nouveau et la marche ultérieure de l'inflammation.

Nous avons été conduit à ces considérations en nous demandant pourquoi les cellules du tissu se multiplient si considérablement sur les bords d'une plaie et dans une inflammation quelconque, et quelles sont les parties sur lesquelles l'irritation agit ici directement?

Pour répondre brièvement à ces questions, nous dirons que les observations mentionnées plus haut nous font supposer d'une part que le tissu lui-même est excité à une activité cellulaire exagérée par l'influence directement irritante de la lésion mais que la dilatation vasculaire et l'exsudation qui en dépend secondent puissamment d'autre part cette activité cellulaire et jouent pour le moins un rôle important dans toute la série des phénomènes qui s'observent dans les inflammations aiguës. — En somme je considère donc *l'infiltration séreuse* et *l'infiltration plastique* avec *dilatation vasculaire* comme les phénomènes anatomiques les plus constants du processus inflammatoire. O. Weber dit : par inflammation nous entendons tous les troubles locaux de la nutrition dus à l'irritation, lorsque ces troubles débutent par une activité formatrice exagérée, amènent une affluence exagérée de matériaux nutritifs et sont suivis d'une formation régressive exagérée.—Je ne puis qu'adhérer pour ma part à cette définition.

Pour ne pas vous fatiguer par des sujets théoriques, je vais quitter ce terrain pendant quelque temps, mais avant d'en finir avec la guérison par première intention qui doit maintenant vous être parfaitement connue, je veux encore faire quelques remarques pratiques sur les conditions qui peuvent empêcher ce genre de guérison, alors même que les bords de la plaie se touchent.

La guérison par première intention ne s'effectue pas :

1° Lors même que les bords de la plaie sont réunis, à l'aide d'emplâtres ou de sutures, mais que la tension et la tendance à s'écarter continuent à être très-considérables. Dans ces conditions les emplâtres ne maintiennent pas la plaie bien réunie et les sutures en divisent les bords, ou bien il peut arriver que par la trop forte tension, la circulation soit arrêtée dans les capillaires, ce qui peut gêner la formation et le développement des cellules. La clinique seule pourra vous donner une idée exacte des limites qu'une pareille tension ne doit pas dépasser pour permettre encore à la guérison de se faire, et vous apprendre à connaître les moyens que nous possédons pour la faire disparaître.

2° Un autre obstacle à la guérison consiste en une quantité plus ou moins grande de sang épanché entre les bords de la plaie; ce sang se décompose parfois et s'oppose alors à la guérison en sa qualité de corps étranger interposé entre les bords de la plaie et en partie aussi par l'influence du travail de décomposition.

3° D'autres corps étrangers, par exemple du sable, de la boue, des substances telles que l'urine, les matières fécales etc., opposent également des obstacles, soit mécaniques, soit chimiques, à la formation des cellules. Il faut donc avoir bien soin d'éloigner les deux premières de ces substances avant de rapprocher les bords de la plaie; en cas de plaie de la vessie on s'abstient provisoirement de toute réunion de la plaie cutanée s'il en existe une, sans quoi l'urine s'infiltrerait dans le tissu cellulaire sous-cutané ou dans la cavité péritonéale et y produirait des désordres épouvantables; dans ces cas ce serait même une faute de chercher à réunir la plaie quoique sur ce point précisément on ait de nos jours adopté des idées bien différentes de celles qui avaient eu cours jusqu'à présent.

4° Enfin, une contusion des bords de la plaie dont l'effet a pu nous échapper à l'examen de cette dernière, peut avoir pour résultat un trouble plus profond de la circulation et une attrition des éléments les plus délicats des tissus, lésions dont la conséquence peut être la mortification de certaines parties ou de la surface entière de la plaie. Comme aucune formation de cellules ne peut alors se produire sur les bords mêmes de celle-ci, mais seulement dans les parties où le tissu a encore de la vitalité, de petits lambeaux de tissu mortifié sont naturellement interposés entre les bords de la plaie à l'état de corps étrangers et empêchent la réunion par première intention. Si cette mortification n'intéresse que des parcelles tout à fait minimes, il n'est pas impossible que ces dernières subissent promptement une désagrégation moléculaire et soient résorbées; cela peut même arriver assez souvent. Nous reviendrons avec plus de détail sur cette mortification et sur la séparation entre le tissu mort et le tissu sain quand il sera question des plaies contuses.

La faculté d'apprécier l'aspect d'une plaie, que vous donneront l'exercice et l'observation, vous permettra plus tard de dire le plus souvent, à l'avance, s'il y a lieu d'espérer ou non une réunion par première intention, vous apprendrez aussi comment il peut être utile, même dans des cas désespérés, de chercher encore à obtenir cette réunion au moyen de pansements appropriés.

Vous entendrez raconter quelquefois des cas remarquables, dans *lesquels des parties complétement séparées du corps ont repris après avoir été réappliquées.* Le fait paraît en effet positif; je n'ai pas eu l'occasion jusqu'à présent de l'observer; cependant tout récemment encore des hommes très-dignes de foi ont rapporté qu'ils avaient vu de petits morceaux de la peau des doigts se recoller immédiatement après avoir été détachés par un coup ou une incision. J'ai contesté dans le temps *à priori* la possibilité de ce fait, mais aujourd'hui des raisons toutes théoriques me forcent à l'admettre, attendu que les mouvements des cellules permettent de croire que le morceau détaché, s'il n'est pas trop grand, peut être revivifié par une immigration cellulaire. Tout le monde sait que l'on peut transplanter avec succès une petite branche d'arbre sur un arbre étranger; mais comme la circulation des plantes n'a pas besoin d'un jeu de pompe et que les courants des sucs nourriciers n'y sont entretenus que par des forces cellulaires, cette analogie ne saurait être invoquée; un fait déjà plus remarquable est la possibilité de transplanter l'ergot d'un coq sur la crête du même animal; mais encore entre l'homme et l'oiseau il y a des différences bien prononcées surtout sous le rapport de l'activité formatrice, et il n'y a pas lieu de tirer d'observations de ce genre des conclusions immédiatement applicables à la chirurgie pratique.

SEPTIÈME LEÇON

DES PLAIES AVEC PERTE DE SUBSTANCE.

Phénomènes visibles à l'œil nu dans les plaies avec perte de substance.— Phénomènes intimes de la guérison des plaies par bourgeonnement et par suppuration. — Pus. — Formation des cicatrices. Préparations anatomo-pathologiques pour servir à la démonstration des phénomènes qui se passent dans la guérison des plaies.

Nous aurons maintenant à examiner ce que deviendra la plaie, si sous l'influence des causes mentionnées ci-dessus la guérison par première intention ne se produit pas; nous avons alors sous les yeux la surface d'une plaie béante, les deux bords s'étant écartés après leur réunion; par conséquent les conditions sont les mêmes que celles qui existeraient si l'on n'avait jamais réuni ces bords ou si l'on avait enlevé une portion de tissu, absolument comme cela se présente dans les plaies avec perte de substance. L'examen attentif de ces plaies que nous recouvrons de quelque corps indifférent, petit linge imbibé d'huile, charpie huilée ou sèche, etc., pour ne pas les laisser exposées au contact direct de l'air, montre les modifications suivantes lorsqu'on le répète journellement, ce qui à la vérité est rarement nécessaire les premiers jours et peut même devenir préjudiciable. Après vingt-quatre heures vous trouvez les bords légèrement rouges, un peu gonflés et même sensibles à la pression, phénomènes que vous avez appris à connaître déjà sur les plaies fermées.

De même que dans la guérison par première intention, ces symptômes peuvent quelquefois être très-insignifiants et manquer même complétement, lorsque, par exemple, la plaie intéresse la peau flasque d'un vieillard; leur absence a aussi été remarquée chez les sujets robustes à peau épaissie et couverte d'un épiderme également épais. C'est au contraire sur la peau des enfants bien portants que les phénomènes sont le plus prononcés. Les jours suivants la rougeur et le gonflement diminuent légèrement pour ne disparaître complétement qu'au cinquième ou au sixième jour; une rougeur, un gonflement et une douleur fort étendus et augmentant aux environs de la plaie doivent faire soupçonner quelque anomalie de la marche de la cicatrisation; il faut du reste ici encore prendre en considération, comme lorsque les mêmes phénomènes se présentent dans une plaie qui doit guérir par première intention, une foule de conditions individuelles, car bien des degrés existent entre ce qui est absolument normal et absolument anormal, en sorte que les limites sont en général très-difficiles à tracer. Dans les premières vingt-quatre heures la surface de la plaie n'a pas encore subi de grands changements. Les tissus sont partout faciles à reconnaître, vous remarquerez souvent à cette époque un grand nombre de petites places jaunâtres ou gris rougeâtre sur la surface saignante; en les examinant de près vous verrez que ce sont de petites parcelles de tissu mortifié mais encore bien adhérentes.

Le second jour vous voyez déjà sur la plaie des traces d'un liquide ténu, rouge jaune, les tissus ont une teinte gris rouge plus uniforme, et les limites qui les séparent les uns des autres commencent à s'effacer. Le troisième jour la sécrétion de la plaie est plus épaisse et d'un jaune plus pur; le plus grand nombre des parcelles de tissu jaunâtres et mortifiées se détachent et se mêlent au produit de la sécrétion; la surface de la plaie devient de plus en plus unie et d'un rouge plus uniforme, elle se *nettoie*, pour nous servir de l'expression consacrée. Si vous regardez de près ou que vous preniez une loupe à votre aide vous voyez déjà dès ce moment un grand nombre de petites nodosités rouges à peine de la grosseur d'un grain de millet et qui s'élèvent sur la surface; ce sont les *granulations* ou *bourgeons charnus*. Ceux-ci ont pris jusqu'au quatrième ou sixième jour un développement de plus en plus considérable et, devenus confluents, forment enfin une surface d'un aspect finement granuleux et d'un rouge brillant, la *surface bourgeonnante;* en même temps le liquide qui s'écoule de cette surface devient de plus en plus épais, jaune et d'une consistance crémeuse; c'est ce liquide qui constitue le *pus*, qui tel que je viens de vous le décrire est dit de bonne nature, *pus bonum et laudabile* des anciens auteurs.

Cette marche normale offre également beaucoup de variantes ayant leur raison d'être principale dans la variété des tissus lésés et dans la différence des genres de lésion; si de grands lambeaux de tissu se mortifient à la surface de la plaie, celle-ci mettra bien plus de temps à se déterger, et vous pourrez alors remarquer sur la surface, déjà couverte en grande partie de bourgeons charnus, des lambeaux de tissu blancs, mortifiés mais encore solidement adhérents. Ce sont principalement les tendons et les aponévroses qui, même par une simple incision, peuvent être tellement troublés dans leurs rapports avec la circulation qu'il en meurt une partie très-étendue des deux côtés de l'incision tandis que le tissu cellulaire lâche et les muscles se conservent pour la plus grande partie. La raison de ce fait doit être cherchée d'une part dans la pauvreté en vaisseaux des parties tendineuses, de l'autre dans leur inextensibilité qui ne permet pas à une dilatation vasculaire collatérale de prendre rapidement un grand développement; il en est de même des lésions des os, surtout de leur substance compacte après lesquelles on voit survenir assez souvent la mortification, c'est-à-dire la nécrose, de la surface osseuse entamée. Les conditions générales, constitutionnelles, dans lesquelles le corps peut se trouver placé, fournissent encore pour leur part une autre série d'obstacles à un développement énergique de granulations; ainsi vous verrez par exemple que chez toutes les personnes très-âgées, fort débilitées, et chez les enfants mal nourris le bourgeonnement est non-seulement fort lent à se produire, mais que les bourgeons charnus développés sont très-pâles et très-flasques. A la fin de ce chapitre, je vous communiquerai encore un court aperçu de certaines anomalies du bourgeonnement que l'on observe tous les jours sur les grandes plaies, anomalies qui devraient jusqu'à un certain point compter parmi les faits normaux ou au moins ordinaires.

Ne nous écartons pas de la description régulière de la surface bourgeonnante bien développée : vous reconnaîtrez au bout d'un certain temps, *si la sécrétion du pus continue*, que les bourgeons s'élèvent de plus en plus au-dessus du niveau de cette surface et arrivent jusqu'à la hauteur du plan cutané, qu'assez souvent même ils commencent à s'élever au delà. Pendant que cet accroissement s'opère, les granulations isolées deviennent de plus en plus épaisses et confluentes et il est difficile de les reconnaître à la fin comme bourgeons séparés, toute la surface prenant au contraire un aspect vitreux et gélatineux. Les granulations se maintiennent souvent fort longtemps dans cet état, ce qui nous force à employer divers moyens pour retenir la néoplasie exubérante dans de certaines limites favorables à la guérison; il faut surtout qu'à la périphérie la masse granuleuse ne dépasse pas le niveau de la peau, car c'est là que doit commencer la cicatrisation.

Dès ce moment les métamorphoses suivantes vont se produire peu à peu : la surface entière se rétracte de plus en plus et devient plus petite; sur la limite, entre la peau et les granulations, la sécrétion du pus devient un peu plus faible; il se forme d'abord un limbe sec et rouge, large d'environ une demi-ligne, s'avançant vers le centre de la plaie. A mesure que ce limbe avance et couvre la surface bourgeonnante, il est suivi d'une autre zone d'un blanc bleuâtre confondue du côté opposé avec l'épiderme normal. Ces deux limbes se forment par le développement de l'épiderme, qui s'avance de la périphérie au centre; la *cicatrisation* se produit; le bord de la jeune cicatrice avance quotidiennement d'une demi-ligne à une ligne, enfin il finit par couvrir toute la surface des bourgeons charnus. Dans ce moment la jeune cicatrice est encore assez rouge et tranche ainsi très-fortement sur la peau saine, elle est d'ailleurs plus ferme au toucher et adhère très-intimement aux parties sous-jacentes. Avec le temps, après quelques mois, elle est devenue plus pâle, plus molle, plus mobile, et enfin elle est blanche; elle diminue encore d'étendue pendant des mois et des années, mais conserve souvent pendant la vie entière une teinte plus blanche que la peau. La rétraction considérable qui se fait dans la cicatrice, à partir de son centre, a pour effet d'attirer souvent très-fortement les parties circonvoisines de la peau, effet que nous sommes quelquefois très-heureux de voir se produire, mais qui dans d'autres cas est très-fâcheux, par exemple lorsque par une semblable cicatrice de la joue la paupière inférieure est très-fortement attirée en bas et qu'il y a formation de l'infirmité connue sous le nom d'ectropion.

Vous lirez encore que la cicatrisation des surfaces bourgeonnantes peut quelquefois avoir pour point de départ des espèces d'îlots cicatriciels qui se forment dans leur milieu. Cela ne peut arriver que dans les cas où une petite portion du derme, avec son réseau de Malpighi, était restée intacte au milieu de la plaie, comme cela peut s'observer facilement, par exemple dans les brûlures, où l'agent caustique a pénétré d'une manière très-inégale dans la profondeur des tissus. Dans ces conditions, une petite parcelle du corps papillaire de la peau, couverte d'une couche, quelque mince qu'elle soit, de cellules du réseau de Malpighi, reproduit immédiatement de l'épiderme ; dans ces endroits vous vous retrouvez dans les mêmes conditions que si vous aviez produit une ampoule sur la peau au moyen d'un vésicatoire, autrement dit, il y a séparation entre la couche cornée et la couche muqueuse par le développement rapide d'un exsudat; il n'en résulte pas un développement de granulations, à moins que vous n'irritiez d'une manière continue la partie dénudée, mais les lamelles épidermiques de la couche cornée se reproduisent immédiatement aux dépens de la couche muqueuse. Lorsqu'un semblable reste de peau n'existe pas, il ne peut jamais y avoir d'îlots cicatriciels et la formation de l'épiderme se fait à partir de la périphérie, en avançant petit à petit vers le centre de la plaie.

Après avoir ainsi envisagé les conditions extérieures de la plaie, le développement des granulations, du pus, de la cicatrice, nous devons considérer les phénomènes plus intimes qui servent de point de départ à ces phénomènes extérieurs.

Le mieux sera encore de nous représenter ici d'abord un réseau capillaire aussi simple que possible dans le tissu conjonctif. Supposez qu'on ait enlevé un segment demi-circulaire de la partie supérieure de ce réseau ; il en résultera premièrement une perte de sang par les vaisseaux, perte qui sera arrêtée par la formation de caillots s'étendant jusqu'aux collatérales les plus rapprochées. Après cela se produira une dilatation des vaisseaux situés autour de la plaie, dilatation déterminée par la fluxion et par l'augmentation de pression; une transsudation augmentée de sérum sanguin et, par conséquent, une exsudation est encore ici la suite nécessaire de la dilatation capillaire pour les raisons que nous avons exposées antérieurement; le sérum transsudé contient encore ici une certaine quantité de substance fibrinogène qui, soumise à l'influence des cellules nouvellement formées dans les couches superficielles du tissu, se coagule en fibrine. Le réseau vasculaire prend donc l'aspect suivant :

Fig. 4.

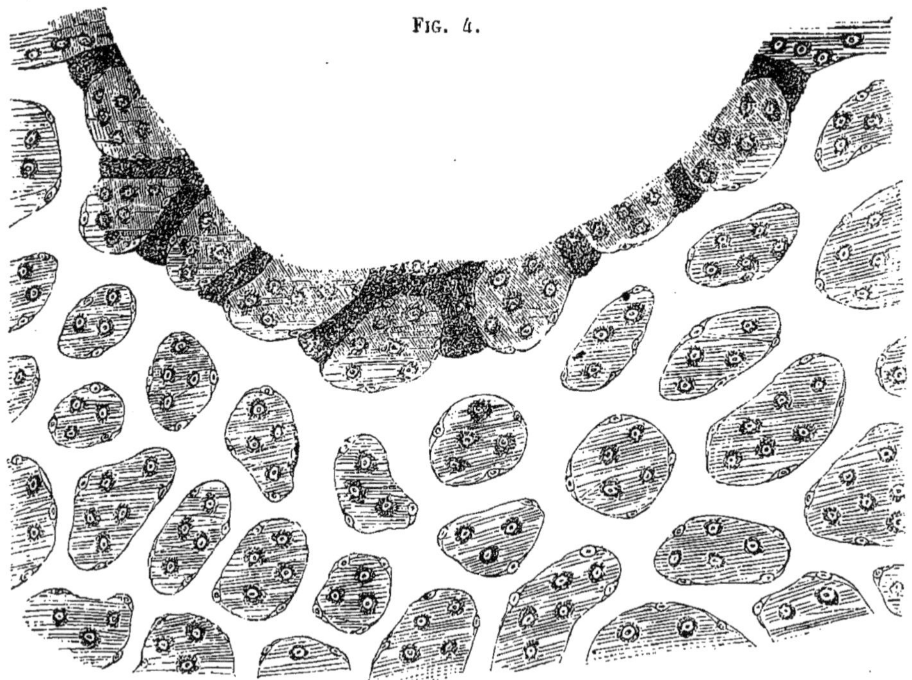

Plaie avec perte de substance. Dilatation vasculaire. Dessin schématique au tableau. Grossissement 300-400.

Il pourra d'abord très-facilement arriver que les tissus situés immédiatement à la surface de la plaie meurent par le fait de l'arrivée insuffisante du plasma sanguin, et cela parce que l'oblitération vasculaire altère profondément la nutrition, surtout dans les tissus pauvres en vaisseaux, et parce qu'une trop grande rigidité du tissu peut opposer des barrières à la dilatation vasculaire. Supposons que la couche supérieure de la plaie représentée par la partie hachée du dessin soit morte à la suite de cette modification dans les conditions de la circulation. Que se passera-t-il dans le tissu lui-même? Essentiellement les mêmes modifications que dans une plaie dont les bords ont été réunis, à savoir la scission des cellules de tissu conjonctif, le développement d'un grand nombre de jeunes cellules, c'est-à-dire une *infiltration plastique* et une *néoplasie inflammatoire*. Mais comme ici il n'y a pas une surface opposée avec laquelle le tissu nouveau puisse se fusionner pour se transformer en tissu conjonctif, la couche formée par les cellules persiste sans changements à la surface de la plaie, la substance fibrineuse qui occupe la même surface devient molle, gélatineuse, et le tissu devenu le siége d'une infiltration cellulaire prend également le même caractère; cette substance conjonctive molle, quoique peu abondante, sert de moyen de cohésion aux jeunes cellules rondes, nouvellement formées, qui continuent toujours à se multiplier.

C'est ainsi *que prend naissance le tissu bourgeonnant. Ce tissu n'est donc qu'un néoplasme inflammatoire richement vascularisé*. Il prend un accroissement continuel au commencement, parce que les cellules se segmentent et que la substance intercellulaire se renouvelle constamment. Cet accroissement marche du fond de la plaie à la surface; cependant le tissu est de consistance variée selon les couches, la couche supérieure surtout est molle et *tout à fait liquide à la superficie*, parce que là les cellules ne sont plus unies par une matière gélatineuse mais baignent dans une substance intercellulaire liquide; cette couche supérieure, liquide, s'écoulant sans cesse et se renouvelant constamment aux dépens du tissu bourgeonnant lui-même, constitue le *pus*. *Le pus n'est donc qu'un néoplasme inflammatoire liquéfié, en quelque sorte fondu, à l'état soluble.*

Le pus, partout où il existe, provient d'un tissu bourgeonnant; ou au moins riche en cellules comme l'épithélium, à la vérité il ne se présente pas toujours sous forme de surface comme dans le cas qui nous occupe et peut exister dans l'épaisseur même des organes. Que la fonte purulente se produise dans le centre de quelque néoplasme inflammatoire, au milieu des tissus, et vous aurez un *abcès*.

Nous aurons à revenir plus tard sur le rapport qui existe entre le pus et les granulations; si vous avez toujours présent à l'esprit ce double fait, à savoir que les granulations constituent un véritable tissu et que le pus est formé par un néoplasme inflammatoire liquéfié, vous comprendrez avec facilité bien des processus, surtout les inflammations chroniques, dont la marche variable vous paraîtrait autrement incompréhensible.

Mais disons quelques mots encore sur le *pus* lui-même. Si on le recueille dans un vase et qu'on le laisse reposer, il se sépare en une couche supérieure, ténue et limpide, et en une couche inférieure, jaune; la première n'est que la substance intercellulaire liquide, la seconde contient principalement les corpuscules du pus. Ceux-ci, vus au microscope, représentent de petits globules finement ponctués, incolores, un peu plus grands que les globules blancs du sang; ils renferment de trois à cinq noyaux foncés que l'addition d'un peu d'acide acétique fait surtout bien ressortir, parce que les granulations pâles de ces globules sont alors dissoutes ou se gonflent du moins à un tel point qu'elles deviennent transparentes. Les noyaux ne se dissolvent pas dans l'acide acétique, le globule entier se dissout facilement dans une solution alcaline.

Fig. 5.

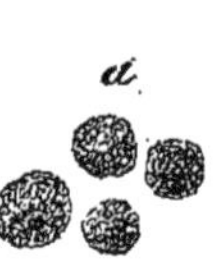

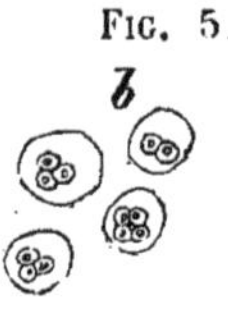

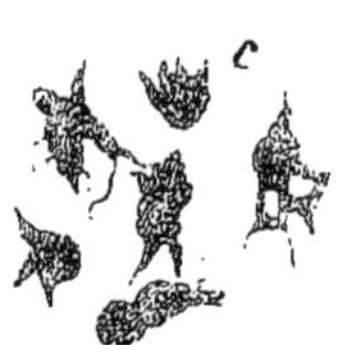

Cellules de pus tirées d'un pus récent. Grossissement 400. *a*, ces cellules mortes, sans addition d'acide acétique; *b*, les mêmes cellules traitées par l'acide acétique; formes diverses affectées par les cellules de pus vivantes dans leurs mouvements amœboïdes.

Aux points *a* et *b* on voit les cellules de pus telles qu'elles se présentent ordinairement, lorsqu'on couvre une goutte de pus d'une plaque de verre et qu'on l'observe sous le microscope. Les observations déjà mentionnées de Recklingshausen ont démontré que les formes rondes n'appartiennent qu'aux cellules mortes; c'est en observant les cellules du pus dans un milieu humide, sur un porte-objet chauffé que l'on voit le mieux, selon Schulze, les mouvements amœboïdes de ces cellules. Les mouvements, qui à la température du sang ne se font qu'avec lenteur, deviennent beaucoup plus rapides à une température élevée et de plus en plus lents à une basse température. — La quantité des cellules de pus est si grande que dans une goutte de pus on n'aperçoit même pas sous le microscope la substance intercellulaire liquide. — L'examen chimique du pus est rendu difficile d'abord par l'impossibilité de séparer complétement les corpuscules du liquide, ensuite parceque le pus, que l'on doit avoir en grande quantité pour pouvoir le soumettre à l'analyse chimique, a ordinairement séjourné déjà depuis un certain temps dans le corps, ce qui peut lui avoir fait subir des altérations morphologiques et chimiques, enfin par cette circonstance que le pus renferme principalement des substances protéiques qu'il n'est pas toujours possible d'isoler les unes des autres. Le pus renferme environ 14 à 16 pour 100 d'éléments solides, surtout du chlorure de sodium et des phosphates peu solubles ou insolubles. Les corpuscules sont formés par une substance albuminoïde se comportant d'une manière analogue à la globuline du sang; le sérum du pus renferme un corps qui a été découvert par le docteur Gueterbock, la *pyine*, substance précipitée par l'acide acétique et qui diffère de la mucine autant que de la caséine; on trouve aussi dans le pus de l'albumine, peu différente de celle du sang et assez souvent de la mucine. En fait de matières grasses, on y rencontre la cholestérine et l'acide stéarique, qui s'en séparent par voie de cristallisation lorsqu'on laisse reposer le pus, et que l'on peut même retrouver à l'état cristallisé dans le pus qui a très-longtemps séjourné dans une grande cavité. Le pus accumulé dans le corps n'entre pas facilement en fermentation acide, mais le pus pur, frais, à réaction alcaline, peut devenir acide si on le laisse reposer pendant un certain temps, même dans un vase clos.

Revenons maintenant au tissu bourgeonnant; nous avons à y considérer encore une partie essentielle, à savoir, les nombreux vaisseaux qui lui communiquent son aspect rouge. Les anses vasculaires étendues qui se forment à la surface de la plaie doivent, à mesure que le tissu bourgeonnant ou granuleux qui les entoure prend de l'accroissement, s'allonger à leur tour et devenir de plus en plus sinueuses. Vers le quatrième ou cinquième jour survient un développement de nouveaux vaisseaux, comme dans la guérison par première intention, sous forme de fines communications capillaires latérales, et bientôt le tissu est parcouru par un très-grand nombre de vaisseaux qui prennent une part si essentielle à l'aspect de toute la surface bourgeonnante, qu'à peine on la reconnaît encore sur le cadavre, parce qu'alors les vaisseaux sont vides ou du moins beaucoup plus faiblement remplis que sur le vivant, et que par conséquent tout le tissu semble pâle, flasque et beaucoup moins épais. — Vous me demanderez d'où proviennent ces remarquables petits boutons rouges, visibles à l'œil nu et devenant de plus en plus confluents? Pourquoi la surface ne paraît-elle pas unie? Dans le fait cela arrive assez souvent; les granulations sont loin d'être toujours bien marquées; mais l'explication de la cause à laquelle elles doivent leur forme n'est ni simple ni facile. On admet généralement que les bourgeons charnus doivent être considérés comme une imitation des papilles de la peau; mais, sans compter qu'il n'est guère possible que de semblables formations soient imitées dans les muscles et dans les os; sans compter encore que les granulations sont ordinairement dix fois plus grosses que les papilles, on conviendra que ce n'est pas là une explication plausible. Sans doute l'aspect granuleux dépend de la disposition des anses vasculaires en véritables houppes ou en amas pelotonnés et de certaines démarcations entre ces divers groupes de vaisseaux. On pourrait supposer aussi que les anses vasculaires affectent cette forme sans cause connue. Cependant on doit se rappeler à ce propos ces systèmes capillaires circonscrits, préformés dans les tissus normaux, que nous voyons exister en si grand nombre, surtout dans la peau et dans le tissu graisseux. Vous savez, que chaque glande sudoripare et sébacée, chaque follicule pileux, chaque lobule de graisse possède son réseau capillaire parfaitement distinct; un agrandissement de ces réseaux pourrait bien donner naissance aux formations vasculaires distinctes des granulations. Et en effet c'est précisément dans la peau et dans le tissu graisseux que vous verrez les petits bourgeons bien prononcés et bien séparés les uns des autres, au lieu que dans les muscles où ces petits systèmes capillaires à existence isolée font défaut, cela se voit beaucoup plus rarement. Je ne prétends pas donner à cette explication de l'origine des granulations une valeur trop absolue, mais vous la considérerez au moins comme un essai ayant pour but de ramener à des conditions d'anatomie normale cette formation pathologique.

L'esquisse suivante qui, à raison du fort grossissement, ne laisse pas

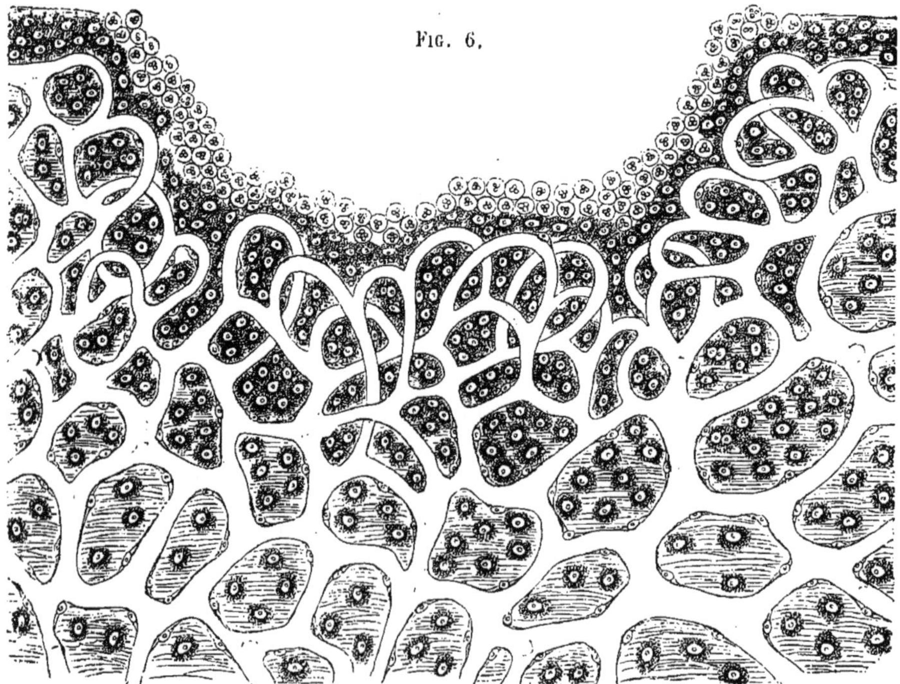

Fig. 6.

Granulation de la plaie. Dessin schématique au tableau. Grossissement 300-400. — La couche supérieure, formée par les cellules de pus, est ici figurée comme si elle avait été soumise à l'influence de l'acide acétique, pour mieux faire ressortir la différence entre les cellules de pus et les cellules des granulations.

apercevoir les granulations, doit vous représenter schématiquement le tissu bourgeonnant, avec sa distribution vasculaire, et dans ses rapports avec le pus et avec le tissu normal sur lequel il repose, tel en un mot qu'il s'est développé à la suite du travail représenté par la figure 4. A mesure que la circulation trouve ainsi un grand nombre de voies nouvelles, la rougeur des bords de la plaie occasionnée par la circulation collatérale disparaît de son côté, les phénomènes de fluxion ayant déjà cessé dès les premiers jours qui ont suivi la lésion. Nous avons annoncé plus haut que le pus est un néoplasme inflammatoire liquéfié ; cette liquéfaction continue de s'opérer ici à la surface de la couche formée par les granulations. D'après les observations les plus récentes sur les mouvements des cellules, la sécrétion purulente de la surface bourgeonnante, *qui n'éprouve aucune perte de substance, pendant qu'elle fournit le pus*, serait peut-être plus facile à expliquer de la manière suivante : à la surface des granulations, une grande quantité de cellules de pus émigrent sans cesse, en même temps que de nouvelles cellules se produisent constamment dans le tissu même de ces bourgeons. Ainsi il y aurait une parfaite analogie entre la sécrétion purulente des surfaces bourgeonnantes, et la sécrétion qui s'opère sur les membranes muqueuses et les membranes séreuses, analogie surtout avec la sécrétion exagérée des muqueuses dans le catarrhe. De cette manière la différence entre la sécrétion purulente et le ramollissement purulent des tissus (fonte purulente et ulcération) deviendrait aussi beaucoup plus saillante.

Si l'accroissement progressif des bourgeons charnus, n'était pas renfermé dans de certaines limites, il en résulterait une tumeur granuleuse à développement indéfini. Heureusement il n'en est pas ainsi, ou du moins les choses se passent rarement de la sorte. Déjà vous savez par l'exposé des phénomènes extérieurs que les granulations, aussitôt qu'elles ont atteint le niveau de la peau et même quelquefois plus tôt, cessent de s'accroître, se couvrent d'une couche épidermique et subissent une formation régressive cicatricielle. Le tissu lui-même éprouve dans ce cas les modifications suivantes : d'abord il existe dans les granulations, comme dans les bords d'une plaie, en cas de guérison par première intention, un grand nombre de cellules destinées à périr. Non-seulement les millions de cellules de pus à la surface, mais encore des cellules qui existent dans la profondeur du tissu bourgeonnant disparaissent par le partage des noyaux, la désagrégation et la résorption ; d'autres, en assez grand nombre, subissent la dégénérescence graisseuse pour être ensuite également résorbées. Quand cette transformation doit se faire, des molécules graisseuses excessivement fines se montrent peu à peu en nombre toujours plus considérable dans les cellules, et non-seulement dans celles qui sont rondes mais même dans celles qui sont déjà devenues fusiformes ; une fois que ces cellules sont tout à fait remplies de molécules graisseuses, elles se désagrégent et la graisse se résorbe. Généralement on donne à ces cellules, dont le contenu est entièrement composé de globules graisseux excessivement fins, le nom de *cellules à granulations ;* telles que nous venons de les décrire on les trouve assez souvent dans les bourgeons charnus au moment de leur évolution régressive, et elles en préparent en quelque sorte la désagrégation. — Quoique de cette manière le tissu à granulations subisse une diminution par suite d'une disparition de cellules, et qu'en même temps la néoplasie cellulaire cesse de se produire, il faut encore qu'une autre condition, la plus essentielle de toutes, s'y ajoute, à savoir la consolidation progressive de la substance gélatineuse intercellulaire en tissu conjonctif fibreux, consolidation déterminée par la perte continue et croissante de parties aqueuses pompées par les vaisseaux et s'évaporant par la surface. En même temps les cellules qui restent prennent la configuration fusiforme et passent ainsi aux corpuscules ordinaires de tissu conjonctif. A mesure que ces modifications avancent de la périphérie au centre, on voit aussi cesser à la surface la sécrétion purulente ; avec le secours des cellules du réseau de Malpighi, aux environs immédiats de la plaie, l'épiderme se développe sur le tissu bourgeonnant, qui subit cette espèce de condensation d'une manière qui ne nous est pas encore très-bien connue ; cet épiderme ne tarde pas à se séparer en couche cornée et en couche muqueuse. Enfin l'oblitération des capillaires formés en excès doit suivre, et il n'en reste qu'un petit nombre pour entretenir la circulation dans la cicatrice. A cette oblitération correspond une sécheresse, une ténacité, une rétraction de plus en plus considérables du tissu, et ainsi des années entières peuvent se passer avant que la cicatrice ait pris sa forme définitive.

Tout ce travail, quoique beaucoup mieux connu qu'autrefois dans ses conditions intimes et morphologiques, grâce aux études modernes présente, comme tous les processus curatifs analogues, encore bien des points obscurs. *La possibilité et la nécessité d'atteindre, sous des conditions d'ailleurs normales, une certaine fin typique, et de trouver en elles-mêmes les éléments de réparation nécessaires, voilà le caractère essentiel des néoplasies provoquées par un processus inflammatoire.* Si cette marche naturelle vers la guérison n'est pas suivie, la raison en est, soit dans la constitution générale, soit dans d'autres conditions purement locales qui ne permettent pas au mal de guérir ; la guérison peut encore être empêchée lorsque l'organe atteint est d'une telle importance pour la conservation de la vie, et la perturbation suivie de conséquences tellement graves pour tout l'organisme, que la mort de l'organe ou de l'individu doit en être le résultat, ou bien que le trouble dans les fonctions du premier entraîne la mort du second. Toute néoplasie, due à une inflammation, a constamment la tendance, une fois arrivée à de certaines limites, à rétrograder ou à passer à un état stationnaire, tandis qu'aucun autre genre de néoplasie ne se termine d'une manière aussi naturelle; toutes vont au contraire continuellement en se développant davantage.

Quelles que soient les différences qui au premier abord paraissent exister entre la guérison par première et la guérison par seconde intention, il n'en est pas moins vrai que les phénomènes morphologiques restent les mêmes dans l'un et l'autre cas. Vous n'aurez qu'à partager la figure 3 par le point *a*, et à rabattre ensuite les deux moitiés pour retrouver la figure 6 : la preuve que les faits se passent réellement ainsi, ressort clairement de l'observation; qu'une plaie presque guérie par première intention, mais non encore consolidée, soit de nouveau ouverte par un tiraillement exercé sur les bords, alors vous vous trouverez en présence d'une plaie couverte de granulations, entrant promptement en suppuration; dans la pratique vous aurez plus tard assez souvent l'occasion de vous en convaincre.

Nous avons désigné sous le nom d'*inflammation traumatique* les phénomènes qui président à la guérison des plaies tels que nous venons de les décrire, et consistant, soit dans une réunion immédiate, soit dans une formation de bourgeons charnus; et nous avons trouvé que cette inflammation particulière était identique avec plusieurs autres formes de l'inflammation; d'un autre côté nous avons déjà fait ressortir qu'une des particularités essentielles du processus inflammatoire traumatique consiste en ce que l'irritation du tissu ne s'y propage pas au delà d'une faible distance de la lésion à moins qu'une complication ne soit intervenue. Nous devons cependant faire remarquer que dans le langage ordinaire on n'a pas l'habitude de dire qu'une plaie est enflammée, lorsque tout s'y passe normalement; on entend au contraire par *inflammation de la plaie* dans le langage chirurgical, un développement exagéré du processus inflammatoire; une plaie est dite enflammée lorsque les bords s'enflent considérablement, deviennent très-douloureux et rougissent fortement; ce n'est pas là un signe favorable dans une plaie réunie immédiatement, parce que dans le cas de fluxion extrême il survient aussi très-fréquemment un développement cellulaire exagéré avec formation de pus; nous reviendrons plus tard sur la haute importance et sur les causes de ces inflammations progressives qui, dans de certaines conditions, surtout après des plaies contuses, envahissent les tissus ; ici j'ai simplement voulu appeler votre attention sur une habitude de langage usuelle, très-répandue, mais qui n'est pas tout à fait exacte en théorie.

Le but de ces leçons n'est pas de vous démontrer pas à pas les modifications morphologiques, microscopiques, des tissus lésés ; vous aurez l'occasion de trouver ces démonstrations dans vos exercices pratiques d'histologie pathologique ; cependant, afin que vous ne vous imaginiez pas que les phénomènes dont je vous ai entretenu ne peuvent être démontrés que sur des dessins schématiques, je vais vous présenter quelques pièces préparées.

La prolifération cellulaire, après l'irritation d'un tissu par une incision, s'observe le plus facilement sur la cornée. Ainsi j'ai fait il y a quatre jours une incision dans la cornée d'un lapin avec un couteau lancéolaire ; hier l'incision présentait l'aspect d'une ligne fine avec trouble laiteux ; je tuai alors l'animal, et, après avoir excisé avec précaution la cornée, je la laissai se gonfler jusqu'à ce matin dans de l'acide pyroligneux ; après cela je fis une incision fine à travers la plaie parallèlement à la surface, et je clarifiai la partie incisée par la glycérine.

Fig. 7.

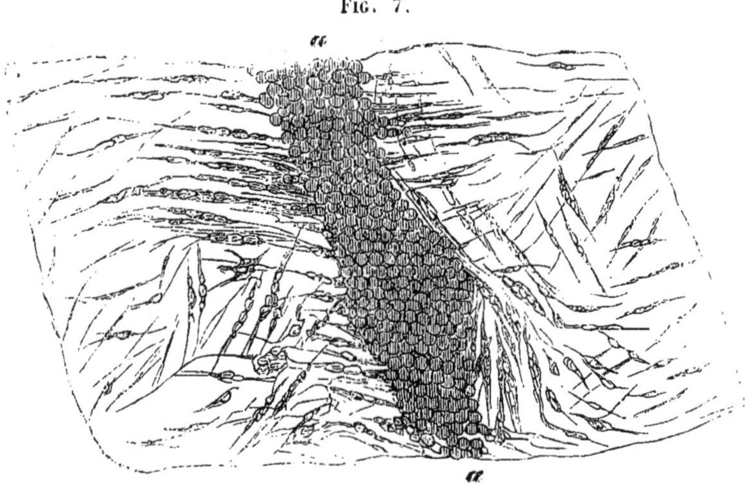

Incision dans la cornée, trois jours après la lésion ; *aa*, la substance unissante entre les bords de la plaie. Grossissement, 300.

On voit en *a a* la substance unissante, le ciment qui se trouve entre les bords de la plaie, dans l'épaisseur desquels a eu lieu une forte augmentation des cellules de la cornée ; ces cellules ne ressortent pas si clairement par le procédé que j'ai employé dans ce cas que si j'avais coloré la préparation avec du carmin. Cependant la substance intermédiaire s'aperçoit très-bien. Elle consiste, comme vous le voyez, presque exclusivement en cellules ; les cellules à elles seules ne pourraient cependant pas déterminer l'adhérence entre les bords, si elles n'étaient maintenues en contact par un ciment fibrineux. Les cellules qui émanent des corpuscules de la cornée ont quitté leurs fentes pour se rendre entre les bords de la plaie et n'ont pas pris naissance entre ces bords, au milieu de la masse unissante, cette dernière s'est au contraire formée sous leur influence comme cela a été exposé précédemment. Ces fines cicatrices de la cornée se clarifient, soit dit en passant, à un tel point par la suite, qu'elles disparaissent presque sans laisser de traces.

Vous voyez ici la section transversale d'une plaie par incision faite dans la joue d'un chien, datant de vingt-quatre heures, et récemment agglutinée. L'incision *aa* est bien marquée, les bords de la plaie sont séparés l'un de l'autre par une masse intermédiaire foncée, consistant d'une part en cellules de formation nouvelle de l'autre en corpuscules sanguins ; ces derniers font partie du sang épanché après la blessure entre les bords de la plaie ; entre les faisceaux de tissu conjonctif divisés par l'incision, là où se trouvent les cellules de tissu conjonctif, il y a déjà un grand nombre de cellules nouvellement formées qui se sont même déjà glissées dans le sang extravasé entre les bords de la plaie. La préparation a été traitée par l'acide acétique, ce qui fait que vous ne voyez plus la disposition fibreuse du tissu cellulaire, tandis que les cellules ressortent d'autant plus distinctement. Toutes les cellules de tissu conjonctif sont gonflées et agrandies ; dans beaucoup d'endroits, surtout aux environs du bord, elles se sont déjà considérablement multipliées. Veuillez en outre bien considérer certaines traînées, riches en cellules, qui partent des deux côtés de la plaie (*bbb*) ; ce sont des vaisseaux sanguins dans les gaînes desquels la formation des cellules a pris

Fig. 8.

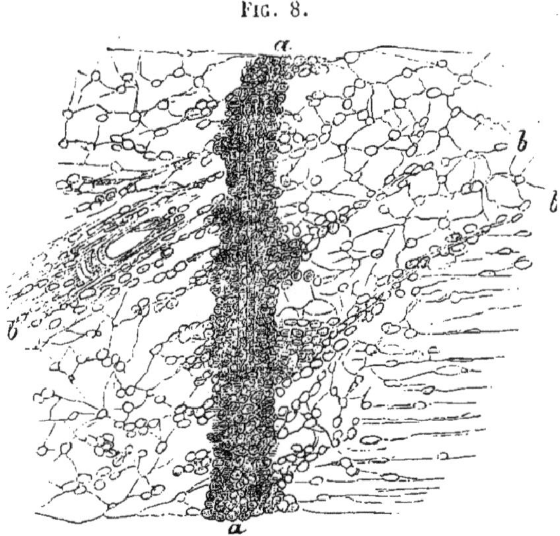

Plaie par incision dans la joue d'un chien, 24 heures après la lésion. Grossissement, 300.

un développement plus rapide et plus considérable qu'ailleurs. — La transformation du sang coagulé en tissu sera traitée plus explicitement à la fin du chapitre à l'occasion des cicatrices vasculaires. La préparation suivante (fig. 9) vous montre une jeune cicatrice, neuf jours après la lésion.

FIG. 9.

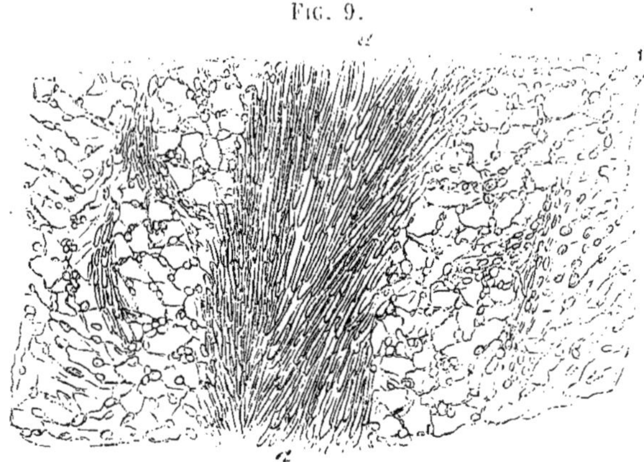

Cicatrice 9 jours après une incision guérie par première intention, dans la lèvre d'un lapin. Grossissement, 300.

La masse unissante *aa* entre les bords de la plaie consiste en cellules fusiformes, étroitement serrées les unes contre les autres, qui entrent en communication très-intime avec le tissu des deux bords de la plaie.

Il est impossible de faire des coupes fines dans le tissu bourgeonnant frais que l'on vient d'enlever de la plaie, car ce tissu est en général très-difficile à manier pour les préparations délicates. En le faisant durcir dans l'alcool, en colorant ensuite les coupes avec du carmin et en les clarifiant à l'aide de la glycérine, on obtient l'image représentée par la figure 10.

FIG. 10.

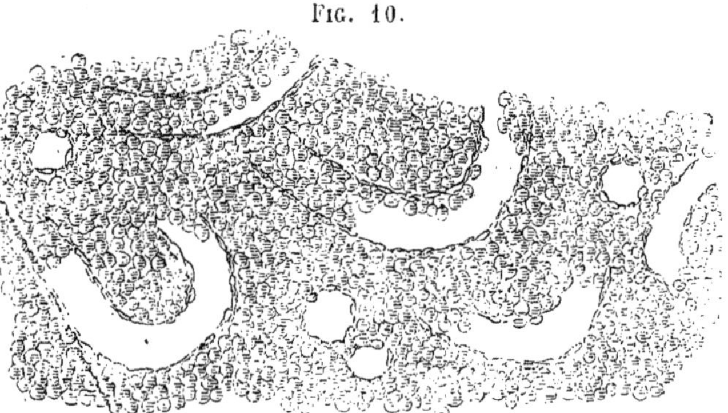

Tissu bourgeonnant. Grossissement, 300.

Le tissu semble ne consister qu'en cellules et en vaisseaux pourvus de parois très-minces; la substance intercellulaire, de consistance muqueuse, qui n'est jamais abondante dans les bourgeons frais et sains, n'est pas visible sur cette pièce, parce que tout le tissu est condensé par l'alcool.

Le tissu de la jeune cicatrice se voit surtout très-bien dans la pièce suivante (fig. 11), prise sur une large cicatrice produite sur le dos d'un chien, à la suite d'une plaie qui a bourgeonné et suppuré. La lésion qui a donné lieu à cette cicatrice date de quatre à cinq semaines.

Cette préparation a été traitée par l'acide acétique, pour bien faire voir la disposition des cellules de tissu conjonctif, telles qu'elles se sont

Fig. 11.

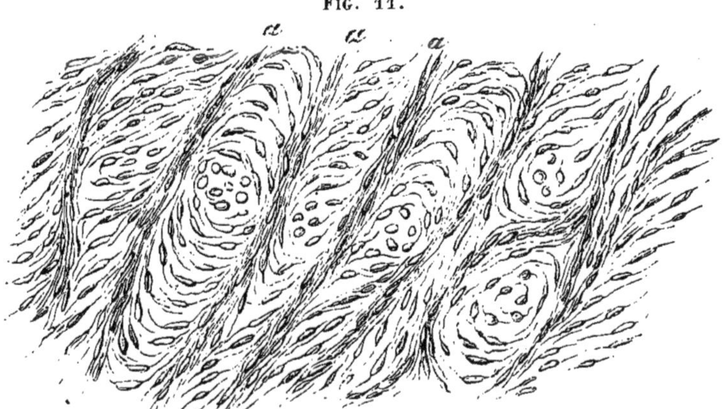

Tissu de cicatrice récent. Grossissement, 300.

développées aux dépens du tissu bourgeonnant; *aaa* vous montre des vaisseaux sanguins en partie oblitérés et en partie encore en fonction; les cellules de tissu conjonctif sont encore d'une certaine grandeur. Elles sont humides et manifestement fusiformes. Cependant la substance intercellulaire est fortement développée.

Fig. 12.

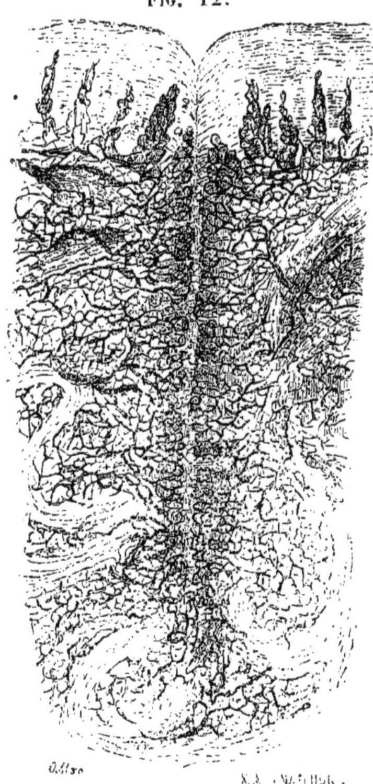

Plaie datant de 3 jours dans une patte de chien; vaisseaux sanguins injectés. Grossissement, 20.

Si l'on veut se faire une idée exacte de l'état des vaisseaux sanguins aux environs des plaies on est forcé de faire des injections. Ces expériences sont très-difficiles et leur réussite dépend souvent d'un heureux hasard.

Les pattes de chien m'ont paru être les parties les plus convenables pour ce genre d'expériences. Vous voyez ici une coupe d'un de ces organes (fig. 12); le tissu des pattes de chien consiste en graisse et en gaines de tissu conjonctif, et il est recouvert d'une peau munie de longues papilles et d'un épiderme très-épais. Les glandes sudoripares ne figurent pas sur ce dessin, qu'il ne fallait pas compliquer inutilement; on ne voit ici presque aucun élément du tissu, d'une part à cause du trop faible grossissement, de l'autre parce que la préparation est conservée dans le baume de Canada. Veuillez surtout faire bien attention à la forte dilatation des vaisseaux, qui existent sur le bord de la plaie, et aux anses nombreuses qui se sont formées en cet endroit; les anses opposées ne se touchent pas encore; car cela n'arrive que du sixième au septième jour, souvent encore plus tard. Du sixième au septième jour la matière à injection, quand il s'agit de petites plaies, passe quelquefois déjà avec tant de facilité d'un bord à l'autre, que sur ces préparations on ne voit que des vaisseaux, et l'on peut dès ce moment déjà être fort en peine de trouver la cicatrice.

Fig. 13.

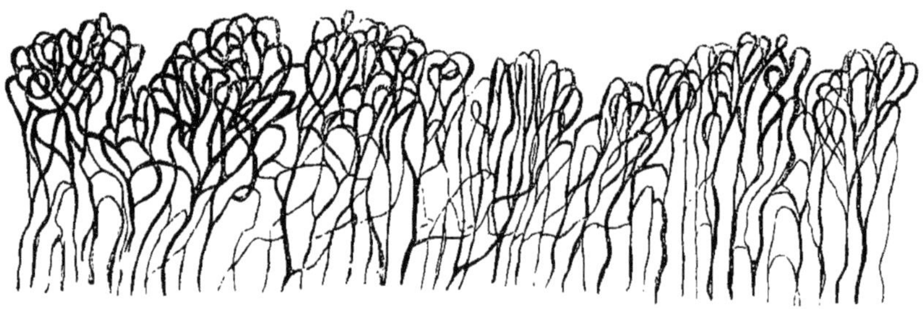

Vaisseaux des bourgeons charnus. Grossissement, 40.

Voici une préparation de bourgeons charnus injectés, provenant d'une plaie chez un homme; le lacis d'anses vasculaires est extrêmement serré et compliqué à la surface, dans la profondeur tous les vaisseaux suivent une direction parallèle.

Pour terminer, voici encore un spécimen d'injection des lymphatiques sur la lèvre d'un chien. Vous voyez qu'au septième jour la jeune cicatrice, encore presque exclusivement composée de cellules, ne renferme pas encore de vaisseaux lymphatiques ; la cicatrice interrompt brusquement le cours de ces derniers ; les lymphatiques ne prennent naissance qu'avec le développement des faisceaux fibrillaires du tissu conjonctif. Le tissu bourgeon-

Fig. 14.

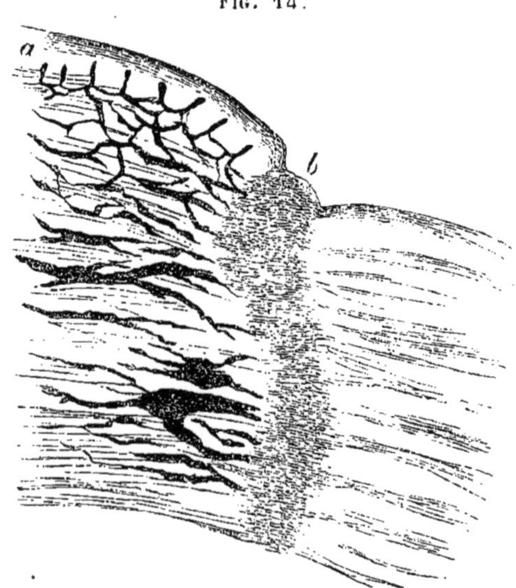

Plaie datant de 7 jours à la lèvre d'un chien. Guérison par première intention. Injection des vaisseaux lymphatiques. *a*, Muqueuse. *b*, Cicatrice récente. Grossissement, 20.

nant n'a pas non plus de vaisseaux lymphatiques; *partout où existe une néoplasie inflammatoire, partout où se produit le tissu cellulaire primitif, les voies lymphatiques sont fermées, soit par des coagulations fibrineuses, soit par des proliférations cellulaires.* Veuillez pour le moment graver ce fait dans votre mémoire; il n'est pas sans importance et nous y reviendrons plus tard.

HUITIÈME LEÇON

FIÈVRE TRAUMATIQUE. — TRAITEMENT DES PLAIES SIMPLES.

Réaction générale après la lésion. — Fièvre traumatique. Théories sur la fièvre. — Pronostic. Traitement des blessures simples et des blessés.

MESSIEURS,

Nous avons à peu près épuisé le sujet des leçons précédentes, à savoir les phénomènes locaux des plaies. Vous en connaissez à présent les modifications externes et internes les plus délicates, autant qu'il nous est possible de les poursuivre avec nos microscopes actuels.

Mais jusqu'à présent nous ne nous sommes occupés que des plaies, sans qu'il fût encore question *de l'homme blessé;* si vous aviez déjà pu jeter un coup d'œil sur son état, vous auriez trouvé en lui des modifications que toute notre science cellulaire ne nous permet pas d'expliquer, et qui peut-être échapperont toujours à toute espèce d'explication.

Le blessé, dès le premier jour, a peut-être été agité vers le soir, il s'est senti plus de chaleur, il a été fort altéré, n'a pas eu d'appétit, s'est souvent réveillé pendant la nuit, et s'est trouvé un peu fatigué le lendemain matin. Ces phénomènes subjectifs s'exaspèrent dans le courant de la journée suivante; nous tâtons le pouls, il est plus fréquent qu'à l'état normal, l'artère radiale est plus tendue, plus pleine en apparence qu'auparavant; la peau est chaude, sèche, nous mesurons la température du corps et nous la trouvons plus élevée. Le malade se plaint de maux de tête, la langue est légèrement chargée, l'appétit manque absolument, cependant la soif existe toujours. Déjà vous comprenez ce qui arrive à votre blessé : il a de la *fièvre*. Oui, il a de la fièvre, mais qu'est-ce que la fièvre, d'où vient-elle et quel est le rapport qui existe entre tous ces phénomènes subjectifs et objectifs si frappants? Ne poursuivez pas plus loin vos questions. Car déjà je suis dans l'impossibilité de répondre à celles que vous venez de m'adresser.

Vous savez par la pathologie générale ce que c'est que la fièvre, ou plutôt vous ne le savez pas, car personne ne le sait. Nous connaissons cette réunion de symptômes qui se reproduit mille et mille fois, nous savons qu'elle se combine presque toujours avec les maladies inflammatoires, qu'elle est même ordinairement sous leur dépendance manifeste, nous en connaissons exactement la durée, la marche dans les diverses maladies, et malgré tout cela nous n'en connaissons pas l'essence.

Les divers symptômes fébriles affectent une intensité très-variable. Deux de ces symptômes sont les plus constants, l'augmentation de la fréquence du pouls et l'élévation de la température du corps. Nous pouvons mesurer l'une et l'autre, la première en comptant les pulsations, la seconde en nous servant du thermomètre. La fréquence des impulsions du cœur dépend de bien des circonstances, principalement de toute sorte d'excitations psychiques, elle diffère selon que les individus sont assis, couchés, debout ou en marche. Il faut donc que l'on tienne compte d'une foule de faits si l'on ne veut pas commettre des fautes d'observation, cependant il y a possibilité d'éviter ces fautes et l'on s'est servi avec beaucoup de succès, pendant bien des siècles, de la fréquence des pulsations comme moyen de mesurer la fièvre ; l'examen du pouls nous fournit encore bien d'autres renseignements utiles, ainsi il nous apprend à nous rendre compte de l'abondance du sang, de la tension des artères, de l'irrégularité des impulsions cardiaques, etc., et *aujourd'hui encore, que nous possédons un autre moyen pour mesurer l'intensité de la fièvre, l'examen du pouls ne doit pas être négligé*. Cet autre moyen, plus exact sous certains rapports pour mesurer le degré et la durée de la fièvre, consiste dans l'évaluation de la température du corps faite avec des thermomètres parfaitement conditionnés, à échelle centigrade, et dont chaque degré est subdivisé en dix parties égales. Le mérite d'avoir introduit cette méthode d'observation dans la pratique appartient à Baerensprung, Traube et Wunderlich. Cette méthode offre en même temps l'avantage de représenter par un dessin graphique sous forme d'une ligne brisée, la série des mensurations que l'on fait ordinairement à neuf heures du matin et à cinq heures du soir, et d'en donner ainsi un aperçu très-facile à saisir.

Une série d'observations semblables de la fièvre qui accompagne les plaies à marche régulière fait reconnaître les faits suivants : *la fièvre traumatique* s'allume parfois immédiatement après la lésion, d'autres fois, et plus souvent, seulement le second, le troisième ou le quatrième jour. La température la plus élevée qui puisse quelquefois, mais non très-fréquemment être atteinte, est de 40 à 40°,5 ; la fièvre traumatique simple ordinairement ne dure pas plus de sept jours ; le plus souvent elle ne se prolonge même pas au delà que de trois à cinq jours ; dans beaucoup de cas elle manque absolument, comme par exemple après la plupart des petites incisions superficielles dont nous avons parlé plus haut; la fièvre traumatique dépend absolument de l'état de la plaie, elle a ordinairement un type rémittent; l'accès de fièvre se développe tantôt brusquement tantôt avec lenteur.

Ces considérations doivent vous conduire à penser que la fièvre sera d'autant plus intense que la lésion sera plus considérable; la lésion est-elle très-minime, alors la fièvre manquera complétement, ou bien l'élévation de température sera si faible et si passagère qu'elle pourra se soustraire à nos moyens de mensuration; il serait donc possible de dresser une échelle des lésions d'après la durée et l'intensité de la fièvre.

Cette conclusion n'est admissible néanmoins qu'à la condition qu'on lui fasse subir des restrictions considérables; il y a des individus qui après de très-petites lésions ont une fièvre très violente et d'autres qui n'ont aucune fièvre, même après des lésions très grandes. Ces différences dépendent en partie du plus ou moins de phénomènes inflammatoires survenus pendant la guérison de la plaie et se dérobent aussi jusqu'à présent en partie à notre observation; nous ne pouvons guère pour le moment nous dispenser d'admettre qu'il s'agit ici de conditions purement individuelles qui nous sont inconnues et par conséquent nous nous bornerons à constater provisoirement qu'un individu est plus prédisposé à la fièvre qu'un autre.

Avant de chercher à expliquer le rapport qui existe entre l'état de la plaie et l'état général, nous devons insister un peu plus longuement sur ce dernier. Le symptôme prédominant de la fièvre, c'est *l'élévation de la température du sang* et par cela même de la température du corps. Toutes les théories modernes de la fièvre roulent sur l'explication de ce phénomène. Il n'y a pas de raison qui nous force à admettre qu'aux conditions qui exercent continuellement leur influence dans l'organisme pour le maintien de la température constante du corps il faille absolument en ajouter de nouvelles lorsqu'il s'agit de fièvre; il est au contraire vraisemblable que la température fébrile n'est que le résultat d'une modification, d'une perturbation des conditions de la température normales; ces dernières se modifient facilement et il existe entre elles un rapport de mutualité continuelle. Si vous songez que le sang des hommes aussi bien que des animaux a presque toujours la même température, quelle que soit celle de l'extérieur, au milieu de l'été comme au milieu de l'hiver, dans les climats froids et dans les climats chauds, alors vous comprendrez que les conditions qui président à la production et à la dépense de la chaleur sont très-susceptibles de se modifier et que sans sortir de ces conditions on peut très-bien leur attribuer le pouvoir de faire naître une anomalie dans la température du corps. — Or il est évident qu'une élévation de la température du corps peut se produire aussi bien par le fait *d'une diminution de la dépense de chaleur, la production restant la même, que par le fait d'une augmentation de la production, la dépense n'étant pas modifiée.* (D'autres combinaisons que je passe sous silence peuvent encore s'établir entre les termes de ce rapport). Il n'est pas possible jusqu'à présent de résoudre d'une manière satisfaisante ce grand problème de physiologie, c'est-à-dire de savoir dans quelles conditions y a-t-il diminution de la dépense ou augmentation de la production; on pourrait arriver à une solution par la recherche et la comparaison des quantités de chaleur produites pendant l'état normal et pendant la fièvre, à l'aide d'observations calorimétriques sur de grands animaux à sang chaud; mais jusqu'à présent des difficultés insurmontables se sont opposées à ces sortes d'expériences. — Nous sommes donc réduits aux hypothèses et aux probabilités pour répondre à la question sus-mentionnée. La production de la chaleur reposant principalement sur l'oxydation des éléments du corps, une activité plus grande de ce travail d'oxydation aurait nécessairement pour effet une augmentation de la production de chaleur en supposant que la dépense ou perte restât la même. Or comme l'urée et d'autres corps semblables sont considérés comme des produits de combustion et comme ordinairement dans la fièvre l'urée est excrétée en plus forte quantité, il semble prouvé que la combustion est augmentée dans la fièvre, que par conséquent il y a en réellement dans cet état une production de chaleur plus forte qu'à l'état normal et plus forte aussi que la perte de chaleur subie par le corps dans le même temps et dans les conditions normales. — L'opinion opposée est soutenue par Traube : selon lui toute fièvre commence par une contraction énergique des vaisseaux cutanés; par suite le corps cède moins de chaleur à l'air et il s'en accumule une plus forte quantité dans l'organisme, sans il y ait réellement pour cela une production plus forte; bien que cette hypothèse soit soutenue par son auteur avec un talent et une sagacité admirables, il m'est cependant impossible, comme à la plupart des pathologistes, d'y adhérer, et cela principalement parce que la première proposition, à savoir la contraction des vaisseaux cutanés, ne peut être admise que pour les cas où la fièvre débute par un frisson, phénomène qui cependant est loin d'être constant dans la fièvre. — *Dans ce qui suit nous prendrons pour point de départ l'idée d'après laquelle il y a dans la fièvre augmentation de la production de chaleur.*

La question qui se présente ensuite est la suivante : comment le processus inflammatoire en général et l'inflammation traumatique en particulier agissent-ils dans le sens d'une augmentation de la température du corps? Cette question a reçu des réponses diverses.

1° La rapidité avec laquelle les échanges organiques se font dans le foyer inflammatoire y développe plus de chaleur; le sang qui traverse le foyer y est échauffé plus fortement et communique à tout le corps l'excédant de chaleur qu'il reçoit. Le fait d'une augmentation de chaleur de la partie enflammée comparativement à celles qui ne le sont pas est facile à constater, surtout dans les inflammations de la surface, par exemple de la peau; mais ce fait ne prouve pas qu'il se produise là plus de chaleur qu'à l'ordinaire; peut-être cette augmentation ne tient-elle au contraire qu'à cette circonstance que, dans un temps donné, une plus grande quantité de sang traverse les vaisseaux dilatés; si la partie enflammée ne s'échauffe pas plus que le sang qui s'y rend, il n'est pas probable qu'elle produise de la chaleur. Les études sur ce point ne sont pas nombreuses et les observations qui ont été faites sont contradictoires. Les mensurations thermométriques faites en vue de cet objet par O. Weber et Hufschmidt (autrefois mon chef de clinique, aujourd'hui médecin en Silésie) ont fourni des résultats variés; le plus souvent la température de la plaie était la même que celle du rectum dont la température est identique avec celle du sang artériel, quelquefois la première était plus élevée que la seconde, d'autres fois l'inverse avait lieu : d'après Zimmermann (médecin à Danzig) la température de la plaie serait toujours plus élevée que celle du sang artériel. Jamais ces différences ne sont très-grandes; il ne s'agit guère que de quelques dixièmes de degré. Un autre mode de mensuration a été suivi dans ces derniers temps par O. Weber, la méthode thermo-électrique; ces recherches très-difficiles et très-exactes ont à la vérité abouti, quant à présent à ce résultat, à savoir que la partie enflammée est toujours plus chaude que le sang artériel, et même que le sang veineux venant du foyer inflammatoire est plus chaud que le sang artériel qui y arrive; mais malheureusement cette méthode ne permet pas d'évaluer en chiffres l'étendue des différences. — Mais tout en admettant l'exactitude de ces résultats, on est forcé de convenir que la quantité de chaleur développée dans le foyer inflammatoire est insuffisante pour élever de plusieurs degrés en peu de temps la température de toute la masse du sang et celle du corps. Zimmermann est le seul qui considère cette source de chaleur comme la *cause unique* de l'élévation de température dans la fièvre. Nous sommes donc obligés d'aller à la recherche d'autres sources de chaleur.

2° L'irritation exercée par le processus inflammatoire sur les nerfs du tissu enflammé pourrait être considérée comme se transmettant aux centres nerveux des nerfs vaso-moteurs (trophiques); l'excitation de ces nerfs communiquerait une activité exagérée à tout l'ensemble des échanges organiques et produirait par cela même plus de chaleur. Cette hypothèse en faveur de laquelle plaident bien des faits, entre autres les grandes différences présentées par ce qu'on appelle l'irritabilité fébrile; et pour laquelle je me suis prononcé dans le temps, ne me paraît plus soutenable aujourd'hui, ne nous y arrêtons donc pas plus longtemps pour le moment.

3° L'essence même du processus exige que, dans le foyer inflammatoire, d'un côté les tissus se désagrégent en partie, et que de l'autre des éléments nouveaux se produisent; il n'est donc pas improbable que parmi les produits de l'inflammation il y en ait une certaine quantité qui arrivent dans le sang, soit en traversant les parois vasculaires, soit en suivant le trajet des lymphatiques, et que ces substances exercent sur ce liquide l'effet de ferments, d'agents d'oxydation énergiques, qu'ainsi il y ait dans la masse du sang une production de chaleur augmentée. On pourrait aussi considérer la chaleur comme produite par un procédé plus complexe : ainsi il se pourrait que le sang modifié par l'absorption du produit de l'inflammation exerçât une action irritante sur les nerfs vaso-moteurs et que ces derniers fussent le point de départ d'une augmentation du calorique par le mécanisme indiqué dans le paragraphe précédent, ou bien d'après le mode admis par Traube. Il est difficile de choisir entre ces diverses hypothèses; elles ont toutes autant de raison d'être les unes que les autres et ont cela de commun qu'elles supposent une viciation du sang par des substances émanant du foyer inflammatoire de la plaie et qu'on attribue à ces substances une influence sur le développement de la chaleur; il faudrait que ces matières eussent une action *pyrogène* (excitant la fièvre), et c'est là ce qu'il s'agit de prouver. Or cette preuve a été fournie par les expériences suivantes faites par O. Weber et moi, expériences dont je ne peux vous communiquer ici qu'un court résumé. Dans la plupart des plaies ouvertes, surtout dans les plaies contuses, il y a toujours quelques lambeaux de tissu qui périssent par putréfaction, d'un autre côté, dans beaucoup d'inflammations spontanées la circulation s'arrête dans certains points au milieu du tissu enflammé, et il se fait une putréfaction partielle de ces tissus mortifiés. Ces derniers forment donc une matière qu'il s'agirait d'examiner sous le rapport de l'action pyrogène. Lorsqu'on en injecte quelques parcelles dans les veines des animaux, il en résulte une fièvre intense et même quelquefois la mort au milieu des symptômes de faiblesse, de somnolence, et à la suite de diarrhées sanguinolentes.

Les effets sont les mêmes lorsqu'on injecte dans les veines du pus tout à fait récent. Une action plus faible est exercée par le suc exprimé des parties enflammées et par le sérum du pus. Les produits de désorganisation aussi bien que ceux de la néoplasie exercent donc, en arrivant dans le sang, une influence pyrogène. Ils sont très-complexes et susceptibles de changer de nature; plusieurs des principes chimiques qui s'y rencontrent ont été étudiés séparément au point de vue de leur propriété excitative de la fièvre; on peut provoquer cette dernière en injectant de la leucine, de l'acide sulfhydrique, du sulfure ammonique, du sulfure de carbone et d'autres corps chimiques qui se forment dans la décomposition putride des tissus. *Il n'y a donc aucun corps exclusivement apte à exciter la fièvre, le nombre des substances pyrogènes est au contraire infiniment considérable.* Les substances végétales en putréfaction ont également ce pouvoir. Pour montrer que dans la fièvre le sang est positivement modifié et qu'il recèle dans sa masse, au moins pour un certain temps, la substance toxique, O. Weber a injecté le sang d'un chien fébricitant dans le sang d'un chien sain et provoqué la fièvre chez ce dernier.

L'action pyrogène des produits de l'inflammation et de la putréfaction étant ainsi mise tout à fait hors de doute, il reste à prouver que ces substances peuvent être résorbées par le sang du milieu des tissus et à constater par quelle voie cette résorption s'opère. Dans ce but on injecte les substances mentionnées dans le tissu cellulaire sous-cutané, dans les mailles duquel elles se répandent; l'effet, sous le rapport de la fièvre, reste le même; les poisons pyrogènes sont donc résorbés dans ce tissu. A cela se rattache encore une autre observation : il se produit en effet après un certain temps, à l'endroit où le liquide putride ou le pus frais a été injecté, une inflammation violente, souvent rapidement progressive. Ainsi, par exemple, j'ai injecté sous la peau d'un cheval, à la cuisse, 15 grammes d'un liquide putride; au bout de vingt-quatre heures la jambe était enflée de haut en bas, chaude et endolorie, l'animal avait une forte fièvre; la même expérience fut répétée sur un chien, mais avec le pus frais d'un abcès phlegmoneux, par conséquent avec du pus non décomposé; le résultat fut le même. Je donne à cette action locale du pus et des matières putrides le nom d'*action phlogogène*, c'est-à-dire engendrant l'inflammation. Les substances pyrogènes ne sont pas toujours en même temps phlogogènes, quelques-unes le sont plus que d'autres; du reste cela dépend en grande partie, surtout dans les matières putrides, du plus ou moins de principes toxiques, encore peu connus jusqu'à présent, que ces matières renferment. — Il n'est pas possible de savoir exactement si les substances pyrogènes pénètrent dans le sang par les vaisseaux lymphatiques, ou par les capillaires sanguins ; elles peuvent du reste différer entre elles sous ce rapport. Plusieurs circonstances semblent prouver que l'absorption a lieu principalement par les vaisseaux lymphatiques.

Il nous reste à dire quelques mots sur la marche de la fièvre provoquée artificiellement chez les animaux. Elle se déclare rapidement, souvent déjà une heure après l'injection ; au bout de deux heures on trouve toujours une élévation de température assez considérable ; par exemple chez un chien qui, avant l'expérience, avait une température de 39°,2 dans le rectum, on trouve, deux heures après une injection de pus, 40°,2, au bout de quatre heures, 41°,4. L'effet est le même, que les substances aient été injectées directement dans le sang ou dans le tissu cellulaire. La période d'état de la fièvre peut durer de une à douze heures et peut-être plus longtemps ; sa disparition a tantôt lieu par une crise, tantôt sans phénomènes apparents ; si l'on fait de nouvelles injections, la fièvre s'allume de nouveau ; par des injections répétées on peut tuer les plus grands animaux en peu de jours. Pour qu'une seule expérience suffise à tuer un animal, il faut que la quantité et la force du poison injecté soient proportionnées à la taille de l'animal. Un chien de taille moyenne peut, après une injection d'un gramme d'un liquide putride filtré, avoir une fièvre qui dure plusieurs heures et se retrouver bien portant après douze heures. Le poison peut donc être éliminé par le renouvellement organique, et les troubles occasionnés par sa présence dans le sang peuvent être réparés.

Je ne veux pas poursuivre plus loin l'exposé de ces observations ; et je désire seulement que ce sujet intéressant, qui nous occupera encore par la suite, se soit bien gravé dans votre esprit. J'ai la conviction *que la fièvre traumatique, comme en général les fièvres inflammatoires, dépend essentiellement d'un état d'intoxication du sang, et qu'elle peut être provoquée par diverses substances qui se rendent du foyer inflammatoire dans le torrent circulatoire*. Nous reprendrons ces considérations quand il sera question des maladies traumatiques accidentelles.

Quelques mots encore sur le *pronostic* et le *traitement* des plaies en suppuration.

Le *pronostic* d'une plaie simple des parties molles, par instrument tranchant, dépend essentiellement de l'importance physiologique de la partie lésée ; ici se présente d'une part la question du degré d'influence que la partie lésée exerce sur le reste du corps, et de l'autre celle du trouble qui se produit dans les fonctions de cette partie, envisagée en elle-même. Vous comprendrez facilement qu'une lésion de la moelle allongée, une lésion du cœur et des gros troncs artériels situés profondément dans les grandes cavités du corps, doit être absolument mortelle. Les lésions du cerveau guérissent rarement, tout comme celles de la moelle épinière ; elles entraînent presque toujours à leur suite des paralysies étendues et deviennent mortelles par différentes maladies consécutives. Les lésions des grands troncs nerveux sont suivies de la paralysie des parties du corps situées au-dessous de l'endroit lésé. Les plaies qui pénètrent dans les grandes cavités sont toujours très-dangereuses. Si à cela s'ajoute encore une lésion du poumon, de l'intestin, du foie, de la rate, du rein, de la vessie, etc., le danger augmente de plus en plus, quelques-unes de ces lésions sont même absolument mortelles. L'ouverture des grandes articulations constitue également une blessure qui, non-seulement a souvent pour résultat une abolition permanente de la fonction de l'articulation entamée, mais qui très-fréquemment devient même dangereuse pour la vie par ses autres conséquences. — Les conditions extérieures, la constitution, le tempérament des malades, exercent aussi une certaine influence sur la marche de la guérison. Une autre source de dangers consiste dans le développement de maladies accessoires qui s'ajoutent aux blessures pendant la durée du traitement, maladies qui malheureusement existent en nombre assez considérable, et qui seront traitées plus tard dans un chapitre spécial. — Il faut que provisoirement vous vous contentiez de ces indications sommaires, dont l'amplification constitue une partie essentielle de la chirurgie clinique.

Quant au *traitement* des plaies simples par instrument tranchant, nous pouvons le résumer brièvement.

Déjà nous avons parlé de la réunion des plaies non accompagnées de perte de substance et du moment où il faut enlever les sutures ; c'est bien à peu près tout ce qu'il nous est permis de considérer comme une intervention directe dans le processus curatif. Mais, comme dans toute thérapeutique rationnelle, il est encore ici d'une importance capitale : 1° d'éloigner les influences nuisibles qui peuvent entraver la marche normale ; 2° de bien examiner s'il survient des accidents et de les combattre à temps par les ressources de la thérapeutique, si cela est possible.

Pour nous en tenir d'abord au traitement local, nous ne possédons aucun moyen capable d'abréger notablement, soit la marche de la guérison par première intention, soit celle de la guérison par suppuration, d'en réduire par exemple la durée à la moitié du temps ordinaire ou à moins encore. Malgré cela, la plupart des plaies doivent être traitées avec quelque soin, quelque innombrable que soit d'ailleurs la quantité des blessures légères qui guérissent sans avoir jamais été vues par un médecin. La première condition nécessaire à la marche normale de la guérison est le *repos absolu* de la partie lésée, surtout lorsque la lésion pénètre plus loin que la peau, dans les muscles. Il faut donc absolument, pour peu qu'une plaie soit profonde, que le patient garde non-seulement la chambre, mais encore qu'il reste pendant quelque temps au lit, car il est de toute évidence que des mouvements exécutés par des parties lésées, surtout des muscles, doivent entraver le processus curatif. — La deuxième condition essentielle consiste dans les soins de *propreté* dont il faut entourer la plaie elle-même et les parties circonvoisines. Il convient encore de *couvrir la plaie ;* le mieux, est de l'entourer d'une atmosphère un peu humide ; cela diminue non-seulement la tension douloureuse et cette légère sensation de brûlure que font éprouver les bords de la plaie, et qui se prononce surtout quand ces bords deviennent secs, mais je pense aussi que cela empêche l'inflammation d'aller au delà d'une certaine limite. On protége la plaie de différentes manières, par exemple en enduisant les bords avec une huile pure et fine, le mieux avec de l'huile d'amandes sur laquelle on applique ensuite un petit linge trempé dans le même liquide, qu'on renouvelle tous les jours jusqu'au moment d'éloigner les sutures. — Dans d'autres cas, on applique une compresse de toile pliée en plusieurs doubles et correspondant aux dimensions de la plaie ; sur cette compresse on peut étendre un morceau de taffetas gommé que l'on fixe à l'aide de quelques tours de bande peu serrés.

Les soins à donner aux plaies ouvertes, non réunies, doivent être un peu plus minutieux. Après avoir arrêté l'hémorrhagie, le plus simple est d'appliquer de la charpie sèche ; lorsque la plaie est grande, on doit placer d'abord une pièce de linge percée de trous ou compresse fenêtrée, et par-dessus cette compresse seulement la charpie. Cela offre l'avantage de pouvoir du même coup enlever avec la compresse toute la charpie qui se trouve au-dessus, tandis qu'autrement celle-ci resterait adhérente en différents endroits, et vous ne pourriez pas si facilement examiner la plaie dans toute son étendue.

La première charpie appliquée adhère fortement à la surface de la plaie à cause du sang qui s'y dessèche et du premier liquide sécrété. *il est rare que vous ayez besoin d'éloigner cette masse de charpie avant qu'elle se détache d'elle-même*, ce qui ordinairement arrive du troisième au quatrième jour, quand le pus commence à se montrer sur la plaie. Si la plaie avait encore saigné après le pansement, et si la charpie imbibée d'un sang déjà décomposé répandait une mauvaise odeur, il faudrait la mouiller et l'enlever doucement, sans trop tirailler, pour ne pas faire souffrir le blessé. — Si la plaie, après que la première charpie a été éloignée, paraît suffisamment propre, il ne reste pas autre chose à faire qu'à renouveler régulièrement les jours suivants le pansement avec la charpie sèche, en ayant seulement soin d'absterger chaque fois le pus qui la recouvre. Au contraire, après l'enlèvement de la première charpie, la plaie reste-t-elle couverte de sang décomposé et de nombreux lambeaux de tissu mortifié, alors il est rationnel de plonger la charpie, avant de l'appliquer, dans du chlore liquide dilué, ou dans une solution étendue de chlorure de chaux (4 grammes sur 500) ; ce topique arrête rapidement la décomposition à la surface de la plaie, décomposition qui, du reste, entraîne rarement des suites fâcheuses lorsqu'il s'agit de plaies simples. Vous continuez ce pansement jusqu'à ce que la plaie bourgeonne et suppure convenablement. — C'est de la quantité du pus sécrété que dépend le nombre des applications de charpie que vous aurez à faire sur une plaie en suppuration ; tantôt il faut renouveler le pansement de deux à trois fois par jour, d'autres fois seulement tous les deux jours. J'avoue que pour ma part je n'ai jamais vu le moindre inconvénient à cette manière de couvrir légèrement les plaies de charpie ; quelques chirurgiens redoutent une décomposition du pus absorbé par la charpie, et blâment pour cette raison cette méthode de pansement ; cependant le pus de bonne nature ne se décompose pas si facilement, et s'il survient des accidents avec d'autres plaies, par exemple les plaies contuses, ce n'est certainement pas le pansement à la charpie imbibée d'eau chlorurée et convenablement renouvelé qu'il faut en accuser. — J'accorde que ce pansement n'est certainement pas d'une nécessité absolue ; à défaut de charpie, vous pouvez couvrir une plaie récente tout aussi bien d'ouate ou d'un petit linge, et y appliquer ensuite plusieurs fois par jour soit des linges secs ou simplement mouillés avec de l'eau, soit des linges trempés dans de l'huile. — Dans bien des cas, il ne faut rien de plus, la cicatrisation avance lentement, et la plaie guérit sans autre remède. Cependant, abstraction faite même de certaines maladies des bourgeons charnus dont nous nous occuperons encore spécialement, il arrive très-fréquemment, que soumise à un traitement toujours identique, la plaie présente dans la marche de sa guérison des temps d'arrêt, que pendant plusieurs jours de suite la cicatrisation ne fait pas de progrès, et que pendant ce temps la surface bourgeonnante prend un aspect flasque. Dans ces conditions, il convient de changer le mode de pansement et d'exciter la surface bourgeonnante par de nouveaux moyens ; de pareilles périodes d'intermittence dans le progrès de la guérison s'observent sur presque toutes les grandes plaies. — Vous pouvez alors faire des fomentations avec une infusion de camomille chaude, c'est-à-dire plonger des compresses pliées en plusieurs doubles dans l'infusion, les exprimer et en renouveler à de certains intervalles l'application sur la plaie; ou bien encore vous faites appliquer des compresses d'eau saturnée; vous pouvez même badigeonner de temps à autre la plaie avec un pinceau trempé dans une solution de nitrate d'argent (10 centigr. sur 30 gram. d'eau). Si la surface de la plaie n'est plus très-grande, vous pouvez enfin la panser avec des pommades. Les pommades s'étendent en couche mince sur de la charpie ou du linge; les plus convenables sont : l'*onguent basilicum* (composé d'huile d'olive, de cire, de colophane, de suif et de térébenthine), ensuite un onguent au nitrate d'argent (5 centigr. sur 4 gram. d'un corps gras quelconque avec addition d'un peu de baume du Pérou). Une fois que la cicatrisation est très-avancée, on peut enfin se servir avec beaucoup d'avantage d'une pommade à l'oxyde de zinc ou de cérat saturné, ou bien on collera un peu de charpie sèche contre la plaie, dont le dernier vestige guérira sous la croûte qui se formera.

Quant au traitement de l'état général, nous ne pouvons également rien faire qui soit capable d'empêcher ou d'enrayer la fièvre qui succède à la lésion. Toutefois certaines mesures diététiques sont nécessaires. Il ne faut pas que le blessé prenne trop d'aliments après son accident, il doit au contraire, tant que dure la fièvre, se soumettre à un régime assez sévère. En général, cette restriction s'impose sans efforts, parce que les fébricitants ont ordinairement peu d'appétit; mais encore après la cessation de la fièvre, il faut que le malade vive sobrement et ne mange qu'autant que le repos au lit ou un séjour prolongé dans la chambre, où il ne peut prendre aucun exercice, lui permet de digérer. Il n'est nullement nécessaire que les blessés souffrent de la faim, mais si l'estomac est surchargé d'aliments, surtout chez les personnes qui, habituées à se donner beaucoup de mouvement, sont maintenant forcées de garder le repos, il en résulte facilement de la constipation, et celle-ci peut fort bien entretenir la fièvre et même la faire renaître après qu'elle avait déjà disparu. Pour ces motifs, les purgatifs jouent un certain rôle dans le traitement des blessés; on emploie ordinairement le sulfate de magnésie, le séné et autres semblables. — Si la fièvre est violente et si le malade éprouve le besoin de prendre quelque boisson autre que l'eau fraîche, que les personnes atteintes de fièvre aiment généralement par-dessus tout, vous pouvez prescrire des acides sous forme de limonade ou de potion; la limonade ordinaire au citron répugne bien vite; les malades supportent en général mieux l'acide phosphorique, l'acide chlorhydrique ajouté à l'eau mêlée d'un sirop de fruits, le sirop de vinaigre framboisé dans de l'eau, de l'eau dans laquelle on a fait cuire des pommes, l'eau panée (c'est-à-dire un décocté fait avec du pain grillé et additionné d'un peu de jus de citron et de sucre). D'autres malades aiment mieux le lait d'amandes, des glaces aux fruits dissoutes dans de l'eau, une décoction de gruau d'avoine, de l'eau d'orge, etc. En cela vous devez laisser toute liberté au goût du malade et aux personnes de la famille qui, sous votre direction, lui prodiguent leurs soins. Il est bon cependant que plus tard vous dirigiez même votre attention sur ces sortes d'objets. Les médecins doivent connaître les secrets de la cave et de la cuisine tout aussi bien que ceux de la pharmacie; aussi ce n'est pas sans cause qu'on leur a fait une réputation de gastronomes.

NEUVIÈME LEÇON

DES CICATRICES.

Combinaison entre les guérisons par première et par seconde intention. — Réunion des surfaces bourgeonnantes. — Guérison sous une croûte. —.Maladies des bourgeons charnus ou granulations. — De la cicatrice dans les divers tissus : cicatrisation des muscles ; cicatrisation des nerfs, renflement en massue de ce dernier genre de cicatrices ; cicatrisation des vaisseaux, organisation du thrombus, circulation collatérale dans les artères.

Pour commencer, j'aurai aujourd'hui à ajouter quelques remarques peu nombreuses sur certaines anomalies que la guérison des plaies peut présenter dans sa marche ; ces anomalies sont si fréquentes, qu'on devrait presque les faire rentrer dans l'ordre des faits normaux, et, dans tous les cas, on doit les compter parmi les faits très-communs.

Il n'est nullement rare que l'on voie sur une seule et même plaie une combinaison entre les deux modes de guérison dont nous avons donné la description, qu'il y ait à la fois guérison par première et par seconde intention. Vous réunissez, je suppose, une plaie d'une manière très-complète, et vous remarquez ensuite que dans certains endroits la guérison par première intention a eu lieu, tandis que dans d'autres, après l'éloignement des sutures, les bords s'écartent et ne s'unissent de nouveau que lentement, par suppuration.

De même, il n'est pas rare que dans la profondeur une plaie soit fermée par première intention, et que ses bords cutanés s'écartent un peu l'un de l'autre après l'éloignement des sutures, pour ne se réunir ensuite que par suppuration, ou réciproquement, que les bords cutanés s'unissent par première intention, tandis qu'une suppuration s'établit dans la profondeur de la plaie, ce qui entraîne ensuite la séparation partielle des bords cutanés déjà réunis. Ces deux conditions se rencontrent assez communément, surtout dans les amputations des extrémités, lorsque la plaie a été réunie par des sutures.

Tout en n'ayant pas obtenu l'effet voulu, on aura rarement à regretter d'avoir réuni ces sortes de plaies, car on obtient presque toujours une diminution de leur étendue, et la guérison se fait d'ordinaire plus rapidement que si l'on n'avait tenté aucune réunion au commencement, seulement il faut avoir soin de retirer les sutures en temps opportun. — Il n'est guère possible d'indiquer, dans chaque cas particulier, les causes qui peuvent empêcher la réunion de se faire, alors même que la plaie présente des bords nets et réguliers. Cependant, si vous vous rappelez combien l'ensemble des phénomènes qui accompagnent la guérison des plaies est compliqué, et quel rôle doivent y jouer la nature des tissus lésés, la disposition des vaisseaux, le plus ou moins de tension des bords de la plaie, leur rapprochement plus ou moins intime, le repos des parties lésées pendant le traitement, la constitution générale du malade et tant d'autres conditions enfin dont la nature ne nous est pas encore connue, vous ne vous étonnerez pas des troubles qui surviennent dans le processus curatif. Vous seriez heureux même si les malades ne pouvaient être frappés d'accidents plus graves que celui de la non-réussite d'une guérison par première intention, d'autant plus que pour presque toutes les plaies simples par instrument tranchant, sauf les opérations plastiques, cela n'offre d'autre inconvénient que d'exiger plus de temps.—La question de savoir quelles conditions histologiques se présentent, lorsqu'une plaie, d'abord fermée, s'ouvre ensuite partiellement ou complétement, est facile à résoudre d'après la description que je vous ai donnée des phénomènes qui se produisent dans la guérison des plaies ; en effet, toute la différence entre les deux processus consiste en ce que, dans l'un, le tissu devenu le siége d'une néoplasie inflammatoire se transforme immédiatement en tissu conjonctif, et que, dans l'autre, il passe d'abord par l'état intermédiaire de tissu bourgeonnant.

Il existe encore un autre genre de fusion entre les bords d'une plaie ; il consiste en ce que deux surfaces bourgeonnantes opposées et appliquées étroitement l'une contre l'autre peuvent se réunir immédiatement entre elles. Il est malheureusement très-rare que ce genre de guérison, que vous pouvez, si vous le voulez, appeler la guérison par troisième intention, se fasse d'une manière spontanée. La raison en est facile à concevoir ; la surface des bourgeons charnus sécrète constamment du pus, et tant que cela a lieu, les surfaces ne se touchent complétement qu'en apparence, car le pus les sépare l'une de l'autre. Quelquefois, il est vrai, on réussit, en pressant l'une contre l'autre les deux surfaces, à empêcher la continuation de cette sécrétion de pus, et dans ces cas les deux surfaces peuvent effectivement devenir adhérentes entre elles ; on arrive à ce résultat soit en affrontant les deux surfaces à l'aide d'un bon sparadrap, soit en appliquant des sutures dites secondaires, pour lesquelles on fait alors bien de choisir les fils métalliques. Toutefois, il est malheureusement si peu commun que l'on parvienne à obtenir après coup, à l'aide de ces moyens, une rapide guérison, que l'on n'y a recours que très-rarement. On obtient les meilleurs résultats par les sutures métalliques secondaires en ne les appliquant que le quatrième ou le cinquième jour après la lésion, parce qu'alors le tissu est déjà redevenu plus dense et plus ferme, et moins facile à couper par les sutures.

Enfin il existe encore un genre de guérison. Nous voulons parler de celle d'une plaie en surface, sous une croûte. Cela ne s'observe ordinairement que pour les petites plaies sécrétant peu de pus, car dans ces cas seulement le pus se dessèche sur la plaie en une croûte adhérente ; si la suppuration est profuse, la nappe de pus peut bien se dessécher à la surface par l'évaporation de son contenu aqueux, mais le liquide nouveau étant constamment sécrété en dessous, il est impossible qu'il se produise une croûte adhérente. Lorsque celle-ci s'est formée, le tissu bourgeonnant ne se développe au-dessous qu'à un faible degré, peut-être parce qu'il est soumis à la légère pression qu'exerce la croûte desséchée, et parce que le tissu bourgeonnant devient moins muqueux, ce qui permet à l'épiderme de se régénérer plus facilement sous la croûte. Une petite plaie de ce genre peut être entièrement cicatrisée *à la chute de la croûte*.

Souvent, et principalement dans les plaies d'une certaine étendue, les surfaces bourgeonnantes prennent un aspect autre que l'aspect normal qui vient d'être décrit. Il y a certaines *maladies des bourgeons charnus* dont je vais résumer brièvement les formes les plus prononcées, bien que ces affections offrent des transitions si nombreuses, que vous serez forcés, plus tard, de les observer avec le plus grand soin par vous-mêmes pour bien les connaître. — Vous pouvez considérer comme autant d'espèces bien distinctes les suivantes :

1° *Les granulations ou bourgeons charnus exubérants*, *fongueux*. L'épithète fongueux rappelle simplement la ressemblance avec un champignon ; par granulations fongueuses, on entend par conséquent celles qui s'élèvent fortement au-dessus du niveau de la surface cutanée, et qui s'étendent à l'instar d'un champignon sur les bords de la plaie. La consistance de ces granulations est généralement très-molle, le pus qu'elles sécrètent est muqueux, transparent, visqueux; il contient moins de cellules que le pus de bonne nature, et la plupart de ces cellules ainsi que celles des bourgeons charnus sont remplies d'un grand nombre de molécules graisseuses et d'une substance muqueuse ; cette dernière existe aussi comme substance intercellulaire en quantité plus grande que dans les granulations normales. Rindfleisch a aussi trouvé dans ces granulations des foyers de tissu muqueux de Virchow bien développé. La vascularisation peut être très-exagérée; souvent ce tissu, facile à détruire, saigne au moindre attouchement; les bourgeons charnus présentent quelquefois un aspect très-foncé, rouge tirant sur le bleu. Dans d'autres cas, le développement vasculaire est faible, souvent à un tel degré, que la surface peut paraître rose clair, par endroits même jaunâtre, gélatineuse, comme cela arrive chez les individus anémiques et souvent aussi chez les petits enfants et chez les personnes très-âgées.—La cause la plus ordinaire de ce développement exubérant des bourgeons charnus consiste en quelque obstacle local qui s'oppose à la guérison, par exemple la roideur de la peau environnante, qui entrave la rétraction cicatricielle, un corps étranger qui reste caché dans la profondeur d'une plaie cylindrique, bourgeonnante, autrement dit dans une fistule; cette végétation anormale s'observe surtout sur de grandes plaies entièrement ouvertes; on dirait que les tissus sont épuisés et devenus incapables d'amener la condensation et la cicatrisation nécessaires, de sorte que le tissu bourgeonnant flasque et fongueux est seul produit. — Tant qu'il existe des granulations qui ont les caractères que nous venons de décrire et qui dépassent les bords cutanés, la cicatrisation n'avance généralement pas. Abandonnée à elle-même, la plaie finirait cependant par se cicatriser, mais seulement après un temps bien long. Nous possédons assez de moyens pour abréger la durée du processus curatif dans ces conditions. Nous employons principalement les caustiques pour détruire en partie la surface bourgeonnante et provoquer un travail plus énergique dans la profondeur. Le premier moyen consiste dans la cautérisation journalière de la surface à granulations par le crayon de nitrate d'argent; cette cautérisation sera faite surtout aux bords; il en résulte immédiatement une eschare blanche qui se détache dans les douze ou vingt-quatre premières heures; vous répétez, selon le besoin, cette légère opération, jusqu'à ce que la surface bourgeonnante soit nivelée. Un autre bon moyen consiste à saupoudrer la plaie avec de la poudre de précipité rouge, procédé qu'il faut également renouveler tous les jours pour améliorer l'état de la surface. Un moyen qui peut encore rendre de bons services, c'est la compression par les bandelettes. — Les granulations sont-elles par trop volumineuses et épaisses, le plus court est souvent d'enlever une partie du tissu bourgeonnant avec les ciseaux; le léger saignement qui s'ensuit sera facilement combattu par des applications de charpie. — Si la végétation est moins exubérante, il suffit souvent de faire des fomentations astringentes avec les décoctions d'écorce de chêne ou de quinquina, avec l'eau saturnée, etc., pour stimuler le travail de cicatrisation retardé.

2° On entend par *granulations éréthiques* celles qui se distinguent par la douleur excessive qu'elles font éprouver au moindre contact ; ce sont ordinairement des granulations exubérantes qui en même temps saignent très-facilement. Lorsque les granulations sont le siége d'un éréthisme intense, elles sont tellement sensibles que le plus léger attouchement cause des douleurs intolérables et qu'aucune espèce de pansement ne peut être supporté; pour ma part, je n'ai jusqu'à présent jamais rencontré un cas semblable ; on prétend que des exemples s'en observent chez les femmes hystériques et chez des individus très-irritables en général; des degrés moins prononcés de cet endolorissement des granulations ne sont pas rares. Il n'est pas facile de se rendre compte des causes qui le provoquent ; le tissu bourgeonnant lui-même ne contient pas de nerfs ; le plus souvent il est entièrement insensible au toucher, et le contact ne peut être senti que par l'intermédiaire des nerfs sous-jacents sur lesquels la pression se continue. Il faut donc supposer qu'en cas de sensibilité exagérée comme nous venons de la décrire, les terminaisons nerveuses au fond de la plaie ont dû subir une dégénération particulière ; peut-être aussi se forme-t-il en petit, sur les dernières ramifications nerveuses, des épaississements analogues à ceux que nous apprendrons à connaître plus tard sur les gros troncs ; il serait fort à désirer qu'on fît des recherches exactes sur cet objet. Nous rencontrons parfois des conditions de ce genre sur les cicatrices des gros troncs nerveux, et nous aurons l'occasion d'y revenir. — Pour remédier à cet endolorissement excessivement pénible qui non-seulement retarde la guérison, mais qui met encore les patients dans un état d'excitation extraordinaire, vous essayerez d'abord les pansements avec les corps gras tels que l'huile d'amandes douces, le cérat ou les cataplasmes de gruau, d'avoine ou de farine de lin, ou bien avec des compresses trempées simplement dans l'eau tiède. Les fomentations ou cataplasmes narcotiques qui se préparent en ajoutant des feuilles de belladone ou de jusquiame, ne produisent pas grand effet, comme en général l'emploi local des narcotiques. Si tous les moyens que nous venons de mentionner restent inefficaces, vous ne devez pas hésiter à détruire toute la surface bourgeonnante ou au moins les endroits douloureux de cette surface par des caustiques (nitrate d'argent, potasse caustique, cautère actuel), vous pourrez même exciser la surface entière au bistouri. L'endolorissement excessif et l'irritabilité tiennent-ils à un état d'hystérie, d'anémie, etc., alors vous n'obtiendrez en général pas de grands résultats par l'emploi des moyens locaux, et vous essayerez de diminuer l'irritabilité générale par des médicaments internes tels que la valériane, l'asa fœtida, les préparations ferrugineuses, le quinquina, ensuite par les bains tièdes et autres moyens semblables.

3° Il peut en outre se faire que sur les grandes plaies il se forme une couenne jaune qui couvre une partie de la surface bourgeonnante et s'en laisse détacher facilement. A l'examen, on reconnaît que cette couenne n'est autre chose que de la fibrine coagulée ; il y a donc là un processus croupal donnant lieu à des *granulations croupales*. Peu d'heures après avoir été enlevée, la couche de fibrine est déjà reproduite et se renouvelle pendant plusieurs jours consécutivement, jusqu'à ce qu'enfin elle disparaisse toute seule ou que la sécrétion de la fibrine finisse par céder à l'emploi des caustiques appliqués sur les endroits affectés.

Des taches blanches très-analogues se rencontrent quelquefois sur des surfaces bourgeonnantes plus grandes ; ces taches ne proviennent pas d'une superposition ou d'une infiltration de fibrine, mais probablement d'une oblitération vasculaire locale. L'un et l'autre état peuvent, dans des conditions défavorables, principalement sous l'influence d'un génie épidémique, se terminer par une destruction complète des granulations, par une véritable *diphthérite* de la plaie que nous apprendrons à connaître plus tard sous le nom de *pourriture d'hôpital*. Cependant il est en général rare que la maladie prenne un développement pareil ; après un certain temps la surface bourgeonnante s'améliore, et la guérison poursuit son cours ordinaire.

Lorsqu'une pareille altération de la surface bourgeonnante est accompagnée de gonflement, de sensibilité plus grande et de fièvre, nous avons affaire à une véritable inflammation aiguë de la plaie ; la substance muqueuse des granulations se coagule alors en une masse fibrineuse ; la surface granuleuse prend un aspect jaune et devient poisseuse. Plus tard, en parlant des plaies contuses, je reviendrai sur les causes de ces inflammations secondaires. Ordinairement, ces inflammations croupales des plaies qui peuvent occuper une partie de leur surface ou cette surface tout entière, se terminent par l'élimination des granulations malades, suivie d'une formation de granulations nouvelles dans la profondeur.

Il n'est pas à mettre en doute que cette sécrétion toute locale de la fibrine s'étendant en surface et dans les interstices, ne devienne un puissant argument en faveur de l'opinion émise par Virchow sur ces processus croupaux en général. Autrefois on admettait, comme on sait, que dans tous les processus inflammatoires, croupaux, parmi lesquels il faut surtout compter la forme ordinaire de la pneumonie aiguë, le sang devait être trop riche en fibrine, que par conséquent il existait une crase fibrineuse par suite de laquelle l'excédant de ce produit, quittant les capillaires à l'état liquide, se coagulait en partie au-dessus, et en partie en dedans des surfaces enflammées, et produisait ainsi les dépôts pseudo-membraneux. Virchow émet au contraire l'opinion que le processus inflammatoire met les tissus dans un état qui les rend aptes à faire coaguler la fibrine dissoute qui les imbibe. Je ne peux pas entrer ici dans le développement des raisons nombreuses sur lesquelles Virchow a appuyé cette opinion, mais je vous ferai simplement observer que dans le cas de sécrétion de la fibrine par les surfaces bourgeonnantes, il ne peut certainement pas être question d'une crase fibrineuse apparaissant et disparaissant rapidement, mais bien évidemment d'un processus local qui se laisse facilement combattre par des moyens purement locaux. D'après les observations déjà plusieurs fois mentionnées d'A. Schmidt, il est permis de supposer qu'à la suite de certaines irritations qualitatives et quantitatives des tissus, les capillaires laissent transsuder une plus grande quantité de substance fibrinogène qu'à l'ordinaire. Virchow a déjà fait remarquer autrefois qu'il suffit d'une irritation répétée pour transformer l'exsudation séreuse simple en une exsudation fibrineuse croupale. Si vous appliquez un vésicatoire, vous faites naître sur la peau une ampoule à contenu séreux, la couche cornée de l'épiderme étant détachée de la couche muqueuse par un exsudat liquide sécrété rapidement par la peau sous-jacente; si vous enlevez cette ampoule et que vous réappliquiez l'emplâtre, vous trouverez très-souvent la surface couverte, au bout de quelques heures déjà, d'une couche fibrineuse qui englobe une quantité immense de jeunes cellules nouvellement formées. Un résultat pareil s'obtient lorsqu'on applique l'emplâtre sur une surface cutanée déjà enflammée ou bien sur une jeune cicatrice.

Le traitement de l'inflammation croupale ou pseudo-membraneuse est purement local; il faut donc rechercher attentivement les causes qui peuvent avoir déterminé l'irritation nouvelle et se hâter de les combattre.

Si vous enlevez tous les jours les couches fibrineuses, et si vous cautérisez ensuite les surfaces dénudées avec du nitrate d'argent, ou bien si vous les badigeonnez avec la teinture d'iode, si vous faites faire en même temps des fomentations avec de l'infusion de camomille, vous verrez bientôt disparaître cet état anormal de la surface bourgeonnante. Si ces moyens ne produisent rien, vous employez les caustiques plus énergiques, parce que sans cela on aurait à redouter le passage de l'état croupal de la surface bourgeonnante à l'état diphthéritique, sous l'influence duquel le dépôt fibrineux et le tissu qui le supporte sont bientôt réduits en une bouillie grisâtre.

4° Outre les maladies des bourgeons charnus que nous venons de mentionner, ces derniers présentent encore un état d'affaissement complet sous l'influence duquel ils offrent l'aspect d'une *surface unie*, *rouge*, *polie*, *miroitante*, qui a perdu son aspect bosselé, granuleux. Cette transformation se produit presque toujours dans les bourgeons charnus pendant les derniers moments de la vie ; mais elle peut encore s'opérer dans d'autres conditions, surtout lorsqu'une inflammation particulière, typique de la peau, que nous apprendrons à connaître plus tard sous le nom d'érysipèle, a pris naissance. En outre, cette modification se montre encore dans certaines maladies générales des blessés, que nous résumons sous le nom de pyémie. Il est vrai que dans ces cas l'affaissement des granulations ne peut être empêché qu'autant que l'on fait disparaître les maladies qui l'ont provoqué ; aussitôt que ces maladies ont disparu, les symptômes locaux de la plaie s'amendent à leur tour ; il serait tout à fait superflu, même nuisible, d'employer dans ces conditions les forts irritants locaux.

Nous avons encore à ajouter quelques remarques sur les *cicatrices*, sur certaines modifications ultérieures qu'elles peuvent offrir, sur leur végétation et leur configuration dans les divers tissus.

Les cicatrices linéaires des plaies qui ont été guéries par première intention subissent rarement quelque dégénération ultérieure. Très-souvent les cicatrices larges et grandes s'ouvrent de nouveau, surtout lorsqu'elles sont immédiatement situées sur les os, parce que les mouvements, les secousses ou les frottements les plus minimes suffisent pour enlever l'épiderme encore tendre au commencement, et font ainsi naître une crevasse ou une excoriation superficielle sur la cicatrice ; quelquefois aussi il arrive que le jeune épiderme est soulevé en ampoule, et cela parce qu'il se fait une exsudation par les vaisseaux de la cicatrice, en même temps qu'une légère hémorrhagie, de sorte que l'ampoule est remplie d'un sérum sanguinolent. Cet état d'écorchure de la cicatrice peut, s'il se répète souvent, devenir très-pénible pour les malades. Vous préviendrez cet accident le plus facilement si vous engagez les malades à protéger pendant quelque temps la jeune cicatrice en la couvrant d'ouate ou d'une bande. Si des excoriations existent, vous devez recourir à des topiques très-doux, tels que l'huile, la glycérine, le cérat, l'onguent à l'oxyde de zinc et autres semblables, ou bien vous emploierez un emplâtre de céruse.

Une fois que la surface bourgeonnante est entièrement couverte d'épiderme, il se fait dans la cicatrice, comme cela a été dit plus haut, un processus régressif ayant pour effet la formation d'un tissu conjonctif solide; dès ce moment, la cicatrice ne s'accroît plus. Dans quelques cas rares, il arrive cependant qu'elle prend un véritable accroissement spontané et se développe en une tumeur solide de tissu conjonctif. On ne remarque pour ainsi dire cet accident qu'après les petites plaies qui ont longtemps suppuré, et qui étaient couvertes de granulations fongueuses que l'épiderme, contrairement à ce qui s'observe presque toujours, a complétement recouvertes. Vous savez qu'on a l'habitude de percer de bonne heure le lobule de l'oreille des petites filles pour plus tard y suspendre des boucles. Cette petite opération est exécutée à l'aide d'une forte aiguille par les mères ou par les orfévres, et l'on a soin d'introduire immédiatement un petit anneau dans l'ouverture. En général, la petite plaie se cicatrise vite et l'anneau qui s'y trouve empêche l'oblitération de la plaie. Dans d'autres cas cependant, il se produit une inflammation et une suppuration très-considérables; l'anneau peut même couper le lobule de haut en bas sous l'influence de la fonte purulente continuelle du tissu; des granulations exubérantes se forment alors à l'ouverture d'entrée et à l'ouverture de sortie, enfin on peut être forcé d'enlever l'anneau : assez souvent l'ouverture guérit alors et se ferme rapidement; dans d'autres cas, les granulations se cicatrisent, la cicatrice prend du développement, et il se produit sur les deux surfaces du lobule de petites tumeurs de tissu conjonctif, de petits fibroïdes qui ressemblent à un gros bouton de chemise que l'on aurait fait passer à travers le pertuis de l'oreille; ces fibroïdes prennent ensuite un accroissement indépendant, à l'instar d'une tumeur. Examinez ces tumeurs sur une surface de section, et vous leur trouverez un aspect blanc, tendineux, comme celui de la cicatrice elle-même. Sous le microscope, vous trouvez des cellules fusiformes et du tissu conjonctif; ce n'est rien de plus qu'une végétation, qu'une hypertrophie de la cicatrice. Pour ma part, j'ai observé deux fois ces accidents sur l'oreille, Dieffenbach en raconte un autre cas dans sa *Médecine opératoire*. J'ai aussi rencontré un jour des tumeurs semblables sur la nuque, où elles s'étaient développées aux plaies d'entrée et de sortie d'un séton, et avaient pris de chaque côté le volume d'une châtaigne. Il faut enlever ces tumeurs soigneusement avec le bistouri, et refréner les granulations qui pourraient encore végéter en dessous en les touchant avec le crayon de nitrate d'argent.

Jusqu'ici nous n'avons considéré, dans la description du bourgeonnement et de la cicatrisation, que les faits qui se passent dans le tissu conjonctif, et cela pour plus de simplicité. Ainsi, nous avons dit à peu près tout ce qui concerne la terminaison de cette formation cellulaire qui s'est produite immédiatement après la lésion, car les autres tissus n'y prennent qu'une très-faible part, et beaucoup d'entre eux, au commencement, ne participent même pas du tout à ce travail de multiplication des cellules, de sorte que tout repose sur les cellules de tissu conjonctif. Nous voulons dire par là que le développement du *tissu cellulaire primitif*, de la *néoplasie inflammatoire*, part presque exclusivement du tissu conjonctif que l'on sait exister en énorme quantité à l'état de périmysium entre les faisceaux musculaires, de névrilème entre les faisceaux nerveux, de tunique adventice et de gaîne cellulaire autour des vaisseaux. Les noyaux des muscles et des nerfs ne participent qu'en petit nombre et d'ordinaire d'une manière très-secondaire à ce processus. Dans la cicatrice, la communication entre les différents tissus et les terminaisons de ces tissus se montrent sous les aspects suivants :

La cicatrice qui se produit dans le *muscle* est constituée par du tissu conjonctif et reste telle à jamais. Dans les bouts libres des fibres musculaires primitives, il se fait d'abord une désagrégation, ensuite un peu plus loin, et à partir d'une certaine limite, une augmentation des noyaux du myolemme, augmentation qui cependant n'a pas pour résultat une production de nouvelles masses musculaires, mais seulement une terminaison arrondie des fibres musculaires dans le voisinage de la cicatrice, terminaison qui parfois ressemble à un renflement en massue, d'autres fois et plus souvent au sommet d'un cône ; ainsi modifiées, les fibres se continuent avec le tissu conjonctif de la cicatrice, comme avec les tendons; la cicatrice musculaire devient une intersection tendineuse permanente dans laquelle le muscle ne peut plus jamais se reproduire. O. Weber a observé un léger degré de néoplasie musculaire aux terminaisons suppurantes des muscles; cependant la néoplasie n'est jamais très-productive et paraît se présenter uniquement dans les cas où le muscle est le siége d'un développement de granulations.

Fig. 15.

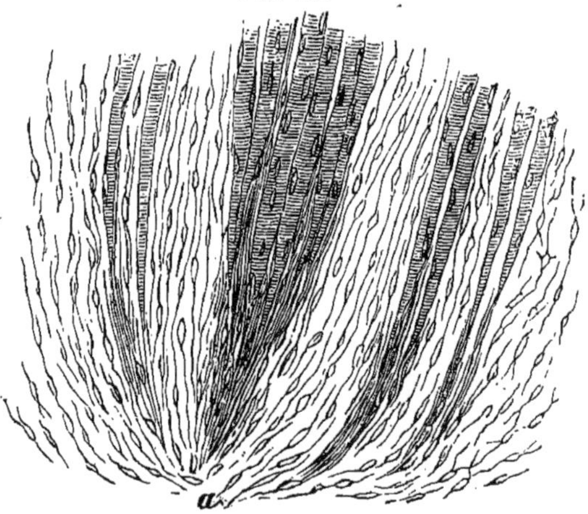

Cicatrice de la lèvre supérieure d'un chien ; tissu conjonctif de la cicatrice en *a* ; les fibres musculaires divisées en cet endroit sont atrophiées à une courte distance et sont terminées en cônes. — Grossissement, 300.

Il n'en est plus de même des *nerfs*. Si un nerf a été simplement coupé en deux, les deux bouts s'écartent un peu à raison de leur élasticité, ensuite ils se renflent légèrement et se remettent plus tard en communication par le développement d'une formation nouvelle de véritable substance nerveuse, si bien que la conductibilité nerveuse se rétablit à travers la cicatrice. Dans les vastes cicatrices superficielles, il se développe des nerfs nouveaux qui s'avancent dans l'intérieur même de l'inodule; de plus, si vous excisez une portion de peau, et que par le glissement vous mettiez en contact et réunissiez entre elles des parties fort éloignées les unes des autres, de nouveaux nerfs traverseront bientôt la cicatrice et la conductibilité nerveuse redeviendra, au bout d'un certain temps, ce qu'elle était auparavant, comme on a si souvent l'occasion de s'en assurer dans les opérations autoplastiques. — Ces faits sont très-remarquables, et jusqu'à présent il a été impossible de les expliquer physiologiquement. N'est-il pas étonnant que les fibres nerveuses, sensibles aussi bien que motrices, viennent à se rencontrer de nouveau après la réunion des bords d'une plaie, et même que les bouts coupés des fibres primitives se rejoignent comme ils étaient joints auparavant (car c'est bien là ce qu'il faut admettre), afin que la conductibilité et la localisation des fonctions nerveuses se rétablissent, comme cela arrive effectivement. Nous ne pouvons traiter avec plus de détails ces objets. Qu'il suffise de vous rappeler que les phénomènes intimes dont l'évolution a surtout été bien poursuivie par Schiff, sont les suivants : il se fait d'abord dans les deux bouts une désagrégation du tube médullaire, peut-être aussi du cylinder-axis jusqu'à une certaine distance, en même temps une formation de cellules dans le névrilème, d'où résultent des cellules fusiformes qui se développent également dans la substance interposée entre les nerfs; de ces cellules part probablement, ainsi que des noyaux qui existent dans la gaîne primitive des fibrilles, un développement de fibrilles nerveuses de formation nouvelle, comme dans l'embryon, et qui se dirigent de l'un à l'autre bord de la plaie; celles-ci, très-pâles au commencement, sont plus tard aussi entourées d'un névrilème et ne peuvent plus être distinguées dès lors des fibres nerveuses ordinaires. — Cette régénération, qui a été très-bien étudiée au moyen d'expériences faites sur des animaux, ne se fait chez l'homme que dans de certaines limites que l'on ne peut, il est vrai, pas déterminer d'une manière rigoureuse. La réunion des gros troncs nerveux, comme le nerf sciatique, le nerf médian, ne se fait ordinairement pas; en outre, la régénération manque après l'excision de segments nerveux d'une certaine longueur, dépassant, par exemple, trois à quatre lignes, par conséquent lorsque les bouts restent séparés par une longue distance. Il faut donc une apposition aussi exacte que possible des bouts nerveux, parce qu'évidemment la transformation du tissu intermédiaire nouvellement formé en substance nerveuse ne peut se faire qu'avec le concours des bouts nerveux eux-mêmes. Nous retrouverons des conditions analogues dans la guérison des fractures où une réunion osseuse ne peut également s'effectuer qu'après une coaptation suffisante des fragments. Quant à la régénération des tissus du cerveau et de la moelle épinière, elle ne se produit pas chez l'homme après une blessure avec perte de substance, ou du moins cette régénération n'est pas telle que la conductibilité nerveuse puisse être rétablie. Il est vrai que chez les animaux, comme Brown-Séquard l'a prouvé par des expériences faites sur des pigeons, la régénération peut se faire après la section de la moelle épinière, si bien que la paralysie qui naturellement s'est produite dans toutes les parties situées au-dessous de l'endroit divisé, finit par disparaître entièrement. Malheureusement, ce pouvoir de régénération des nerfs diminue graduellement à mesure que l'on s'élève sur l'échelle du développement des animaux vertébrés, et se trouve être moindre chez l'homme que chez tous les animaux. On sait que chez les salamandres des extrémités entières peuvent se reproduire après avoir été amputées. Quel dommage qu'il n'en soit pas de même chez l'homme ! Toutefois la nature paraît vouloir faire de temps à autre, dans ces cas, un essai malheureusement infructueux de régénération nerveuse. En effet, on remarque assez souvent qu'après les amputations, les extrémités des nerfs dans les moignons se développent, au lieu de se cicatriser simplement, en nodosités renflées en massue devenant éminemment douloureuses et exigeant parfois une excision consécutive. Ces renflements des nerfs consistent en un lacis de fibres nerveuses primitives qui se développent à partir du bout coupé du nerf, comme si elles voulaient aller à la rencontre d'un bout opposé. Les cicatrices nerveuses dans la continuité restent parfois

FIG. 16.

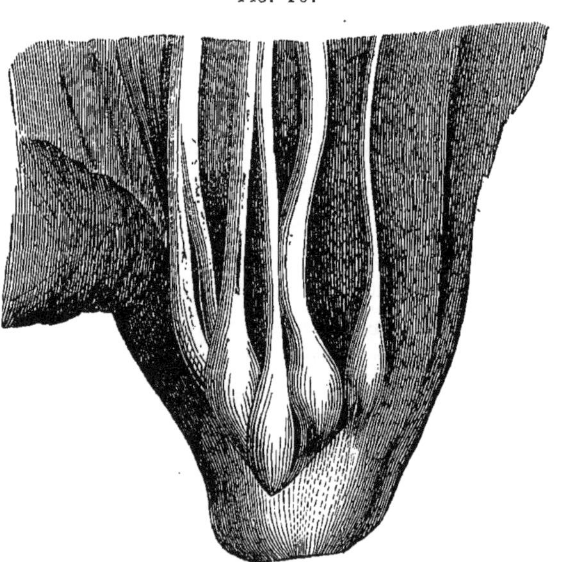

Terminaisons renflées en massue des bouts nerveux d'un moignon ancien d'amputation du bras, d'après une préparation du musée anatomique de Bonn, copiée sur Froriep, *Chirurgische Kupfertafeln*, vol. I, planche 113.

noueuses, parce qu'il se développe dans leur intérieur des fibres primitives en excès, entrelacées et pelotonnées. Ces petites tumeurs nerveuses, véritables névromes, sont aussi extrêmement douloureuses, et doivent être enlevées au bistouri. — En général, ces végétations des cicatrices nerveuses doivent être mises en parallèle avec les hypertrophies mentionnées des cicatrices de tissu conjonctif et avec les végétations osseuses qui, il est vrai, se produisent rarement en aussi grande abondance pendant la guérison des os fracturés.

Le processus curatif après les *lésions des vaisseaux d'un certain volume, surtout des troncs artériels*, a été parfaitement étudié par voie d'expérimentation. — Lorsqu'on lie une forte artère, soit après une amputation, soit dans la continuité, pour combattre une hémorrhagie ou une maladie artérielle, la tunique interne se rompt sous une forte constriction, et les tuniques moyenne et externe sont resserrées de telle sorte que leurs surfaces internes se plissent et s'appliquent étroitement l'une contre l'autre. Vous pourrez vous convaincre de la rupture de la tunique interne non-seulement en liant de gros vaisseaux sur le cadavre, parce qu'alors vous sentirez assez souvent sous le doigt un léger craquement pendant la constriction, mais encore en incisant une artère liée après avoir détaché la ligature.

Depuis l'endroit correspondant à la ligature jusqu'au premier rameau partant du tronc artériel, aussi bien dans le bout central que dans le bout périphérique, la cavité de l'artère se remplit de sang coagulé, autrement dit d'un *thrombus* (ὁ θρόμβος, le caillot sanguin). La constriction produite par la ligature détruit le tissu saisi ; celui-ci se résout peu à peu en pus, et quand ce processus est terminé, la ligature se détache et tombe. Quand ce résultat arrive, il faut que la lumière du vaisseau soit déjà définitivement et sûrement obturée, sans quoi l'hémorrhagie recommencerait. Or, comme les grosses artères mettent plus de temps à être obturées que les petites, il faut que la ligature y reste appliquée pendant un temps plus long, c'est-à-dire qu'elle tombe plus tard que lorsqu'il s'agit de vaisseaux plus petits ; c'est là ce qui arrive effectivement dans des conditions normales. Quelle admirable disposition de la nature ! Sans elle, aucune grande opération ne serait possible, il faudrait que les personnes atteintes de lésions artérielles mourussent toutes d'hémorrhagie ! En effet, c'est de ce rapport exact qui existe entre le temps qu'il faut pour la chute de la ligature et l'oblitération définitive, d'une part, et la grosseur du vaisseau lié, d'autre part, que dépend la possibilité de lier les artères même les plus volumineuses. — Dans des conditions défavorables, il peut arriver, aussi bien pour les petites que pour les moyennes et les grosses artères, que la chute de la ligature se fasse trop tôt, et qu'alors il survienne des hémorrhagies consécutives subites et dangereuses. C'est ce qui s'observe surtout quand la paroi artérielle était malade avant l'opération ; il peut arriver même que des artères fortement ossifiées ne se laissent pas lier du tout, parce que la ligature n'aplatit point le vaisseau, ou le divise entièrement au moment de son application ; dans ces conditions, que nous pouvons quelquefois prévoir à l'avance, il est impossible d'opérer avec succès. Par bonheur ces cas sont rares et se présentent principalement chez les personnes âgées, chez lesquelles, toutes choses égales d'ailleurs, le succès des grandes opérations est très-douteux.

Si nous examinons maintenant ce qui s'est passé dans le bout vasculaire depuis le moment où le sang s'y est coagulé jusqu'à celui de l'oblitération définitive, nous trouvons que les expériences faites sur les animaux et celles faites accidentellement sur l'homme nous fournissent à cet égard les renseignements suivants : le caillot d'abord mou qui remplit l'extrémité du vaisseau adhère de plus en plus solidement à la paroi, se décolore avec le temps, en commençant par le centre, de sorte que le reste n'a plus à la fin qu'une couleur légèrement jaunâtre. Après la chute de la ligature, le thrombus est si ferme et adhère si solidement à la paroi vasculaire, que la lumière en est complétement oblitérée. La préparation (figure 17) vous montre la formation du thrombus dans une artère après la ligature dans la continuité ; le thrombus inférieur va jusqu'à la prochaine bifurcation, le supérieur ne va pas si loin ; le premier cas forme la règle, le dernier une exception qui n'est pas rare. Avec le temps, le point embrassé par la ligature est coupé par celle-ci, les deux thrombus deviennent de plus en plus fermes, plus adhérents aux parois, et finalement ils forment deux bouchons qui ferment très-solidement les ouvertures. Cet état n'est cependant que provisoire, en ce sens que le thrombus devenu solide ne reste pas définitivement dans cet état, mais se racornit et s'atrophie plus tard comme le tissu cicatriciel ; pour en arriver là, il faut des mois et des années, après lesquels la fermeture de l'artère s'est faite définitivement, à la suite d'une cicatrisation de chaque bout artériel. Si vous examinez une artère semblable quelques mois après la ligature, vous ne voyez plus rien du thrombus, mais l'artère se termine, effilée en cône, dans le tissu conjonctif de la cicatrice, à peu près comme en petit la fibre musculaire divisée (comparez fig. 15).

Fig. 17.

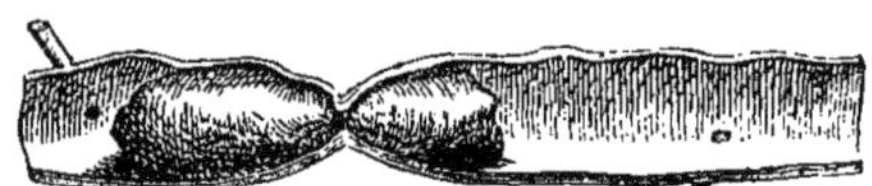

Artère liée dans la continuité. Thrombus ; d'après Froriep.

Les conditions que nous venons de décrire et qui se laissent percevoir à l'œil nu, montrent que dans le caillot sanguin il se produit un changement consistant, d'une part, dans la décoloration, de l'autre dans la solidification et dans l'adhérence plus intime avec la paroi vasculaire; nous allons voir maintenant sous le *microscope* sur quoi reposent ces modifications du caillot. Si vous examinez un coagulum sanguin frais, vous le trouvez composé de corpuscules sanguins rouges, de quelques corpuscules incolores, et de petites fibres fines irrégulièrement réticulées et qui représentent la fibrine coagulée. Si vous retirez un thrombus d'une artère deux jours après la ligature, il est déjà plus rigide qu'au commencement et plus difficile à diviser en faisceaux fibreux; les corpuscules rouges sont peu modifiés, les blancs sont beaucoup augmentés; ils montrent tantôt deux et trois noyaux, comme à l'ordinaire, tantôt des noyaux uniques, pâles, ovalaires, pourvus de nucléoles; quelques-unes de ces cellules ont presque le double de la grandeur des corpuscules blancs du sang. Les fibres délicates formées par la fibrine sont réunies en une masse assez homogène, difficile à réduire en faisceaux. — Si vous examinez ensuite un thrombus âgé de six jours, vous voyez que les corpuscules rouges ont presque disparu, la fibrine, comme dans le cas précédent, constitue une masse ferme, presque homogène, encore plus difficile à fractionner qu'auparavant; une grande quantité de cellules fusiformes, à noyaux ovalaires, apparaissent avec les nuances très-accentuées de la segmentation. — D'après ce que nous venons de dire, on reconnaît que de bonne heure déjà il se fait dans le coagulum sanguin une néoplasie cellulaire dont nous allons poursuivre le développement ultérieur. Comme on se procure un aperçu plus exact des modifications du thrombus et de ses rapports avec la paroi artérielle en faisant des sections transversales dans les artères thrombosées, nous allons nous servir de ce moyen pour poursuivre l'étude du thrombus.

FIG. 18.

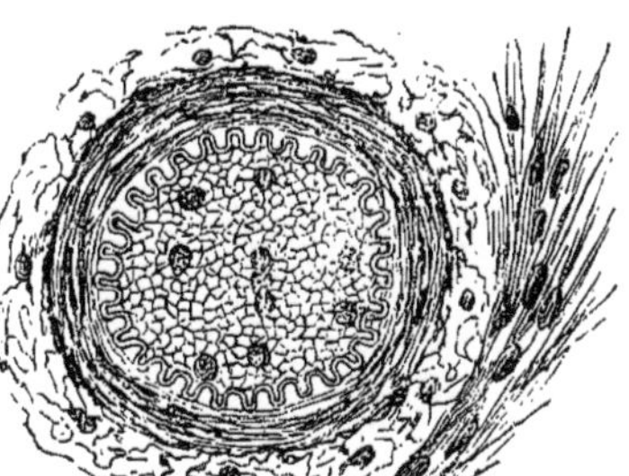

Coupe transversale d'un thrombus frais. Grossissement, 300.

La préparation ci-contre vous montre le *thrombus frais* d'une petite artère sur une coupe transversale.

En dedans, vous voyez l'élégante mosaïque formée par les corpuscules rouges comprimés, au milieu desquels vous reconnaissez quelques corpuscules blancs arrondis, rendus visibles au moyen d'une solution de carmin; à l'entour, vous voyez la tunique interne froncée en plis réguliers avec lesquels le caillot adhère solidement, ensuite la tunique moyenne, enfin la tunique externe avec son réseau délicat de fibres élastiques; à droite, un peu de tissu conjonctif lâche qui y adhère. La préparation suivante vous montre une coupe transversale dans une artère humaine contenant un thrombus qui date de six jours; vous ne voyez plus de corpuscules rouges; les blancs sont devenus beaucoup plus nombreux, la plupart arrondis; dans la tunique adventice et dans le tissu conjonctif environnant, une hyperplasie cellulaire a déjà commencé à se produire. Considérons à présent (fig. 20) un thrombus de dix jours chez l'homme, dans une forte artère musculaire de la cuisse (après l'amputation); nous y trouvons déjà beaucoup de cellules fusiformes, dont quelques-unes disposées par traînées, pour former plus tard des vaisseaux; la substance intercellulaire présente une disposition fibreuse, elle est devenue plus ferme; sur la préparation, elle est rendue transparente au moyen de l'acide acétique. — Enfin, les vaisseaux sanguins se forment à leur tour dans le thrombus organisé, comme cela se voit sur les préparations suivantes (figures 21 et 22).

FIG. 19.

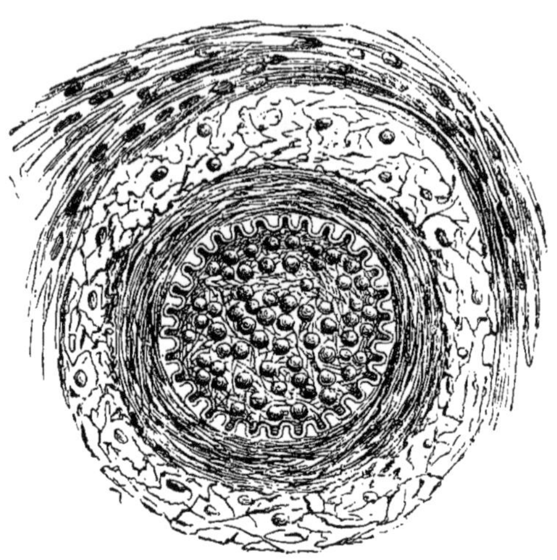

Coupe transversale d'un thrombus de six jours Grossissement, 300.

FIG. 20.

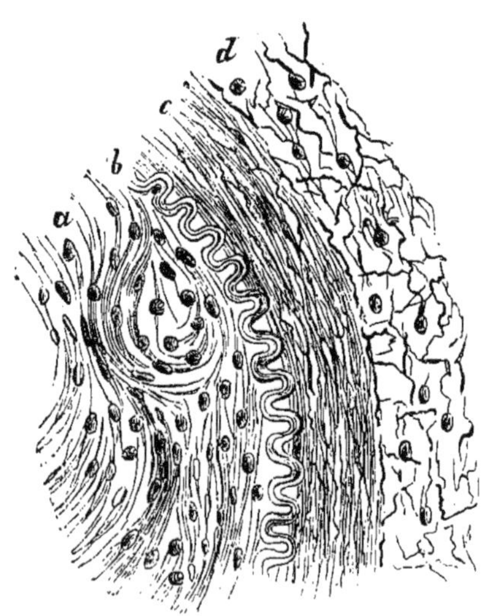

Thrombus datant de dix jours. — *a*, Thrombus organisé. *b*, Tunique interne. *c*, Tunique musculaire. *d*, Tunique adventice. — Grossissement, 300.

Il a été prouvé, par les recherches d'O. Weber, que les vaisseaux du thrombus communiquent, les uns avec l'intérieur du tronc vasculaire oblitéré, les autres avec les vasa vasorum de ce tronc (fig. 22).

Fig. 21.

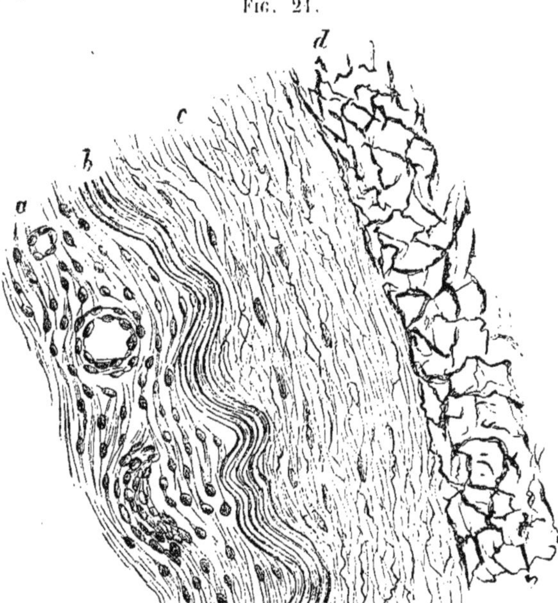

Thrombus complétement organisé dans l'artère tibiale postérieure chez l'homme. — *a*, Thrombus avec des vaisseaux, confondu avec la couche interne de la tunique interne. *b*, Lamelles de la tunique interne. *c*, Tunique moyenne parcourue par un grand nombre de fibres de tissu conjonctif et de fibres élastiques. *d*, Tunique adventice. — Grossissement, 300. — Dessiné d'après une préparation de Rindfleisch.

Le processus curatif qui s'effectue dans les veines directement coupées en travers, paraît beaucoup plus simple que celui qui s'observe sur les

Fig. 22.

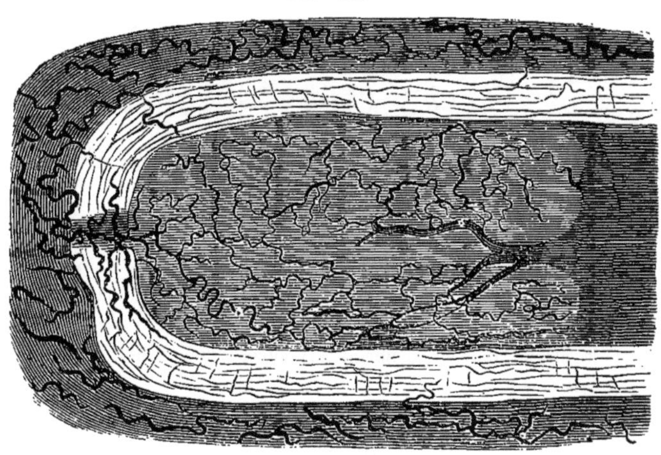

Coupe longitudinale du bout lié de l'artère crurale d'un chien, cinquante jours après la ligature; le thrombus est injecté: *a a*, tuniques interne et moyenne; *b b*, tunique externe. — Grossissement, 40. — D'après O. Weber.

artères. Même les grosses veines des extrémités s'affaissent à leurs bouts divisés, et semblent devoir se fermer sans autre difficulté, le sang étant retenu par la première valvule située au-dessus de la plaie. Près de ces valvules se forment des caillots souvent beaucoup plus étendus qu'on ne le désire ; ces formations de caillot qui s'avancent au loin du côté du cœur nous occuperont encore plus tard. J'ai remarqué dans ces derniers temps que les parois du bout veineux affaissé sont loin de se réunir immédiatement, et que là aussi se produit un caillot, étroit et mince, il est vrai, mais qui s'organise à la manière des thrombus artériels.

Fig. 23.

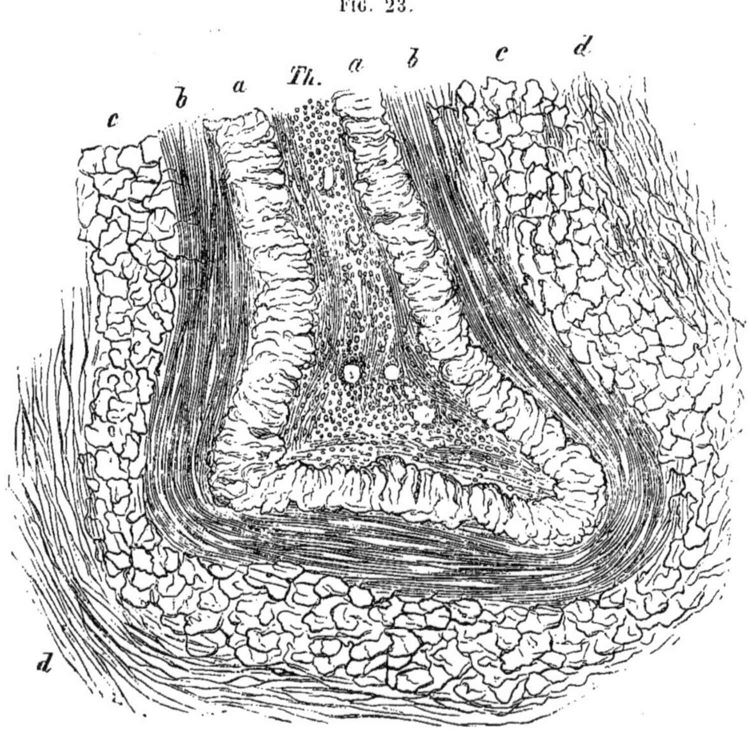

Une partie d'une coupe transversale de la veine fémorale de l'homme. — Thrombus organisé et vascularisé, dix-huit jours après l'amputation de la cuisse : *a a*, tunique interne ; *b b*, tunique moyenne ; *c c*, tunique adventice ; *d d*, tissu cellulaire d'enveloppe. Thrombus organisé avec des vaisseaux ; la stratification de la fibrine est encore bien visible à la périphérie du thrombus. — Grossissement, 100.

Si vous voulez tirer une conclusion de ces préparations, dont je ne vous ai communiqué que quelques spécimens, vous trouverez que dans le bouchon de sang coagulé il se produit une néoplasie cellulaire qui, dans le cas présent, conduit à un développement de tissu conjonctif, en un mot, que le thrombus s'organise. Cette organisation du thrombus n'a pas pour effet, il est vrai, la formation d'un produit permanent, car le thrombus disparaît peu à peu ou se réduit du moins à un minimum, sort qu'il partage du reste avec beaucoup d'autres néoplasies dépendant de l'inflammation.

Des raisons particulières m'engagent à insister sur l'organisation du thrombus. La signification de ce fait a une grande portée que vous ne sauriez, il est vrai, mesurer pour le moment, mais dont plus tard vous saisirez toute l'importance, quand il sera question des maladies vasculaires.

Le fait, en lui-même, ne se prête pas très-facilement à une explication théorique, car on pourrait presque croire ici à l'existence d'une génération spontanée dans le caillot. Plusieurs observateurs ont tenté d'expliquer la formation des cellules nouvellement formées dans le thrombus, en leur faisant tirer leur origine non du thrombus lui-même, mais de la paroi vasculaire ; les artères, comme les veines, sont tapissées d'une couche épithéliale qui en couvre la surface interne et constitue en quelque sorte la première lamelle de la tunique interne ; ces cellules épithéliales, de même que les noyaux des lamelles striées de la tunique interne, ont été regardées à priori par quelques auteurs comme devant donner lieu à une formation nouvelle de cellules qui pénétreraient dans l'intérieur du thrombus. J'avoue que moi-même je me suis autrefois longtemps refusé à croire que le sang puisse trouver en lui-même les éléments nécessaires pour s'organiser en tissu conjonctif muni de vaisseaux ; mais après avoir examiné des coupes transversales d'artères thrombosées, j'ai acquis la conviction qu'il en est réellement ainsi ; ces études m'ont fait reconnaître que la naissance des jeunes cellules ne marche pas de la périphérie au centre du thrombus, comme il faudrait que cela arrivât si la néoplasie cellulaire partait de la membrane épithéliale du vaisseau, membrane qui, soit dit en passant, ne peut être aperçue sur la coupe transversale d'une artère de moyen calibre, mais que la néoplasie se fait dans toute l'épaisseur du thrombus et souvent avec une rapidité toute particulière dans son centre. D'où procèdent ces cellules nouvellement formées ? Je ne doute pas, pour ma part, qu'elles ne tirent leur origine des corpuscules incolores du sang. Quant aux globules rouges, il paraît qu'ils se fondent peu à peu avec la fibrine coagulée, qu'ils perdent leur forme et cèdent leur matière colorante, qui se sépare à l'état d'hématoïdine sous forme de granulations ou de cristaux. — Quelle que soit l'insuffisance de notre savoir sur l'origine et la fin des cellules sanguines, il n'en est pas moins avéré que les cellules blanches viennent du système lymphatique, et que là elles naissent en partie des ganglions et en partie du tissu conjonctif; ce sont des cellules dont la plupart dérivent assez directement des cellules de tissu conjonctif. La preuve qu'elles portent en elles le germe d'un développement ultérieur, c'est que leurs noyaux se partagent pendant que les cellules sont entraînées dans le torrent de la circulation, car il n'est pas rare de trouver des cellules incolores à deux, à trois et à quatre noyaux. Cette scission des noyaux peut bien, dans des conditions physiologiques, préparer la désagrégation de la cellule ; mais si le sang vient à s'arrêter avec ces cellules, et si le caillot se trouve dans des conditions favorables à la nutrition, les corpuscules incolores du sang subissent une transformation ultérieure, dans le cas présent, en cellules fusiformes, et la fibrine devient de la substance conjonctive fibreuse.

Mais la faculté de se développer, que possèdent les cellules incolores du sang arrivées au repos, a ses limites ; je vais vous donner quelques explications sur ce sujet, quoique en cela j'anticipe quelque peu. Il faut, comme déjà nous l'avons dit, des conditions particulièrement favorables à la nutrition, pour permettre à l'organisation du caillot sanguin de se faire. Il est une loi fondamentale de l'organisme humain, en vertu de laquelle les tissus privés de vaisseaux qui ne sont nourris que par le travail cellulaire, ne prennent jamais un grand volume ; voyez le cartilage articulaire, la cornée, la tunique interne des vaisseaux, tous ces tissus sont invariablement formés de couches minces ; en d'autres termes, les cellules du corps humain ne peuvent pas, comme les cellules végétales, conduire à toutes les distances le liquide nutritif, elles ne se prêtent à cet acte que dans une mesure très-restreinte ; il faut toujours qu'à de certaines distances de nouveaux vaisseaux sanguins apparaissent pour faire arriver et écouler le liquide nutritif. Le coagulum sanguin consistant en cellules mêlées de fibrine coagulée, est un tissu de cellules, au commencement dépourvu de vaisseaux, et qui ne peut conserver son existence qu'autant qu'il s'étale en couche mince. C'est ce qui ressort d'observations que plus tard nous aurons encore souvent à mentionner, à savoir, que de grands coagulums ne s'organisent point ou ne s'organisent que dans leurs couches périphériques, et se désagrégent au centre. Il en résulte, pour la guérison par première intention, qu'une petite quantité de sang interposé entre les bords de la plaie ne cause aucun dommage, mais qu'une quantité plus grande dérange la guérison et parfois l'empêche absolument; c'est là une observation que vous pourrez bientôt vérifier dans la clinique.

A une époque où il ne s'agissait pas encore de recherches micrographiques, on attachait beaucoup d'importance à la fibrine comme substance fondamentale des tissus. L'exsudation d'une « lymphe coagulable » était toujours nécessaire, d'après J. Hunter, pour qu'il pût s'opérer une organisation de tissu, une inflammation adhésive. Lorsqu'on eut démontré plus tard que des tissus nouveaux ne pouvaient se former qu'aux dépens de cellules préexistantes, et nullement par une génération spontanée de la lymphe coagulable des anciens auteurs, on commença à nier complétement les rapports qui existent entre la fibrine et la néoplasie, et l'on prétendit que les cellules trouvaient en elles-mêmes, comme dans l'embryon, leur substance intercellulaire. Cela est le plus souvent vrai pour les néoplasies pathologiques qui se font avec lenteur. Mais, pour ce qui concerne la néoplasie dans certaines formes de l'inflammation aiguë, on ne peut cependant pas nier que la fibrine qui s'y produit ne soit non-seulement un moyen de cohésion pour les masses cellulaires formées avec une prodigieuse rapidité, mais qu'elle ne puisse encore être directement transformée en tissu fibreux. Les recherches d'A. Schmidt, dont nous avons fait mention précédemment, ont établi en quelque sorte un pont entre la fibrine et le tissu, et il n'est pas sans intérêt de voir le rapprochement qui s'est fait entre les opinions modernes sur l'organisabilité de la fibrine, et les opinions qui avaient cours auparavant sur le même objet. Nous aurons l'occasion de revenir là-dessus plus tard, quand il sera question des inflammations aiguës spontanées des membranes.

Jetons encore un regard sur le rétablissement de la circulation après la ligature d'une forte artère dans la continuité. Supposez que pour une hémorrhagie du membre inférieur on ait lié l'artère fémorale ; par quelle voie le sang artériel va-t-il arriver dans la jambe ? De quelle manière se fera la circulation ? Nous avons vu qu'après l'oblitération d'un système capillaire, le sang, soumis à une pression plus élevée, pénètre à travers les vaisseaux perméables les plus rapprochés et les dilate. Un résultat analogue se produit après l'oblitération des petites et des grandes artères. Le sang coule sous une pression plus forte qu'auparavant à travers les branches collatérales, immédiatement au-dessus du thrombus, et bientôt rencontre, grâce aux nombreuses anastomoses artérielles dans le diamètre longitudinal, aussi bien que dans les différents diamètres transversaux d'un membre, d'autres artères par l'intermédiaire desquelles il arrive dans le bout périphérique du tronc lié. Il se développe, par l'entremise des branches latérales, une *circulation artérielle collatérale* qui passe à côté de la partie liée et thrombosée du tronc artériel. Si une pareille circulation ne se développait point, la partie du corps située en dessous ne recevrait plus assez de sang et mourrait, elle se dessécherait ou tomberait en putréfaction. Heureusement, les anastomoses artérielles sont si nombreuses, qu'un cas semblable ne se présente pas facilement, même après la ligature de gros vaisseaux tels que les artères axillaire et fémorale. Si les artères sont malades et ne peuvent suffisamment se dilater, la gangrène peut se produire dans l'extrémité correspondante. La manière dont ces nouvelles communications vasculaires se rétablissent est très-variée. Porta a fait là-dessus, il y a bien des années, des recherches très-approfondies, et il a pu, d'après ses nombreuses expériences, établir les types principaux suivants de la circulation collatérale.

1° Il se produit une circulation collatérale *directe*, c'est-à-dire il y a des vaisseaux fortement développés allant directement du bout central de l'artère à son bout périphérique.

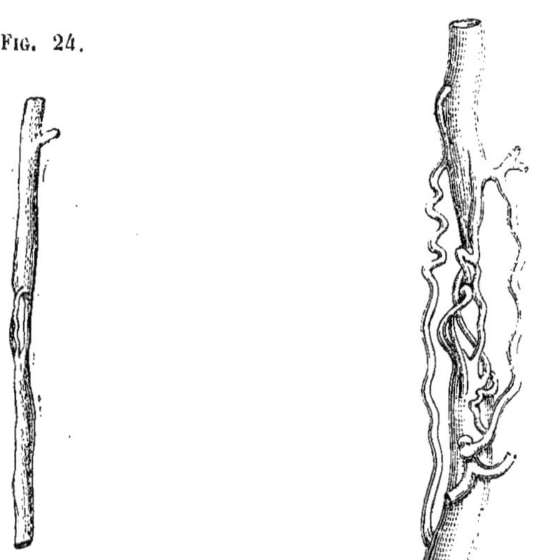

Fig. 24. Artère carotide d'un lapin, injectée six semaines après la ligature ; d'après Porta.

Fig. 25. Artère carotide d'une chèvre, injectée trente-cinq mois après la ligature ; d'après Porta.

Ces vaisseaux de communication sont ordinairement les vasa vasorum dilatés ; dans ces cas, il peut arriver qu'une des branches de communication se dilate à un tel point que le tronc principal semble simplement s'être régénéré.

2° Il se fait une *circulation collatérale indirecte*, c'est-à dire que les branches latérales les plus rapprochées des artères communiquent entre elles par des branches fortement dilatées, comme cela se voit dans le cas suivant, figure 26.

On a choisi ici, pour les deux genres de circulation collatérale, les exemples les plus saillants. Toutefois, si vous passez en revue les nombreux dessins de Porta, et si vous répétez vous-mêmes ses expériences, vous trouverez que la circulation directe et la circulation indirecte se combinent entre elles dans la plupart des cas ; aussi la classification n'a-t-elle d'autre valeur que de grouper d'une manière quelconque les différentes formes qui peuvent se présenter.

Un exercice anatomique excellent consisterait à vous représenter comment, après la ligature des différentes artères principales de l'une ou des deux extrémités ou du tronc, le sang arrive dans la partie du corps située au delà de la ligature ; dans ces recherches, vous serez très-utilement secondés par la table des anastomoses artérielles que vous trouverez dans le manuel d'anatomie de Krause. Dans le *Traité de chirurgie* de Conrad Martin Langenbeck, ces conditions anatomiques sont très-longuement développées au chapitre qui traite des anévrysmes. — Le détour du courant sanguin qui, dans cette circulation collatérale, s'observe assez souvent, se fait avec une extrême rapidité si les anastomoses sont abondantes ; si, par exemple, chez l'homme, on lie l'artère carotide primitive, et qu'ensuite on coupe l'artère au delà de la ligature, le sang se précipite avec une force terrible par le bout périphérique, par conséquent, en revenant sur ses pas, comme par une veine. Dans tous les cas où les artères à lier sont pourvues de riches anastomoses, il faut donc, si une portion de l'artère doit être excisée, lier d'abord les deux bouts, central et périphérique, pour être à l'abri d'une hémorrhagie ; c'est là un principe d'une importance extrême pour la pratique.

Fig. 26.

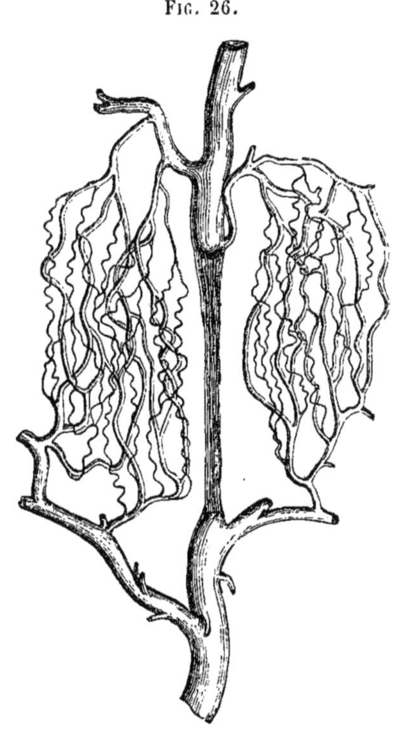

Artère fémorale d'un fort chien, injectée trois mois après la ligature ; d'après Porta.

BIBLIOGRAPHIE. — W. His, *Beiträge zur normalen und pathologischen Histologie der Cornea* (Documents pour servir à l'histologie normale et pathologique de la cornée). Pl. 4, 5, 6. Bâle, 1856. — A. Virchow, *Reizung und Reizbarkeit* (Irritation et irritabilité). *Archiv für pathol. Anatomie*, vol. XIV, pl. I. — O. Hjelt, *ibidem*, vol. XIX, pl. 8-10. — *Regeneration der Nerven* (Régénération des nerfs). — Th. Billroth, *Beiträge zur pathologischen Histologie* (Études d'histologie pathologique). Berlin, 1859. — *Traumatische Entzündung* (Inflammation traumatique). Pl. 1 et 2. — Lebert, *Traité d'anatomie pathologique*. Atlas, pl. 1 et 2. Produits de l'inflammation. Corpuscules de pus. — Froriep, *Chirurgische Kupfertafeln* (Dessins chirurgicaux). Vol. IV, pl. 484 et 485; Id. *Collateralkreislauf nach Präparaten von Porta* (Circulation collatérale d'après des préparations de Porta). — Recklingshausen, *Ueber Eiter und Bindegewebskörperchen* (Du pus et des corpuscules du tissu conjonctif). *Archiv für pathol. Anatomie*, vol. XXVIII. — P./L. Panum, *Experimentelle Untersuchungen über die Transfusion, Transplantation oder Substitution des Blutes in theoretischer und practischer Beziehung* (Recherches expérimentales sur la transfusion, la transplantation ou la substitution du sang, au point de vue théorique et pratique). *Archiv für pathol. Anatomie*, vol. XXVII. — Alexandre Schmidt, *Ueber den Faserstoff und die Ursachen seiner Gerinnung* (De la fibrine et des causes de sa coagulation). *Archiv für Anat. und Physiol.*, 1861, p. 545-587, p. 675-721; 1862, p. 428-495, p. 533-564. — O. Weber, *Experimentelle Studien über Pyoemie, Septicoemie und Fieber* (Études expérimentales sur la pyohémie, la septicémie et la fièvre). *Deutsche Klinik*, 1864, n° 48 et suiv. — Th. Billroth, *Beobachtungsstudien über Wundfieber und accidentelle Wundkrankheiten* (Études expérimentales sur la fièvre traumatique et les maladies traumatiques accidentelles). *Archiv für Chirurgie*, vol. VI.

DIXIÈME LEÇON

QUELQUES PARTICULARITÉS DES PLAIES PAR INSTRUMENTS PIQUANTS.

Les plaies par instruments piquants guérissent généralement très-vite par première intention. — Piqûres d'aiguilles : séjour des aiguilles dans le corps, leur extraction. — Piqûre des nerfs. — Piqûre des artères : anévrysme traumatique, variqueux, varice anévrysmatique. — Piqûre des veines, saignée.

Les plaies par instruments piquants sont pour la plupart des plaies simples et guérissent généralement par première intention, beaucoup de ces plaies ont en même temps le caractère des plaies par instruments tranchants, toutes les fois que l'instrument piquant a une certaine largeur ; quelques-unes ont même le caractère des plaies contuses, lorsque l'instrument était émoussé ; dans ce cas, il y a généralement aussi une suppuration plus ou moins considérable. — Nous faisons nous-mêmes beaucoup de plaies par instruments piquants dans nos opérations chirurgicales, comme par exemple avec les *aiguilles* dites *à acupuncture*, c'est-à-dire de fines et longues aiguilles dont on se sert quelquefois pour examiner entre autres si l'os est détruit sous une tumeur ou sous un ulcère, et jusqu'à quelle profondeur va cette destruction. Ce sont encore des plaies de ce genre que nous produisons avec le *trocart*, espèce de poignard à trois arêtes et entouré d'une canule qui l'embrasse étroitement ; nous nous servons de cet instrument pour faire écouler le liquide d'une cavité.

Les coups de poignard, d'épée, de couteau, de baïonnette, sont à considérer souvent comme étant également des plaies par incision et des plaies contuses. — Lorsque ces plaies par instruments piquants ne sont pas combinées avec des lésions de troncs artériels et nerveux, ni avec des lésions osseuses, et lorsqu'elles n'ont pas non plus pénétré dans les grandes cavités du corps, la guérison se fait rapidement et exige rarement un traitement quelconque.

Les plaies les plus fréquentes de ce genre sont les piqûres d'aiguille, surtout chez les femmes, et cependant il est bien rare qu'elles consultent pour cela un médecin. Une lésion pareille ne peut guère se compliquer que par ce seul fait que l'aiguille entière ou un fragment d'aiguille pénètre si profondément dans les parties molles qu'on ne peut pas le retirer sans grande difficulté. Pareille chose arrive à l'occasion dans différentes parties du corps, lorsque, par exemple, une personne s'asseoit ou tombe par hasard sur une aiguille, ou qu'il lui arrive un autre accident analogue. Lorsqu'une aiguille a pénétré dans la peau, les symptômes sont ordinairement si insignifiants, que les blessés accusent rarement une sensation bien définie, et ne savent même pas dire si l'aiguille a positivement pénétré et quel est son siége. Aussi ce corps étranger ne provoque-t-il généralement pas dans les parties molles une inflammation appréciable à l'extérieur, et peut-il séjourner dans le corps pendant des mois, des années, même pendant la vie entière, sans faire naître de phénomènes graves, à moins que l'aiguille ne s'enfonce dans un tronc nerveux. Une aiguille s'arrête rarement à l'endroit où elle a pénétré, mais elle chemine plus loin, est conduite par les contractions musculaires dans d'autres parties du corps, et peut ainsi suivre un fort long trajet jusqu'à ce qu'elle se montre à jour dans une tout autre région. On cite des exemples de femmes hystériques qui, par une singulière vanité, voulant attirer l'attention sur elles, s'étaient enfoncé une foule d'aiguilles dans les parties les plus diverses du corps, aiguilles qui se présentaient ensuite dans les endroits les plus variés et bien loin des lieux d'introduction; même il se peut que des aiguilles avalées traversent sans aucun danger pour le corps les parois de l'estomac et de l'intestin, et sortent par un endroit quelconque de la paroi abdominale. B. Langenbeck trouva un jour une épingle au centre d'un calcul de la vessie; en allant aux informations, il apprit que le patient avait avalé ce corps pendant son enfance. Ainsi l'épingle a pu arriver à travers les intestins dans la vessie, là des couches de phosphate ammoniaco-magnésien s'étaient déposées autour d'elle et avaient donné naissance au calcul. Des faits remarquables de ce genre ont été consignés en grand nombre.

Lorsque les aiguilles sont restées pendant quelque temps enfoncées dans les parties molles sans provoquer de souffrances, ou bien lorsque celles qui traversent le corps de l'intérieur à l'extérieur arrivent près de la surface, immédiatement au-dessous de la peau, il se produit en général une petite suppuration; la sensation de la piqûre devient de plus en plus vive, et si l'on fait alors une légère incision à l'endroit douloureux, il en sort une petite quantité d'un pus séreux, et l'on trouve l'aiguille au fond du petit abcès, d'où on la retire facilement avec une pince à dissection ou à pansement. Il n'est pas très-facile d'expliquer pourquoi ce corps étranger qui, pendant des mois entiers avait bien des fois changé de place dans l'économie sans provoquer d'accidents, finit cependant par produire une suppuration lorsqu'il est enfin arrivé sous la peau. Il faut que vous vous contentiez du simple fait. Le cas intéressant qui suit vous offrira une image encore plus frappante de la marche que ces lésions suivent ordinairement. Pendant le semestre dernier, on amena à la Clinique une fille sourde et muette, tout à fait idiote, d'environ trente ans, sur laquelle on avait cru diagnostiquer une fièvre typhoïde. Ni la malade elle-même, ni son entourage également peu intelligent, ne pouvaient fournir le moindre renseignement anamnestique. La patiente, qui passait souvent des journées entières au lit, se plaignait depuis quelques jours de souffrances dont elle montrait le siége dans la région inguinale droite. Cependant elle avait peu de fièvre. L'examen révéla un gonflement de la partie désignée par la malade, gonflement qui augmenta les jours suivants et devint très-douloureux à la pression. La peau rougit et une fluctuation évidente finit par se développer. Il était facile de reconnaître que ce n'était pas là un cas de fièvre typhoïde, mais je vous laisse à penser combien d'opinions ont été émises relativement au siége de la suppuration, car tout prouvait qu'un abcès était en train de se développer ; ce pouvait être une inflammation de l'ovaire, une perforation de l'appendice vermiculaire, un abcès dans les téguments abdominaux, etc., etc.; mais ces opinions soulevaient toutes contre elles des objections plus ou moins graves. Au bout de quelques jours, la peau, fortement rougie, était devenue très-mince, et l'abcès s'était concentré aux environs de l'épine iliaque antérieure et supérieure, à quelques travers de doigt au-dessus du ligament de Poupart. Je fis alors à la peau une incision d'où s'échappa un pus brunâtre, ichoreux, mêlé de gaz et répandant une odeur fécale très-prononcée. En sondant avec le doigt la cavité de l'abcès, je sentis dans le fond un corps dur, cylindrique, proéminant peu dans l'intérieur de la cavité : je commençai à l'extraire avec la pince, et tirant, tirant toujours, je mis à découvert une aiguille à tricoter longue de près d'un pied, assez épaisse, couverte de rouille et enfoncée dans la direction du bassin. — La cavité de l'abcès était tapissée de granulations flasques; cependant, lorsque je voulus chercher l'ouverture que l'aiguille devait évidemment avoir laissée derrière elle, il me fut impossible de la retrouver, elle s'était refermée et se trouvait obstruée par des granulations. Il fallut à l'abcès beaucoup de temps pour guérir ; cependant la guérison eut lieu sans incidents et la patiente quitta l'hôpital au bout d'un mois. Lorsque je montrai à la malheureuse idiote l'aiguille retirée de son corps, elle me sourit de son sourire niais et repoussant, c'est tout ce qu'il fut possible d'en obtenir ; peut-être un vague souvenir se rattachait-il à ce sourire. Ce qu'il y a de plus probable, c'est que la patiente s'était introduit l'aiguille dans le vagin ou dans le rectum, car on sait que les femmes, malheureusement sans être idiotes, font quelquefois des choses incroyables dans ce genre, comme vous pourrez le lire surtout dans la *Médecine opératoire* de Dieffenbach, au chapitre qui traite de l'extraction des corps étrangers. Dans l'espèce, il n'est pas impossible que l'aiguille ait passé à côté du col utérin et se soit enfoncée dans le cæcum ; c'est du moins ce que le pus de l'abcès chargé de gaz permettait de supposer, car on pouvait croire, d'après ce signe, à une communication au moins passagère avec l'intestin; cependant il n'y a à cet égard rien de certain, car un pus ichoreux peut aussi se décomposer sous la peau et donner lieu à un dégagement de gaz, quoique ce soit là un fait très-rare, surtout quand l'abcès s'est développé lentement.

L'extraction d'aiguilles enfoncées depuis peu offre parfois de grandes difficultés, surtout parce que les patients fournissent souvent des indications vagues sur le siége occupé par le corps étranger, et quelquefois ne savent même pas dire si l'aiguille a pénétré ou non. Il faut bien fixer avec les doigts de la main gauche l'endroit où l'on croit devoir faire l'incision, en cherchant à comprimer cet endroit de manière à produire un pli, ce qui, toutefois, ne réussit pas toujours d'une manière complète, surtout aux doigts; cependant cette précaution est nécessaire pour empêcher l'aiguille de fuir sous l'incision. Quelquefois on sent plus ou moins distinctement le corps solide et l'on provoque même une vive douleur en le comprimant. Ces essais peuvent indiquer l'endroit où il faut inciser. Une fois la section de la peau faite, on cherche à saisir l'aiguille avec une bonne pince à dissection; les bords d'une aponévrose fortement tendue peuvent, aux doigts surtout, donner facilement le change, parce qu'avec la pince on a toujours une sensation incertaine. S'il est impossible de trouver l'aiguille, on fait imprimer quelques mouvements à la partie, car alors l'aiguille peut se déplacer et prendre une position dans laquelle elle est plus facile à saisir. L'extraction des corps étrangers exige du reste un certain exercice et une habileté manuelle que l'on n'acquiert qu'avec le temps et la pratique; la dextérité que certains individus possèdent naturellement leur vient merveilleusement en aide dans cette circonstance.

Les piqûres faites avec des instruments moins acérés subissent parfois des retards dans leur guérison, la plaie extérieure pouvant se fermer par première intention, pendant que dans la profondeur une inflammation et une suppuration se présentent après peu de jours, de sorte que la plaie se rouvre et que le trajet entier entre alors en suppuration ou que le pus se fraye un passage par un autre endroit. Ceci arrive principalement aux plaies dans lesquelles un corps étranger, par exemple la pointe d'un couteau, est resté engagé, ou bien à celles qui ont été produites à l'aide d'instruments très-mousses. En examinant la plaie, il faut que vous recherchiez toujours avec la plus grande attention si un pareil corps étranger n'y est pas retenu, et vous devez autant que possible vous procurer l'instrument qui a servi à faire la lésion; vous prendrez en outre des renseignements très-précis sur la direction que l'instrument a suivie en pénétrant, afin que vous puissiez vous orienter sur les parties qui ont pu être lésées. Cependant, même dans les cas défavorables, l'inflammation et la suppuration le long du trajet de l'instrument sont quelquefois excessivement minimes. Ainsi, il y a quelques semaines, un homme se présenta à la Clinique : la veille, il était tombé du haut d'un arbre de moyenne élévation, sur le bras gauche, pendant qu'il était occupé à élaguer cet arbre. L'avant-bras gauche était un peu gonflé sur la face dorsale, à quelques pouces au-dessous du coude ; à la face palmaire, immédiatement au-dessus de l'articulation de la main, on apercevait une petite excoriation; la flexion et l'extension de l'avant-bras sur le bras se faisaient sans douleur ; la pronation et la supination étaient seules difficiles et douloureuses; une fracture des os de l'avant-bras n'existait certainement pas. Cependant, à l'endroit qui correspondait au gonflement de la face dorsale, immédiatement au-dessous du coude, on sentait *directement* sous la peau un corps solide qui se laissait un peu repousser, mais qui reprenait aussitôt après sa première position, comme poussé par un ressort. C'était absolument comme si un fragment osseux, un éclat, s'était partiellement détaché pour se loger directement sous la peau. Quoiqu'il me parût tout à fait incompréhensible qu'à la suite d'une simple chute du bras sur le sol et sans aucune solution de continuité du radius ou du cubitus, un pareil éclat se fût produit, je fis cependant chloroformer le blessé et j'essayai de nouveau de repousser le fragment supposé. Mais ce fut en vain. Comme ce fragment était dans un contact tellement direct avec la peau, qu'il devait infailliblement la perforer en peu de temps, je fis au-dessus de lui, et pour l'extraire, une petite incision aux téguments. Alors, au plus grand étonnement de tous, je retirai, non un fragment osseux, mais un morceau long de cinq pouces d'une mince branche d'arbre qui s'était assez fortement enclavée entre les deux os de l'avant-bras. On ne concevait pas comment ce morceau de branche avait pu pénétrer dans l'avant-bras; cependant, en examinant de près, on reconnut à l'endroit excorié signalé plus haut à la face palmaire, une plaie linéaire déjà fermée, à travers laquelle le corps étranger avait évidemment glissé avec une telle rapidité, que le patient lui-même ne s'était pas aperçu de sa pénétration. — Après l'extraction, le gonflement, qui, du reste, avait été très-modéré, disparut complétement; la petite plaie donna peu de pus et fut entièrement fermée au bout de huit jours.

Les conditions favorables des plaies par instruments piquants ont suggéré l'idée des opérations dites *sous-cutanées*, qui ont été introduites en chirurgie par Stromeyer et par Dieffenbach. Ces opérations consistent à pénétrer avec un couteau étroit et pointu sous la peau, et à diviser ensuite, en vue de divers résultats thérapeutiques, des tendons, des muscles ou des nerfs, sans produire d'autre plaie extérieure que la petite ponction par laquelle on introduit l'instrument connu sous le nom de ténotome. Le processus curatif, qui, dans les plaies des tendons communiquant avec l'extérieur, est presque toujours accompagné d'une suppuration, souvent même d'une large exfoliation du tendon, se fait, dans ces conditions, presque toujours par première intention, comme nous le verrons plus au long dans le chapitre qui traite des difformités (voyez chap. XVIII).

La plaie a-t-elle pénétré dans une des cavités du corps et y a-t-elle produit des lésions, alors le pronostic sera toujours douteux et plus ou moins grave, selon l'importance physiologique et la vulnérabilité, c'est-à-dire la plus ou moins grande tendance aux inflammations dangereuses de l'organe atteint. En général, une plaie par instrument piquant n'est jamais, dans ces conditions, aussi dangereuse qu'une plaie par arme à feu. Pour le moment, nous n'insisterons pas davantage sur ce sujet, et nous nous bornerons à examiner les lésions par instruments piquants des troncs nerveux et artériels aux extrémités.

Les piqûres des *nerfs* provoquent évidemment, selon leur largeur, des paralysies de diverse étendue ; pour le reste, elles se comportent absolument comme les plaies par incision des mêmes organes ; la régénération se fera d'autant plus facilement que le tronc nerveux n'aura pas été traversé dans toute sa largeur. — Il en est autrement lorsque des corps étrangers, tels que pointes d'aiguille, petits éclats de verre, restent engagés dans l'épaisseur des troncs nerveux et y sont entourés d'une cicatrice, comme cela arrive dans les autres tissus. La cicatrice nerveuse qui renferme ces corps étrangers reste éminemment douloureuse au moindre contact, elle peut même être le point de départ de douleurs nerveuses à rayonnement excentrique, de véritables *névralgies*. Bien plus, ces corps étrangers peuvent provoquer le développement des accidents nerveux les plus violents, tant aigus que chroniques. La maladie connue sous le nom de *tétanos traumatique* peut se produire et amener rapidement la mort; dans d'autres cas, il se développe des *convulsions épileptiformes*, quelquefois précédées d'une *aura*, consistant ici en une douleur dans la cicatrice, qui donne le signal de l'accès. Cette dernière forme morbide, qui doit être rangée dans la catégorie des épilepsies dites réflexes, peut être guérie par l'extraction du corps étranger ; quant au tétanos, il n'est malheureusement pas toujours curable, en supposant même que l'on supprime l'irritation locale.

Une piqûre faite dans de gros *troncs artériels* ou *dans une de leurs fortes branches*, peut entraîner des suites de différentes natures.

Une piqûre très-fine se referme le plus souvent immédiatement, grâce à l'élasticité et à la contractilité des membranes ; il n'y aura pas même toujours hémorrhagie, pas plus qu'une petite piqûre faite dans un intestin n'entraînera toujours un épanchement de matières fécales. Si l'ouverture a la forme d'une fente, il se peut que dans ce cas encore il n'y ait qu'une faible hémorrhagie, en supposant que la plaie soit peu béante ; mais dans d'autres cas, une hémorrhagie artérielle violente s'ensuit immédiatement. Si l'on comprime alors et que l'on applique un pansement exact, on réussit le plus souvent, non-seulement à arrêter définitivement l'hémorrhagie, mais encore à obtenir la guérison par première intention de la plaie artérielle, aussi bien que de la plaie des autres parties molles. Si, au contraire, l'hémorrhagie ne veut pas s'arrêter, alors il faut procéder à la ligature, soit à l'endroit lésé lui-même, en ayant d'abord soin d'agrandir l'ouverture, soit plus haut, dans la continuité.

L'occlusion de la plaie artérielle se fait de la manière suivante : Un coagulum sanguin se forme dans la plaie plus ou moins béante de la paroi artérielle; ce coagulum fait une légère saillie dans l'intérieur du vaisseau, mais en dehors il est un peu plus grand et se trouve implanté comme un large champignon. Ce caillot est transformé en tissu conjonctif

Fig. 27.

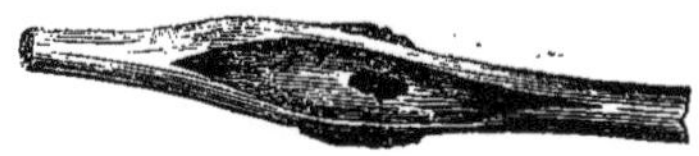

Artère blessée latéralement, avec son caillot, quatre jours après la blessure. — D'après Porta.

comme le thrombus mentionné plus haut, et c'est ainsi que se produit l'oblitération organique permanente, sans modification du calibre de l'artère. — Cette marche normale peut être compliquée lorsque de nouvelles couches fibrineuses, provenant du sang en circulation, se déposent sur le bouchon qui proémine légèrement dans l'intérieur du vaisseau ; il se fait ainsi une oblitération de la cavité artérielle par du sang coagulé, autrement dit une *thrombose artérielle.* Cet accident est cependant assez rare ; dans le cas où il se présente, il doit avoir les mêmes résultats que la thrombose succédant à la ligature : développement d'une circulation collatérale et fermeture définitive du vaisseau par l'organisation du thrombus.

Il s'en faut qu'une piqûre artérielle suive toujours une marche aussi favorable. Dans bien des cas, on aperçoit bientôt après la lésion une tumeur à l'endroit qui correspond à la cicatrice de la peau ; cette tumeur s'accroît lentement et offre des pulsations visibles et palpables, qui sont isochrones à la systole du cœur et au pouls artériel. Si nous appliquons le stéthoscope sur la tumeur, nous y entendons un bruissement et un bruit de frottement manifestes. Si nous comprimons la principale artère de l'extrémité au-dessus de la tumeur, la pulsation et le bourdonnement cessent de s'y produire, et en même temps la tumeur s'affaisse légèrement. Une tumeur semblable s'appelle un anévrysme (ἀνευρύνω, je dilate), et dans le cas particulier où il s'agit d'un anévrysme qui a pris naissance après une blessure artérielle, nous avons affaire à un *anévrysme faux* ou *traumatique*, en opposition avec l'*anévrysme vrai* qui est produit par d'autres affections artérielles.

Comment cette tumeur prend-elle naissance et quelle est sa nature ? La tumeur doit se développer de la manière suivante : La plaie extérieure est fermée par une compression, le sang ne peut plus s'en échapper ; cependant il se fraye un passage dans les parties molles, à travers l'ouverture artérielle non fermée encore par un caillot ; il vient labourer ces parties tant que la pression sanguine l'emporte sur la résistance que les tissus sont en état d'opposer : il se forme une cavité remplie de

Fig. 28.

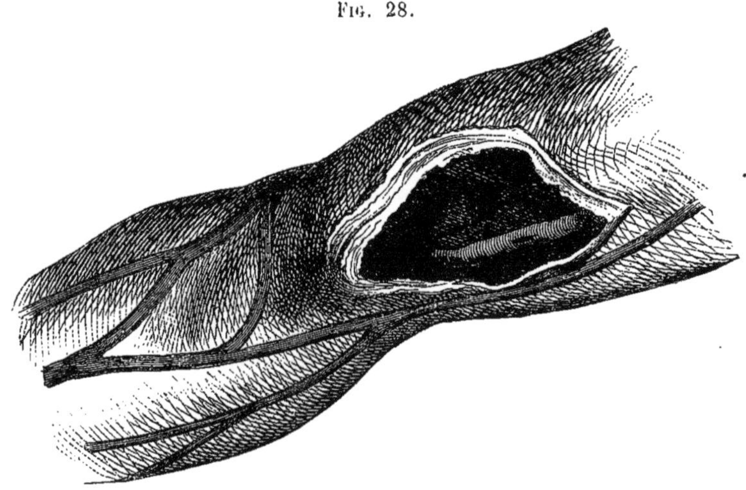

Anévrysme traumatique de l'artère brachiale. — D'après Froriep, *Chirurgische Kupfertafeln*, vol. IV, pl. 483.

sang qui est en communication directe avec l'intérieur de l'artère; autour du sang, dont une partie est bientôt coagulée, il se fait une inflammation légère du tissu circonvoisin, une infiltration plastique qui entraîne une néoplasie de tissu conjonctif; ce tissu, devenu plus dense, représente une espèce de sac dont la cavité laisse entrer et sortir le liquide nourricier, tandis que les parois de la cavité sont tapissées de couches de sang coagulé. Le bruissement dont il a été question plus haut provient probablement: d'une part, de l'écoulement du sang à travers l'étroite ouverture artérielle; d'autre part, du frottement du courant sanguin contre les caillots périphériques, et enfin, en dernier lieu, de la régurgitation du sang dans l'intérieur de l'artère.

Un pareil anévrysme traumatique peut encore naître d'une autre façon, c'est-à-dire secondairement, la plaie artérielle ayant commencé par guérir, et la jeune cicatrice cédant plus tard, après la suppression du pansement compressif, ce qui permet alors au sang de s'épancher.

Ce n'est pas toujours la *ponction de l'artère* qui provoque ces anévrysmes traumatiques; ceux-ci peuvent aussi être dus à la *déchirure des membranes artérielles par de forts tiraillements*, et à des *contusions sans plaie extérieure*. Ainsi, A. Cooper raconte dans ses *Leçons chirurgicales* le cas d'un chasseur qui, ayant sauté par-dessus un fossé, ressentit une vive douleur dans le jarret et ne put continuer sa marche. Bientôt il se développa un anévrysme de l'artère poplitée, qui dut être opéré plus tard. Dans le saut, l'artère avait été en partie déchirée. Il suffit de la déchirure des tuniques interne et moyenne pour provoquer un anévrysme. Si la tunique adventice reste intacte, le torrent sanguin peut isoler cette dernière de la tunique moyenne; c'est ainsi que se développe un genre d'anévrysme qui a reçu le nom d'*anévrysme disséquant* (*anevrysma dissecans*). — Les plaies par instruments piquants suivies d'anévrysme se présentent surtout fréquemment chez les militaires en temps de guerre, mais encore assez souvent dans la clientèle civile. Ainsi, j'ai vu un jeune garçon atteint d'un anévrysme de l'artère fémorale : la tumeur avait à peu près la grosseur d'un œuf de poule, et avait été produite par une chute faite sur un canif ouvert. Tout récemment, j'opérai un cordonnier d'un anévrysme de l'artère radiale, développé à la suite d'une blessure accidentelle qu'il s'était faite avec son alêne.

L'anévrysme est une tumeur communiquant médiatement ou immédiatement avec l'intérieur d'une artère, voilà la définition usuelle. La communication est immédiate dans le cas d'anévrysme traumatique simple que nous venons de décrire. Cependant les conditions anatomiques de cette tumeur peuvent se compliquer davantage.

Il arrive, par exemple, qu'en faisant la saignée du bras au pli du coude, par conséquent en blessant à dessein une veine pour obtenir une évacuation sanguine, on lèse l'artère brachiale en même temps que la veine; c'est là une des causes les plus communes de l'anévrysme traumatique, ou du moins elle l'était autrefois quand l'habitude de la saignée était encore très-répandue. Dans un cas pareil, on apercevra facilement le jet de sang rutilant au milieu du sang veineux plus foncé. On commence alors par entourer le bras entier d'un appareil, en ayant soin de comprimer tout particulièrement l'artère, et, dans beaucoup de cas, la guérison de l'une et de l'autre plaie vasculaire se fait sans autres suites fâcheuses. Mais un anévrysme peut aussi en résulter, et celui-ci peut avoir la forme simple mentionnée plus haut, ou bien les deux ouvertures vasculaires communiquent tellement entre elles, que le sang artériel se jette en partie directement dans la veine comme dans une branche artérielle, et se rencontre là avec le courant formé par le sang veineux. De là proviennent des stases dans la circulation veineuse, et consécutivement des évasements, des dilatations du calibre de la veine, dilatations que nous désignons en général du nom de *varices*. La varice, dans le cas particulier, est une *varice anévrysmale*, parce qu'elle communique avec une artère à la manière d'un anévrysme. — Un autre cas peut encore se produire : ainsi, la formation d'un anévrysme a lieu

Fig. 29.

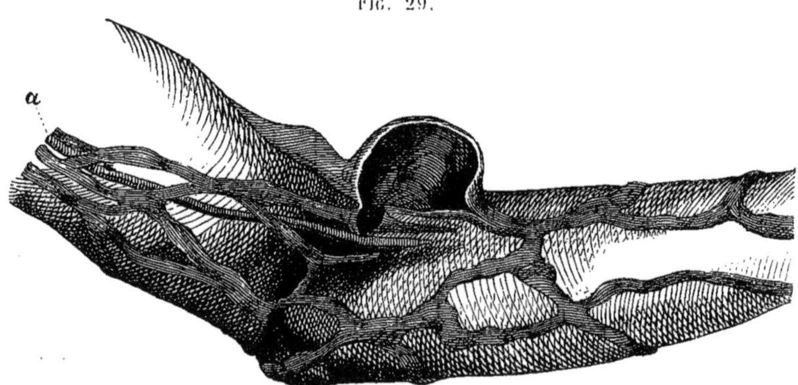

Varice anévrysmale : *a*, artère brachiale. — D'après Bell (Froriep, *loc. cit.*, vol. III, pl. 263).

entre l'artère et la veine; l'artère aussi bien que la veine se mettent en communication avec le sac anévrysmal.

C'est là ce que nous appelons un *anévrysme variqueux*. Il peut se produire encore bien des variantes dans les rapports entre le sac anévrysmal, la veine et l'artère, sans toutefois que leur signification s'élève au delà de simples curiosités, et sans qu'il en résulte une modification des symptômes ni du traitement. Aussi s'est-on fort heureusement abstenu de donner des noms nouveaux à ces anomalies. — Dans tous les

Fig. 30.

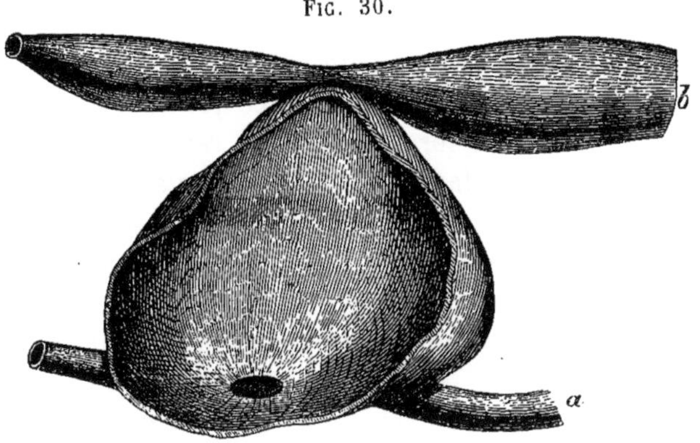

Anévrysme variqueux : *a*, artère brachiale ; *b*, veine médiane. Le sac anévrysmal est ouvert. — D'après Dorsey (Froriep, *loc. cit.*, vol. III, pl. 263).

cas où du sang artériel pénètre directement ou indirectement dans la veine par l'intermédiaire d'un sac anévrysmal, la *veine se dilate*, et il s'y produit un bruissement sensible à l'oreille aussi bien qu'au toucher, et que l'on perçoit quelquefois aussi dans les artères. Cependant ce symptôme n'a rien de caractéristique, attendu que l'on peut quelquefois le produire rien qu'en exerçant une pression sur les veines, et qu'on le remarque aussi dans certaines maladies du cœur. Mais, en outre, on aperçoit quelquefois une faible pulsation dans les veines dilatées par la cause que nous venons de mentionner, et de là on peut déjà tirer un argument plus puissant en faveur du diagnostic de la lésion qui nous occupe.

Les anévrysmes artériels, quelle que soit la forme qu'ils affectent, ne produiraient guère d'inconvénients sérieux s'ils restaient toujours petits. Cependant, dans la plupart des cas, les sacs anévrysmaux devenant de plus en plus considérables, des troubles se font sentir dans les fonctions des extrémités correspondantes ; enfin l'anévrysme peut se rompre et donner lieu à une hémorrhagie profuse qui tue rapidement. Nous traiterons plus en détail les modifications ultérieures qui sont inhérentes aux anévrysmes, quand il sera question des maladies artérielles, attendu que ces modifications sont les mêmes pour les anévrysmes traumatiques et pour les anévrysmes spontanés. Le traitement devra consister le plus souvent dans la ligature du tronc correspondant à l'anévrysme ; mais voilà encore un sujet dont nous aurons à nous occuper plus tard. J'ai pensé qu'il convenait de vous entretenir ici déjà des anévrysmes traumatiques, parce que dans la pratique ils se présentent ordinairement à la suite des plaies par instruments piquants ; dans d'autres manuels, vous les verrez traités systématiquement à côté des autres maladies des artères.

Les *plaies des veines par instruments piquants* guérissent absolument de la même manière que celles des artères, ce qui nous permet de passer outre sans nous y arrêter ; je ferai seulement remarquer que dans les veines il se forme bien plus facilement des coagulations étendues que dans les artères : la *thrombose veineuse* traumatique, par exemple, après une saignée, est beaucoup plus fréquente qu'une thrombose artérielle après une piqûre faite dans la paroi d'une artère, et, ce qui est pis, le premier genre de thrombose a, dans certaines circonstances, des suites beaucoup plus fâcheuses que le dernier ; plus tard, vous serez obligés de vous occuper de ce sujet peut-être plus que cela ne vous plaira.

Voilà bien des fois déjà qu'il a été question de la *saignée*, cette petite opération chirurgicale qui se pratique dans un assez grand nombre de circonstances. Nous donnerons une courte description de la manœuvre opératoire, quoique ces sortes de choses s'apprennent mieux et plus rapidement à la vue que je ne serais en état de vous les représenter théoriquement. Si je voulais m'appesantir sur les conditions dans lesquelles on doit pratiquer la saignée, je serais forcé de m'aventurer bien loin dans le domaine de la médecine entière ; on pourrait écrire un gros livre si l'on voulait envisager sous toutes ses faces la question des indications, des contre-indications, de l'innocuité, de l'utilité de la saignée, et du tort qu'elle peut faire à l'organisme. Je préfère donc passer ce sujet sous silence, comme tant d'autres que l'observation journalière dans les cliniques permet de saisir en quelques minutes, alors qu'un exposé théorique en dehors d'un cas spécial nécessiterait des développements qui dureraient des heures entières. Comme renseignement historique, je vous dirai seulement qu'autrefois on ouvrait les veines sous-cutanées les plus variées, tandis que de nos jours on se borne exclusivement à opérer sur les veines du pli du coude. Lorsqu'une saignée doit être faite, vous commencez par entourer le bras d'un bandage compressif pour obtenir une stase dans les veines périphériques ; dans ce but, on se sert d'un mouchoir convenablement appliqué ou de la bande rouge spécialement destinée à cet objet, bande solide, large de deux ou trois travers de doigt, munie d'une boucle à l'une de ses extrémités. Une fois la bande appliquée, les veines de l'avant-bras se gonflent promptement, et vous voyez au pli du coude les veines céphalique et basilique avec les veines médianes correspondantes.

Pour opérer, vous choisissez la veine la plus saillante. Le bras du patient est mis dans la demi-flexion ; avec le pouce de la main gauche vous fixez la veine, avec la lancette tenue de la main droite vous la ponctionnez et la fendez sur une longueur de deux à trois lignes. Le sang s'échappe par un jet; vous en laissez couler la quantité que vous jugez nécessaire, puis, appliquant le pouce sur la plaie, vous détachez la bande du bras, et l'hémorrhagie s'arrête toute seule; vous couvrez la plaie d'une petite compresse que vous fixez à l'aide d'une bande. Le bras doit rester au repos pendant trois ou quatre jours, alors la plaie est guérie. — Quelque facile que soit cette petite opération dans la plupart des cas, elle n'en exige pas moins un certain exercice. La ponction faite avec la *lancette* doit être préférée à la ponction par le *phlébotome;* ce dernier instrument était fort usité autrefois, mais aujourd'hui il commence à tomber en désuétude, et avec raison. Le phlébotome est une petite lame que le jeu d'un ressort fait pénétrer dans la veine; on laisse opérer l'instrument au lieu de le conduire sûrement avec la main.

Une foule d'obstacles peuvent empêcher la réussite de la saignée. Chez les personnes très-grasses, il peut être très-difficile de voir ou de sentir les veines à travers la peau; alors on emploie encore un autre moyen pour seconder l'effet de la compression : il consiste à plonger l'avant-bras dans l'eau chaude, ce qui provoque un afflux de sang plus fort dans cette partie du corps. La graisse peut, de son côté, après la ponction de la veine, opposer un obstacle à l'écoulement du sang, des lobules graisseux venant barrer le passage et obstruer l'ouverture; dans ce cas, il faut rapidement les enlever avec les ciseaux.

Quelquefois survient un obstacle mécanique qui consiste en ce que le bras a pris, après la ponction, une autre position par un mouvement de torsion ou de flexion, ce qui tend à détruire le parallélisme entre l'ouverture de la veine et celle de la peau; cet obstacle peut être levé si l'on imprime une autre direction au bras. — Il y a encore d'autres causes qui peuvent empêcher le sang de couler : ainsi l'ouverture de la veine peut être trop petite, faute très-souvent commise par les commençants; ou la compression peut être trop faible, défaut auquel on remédie en serrant la bande; ou bien elle est au contraire trop forte et porte en même temps sur l'artère, ce qui empêche le sang d'affluer en suffisante quantité dans le bras : c'est en relâchant la bande que l'on remédiera à cet inconvénient. — On peut encore faciliter l'écoulement du sang en faisant plonger la main du malade dans de l'eau chaude, ou bien en lui recommandant d'ouvrir et de fermer alternativement la main, le sang étant alors mieux expulsé, grâce au concours des contractions musculaires. — A l'occasion, vous apprendrez davantage sur ce sujet dans la clinique.

ONZIÈME LEÇON

DES CONTUSIONS DES PARTIES MOLLES SANS PLAIE.

Mode de production des contusions. — Commotion nerveuse. — Déchirures vasculaires sous-cutanées. — Déchirure des artères. — Sugillation, ecchymose. — Résorption. — Terminaisons : par tumeurs fibrineuses, par kystes, par suppuration, par décomposition putride. — Traitement.

L'action d'un corps mousse sur les parties molles est tantôt suivie d'une destruction de la peau, tantôt cette dernière reste intacte; c'est ce qui a fait distinguer des contusions avec ou sans plaies. Commençons par nous occuper de ces dernières.

Ces contusions sont produites de deux manières : ainsi un objet lourd peut tomber sur le corps ou le heurter en allant violemment à sa rencontre, ou bien le corps lui-même tombe sur un objet dur et solide, ou se heurte contre cet objet. L'effet immédiat d'une telle contusion est l'attrition des parties molles, attrition qui peut exister aux degrés les plus divers; souvent nous apercevons à peine une modification, d'autres fois au contraire les parties sont réduites en une véritable bouillie.

Il dépend de diverses circonstances que sous l'influence d'une violence de cette espèce, la peau éprouve ou non une solution de continuité; et d'abord cela dépend de la forme du corps contondant et de la force de l'impulsion, ensuite de la nature et de la forme des parties sous-cutanées; la même force, par exemple, peut produire à la cuisse une contusion sans plaie, tandis qu'agissant sur la crête du tibia, elle produira une plaie, parce qu'ici l'arête tranchante de l'os coupera en quelque sorte la peau de dedans en dehors. Il faut en outre prendre en considération le degré d'élasticité et d'épaisseur de la peau, qui non-seulement est très-variable selon les individus, mais diffère encore beaucoup chez le même individu, selon les différentes régions du corps.

Lorsqu'il y a contusion sans plaie, nous ne pouvons pas reconnaître immédiatement l'étendue de la destruction; nous ne pouvons l'apprendre qu'indirectement, en consultant les phénomènes qu'offrent les nerfs et les vaisseaux, et de plus la marche ultérieure de la lésion.

Du côté des *nerfs*, le premier symptôme, après une contusion, est la douleur, comme en cas de plaie ; mais ici cette douleur est d'une nature plus sourde et plus vague, quoiqu'elle puisse encore être très-violente. Dans beaucoup de cas on éprouve, surtout lorsque c'est le corps qui frappe contre un objet dur, la sensation d'une vibration, d'un ébranlement particulier dans les parties atteintes; cette sensation qui s'étend encore bien au delà de l'endroit heurté est due à la *commotion* qu'éprouve la substance nerveuse. Si, par exemple, on se heurte violemment la main ou un doigt, une petite partie seulement est contusionnée, mais il n'est pas rare que la main entière éprouve la commotion, c'est-à-dire une douleur sourde et violente, accompagnée de tremblement et de l'impossibilité momentanée de remuer les doigts; même la sensibilité tactile est assez souvent supprimée pour quelques instants dans le membre contusionné. Cet état se passe rapidement, ordinairement déjà après quelques secondes, et alors nous commençons seulement à éprouver la douleur particulière, brûlante, qui correspond à l'endroit contusionné. Nous ne pouvons nous expliquer ce phénomène passager autrement qu'en admettant que la substance nerveuse des cylindres-axes éprouve d'abord, sous l'influence du choc, des déplacements moléculaires, puis se remet ensuite spontanément en équilibre. Les phénomènes d'ébranlement, de *commotion*, sont loin d'accompagner toutes les contusions; on les voit manquer surtout dans la plupart des cas où un corps lourd vient frapper un membre au repos; cependant ils ont souvent une haute signification dans les contusions de la tête: ici la *commotion cérébrale* se combine quelquefois avec la *contusion cérébrale*, ou bien la première se manifeste seule. Par exemple, dans les cas de chute sur les pieds ou le siége, l'ébranlement se communique au cerveau, et les accidents les plus graves, la mort même, peuvent arriver, sans que l'on trouve une lésion appréciable dans le cerveau. La commotion est un phénomène qui se passe essentiellement dans le système nerveux; aussi on distingue principalement une commotion du cerveau, une commotion de la moelle épinière. Mais les nerfs périphériques peuvent aussi de leur côté éprouver la commotion accompagnée des symptômes mentionnés plus haut; cependant, comme les phénomènes locaux de la contusion sont ici prédominants, on perd trop de vue cet état nerveux appelé par Dupuytren *stupeur locale*. Ainsi, par exemple, une violente commotion du thorax peut provoquer les phénomènes les plus graves précisément à raison de la commotion simultanée des nerfs cardiaques et pulmonaires, d'où résultent des perturbations, quoique passagères, de la circulation et de la respiration. On ne peut pas non plus absolument nier qu'il n'y ait une certaine réaction des nerfs ébranlés, surtout de ceux qui appartiennent au système du grand sympathique, sur le cerveau. Sans doute il a dû déjà arriver à certains d'entre vous, en faisant de la gymnastique ou en s'exerçant à la lutte ou à la boxe, de recevoir une forte secousse sur l'épigastre : quelle horrible douleur! Il se produit dans le moment même un sentiment de défaillance, par conséquent une réaction sur le cerveau ; on retient sa respiration, et l'on est forcé de s'armer de toute son énergie pour ne pas s'affaisser. Très-souvent aussi arrive la commotion du nerf cubital, lorsque l'on se heurte violemment le coude ; vous devez presque tous connaître la douleur violente, quoique sourde, qui en résulte et qui s'irradie jusque dans le petit doigt.

Tous ces symptômes sont des phénomènes de *commotion* des nerfs périphériques. Mais comme nous ignorons la nature intime des changements qui se produisent ici dans les nerfs, nous ne pouvons juger si ces changements exercent une influence sur la marche ultérieure de la contusion et des plaies contuses, et quelle peut être cette influence : aussi ne pouvons-nous nous occuper ici plus longuement des nerfs. Quelques observations indubitables semblent prouver que ces ébranlements des nerfs périphériques peuvent entraîner des paralysies du mouvement et de la sensibilité, ainsi que des atrophies musculaires dans les membres; cependant le lien de causalité est souvent très-difficile à constater.

Les *contusions* nerveuses se distinguent de ces commotions en ce que dans les premières les troncs nerveux sont détruits dans quelques-unes de leurs ramifications ou même dans leur épaisseur, sur une étendue très-variable et à des degrés très-divers par l'agent vulnérant qui les atteint. Ainsi, nous trouvons ces troncs nerveux plus ou moins ramollis ou même convertis en une sorte de bouillie. Il faut nécessairement qu'il résulte de là une paralysie en rapport avec l'importance de la lésion, et cette paralysie nous permettra à son tour de juger quel est le nerf atteint et jusqu'où s'est étendue l'influence de l'agent vulnérant. En général, ces contusions des nerfs sans plaie sont rares, attendu que les troncs principaux sont profondément situés entre les muscles, et que, par conséquent ils sont moins directement atteints.

Les *contusions des vaisseaux* doivent se distinguer par des caractères beaucoup plus saillants, les parois des petits vaisseaux et surtout celles des veines sous-cutanées étant détruites par l'action contondante, ce qui force le sang de s'épancher. L'*hémorrhagie sous-cutanée* est donc la conséquence presque régulière de la contusion. Cette hémorrhagie serait encore bien plus considérable qu'elle ne l'est généralement, si dans ce genre de lésion les plaies vasculaires avaient des bords tranchants et si elles devenaient béantes ; cependant cela n'arrive ordinairement pas : les plaies contuses des vaisseaux sont rugueuses, inégales, déchirées, et ces inégalités opposent des obstacles à l'écoulement du sang ; bientôt le frottement devient assez considérable pour résister à la pression sanguine ; il se forme des caillots fibrineux qui se déposent d'abord sur les inégalités et qui s'avancent jusque dans l'intérieur du vaisseau, et vous vous trouvez ainsi en présence d'une oblitération mécanique de ce dernier, d'une thrombose. Nous reviendrons sur ces phénomènes en parlant des plaies contuses. En outre, la résistance qu'opposent les parties molles empêche encore le sang de s'extravaser en trop grande quantité, les muscles et la peau exerçant une compression naturelle qui tend à maintenir l'épanchement dans de certaines limites ; aussi ces hémorrhagies sous-cutanées, alors même qu'elles émanent d'un vaisseau volumineux, ne deviennent presque jamais dangereuses aux extrémités.

Il en est autrement dans les grandes cavités : là il n'y a presque que des parties molles susceptibles de déplacement et incapables d'opposer une résistance suffisante au sang qui s'échappe du vaisseau. C'est pourquoi ces hémorrhagies sont assez souvent mortelles, et cela de deux manières : d'une part, en raison de la quantité même du sang qui s'épanche, par exemple, dans la poitrine, dans l'abdomen ; de l'autre, en raison de la compression que le sang extravasé exerce sur les parties situées dans les cavités, comme, par exemple, sur le cerveau, qui est non-seulement détruit en partie par le sang échappé des vaisseaux volumineux, mais encore comprimé dans divers sens et rendu incapable de fonctionner. C'est ainsi que les hémorrhagies cérébrales provoquent rapidement des paralysies, et souvent aussi des désordres du sensorium. Ces épanchements sanguins eux-mêmes, lorsqu'ils ont lieu dans le cerveau, ont reçu, ainsi que la série des symptômes qui en résultent, le nom d'*apoplexies* (de ἀπὸ, et de πλήσσω, abattre).

Lorsqu'aux extrémités, une grande artère a été contusionnée, les phénomènes qui se présentent sont les mêmes que ceux d'une plaie artérielle par instrument piquant réunie par une suture ou comprimée. Il se forme, à la manière décrite dans la leçon précédente, un anévrysme traumatique, une tumeur offrant des pulsations. Toutefois cet accident, mis en regard avec les nombreuses contusions que l'on observe journellement, est très-rare, sans doute parce que les gros troncs artériels sont situés assez profondément et parce que les tuniques artérielles sont solides et élastiques, ce qui les empêche de se déchirer aussi facilement que les veines. Cependant nous avons observé tout récemment dans la Clinique une pareille déchirure sous-cutanée qui intéressait l'artère tibiale antérieure. Un homme robuste s'était fracturé la jambe sans lésion de la peau. La fracture du tibia occupait à peu près le milieu, celle du péroné était un peu plus bas; le gonflement assez considérable qui s'était développé autour du siége de la fracture immédiatement après la lésion offrait des pulsations très-sensibles à la face antérieure de la jambe. En y appliquant le stéthoscope, on entendait un bruissement très-évident, ce qui me permit de faire connaître ce phénomène aux élèves assistants.

La jambe fut entourée de bandes et d'attelles, et je m'abstins à dessein d'appliquer un appareil inamovible, pour pouvoir observer quel serait le développement ultérieur de l'anévrysme traumatique qui évidemment s'était produit en cet endroit. Nous renouvelâmes le pansement tous les trois ou quatre jours, et nous pûmes nous convaincre que la tumeur allait graduellement en diminuant, et présentait des pulsations de plus en plus faibles, jusqu'à ce qu'enfin elle fût dissipée entièrement quinze jours après la lésion. L'anévrysme avait été guéri par la compression exercée à l'aide de l'appareil. La guérison de la fracture se fit également sans interruption, et le malade retrouva, huit semaines après la lésion, l'usage complet de son membre.

Les hémorrhagies sous-cutanées les plus fréquentes en cas de contusion sont dues à la déchirure des veines et des capillaires sous-cutanés. Ces extravasats provoquent divers phénomènes visibles dépendant, les uns de la quantité du sang épanché, les autres de son mode de distribution dans les tissus.

Plus une partie est riche en vaisseaux et plus elle est contusionnée fortement, plus aussi l'*extravasat* sera considérable. Le sang extravasé se frayera, s'il quitte *lentement* les vaisseaux, un chemin entre les faisceaux du tissu conjonctif, surtout du tissu conjonctif sous-cutané et intermusculaire; ainsi se produit une infiltration sanguine des tissus et un gonflement consécutif. Nous appelons *sugillations* ou *suffusions* ces hémorrhagies sous-cutanées diffuses. Plus le tissu est lâche et susceptible de s'écarter, plus cette infiltration sanguine sera étendue, en supposant que le sang s'écoule pendant un certain temps d'une manière lente et continue des vaisseaux. Aussi trouvons-nous généralement les épanchements sanguins fort étendus aux paupières et au scrotum, parce que dans ces endroits le tissu conjonctif sous-cutané est d'une si grande laxité. — Plus la peau est mince, plus facilement et plus promptement nous reconnaîtrons l'infiltration sanguine; le sang donne un reflet bleu à travers la peau, et cette dernière semble avoir pris une coloration d'un bleu clair, couleur d'acier. Au contraire, sous la conjonctive oculaire, le sang extravasé apparaît entièrement rouge, cette membrane étant très-fine et extrêmement transparente. Les extravasats sanguins dans l'épaisseur même de la peau se présentent sous forme de taches (pétéchies) ou de vergetures; cependant, dans cet endroit, ils ne dérivent jamais d'une contusion, mais proviennent de déchirures vasculaires spontanées; soit que les parties vasculaires aient chez certains individus, comme chez les saigneurs mentionnés précédemment, une épaisseur insuffisante, soit qu'un travail de décomposition encore inconnu du sang rende ces parois particulièrement molles et fragiles, comme cela se voit dans le scorbut, dans certaines formes du typhus, dans la maladie de Werlhof. La contusion de la peau se reconnaît ordinairement par une coloration d'un bleu très-foncé tirant sur le brun; on la reconnaît encore par l'enlèvement de l'épiderme, par l'écorchure de la peau ou l'*excoriation*, comme on dit dans le langage scientifique.

Lorsque tout à coup une grande quantité de sang sort des vaisseaux et se déverse dans un tissu cellulaire lâche, le liquide se creuse une cavité plus ou moins circonscrite. Nous donnons à cette forme de l'extravasat sanguin le nom d'*ecchymose* (ἐκχυμόω, répandre un suc), ou d'*hématome* (tumeur sanguine). Il dépend de la profondeur de l'épanchement sanguin que la peau change de couleur ou non; en cas d'épanchement très-profond, diffus, aussi bien que circonscrit, on ne rencontre souvent aucun changement de couleur à la peau, surtout immédiatement après l'accident. On ne fait qu'apercevoir un gonflement dont le développement, instantané après une lésion, permet de reconnaître immédiatement la nature; cette tumeur est molle au toucher, quoique sa paroi soit plus ou moins tendue. L'extravasat sanguin circonscrit offre la sensation très-caractéristique de la *fluctuation*, que vous vous représenterez le mieux en palpant les parois d'une vessie remplie d'eau. L'examen local en vue de reconnaître la présence ou l'absence de la fluctuation est d'une haute importance dans la pratique chirurgicale, attendu qu'il y a des cas infiniment nombreux dans lesquels il est essentiel de décider si l'on a affaire à une tumeur de consistance solide ou formée par une collection liquide. Vous apprendrez dans la clinique la manière dont vous aurez à procéder pour faire le plus convenablement cet examen, selon les cas particuliers qui pourront se présenter.

Quelques-uns des extravasats de ce genre ont reçu des noms spéciaux empruntés aux régions qui en sont le siége. Ainsi on appelle *céphalématomes* (αἱματόω, j'ensanglante, et κεφαλή, tête) les extravasats qui se font assez souvent à la tête des nouveau-nés, entre les divers téguments du crâne et le crâne lui-même; l'extravasat qui se forme dans les grandes lèvres, après une contusion ou après la rupture spontanée de veines dilatées, a été décoré du nom élégant d'*épisiohématome* ou *épisiorrhagie* (de ἐπείσιον, le pénil). On a aussi donné des noms particuliers aux extravasats qui se font dans l'intérieur de la plèvre ou du péricarde, et que l'on a appelés *hématothorax*, *hématopéricarde*, etc. Nous attachons en général aujourd'hui peu d'importance à ces harmonieuses appellations grecques ou latines; mais il faut cependant que vous les connaissiez, d'abord pour l'intelligence du texte des ouvrages de médecine et pour que vous ne soyez pas tentés d'y chercher quelque chose de mystérieux; enfin, ces termes servent positivement à rendre le langage plus court et à faire saisir plus vite notre pensée.

Les hémorrhagies sous-cutanées sont caractérisées tout particulièrement par leur *marche* ultérieure et les phénomènes qui l'accompagnent. Et, pour ne parler d'abord que des extravasats diffus, nous sommes rarement en état de décider immédiatement après la lésion quelle a été ou quelle est encore l'étendue de l'hémorrhagie. Si vous considérez la partie contuse le second ou le troisième jour, vous remarquez déjà une extension beaucoup plus grande de la coloration de la peau, qui plus tard semble même toujours aller en augmentant, c'est-à-dire qu'elle devient de plus en plus apparente; l'extension devient parfois colossale. Ainsi nous avions naguère dans la Clinique un homme atteint d'une fracture de l'omoplate; il n'y avait au commencement qu'une légère modification dans la couleur de la peau, quoiqu'une grande tumeur fluctuante eût pris naissance. Le huitième jour, tout le dos du patient avait pris depuis la nuque jusque sur les fesses une teinte bleu-d'acier, ce qui communiquait un aspect singulier à la peau, qui paraissait couverte d'une couche de peinture. Ces suffusions sanguines étendues se présentent surtout fréquemment dans les fractures, aux membres aussi bien qu'au tronc. Cette teinte en partie bleu foncé et en partie bleu rouge, qui ne rend pas la peau très-sensible, ne reste heureusement pas dans cet état; il se produit d'autres transformations. Et d'abord de nouveaux changements de couleur : le bleu et le rouge passent, en se combinant, au brun, ensuite au vert, et enfin au jaune-citron clair. La teinte jaune, qui se montre la dernière, reste ordinairement très-longtemps avant de s'effacer, quelquefois des mois entiers; enfin elle disparaît à son tour, et l'on ne remarque plus aucune trace de l'extravasat.

Si nous nous demandons d'où proviennent ces modifications successives dans la coloration de la peau, et si l'occasion nous est fournie d'examiner des extravasats sanguins à diverses périodes, nous trouvons que c'est la matière colorante du sang qui revêt peu à peu toutes ces diverses nuances. Une fois que le sang est sorti des vaisseaux et qu'il a pénétré dans le tissu conjonctif, la fibrine se coagule, le sérum imbibe le tissu conjonctif lui-même, et retourne de là dans les vaisseaux, où il est *résorbé*. La matière colorante du sang, l'hématine, quitte les corpuscules sanguins et se répartit également dans les tissus à l'état de solution. La fibrine et les corpuscules se réduisent pour la plus grande partie en molécules très-fines et sont résorbés par les vaisseaux dans cet état; quelques-unes des cellules sanguines incolores peuvent bien, comme dans le thrombus, parvenir à s'organiser ultérieurement en tissu. L'hématine qui imbibe les tissus passe ensuite par diverses métamorphoses non exactement connues et accompagnées de changements de couleur, jusqu'à ce qu'enfin elle se soit transformée en une matière colorante fixe qui n'est plus soluble dans les liquides de l'organisme et que l'on a appelée l'*hématoïdine*. Celle-ci se dépose comme dans le thrombus, soit en granulations, soit en cristaux; elle est, à l'état de pureté, d'une couleur orangée, et communique aux tissus une teinte jaunâtre lorsqu'elle s'y distribue en faible quantité, et jaune-orange foncé lorsqu'elle s'y accumule.

Cette *résorption* de l'extravasat a toujours lieu dans la sugillation diffuse, parce qu'ici le sang se répand fort loin dans le tissu, et parce que les vaisseaux chargés de la résorption n'ont pas été atteints par la contusion.

Il en est autrement des extravasats circonscrits, des *ecchymoses*. Dans ces cas, tout dépend d'abord de la grandeur du foyer, ensuite de l'état des vaisseaux qui entourent l'extravasat; plus ces vaisseaux sont abondants, mieux ils ont eux-mêmes échappé à la contusion, plus aussi il faut espérer que la résorption se fera. Toujours est-il que celle-ci a lieu d'une manière moins constante pour les grands épanchements appartenant à cette catégorie. Diverses causes sont là pour l'empêcher : d'abord une condensation du tissu conjonctif se forme autour de l'extravasat comme autour d'un corps étranger (absolument comme dans l'anévrysme traumatique); le sang se trouve ainsi parfaitement enkysté; sur la face interne de ce sac la fibrine du sang épanché se dépose ensuite par couches, le sang liquide reste plus au milieu. De cette manière, il arrive que les vaisseaux qui entourent la tumeur sanguine ne peuvent plus absorber que de faibles quantités de liquide, vu qu'ils sont séparés de la partie liquide du sang par une couche souvent assez épaisse de fibrine. Nous nous trouvons ici dans les mêmes conditions que lorsqu'il s'agit de grands exsudats, riches en fibrine, dans la cavité pleurale; en effet, dans ce dernier cas, ce sont également les couennes fibrineuses déposées sur les parois qui s'opposent essentiellement à la résorption. — Celle-ci ne peut se faire complétement qu'autant que la fibrine se résout en fines molécules, se liquéfie, et devient de cette façon susceptible de résorption, ou qu'elle s'organise en tissu conjonctif pourvu de vaisseaux sanguins et lymphatiques : c'est ce qui se remarque assez souvent sur les dépôts fibrineux de la plèvre. Cependant, ces extravasats peuvent encore avoir bien d'autres destinées. — Ainsi, par exemple, il se peut que la partie liquide du sang soit entièrement résorbée et qu'il reste une tumeur solide composée de couches concentriques comme un oignon. Cette terminaison est parfois réservée aux extravasats des grandes lèvres; il en résulte une tumeur dite *fibrineuse;* de pareilles tumeurs fibrineuses peuvent encore se former dans la cavité de l'utérus. Elles peuvent s'organiser partiellement en tissu conjonctif, absorber peu à peu des sels calcaires et finir par se calcifier ou se crétifier entièrement; c'est là, il est vrai, un fait assez rare; cependant on l'observe, par exemple, dans les extravasats qui se font dans les goîtres volumineux. — Un autre mode consiste dans la transformation de la tumeur sanguine en *kyste;* cette terminaison se rencontre dans le cerveau, quelquefois aussi dans des tumeurs molles; il n'est pas impossible que, dans les goîtres, certains kystes soient dus à des épanchements semblables à côté de ceux qui reconnaissent une autre origine. Par kystes, on entend des poches qui renferment un contenu plus ou moins liquide; le contenu des kystes qui sont dus à des extravasats sanguins est plus ou moins foncé selon qu'ils datent d'une époque plus ou moins récente, la couleur rouge du sang peut même s'y effacer entièrement et leur contenu devenir entièrement limpide ou seulement légèrement trouble par le mélange de molécules graisseuses. — En général, dans les grands extravasats circonscrits vous trouverez plus rarement des cristaux d'hématoïdine nombreux et d'une belle formation que dans les extravasats plus petits et plus diffus, attendu que la métamorphose graisseuse des éléments sanguins l'emporte ordinairement dans les premiers, ce qui favorise plutôt la formation de cristaux de cholestérine. — La capsule qui renferme ces extravasats sanguins de provenance ancienne est formée en partie aux dépens des couches périphériques du caillot qui se sont organisées, et en partie aux dépens du tissu environnant.

Une terminaison beaucoup plus fréquente que les deux dernières métamorphoses et à peu près aussi fréquente que la résorption, est la *suppuration* des extravasats circonscrits. Le processus inflammatoire dans les parties environnantes et les processus plastiques dans la partie périphérique de l'extravasat lui-même, processus qui, dans les deux cas précédents, ont donné lieu à une formation de tissu conjonctif condensé par lequel le sang a été isolé de tout côté, affectent dans le cas qui va maintenant nous occuper un caractère plus aigu; il se forme bien une couche qui tend à circonscrire l'extravasat, mais elle ne se produit pas lentement et successivement comme dans les cas précédents, et s'accompagne d'une rapide multiplication de cellules; l'infiltration plastique du tissu ne conduit pas à une formation de tissu conjonctif, mais à la suppuration; l'inflammation s'avance progressivement jusqu'à la peau, celle-ci entre peu à peu en suppuration de dedans en dehors, enfin elle est perforée et le sang mêlé de pus est évacué; les parois de la cavité se rejoignent plus tard, elles subissent la rétraction cicatricielle et finissent par adhérer entre elles; c'est ainsi que la guérison s'opère dans ce cas. Nous aurons à y revenir à l'occasion des *abcès*.

Toute tumeur formée par du pus, c'est-à-dire toute collection purulente circonscrite, située sous la peau à quelque profondeur que ce soit, est désignée sous le nom d'*abcès*, on dit aussi en parlant du processus dont il vient d'être question que l'extravasat sanguin s'est abcédé. Ce processus peut bien traîner en longueur, il peut durer de trois à quatre semaines, cependant il suit en général une marche favorable et n'est dangereux que par le siége qu'il occupe. Nous reconnaissons la transformation d'un extravasat sanguin en abcès par la rougeur inflammatoire de plus en plus prononcée de la peau, par l'augmentation du gonflement, par un endolorissement plus marqué, quelquefois accompagné d'un peu de fièvre, enfin, par l'amincissement de la peau à l'endroit où finalement la perforation a lieu.

Enfin, une décomposition rapide, une *fonte putride* de l'*extravasat* peut encore se produire, c'est là un cas heureusement fort rare. La tumeur devient bientôt très-chaude et rénitente, excessivement douloureuse, la fièvre s'élève le plus souvent à un degré très-élevé, des frissons surviennent ainsi que d'autres accidents généraux des plus graves. Cette terminaison, de toutes la plus fâcheuse, est la seule qui réclame une prompte intervention de l'art.

Il ne dépend pas de la quantité de sang épanché qu'il y ait résorption, suppuration ou fonte putride d'un extravasat. C'est au contraire le degré de la contusion éprouvée par les tissus qui détermine avant tout celle des trois terminaisons qui devra arriver; tant que les tissus pourront encore se reconstituer dans toute leur intégrité, il est probable que la résorption du sang épanché aura lieu; si les tissus sont au contraire broyés et en voie de désorganisation ou de décomposition, la fonte purulente et putride du sang surviendra nécessairement; en un mot : *le sang épanché aura le même sort que le tissu contusionné.*

Le degré de gravité que peut avoir la contusion des muscles, des tendons et des aponévroses, ne saurait se juger suffisamment lorsque la peau est restée intacte ; les dimensions de l'extravasat peuvent quelquefois nous renseigner à cet égard ; cependant c'est là un moyen d'appréciation fort incertain ; il vaut mieux interroger le fonctionnement des muscles atteints, mais ici encore on ne doit tirer des conclusions qu'avec une grande réserve ; la connaissance exacte du degré de la force qui a agi sur les parties peut permettre d'évaluer approximativement l'étendue de la destruction sous-cutanée. — La guérison des contusions musculaires se fait comme celle des plaies au moyen d'une cicatrice consistant en tissu conjonctif ; pour cela il faut que les éléments musculaires contusionnés subissent auparavant une désagrégation moléculaire et se résorbent ou qu'ils soient éliminés avec le pus pendant la suppuration de l'extravasat.

Les plus grands extravasats, diffus aussi bien que circonscrits, sont généralement ceux qui accompagnent les lésions osseuses ; ces dernières seront l'objet d'un article séparé dans lequel il sera question de ce symptôme.

Lorsqu'une partie du corps est broyée à un tel degré qu'elle est incapable de vivre, soit en totalité, soit en grande partie, elle devient froide, bleu rouge, brun rouge, puis noire ; elle commence à entrer en putréfaction ; les produits de cette putréfaction pénètrent dans les tissus voisins et dans le sang ; les inflammations locales et la fièvre prennent des caractères particuliers. Ce phénomène appartenant en commun aux contusions avec et sans plaie, nous en parlerons plus longuement au chapitre suivant.

Le *traitement* des contusions sans plaie a pour but d'amener la terminaison la plus favorable du processus, c'est-à-dire la résorption de l'extravasat ; si ce résultat est obtenu, les lésions des autres parties molles suivent également une marche heureuse parce qu'alors tous les phénomènes sont sous-cutanés. — Il n'est question ici que des cas dans lesquels la contusion des parties molles et l'extravasat forment à eux seuls l'objet du traitement ; dans les fractures osseuses, il faut avant tout s'occuper de ces dernières ; l'extravasat lui-même ne fournit pas d'indications particulières. Si vous arrivez auprès d'un individu qui vient à l'instant même de subir une contusion, vous pouvez être assez heureux pour arrêter les progrès de l'hémorrhagie sous-cutanée qui est encore en train de se faire. C'est à quoi vous réussissez le mieux par la compression qui, partout où il est possible de l'employer, doit être faite à l'aide de tours de bandes bien appliqués. Lorsqu'un enfant tombe sur la tête ou se heurte le front, on a l'habitude, dans l'Allemagne du Nord, de se servir d'un manche de cuiller que l'on applique immédiatement sur l'endroit lésé pour prévenir la formation d'une bosse sanguine. C'est là un remède populaire très-rationnel; car, d'une part, la compression a pour effet d'empêcher que le sang continue à s'épancher, de l'autre, elle force le sang à se disséminer dans le tissu circonvoisin au lieu de se réunir en un endroit circonscrit; ainsi une ecchymose en voie de formation peut être transformée en sugillation, ce qui permet au sang de se résorber plus facilement. Une bande bien appliquée permet quelquefois d'arriver au même résultat.

Cependant il est rare que l'on arrive assez vite après la lésion et, dans les cas de beaucoup les plus nombreux, il s'agit d'une lésion osseuse ou articulaire et alors le traitement de l'extravasat n'est plus que d'une importance secondaire.

L'emploi du froid sous forme de vessies de porc ou de gutta-percha que l'on remplit de glace pour les appliquer, ou bien sous celle de compresses froides auxquelles on ajoute, dans la clientèle populaire, par vieille habitude, du vinaigre ou de l'extrait de Saturne, trouve également son application en cas de contusions récentes, ces moyens ayant la réputation de prévenir une inflammation trop intense. Cependant ne comptez pas trop sur cette ressource; le meilleur de tous les moyens, celui qui favorise le plus la résorption, est et sera toujours une compression uniforme, et, *le repos de la partie atteinte*. On fera donc très-bien d'envelopper les extrémités de bandes mouillées sur lesquelles on pourra appliquer des draps mouillés que l'on renouvellera toutes les trois ou quatre heures. — D'autres moyens, tels que l'onguent mercuriel, qui, par exemple, lorsqu'il s'agit d'une inflammation aiguë de la peau, sont d'une grande importance, produisent généralement très-peu d'effet dans ce cas. — Et l'arnica! gardons-nous de l'oublier! Ce moyen est tellement vénéré par certaines familles et certains médecins qu'ils considéreraient comme impardonnable de négliger l'application sur des contusions d'infusions d'arnica ou d'eau additionnée de teinture d'arnica. La foi est puissante, l'un croit à l'arnica, l'autre à l'eau saturnée, un troisième au vinaigre comme à un puissant résolutif externe. Sans doute ce qui agit dans tous les cas n'est que l'humidité ou le changement de température que les topiques font subir à la peau, changement qui tient les capillaires en activité, les dispose tantôt à la contraction, tantôt à la dilatation et les rend plus aptes à absorber, précisément à raison de ce surcroît d'activité.

Les extravasats sanguins diffus qui accompagnent les contusions modérées des parties molles seront presque toujours résorbés sans qu'il y ait grande nécessité d'intervenir; alors même qu'un extravasat circonscrit ne se modifie pas sensiblement au bout de quinze jours, il n'en résulte pas pour cela qu'il faille agir plus énergiquement. On peut alors badigeonner la tumeur une ou deux fois par jour avec de la teinture d'iode, la comprimer par un appareil convenable et assez souvent on verra disparaître insensiblement la tumeur, même après plusieurs semaines. Si dans l'intervalle la tumeur devient chaude, si la peau se couvre d'une rougeur inflammatoire et devient sensible, on doit s'attendre à une suppuration ; rarement l'action, même continue, du froid modifiera dans ce cas la marche, quoiqu'elle puisse souvent diminuer l'intensité des symptômes. Vous pouvez, dans ces cas, faire des applications chaudes, soit purement et simplement avec des compresses trempées dans l'eau chaude, soit avec des cataplasmes, et attendre tranquillement le développement des phénomènes ultérieurs ; si l'état général du malade n'empire pas, vous pouvez laisser en toute sécurité l'abcès s'ouvrir de lui-même ; il arrivera peut-être seulement après plusieurs semaines que la peau s'amincisse de plus en plus ; enfin, il se fera une ouverture, le pus se videra, les parois de la grande cavité se joindront et en peu de temps tout le processus sera terminé. Au commencement de cette leçon, je vous ai cité un cas où un extravasat énorme, en partie diffus, et en partie circonscrit, s'était formé après une fracture de l'omoplate ; une tumeur qui offrait une forte fluctuation persista dans ce cas sans se résorber, tandis que la résorption se fit promptement dans l'extravasat diffus ; seulement dans le cours de la cinquième semaine à partir de la lésion, l'abcès se perfora et donna issue à 2 litres de pus environ ; huit jours après, cette énorme excavation était fermée et le patient quitta l'hôpital entièrement guéri. Plus tard, en parlant des abcès, nous examinerons pourquoi on n'intervient pas plus promptement dans ces cas et pourquoi on ne vient pas en aide à la nature par une incision.

Si cependant dans le cours de la suppuration de l'extravasat sanguin la tension de la tumeur augmente rapidement, s'il se manifeste une fièvre violente avec frissons, alors vous pouvez admettre que le sang et le pus se décomposent, et qu'il se produit une fonte putride des liquides enfermés. Heureusement cet accident est rare et se présente pour ainsi dire exclusivement quand les muscles sont fortement broyés et que les os se sont fendus en éclats. Dans ces conditions, il faut naturellement que les liquides en putréfaction soient rapidement évacués. Vous faites alors une *large* incision à la peau, à moins que la disposition anatomique des parties ne s'y oppose ; s'il en est ainsi, il faut que vous fassiez plusieurs petites incisions, principalement aux endroits qui permettent au liquide de s'écouler facilement et librement. — Ces incisions changent, il est vrai, essentiellement l'état des choses ; en effet, vous avez transformé la contusion sous-cutanée en une plaie contuse ouverte. Dès lors se présentent d'autres conditions que nos discuterons dans la prochaine leçon.—Je dirai seulement encore que si une décomposition putride des parties molles se fait sur une plus vaste échelle, il y a lieu de recourir à l'amputation, quoiqu'en général ces accidents déplorables soient très-rares en l'absence des fractures.

DOUZIÈME LEÇON

DES PLAIES CONTUSES ET DES PLAIES PAR ARRACHEMENT DES PARTIES MOLLES.

Mode de production de ces plaies, leur aspect. — Peu d'hémorrhagie dans les plaies contuses. — Hémorrhagies consécutives primaires. — Mortification des bords de la plaie, influences qui déterminent une élimination plus ou moins prompte des tissus morts. — Indication de l'amputation primaire. — Complications locales des plaies contuses, décomposition, putréfaction, inflammations septiques. — Contusions artérielles, hémorrhagies consécutives secondaires.

Les causes qui produisent les plaies contuses dont nous aurons à parler aujourd'hui sont les mêmes que celles des contusions simples, à cela près que pour les premières il faut généralement une plus grande force que pour les secondes, ou que le corps contondant soit configuré de telle sorte qu'il divise facilement la peau et les parties molles, ou bien encore qu'il atteigne des parties du corps dont la peau est extrêmement mince ou étendue sur un support très-solide.

Un coup de pied de cheval, un coup de bâton, la morsure d'un animal ou d'un homme, le passage d'une voiture sur le corps, une blessure faite avec un couteau émoussé, avec une scie, etc., voilà des causes ordinaires de plaies contuses. Cependant, aucune cause n'occasionne ces plaies aussi souvent que les roues et les cylindres des machines en mouvement, les scies mécaniques droites ou circulaires, les machines à filer, les nombreux mécanismes à roues et à marteaux. Tous ces instruments, produits d'une industrie toujours croissante, causent bien des maux aux ouvriers. Des hommes et des femmes, des adultes et des enfants ayant les doigts écrasés, les mains broyées, atteints de plaies à lambeaux de l'avant-bras et du bras, voilà le contingent immanquable des services de chirurgie de tous nos hôpitaux de grandes villes. Une foule immense d'êtres humains sont ainsi mutilés aux doigts, aux mains ou aux bras, et un grand nombre de ces malheureux meurent des suites de leurs lésions. Si vous ajoutez à tout cela les accidents sur les chemins de fer devenus, il est vrai, plus rares de nos jours, les lésions qui résultent des coups de mine, lorsqu'il s'agit de faire sauter des rochers pour creuser des tunnels, etc., vous pourrez alors vous figurer non-seulement combien de sueurs, mais encore combien de sang adhère aux produits de l'industrie moderne. — Cependant, on ne peut pas nier que la cause principale de ces accidents réside dans l'imprévoyance, souvent même dans la témérité insensée des ouvriers. L'habitude journalière du danger finit par les rendre insouciants et audacieux, et plus d'un d'entre eux paye de sa vie sa trop grande hardiesse.

Les plaies par armes à feu doivent également être comptées parmi les plaies contuses, quant à leurs caractères essentiels ; comme elles possèdent cependant plusieurs particularités qui n'appartiennent qu'à elles, nous les traiterons séparément. — Les déchirures et les arrachements complets des membres seront traités à la fin de ce chapitre.

Les plaies contuses dues à toutes les influences que nous venons de signaler sont très-souvent accompagnées de fractures de la nature la plus diverse et souvent la plus dangereuse ; mais passons provisoirement sous silence ce genre de lésions, et bornons-nous à celles des parties molles.

Le simple aspect d'une plaie permet le plus souvent de juger si elle a été faite par incision ou par contusion. Déjà vous connaissez les caractères des plaies par instruments tranchants, et je vous ai signalé antérieurement plusieurs circonstances qui peuvent donner à une plaie contuse l'aspect d'une incision, et réciproquement. Les plaies contuses peuvent, aussi bien que les plaies par instrument tranchant, être accompagnées d'une perte de substance ou ne représenter qu'une simple solution de continuité des parties molles. Les bords de ces plaies sont le plus souvent irréguliers, lacérés, surtout les bords cutanés ; les muscles semblent quelquefois hachés ; des lambeaux de diverses grandeurs, souvent même très-considérables, pendent dans la plaie et peuvent être d'une coloration bleu rouge due au sang en stagnation qui est épanché dans leur intérieur. Les tendons sont rompus ou arrachés, les aponévroses déchirées ; la peau détachée de l'aponévrose souvent dans une grande étendue autour de la plaie, surtout dans les cas où l'agent contondant a exercé en même temps une traction et une torsion. Naturellement, les degrés de cette destruction des parties molles sont très-différents, et son extension ne peut pas toujours être exactement mesurée, attendu qu'il n'est pas toujours possible de voir à quelle distance les effets de la contusion et du tiraillement s'étendent au delà de la plaie ; assez souvent la marche ultérieure démontre que l'attrition des parties a dépassé de beaucoup la plaie, que des écartements de fibres musculaires, des ruptures d'aponévroses et des épanchements sanguins s'étaient étendus encore bien loin au-dessous de la peau, qui peut ne présenter qu'une petite déchirure. Il est très-fâcheux que les plaies cutanées ne permettent nullement de juger, dans ces cas, de l'étendue et de la profondeur des contusions; il en résulte qu'il devient très-difficile d'apprécier la gravité d'une pareille lésion à première vue, aussi tandis que l'aspect extérieur n'inspire que de légères inquiétudes aux individus étrangers à la médecine, le chirurgien expérimenté doit redouter de bonne heure des dangers les plus sérieux.

Comme les désordres, surtout en cas de blessure par une machine, se produisent ordinairement avec une extrême rapidité, la sensation douloureuse n'est pas très-notable; immédiatement après la lésion, les douleurs occasionnées par les plaies contuses sont souvent même extrêmement insignifiantes, et d'autant plus que la lésion et le broiement ont été plus considérables. Ce fait trouve son explication dans cette circonstance que les nerfs entièrement écrasés et détruits dans toute l'étendue de la plaie sont par conséquent devenus incapables de transmettre des sensations; du reste, il faut encore vous rappeler ici ce que j'ai dit dans la leçon précédente sur la commotion nerveuse locale, et sur la stupeur des parties lésées.

On peut, au premier abord, être étonné que ces plaies contuses saignent généralement peu ou point, alors même que des veines et des artères considérables ont été écrasées et déchirées. Nous possédons des observations d'une parfaite authenticité qui prouvent qu'aucune hémorrhagie n'a succédé à des écrasements complets des artères fémorale ou axillaire. Cela n'est pas, il est vrai, très-fréquent, mais dans beaucoup de cas une solution de continuité complète des grosses artères, par le fait d'une contusion, est suivie d'un suintement continu du sang et non d'un jet véritable qui, s'il provenait par exemple de l'artère fémorale, serait promptement mortel. Déjà, antérieurement, j'ai montré de quelle manière l'hémorrhagie est diminuée dans les petites artères. Cependant un exemple vous rendra la chose encore plus claire. Tout récemment, un ouvrier de chemin de fer tomba sous la roue d'une locomotive qui passa sur la cuisse gauche, immédiatement au-dessous de l'articulation coxo-fémorale. Le malheureux fut transporté tout de suite à l'hôpital sur une civière; chemin faisant, il avait déjà perdu beaucoup de sang, et il arriva très-pâle, anémié, mais conservant toutes ses facultés intellectuelles. Après avoir enlevé complétement les vêtements déchirés, nous trouvâmes un horrible écrasement de la peau et des muscles à l'endroit mentionné. L'os était brisé en une trentaine d'éclats, les muscles étaient, les uns, réduits en bouillie, les autres pendant par lambeaux dans la plaie, la peau était déchirée jusqu'au niveau de l'articulation de la hanche. Aucune artère, dans toute l'étendue de cette énorme plaie, ne laissait échapper de jet, mais le sang s'écoulait toujours lentement et en quantité assez considérable de la profondeur. L'état général du patient permettait d'un autre côté de juger que déjà il avait dû perdre une assez grande quantité de sang. — Évidemment, il n'y avait pas dans ce cas autre chose à faire qu'à désarticuler la cuisse, mais, dans l'état où se trouvait le patient, il ne fallait pas y songer, la nouvelle perte de sang qui devait accompagner une opération aussi grave eût été infailliblement mortelle. Il fallait donc, avant tout, mettre fin à l'hémorrhagie qui, selon toute probabilité, avait sa source dans une déchirure de l'artère fémorale. Je cherchai d'abord ce vaisseau dans la plaie même, tout en faisant comprimer au-dessus; mais les muscles avaient tous subi des déplacements et des torsions si considérables, les rapports anatomiques étaient tellement altérés, que je ne pus réussir à trouver l'artère assez rapidement; je procédai donc à la ligature au-dessous du ligament de Poupart. Après cela, l'hémorrhagie fut en grande partie arrêtée, mais non entièrement, à cause des nombreuses anastomoses artérielles, et comme à raison de l'écrasement qui existait il ne pouvait être question d'un pansement régulier, j'étreignis fortement toute l'extrémité avec le tourniquet, immédiatement au-dessous de l'endroit où je voulais désarticuler. Dès ce moment, l'hémorrhagie s'arrêta; nous employâmes divers moyens pour réconforter le blessé; ainsi nous lui donnâmes du vin, des boissons chaudes, etc., le soir il s'était relevé au point que la température du corps était redevenue normale et que le pouls radial avait repris de l'ampleur. J'aurais bien ajourné l'opération au lendemain matin si, malgré la ligature et le tourniquet, le retour de l'activité cardiaque n'avait pas donné lieu à une nouvelle perte de sang, quoique modérée, par la plaie, ce qui devait me faire craindre que le malade ne succombât à une hémorrhagie pendant la nuit. Habilement secondé par mes aides, je fis donc la désarticulation du fémur, avec toute la rapidité possible. D'une manière absolue, l'hémorrhagie ne fut pas très-considérable pendant cette opération, mais elle est toujours trop forte pour un patient déjà très-affaibli. Au commencement, tout semblait aller au mieux; les vaisseaux d'où jaillissait le sang furent tous liés, la plaie nettoyée, et le patient porté dans son lit; mais bientôt survinrent une grande agitation et une dyspnée qui alla toujours en augmentant; enfin des convulsions s'y ajoutèrent, et deux heures après l'opération le patient succomba.

L'examen de l'artère fémorale de l'extrémité broyée révéla ce qui suit : dans le tiers supérieur de la cuisse, il y avait un endroit contus et déchiré (de l'étendue d'une pièce de 50 centimes), qui occupait environ la moitié de la circonférence de l'artère. Les lambeaux de la tunique interne, aussi bien que les autres membranes vasculaires et le tissu conjonctif de la gaîne, s'étaient enroulés dans l'ouverture artérielle que le sang ne pouvait dès lors traverser qu'avec difficulté ; le tissu environnant était complétement imbibé de sang. Il ne s'était formé dans ce cas aucun caillot dans l'intérieur de l'artère, parce que l'écoulement du sang n'avait pas encore été empêché au point de donner lieu à un pareil résultat ; mais supposez que la contusion ait frappé l'artère dans toute sa circonférence, alors vous pouvez vous imaginer que les lambeaux des tuniques, engagés de tous côtés dans l'ouverture, auraient pu rendre l'expulsion du sang encore plus difficile, peut-être même impossible ; il aurait pu se former un caillot qui aurait oblitéré le vaisseau et se serait peu à peu organisé pour donner lieu à une fermeture définitive, comme après la ligature. — Si, dans le cas présent, la contusion partielle de l'artère n'avait été suivie d'aucune hémorrhagie, si, par exemple, toute la lésion s'était passée sans plaie extérieure, il y aurait eu peut-être un simple coagulum à l'endroit devenu rugueux par la contusion, autrement dit un *thrombus adhérent à la paroi*, et, dans ce cas, la contusion artérielle aurait pu guérir sans que le vaisseau cessât d'être perméable, fait que l'on prétend effectivement avoir observé.

Si vous appliquez à des artères plus petites ce que je viens de vous dire d'une grosse artère contusionnée, vous concevrez qu'une oblitération spontanée et complète de la lumière du vaisseau se fera plus facilement encore sous l'influence de l'enroulement de la tunique interne, peu résistante et lacérée, du retrait de la tunique moyenne, et des obstacles formés par les lambeaux de la tunique externe, que, par conséquent, dans ces sortes de plaies contuses, l'hémorrhagie peut faire complétement défaut.

Il y a encore une circonstance que vous devez considérer comme pouvant contribuer à limiter la perte de sang dans les grandes contusions, c'est l'affaiblissement de l'activité cardiaque déterminé par la violence, affaiblissement qui probablement a lieu par voie réflexe. Des individus atteints de blessures graves se trouvent ordinairement, en l'absence même d'une perte de sang et d'une lésion des centres nerveux, dans un état d'anéantissement qui dure un certain temps. La frayeur occasionnée par la lésion et toutes les pensées qui, dans une rapide succession s'y rattachent, provoquent une très-forte dépression morale qui, à elle seule, suffit déjà pour produire un effet paralysant l'activité cardiaque. Chez les personnes même dont le moral n'est pas fort affecté par la lésion, comme cela s'observe chez les vieux soldats déjà blessés à plusieurs reprises, ou chez les individus très-phlegmatiques, cet effet d'une lésion grave ne manque jamais de se produire. Plus encore que les blessures des extrémités, ce sont les contusions des viscères abdominaux qui agissent en déprimant l'activité des centres nerveux, ainsi que je vous l'ai déjà fait remarquer plus haut. Une expérience qui offre de l'intérêt sous ce rapport est celle de Golz (à Kœnigsberg) : si l'on frappe fortement et à plusieurs reprises avec le manche d'un scalpel sur le ventre d'une grenouille, les vaisseaux abdominaux se paralysent, se dilatent fortement, et reçoivent presque tout le sang du corps. Ainsi, tous les autres vaisseaux, le cœur lui-même, se vident, et ce dernier ne se contracte plus que très-faiblement.

Dès que le blessé s'est remis de cet état de dépression psychique et physique, et dès que l'activité cardiaque recommence avec son énergie antérieure ou même avec une énergie plus grande, il peut se faire des hémorrhagies par des vaisseaux qui, au commencement, n'avaient pas donné de sang. C'est là un genre d'*hémorrhagies consécutives* qu'on observe aussi après les opérations, quand les individus ne sont plus sous l'influence du chloroforme. Il faut donc pendant ce temps que le blessé soit toujours surveillé, afin que l'on puisse immédiatement remédier à ces hémorrhagies, surtout quand le lieu et le genre de la lésion permettent de soupçonner qu'une grosse artère a été lésée.

Pour le moment, revenons sur les *phénomènes locaux de la plaie* elle-même pour les examiner plus attentivement.

Quoique, sans aucun doute, les processus qui se produisent dans les plaies contuses, les modifications à la surface de la plaie et la guérison définitive doivent être essentiellement les mêmes que pour les plaies par incision, il y a cependant dans la manifestation extérieure de ces processus des différences assez notables, selon qu'on se trouve en présence des unes ou des autres. Une circonstance très-importante, c'est que d'abord, dans les plaies contuses, les bords cutanés et ceux formés par les autres parties molles sont, par le fait même de la contusion, frappés de mort dans une étendue plus ou moins grande, ou au moins fortement altérés dans leur nutrition. Pour exprimer ce fait dans un langage plus rigoureusement anatomique, il faudrait dire : la circulation, le courant des humeurs et l'innervation sont plus ou moins supprimés dans les bords des plaies contuses par l'attrition des vaisseaux, du tissu et des nerfs. *Cet accident exclut déjà une réunion des bords contus par première intention*, car celle-ci exige une vitalité complète, une activité formatrice des cellules sur les surfaces mêmes de la plaie. Les plaies contuses guérissent donc toujours par suppuration.

Cette observation entraîne comme conséquence de n'employer presque jamais ni sutures ni emplâtres très-agglutinatifs dans les plaies contuses.

Vous pouvez considérer ce principe comme formant la règle générale. Il y a des exceptions que vous n'apprendrez à bien connaître que dans la clinique; je vous dirai à ce sujet seulement en passant, que parfois on fixe dans leur position primitive de grands lambeaux détachés, non avec l'espoir d'obtenir une réunion par première intention, mais uniquement pour empêcher que ces lambeaux se rétractent et se racornissent par trop dès le commencement.

Le bourgeonnement et la suppuration se font ensuite essentiellement de la même manière que dans les plaies avec perte de substance, avec cette seule différence que le développement des bourgeons charnus est ici plus lent, et, l'on serait tenté de dire, plus incertain et plus parcimonieux dans beaucoup d'endroits. Il est vrai que dans les plaies par incision, avec perte de substance, une couche mince et superficielle du tissu se perd parfois quand ce dernier n'est plus suffisamment nourri; cependant, c'est peu de chose en comparaison de ces vastes lambeaux qui s'éliminent des plaies contuses. Pendant bien des jours et souvent pendant des semaines, on peut voir dans ce cas des débris de peau morte, d'aponévroses, de tendons suspendus aux bords de la plaie, et cela au moment où d'abondants bourgeons charnus végètent déjà dans d'autres endroits.

Cette séparation des parties mortes d'avec les parties vivantes se fait de la manière suivante : sur la limite du tissu sain, se développe, à partir de ce dernier, une formation cellulaire et vasculaire dont le résultat est la production de bourgeons charnus. Ainsi des bourgeons charnus croissent sur la limite du tissu sain, et leur surface se liquéfie en pus comme cela arrive si souvent. Par suite de cette liquéfaction, ou si l'on veut de cette dissolution, de cette fonte du tissu, il faut nécessairement que la cohésion des parties cesse, et que les lambeaux morts, qui jusqu'à présent formaient encore un tout continu avec les parties vivantes, à cause de l'adhérence entre les fibres, se détachent et tombent.

Une partie de la surface des plaies contuses devient donc presque toujours *gangréneuse* (ἡ γάγγραινα, la gangrène, γραίνω, ronger), *mortifiée*, expressions qui, l'une et l'autre, s'emploient pour des parties dans lesquelles la circulation et l'innervation ont cessé d'exister. L'endroit où l'élimination se fait est désigné par le nom technique de *ligne de démarcation* des parties gangrenées. Ces expressions, qui s'appliquent essentiellement à toute gangrène, devront dès à présent être gravées dans votre mémoire. Je veux chercher à vous rendre plus évident, sur un dessin schématique (fig. 31), ce travail d'élimination des tissus mortifiés, expulsés par la suppuration.

Dans la portion de tissu conjonctif ici représentée, nous supposons le bord de la plaie *c*, tellement détruit par la contusion, que la circulation, et par conséquent la nutrition, y est interrompue ; le sang est coagulé dans les vaisseaux. Dès ce moment commence, à l'extrémité de la partie vivante, à la limite entre *a* et *b*, toute la néoplasie inflammatoire qui vous est déjà connue ; là, le système vasculaire se termine sous forme d'anses vasculaires qui se dilatent, croissent et se multiplient ; la formation des cellules commence dans le tissu même, *comme si le bord de la plaie était là ;* nous avons affaire à une infiltration plastique, à une néoplasie inflammatoire, à un tissu bourgeonnant ; celui-ci se liquéfie en pus à la surface, par conséquent immédiatement à côté du tissu mort et alors nécessairement la partie gangrenée doit tomber parce qu'il n'y a plus de cohésion entre elle et le tissu vivant.

FIG. 31.

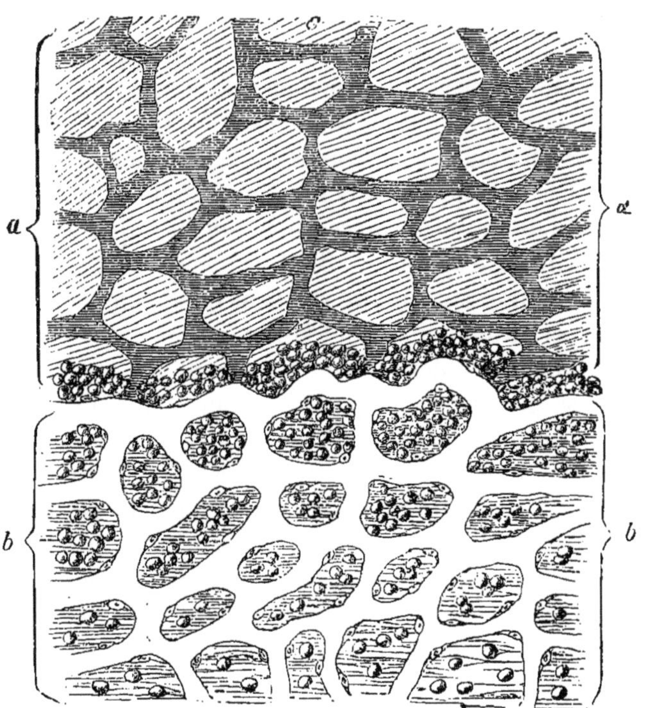

Travail d'élimination du tissu conjonctif mort dans les plaies contuses. Grossissement, 300. Dessin schématique au tableau. *a*, Partie contuse, gangrenée ; *b*, tissu vivant ; *c*, surface de la plaie.

L'élimination des lambeaux gangrenés se fait donc par un travail inflammatoire et une suppuration. Une fois la portion de tissu mort détachée, la surface granuleuse, maintenant en pleine suppuration, qui se trouve en dessous, se montre immédiatement, car déjà elle existe toute formée d'avance. — Ce que vous voyez ici sur le tissu conjonctif vous pouvez sans hésiter l'appliquer aux autres tissus, sans excepter même les os.

En examinant les bords d'une plaie récente, on peut dans bien des cas, mais non toujours, prévoir l'étendue dans laquelle ils se modifieront; mais on ne peut jamais, dès le commencement, déterminer avec une précision mathématique la limite entre la vie et la mort.

La peau tout à fait contuse est généralement d'une teinte bleu foncé, violette et froide au toucher; dans d'autres cas, on ne s'aperçoit de rien au commencement, mais après quelques jours elle se décolore, devient blanche, entièrement insensible, plus tard grise, ou, si elle se dessèche, gris noir ou brun noir. Ces diverses teintes dépendent essentiellement de la quantité du sang coagulé retenu dans les vaisseaux ou infiltré dans le tissu lui-même à la suite de la déchirure partielle de ces vaisseaux. Le point où commence la peau saine est marqué par une ligne rouge qui se confond insensiblement avec le tissu sain, rougeur qui a sa raison d'être dans la dilatation collatérale des capillaires et en partie aussi dans la fluxion dont il a été longuement question antérieurement; c'est la rougeur de réaction déjà mentionnée autour de la plaie; car la surface vivante de cette dernière ne commence que là où le sang circule encore dans les capillaires. Il est beaucoup plus difficile et souvent impossible de juger à première vue dans quelle étendue les muscles, les aponévroses et les tendons seront éliminés.

Le temps qui doit s'écouler jusqu'au moment où les parties mortes se limitent et se séparent des parties vivantes diffère extrêmement selon les tissus. Ce temps dépend premièrement du degré de vascularisation : plus un tissu est riche en capillaires, plus il est mou, plus les cellules peuvent s'y développer facilement, plus il est riche par sa nature en cellules susceptibles d'un développement ultérieur, plus aussi la formation des bourgeons charnus et l'élimination des parties mortifiées se font rapidement. Toutes ces conditions se rencontrent au maximum dans le tissu conjonctif sous-cutané, beaucoup moins dans les tendons et les aponévroses, la peau tient le milieu entre ces deux genres de tissu. Les conditions les plus défavorables existent du côté des os; aussi la séparation entre les parties nécrosées et les parties vivantes se fait-elle plus lentement, c'est sur quoi nous reviendrons plus loin.— La richesse en nerfs paraît à peine entrer en ligne de compte dans ces processus.

Mais il y a encore une foule d'autres influences qui empêchent la prompte séparation des parties mortes ou, ce qui revient au même, qui s'opposent à la formation des granulations et du pus. Telle est, par exemple, l'action prolongée du froid sur la plaie, par l'usage de vessies remplies de glace. Les vaisseaux sont maintenus par le froid dans un état de contraction permanente et le développement des cellules se fait avec une grande lenteur sous l'influence de la basse température. Une température élevée maintenue par le moyen de cataplasmes produit un effet opposé; par là, nous augmentons la fluxion dans les capillaires et nous les forçons à se dilater, comme vous pourrez facilement vous en convaincre par la rougeur que vous faites naître sur la peau saine en y appliquant un cataplasme chaud. Ce n'est pas seulement l'effet indirect de cette dilatation des capillaires mais encore l'influence directe de la chaleur sur le tissu, qui provoque une formation plus abondante de cellules. En outre, la soustraction au contact de l'air agit, au moins quelquefois, quoique à un moindre degré, en diminuant la suppuration, tandis que l'accès continu de l'air peut considérablement augmenter cette dernière.

Il est impossible de calculer à l'avance l'influence qu'exerce l'ensemble de la constitution sur les processus locaux que nous venons de mentionner; en général on peut dire que ces processus se manifestent avec plus d'énergie chez les individus jeunes et robustes et d'une manière plus faible et plus lente chez les individus délicats, cependant sous ce rapport on est exposé à se tromper assez souvent.

Ce que je vous ai dit jusqu'à présent vous permet déjà de conclure qu'il faut, pour la guérison des plaies contuses, beaucoup plus de temps que pour celle de la plupart des simples incisions; d'un autre côté, vous concevez qu'il doit y avoir des conditions dans lesquelles l'amputation d'un membre devient nécessaire par la raison que toutes les parties molles sont déchirées et broyées. Il y a des cas où les parties molles sont tellement détachées de l'os que celui-ci seul est encore présent, de sorte que, d'une part, il n'y a pas de cicatrisation possible, et que, de l'autre, si jamais après bien des mois ou des années la guérison venait à être obtenue, l'extrémité deviendrait une partie absolument inutile et que l'on aurait beaucoup mieux fait d'enlever immédiatement. Il peut même arriver, quelquefois, quoique rarement, que l'arrachement complet de la peau qui recouvrait la plus grande partie d'une extrémité nous force à amputer, comme, par exemple, cela s'est présenté dans le cas suivant : une fille de dix ans ayant été prise par la main droite entre deux cylindres d'une machine à filer, retira vivement le bras pour empêcher qu'il fût entraîné tout entier. La main fut dégagée, mais toute la peau depuis le poignet jusqu'à l'extrémité des doigts resta adhérente aux cylindres; la peau avait été circulairement arrachée du poignet et détachée de la main comme un gant. Quand la patiente arriva à l'hôpital, la main ressemblait à une préparation anatomique; on voyait glisser les tendons dans leurs gaînes pendant les mouvements de flexion et d'extension, qui pouvaient être librement exécutés. Aucune articulation n'était ouverte, aucun os brisé; que fallait-il donc faire dans ce cas? Une expérience assez étendue dans ces sortes de lésions par les machines m'a démontré que des doigts entièrement privés de peau tombent toujours en gangrène; il serait donc resté un tronçon de main dont la surface entière n'aurait été qu'une plaie, et qui, dans le cas le plus heureux, aurait représenté une masse immobile couverte d'une cicatrice; il était d'ailleurs fort douteux qu'une cicatrice durable et solide pût jamais se former; bien des mois auraient dû se passer avant d'arriver à un résultat fort incertain: dans ces conditions, il valait bien mieux faire l'amputation immédiate au-dessus du poignet. C'est ce que nous fîmes, et au bout de quatre semaines la patiente put retourner chez elle; le propriétaire de la fabrique lui fit confectionner un appareil prothétique à mécanisme simple pour réparer le dommage autant que faire se pouvait.

Heureusement, ces sortes de cas ne sont pas communs. Lorsque des lésions de ce genre n'arrivent qu'à quelques doigts, on abandonne généralement l'élimination à la nature, qui ne sacrifie que ce qui est réellement privé de vie. En thèse générale, il faut, en cas de mutilation de la main, rester fidèle à ces principes que chaque ligne de plus a son importance, qu'on doit s'efforcer de conserver autant que possible quelques doigts, avant tout le pouce, attendu que, pour peu qu'ils fonctionnent, ils rendent toujours infiniment plus de services que la main artificielle la plus perfectionnée. Pour le pied et les extrémités inférieures, on se laisse guider par d'autres considérations dont nous aurons à parler quand il sera question des fractures compliquées.

Encore serions-nous heureux si ces mutilations, quelque tristes qu'elles puissent être, et la lenteur de la guérison, étaient les seuls soucis que nous donnent les individus atteints de plaies contuses! Mais malheureusement ces plaies offrent encore toute une série de complications locales et générales, qui menacent la vie directement ou indirectement. Nous ne nous occuperons pour le moment que des complications locales; et nous nous réservons de traiter plus tard, dans un chapitre séparé, les complications générales, autrement dit les « affections traumatiques accidentelles ».

Il peut se présenter un premier danger, lorsque les tissus en putréfaction qui se décomposent dans la plaie exercent une influence contagieuse sur les parties saines. Des matières en putréfaction agissant à la manière des ferments sur d'autres combinaisons organiques, et surtout sur les liquides qu'elles renferment, préparent les voies à une décomposition ultérieure. On est en droit de s'étonner qu'une putréfaction étendue des parties simplement lésées, et non complétement frappées de mort, ne se présente pas encore plus fréquemment que cela n'arrive en réalité. Le plus souvent l'activité cellulaire sur la limite des tissus vivants se fait avec une telle rapidité, qu'il en résulte une sorte de rempart vivant contre tout ce qui menace du dehors; cette néoplasie ne laisse passer aucune substance putride, et c'est surtout la surface des beourgeons charnus qui, une fois développée, résiste énergiquement à de pareilles influences. Dans beaucoup de contrées, le peuple a l'habitude de couvrir les plaies et les ulcères de bouse de vache, de fomentations faites avec l'urine du blessé, etc., et cependant jamais il ne résulte de là une putrescence étendue des plaies qui bourgeonnent. Mais si vous mettez ces substances en contact avec une plaie fraîche, elle deviendra le plus souvent gangréneuse jusqu'à une certaine profondeur, où une formation énergique de cellules s'opposera aux progrès de la décomposition. C'est l'opération de la taille qui vous offre sous ce rapport l'exemple le plus frappant. Ainsi, quand pour enlever la pierre vous ouvrez la vessie, soit par le périnée, soit par l'hypogastre, naturellement l'urine s'écoule directement de la vessie à travers l'ouverture artificielle; toute la surface saignante devient gangréneuse, mais seulement jusqu'à la faible profondeur d'une ligne ou d'une demiligne. Après six ou huit jours, les lambeaux gangréneux, de couleur blanche, se détacheront spontanément; il y aura au-dessous un vigoureux développement de bourgeons charnus avec un pus de bonne nature, et quoique l'urine s'écoule comme par le passé, la plaie se contracte et se ferme le plus souvent complétement après quatre à six semaines. Si l'urine ne s'écoulait pas, si elle pénétrait de plus en plus profondément dans le tissu cellulaire, comme cela arrive dans ce qu'on appelle l'infiltration urineuse, lorsque la vessie ou l'urèthre sont perforés tout d'un coup sans que la peau ait été lésée en même temps, tout ce qui entre en contact avec l'urine tombe en gangrène. Si vous comparez à ces conditions l'état des plaies contuses, sur lesquelles des lambeaux de tissu entrent en putréfaction, vous devez trouver qu'il y a ici une analogie avec ce qui se passe dans la lithotomie; l'ichor s'écoulant de la surface du tissu, la gangrène ne pourra pénétrer que jusqu'à une certaine profondeur. Même cette gangrène superficielle ne se rencontre pas toujours, parce que dans la plupart des lambeaux de tissu qui adhèrent longtemps aux plaies, tels que débris de tendon, d'aponévrose, de peau, la putréfaction ne se manifeste que tardivement et lentement, à raison de la sécheresse naturelle de ces parties, et ne se montre qu'à une époque où déjà le tissu sain est limité par une infiltration de cellules et par le bourgeonnement. La cause qui fait que les substances en voie de décomposition exercent une influence si nuisible sur les plaies récentes et une influence presque nulle sur les plaies couvertes de bourgeons charnus, réside, selon moi, dans la propriété qu'ont ces *substances de n'être résorbées que par les vaisseaux lymphatiques.* Si vous injectez dans le tissu cellulaire sous-cutané d'un chien 4 grammes d'un liquide en voie de décomposition, il en résultera pour l'animal une vive inflammation, de la fièvre et une septicémie. Si, au contraire, vous établissez chez un chien une surface bourgeonnante étendue, et que vous la pansiez tous les jours avec de la charpie imbibée d'un liquide ichoreux, il n'y aura aucun résultat marqué. Sur la limite de la néoplasie inflammatoire les vaisseaux lymphatiques sont oblitérés, sur la surface à granulations il n'y a pas de lymphatiques ouverts; c'est pourquoi aucune résorption ne peut avoir lieu de ce côté. Peut-être est-il encore permis de conclure de là que la substance en voie de subir la fermentation putride n'existe pas en dissolution, et par conséquent ne saurait traverser les capillaires, mais qu'elle est formée par une matière qui conserve un état moléculaire.

Plus les tissus sont imbibés de liquides, plus ils sont prédisposés à la putréfaction. Aussi les cas dans lesquels un gonflement œdémateux considérable se montre après les contusions, sont les plus graves sous ce rapport; mais un pareil œdème se fait très-facilement, parce que la circulation veineuse est arrêtée par les déchirures et l'attrition étendues des vaisseaux, et cela souvent sur une étendue qui dépasse de beaucoup celle de la plaie. Supposez qu'un avant-bras soit frappé par une pierre qui pèse plusieurs quintaux, il n'y aura peut-être qu'une petite plaie de la peau, mais il y aura broiement étendu des muscles, écrasement des tendons et des aponévroses tout le long de l'avant-bras, attrition et déchirement de la plupart des veines; un gonflement œdémateux considérable en résultera promptement, parce que le sang, chassé avec un surcroît d'énergie dans les capillaires, ne pourra retourner au cœur par le chemin habituel des veines, ce qui fait que le sérum sera exhalé dans les tissus par les parois capillaires. Quel désordre dans la circulation et la nutrition entière! Bientôt on verra où le sang peut encore circuler et quelles voies lui sont fermées. Sous l'influence de l'air, il se fait d'abord, à la surface de la plaie, une décomposition des parties privées de vie, décomposition qui se continue dans les liquides stagnants; et si le cas est malheureux, cette décomposition fait de plus en plus de progrès : l'extrémité entière enfle horriblement jusqu'à l'épaule; la peau devient d'un rouge brillant, tendue, douloureuse; elle se couvre de phlyctènes, car les capillaires de la peau exhalent également du sérum. Tous ces phénomènes se développent souvent avec une terrible rapidité, à peu près le troisième jour après la lésion. L'extrémité entière peut se gangrener; dans d'autres cas, il n'y a de mortifiés que les aponévroses, les tendons et certaines parties de la peau; il se fait une infiltration plastique de tout le tissu conjonctif de l'extrémité (c'est-à-dire du tissu sous-cutané, du périmysium, du névrilème, des gaînes vasculaires, du périoste, etc.), infiltration qui aura pour résultat une suppuration; du sixième au huitième jour, l'extrémité entière peut être infiltrée de pus et d'ichor.

Théoriquement, on pourrait croire à la possibilité de la guérison dans ces sortes de cas, c'est-à-dire espérer en pratiquant des ouvertures à la peau, évacuer le pus et les tissus morts; mais dans la pratique les choses se passent rarement d'une manière aussi heureuse : lorsque l'état que nous venons de mentionner a pris un développement aussi formidable, l'amputation seule, faite sans le moindre retard, peut ordinairement sauver le malade, et encore pas toujours. On peut désigner cette sorte d'infiltration purement et simplement sous le nom d'infiltration séro-ichoreuse; mais, de nos jours, Pirogoff, chirurgien russe très-distingué, a substitué à cette appellation celle d'*œdème purulent aigu*. Vous pouvez, si vous le voulez, employer ce terme, quoiqu'il y ait une contradiction entre les expressions « purulent » et « œdème », et que précisément cette infiltration se distingue dès le principe par sa disposition à la décomposition, bien plutôt qu'à la suppuration. C'est une inflammation provoquée par une infection septique locale, et dont les produits ont à leur tour une grande tendance à la décomposition; mais finalement il en résulte une suppuration étendue et une mortification des tissus, si l'individu survit à l'infection du sang qui jamais ne manque de se produire. Plus ces processus se limitent promptement, plus le pronostic est favorable ; à mesure que les phénomènes locaux font des progrès, le blessé court des dangers plus grands.

Il faut encore que nous revenions sur les artères à l'occasion de cette séparation des tissus morts. Il se peut qu'une artère soit contuse sans avoir éprouvé précisément une solution de continuité, et qu'ainsi le sang la traverse encore, bien qu'une partie de ses parois ait cessé de vivre et soit appelée à se détacher après six à neuf jours, voire même plus tard. Aussitôt que cet accident arrive, une hémorrhagie d'une gravité correspondant à l'importance de l'artère se déclare. Ces hémorrhagies consécutives survenant ordinairement à une époque plus ou moins éloignée de l'accident sont extrêmement dangereuses, parce qu'elles surprennent le patient sans qu'il s'y attende, quelquefois pendant son sommeil, et ne sont souvent aperçues que quand déjà une grande quantité de sang a été perdue. Indépendamment de ce mécanisme, une hémorrhagie artérielle tardive peut encore se faire lorsque la ligature tombe prématurément, ou bien lorsque le thrombus ou la paroi artérielle entrent en suppuration : j'ai vu un cas de ce genre trois semaines après une grande opération qui avait été faite dans le voisinage immédiat de l'artère fémorale, quoique cette artère n'eût pas été lésée.

L'hémorrhagie survint pendant la nuit ; comme la plaie offrait un excellent aspect, que depuis longtemps le patient dormait pendant toute la nuit, et que dans la journée précédente nous lui avions promis de le faire lever le lendemain, aucune garde-malade ne se trouvait dans la chambre. Le patient se réveilla au milieu de la nuit, vingt-deux jours après l'opération, se vit baigné dans son sang, et sonna immédiatement la garde-malade. Celle-ci chercha aussitôt le chef de clinique, qui trouva le malade déjà privé de connaissance ; il comprima sans perdre de temps l'artère dans la plaie, et, pendant qu'on était à ma recherche, rien ne fut négligé pour ranimer la vie. Je trouvai l'opéré sans pouls, sans connaissance, mais respirant encore ; les battements du cœur étaient également très-distincts. Pendant que je me disposais à lier l'artère fémorale, le patient succomba, il était mort d'hémorrhagie. Un bien triste cas, messieurs ! voir mourir d'une manière aussi misérable un homme robuste et sain d'ailleurs, à la fleur de l'âge et au moment où il allait être guéri ! Bien peu de revers ont produit sur moi une impression aussi pénible ; et cependant il n'y avait aucun reproche à adresser à personne, les circonstances même avaient été par hasard des plus favorables : la garde-malade veillait dans une chambre voisine ; le médecin était dans le même bâtiment et n'avait qu'à monter un escalier, au bout de trois minutes il était auprès du lit. Mais sans doute l'hémorrhagie avait déjà commencé pendant le sommeil du malade, qui ne s'est réveillé qu'en sentant l'humidité de son lit. A l'autopsie, je trouvai un petit point de l'artère fémorale en suppuration et perforé. — Heureusement, ce n'est pas toujours l'artère fémorale qui saigne, les hémorrhagies ne sont pas toujours aussi foudroyantes et ne viennent pas toutes au milieu de la nuit. Ne nous laissons donc pas décourager par un cas aussi extraordinaire.

Dans toutes les hémorrhagies artérielles consécutives que nous venons de mentionner, la compression immédiate doit être le premier moyen à employer : *tout infirmier* et *toute infirmière* devraient savoir comprimer les troncs artériels des extrémités; mais ces personnes perdent facilement la tête, comme dans le cas sus-mentionné, et dans leur première frayeur courent elles-mêmes chez le médecin, au lieu d'y envoyer une autre personne. Cependant la compression n'est ici qu'un moyen palliatif. Il n'est pas impossible qu'à sa suite l'hémorrhagie soit arrêtée, il se peut encore que vous la suspendiez aussi par les styptiques; *mais, pour peu que la perte soit abondante, je vous recommande expressément de faire promptement la ligature des troncs artériels correspondants, au lieu d'élection:* car c'est là le seul moyen sûr; vous y devez d'autant plus vite recourir, que le patient est plus épuisé. Songez qu'une seconde, une troisième hémorrhagie pareille amène à coup sûr la mort. C'est pourquoi vous devez vous exercer, dans vos cours de médecine opératoire, à faire les ligatures d'artères avant toute autre opération, et vous devez avoir tellement l'habitude de trouver ces vaisseaux, que vous puissiez presque les chercher les yeux fermés. C'est surtout dans des cas de ce genre que l'on commet une faute en perdant inutilement du temps avec les styptiques, dont l'effet n'est le plus souvent que palliatif, sinon nul; une ligature d'artère n'est rien pour celui qui possède bien son anatomie, et qui a bien utilisé son temps dans les cours de médecine opératoire. Aussi sachez l'anatomie, messieurs, l'anatomie et toujours l'anatomie. Une vie humaine dépend souvent de l'exactitude de vos notions dans cette science !

Comme il est ici question d'hémorrhagies consécutives, je ne veux pas abandonner ce sujet sans vous parler des *hémorrhagies parenchymateuses secondaires.* Dans ces cas, le sang sourd des granulations comme d'une éponge; nulle part on ne peut apercevoir un vaisseau qui le laisse échapper en jet : la surface entière saigne, principalement lorsqu'on renouvelle le pansement. Cet accident peut être dû à diverses causes. Ainsi les granulations peuvent être friables, faciles à détruire, elles peuvent en un mot avoir pris un développement vicieux, et donner ainsi lieu à ces hémorrhagies en nappe. Cette mauvaise organisation des bourgeons charnus peut à son tour reconnaître pour cause première une maladie générale de l'organisme, telle que l'hémophilie, l'infection septique ou pyohémique. Mais on peut aussi admettre l'existence de causes locales aux environs de la plaie : ainsi, par exemple, si petit à petit il se formait une coagulation étendue dans les veines du pourtour de la plaie, la circulation serait tellement troublée dans les vaisseaux des granulations, la pression sanguine y augmenterait à un tel point, que non-seulement il s'en échapperait du sérum, mais que des ruptures vasculaires devraient même s'y produire. Jusqu'à présent je n'ai pas eu l'occasion, il est vrai, de voir cette remarque confirmée par des autopsies, mais je dois dire qu'en général je n'ai vu que très-rarement ces sortes d'hémorrhagies parenchymateuses. La dernière explication que je viens de vous donner a quelque chose de très-plausible; elle émane, si je ne me trompe, de Stromeyer, qui appelle ces sortes d'hémorrhagies des *pertes de sang hémostatiques*. Il peut être quelquefois plus ou moins difficile d'arrêter ces hémorrhagies: le plus souvent on emploiera avec avantage la glace, la compression, les styptiques; si le cas est grave, on peut même être forcé de lier le tronc artériel, quoique ce moyen ait souvent été tenté sans succès. Ce genre d'hémorrhagies s'observe ordinairement chez les individus très-affaiblis et épuisés par la suppuration et la fièvre; il constitue par conséquent assez souvent un symptôme très-fâcheux au point de vue de l'*état général* du patient.

TREIZIÈME LEÇON

SUPPURATION DES PLAIES. — PHÉNOMÈNES CONSÉCUTIFS DES PLAIES.

Suppurations progressives partant des plaies contuses.—Inflammations secondaires des plaies, leurs causes ; infection locale. — Réaction fébrile dans les plaies contuses, fièvre consécutive, fièvre de suppuration ; frisson fébrile, ses causes. — Traitement des plaies contuses : immersion, vessies à glace, irrigation. Appréciation de ces modes de traitement. — Incisions, contre-ouvertures.— Drainage, cataplasmes. Mesures prophylactiques contre les inflammations secondaires. — Traitement interne des blessures graves. Quinine, opium.— Plaies par arrachement, déchirure sous-cutanée des muscles et des tendons, arrachement complet des muscles et des tendons, arrachement des membres.

La surface bourgeonnante qui se développe dans une plaie contuse est ordinairement d'une conformation très-irrégulière et peut présenter beaucoup de poches et d'anfractuosités ; la suppuration s'empare non-seulement de la surface de la plaie, mais encore des parties contuses environnantes, mais au-dessus desquelles la peau est restée intacte. Il arrive donc parfois que la peau à l'entour de la plaie est décollée, minée en quelque sorte par le pus. L'inflammation et la suppuration s'étendront rapidement entre les muscles, le long des os, dans les gaînes tendineuses, parce que ces parties avaient été également comprises dans la lésion. Le processus inflammatoire, une fois provoqué, peut même cheminer plus loin dans la continuité des parties, surtout dans les gaînes tendineuses et dans le tissu cellulaire ; de nouveaux foyers purulents se montrent tantôt en tel endroit, tantôt en tel autre, dans la profondeur ; pendant ce temps la partie lésée reste gonflée, elle est le siége d'un œdème dur ; la surface des granulations est poisseuse, jaune, boursouflée, fongueuse ; partout où l'on exerce une pression dans le voisinage de la plaie, le pus s'écoule péniblement par des ouvertures plus ou moins grandes qui se sont formées spontanément, et ce pus qui stagne dans la profondeur est assez souvent ténu et fétide. Si ce processus dure longtemps, le blessé devient de plus en plus faible, il tombe en proie à une fièvre intense et continue. Ainsi, une plaie qui avait peut-être paru insignifiante au commencement, par exemple dans le voisinage de la main, peut prendre une extension effrayante et entraîner un état général des plus graves. Ce sont surtout, comme déjà nous l'avons fait remarquer, les gaînes tendineuses près de la main et du pied qui deviennent facilement le siége de ces suppurations cachées et profondes qui s'étendent de plus en plus loin, et d'où l'inflammation peut gagner les articulations de la main et du pied ; de même aussi, d'un autre côté, les inflammations articulaires aux extrémités peuvent facilement gagner les gaînes tendineuses. Ces accidents peuvent prendre une tournure très-grave, il faut donc vous tenir soigneusement sur vos gardes contre eux. L'infection purulente et la suppuration continuelle peuvent faire maigrir les individus les plus robustes d'une manière effrayante en quelques semaines, et entraîner leur mort au milieu des symptômes du marasme fébrile.

Nous connaissons à présent deux genres d'inflammations qui peuvent compliquer les plaies contuses : 1° l'inflammation septique, *rapidement progressive*, qui se déclare dans le courant des trois ou quatre premiers jours (rarement dans les vingt-quatre heures qui suivent la lésion, et tout aussi rarement après le quatrième jour). Cette inflammation qui occupe les environs de la plaie est due à une infection locale provenant de quelques parcelles de tissu qui se décomposent dans la plaie ; 2° l'inflammation purulente, lentement progressive, qui se développe surtout après les lésions des mains et des pieds, et se rattache intimement à la réaction locale qui succède à la lésion.

Malheureusement là n'est pas encore tout le danger : alors même que la plaie se trouve déjà dans un état entièrement normal, que le processus inflammatoire s'est limité, et que la cicatrisation commence à s'établir, une inflammation nouvelle peut surgir et entraîner des suites désastreuses. *Ces inflammations progressives secondaires dans l'intérieur et dans le voisinage des plaies en suppuration*, qui surviennent tardivement, plusieurs semaines après la lésion, et qui frappent quelquefois soudainement avec la rapidité de la foudre, sont d'une haute importance et souvent très-dangereuses; elles ont presque toujours le caractère purulent, et deviennent souvent mortelles par une infection générale très-intense, inflammatoire et purulente ; dans certains cas, le danger est encore aggravé par le siége même de la lésion, comme par exemple dans les plaies de tête. Ces cas ont quelque chose de si émouvant, de si tragique même, que nous devons leur accorder une attention toute spéciale. Supposez que vous ayez heureusement traversé les premiers dangers dans un cas de contusion grave avec fracture de la jambe : le patient n'a plus de fièvre ; la plaie bourgeonne admirablement et commence déjà à se couvrir d'une cicatrice. Tout à coup, dans la quatrième semaine, la plaie commence à se gonfler, les granulations se couvrent de fausses membranes ou d'un enduit gluant, le pus devient séreux; l'extrémité tout entière se gonfle; le patient retombe dans une fièvre violente, parfois accompagnée de frissons répétés. Ces phénomènes peuvent se dissiper et tout peut revenir à l'état normal; mais souvent les choses ne se passent pas d'une manière aussi heureuse, et peu de jours après cet homme si sain et si robuste peut n'être qu'un cadavre. Il y a quelque temps, un cas de ce genre est arrivé à l'un de vos camarades atteint d'une plaie de la tête dans un duel; que cela vous serve de leçon et d'exemple. Le jeune homme avait reçu un coup de rapière au-dessus du pariétal gauche; une lamelle très-superficielle s'était détachée de l'os; la plaie guérit en peu de temps par première intention, il n'y eut plus qu'un petit endroit en suppuration. Le blessé, se sentant tout à fait bien portant, ne prit pas garde à cette plaie, sortit et se considéra comme entièrement rétabli. Alors subitement, dans la quatrième semaine, il sentit après une promenade un violent mal de tête et de la fièvre; le jour suivant, on trouva sous la cicatrice une collection d'environ une cuillerée à café de pus qui fut évacué par une incision. Cela n'eut aucun effet sur l'état général, la fièvre se maintint au même niveau; le soir, il y eut du délire, de la somnolence, et le quatrième jour ce frais et beau jeune homme était mort. Il était facile de diagnostiquer dans ce cas une méningite purulente, c'est ce qui fut confirmé par l'autopsie. Quoique l'os ne fût que faiblement décoloré par une légère infiltration purulente au point large comme un pois qui était dénudé, et qui avait entretenu si longtemps une suppuration insignifiante, la suppuration au-dessus, dans l'épaisseur et au-dessous de la dure-mère, était cependant bien plus prononcée qu'ailleurs à l'endroit qui correspondait à la blessure. La nouvelle inflammation avait donc évidemment cette dernière pour point de départ.

Les formes inflammatoires qui se montrent dans ces circonstances ont, comme nous l'avons déjà remarqué, le plus souvent le caractère de la suppuration diffuse; cependant il existe encore d'autres formes qui peuvent aussi se présenter spontanément, c'est-à-dire l'inflammation diphthéritique de la plaie elle-même (pourriture d'hôpital), l'inflammation des troncs lymphatiques (lymphangite), et une forme spéciale de lymphangite capillaire, l'*érysipèle* ou l'inflammation érysipélateuse; enfin l'inflammation des veines (phlébite). Assez souvent on observe ces différents processus l'un à côté de l'autre. En parlant plus tard des maladies traumatiques accidentelles, nous examinerons ces différentes complications plus en détail. Nous avons encore à nous occuper des causes de ces formes secondaires de l'inflammation, avant de passer au traitement des plaies contuses; il est vrai que nous sommes obligés par là d'anticiper sur les faits à exposer plus tard; mais toutes ces formes inflammatoires et leurs conséquences sur l'organisme se tiennent si intimement, qu'il est impossible de parler de l'une sans citer les autres.

Comme causes des inflammations secondaires qui se développent dans les plaies suppurantes en voie de guérison et autour d'elles, on peut citer les suivantes : 1° *Congestion vive vers la plaie.* Elle peut être produite par de violents mouvements de la partie lésée ou de tout le corps, de même que par des boissons excitantes, par de fortes émotions; en un mot, par tout ce qui détermine une vive excitation; de pareilles congestions sont surtout dangereuses dans les plaies de tête. Non-seulement les hypérémies par fluxion, mais aussi celles par stase, peuvent avoir une influence très-nuisible, par exemple, lorsque des pansements trop serrés étranglent les parties. — 2° Le *refroidissement local* ou *général.* Sur le refroidissement, considéré comme cause phlogogène, nous ne savons presque rien au delà du simple fait, que dans de certaines circonstances impossibles à préciser, un changement subit de température donne lieu à des inflammations, surtout aux « endroits faibles » de l'individu atteint, et chez un blessé la plaie est toujours à considérer comme « l'endroit faible ». Certainement, le danger du refroidissement pour les blessés a été beaucoup exagéré autrefois, et je serais embarrassé de citer des exemples positifs à l'appui de cette cause. — 3° L'*irritation mécanique de la plaie.* Ceci a une grande importance. Le pus de la plaie ne peut jamais être résorbé à travers les granulations intactes; mais si ces dernières sont détruites mécaniquement, par exemple par un pansement irrationnel, par l'introduction fréquente du stylet et d'autres manœuvres analogues qui font de nouveau saigner la plaie, de nouvelles inflammations peuvent en être la conséquence. Les corps étrangers qui se trouvent quelquefois dans les plaies jouent aussi un grand rôle : par exemple, des éclats de verre, des morceaux de fer ou de plomb à arêtes vives, des esquilles osseuses pointues. Cette influence est moins sensible sur le premier travail qui se fait autour de la plaie; cependant, si les arêtes vives d'un corps étranger frottent continuellement contre les tissus, que ce corps soit déplacé par les mouvements musculaires ou par les mouvements qui sont communiqués aux tissus par les artères, il se déclare toujours après un certain temps une forte inflammation. — 4° Les *irritations chimiques de la plaie, produites par des corps étrangers.* Ici je citerai d'abord les corps étrangers mous, tels que des morceaux de tissu, de papier, qui entrent dans les tissus à la suite des plaies par armes à feu. Ces substances s'imprègnent des sécrétions de la plaie; au contact de ces dernières, les matières organiques (papier, laine) se décomposent, et agissent alors comme corrosifs ou comme ferments. Je suis tenté de croire que les esquilles nécrosées elles-mêmes sont plutôt nuisibles par leur action chimique que par leur action mécanique ; elles renferment toujours dans les canalicules de Havers ou dans la moelle quelques substances organiques en décomposition, car tous ces fragments osseux nécrosés répandent une odeur de putréfaction quand on les extrait. Si par les arêtes tranchantes d'un pareil fragment osseux le tissu des granulations est détruit en partie, la matière ichoreuse renfermée dans l'esquille entre dans les vaisseaux lymphatiques ouverts, ou peut-être aussi dans les vaisseaux sanguins, et donne ainsi lieu non-seulement à l'infection locale, mais aussi à l'infection générale. Des morceaux de tendons et d'aponévroses mortifiés peuvent entraîner les mêmes conséquences. — Mais on rencontre quelquefois, surtout dans les hôpitaux, des cas où l'on ne peut constater aucune des causes indiquées; de pareils accidents produisent alors des craintes toutes particulières, et l'on a voulu les expliquer par l'influence tout spécialement nuisible de l'air des hôpitaux, surtout de cet air qui est imprégné d'une odeur de suppuration. Il y a beaucoup de raisons de croire que les substances nuisibles ne sont pas gazéiformes. Si l'on établit une forte ventilation, si l'on cherche à maintenir pur l'air de l'hôpital, on ne garantit pas les blessés contre les maladies en question; aussi on ne peut produire une inflammation par aucun des gaz qui se développent dans le pus ou dans les matières en décomposition, si ce n'est par l'acide sulfhydrique, quand on l'a fait dissoudre dans l'eau et qu'on l'injecte dans le tissu cellulaire sous-cutané. Les liquides en décomposition et le pus d'autres malades ne seront évidemment pas transportés sur d'autres plaies avec intention; nous avons déjà dit ailleurs que le voisinage de la plaie peut être infecté dans de certaines circonstances par le pus de la plaie, et s'enflammer de nouveau. Il ne nous reste donc plus qu'à admettre que les substances nuisibles sont de nature moléculaire, semblables à la poussière; elles peuvent, il est vrai, circuler dans l'air des hôpitaux, mais elles peuvent aussi se trouver dans le linge à pansement, dans la charpie, dans les compresses avec lesquelles nous couvrons les plaies; elles peuvent adhérer aux instruments, aux pinces à pansement, aux stylets, aux éponges, avec lesquels nous touchons la plaie. Seraient-ce des champignons ou des germes organiques quelconques de nature inconnue jusqu'ici, ressemblant à ceux qui sollicitent la fermentation? Cela est possible, car chaque pied cube d'air renferme une foule de ces germes organiques, et dans les hôpitaux ce serait précisément dans les sécrétions des plaies, dans les crachats, dans les excréments, que ces petits êtres organiques, de nature animale ou végétale, pourraient se développer en grand nombre; ce développement pourrait se faire d'autant plus aisément, qu'il y a accumulation plus grande de ces sécrétions et excrétions facilement décomposables dans les salles de malades, dans les latrines et les tuyaux de conduite mal construits. Sur ce point, on ne peut faire que des suppositions; par contre, nous pouvons tenter des expériences avec des substances putrides ou avec du pus desséché, en pulvérisant finement ces substances et en les introduisant dans les tissus sains d'un animal. De pareilles expérimentations ont été entreprises par O. Weber et par moi, et il en résulte que les substances putrides desséchées, de nature animale ou végétale, de même que le pus desséché, sont phlogogènes. Si l'on met ces substances en poudre, si on les mélange rapidement avec un peu d'eau et qu'on les injecte dans le tissu cellulaire sous-cutané d'un animal, on produit des inflammations progressives, comme avec les liquides en putréfaction et le pus récent. Il faut admettre à priori que dans un hôpital, ces corpuscules nuisibles pulvérulents peuvent facilement se fixer aux pièces de pansement, au lit, et peut-être aux instruments. En un mot, il est *possible* que la nocuité directe de l'hôpital, pour certaines plaies, dépende de ce que des matières très-fines, pulvérulentes, de nature putride ou purulente, adhèrent quelquefois, soit à la plaie, soit aux linges à pansement, soit aux instruments. — Il n'y a pas de doute que ces substances nuisibles puissent aussi pénétrer dans le corps par d'autres voies que par les plaies. En effet, nous nous expliquons le développement de toutes les maladies appelées infectieuses, par l'introduction dans le corps de substances qui déterminent principalement sur le sang une espèce de fermentation ; mais on peut différer d'opinion sur la question de savoir si les substances morbifiques qui donnent lieu aux maladies d'infection observées principalement chez les blessés entrent dans l'organisme autrement que par la plaie elle-même. Nous reviendrons du reste sur cette question en traitant des maladies traumatiques accidentelles. — Vous croyez peut-être me prendre en flagrant délit de contradiction parce que je vous ai dit dans la leçon précédente que, par une surface granuleuse intacte, aucun corps moléculaire ne pouvait entrer dans les tissus. J'admets encore maintenant ce fait comme étant le plus habituel. Une surface intacte, à granulations vigoureuses, est un rempart contre toute infection de la plaie. Mais si la substance infectante est elle-même un corps très-irritant, qui détruit la surface bourgeonnante, qui lui fait subir une fonte moléculaire, l'entrée du poison dans le tissu qui entoure la plaie devient facile. Bien plus, il y a de certaines substances qui sont introduites par les cellules purulentes de la plaie dans le tissu bourgeonnant, et peut-être plus loin encore. Si vous répandez sur la surface granuleuse d'un chien du carmin finement pulvérisé, les cellules s'emparent de ces corpuscules et voyagent avec eux dans l'intérieur de la substance des granulations; vous trouvez, après quelque temps, des cellules renfermant du carmin dans le tissu bourgeonnant. J'explique ce fait par un mouvement rétrograde anormal des cellules purulentes, pour lesquelles il serait plus facile d'admettre une migration de l'intérieur du tissu bourgeonnant à la surface de la plaie ; il est vrai que personne ne l'a vu! En tous cas, l'expérience que nous venons de citer fait comprendre que des substances moléculaires peuvent pénétrer du dehors dans le tissu de la plaie, et que si ces substances sont très-âcres, corrosives, elles donnent lieu à une vive inflammation. — Après toutes ces considérations, le sort des blessés doit inspirer de vives inquiétudes, car il paraît impossible de pouvoir les protéger d'une manière absolue contre de pareilles causes morbifiques; mais consolez-vous, car je vous ferai observer que tous les corps organiques moléculaires, qui circulent par milliards dans l'atmosphère, ne sont pas absorbés par la plaie, et que tous n'agissent pas comme corps phlogogènes. Vous savez que pour certains liquides fermentescibles il faut des ferments déterminés, et aussi des conditions déterminées pour que la fermentation ait lieu ; c'est pourquoi toute substance moléculaire organique n'est pas capable de produire une inflammation autour de la plaie. Je ne crois pourtant pas que ces substances soient toujours les mêmes; au contraire, je tiens leur nombre pour très-grand, comme le nombre des substances phlogogènes et pyrogènes en général. Elles peuvent toutes avoir certaines propriétés chimiques communes, comme il est peut-être permis de le conclure d'après leurs effets identiques, quoique nous ne connaissions absolument rien d'elles en dehors de ces effets. Ces substances diffèrent encore entre elles par leur manière d'agir sur tel ou tel tissu; les conditions d'absorption de ces substances sont peut-être très-variables, selon la partie du corps où la plaie se trouve et selon l'individu. Dans tous les cas, le nombre de ces substances qui, à un moment donné, peut être très-grand, est petit en comparaison du nombre infini des substances organiques en général.

La *réaction fébrile dans les plaies contuses* est en général plus violente que dans les plaies par instrument tranchant. D'après notre hypothèse, on peut expliquer ce fait de la manière suivante : Par suite de la décomposition qui se fait dans les parties contuses, les substances qui entrent dans le sang agissent d'une manière particulièrement défavorable. Si le poison septique a des propriétés virulentes très-intenses, ou s'il est absorbé en grande quantité (surtout dans les inflammations septiques diffuses), la fièvre prendra le caractère de ce qu'on appelle la *fièvre putride*. Nous avons déjà dit antérieurement que l'état provoqué de cette façon est appelé *septicémie ;* nous nous en occuperons plus tard d'une manière spéciale. — Si le processus inflammatoire s'étend progressivement autour de la plaie avec le caractère suppuratif, cet état entretiendra une fièvre inflammatoire ou suppurative qui durera aussi longtemps que persiste l'état local. Cette fièvre a le caractère de la fièvre rémittente, ou, dans les cas plus graves, de la fièvre continue rémittente, présentant des augmentations très-rapides de température, et de temps en temps des exacerbations qui dépendent le plus souvent des exacerbations de l'inflammation. Si nous appelons *fièvre traumatique* simple celle qui est souvent liée (sans toutefois l'être d'une manière absolue) à l'inflammation traumatique limitée, nous pourrons dénommer la fièvre qui se présente plus tard, *fièvre secondaire* ou *fièvre de suppuration*. Cette dernière peut succéder immédiatement à la fièvre traumatique, si le processus inflammatoire traumatique devient immédiatement progressif ; mais la fièvre traumatique peut avoir complétement cessé, la plaie entrer déjà en voie de guérison, et si à ce moment des inflammations secondaires surviennent, inflammations dont nous venons de parler en détail, il s'y ajoute toujours et immédiatement une nouvelle fièvre (fièvre de suppuration) ; en un mot, l'inflammation et la fièvre marchent toujours de pair. Quelquefois, il est vrai, la fièvre *semble* précéder l'inflammation secondaire, mais la cause de cette non-coïncidence est que les premières modifications, parfois tout à fait minimes, de la plaie ont échappé à notre observation. Dans tous les cas, chaque fois que nous remarquons chez le malade un nouveau mouvement fébrile, nous devons rechercher avec soin le foyer inflammatoire aigu qui peut en être la cause.

L'expérience apprend que ces fièvres secondaires sont souvent beaucoup plus intenses que la fièvre traumatique primitive ; tandis que c'est une chose très-rare que la fièvre traumatique débute par un frisson. Un léger frissonnement, après de fortes hémorrhagies et des ébranlements intenses, n'est ordinairement pas lié à une augmentation de température, tandis que souvent la fièvre secondaire commence par un *frisson* violent. Nous devons examiner immédiatement et d'un peu plus près ce phénomène particulier. Autrefois, on a toujours regardé le frisson comme un phénomène dépendant essentiellement d'un empoisonnement du sang ; mais comme nous considérons déjà la fièvre en général comme un état d'intoxication, nous sommes obligés de rechercher une nouvelle cause au frisson. L'observation montre que le frisson, auquel succède toujours la chaleur, puis la transpiration, est toujours lié à une augmentation très-rapide de la température. Si l'on examine au thermomètre la température du sang d'un malade pendant le frisson, on trouve qu'elle est élevée et qu'elle monte rapidement, tandis que la peau est froide au toucher; le sang est chassé des vaisseaux cutanés dans les organes internes. Traube, comme nous l'avons fait remarquer, déduit de ce fait, d'une manière générale, l'augmentation fébrile, anormale de la température du sang; mais laissons là cette question. Dans tous les cas, il existe une si grande différence entre la température de l'air et celle du corps, que le malade éprouve la sensation du froid. Découvrez un fébricitant enfoncé dans son lit et qui ne sent pas le froid, il commencera immédiatement à frissonner. L'homme a la sensation des rapports qui existent entre la température du corps et celle de l'air ambiant : si ce dernier s'échauffe rapidement, il éprouvera immédiatement plus de chaleur ; s'il se refroidit rapidement, il sent immédiatement du froid, des frissonnements. Ce fait tout à fait banal nous conduit à une autre remarque : cette sensibilité à la chaleur et au froid, cette conscience des différences de température varie beaucoup d'individu à individu, elle peut être très-augmentée et très-diminuée par le genre de vie ; certaines personnes ont toujours trop chaud, d'autres toujours trop froid, à d'autres encore la température de l'air est assez indifférente. Ici, le système nerveux joue un grand rôle. Les expériences très-exactes de Traube et de Jochmann ont en effet prouvé que l'irritabilité nerveuse de l'individu contribue beaucoup à ce que, dans l'augmentation rapide de la température du sang, le changement soit senti d'une manière intense ou non; que, par conséquent, chez des individus atoniques ou bien dans l'état comateux, le frisson ne s'ajoute pas aussi facilement à la fièvre que chez les sujets irritables ou épuisés déjà par de longues maladies. Je ne puis que confirmer ce fait par mes propres observations. — Je crois qu'en général le frisson se présente surtout, l'irritabilité étant suffisante, quand il entre par poussées dans le sang une plus grande quantité de substance pyrogène, ce qui donne lieu à une augmentation rapide de la température ; cependant je ne voudrais pas nier que les qualités des substances pyrogènes aient aussi leur importance. Nous ne savons rien chimiquement de ces qualités, mais nous pouvons croire à leur diversité, parce que les symptômes de la fièvre et sa durée sont tellement différents, qu'il est impossible de les rattacher à la seule idiosyncrasie du malade. — Je ne voudrais pas trop fatiguer votre esprit de ces considérations, je les renverrai donc au chapitre des maladies générales qui compliquent accidentellement les plaies et les inflammations, chapitre que vous pouvez considérer comme la continuation de ce que nous venons de dire. Je tiens seulement à vous faire observer encore que les inflammations primaires et secondaires, soit septiques, soit purulentes, et la fièvre correspondante, peuvent aussi se présenter dans les plaies par instrument tranchant, surtout après les grandes opérations (amputations et résections). Si nous avons rattaché toutes ces considérations aux plaies contuses, c'est que ces dernières se compliquent beaucoup plus souvent des accidents précités que les plaies ordinaires par incision.

Nous allons passer maintenant au *traitement des plaies contuses.* Dans bien des cas, une plaie contuse n'exige pas d'autre traitement qu'une plaie par instrument tranchant; les conditions indispensables à la guérison se trouvent réunies dans l'une et dans l'autre. Il s'agit simplement de prévenir dans la première les accidents autant que possible, ou de les maîtriser au moins assez pour les empêcher de devenir dangereux. Pour la première indication, nous possédons moins de ressources que pour la seconde. — De même que la chaleur, l'air, avec son oxygène et avec ses ferments, favorise la putréfaction des corps organiques morts, et, par conséquent aussi, d'une manière toute particulière, celle des parties contuses; pour prévenir la décomposition, il faut donc soustraire la plaie au contact de l'air et la maintenir à une température basse. C'est à quoi nous arrivons en plongeant les parties écrasées dans un vase contenant de l'eau froide, dont on peut maintenir la fraîcheur en y introduisant de temps à autre quelques morceaux de glace. On a donné à ce traitement le nom d'immersion ou de bain froid continu. Je ne saurais vous dire quel est le premier inventeur de cette méthode; je l'ai vu employer avec un succès remarquable par mon premier maître en chirurgie, le professeur Baum, de Gœttingen. Ce mode de traitement ne peut guère être utilisé que lorsqu'il s'agit d'affections des extrémités, du pied jusqu'au genou, ou du bras jusqu'un peu au-dessus du coude. On fait placer dans le lit du malade des baignoires à bras ou à jambe construites dans ce but et remplies d'eau froide, et l'on y fait maintenir le membre blessé continuellement, jour et nuit. Il faut pour cela que le malade soit mis dans une position assez commode pour empêcher que ses extrémités n'appuient trop fortement contre les bords de la baignoire; la chose en elle-même est très-simple, et vous verrez souvent ces appareils dans ma clinique; pour la plupart des lésions de la main, il suffit, dans la clientèle privée, d'un vase rempli d'eau froide.—Quant aux parties qu'il n'est pas aussi facile de maintenir dans l'eau, on cherche à obtenir un résultat pareil en appliquant sur elles des compresses mouillées qui s'adaptent facilement à la partie lésée ; sur ces compresses, on met une vessie ou mieux une bourse en caoutchouc remplie de glace, en ayant soin de renouveler celle-ci toutes les fois qu'elle est fondue. — Une troisième méthode pour l'application de l'eau froide consiste dans ce qu'on appelle l'irrigation continue. Pour cela il faut des appareils particuliers; l'extrémité lésée est placée dans une gouttière en fer-blanc munie d'un tuyau d'écoulement. Au-dessus de l'extrémité, on applique un système qui permet de laisser tomber goutte à goutte, sur la plaie, de l'eau froide, d'une faible hauteur. — Enfin on peut encore se contenter de couvrir la plaie de compresses trempées dans l'eau glacée et qu'on renouvelle de temps à autre.

J'ai appris à connaître toutes ces méthodes de traitement pour les avoir pratiquées ; voici mon opinion sur elles : aucune ne remplit sûrement un rôle prophylactique; dans les plaies contuses de la main et du pied, l'immersion rend le plus de services, ce traitement prévenant le plus souvent les suppurations consécutives étendues; si l'on veut obtenir un résultat aussi favorable par le traitement à la glace, il faut couvrir de vessies de glace non-seulement la plaie, mais encore toutes les parties environnantes. — Par l'application de compresses froides, on ne produira un effet réellement réfrigérant qu'autant que les compresses seront renouvelées toutes les cinq minutes, car elles s'échauffent très-vite, et ce traitement tel qu'on le fait ordinairement ne signifie guère plus que le simple maintien de l'humidité sur la surface malade; ce n'est donc pas là, à vrai dire, une méthode particulière de traitement, et néanmoins le plus grand nombre des plaies contuses, lorsqu'elles sont petites, guérissent de cette manière spontanément, comme déjà je l'ai fait remarquer, et sans que nous les mettions par le froid dans des conditions spéciales. — L'irrigation n'est pas une mauvaise méthode de traitement, quoiqu'elle soit très-embarrassante, et il n'est pas toujours facile d'éviter de mouiller le lit. L'état des plaies ainsi traitées ne se distingue pas, dans les périodes ultérieures, d'une manière essentielle de celui des plaies traitées par l'immersion simple et par les applications de glace. Je n'ai donc pas jugé à propos de m'occuper plus longuement de ce moyen. Quelques chirurgiens de Paris font cependant un grand cas de cette méthode et la cultivent avec un soin tout particulier.

Si nous n'avons pas la prétention de prévenir des accidents généraux, contre lesquels tous les moyens locaux sont tout aussi impuissants, que, par exemple, la saignée préventive dans la pneumonie, il nous reste pourtant encore, dans les méthodes de traitement que nous venons d'énumérer, des ressources assez puissantes pour combattre efficacement les accidents locaux. — J'ajouterai d'abord quelques remarques relatives au bain local ; comme nous faisons ici entièrement abstraction des plaies osseuses et articulaires, je ne saurais citer aucune contre-indication à l'emploi de ce moyen dans les plaies contuses de la main, de l'avant-bras, du pied et de la jambe ; le plus souvent, l'hémorrhagie est si insignifiante dans ces lésions et s'arrête si vite d'elle-même, que le blessé peut en général très-promptement, quelquefois même immédiatement après l'accident, plonger l'extrémité dans l'eau sans que l'on ait à craindre qu'une hémorrhagie ne se déclare dans ce milieu ; le sang qui adhère à la partie lésée doit cependant être enlevé auparavant par le lavage ; l'eau elle-même doit être absolument claire et limpide, et renouvelée chaque fois qu'elle a été troublée par les produits de sécrétion de la plaie. Même lorsque la lésion date de deux ou trois jours, on peut encore mettre en usage le bain local avec espoir de succès, plus tard il ne rend plus beaucoup de services. Si les malades sont couchés à leur aise avec leur baignoire dans le lit, ils sont plus satisfaits et plus exempts de douleurs avec ce traitement qu'avec tout autre.

La *température* de l'eau peut varier beaucoup sans que pour cela l'état de la plaie subisse de grands changements ; il n'y a que la température de la glace et les températures très-élevées, telles qu'on les obtient à l'aide des cataplasmes, qui changent un peu l'aspect de la plaie. Que la température soit de 10 degrés, de 27 degrés, de 30 degrés Réaumur, l'aspect de la plaie est à peu près le même ; peut-être la suppuration se développe-t-elle un peu plus vite sous l'influence des températures élevées, mais la différence de temps est dans tous les cas très-insignifiante. Ceci nous prouve que nous pouvons régler la température de l'eau sur le désir des malades. Généralement, ceux-ci préfèrent au commencement une certaine fraîcheur (de + 10 degrés à + 15 degrés Réaumur), plus tard une température plus élevée (25 degrés à 28 degrés Réaumur); cependant il y a des patients qui se plaignent de petits frissons dès les premiers jours, lorsque la température de l'eau descend au-dessous de 15 degrés Réaumur. On reconnaît par là qu'il est assez indifférent d'employer le bain local *froid* ou *chaud*. Chez quelques individus, il se présente dès le troisième ou le quatrième jour un inconvénient qui leur rend l'immersion insupportable, c'est le fort gonflement de l'épiderme de la main et du pied ; la sensation de tension et de brûlure qui en dépend offre quelque analogie avec l'effet d'un vésicatoire ; plus l'épiderme est épais, calleux, plus cet effet devient désagréable ; on peut l'éviter en frottant la partie lésée avec de l'huile avant de la plonger dans l'eau et en jetant une poignée de sel dans l'eau ; cette manière d'agir ne porte aucun préjudice à la plaie. —

Une question importante qui se présente est la suivante : pendant combien de temps doit-on employer l'immersion continue ? Il n'y a qu'une expérience assez étendue qui permette de tracer des règles à cet égard. J'ai trouvé qu'il suffit en général de huit à douze jours d'immersion. Au bout de ce temps, on commence par supprimer le bain local pendant la nuit, et l'on se contente d'envelopper, dans cet intervalle, l'extrémité d'un drap mouillé que l'on recouvre de taffetas gommé ; quelques jours plus tard, on emploie aussi ces pansements à l'eau dans la journée, et l'on n'a recours au bain que le soir et le matin ou seulement le matin, pour baigner la plaie, et la nettoyer ainsi pendant une demi-heure ou une heure. Enfin on laisse l'eau complétement de côté, et l'on traite la plaie bourgeonnante et en voie de cicatrisation d'après les règles que nous avons indiquées antérieurement. — Les modifications qui se présentent dans la plaie sous l'influence de ce traitement diffèrent quelque peu de celles que nous avons décrites précédemment, d'abord tout se passe bien plus lentement ; dans le bain froid surtout, la plaie a pendant quatre à cinq jours l'air aussi frais que si elle venait seulement d'être produite ; le même effet s'observe encore plus longtemps lorsqu'on emploie les vessies de glace ; ce fait n'est pas aussi étonnant que cela peut paraître au premier abord, car, d'après une expérience bien connue, la putréfaction des parties organiques progresse en général bien plus lentement dans l'eau qu'à l'air libre.

Par la suite, le pus reste étendu sur la plaie sous forme d'une couche floconneuse à moitié coagulée, qu'il faut enlever avec l'éponge ou la seringue, pour voir les bourgeons charnus imbibés d'eau et souvent assez pâles. Cette observation est d'une grande importance et nous met à l'abri d'illusions sur l'efficacité du bain local dans les suppurations qui émanent de foyers profonds ; on pourrait en effet s'imaginer que le pus se rend directement de la plaie dans l'eau et se confond avec cette dernière, de sorte qu'il suffirait d'immerger la partie suppurante pour l'avoir toujours propre ; or, *le bain local ne favorise en aucune manière l'écoulement du pus, bien plus, il le gêne ;* le pus qui prend naissance sur une surface à granulations ou dans une cavité se coagule aussitôt qu'il entre en contact avec l'eau, et reste le plus souvent adhérent à la plaie ; il faut alors qu'on l'enlève par lavage pour l'éloigner. Le gonflement des granulations par imbibition aqueuse finit par rendre tout à fait impossible l'écoulement du pus venant de la profondeur. Il résulte de là que dans les suppurations profondes le bain local n'est d'aucune utilité, qu'il est au contraire plutôt nuisible, et que l'on doit se hâter de retirer de l'eau une extrémité atteinte de plaie contuse, aussitôt que la plaie est devenue le point de départ de suppurations profondes, progressives; cela n'exclut pas néanmoins un bain de pied ou un bain de bras durant à peu près une demi-heure. S'il ne survient pas de ces suppurations successives, et si nous laissons les plaies séjourner dans l'eau pendant quinze jours, trois semaines, un mois, il n'en résultera aucun inconvénient majeur, seulement la guérison s'en trouvera retardée ; les parties restent gonflées sous l'eau, les bourgeons charnus sont pâles, imbibés de liquide et rendus artificiellement œdémateux, la cicatrisation et le retrait de la plaie tardent à se faire. Si vous retirez ensuite l'extrémité de l'eau, la plaie s'affaisse promptement, au bout de peu de jours le bourgeonnement est plus énergique, le pus a meilleur aspect et la guérison fait des progrès.

Il faut encore que j'ajoute quelques remarques sur *l'application continue de la glace;* je suppose que vous fassiez couvrir dès le commencement la plaie contuse avec une vessie de glace. Vous trouverez encore, avec ce traitement, que l'élimination des parties contuses avance très-lentement, et que les plaies n'exhalent aucune mauvaise odeur ; pour empêcher complétement cette dernière, je fais mettre immédiatement sur la plaie une couche de charpie ou une compresse mince imbibée de chlore liquide, que je renouvelle assez souvent. — Si l'on continue ce traitement pendant un mois ou six semaines, les phénomènes locaux indispensables sont retardés dans leur développement; aussi sous l'influence de la glace, la cicatrisation et le retrait de la plaie progressent lentement; cette méthode devient par conséquent irrationnelle lorsqu'il s'agit de hâter la guérison définitive.

La plupart des chirurgiens sont d'avis qu'en appliquant des vessies de glace sur une plaie récente, on empêche des inflammations violentes; c'est pourquoi, dans la plupart des cas, on s'empresse d'appliquer la glace sur les plaies contuses. Ce moyen est parfois très-bien reçu par le malade, dont il calme la douleur, mais il n'a pas la vertu de prévenir l'inflammation. Déjà depuis des siècles on est à la recherche de médicaments capables de remplir ce but, comme aussi d'un prophylactique contre l'inflammation des organes internes. L'application de la glace sur les plaies récentes ne nous met à l'abri ni de l'infiltration séro-ichoreuse, ni des inflammations suppuratives; telle est du moins mon opinion. Beaucoup d'auteurs croient, comme nous l'avons déjà dit, à l'action prophylactique de la glace, et sont persuadés que ce n'est qu'à l'aide de ce moyen qu'ils parviennent à sauver les individus gravement blessés. J'ai acquis pour ma part la conviction que les accidents dangereux qui viennent compliquer les plaies, se manifestent malgré la glace, et souvent au contraire font défaut lorsque ce traitement n'a pas été employé, quand même la nature de la lésion permettait de les craindre. — Vous pourriez presque supposer, d'après cela, que je considère la glace comme un moyen superflu et inefficace, et cependant vous la verrez souvent employer dans ma clinique; c'est que le froid constitue à mes yeux un des antiphlogistiques les plus puissants, surtout quand il s'agit d'inflammations de parties externes sur lesquelles cet agent peut exercer une action directe. Partout où il y a inflammation autour d'une plaie, et surtout forte fluxion et tendance à la suppuration, la glace est donc indiquée.

Au début d'une inflammation du tissu cellulaire, des gaînes tendineuses ou musculaires, ou d'une articulation rapprochée de la plaie, appliquez de la glace sur les parties enflammées, et vous combattrez ainsi victorieusement l'excès de l'hypérémie, et du même coup l'augmentation et la marche envahissante de l'inflammation. Peut-être, Messieurs, me supposez-vous ici en contradiction avec moi-même, parce que je viens de vous dire que la glace ne peut rien pour prévenir le développement d'une inflammation autour de la plaie, et que cependant elle aide à modérer l'inflammation commençante et à en empêcher l'extension. Mais si, pour comprendre cette double proposition, vous faites attention à un exemple que je vais vous citer, vous saisirez facilement les différences : une personne sujette à de fréquents maux de tête ne s'avisera certainement pas de se faire faire chaque fois une saignée pour prévenir une inflammation cérébrale, ce qui n'empêche pas qu'une fois cette dernière venue, la saignée peut devenir un excellent moyen pour en combattre les progrès.

On est loin de réussir toujours à combattre à l'aide de la glace les suppurations au pourtour de la plaie ; au contraire, la peau œdématiée rougit parfois de plus en plus, et devient très-douloureuse à la moindre pression ; un pus séreux, ténu, mais quelquefois aussi assez consistant, sort de quelques-unes des anfractuosités de la plaie. Il faut, dans ces conditions, procurer une issue facile au pus emprisonné, surtout s'il est fétide ; dans ce but on doit faire des incisions souvent assez profondes dans les parties molles, et maintenir ces incisions ouvertes. *L'époque* où cela doit être fait, *la manière* de pratiquer ces incisions dans les cas donnés, et enfin *les endroits* où l'on doit inciser, voilà ce que vous aurez à voir et à apprendre dans la clinique. Pour sonder ces foyers ou clapiers purulents, je me sers volontiers d'un cathéter d'argent d'une faible courbure ; je l'introduis par la plaie jusqu'à l'extrémité du trajet purulent, ensuite j'en presse la pointe contre la peau, et j'incise à l'endroit saillant. Pour agrandir ces plaies appelées *contre-ouvertures*, on se sert du bistouri de Pott, qui est assez long, droit ou recourbé et boutonné à l'extrémité. Les contre-ouvertures ne doivent généralement pas dépasser la longueur d'un pouce; on peut, s'il le faut, en faire un grand nombre de cette longueur, mais il est irrationnel de fendre les parties molles tout le long de l'avant-bras ou de la jambe, comme on l'enseignait autrefois. — Pour empêcher que les ouvertures nouvelles ne se referment promptement, ce qui du reste est rare, vous pouvez introduire dans les trajets purulents plusieurs fils de soie réunis et les y laisser à demeure pendant quelque temps. Au lieu de ces sétons faits avec des fils de soie ou avec des lanières de toile, on a mis en usage, dans ces derniers temps, des tubes de caoutchouc percés d'un grand nombre d'ouvertures latérales; on leur a donné le nom de *tuyaux de drainage*, expression qui a été empruntée à l'agriculture; ces tubes favorisent, il est vrai, dans certains cas, l'écoulement du pus; cependant le principe sur lequel ils reposent n'est pas nouveau, et on ne leur doit pas des cures aussi miraculeuses que le suppose leur inventeur, Chassaignac, qui a écrit deux gros volumes sur le drainage chirurgical. Parfois vous rencontrerez, en pratiquant ces contre-ouvertures, des débris d'aponévroses, ou de tendons éliminés, ou des corps étrangers, que dans ces cas vous extrairez.

C'est l'expérience qui vous apprendra *l'emploi rationnel* de ces moyens; les services qu'ils refuseront de vous rendre en cas de suppuration, vous ne devez les attendre d'aucun autre remède.

Plus d'un confrère ne manquera pas d'exprimer son étonnement en remarquant que nous avons déjà beaucoup parlé sur le traitement des plaies contuses, sans même avoir encore mentionné les *cataplasmes. Tempora mutantur !* Autrefois le cataplasme s'appliquait d'une manière aussi inévitable sur une plaie en suppuration qu'un couvercle sur une boîte, et maintenant! Trois à quatre semaines peuvent s'écouler dans mes salles sans que les cuisines à cataplasmes soient mises une seule fois en mouvement pour atteindre le but que l'on se proposait autrefois par l'usage de ce moyen! L'emploi de la chaleur humide, sous forme de cataplasmes, ou sous celle de draps épais trempés dans l'eau chaude, est sans effet dans le traitement des plaies contuses, et quelquefois même nuisible dans le traitement des suppurations secondaires; les plaies en deviennent flasques pour longtemps, les parties molles gonflent fortement, et la guérison n'avance pas. Ajoutez à cela que les cataplasmes ne peuvent agir comme sources de chaleur humide qu'autant qu'on les renouvelle souvent; leur emploi est pénible, la masse s'aigrit facilement; d'autres fois elle brûle, et en fin de compte il est impossible de bien surveiller dans un hôpital tout ce sale ouvrage; on enlève un cataplasme couvert de pus, on se contente de renouveler simplement la pâte, puis on l'applique à un autre malade; dans certains hôpitaux, au moins la moitié des individus atteints de maladies chirurgicales sont couverts de cataplasmes; on usait dans le temps, par mois, des quintaux de gruau et de farine de lin ou d'autres substances pour cataplasmes dans les services de chirurgie. Pour ma part, je les ai bannis presque complétement de mes salles; plus tard je vous indiquerai les cas dans lesquels vous pourrez avantageusement vous en servir.

Je ne vous ai pas encore dit jusqu'à présent que le repos absolu d'une partie lésée est toujours indispensable; vous pouvez même trouver singulier que je juge utile de le recommander; on devrait supposer que cela s'entend de soi-même. Mais j'attache à cette recommandation une importance toute particulière, car comme des substances nuisibles venant de la plaie arrivent dans le sang, un simple mouvement musculaire et la congestion vers la plaie qui en est le résultat, en un mot tout ce qui communique une impulsion plus forte au sang et à la lymphe, dans le voisinage de la plaie, peut éventuellement devenir dangereux. Aujourd'hui, je vois rarement les plaies contuses suivre une évolution aussi heureuse que dans les cas de fractures compliquées des extrémités, où l'on a toujours l'habitude d'appliquer immédiatement des appareils plâtrés; ce fait doit naturellement conduire à l'idée d'appliquer un de ces appareils, en ayant soin d'y pratiquer quelques fenêtres, en cas de simple plaie contuse sans fracture, et uniquement pour maintenir les parties dans un repos absolu. Toutes les fois que j'ai eu recours à ce moyen, les choses se sont passées d'une manière très-favorable; même après une amputation du pied il m'est déjà arrivé d'employer cet appareil avec un remarquable succès, et je crois que ce mode de traitement, sur lequel nous insisterons davantage quand il sera question des fractures compliquées, mérite de recevoir une extension encore plus grande que celle qu'il a eue jusqu'à présent.

Pour ce qui concerne le traitement de l'inflammation secondaire, il y a lieu de recommander avant tout une prophylaxie attentive. Ainsi, on évitera tout ce qui peut appeler une congestion vers la plaie, tout refroidissement, toute irritation mécanique et chimique, et on éloignera surtout avec soin les causes d'infection. Plus tard, quand nous parlerons des dispositions à donner aux hôpitaux en général, nous exposerons ce qui peut être obtenu sous ce rapport par la ventilation et par l'utilisation convenable du local disponible dans un hôpital. Pour éviter de communiquer une infection locale à une plaie par des pièces de pansement ou des instruments, on se conformera aux prescriptions suivantes : On mettra les soins les plus scrupuleux à panser, à nettoyer la plaie, à bien choisir les compresses, la charpie, la ouate; on veillera toujours au maintien d'une extrême propreté des matelas, des paillasses, des draps de lit, des alèzes, des pièces de toile cirée, en un mot de tout ce qui entre en contact immédiat ou médiat avec le malade. Le sang des plaies doit être enlevé avec soin pendant le pansement, par les appareils irrigateurs d'Esmarch, dont deux ou trois doivent être suspendus au mur de chaque salle; on n'appliquera jamais sur les plaies de compresse, de charpie ni d'ouate sèches; on imbibera au contraire auparavant tous ces objets de pansement d'eau chlorurée, que l'on remplacera plus tard, quand la plaie commencera à se cicatriser, par de l'eau saturnée; pour enlever le pus, on ne se servira jamais d'éponges, pas plus que pour opérer; on nettoiera au contraire les plaies à l'aide de la seringue, ou bien on fera usage d'ouate trempée dans l'eau chlorurée. Dans l'eau chlorurée (mélange de chlore liquide et d'eau, parties égales) et dans la dissolution de chlorure de chaux (chlorure de chaux, 4 grammes; eau, 500 grammes), il ne se développe jamais d'organismes vivants, pas plus que dans l'eau saturnée. Ils y sont au contraire détruits. C'est pour ce motif que je me sers exclusivement de ces liquides pour pansement, tout en admettant qu'avec des solutions alcoolisées on obtiendrait peut-être des résultats identiques. — Il faut aussi que vous accordiez une attention spéciale aux instruments que vous mettez en contact avec les plaies, tels que sondes, pinces à anneaux ou à dissection, bistouris, ciseaux; tous ces objets doivent être essuyés avant d'être employés, et pour peu qu'ils paraissent suspects, être frottés rapidement avec de la poudre à brunir. — Il ne faut rien moins que la conviction intime et profonde de la nécessité de ces précautions pour qu'on les observe rigoureusement.

Si malgré tous ces soins une inflammation secondaire vient s'emparer de la plaie, elle doit être combattue par le traitement exposé antérieurement; si le pus stagne quelque part, on doit lui ménager un écoulement, les corps étrangers doivent être extraits, etc.; ensuite on applique de la glace jusqu'à ce que tout soit revenu à l'état normal et que le patient soit délivré de la fièvre.

Devons-nous, dans ces cas, prescrire à nos malades des médicaments internes autres que les boissons et les médicaments rafraîchissants, un régime approprié, etc.? La fièvre rémittente qui existe assez souvent dans ces sortes de suppurations, rend les patients faibles, maussades, et les prive souvent de sommeil. Il y a lieu de recourir ici à deux remèdes : à la quinine et aux préparations opiacées; on donnera la quinine comme tonique et fébrifuge, l'opium comme narcotique, surtout le soir, pour procurer le repos de la nuit. Ordinairement, j'agis de la manière suivante avec ce genre de malades. Tant que la fièvre, dans les suppurations progressives, est nulle ou faible, je ne fais administrer aucun médicament; s'il y a de la fièvre vers le soir, je donne, soit en solution, soit en poudre, quelques petites doses de quinine dans le courant de l'après-midi, et je fais prendre pour la nuit de 1 à 2 centigrammes de morphine, ou bien aussi 5 centigrammes d'extrait d'opium. Aussitôt que la fièvre disparaît, je renonce à ces médicaments, surtout je vous engage à ne pas donner de l'opium sans nécessité.

Encore quelques mots sur les *plaies par déchirure ou par arrachement*. Celles-ci sont ordinairement d'un meilleur pronostic que les plaies contuses, parce qu'en général elles sont plus à jour, et que l'on n'a pas à craindre une extension de la lésion plus profonde qu'on ne le reconnaît extérieurement; on voit comment la peau et les muscles, les nerfs et les vaisseaux sont déchirés, et l'on peut chercher à obtenir une réunion par première intention qui réussit même assez souvent. — Cependant il n'arrive pas toujours que les déchirures soient à découvert: il y a, en effet, des ruptures sous-cutanées de muscles, de tendons et même d'os, qui ne sont accompagnées d'aucune contusion. Quelqu'un veut sauter un fossé : il prend son élan, mais il manque le but, tombe et ressent une vive douleur dans une jambe, il boite même de ce côté. Vous faites votre examen, et vous trouvez immédiatement au-dessus de la tubérosité du calcanéum un enfoncement dans lequel on peut poser le pouce, les mouvements du pied sont incomplets, surtout l'extension. Qu'est-il donc arrivé? C'est le tendon d'Achille qui a été arraché du calcanéum par la contraction musculaire.

Pareille chose arrive au tendon du triceps fémoral inséré à la rotule, à la rotule elle-même, qui peut être divisée par le milieu, au ligament rotulien, au triceps du bras qui est arraché de l'olécrâne, le plus souvent en emportant une portion de cet os. Voici quelques exemples de ces arrachements sous-cutanés de tendons! Mais les portions charnues des muscles elles-mêmes peuvent être déchirées entièrement ou partiellement; j'ai vu des cas de rupture sous-cutanée du muscle droit de l'abdomen, du vaste externe de la cuisse et d'autres encore. — Ces déchirures musculaires sous-cutanées simples ne constituent pas des lésions importantes; on les reconnaît facilement par le trouble fonctionnel, par l'enfoncement visible et plus sensible encore au toucher qui se montre immédiatement, et qui cependant est de nouveau masqué plus tard par l'extravasat sanguin. Le traitement est simple : repos de la partie, position telle que les bouts déchirés soient mis en contact par le relâchement du muscle, compresses froides ou d'eau saturnée pendant quelques jours; après huit à dix jours, les patients peuvent ordinairement se lever sans douleur; il se forme au commencement une masse connective interstitielle, qui bientôt se condense à un tel point par le raccourcissement et le racornissement, qu'il en résulte une cicatrice tendineuse assez solide; les phénomènes se passent absolument de la même manière qu'après la section sous-cutanée des tendons ou ténotomie, dont il sera question plus loin, au chapitre des difformités.

Il est rare qu'une altération importante des fonctions persiste à la suite de ces accidents; quelquefois il peut en résulter un léger degré de faiblesse du membre, et la perte de certains mouvements, surtout à la main.

Pour qu'une contusion produise des déchirures musculaires et tendineuses sous-cutanées du genre de celles que nous venons de nommer, il faudrait une action contondante d'une force extraordinaire; sans doute une contusion semblable prendrait un caractère assez fâcheux; des suppurations étendues et la mortification de quelques tendons en seraient le résultat probable. Vous voyez encore une fois combien il peut y avoir de différences dans la marche de lésions en apparence analogues, selon la manière dont elles se sont produites. Dans les lésions dues aux machines, il y a souvent une telle combinaison de contusions, de torsions, de déchirures, qu'il devient très-difficile d'en juger à priori la gravité, alors même que l'on possède une grande expérience. — Un fait particulièrement digne de remarque, c'est encore la marche ordinairement favorable que suit la lésion quand une petite extrémité et même une assez volumineuse, la main, par exemple, a été arrachée. Deux cas d'arrachement des doigts se sont jusqu'à présent présentés à mon observation; je vais vous communiquer brièvement l'un des deux: Un maçon, occupé sur un échafaudage, sentit tout à coup ce dernier s'écrouler sous lui; une corde dont l'extrémité formait un nœud coulant était suspendue au toit de la maison contre laquelle s'appuyait l'échafaudage; le maçon, en tombant, saisit cette corde, mais il ne put faire passer que le doigt médius de la main dans l'anse du nœud; ainsi il se balança pendant quelques instants au-dessus du sol, puis il tomba, heureusement pas de très-haut, de sorte qu'il ne se fit aucun mal; mais il lui manquait le doigt médius de la main droite, qui avait été arraché dans l'articulation métacarpo-phalangienne, et qui était resté engagé en haut, dans le nœud. Au doigt adhéraient les deux tendons des fléchisseurs et le tendon de l'extenseur, tous les trois avaient été arrachés exactement à l'endroit correspondant à leur insertion musculaire. L'ouvrier fit sécher son doigt avec les tendons et le conserve dans son porte-monnaie en souvenir de son accident.

Un cas identique s'est présenté tout récemment dans ma clinique. La guérison se fit sans grande inflammation de l'avant-bras, et n'exigea pour ainsi dire aucun secours de l'art. Ici même, à Zurich, j'ai observé deux cas d'arrachement de la main; dans le premier, il était resté suffisamment de peau pour que la guérison s'opérât toute seule; dans le second, il fallut faire l'amputation de l'avant-bras. Les deux cas se sont terminés heureusement. — En guerre, il arrive que des bras et des jambes sont arrachés de leurs articulations par des boulets de canon. Il m'est aussi arrivé, à Zurich, de voir un garçon de quatorze ans, qui avait eu le bras droit avec l'omoplate et la clavicule si complétement arraché du thorax par une roue de machine, que le membre ne restait plus suspendu dans la région de l'épaule que par une lanière de peau large de deux pouces. L'artère axillaire ne donna pas une goutte de sang, les deux bouts étaient fermés par torsion. Le malheureux succomba bientôt après l'accident. L'arrachement de tout un membre est ordinairement suivi d'une mort rapide.

QUATORZIÈME LEÇON

DES FRACTURES SIMPLES.

Causes; différentes espèces de fractures. — Symptômes, diagnostic. — Marche et phénomènes visibles à l'extérieur. — Notions anatomiques sur le processus curatif; formation du cal. — Origines de la néoplasie inflammatoire ossifiante; remarques histologiques.

MESSIEURS,

Jusqu'ici, nous nous sommes occupés exclusivement des lésions des parties molles, il est temps de parler également des os. Ici encore les moyens employés par la nature pour atteindre une guérison aussi complète que possible, sont à peu près les mêmes que ceux que vous connaissez déjà; cependant les différents phénomènes sont un peu plus compliqués, et ne peuvent être bien compris que lorsqu'on a une idée claire de la guérison des plaies dans les parties molles. En général, tout le monde sait que les os peuvent se casser et qu'ils peuvent de nouveau se souder d'une manière très-solide; cette soudure, vous le comprenez à priori, ne peut donc se faire qu'au moyen d'une substance osseuse, et une seconde conséquence qui ressort de ce fait, c'est que dans ces cas un tissu osseux de nouvelle formation doit nécessairement se développer : *la cicatrice dans l'os consiste d'ordinaire également en tissu osseux;* ce fait est très-important, car s'il en était autrement, si les bouts fracturés ne se soudaient que par du tissu conjonctif, comme c'est le cas pour les déchirures des muscles, les os, et surtout les os longs, ne seraient plus assez résistants pour supporter le poids du corps, et beaucoup d'individus resteraient estropiés pour toute leur vie après les fractures les plus simples. Cependant, avant de suivre les processus de la guérison osseuse jusque dans les plus petits détails, étude qui a toujours été faite avec prédilection par les chirurgiens, je dois vous faire encore quelques remarques sur l'étiologie et les symptômes des fractures simples, je dis *fractures simples* ou *sous-cutanées*, en opposition aux fractures compliquées de plaies des parties molles.

L'homme peut déjà avoir les os fracturés avant sa naissance ; les os du fœtus peuvent être brisés dans la matrice, soit par des contractions anormales de cet organe, soit par des coups sur l'utérus gravide, et le plus souvent une pareille fracture intra-utérine ne guérit pas sans laisser une grande difformité ; la force médicatrice de la nature, comme nous le verrons en mainte occasion, se connaît mieux en médecine interne qu'en chirurgie. — Il s'entend de soi que les fractures peuvent se rencontrer à tout âge, cependant on les observe le plus fréquemment de vingt-cinq à soixante ans, et cela par les raisons suivantes : les os des enfants sont encore flexibles, et par conséquent ne se brisent pas aussi facilement; quand un enfant tombe, sa chute n'est pas grave. Les vieillards ont, comme on a l'habitude de dire, des os plus fragiles, en d'autres termes et anatomiquement parlant, à l'âge avancé, la cavité médullaire devient plus grande, la substance corticale plus mince ; cependant les vieillards, en général, ne s'exposent pas à des dangers pouvant avoir des fractures pour conséquence. C'est l'âge où l'homme du peuple est forcé de se soumettre à un travail pénible, qui offre le plus d'occasions aux accidents, en général, et aux fractures en particulier. Il est facile de comprendre, par la différence des occupations, pourquoi les hommes sont plus exposés aux fractures que les femmes. — Ce sont des conditions purement extérieures qui font que les os longs des extrémités, surtout du côté droit, se cassent plus fréquemment que les os du tronc. — Il est évident que des os malades, déjà faibles par eux-mêmes, se fracturent plus aisément que des os sains ; certaines affections osseuses prédisposent donc beaucoup aux fractures, surtout ce qu'on appelle la maladie anglaise ou le rachitisme, maladie qui dépend d'un dépôt insuffisant de sels calcaires dans les os, et ne se remarque que chez les enfants, ensuite le ramollissement des os ou ostéomalacie, qui dépend d'une dilatation anormale de la cavité médullaire et d'un amincissement de la substance corticale, et qui, dans les degrés élevés, entraîne la fragilité des os et même une mollesse et une flexibilité de la totalité de l'os.

Comme causes spéciales des fractures nous citerons :

1° Les violences extérieures, c'est la cause la plus fréquente ; la manière d'agir peut différer de la façon suivante : la force (un coup ou une pression) atteint *directement* l'os, de sorte qu'il est cassé, broyé ; ou bien l'os, surtout l'os long, est plus fortement courbé que ne le lui permet son élasticité, et se brise comme un bâton dont on rapproche trop les extrémités ; dans ce cas, la force agit *indirectement* sur l'endroit qui se brise ; dans ce dernier mécanisme, vous pouvez considérer comme un os long, soit une extrémité tout entière, soit la colonne vertébrale elle-même, qui représente une tige unique et jusqu'à un certain point flexible, sur laquelle vous pouvez, dans votre pensée, transporter l'effet de la cause indirecte. — Nous allons choisir quelques exemples pour bien vous faire comprendre ce que nous venons de dire : si un poids considérable tombe sur l'avant-bras en repos, les os seront fracturés par une force directe ; si on tombe sur l'épaule et que la clavicule se brise à sa partie moyenne, cette fracture est due à une force indirecte. Dans l'un et l'autre cas, on constate, en général, des contusions dans les parties molles; mais dans le dernier, ces contusions sont plus ou moins éloignées de l'endroit fracturé, tandis que dans le premier on les rencontre au niveau même de la fracture, et l'on comprend que ce dernier cas doit être considéré comme moins favorable que le premier.

2° La contraction musculaire peut devenir, quoique rarement, la cause de fractures. Je vous ai déjà indiqué, en parlant des déchirures sous-cutanées des muscles, que la rotule, l'olécrâne, et même une partie du calcanéum, peuvent être arrachés, c'est-à-dire brisés transversalement, sous l'influence de la contraction musculaire.

La manière dont les os se fracturent sous l'influence de ces différentes causes est très-variée ; cependant on a établi quelques types que vous ne devez pas ignorer : ainsi, on distingue d'abord les fractures incomplètes des fractures complètes. Pour les *fractures incomplètes*, on admet différentes formes : les *fissures* ou fentes ; on les observe le plus souvent aux os plats, cependant on les rencontre aussi sur les os longs, principalement sous la forme de fissures longitudinales unies à d'autres solutions de continuité ; la fente peut être béante ou bien ressembler à la fêlure d'un vase en porcelaine. L'*infraction* est une fracture incomplète qu'on n'observe, en général, que sur les os très-élastiques et mous des enfants et surtout sur les os rachitiques; vous pourrez facilement reproduire cette forme en courbant un tuyau de plume jusqu'à ce que la face concave s'infléchisse en se brisant; on observe souvent de semblables infractions à la clavicule, chez les enfants. — On comprend facilement ce qu'on désigne sous le nom de séparation par éclat; des machines garnies d'instruments tranchants, les coups de sabre, etc., sont les causes qui la produisent le plus souvent. Enfin, l'os peut être perforé sans que la continuité en soit interrompue, il en est ainsi des perforations de l'omoplate par un instrument piquant, de celles de la tête humérale par une balle ; on peut appeler cette forme *fracture par perforation.*

Les *fractures complètes* se distinguent en *fractures transversales, obliques, longitudinales, engrenées, simples* ou *multiples, comminutives;* tous ces termes n'ont besoin d'aucune explication. Enfin, mentionnons que jusqu'à l'âge de vingt ans il peut se faire une solution de continuité de l'os dans le cartilage épiphysaire, quoique ce fait soit rare et que les os longs se divisent plus facilement à un autre endroit.

Souvent il est facile de reconnaître qu'un os est cassé, et ce diagnostic peut être établi avec sûreté par le premier venu; en d'autres cas, le diagnostic peut être très-difficile, quelquefois même on ne peut que présumer l'existence de la fracture.

Passons en revue les *symptômes* les plus importants.

D'abord, habituez-vous à commencer votre examen en regardant attentivement la partie lésée pour la comparer à la partie saine correspondante; ce que je viens de dire est surtout important pour les extrémités. Souvent ce simple examen des yeux suffit pour vous faire reconnaître la lésion que vous avez devant vous. Vous demandez au malade comment l'accident est arrivé, en attendant vous le faites déshabiller avec précaution, ou bien, dans le cas où ce serait trop douloureux, vous coupez le pantalon et les chaussures pour pouvoir bien examiner le siége de la lésion. La manière dont la lésion a été produite, le poids de l'objet qui est tombé sur le membre, vous indiquera déjà à peu près à quoi vous devez vous attendre. Si vous trouvez les extrémités déformées, par exemple la cuisse courbée complétement en dedans et gonflée, si en même temps vous remarquez des sugillations sous la peau, si le malade ne peut pas remuer le membre sans les plus grandes douleurs, vous pourrez dire avec certitude que vous avez affaire à une fracture; dans ce cas, pour constater le simple fait de la fracture, vous n'avez pas besoin d'un examen ultérieur, vous n'êtes pas obligés de causer au malade de nouvelles souffrances; ce n'est que pour connaître le *siége précis* et la *direction* de la fracture que vous êtes forcés d'examiner avec les mains; examen moins nécessaire pour les indications thérapeutiques, que pour pouvoir prédire si la guérison est possible et comment elle peut se faire. — Dans ce cas, vous avez établi le diagnostic par un simple coup d'œil; dans votre pratique chirurgicale, il vous sera souvent encore facile de reconnaître le vrai avec rapidité, si vous vous habituez à user de vos yeux avec intelligence, et si vous vous exercez à l'appréciation des formes normales du corps. Cependant il faut bien vous pénétrer de la manière dont vous êtes arrivés à ce diagnostic rapide. Le premier point à considérer est la manière dont la lésion s'est produite, l'autre c'est la difformité; cette dernière est due à ce que les différentes parties de l'os (*les fragments*) ont glissé les unes sur les autres. Ce *déplacement des fragments* est la conséquence soit de la cause même qui a donné lieu à la fracture (les fragments se déplacent dans la direction qui leur a été imprimée par le fait de l'incurvation anormale de l'os), soit de la contraction musculaire qui n'agit plus sur la totalité de l'os, mais sur une partie seulement ; les muscles se contractent spasmodiquement, irrités qu'ils sont par la violence elle-même ou par les extrémités pointues des fragments ; c'est ainsi qu'on voit, par exemple, dans une fracture de la cuisse, le fragment supérieur soulevé par les fléchisseurs ; le fragment inférieur est tiré en haut par d'autres muscles, et se place en arrière ou à côté du fragment supérieur, de cette façon la cuisse doit naturellement se raccourcir et se déformer. — Le *gonflement* est dû à l'*épanchement sanguin* (nous parlons ici de la fracture au moment où elle se produit) ; le sang provient principalement de la cavité médullaire de l'os, mais il peut également avoir sa source dans les parties molles environnantes, dont les vaisseaux sont déchirés par le choc ou par les fragments osseux ; on le reconnaît à travers la peau à sa teinte bleuâtre, si toutefois il peut se faire jour jusqu'au-dessous de cette enveloppe, ce qui arrive ordinairement après un certain temps. — Le blessé ne peut mouvoir le membre qu'au prix de fortes douleurs ; la cause de ce *trouble des fonctions* se comprend facilement, nous n'en parlerons donc pas. — Si vous considérez isolément chacun des symptômes indiqués, aucun ne peut fournir à lui seul la preuve de la fracture, ni la cause vulnérante, ni la difformité, ni le gonflement, ni l'épanchement, ni le trouble fonctionnel, et cependant leur réunion est décisive ; dans votre pratique, vous serez souvent obligés d'apprendre à diagnostiquer de cette façon. — Tous ces symptômes peuvent manquer, et la fracture peut pourtant exister. Donc, si l'on a devant soi une lésion et qu'aucun des symptômes mentionnés ne soit bien manifeste, ou qu'on ne remarque que l'un ou l'autre, il faut s'aider de l'examen manuel. — Que vous proposez-vous de sentir avec les mains ? tel est le problème dont il faut vous faire une idée bien nette dès à présent : je vois bien souvent les élèves palper longtemps et des deux mains les parties affectées, causer au malade des douleurs énormes, et cependant à la fin de leur examen ils ne sont pas bien avancés. Dans les fractures, vous pouvez sentir à l'aide des mains trois séries de phénomènes : 1° une *mobilité anormale*, le seul signe pathognomonique des fractures ; 2° vous pouvez encore reconnaître très-souvent quelle est la *direction* de la fracture, et quelquefois s'il y a plus de deux fragments ; 3° vous sentirez souvent, en imprimant des mouvements aux os fracturés, un frottement, un craquement, ce qu'on appelle la *crépitation*. La signification propre de ce mot exprime une sensation perçue par l'oreille, et cependant on dit : sentir la crépitation ; mais que cela ne vous trouble pas, c'est un abus de langage tellement entré dans l'usage, qu'il serait difficile de l'en bannir ; du reste chacun sait ce qu'il faut entendre par ce mot. — Une main exercée sent dans un instant tout ce que le toucher peut donner, il n'est donc pas nécessaire de faire souffrir longtemps le malade par ces recherches. La crépitation peut manquer ou être très-peu sensible ; elle ne peut évidemment se produire que si les fragments sont mobiles et s'ils sont situés assez près l'un de l'autre ; si leur déplacement latéral est très-considérable, ou si la contraction musculaire les a fortement écartés l'un de l'autre, ou bien si une grande quantité de sang est interposée entre les fragments, on comprend que la crépitation ne peut pas se produire ; souvent elle est difficile à percevoir, lorsque les os sont très-profondément situés. Par conséquent, lorsqu'on ne sent pas la crépitation, cela ne prouve pas, en face de tous les autres symptômes réunis, que la fracture n'existe pas. Cependant, même alors que vous sentez de la crépitation, vous pouvez encore vous tromper quant à son mode de production ; la sensation de frottement, vous pouvez encore la percevoir en d'autres circonstances ; sous de certaines conditions, la compression du sang coagulé et des exsudats fibrineux, par exemple, peut donner la sensation de la crépitation ; cette crépitation molle, analogue au frottement pleurétique, ne doit pas être confondue par nous avec la crépitation osseuse ; du reste, vous pourrez facilement faire la distinction avec un peu d'exercice ; à l'occasion, j'attirerai votre attention encore sur d'autres bruits de frottements doux qui s'observent surtout dans l'épaule des enfants et des vieillards. — Pour certaines fractures, la violente douleur fixée à un point déterminé peut suffire à un médecin exercé pour porter un diagnostic sûr, surtout parce que dans les simples contusions la douleur, en saisissant l'os, n'est jamais aussi violente que dans les fractures. Si l'on examine les extrémités, le mieux est de les saisir à pleines mains à l'endroit où l'on suppose que la fracture existe, et l'on essaye d'y produire un mouvement ; cet examen doit se faire d'une main ferme, mais naturellement sans force brutale. — Je suis obligé de revenir sur le *déplacement des fragments ;* il est vrai qu'il peut être très-variable, mais cependant on peut distinguer certaines catégories qui depuis longtemps ont été désignées par des termes consacrés, encore en usage aujourd'hui, et que je dois, par conséquent, vous faire connaître. Le déplacement simplement latéral des fragments est appelé déplacement suivant l'épaisseur (*dislocatio ad latus*) ; si les fragments forment un angle, comme une tige brisée, on appelle cette forme déplacement suivant la direction (*dislocatio ad axin*). — Si un fragment a tourné plus ou moins sur son axe, on a le déplacement suivant la circonférence ou par rotation (*dislocatio ad peripheriam*) ; si les deux fragments chevauchent l'un sur l'autre, comme c'est surtout le cas pour les fractures obliques, on aura le déplacement suivant la longueur (*dislocatio ad longitudinem*). Ces expressions sont justes et courtes; elles sont faciles à retenir, surtout si vous vous représentez la différence de ces formes par des dessins schématiques.

Nous passons maintenant à la description de la *marche* que suit la fracture. Vous aurez rarement l'occasion d'observer ce qui se passe dans les cas où aucun appareil n'a été appliqué, car le plus souvent les blessés font chercher immédiatement le médecin. Cependant il arrive quelquefois que la fracture est méconnue par le malade et par ceux qui l'entourent; il se passe quelques jours jusqu'à ce qu'enfin la douleur et la durée de l'affection engagent le blessé à recourir au médecin. Dans ces cas, vous trouverez, à côté des symptômes déjà mentionnés, un œdème considérable et quelquefois une rougeur inflammatoire de la peau autour de la fracture et même sur tout le membre; dans de pareilles conditions, l'examen peut devenir très-difficile, quelquefois le gonflement est si considérable, qu'il est tout à fait impossible de porter un diagnostic certain sur la marche et sur la nature de la fracture. Donc, plus vite on arrive chez un fracturé, mieux ça vaut. — Les os qui sont situés superficiellement, et qui pourtant ne peuvent pas être entourés d'un appareil, se prêtent le mieux à l'étude des modifications extérieures que subit plus tard l'endroit fracturé; il en est ainsi de la fracture de la clavicule. Au bout de sept à neuf jours, après que l'œdème inflammatoire de la peau a diminué, que l'extravasat sanguin a passé par ses différentes couleurs et commence à se résorber, il persiste une tumeur dure, immobile, entourant la fracture de toutes parts, et qui est plus ou moins grande selon le déplacement des fragments; comme moulée sur ces derniers, elle est d'une dureté cartilagineuse dans le courant du second septénaire; cette tumeur s'appelle le *cal*. Une pression sur le cal, au travers duquel on ne sent que difficilement les fragments, est encore douloureuse, quoique moins qu'auparavant. Plus tard il devient complétement solide, les extrémités des fragments ne sont plus mobiles, la fracture doit être considérée comme guérie; ce temps est à peu près de trois semaines pour la clavicule, il est plus court pour les petits os, plus long pour les grands. Cependant là ne se bornent pas les modifications extérieures; le cal ne reste pas aussi épais qu'il l'était; il diminue encore pendant quelques mois, pendant quelques années même, et si aucun déplacement des fragments n'a existé, on ne remarque plus tard absolument rien sur l'os; mais s'il y a eu un déplacement non susceptible d'être réduit, les extrémités osseuses se soudent en formant un angle, et après la disparition du cal l'os reste difforme.

Pour connaître les phénomènes qui se passent dans la profondeur, pour savoir comment les extrémités des fragments se soudent, il faut avoir recours à des expérimentations sur les animaux ; nous produisons des fractures sur des chiens ou des lapins, nous appliquons un appareil, nous tuons les animaux à différentes époques, pour examiner la fracture ; de cette façon nous pouvons nous faire une idée bien claire de ce qui se passe entre les fragments. Ces expérimentations ont déjà été faites maintes et maintes fois, les résultats se ressemblent toujours dans les choses essentielles, cependant, pour ne parler que des expériences faites sur les lapins, on remarque quelques différences qui, comme cela ressort d'un grand nombre de faits, dépendent du degré du déplacement et de la quantité du sang extravasé ; de ces conditions dépend aussi la durée de la guérison. Avant de vous montrer une série de ces préparations, je vais vous exposer le résultat de ces recherches et tâcher de vous les rendre plus claires par quelques dessins schématiques ; vous comprendrez alors facilement les faibles modifications que vous observerez plus tard sur les pièces préparées.

Nous parlerons d'abord de ce que nous voyons à l'œil nu et avec la loupe. Si vous examinez, trois à quatre jours après la fracture, l'os du lapin, et si vous sciez en long l'os serré dans un étau, vous trouvez ce qui suit : Les parties molles autour de l'endroit fracturé sont tuméfiées et donnent la sensation d'un corps élastique ; les muscles et le tissu cellulaire sous-cutané ont un aspect lardacé, les parties molles gonflées forment autour de la fracture une tumeur fusiforme peu épaisse. Autour des extrémités des fragments on trouve du sang épanché de couleur foncée, la cavité médullaire est aussi infiltrée par un peu de sang à ce niveau ; la quantité du liquide extravasé est très-variable, tantôt elle est très-peu considérable, tantôt elle prend des proportions plus fortes ; le périoste se reconnaît facilement à l'endroit fracturé, il est couvert par les parties molles tuméfiées (siége d'une infiltration plastique) ; quelquefois on le trouve séparé des os sur une petite étendue. — Nous représentons dans la figure 32 ce qu'on voit généralement dans ces cas.

Fig. 32.

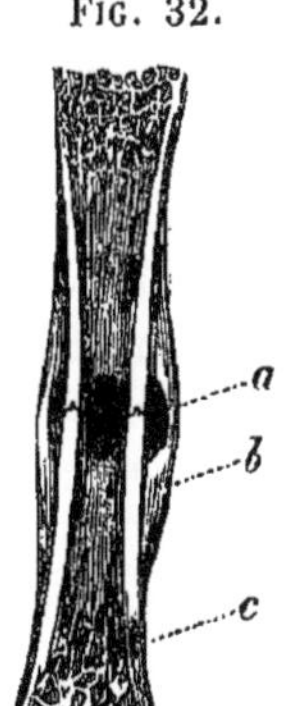

Fracture d'un os de lapin datant de quatre jours. Coupe longitudinale ; grandeur naturelle. *a*. Extravasat sanguin ; *b*. Parties molles gonflées, cal extérieur ; *c*. Périoste.

Si nous examinons une fracture datant de sept à huit jours, nous trouvons que l'extravasat a complétement disparu ou qu'il n'existe plus qu'en faible quantité; le gonflement fusiforme des parties molles a presque partout l'aspect et la consistance du cartilage, et se montre aussi tel sous le microscope; dans la cavité médullaire nous trouvons également une nouvelle formation de cartilage aux environs de la fracture. L'os fracturé est entouré de tissu cartilagineux d'une façon telle qu'il vous sera facile de la simuler en plongeant les deux fragments dans de la cire à cacheter et en les adaptant l'un à l'autre; le périoste est encore facile à reconnaître dans la masse cartilagineuse, cependant il est gonflé et ses contours sont effacés. Quoique à cette époque déjà on puisse observer des traces de formation osseuse, cependant elles ne se montrent qu'au bout de quelques jours (à peu près douze à quinze jours après la fracture) d'une manière tout à fait évidente à l'œil nu. On voit alors ce qui suit (voy. fig. 33) :

Fig. 33.

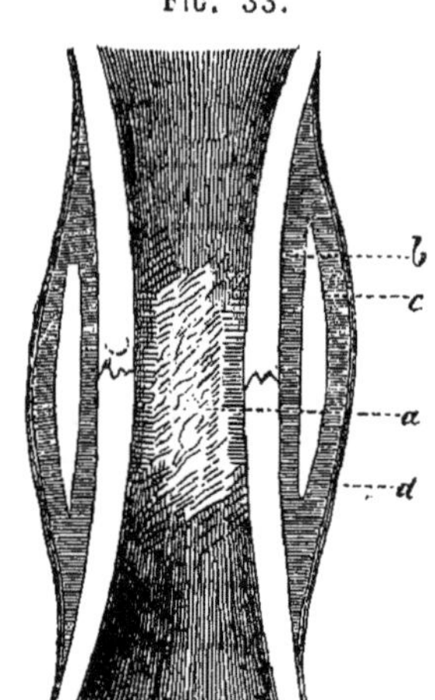

Fracture d'un os long datant de douze jours. Coupe longitudinale. Dessin schématique au tableau. *a*. Cal interne; *b*. Couche profonde d'ossification du cal externe; *c*. Couche superficielle du même; *d*. Périoste nouveau. — Les dimensions du cal sont beaucoup plus fortes sur le dessin, vu l'absence complète de dislocation des fragments, cependant cela facilite l'intelligence de l'état pathologique en question.

On trouve dans ce moment, aux extrémités fracturées, un tissu osseux jaune et mou : 1° dans la cavité médullaire (*a*); 2° immédiatement sur la couche corticale (*b*), où il s'étend assez loin en haut et en bas sous le périoste, qui s'est confondu avec la tumeur fusiforme du cal dans toute l'étendue de cette dernière; 3° à la périphérie du cal qui, en grande partie, est encore cartilagineux (*c*). Le périoste, qui primitivement était en dedans du cal, a maintenant disparu, par contre il s'est formé sur le cal une couche d'un tissu dense qui représente le nouveau périoste (*d*). Le jeune tissu osseux est mou, blanc, et l'on y remarque un commencement de structure car on aperçoit facilement, surtout à la loupe, de petites lamelles osseuses situées parallèlement dans la direction transversale de l'os. Le cal cartilagineux qui provenait de toutes les parties molles entourant la fracture, et avec lequel le périoste s'est également confondu en partie, forme maintenant un tout bien limité, en train de s'ossifier complétement, en partie en dehors (*c*), en partie en dedans (*b*), jusqu'à ce qu'enfin les extrémités des fragments soient enfoncées dans un cal osseux, comme elles étaient enfoncées auparavant dans un cal cartilagineux. Ce cal osseux, qui consiste en tissu spongieux, est appelé depuis Dupuytren le *cal provisoire;* dans la plupart des cas, lorsque la formation de ce dernier est accomplie, l'os est assez solide pour remplir de nouveau ses fonctions. Mais, de même qu'une cicatrice des parties molles récemment formée n'est pas un tissu stable, de même le cal ne reste pas tel qu'il est maintenant, il passe pendant des mois, des années, par une série de modifications : car, jusqu'au moment actuel, vous pouvez encore comparer la forme du cal à la soudure par la cire à cacheter citée auparavant, ce qui n'est pas encore une fusion organique proprement dite. La substance corticale, si compacte, n'est unie jusqu'à ce moment que par un tissu osseux jeune et peu dense, la cavité médullaire est remplie par de la substance osseuse, la guérison n'est pas encore complète, la nature fait encore bien plus. Nous allons étudier maintenant les modifications qui surviennent ultérieurement. Ces modifications se rapportent essentiellement à la substance spongieuse du cal. A une certaine époque, cette dernière cesse de prendre de l'extension et se modifie de la manière suivante : d'un côté, la substance osseuse formée dans la cavité médullaire se résorbe (fig. 34), d'un autre côté, une grande partie du cal extérieur disparaît également. En attendant, une formation nouvelle de tissu osseux se fait entre les bords de la couche compacte divisée, de sorte que cette dernière est solidement unie, lorsque le cal intérieur et extérieur disparaît. La substance osseuse intermédiaire aux deux fragments augmente peu à peu de densité, au point que la dureté primitive de l'os se rétablit telle qu'elle existait dans la substance corticale à l'état normal. De cette manière, lorsque les fragments sont restés dans leur position normale ou qu'ils n'ont subi qu'un déplacement insignifiant, l'os peut reprendre si complétement sa forme primitive, qu'on ne saurait indiquer le lieu où était la fracture, ni sur le vivant, ni même par l'examen nécroscopique.

Fig. 34.

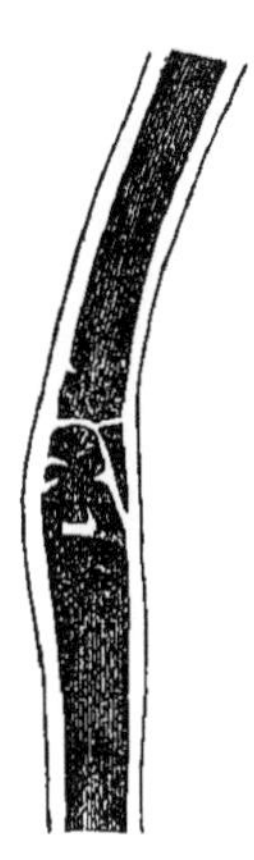

Fracture d'un os de lapin après vingt-quatre semaines. Coupe longitudinale. Progrès du travail de résorption dans le cal. Régénération de la cavité médullaire; grandeur naturelle (d'après Gurlt.)

Les phénomènes que nous venons de décrire achèvent leur évolution en vingt-six à vingt-huit semaines, sur les os longs du lapin, lorsque le déplacement a été le moins considérable possible; sur les os longs de l'homme ils durent beaucoup plus longtemps, d'après ce qu'on peut déduire des préparations que le hasard vous met entre les mains.

Toute cette série de transformations, si admirablement préparée par la nature, peut, en somme, être ramenée à des processus tout à fait semblables à ceux que nous observons dans l'ostéogénie chez l'embryon; on y observe aussi les mêmes phénomènes de résorption dans la cavité médullaire et de condensation dans la couche corticale des os longs, que nous avons vu se produire dans le cal. En exceptant la régénération des nerfs, il n'y a pas de restauration aussi complète d'une partie détruite que celle qui s'opère dans les os.

Il faut que je vous fasse encore quelques remarques sur la guérison des os plats et des os spongieux. Pour les premiers, l'occasion la plus fréquente d'observer la guérison se rencontre dans les fissures des os du crâne ; dans ces fractures le développement du cal provisoire est très-peu considérable, et quelquefois paraît même manquer complétement. A l'omoplate, où l'on observe plutôt le déplacement de petits fragments plus ou moins détachés, on voit plus facilement se former un cal extérieur, quoique, dans ce cas encore, il ne prenne jamais une épaisseur considérable. La soudure des os spongieux, chez lesquels le déplacement est en général peu considérable, n'est également pas accompagnée d'un cal extérieur aussi épais que celui des os longs, mais les cellules du tissu spongieux en contact immédiat avec la fracture se remplissent de matière osseuse dont une partie, il est vrai, est résorbée plus tard.

Fig. 35.

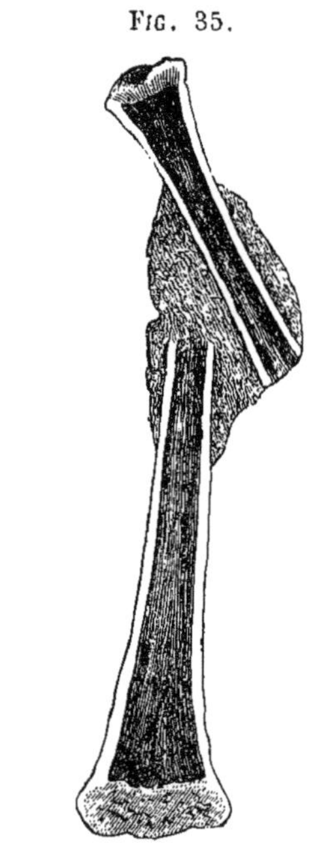

Fracture du tibia d'un lapin datant de vingt-sept jours, avec fort déplacement et formation abondante d'un cal extérieur ; grandeur naturelle ; d'après Skutsch. (Gurlt, *Fractures*, vol. I, p. 270.)

Il est évident que les phénomènes sont plus compliqués si les extrémités osseuses ont éprouvé un grand déplacement, ou si quelques fragments ont été complétement séparés et en même temps déplacés. Dans ces cas, le cal, qui se forme en partie sur la surface entière des fragments disloqués et dans la cavité médullaire, en partie dans les portions molles qui se trouvent entre les fragments, est si considérable, que les différents fragments sont entourés complétement de substance osseuse dans une certaine longueur et sont soudés les uns aux autres. La réaction formative sera d'autant plus étendue que le rayon de l'irritation, produite par la dislocation des fragments, sera plus considérable.

FIG. 36.

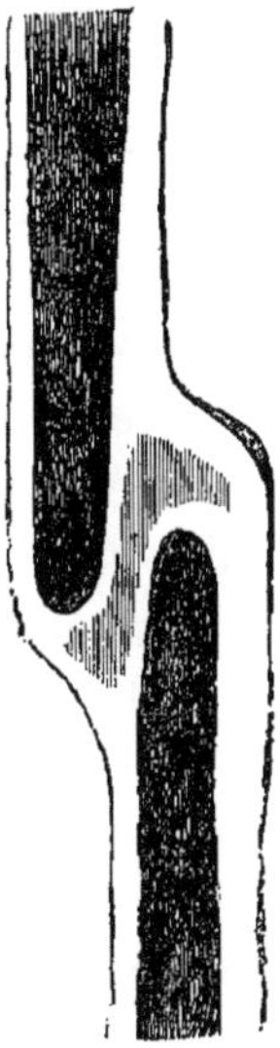

Ancienne fracture oblique guérie du tibia d'un homme; les extrémités des fragments ont été arrondies par la résorption; le cal extérieur est résorbé; la restitution de la cavité médullaire est encore incomplète. (Réduction d'une figure de l'ouvrage de Gurlt, *l. c.*, p. 287.)

La formation du cal dans les fractures à grand déplacement s'observe chez l'homme le plus souvent à la clavicule, et il est facile de voir que l'*étendue de la masse osseuse de nouvelle formation est en rapport avec le degré de déplacement.* Vous comprenez aisément qu'avec ce luxe de tissu nouveau, l'os peut être très-solide à l'endroit fracturé malgré la grande difformité. Cependant si l'on ne s'en assurait pas par l'examen de préparations anatomiques, il serait difficile de croire, qu'avec le temps, la nature parvient, ici par résorption, là par épaississement, à rétablir dans de pareils cas non-seulement la forme extérieure de l'os (en exceptant toutefois la flexion et la rotation), mais encore la cavité médullaire. Une grande quatité de pointes, de bosses, d'inégalités de toute espèce, qui, dans ces circonstances, se rencontrent sur le cal encore jeune, disparaissent au bout de quelques mois ou de quelques années au point qu'il ne reste en fin de compte qu'une substance corticale compacte, à peine un peu plus épaisse.

Il est intéressant d'examiner d'où vient le nouveau tissu osseux; est-ce l'os lui-même, est-ce le périoste, sont-ce les parties molles environnantes qui produisent la matière osseuse, ou bien serait-ce l'extravasat sanguin qui se changerait en os, comme le croyaient d'anciens observateurs? La formation cartilagineuse doit-elle toujours précéder la formation osseuse, ou bien n'est-ce pas nécessaire? Voilà des questions auxquelles on a répondu d'une manière très-différente dans les temps modernes. Tantôt on a attribué, tantôt on a refusé au périoste la faculté de produire de l'os. Je vous exposerai en peu de mots le résultat de mes recherches à ce sujet.

La néoplasie qui se forme après une fracture tire son origine du tissu conjonctif de la cavité médullaire et des canalicules de Havers, du tissu conjonctif du périoste et des muscles et tendons avoisinants, peut-être l'extravasat sanguin prend aussi une faible part à cette formation nouvelle; un extravasat considérable est nuisible, parce qu'il ne s'organise qu'en partie, et que le reste est obligé de se résorber. Ici également la néoplasie inflammatoire consiste d'abord en petites cellules rondes, qui se multiplient dans des proportions énormes, infiltrent les tissus sus-nommés et enfin se substituent à eux presque complétement. Avant de poursuivre la destinée de cette formation de cellules, je dois entrer dans quelques détails *sur la manière dont cette néoplasie se fait dans les canalicules de Havers;* la végétation cellulaire dans le tissu conjonctif de la substance médullaire n'offre rien de particulier, si ce n'est que les cellules graisseuses de la moelle disparaissent dans la même proportion que les jeunes cellules se développent. Représentez-vous par la figure suivante (voy. fig. 37) la surface exté-

Fig. 37.

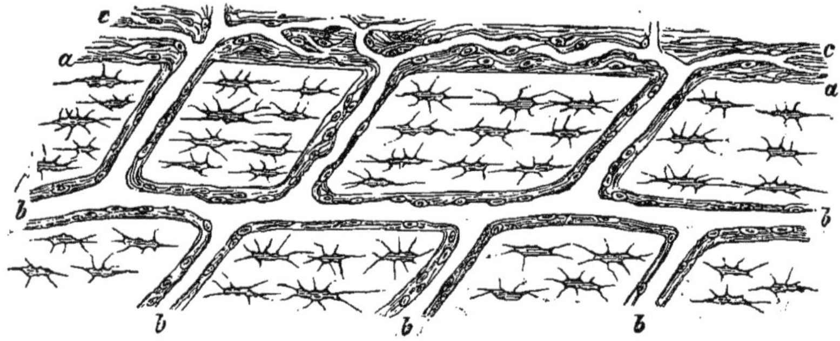

Coupe longitudinale d'un fragment de la couche corticale d'un os long. *a*. Surface extérieure; *b*. *b*. canalicules de Havers avec des vaisseaux sanguins et du tissu conjonctif; *c*. périoste. Dessin schématique au tableau. Grossissement, 400.

rieure de l'os, sur laquelle, comme vous savez, les canalicules de Havers s'ouvrent au dehors. Dans ces canaux, il y a des vaisseaux sanguins et autour de ces derniers un peu de tissu conjonctif.

Si cette surface osseuse se trouve à proximité d'une fracture, la végétation des cellules de tissu conjonctif commence d'abord dans les canalicules de Havers; si elle était très-considérable, les vaisseaux seraient comprimés et la partie correspondante de l'os se mortifierait, phénomène que nous apprendrons à connaître plus tard. Mais, si la formation des cellules dans les canalicules de Havers se fait lentement, la matière osseuse est résorbée, et, à ce qu'il paraît, par le fait de la néoplasie inflammatoire, les canalicules de Havers deviennent plus larges, les cellules les remplissent, en même temps que les vaisseaux augmentent de nombre par la formation d'anses vasculaires. Comme le tissu conjonctif des canalicules se continue aussi bien avec le périoste qu'avec la moelle, la néoplasie qui se fait dans l'os, le périoste et la moelle, forme ainsi un tout continu. La cause de la fonte osseuse sur les parois des canalicules de Havers, qui a lieu ici, comme dans la plupart des autres néoplasies de l'os, est très-difficile à expliquer ; que le tissu conjonctif, la substance musculaire et d'autres tissus mous disparaissent quand la néoplasie inflammatoire s'y développe, cela étonne moins que de voir se dissoudre la masse osseuse si dure. L'aspect que prend l'os après ces phénomènes est représenté d'une manière schématique dans la figure 38.

Fig. 38.

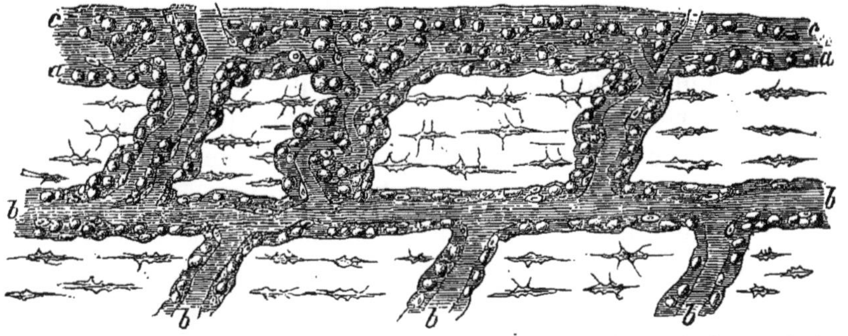

Néoplasie inflammatoire dans les canalicules de Havers. *a*. Surface ; *b*. *b*. canalicules de Havers dilatés, remplis de cellules et de vaisseaux nouveaux ; *c*. périoste. Dessin schématique au tableau. Grossissement, 250.

Vous voyez que la dilatation des canalicules n'est pas uniforme, mais qu'il se forme des sinuosités ; l'os paraît comme rongé ; cependant il n'en est pas toujours ainsi et la disparition de l'os peut être plus uniforme ; ces sinuosités procèdent à mon avis du développement des cellules par groupes, ou des anses vasculaires qui s'étendent vers l'intérieur de la masse osseuse. Virchow et quelques autres croient que ces anfractuosités correspondent à la sphère nutritive de quelques cellules osseuses, qui, dans ce processus, aideraient à la résorption de l'os ; je crois avoir démontré la fausseté de cette opinion, en prouvant que des os nécrosés et l'ivoire même sont attaqués de la même manière par la néoplasie inflammatoire ; du reste, nous entrerons dans plus de détails sur ce sujet en parlant des pseudarthroses. Nous ne savons pas jusqu'ici quel est le dissolvant des sels de chaux pendant cette résorption ; je crois qu'on peut admettre que le néoplasme développe dans l'os de l'acide lactique, que, par suite, le carbonate et le phosphate de chaux se transforment en lactate de chaux soluble qui, absorbé par les vaisseaux, est, de cette façon, éliminé des os ; cependant *cette opinion est purement hypothétique*.

Si dans les figures précédentes, vous mettez à la place de la surface externe de l'os la surface de la fracture, où, par contre, il n'existe pas de périoste, vous comprendrez comment le tissu nouveau se développe dans les canalicules de Havers, surgit de la manière décrite à la surface de la fracture, rencontre le tissu semblable provenant de l'autre fragment et se confond enfin avec lui, de la même façon que cela arrive dans la réunion des parties molles. Il est évident que la portion d'os ainsi traversée de toutes parts par le néoplasme inflammatoire doit devenir poreuse par suite de la résorption qui s'opère sur les parois des canalicules; si vous faites macérer un os arrivé à cette période, pour que tout le jeune tissu disparaisse par la putréfaction, l'os redevenu sec paraît nécessairement rude, poreux, rongé, tandis que de jeunes masses osseuses sont déposées à l'extérieur et dans la moelle. Dans le tableau que nous venons de retracer, nous n'avons pas fait mention des cellules osseuses ou corpuscules osseux étoilés; c'est que je suis convaincu qu'ils ne jouent pas de rôle essentiel dans cette série de phénomènes. Aussi longtemps qu'ils sont enfermés dans leurs cages osseuses étoilées, ils ne peuvent pas augmenter de volume; si la masse calcaire est ramollie, si cette cage est ouverte ou si elle a disparu, ces cellules peuvent peut-être prendre également part à la formation nouvelle; mais j'ai recherché vainement des états de l'os qui justifient cette opinion, d'autres expérimentateurs croient avoir été plus heureux et attribuent également à la cellule osseuse une part à la constitution du tissu nouveau.

Jusqu'ici nous ne connaissons la formation nouvelle que lorsqu'elle consiste essentiellement en cellules et en vaisseaux, comme c'est le cas pour les parties molles placées dans les mêmes circonstances; si, comme pour ces derniers tissus, la formation régressive aboutissait à une cicatrice constituée par du tissu conjonctif, nous n'aurions pas de guérison osseuse solide, mais une *pseudarthrose* (ψευδής, faux, ἀρθρωδία, articulation), une fausse articulation; nous parlerons plus tard de ces cas exceptionnels. Dans les conditions normales, le tissu nouveau s'ossifie, comme vous le savez déjà. Cette ossification peut se faire directement, ou bien elle est d'abord précédée de la transformation du néoplasme inflammatoire en cartilage. Dans le développement normal des os, ces deux modes se rencontrent également : ossification directe des jeunes cellules, celles, par exemple, qui se trouvent dans le périoste des os en croissance, ou bien formation de cartilage avec ossification consécutive, comme c'est le cas pour tout le squelette primitivement cartilagineux, et pour l'accroissement en longueur des os. Le cal dans les fractures se comporte sous ce rapport d'une manière très-différente chez l'homme et les animaux. Chez les lapins il se transforme toujours en cartilage avant de s'ossifier, il en est de même chez les enfants. Chez les chiens adultes, le cal s'ossifie d'ordinaire directement, de même que chez l'homme adulte; nous sommes loin de connaître les causes de cette manière d'être si différente. — Le *périoste*, comme nous l'avons déjà dit, disparaît dans le tissu nouveau et dans le cal en voie d'ossification, par contre, il se forme autour du cal une couche épaisse de tissu conjonctif, qui deviendra le périoste nouveau.

Fig. 39.

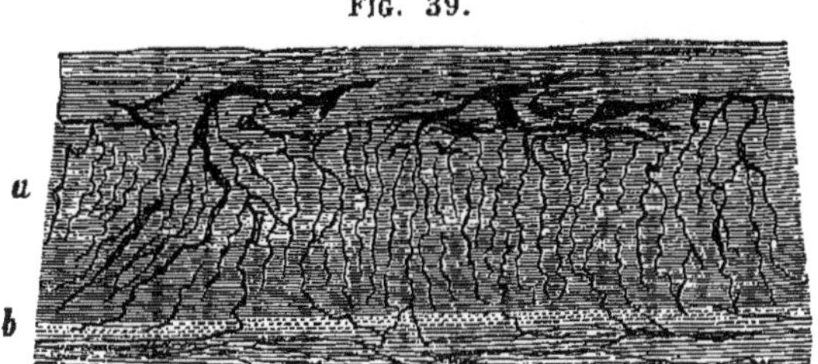

Cal extérieur injecté d'une épaisseur peu considérable, à la surface du tibia d'un lapin, à proximité d'une fracture datant de cinq jours. Coupe longitudinale. — *a*. cal; *b*. Os. Grossissement, 20.

Pour mieux vous faire comprendre les phénomènes qui se passent dans le périoste, je vais vous montrer encore quelques préparations. Vous voyez ici (figure 39) la forme si allongée, la marche presque perpendiculaire des petits troncs vasculaires, qui entrent dans l'os en traversant le jeune cal extérieur; l'ossification du cal commence à se faire tout autour de ces vaisseaux, et de cette façon se forment ces petites colonnes osseuses, qu'on remarque en premier lieu dans le cal extérieur (comparez les remarques faites à propos de la figure 33).

Fig. 40.

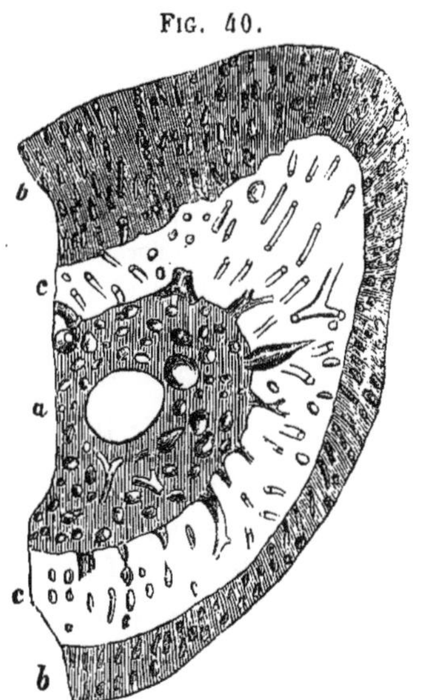

Coupe transversale du tibia injecté d'un chien, faite tout près d'une fracture datant de huit jours. Grossissement, 20. — *c. c.* Couche corticale de l'os; *b. b.* cal extérieur; *a. a.* cal intérieur.

Vous pourrez vous faire une excellente idée de la formation du cal extérieur (*périostique*) et interne (*endostique*), si vous examinez attentivement la coupe transversale suivante du tibia d'un chien, faite dans le voisinage immédiat d'une fracture datant de huit jours; j'attire votre attention sur les vaisseaux de la substance corticale, qui sont assez fortement dilatés en comparaison de ce qui existe à l'état normal (fig. 40).

Enfin, examinez encore la préparation suivante : c'est un cal extérieur déjà en voie d'ossification, datant de huit jours, et provenant de la surface du tibia d'un chien (fig. 41).

FIG. 41.

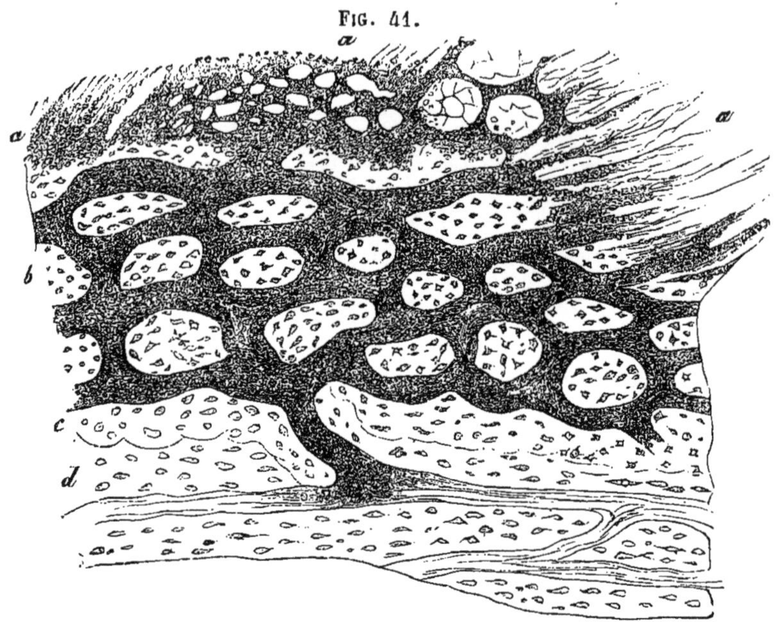

Cal en voie d'ossification qui provient d'une fracture datant de huit jours du tibia d'un chien. Coupe longitudinale. Grossissement, 250.—*d*. Couche corticale du tibia avec des canalicules de Havers un peu dilatés ; *b*. la jeune masse osseuse, qui est déjà bien adhérente à la surface de l'os en *c*. Cette jeune masse osseuse est encore très-poreuse, les vides sont remplis par du jeune tissu conjonctif et par des vaisseaux ; près de *a*. *a*. on voit des fibres tendineuses et musculaires, coupées longitudinalement et transversalement et entre lesquelles se sont aussi développées des végétations de cellules, qui dans certaines circonstances peuvent également arriver à ossification, dans ce cas les tissus musculaires et tendineux s'atrophient.

Résumons les différentes phases de la formation du cal ; il ressort de ce que nous avons dit que l'*os lui-même et toutes les parties environnantes prennent part à la néoplasie et contribuent à former le cal, et que le périoste n'y joue pas un rôle plus particulièrement important.* On aurait pu à priori déjà arriver à cette conclusion, car dans le cas où le périoste seul formerait le cal externe, comme on l'admettait dans le temps, les parties osseuses dépourvues de périoste, telles que les endroits où s'insèrent les tendons, ne pourraient former de cal, ce qui est contraire à l'observation. Même dans la croissance normale, le périoste ne joue pas le grand rôle qu'on lui attribue, car la couche de jeunes cellules qui se trouve à la surface de l'os et se continue dans les canalicules de Havers peut être considérée comme appartenant à l'os avec autant de droit qu'au périoste.

QUINZIÈME LEÇON

TRAITEMENT DES FRACTURES SIMPLES.

Traitement des fractures simples. Réduction. — Époque à laquelle il convient d'appliquer l'appareil, choix de ce dernier. — Appareils de plâtre, d'amidon, appareils avec des attelles, extension permanente ; position du membre. — Indication pour la levée de l'appareil.

Nous passerons immédiatement au traitement des fractures simples ou sous-cutanées; nous aurons dans ce chapitre principalement en vue les fractures des extrémités, parce qu'elles sont de beaucoup les plus fréquentes, et surtout qu'elles ont besoin d'être traitées par les appareils : les fractures du tronc et de la tête exigent moins des appareils qu'une position convenable; mais ces détails rentrent dans la chirurgie spéciale et la clinique chirurgicale.

Le problème que nous avons à résoudre est simplement le suivant: remédier aux déplacements quelconques et fixer le membre fracturé dans une position anatomiquement normale, jusqu'à ce que la fracture soit guérie.

D'abord, il faut *réduire la fracture;* il y a des cas où cette manœuvre est tout à fait inutile, par la simple raison qu'il n'y a pas de déplacement, comme cela arrive pour certaines fractures du cubitus, du péroné, etc. Dans d'autres cas, la réduction est très-difficile et quelquefois même elle ne peut pas se faire d'une manière complète. Les obstacles qui s'opposent à la réduction peuvent résulter de la position même des fragments : par exemple, l'un d'eux peut s'être engagé solidement dans l'autre, ou bien une petite esquille se place entre les deux fragments qui, de la sorte, ne peuvent pas être affrontés exactement; sous ce rapport les fractures de l'extrémité inférieure de l'humérus sont souvent les plus opiniâtres, parce que de semblables petites esquilles peuvent se déplacer de manière que ni l'extension ni la flexion de l'articulation du coude ne puissent s'exécuter complétement, et que les fonctions du membre soient entravées pour toujours. Un second obstacle à la réduction est constitué par la tension musculaire; le malade contracte involontairement les muscles de l'extrémité fracturée, par là un fragment frotte contre l'autre et donne lieu à la plus vive douleur; cette contraction musculaire est presque tétanique, de sorte qu'on ne parvient qu'avec peine à en triompher, même en employant de grands efforts. Jadis ces difficultés étaient quelquefois tout à fait insurmontables; on cherchait dans certains cas à arriver au but par des sections tendineuses et musculaires, mais on était souvent encore obligé de se contenter d'une réduction incomplète. Toutes ces difficultés ont été levées en une fois par l'invention d'un seul remède. Dans tous les cas où la réduction ne nous réussit pas, nous chloroformisons le malade jusqu'à résolution musculaire complète, et parvenons ordinairement à faire sans difficulté une réduction parfaite. Quelques chirurgiens vont jusqu'à donner le chloroforme presque dans toutes les fractures, soit pour examiner le membre, soit pour appliquer un appareil. Cette pratique est inutile; l'emploi du chloroforme peut même avoir des inconvénients très-sérieux, car il y a des individus, surtout les buveurs, qui sont pris, dans une certaine période de la chloroformisation, de contractions spasmodiques des extrémités, aussi, malgré les efforts des aides pour maintenir le membre immobile, on entend les fragments se froisser avec un craquement horrible, et l'on craint à tout instant de voir sortir l'un d'eux à travers les parties molles. Ce que je viens de vous dire ne doit pas vous empêcher d'employer le chloroforme dans les fractures, je voulais simplement vous prémunir contre un usage trop fréquent de ce remède. La manière dont la réduction est faite est ordinairement la suivante : deux aides robustes saisissent l'un l'articulation au-dessus de la fracture, l'autre celle qui est au-dessous, et exercent une traction lente et uniforme, tandis que le chirurgien entoure de ses mains l'endroit fracturé et tâche de remettre doucement les fragments dans leur position normale. Toutes les tractions subites, trop fortes ou trop inégales, sont inutiles et doivent être soigneusement évitées. Vous avez à noter ici deux expressions techniques : la traction sur la partie inférieure des extrémités s'appelle l'*extension*, la fixation de l'article supérieur s'appelle la *contre-extension* (1). Ces deux manœuvres s'exécutent avec les mains en cas de fracture, tandis que dans les luxations on est quelquefois obligé d'avoir recours à d'autres moyens mécaniques. Par le procédé indiqué, la réduction complète n'est impossible que lorsqu'on ne peut pas exactement reconnaître la direction du déplacement, soit que la tuméfaction ait pris trop de développement, soit que plusieurs fragments aient été déplacés dans des conditions très-défavorables.

(1) En France on se sert d'un troisième terme technique, la *coaptation*, qui répond à la manœuvre exécutée par le chirurgien lui-même.

D'après nos principes actuels, qui se fondent sur une grande série d'observations, le moment propre à la réduction est d'autant plus favorable qu'il est plus proche de l'accident; nous appliquons immédiatement un appareil. On n'a pas toujours été de cette opinion, on différait la réduction tout aussi bien que l'application d'un appareil, jusqu'à la cessation du gonflement, qui, du reste, se présente presque toujours, quand on ne met pas immédiatement un appareil. On craignait que sous la pression de cet appareil le membre ne vînt à se gangrener, et que la formation du cal ne fût empêchée. Le premier danger sera évité très-facilement, si l'on prend certaines précautions dans l'application du bandage; le second danger est tout à fait illusoire. Quant au choix de l'appareil à appliquer, les chirurgiens des temps modernes sont arrivés à une entente presque parfaite. En règle générale, *dans tous les cas de fracture simple, sous-cutanée des extrémités, il faut appliquer aussitôt que possible un appareil solide*, qui peut être renouvelé deux ou trois fois au plus, et qui dans un très-grand nombre de cas n'a pas besoin d'être changé. On appelle ce genre d'appareils, *appareils inamovibles*, en opposition avec les appareils qui doivent être renouvelés tous les cinq ou six jours et qui n'ont plus de valeur aujourd'hui que comme appareils provisoires.

Il y a deux espèces principales d'appareils inamovibles : celui au *plâtre* et celui à l'*amidon*. Je vais commencer par vous décrire l'appareil plâtré et vous en montrer l'application ; car il mérite d'être employé le plus souvent, et répond si bien à toutes les exigences qu'il semble ne pas pouvoir être surpassé.

Après la coaptation des fragments, les extrémités brisées étant maintenues dans une position fixe par l'extension et la contre-extension, on prend une ou plusieurs feuilles d'ouate qu'on enroule en partie autour de l'endroit fracturé, et qu'on applique en partie sur les places où la peau recouvre immédiatement l'os, par exemple sur la crête du tibia, sur les condyles et les malléoles de la jambe. Ensuite, il convient de prendre une bande de flanelle neuve et fine, avec laquelle on enveloppe le membre, de telle sorte que la pression exercée soit partout égale et que toutes les parties devant entrer en contact avec le plâtre soient couvertes. Dans les hôpitaux et dans la clientèle des pauvres, où l'on n'a pas toujours à sa disposition de bonnes bandes de flanelle, on les remplace par des bandes douces de coton ou de gaze.

Arrivons maintenant à l'application de la bande plâtrée préparée; celle que je vous montre ici est faite avec une étoffe très-mince, semblable à de la gaze ; on la prépare en pénétrant les deux côtés de la bande déroulée avec du plâtre finement pulvérisé (plâtre à modeler), après quoi on la roule. Pour la clientèle, on peut préparer d'avance un certain nombre de bandes de grosseurs et de dimensions différentes, et les conserver dans une boîte de fer-blanc bien fermée. A l'hôpital, où l'on use beaucoup de ces bandes plâtrées, on en prépare d'avance une certaine quantité deux ou trois fois par semaine. Vous les mettez dans un vase rempli d'eau froide, vous les y laissez assez longtemps pour être mouillées par tout, vous les retirez pour les appliquer, comme toute bande, autour du membre enveloppé de la façon indiquée plus haut. Trois, tout au plus quatre couches de ces bandes plâtrées suffisent pour obtenir la solidité nécessaire. Au bout de dix minutes à peu près, le gypse est assez solide pour qu'on puisse lâcher le membre et le remettre au lit; après une demi-heure ou une heure, l'appareil a la dureté de la pierre; le temps que met l'appareil à se consolider dépend en partie de la qualité du plâtre et en partie de la manière plus ou moins forte dont sont imbibées les bandes. Après bien des observations comparatives, j'ai trouvé que le pansement au gypse l'emporte sur toutes les autres méthodes, comme plus pratique. Je dois cependant vous signaler quelques modifications dans la manière d'appliquer le plâtre et dans la nature des bandes. Ainsi, on peut également se servir de bandes ordinaires de coton et les faire pénétrer de plâtre, le bandage devient un peu plus lourd et plus solide; cependant cette solidité n'est pas nécessaire et le mince tissu de gaze est beaucoup moins cher que les bandes de coton. Si la solidité de l'appareil ne paraît pas suffisante, on pourra étendre sur tout le bandage une couche de gypse délayé; il faut le préparer avec beaucoup de précautions, l'appliquer et l'étendre très-vite, soit avec une cuiller, soit avec la main; il ne faut préparer ce mélange qu'au moment où l'on veut s'en servir, car il se solidifie très-vite. L'appareil plâtré, exécuté avec des bandes roulées, a été proposé et employé en premier lieu par Mathysen, médecin hollandais. La première publication de cette méthode a été faite en 1832; cependant elle n'a été généralement connue que depuis 1850 à peu près; en Allemagne, elle a été surtout répandue par l'école de Berlin. —Le procédé qui consiste à se servir de pièces de pansements séparées diffère un peu du précédent; c'est probablement le manque de linge pendant les expéditions qui engagea Pirogoff à se servir de n'importe quel tissu, découpé en compresses ou en bandelettes qu'on trempe dans une mince bouillie de plâtre pour les appliquer sur le membre cassé; le tout est encore couvert avec du gypse délayé, et de cette façon il obtient un moule très-solide. Plus tard ce chirurgien transforma ce procédé en méthode générale, en faisant découper de vieilles voiles d'après des dimensions déterminées pour chaque extrémité, et en appliquant ce tissu grossier de la manière indiquée plus haut. Enfin, on s'est également servi de l'appareil de Scultet qu'on a imprégné de plâtre. On a modifié ensuite de différentes manières la couche qui recouvre immédiatement le membre ; il y a même eu des chirurgiens qui n'ont employé ni ouate, ni bande protectrice, mais qui ont simplement mis une bonne couche d'huile sur tout le membre, afin que le plâtre, appliqué immédiatement, ne s'attachât pas aux poils. D'autres ne se sont servis que de fortes couches d'ouate sans les recouvrir par une bande. Enfin, de notre temps, on a introduit entre les couches de plâtre de minces attelles de bois ou de minces bandes de fer-blanc ; cette manière d'agir peut avoir certains avantages pour les appareils fenêtrés, comme nous le verrons plus tard.

Je ne vous ai indiqué toutes ces modifications de l'appareil plâtré que comme des procédés exceptionnels, qui tous ont certains désavantages, quand on les compare à la méthode première, qui doit nous servir de règle. Nous serions entraînés trop loin, si nous voulions entrer dans plus de détails sur l'appréciation de ces modifications.

La levée de l'appareil plâtré présente beaucoup de difficultés pour les personnes peu exercées, et cependant vous verrez que chacun de nos infirmiers l'exécute d'une manière très-rapide et avec beaucoup de ménagement pour le malade. On lève l'appareil de la manière suivante : on coupe les bandes plâtrées avec un couteau bien tranchant, solide et concave tel qu'en ont les jardiniers ; la division se fait beaucoup plus facilement en inclinant le couteau pour que la section soit oblique, on coupe jusqu'à la bande de flanelle, et l'on enlève l'appareil d'une pièce ; on peut aussi se servir de ciseaux *ad hoc* inventés par Szymanowski. Le moule peut quelquefois servir pour d'autres cas comme appareil provisoire.

Avant de connaître l'appareil plâtré, on possédait déjà dans l'appareil amidonné un moyen excellent d'immobiliser les fragments. Ce dernier appareil fut introduit dans la pratique chirurgicale par Seutin, chirurgien Belge (mort en 1862), qui y fit tous les perfectionnements dont ce procédé est susceptible ; mais, depuis dix ans, à peu près, il a été remplacé par le plâtre, et on ne l'emploie plus que par exception. L'application de la ouate et de la première bande se fait de la même manière que dans l'appareil plâtré, puis on prend des attelles de carton de moyenne épaisseur qu'on fait bien ramollir dans l'eau, on les applique sur le membre et les fixe par des bandes qui ont été complétement imprégnées d'amidon. Jusqu'à ce que cet appareil se soit durci, ce qui demande un peu plus de vingt-quatre heures, à la température ordinaire des chambres, il faut appliquer des attelles de bois, qu'on enlève plus tard. Comparé à l'appareil plâtré, il a le désavantage de se durcir beaucoup plus lentement; cependant on peut remédier un peu à cet inconvénient, en prenant, au lieu d'attelles de carton, des morceaux de gutta-percha ramollis dans l'eau chaude, et qu'on applique exactement sur le membre. Les courroies de gutta-percha telles qu'on les emploie dans les fabriques, peuvent parfaitement servir d'attelles. Elles ont, en général, la largeur convenable pour être utilisées immédiatement comme attelles. On ne peut nier que l'introduction de la gutta-percha dans la pratique chirurgicale doive être considérée comme un grand avantage, cependant le prix en est encore trop élevé pour pouvoir être employé dans la clientèle ordinaire, pour toute fracture simple, quoique les attelles de gutta-percha se durcissent plus vite encore que le gypse. L'appareil fait avec des rouleaux de bandes plâtrées se distingue tellement par la facilité de son application, par le bon marché et la solidité que, une fois introduit dans la pratique, il ne sera certainement pas remplacé de sitôt par l'appareil amidonné.

Au lieu de l'amidon on s'est encore servi jadis d'une solution de dextrine, de blanc d'œuf pur, ou simplement d'un mélange de farine et d'eau ; ces matières ne sont plus employées, cependant il est bon que vous sachiez vous servir de ces substances qu'on trouve dans tout ménage, et qu'on peut très-bien employer pour des appareils provisoires. Je ne doute pas que le temps n'arrive bientôt où tout médecin de campagne aura en réserve quelques bandes plâtrées ; malgré cela les appareils provisoires conserveront leur valeur dans la pratique. Ils consistent en bandes, en compresses et en attelles de natures très-différentes. Pour faire des attelles, vous pouvez vous servir de planches minces, de couvercles de boîtes, de paroi de petites caisses, de carton, de fer-blanc, de cuir, de paille fortement serrée, d'écorce d'arbre, etc.; dans la cabane du pauvre, vous serez obligés de vous contenter quelquefois de haillons, de vieux linges que vous déchirerez en lanières pour les coudre ensemble. Pour cette raison, il est nécessaire que, dans vos exercices de pansement, vous appreniez à vous servir des matériaux les plus variés. Il n'est pas dans mon intention de vous citer tout ce qui pourrait encore être utilement employé parmi les bandages innombrables connus en chirurgie, cependant je vous ferai encore quelques courtes remarques. Les appareils à attelles ont, comme vous le comprenez facilement, le but d'immobiliser l'os en lui donnant des points d'appui solides d'un ou de plusieurs côtés ; on peut y arriver en appliquant des attelles étroites de bois sur les côtés, en avant et en arrière ; cependant on peut se servir également d'attelles creuses ou gouttières. Ces gouttières ne sont utiles que lorsqu'elles sont faites avec une matière flexible, telle que le cuir, le fer-blanc mince, un tissu de fil de fer; une gouttière complétement inflexible ne peut être utile que dans quelques cas tout à fait spéciaux.

A côté de ces moyens mécaniques il y a encore une autre méthode pour fixer les membres fracturés, c'est l'extension permanente. L'idée de l'employer devait se présenter surtout dans les cas où il y avait une grande tendance au raccourcissement, au déplacement suivant la longueur. On a cherché à produire une extension soit par des poids fixés au membre au moyen de mécanismes différents, soit par une traction continue exercée en fixant le membre malade au bas du lit, soit par un plan incliné, parce qu'on supposait que le poids de la jambe pouvait servir de poids extenseur. Je n'entre pas dans plus de détails sur ces procédés, parce que l'expérience a prouvé que le principe de l'extension continue n'a pas de valeur, quand il s'agit de fractures. En effet, pour que l'extension atteigne le but désiré, il faut qu'elle soit très-considérable, et les parties molles en souffriront trop; aucune des différentes manières employées ordinairement pour produire une extension continue ne peut vaincre les fortes contractions musculaires; le double plan incliné, représenté par un épais coussin placé entre la face postérieure de la cuisse et celle de la jambe, peut quelquefois être utilement employé comme appareil de fixation dans les cas de fracture du col du fémur chez les vieillards, si l'on ne veut pas appliquer un appareil inamovible.

Je dois encore mentionner quelques moyens dont il faut se servir pour donner au membre fracturé une *position convenable:* pour les membres supérieurs il suffit, dans la plupart des cas, d'un simple drap, d'une écharpe dans laquelle on place le bras. Des malades, atteints d'une fracture du bras ou de l'avant-bras, maintenue par un appareil plâtré, et soutenue par une écharpe, peuvent rester levés sans inconvénient, pendant toute la durée du traitement.

Pour donner une bonne position aux membres inférieurs fracturés, il y a un grand nombre de moyens dont les plus usités sont les suivants : des *sacs*, remplis de sable, étroits et à peu près de la longueur de la jambe; on les place des deux côtés de l'appareil inamovible, pour que le membre ne puisse tomber ni d'un côté ni de l'autre; dans le même but, on se sert de longs morceaux de bois qui ont la forme d'un prisme triangulaire et qui, réunis à deux, forment une espèce de gouttière. Pour certains cas, il suffit de prendre un *coussin* incomplétement rempli de *paille hachée* ou de *balles d'avoine;* au milieu du coussin et dans toute sa longueur, on produit un enfoncement dans lequel on met la jambe. Si l'on a besoin de soutiens plus solides, on se servira de *boîtes* minces et longues dont le couvercle, dirigé du côté du corps, manque, pour pouvoir y poser la jambe, et dont les autres parois peuvent se rabattre pour permettre d'examiner le membre. On peut donner à ces boîtes une position plus ou moins élevée, selon la commodité du malade. Enfin, il faut citer les appareils *à suspension*, qui consistent ordinairement en une tige recourbée, fixée au pied du lit et à laquelle on suspend librement le membre renfermé dans n'importe quelle boîte; ce moyen a certains avantages lorsque les malades sont peu tranquilles. Il faut vous exercer à vous servir de tous ces appareils qui, employés plus rarement qu'autrefois, peuvent, dans certaines circonstances, être très-utiles; la clinique chirurgicale vous donnera l'occasion de les appliquer. — Dans les derniers temps, nous ne nous sommes presque jamais servis, pour les fractures des extrémités inférieures, de tous ces appareils inventés dans le but de donner une bonne position au membre, car mon chef de clinique actuel, M. le docteur Ries, de Zurich, qui est arrivé dans l'application des appareils plâtrés à une élégance et à une perfection très-grandes, fixe au moyen de bandes plâtrées une planchette bien matelassée, large de 10 à 12 centimètres, à la partie postérieure de la jambe; cette planchette dépasse un peu le talon et va jusqu'au genou; en cas de fracture du fémur, elle s'étend jusqu'au milieu de la cuisse. Le membre est très-solidement couché sur cette planchette, si le matelas n'est pas trop mauvais. Si l'on veut encore pousser plus loin la solidité, on met dans le tiers inférieur du lit et sur le matelas une planche de la largeur du lit sur laquelle repose l'extrémité recouverte de son appareil plâtré et garni de sa planchette. Cette manière de coucher les malades nous a rendu d'excellents services dans les cas nombreux de fracture double des deux extrémités, que nous observons à notre hôpital.

La forme ancienne des appareils au moyen du plâtre coulé a été récemment recommandée d'une manière toute spéciale par le docteur M. Muller; nous nous sommes occupé de nouveau de cette question, cependant le plâtre coulé ne peut plus soutenir la concurrence avec les appareils à bandes plâtrées.

Seutin essaya de rehausser encore les avantages des appareils inamovibles, en indiquant des moyens qui, dans de certaines limites, permettent au malade, affecté d'une fracture de l'extrémité inférieure, de se promener. On peut, par exemple, permettre à un homme atteint d'une fracture de la jambe de se promener avec des béquilles, lorsqu'on fixe à une large courroie passant sur l'épaule, la jambe immédiatement au-dessus du genou, pour que le pied ne touche pas terre. Cependant je ne vous conseille pas de répéter trop souvent ces expériences avec vos malades; dans tous les cas, je ne les permets pas avant la fin de la troisième semaine, car avant cette époque, l'œdème se montre facilement dans le membre fracturé, et quelques malades sont si peu habiles à se servir de béquilles, qu'ils tombent facilement ; ils peuvent ainsi produire dans l'extrémité affectée une commotion nuisible, quelque légère qu'elle soit.

Enfin, nous devons encore examiner combien de temps l'appareil doit rester appliqué, et quelles sont les circonstances qui doivent nous engager à le lever avant la guérison définitive. C'est surtout l'expérience qui vous apprendra à reconnaître si un appareil est appliqué trop exactement ; les symptômes suivants doivent guider le médecin. Si l'extrémité des membres, les doigts et les orteils qu'on laisse en général libres, gonflent, si ces parties deviennent d'un rouge bleuâtre, si elles se refroidissent ou deviennent même insensibles, il faut enlever l'appareil *immédiatement.* Si le malade se plaint de fortes douleurs sous l'appareil, on fait bien de lever ce dernier, même dans le cas où aucun symptôme objectif ne se montre. Quant à la manifestation de la douleur, il faut connaître les malades ; il y en a parmi eux qui se plaignent toujours, d'autres, qui sont très-indolents et ne disent rien de leurs sensations ; dans tous les cas, il vaut mieux éloigner l'appareil plusieurs fois inutilement, que de négliger cette précaution quand elle est nécessaire.

Je ne puis assez vous recommander, comme règle absolue, de voir chaque malade, auquel vous avez appliqué un appareil inamovible, au plus tard dans les vingt-quatre heures, et vous n'aurez pas alors à regretter ces malheurs qui arrivent trop souvent au médecin insouciant et négligent. Il y a un grand nombre de cas où, après l'application de l'appareil inamovible, les extrémités se sont gangrénées, et où l'on a été obligé d'en venir à l'amputation ; chose étonnante, on a conclu de ces cas, que les appareils inamovibles en général étaient nuisibles, tandis que la faute en était au médecin. Réfléchissez au peu de peine que donne aujourd'hui le traitement d'une fracture, comparé à ce qu'il était autrefois tandis que vous étiez obligés de renouveler l'appareil tous les trois à quatre jours ; aujourd'hui il suffit souvent d'en appliquer un seul. Cependant il ne faudrait pas croire que vous soyez dispensés de vous exercer à l'application des bandages. *Un appareil inamovible, pour être bien fait, demande autant d'exercice, d'habileté et de précautions, qu'en exigeaient autrefois les appareils à attelles.* Si vous n'êtes appelés pour une fracture que le second ou le troisième jour, quand déjà il existe un gonflement inflammatoire considérable, vous pouvez encore appliquer un appareil inamovible, cependant il faut qu'il soit moins serré et que le membre soit entouré de *beaucoup* d'ouate. Un semblable appareil doit être enlevé et renouvelé après dix ou douze jours, car, les parties molles étant dégonflées, il sera trop lâche au bout de ce temps.

C'est le relâchement du bandage et la tendance plus ou moins grande au déplacement qui vous indique quand et combien de fois il faut renouveler l'appareil jusqu'à la guérison définitive. Un gonflement considérable, quand il n'est pas lié à une forte contusion, n'est pas une contre-indication à l'application d'un appareil inamovible mis avec précaution; des bulles plus ou moins larges remplies d'un sérum liquide ou sanguinolent, ne sont pas même un obstacle essentiel ; elles se rencontrent en effet assez fréquemment dans les fractures par écrasement, avec déchirure étendue des veines sous-cutanées, car le retour du sang veineux rencontrant des obstacles, le sérum sort facilement des capillaires et soulève la couche cornée de l'épiderme sous forme de bulles ; on ouvre ces dernières avec une épingle, on en fait sortir doucement le liquide, puis on les recouvre avec de la ouate qui y adhère bientôt en se desséchant.—On agit de même en cas d'excoriations légères et superficielles; si, chose rare, il se forme au-dessous de l'appareil de nouvelles bulles, ce qui s'annonce par de la douleur, on est obligé de lever le bandage et d'en remettre un autre.

Vous apprendrez, soit à la clinique, soit dans les ouvrages de chirurgie spéciale, *combien de temps* l'appareil doit rester appliqué pour les fractures des différents os; je ne vous cite ici, comme limite extrême, que deux exemples : un doigt met à peu près quatorze jours, une cuisse jusqu'à soixante et plus pour guérir. Si vous appliquez les appareils plâtrés immédiatement après l'accident, la réduction étant parfaite, le cal provisoire extérieur sera toujours très-petit, et par cette raison la consolidation se fera plus longtemps attendre que s'il y avait eu un peu de déplacement, ou que l'appareil ait été mis plus tard ; cependant cette manière de panser n'a aucune influence sur la formation du cal définitif et sur la soudure proprement dite des fragments.

BIBLIOGRAPHIE. — Voyez les excellents dessins de l'ouvrage de Gurlt, *Manuel des fractures*, Berlin, 1862.

DES FRACTURES OUVERTES ET DE LA SUPPURATION OSSEUSE.

Différence, sous le rapport du pronostic, entre les fractures sous-cutanées et les fractures ouvertes. — Diversité des cas. Indications de l'amputation immédiate. Amputations secondaires. — Marche vers la guérison. — Suppuration osseuse. — Nécrose des extrémités des fragments.

Nous passerons maintenant aux fractures compliquées ou fractures ouvertes.

Quand on dit *fractures compliquées* tout court, on entend par là le plus souvent celles qui sont accompagées de plaies cutanées. Rigoureusement parlant, cette expression n'est pas exacte, parce qu'il y a bien d'autres complications dont quelques-unes ont une importance beaucoup plus grande qu'une plaie de la peau. Si le crâne est brisé et qu'une partie de la substance cérébrale ait été en même temps broyée, ou bien si des côtes sont cassées et qu'une portion du poumon ait été déchirée, ce sont également des fractures compliquées, quoique les téguments aient été respectés. Cependant, comme dans ces cas, la complication en elle-même a une importance beaucoup plus grande pour tout l'organisme que la fracture, on dit de pareils cas qu'il y a attrition du cerveau ou déchirure du poumon due à une fracture du crâne ou des côtes. Nous ne parlerons pas encore de ces lésions d'organes internes par des fragments osseux, parce qu'elles constituent assez souvent un état morbide très-compliqué, dont l'analyse ne sera compréhensible pour vous que plus tard. Pour le moment nous ne nous occuperons que des fractures des extrémités, compliquées de plaies cutanées, et que nous appellérons *fractures ouvertes;* elles nous donneront bien assez de soucis sous le rapport de la marche et du traitement.

En parlant de la marche des contusions simples sans plaies et des plaies contuses proprement dites, j'ai déjà attiré votre attention sur la grande facilité avec laquelle se font la résorption des extravasats sanguins et la guérison des parties contuses à la condition que le tout reste sous-cutané, et je vous ai dit combien les conditions sont changées, si la peau est au contraire détruite. Dans ces cas, le grand danger vient, comme vous vous le rappelez, des phénomènes de décomposition dans la plaie, de la mortification étendue des parties contuses, de la suppuration progressive associée à des états fébriles épuisants et de longue durée, et cependant nous n'avons pas encore fait mention des affections générales les plus graves : l'érysipèle traumatique, l'intoxication putride du sang, la pyémie, le tétanos traumatique, le délire des buveurs. Sous le rapport de la marche et du pronostic, le contraste entre les fractures simples, sous-cutanées, et les fractures compliquées, ouvertes, est encore beaucoup plus frappant qu'entre les contusions simples et les plaies contuses. On n'ose presque pas dire qu'un individu est malade quand il est atteint d'une fracture simple (nous n'avons pas même fait mention de la fièvre, parce qu'on ne l'observe presque jamais), une pareille lésion peut être considérée, avec la méthode de traitement actuelle si commode, plutôt comme un désagrément que comme un malheur, tandis que toute fracture compliquée d'un os considérable des membres, quelquefois même celle des os d'un doigt, peut donner lieu à une maladie très-grave, malheureusement trop souvent mortelle. Cependant pour ne pas trop vous effrayer, j'ajouterai immédiatement qu'il y a également des différences très-considérables dans le degré de danger des fractures ouvertes, et qu'ensuite le traitement des fractures compliquées s'est notablement perfectionné de nos jours.

Un des problèmes les plus importants et les plus difficiles à résoudre est de porter un jugement exact, dès le début, sur le pronostic d'une fracture ouverte. La vie et la mort de l'individu peuvent quelquefois dépendre dans ces cas du choix du traitement suivi pendant les premiers jours, et pour cette raison nous nous croyons obligé d'entrer, à ce sujet, dans quelques détails. Les symptômes d'une fracture compliquée, on le comprend, sont à peu près les mêmes que ceux d'une fracture sous-cutanée, si ce n'est que la coloration, due à l'extravasat sanguin, manque souvent, parce que le sang s'est échappé par la plaie ouverte. Les extrémités des fragments sortent assez souvent hors la plaie ou sont à découvert au fond de celle-ci, de sorte qu'il suffit quelquefois de jeter un coup d'œil sur la lésion pour porter le diagnostic d'une telle fracture. Cependant cela ne suffit pas encore : nous devons tâcher de savoir aussi exactement que possible, de quelle manière la fracture s'est produite, si c'est par action directe ou indirecte, quelle a été à peu près la force de l'agent vulnérant, si l'attrition a été accompagnée de tiraillement et de torsion, si les artères et les troncs nerveux ont été déchirés, si le malade a perdu beaucoup de sang, et quel est son état général. Il y a des cas où l'on peut affirmer, dès l'abord, que la guérison est impossible et que la seule ressource est l'amputation. Si une locomotive passe sur le genou d'un malheureux employé, si la main ou l'avant-bras s'engage entre les roues ou les cylindres d'une machine en mouvement, si, dans les carrières de pierre, une explosion prématurée brise et déchire les membres des ouvriers, si des poids énormes broient un pied ou une jambe, le médecin n'éprouve aucune hésitation à se décider rapidement pour l'*amputation immédiate*, et en général, les membres atteints sont dans un tel état que les malades eux-mêmes cèdent bientôt, quoique le cœur navré, aux sollicitations du médecin. De pareils cas ne présentent pas de difficultés. Dans d'autres circonstances, on peut avec tout autant de sûreté et sans grand risque d'erreur, prédire une terminaison favorable. Si, par exemple, une fracture de la jambe s'est produite par cause indirecte, sous l'influence d'une force qui tend à exagérer sa courbure, l'extrémité pointue du tibia cassé peut traverser la peau et faire saillie à l'extérieur; dans un cas semblable il n'y a pas attrition, mais simple déchirure de l'enveloppe cutanée ; quand un corps à demi-tranchant frappe avec une grande force un point circonscrit d'une extrémité, que les os et la peau sont lésés, tout le membre peut être fortement ébranlé, cependant l'étendue de la lésion est assez petite, et la plupart des cas semblables se terminent favorablement, si le traitement est dirigé avec connaissance de cause. Les cas difficiles à juger se trouvent entre ces deux extrêmes. Dans ceux où il y a un certain degré d'attrition, peu visible, et lorsque la peau n'est entamée que sur une petite surface, il devient très-difficile de décider si l'on doit essayer la guérison ou passer immédiatement à l'amputation; les circonstances particulières du cas seules peuvent nous guider dans notre manière d'agir.

A notre époque, on tente de plus en plus la conservation du membre, même dans les cas douteux, avant d'amputer une extrémité qui, à la rigueur, eût pu être conservée. Ce principe est certainement justifié par ses tendances philanthropiques; cependant il est certain qu'on peut aller trop loin avec cette chirurgie conservatrice et sacrifier la vie pour un membre, car on ne s'écarte pas impunément des principes de nos anciens chirurgiens qui, dans ces cas douteux, donnaient, à peu d'exceptions près, la préférence à l'amputation. En dehors du genre de lésion et des attritions plus ou moins considérables qui s'y trouvent jointes, la gravité d'un cas donné varie encore selon qu'on a affaire à des plaies profondes, à des fractures recouvertes de grandes masses musculaires, ou bien à des os placés immédiatement sous la peau, car la profondeur, l'étendue et le danger des suppurations en dépendent essentiellement. Ainsi, par exemple, le pronostic d'une fracture compliquée à la partie antérieure de la jambe est plus favorable que la même lésion au bras et à l'avant-bras; le lieu le plus défavorable pour cette espèce de fracture est la cuisse, il y a même des chirurgiens qui font constamment l'amputation pour ce dernier cas. — La déchirure de gros troncs nerveux par une fracture ne se rencontre pas souvent; du reste, elle paraît avoir très-peu d'influence sur la guérison; les essais sur les animaux et l'expérience chez l'homme prouvent que les fractures de membres paralysés peuvent guérir d'une manière normale. La blessure de gros troncs veineux, par exemple, de la veine fémorale, donne lieu à des hémorrhagies qui, il est vrai, peuvent être facilement arrêtées par la compression, mais qui peuvent aussi devenir dangereuses, lorsqu'une grande quantité de sang, répandu dans les interstices musculaires et sous la peau, entre en décomposition. — La déchirure de l'artère principale d'un membre conduit quelquefois à une hémorrhagie immédiate très-considérable; cependant ce n'est pas toujours le cas, car nous avons déjà vu, qu'autour des artères broyées se forme rapidement un thrombus, et que les hémorrhagies ne sont pas toujours très-fortes. Mais si la nature du sang fait reconnaître la déchirure d'un tronc artériel, on tâchera, d'après les principes indiqués plus haut, de faire la ligature dans la plaie ou, si cela n'est pas possible, la ligature au lieu d'élection. Par là la guérison est considérablement ralentie, cependant elle est encore possible, de sorte que je ne voudrais pas établir que la déchirure de l'artère principale d'un membre, compliquant une fracture ouverte, soit une indication absolue pour faire l'amputation; il faudrait que les conditions de la lésion fussent telles que la guérison en devînt impossible, ce qui, du reste, arrive dans la plupart des cas. — Enfin, dans cette grave question : faut-il amputer ou faut-il essayer de guérir la fracture? il y a encore d'autres considérations à examiner : Lorsque la guérison est obtenue après avoir passé par tant de chances malheureuses, quel service l'extrémité guérie peut-elle encore rendre? Cette question peut se présenter dans les fractures compliquées du pied et de l'extrémité inférieure de la jambe, et souvent on a été obligé d'amputer des pieds qui, après des fractures comminutives ouvertes, présentaient des modifications de forme et de position telles qu'ils devenaient complétement impropres à la marche. Les mêmes considérations sont applicables au cas où une gangrène d'étendue moyenne s'est emparée du pied; faut-il amputer, faut-il tâcher de conserver le membre? Les parties mortifiées peuvent se détacher d'une manière si fâcheuse que le moignon ne peut servir à la marche, ni être adapté à un membre artificiel. Dans ces cas, il faut amputer, car toutes nos méthodes d'amputation sont faites en vue de l'application commode d'un pilon ou d'un membre mécanique.

Comme la nature du sujet nous a conduit directement à parler de l'indication de l'amputation en cas de blessure, je vous dirai immédiatement ce qu'on peut attendre des *amputations secondaires* après des blessures. Si un cas de fracture compliquée vous laisse dans le doute sur ce que vous avez à faire, vous pourriez vous consoler facilement à l'idée qu'on peut toujours faire l'amputation plus tard, si les craintes d'une marche défavorable viennent à se réaliser. Sous ce rapport, l'observation rigoureuse des faits prouve qu'il faut distinguer deux époques pour ces amputations secondaires. Le premier danger que court le malade provient du travail aigu de décomposition sur le pourtour de la plaie et de l'intoxication putride du sang qui s'ajoute à la décomposition locale. Cette complication s'observe ordinairement dans les quatre premiers jours; si elle se présente et que vous pratiquiez l'amputation (qui nécessairement doit se faire bien haut, au-dessus de l'infiltration ichoreuse), vous aurez choisi le moment le plus défavorable pour cette opération, car les réussites sont malheureusement très-rares dans ces cas.

Les résultats que vous obtiendrez en faisant l'amputation du cinquième au quatorzième jour à peu près seront un peu plus favorables, quoi qu'ils le soient encore très-peu, si on les compare aux résultats obtenus après les amputations immédiates (c'est-à-dire celles qui se font dans les quarante-huit heures après l'accident), surtout si les symptômes de l'infection aiguë par le pus, c'est-à-dire de la *pyémie*, se prononcent clairement. Si le malade est arrivé à la fin du second ou du troisième septénaire, et qu'à cette époque encore l'amputation soit indiquée par une suppuration très-abondante qui l'épuise ou par d'autres motifs purement locaux, les résultats seront de nouveau très-favorables, et si un certain nombre de chirurgiens ont prétendu que les amputations secondaires donnent de plus beaux résultats que les primitives, ils avaient presque exclusivement en vue ces opérations tardives. Mais si nous prenons en considération le grand nombre de malades, atteints de fractures ouvertes, qui succombent avant la troisième semaine, si nous faisons attention à la faible proportion de ceux qui arrivent jusqu'à l'époque favorable aux amputations secondaires, il est tout à fait évident pour nous que les amputations immédiates méritent de beaucoup la préférence. Jusqu'aujourd'hui je n'ai rencontré que très-rarement l'indication d'une amputation secondaire.

La guérison d'une fracture ouverte peut se faire de différentes façons. Il peut arriver que la plaie cutanée, de même que l'os fracturé, guérisse sans suppuration, par première intention ; il faut évidemment considérer ce cas comme le plus favorable; avec le mode de traitement employé de nos jours, on l'observe plus fréquemment qu'autrefois, quoique les conditions de la réunion immédiate ne se rencontrent pas souvent, d'après la nature même des choses. Il est beaucoup plus fréquent (et ceci est encore à considérer comme très-favorable) que la plaie ne suppure que jusqu'à une faible profondeur, que la suppuration ne s'étende ni entre les fragments, ni autour d'eux, et que la guérison de l'os se fasse comme dans une fracture simple, sous-cutanée. Les cas où la plaie n'intéresse que la peau, et ne communique pas avec la fracture, ne devraient pas être comptés parmi les fractures compliquées; cependant les limites précises sont difficiles à tracer.

Si la plaie cutanée est large, si les parties molles sont fortement contuses, au point que des lambeaux s'en détachent, si la suppuration s'étend en profondeur entre les muscles, autour de l'os et même dans le canal médullaire, si les fragments sont baignés dans le pus, si l'on rencontre çà et là des éclats osseux à moitié détachés, si des fentes longitudinales se prolongent au loin, la marche de la guérison diffère beaucoup de celle qui se fait sans suppuration. L'activité organique des parties molles reste à peu près la même que dans les fractures sous-cutanées, avec cette seule différence que dans le premier cas la néoplasie inflammatoire ne se tranforme pas directement en cal, mais qu'aprés l'élimination des lambeaux mortifiés, il se forme du pus et des granulations, lesquelles se transforment plus tard en un cal osseux. La forme du cal ne sera pas sensiblement modifiée, si ce n'est qu'à l'endroit où a existé pendant quelque temps la plaie, il y a eu interruption dans la virole du cal, jusqu'à ce qu'elle soit fermée par les granulations qui végètent vers la surface, et s'ossifient dans la profondeur. Le travail réparateur mettra donc bien plus de temps à se terminer que dans les fractures sous-cutanées, de la même façon que la guérison par suppuration met beaucoup plus de temps que celle par première intention.

Cependant que deviennent les extrémités osseuses qui, privées en partie ou en totalité de leur périoste se trouvent dans la plaie? Que deviennent les fragments osseux plus ou moins grands, qui, complétement séparés de l'os, ne tiennent que faiblement aux parties molles? De même que dans les parties molles deux choses peuvent arriver, selon que les fragments osseux sont susceptibles de vivre encore, ou bien qu'ils sont morts; dans le premier cas, du reste le plus fréquent, des granulations s'élèvent directement sur la surface osseuse; dans le dernier cas, l'activité plastique commence dans l'os, comme dans les parties molles, sur les limites de ce qui est encore en vie; il se forme des granulations interstitielles et du pus; l'os se fond, et la partie osseuse mortifiée, le *séquestre*, tombe. L'étendue de ce travail d'élimination dépend évidemment de l'étendue de la surface nécrosée, ou, pour employer des termes plus conformes à la physiologie, de l'étendue dans laquelle la circulation a cessé par suite de l'oblitération des vaisseaux. Cette étendue peut varier beaucoup; elle peut ne comprendre que la couche superficielle de l'os lésé, et comme on appelle *nécrose* tout ce travail d'élimination, on donne le nom de *nécrose superficielle* à ce détachement superficiel d'une lamelle osseuse, tandis que l'élimination de la totalité du bout fracturé peut être appelée *nécrose totale* de l'extrémité osseuse; cependant l'expression de nécrose totale est plus souvent employée pour désigner que toute la diaphyse ou au moins la plus grande partie d'un os long s'est détachée, et ce terme est alors opposé à l'expression de *nécrose partielle*. Au terme de nécrose superficielle, qu'on désigne aussi par *exfoliation* on oppose celui de *nécrose centrale*, qui indique le travail d'élimination d'une partie centrale de l'os. Mais la nécrose superficielle et celle des deux extrémités, de même que celle des fragments osseux détachés en partie, accompagnent si souvent les fractures à foyers suppurés, que nous ne pouvons nous dispenser d'en parler ici. — Il vous paraîtra pour le moment encore extraordinaire que des granulations très-vasculaires puissent sortir en grand nombre d'une matière aussi dure que la substance corticale des os longs. Cependant d'après ce que vous savez déjà, il ne vous semblera pas impossible que le tissu osseux, si dur, puisse être dissous sous l'influence de ce processus plastique, de façon qu'il se fasse spontanément une solution de continuité entre les parties saines et les parties mortifiées. Nous allons maintenant entrer dans plus de détails sur la *formation des granulation dans le tissu osseux* et sur la *suppuration osseuse.*

Si vous vous rappelez les conditions de la suppuration consécutive au traumatisme des parties molles, vous savez que les principaux phénomènes sont : une grande dilatation et une formation nouvelle et abondante de vaisseaux, puis une multiplication très-considérable des cellules de tissu conjonctif, pendant que la substance intercellulaire prend une consistance gélatineuse ou liquide. Ces deux ordres de phénomènes ne peuvent se montrer qu'à un faible degré dans l'os et surtout dans la substance corticale des os longs, parce que la résistance du tissu osseux empêche la forte dilatation des capillaires osseux, renfermés dans les canalicules de Havers. J'attire immédiatement votre attention sur un fait facile à comprendre, c'est que, par suite de cette faible dilatabilité des vaisseaux renfermés dans les canaux osseux, la mortification doit se faire beaucoup plus aisément dans l'os que dans les parties molles, car malgré que le sang se coagule dans un rayon peu étendu, la nutrition ne pourra se faire que très-incomplétement par la dilatabilité restreinte des capillaires collatéraux. Il peut encore se faire que le tissu conjonctif et les vaisseaux renfermés dans les canalicules de Havers soient complétement *détruits par la suppuration*, de sorte que la nécrose des extrémités des fragments est, dans ces cas, inévitable. Le développement de granulations riches en vaisseaux à la surface de l'os ou au milieu du tissu compacte est seulement possible à la condition que la substance osseuse (sels calcaires aussi bien que matières organiques) ait préalablement disparu à l'endroit où le tissu nouveau doit se développer ; il faut donc qu'il y ait dissolution et disparition du tissu osseux, comme c'est le cas pour les parties molles dans de semblables conditions (comp. fig. 31). La seule différence est une différence de temps, en ce que la formation des granulations sur l'os et dans l'os en exige beaucoup plus que dans les parties molles. Déjà antérieurement, j'ai attiré votre attention sur ce fait, que le même processus se fait beaucoup plus lentement lorsqu'il s'agit de tendons et d'aponévroses pauvres en vaisseaux, que lorsque le tissu conjonctif, les muscles ou la peau sont le siége de ces modifications; la durée est encore plus grande pour les os que pour les tendons. Du reste, il faut aussi prendre en considération l'énergie vitale de tout l'individu et le degré de vitalité des tissus qui en dépend, pour bien se rendre compte de la rapidité ou de la lenteur de la guérison.

SEIZIÈME LEÇON

DE LA SUPPURATION OSSEUSE.

Développement des granulations dans l'os. Aperçu histologique. — Détachement du séquestre. Aperçu histologique.— Formation nouvelle de tissu osseux autour du séquestre libre. Cal dans les cas de fracture à foyer suppuré. — Périostite et ostéomyélite suppurées. — État général. Fièvre.— Traitement : Appareils fenêtrés, fermés, incisés. Moyens antiphlogistiques. Immersion.— Esquilles osseuses. Traitement consécutif.

Si une surface osseuse complétement dénudée est sur le point de se couvrir de granulations (ce que, du reste, nous ne pouvons voir en cas de fracture compliquée, que lorsque les extrémités des fragments sont à nu dans de grandes plaies cutanées, par exemple, à la partie antérieure de la jambe), nous le reconnaissons aux signes suivants : La surface osseuse conserve généralement, huit à dix jours après sa séparation du périoste, sa couleur jaune; toutefois, pendant les derniers jours de cette période, elle prend déjà une légère teinte rosée. Si à ce moment nous examinons la surface osseuse à la loupe, nous remarquons un grand nombre de points et de stries rouges très-fins, qui, au bout de quelques jours, deviennent visibles à l'œil nu. Ces points et ces stries augmentent rapidement de volume, se développent en hauteur et en largeur, jusqu'à ce qu'ils se touchent les uns les autres et représentent alors une surface granuleuse complète, qui se continue sans interruption avec les granulations des parties molles environnantes, et qui, plus tard, prend également part à la formation de la cicatrice, laquelle adhère solidement à l'os.

Poursuivons ce processus dans ses détails histologiques (ces recherches doivent être faites sur des os injectés et privés de leur partie calcaire), et nous arriverons aux résultats suivants : Si la circulation dans l'os est conservée jusque près de la surface, il se forme dans le tissu conjonctif qui entoure les vaisseaux des canalicules de Havers un grand nombre de cellules; celles-ci accompagnent les anses vasculaires qui se développent vers la surface et font saillie avec elles aux endroits où les canalicules de Havers s'ouvrent au dehors. Le développement en largeur de ces jeunes granulations se fait aux dépens de la substance osseuse résorbée. Si l'on fait macérer un os qui porte à sa surface de semblables granulations, il paraîtra comme rongé à sa superficie; dans le grand nombre de petits trous qui communiquent tous avec plus ou moins de canalicules, se trouvait sur l'os vivant le tissu à granulations. Cependant la surface osseuse ne persiste pas à cet état, pendant que, à leur surface, les granulations se transforment en tissu conjonctif, se condensent et se changent en cicatrice, elles s'ossifient assez promptement dans la profondeur, de sorte qu'après la guérison l'os affecté n'est pas incomplet, mais au contraire devient plus épais par suite du dépôt d'une jeune masse osseuse à sa surface et dans son intérieur. Vous voyez que les phénomènes sont ici exactement les mêmes que dans le développement sous-cutané de la néoplasie inflammatoire. Examinez encore une fois la figure 38, supprimez par la pensée le périoste de la surface osseuse, et vous verrez sortir la formation nouvelle (représentée dans ce cas par la granulation) des canalicules de Havers comme des champignons.

Vous comprendrez plus facilement ce que je viens de vous dire, si vous examinez de plus près la manière dont les os nécrosés se détachent. Revenons à ce que nous apprend l'observation à l'œil nu, et admettons que nous ayons sous les yeux un pariétal privé de parties molles sur une certaine étendue : nous verrons dans le cas, où il ne se développe pas de granulations à la surface, se présenter les phénomènes suivants : Pendant que les parties molles environnantes et les points de l'os encore pourvus de périoste sont déjà couverts de granulations nombreuses qui sécrètent du pus, l'os reste blanc ou acquiert quelquefois une teinte grise et même noirâtre. Il reste dans cet état pendant des semaines, quelquefois jusqu'à deux mois et plus; autour de lui, les granulations végètent avec exubérance; le tissu cicatriciel commence déjà à se former à la périphérie de la plaie, et l'on ne prévoit pas ce qui adviendra encore, car dans la sixième semaine l'aspect de l'os peut être en tout point semblable à celui du premier jour. Enfin, en touchant un jour cet os, nous le trouvons mobile; après quelques essais, nous parvenons à engager au-dessous de lui la branche d'une pince et nous détachons une mince écaille d'os, sous laquelle se trouve des granulations en grand nombre; la face inférieure de cette écaille est très-rugueuse, comme rongée. Dès ce moment, la guérison fait de rapides progrès. Quelquefois il se passe du temps avant qu'une pareille cicatrice soit durable et solide, au point de pouvoir résister à toutes sortes de causes d'irritation, telles que pression et frottement; cependant à la fin la guérison devient définitive. Ce que nous venons de décrire est la *nécrose superficielle* ou exfoliation d'un os. Nous connaissons déjà des phénomènes semblables qui se passent dans les parties molles; de grands lambeaux de tissus tombent dans le cours de la première semaine des plaies contuses, parce que sur la limite des parties saines il se fait un développement interstitiel de granulations, qui séparent les tissus sphacélés; la même chose se passe dans l'os. Nous pouvons facilement examiner ces phénomènes sur un os privé de ses parties calcaires. La néoplasie inflammatoire, le tissu à granulations se développe dans les canalicules de Havers sur la limite de la partie saine. Le dessin suivant pourra vous faire comprendre ce processus dans tous ses détails.

FIG. 42.

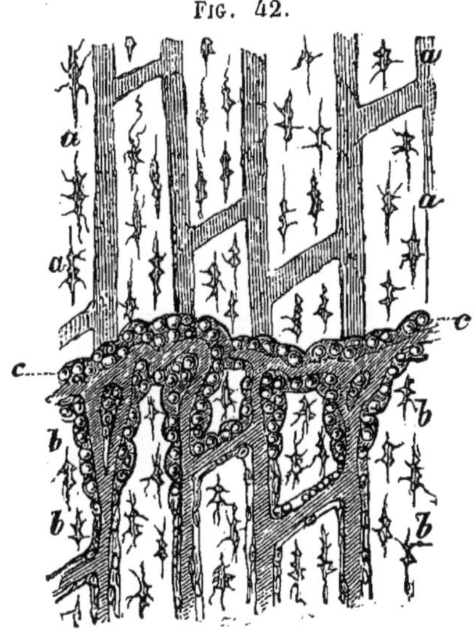

Fragment osseux nécrosé et détaché. — Dessin schématique au tableau. — Grossissement, 300. — *a.* Fragment osseux nécrosé; *b.* os vivant; *c.* néoplasie dans les canalicules de Havers ayant pour effet de dissoudre l'os. Comp. fig. 31.

Si vous avez bien saisi ce que nous venons de dire, il ne vous faut qu'un petit effort d'imagination pour vous figurer ce travail de séparation s'étendant à toute l'épaisseur d'un os, alors vous comprendrez (par là nous revenons aux fractures compliquées), comment l'extrémité d'un os cassé peut se détacher en totalité sur une étendue plus ou moins grande, quand elle n'est plus susceptible de vivre. Un pareil travail dure pendant des mois, si l'épaisseur de l'os malade est très-considérable; cependant à la fin, on peut trouver dans la plaie de très-grands fragments osseux qui y seront aussi mobiles et aussi faciles à enlever qu'une écaille superficielle.

Quant aux esquilles qui ne tiennent plus qu'aux parties molles, leur sort futur dépend de l'état de la circulation dans leur intérieur; toute la question est de savoir si elles peuvent encore vivre ou non. Si elles ne sont pas viables, elles se détachent complétement par suite de la suppuration des parties molles qui les retiennent; elles entretiennent souvent comme corps étrangers une forte irritation et une suppuration abondante dans la plaie. Si elles sont viables, il se développe sur leurs surfaces libres des granulations qui s'ossifient plus tard et elles disparaissent dans le cal qui s'est formé autour des extrémités brisées.

Pour vous donner une idée claire de la manière dont se fait le cal, lorsque les extrémités nécrosées de la fracture sont en voie de séparation, je vous ai tracé la figure suivante :

Fig. 43.

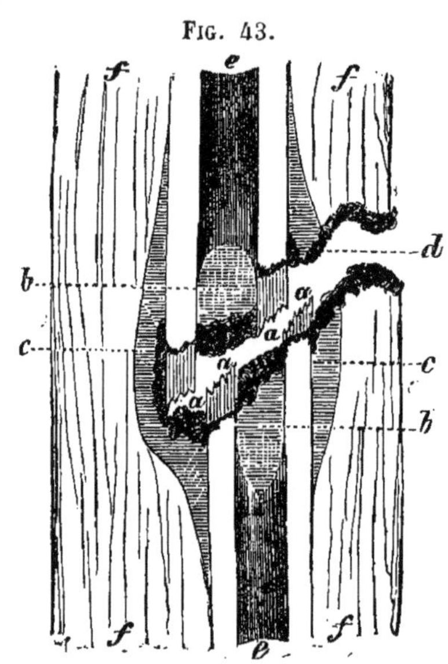

Fracture d'un os long avec plaie, coupe longitudinale. Dessin schématique au tableau, grandeur naturelle. — *e. e.* Os ; *f. f. f. f.* parties molles du membre ; *a. a. a. a.* extrémités nécrosées des fragments. Les hachures très-foncées représentent les granulations qui tapissent la cavité de la plaie débouchant en dehors (*d*) et qui sécrètent du pus. *b. b.* Cal interne dans les deux fragments osseux un peu déplacés ; *c. c.* cal externe.

La coaptation des fragments de l'os n'est pas exacte, ces derniers sont un peu déplacés latéralement ; les deux extrémités se sont nécrosées et sont près de tomber par suite du développement de granulations sur la limite de l'os vivant. Toute la plaie est tapissée par des granulations qui sécrètent du pus se vidant au dehors par l'ouverture (*d*). Dans les deux fragments, il s'est formé un cal interne (*b. b.*) qui cependant n'a pas encore pu se réunir en un seul à cause de la suppuration du foyer de la fracture ; le cal externe (*c. c.*) est irrégulier et interrompu en *d*, parce que depuis le commencement le pus est sorti par là. Si les granulations se développent avec beaucoup de vigueur, qu'elles remplissent toute la cavité, et qu'elles s'ossifient plus tard, la guérison est atteinte et le résultat final est exactement le même que dans la guérison des fractures sous-cutanées. Pour que cela puisse arriver, il faut que les séquestres ne soient plus dans la plaie, car ceux-ci en qualité de corps morts ne peuvent faire partie de la cicatrice de l'os. La disparition de ces fragments nécrosés se fait ou bien par résorption, ou bien par extraction ; *le premier cas se présente le plus souvent* pour les petits séquestres, le second pour les plus gros; mais aussi longtemps que ces séquestres se trouvent placés entre les granulations des fragments, la guérison ne peut à coup sûr pas s'opérer. Comme l'ouverture (*d*) peut devenir très-étroite par suite d'un grand développement du cal externe, l'extraction des parties nécrosées peut quelquefois être très-difficile. C'est au moyen de la sonde que nous pouvons reconnaître, en général, si il y a des séquestres dans la profondeur et s'ils sont libres. Si vous supposez les séquestres *a. a.* éloignés du foyer, il n'y a plus rien qui s'oppose à ce que la plaie se remplisse de granulations qui s'ossifient plus tard. De pareils séquestres dans les fractures compliquées sont très-souvent la cause non-seulement de nouvelles exacerbations du processus suppuratif aigu, mais encore de périostites ostéoplastiques subaiguës et chroniques, accompagnées d'un œdème dur et persistant très-longtemps dans le membre, d'éruptions eczémateuses très-pénibles, de fistules osseuses de longue durée et de processus ulcératifs aux extrémités des fragments. Dans ces séquestres se trouve réunis l'influence du corps étranger et la cause de l'infection tantôt locale, tantôt générale.

Nous pouvons décrire en passant les phénomènes qu'on observe sur les os après l'amputation. Si vous supposez que sur la figure 43, les parties soient coupées transversalement au point où existe la fracture, et que la moitié inférieure soit enlevée, vous rentrez dans les mêmes conditions qu'en cas d'amputation. Ou bien des granulations se développement immédiatement sur la surface de l'os, ou bien un segment plus ou moins étendu se nécrose. Quoi qu'il en soit, il se montre en tout cas dans la cavité médullaire et la partie extérieure de l'os, une formation nouvelle (un demi-cal), qui s'ossifie plus tard; si vous examinez, après des mois et des années, un moignon, vous trouverez l'extrémité de l'os épaissie par suite de dépôts extérieurs, et la cavité médullaire fermée par du tissu osseux. Je vous ferai observer que le mot cal est employé presque exclusivement pour la néoplasie osseuse dans les fractures, tandis que l'on appelle « ostéophytes » (ὀστέον, os et φῦμα, tumeur), les formations nouvelles de tissu osseux qui se développent sur la partie extérieure du squelette, et qui peuvent se montrer sous l'influence des causes les plus diverses; donc le cal et les ostéophytes ne se distinguent pas par des différences essentielles, ces deux termes désignant l'un et l'autre des formations nouvelles de tissu osseux.

En parlant du processus suppuratif, nous avons jusqu'ici passé sous silence deux éléments de l'os, le *périoste* et la *moelle*. Nous avons vu, en étudiant la formation du cal, que le périoste également contribuait activement à la formation de la nouvelle masse osseuse. Mais si, dans les fractures ouvertes et en suppuration, l'inflammation suppurative se propage au loin par suite d'attrition étendue, une grande partie du périoste peut être détruite, soit la gangrène, soit la suppuration, et nous trouvons, dans de pareils cas, une périostite suppurative étendue ; la plus grande partie d'un os long, par exemple du tibia, peut être entourée de pus. Par là les os, séparés des parties molles, manquent des éléments nutritifs qui leur venaient de ce côté par les vaisseaux, et de cette façon il peut se développer à la suite de la périostite suppurée une nécrose étendue de l'os. Ces dangers locaux ont, du reste, peu de valeur en comparaison de ceux qu'entraînent, pour tout l'organisme, de pareilles suppurations profondes, dangers dont nous parlerons plus tard avec tous les détails que comporte ce sujet. La substance médullaire des os longs, de même que celle des os spongieux, peut prendre part à la suppuration. D'après ce que nous avons déjà dit, vous savez que dans la marche normale de la guérison des fractures il se forme également dans la cavité médullaire du tissu osseux nouveau, et que ce dernier ferme, pour quelque temps, la cavité médullaire. Dans les fractures ouvertes, on voit quelquefois survenir une suppuration de la substance médullaire qui peut s'étendre plus ou moins loin. Une pareille *ostéomyélite suppurée* est très-dangereuse, aussi bien pour l'os que pour tout l'organisme, absolument comme la périostite suppurée. Elle peut aussi prendre dès les premiers temps un caractère ichoreux ; les veines osseuses les plus grosses qui sortent de la moelle peuvent prendre part à la suppuration, et cette maladie a des suites très-fâcheuses, parce qu'elle est tellement profonde qu'on ne la reconnaît bien souvent qu'à l'autopsie. L'ostéomyélite à elle seule peut également conduire à la nécrose partielle ou même totale d'un os, à plus forte raison quand elle est associée à la périostite suppurée.

Il était nécessaire de vous faire connaître toutes ces complications des fractures ouvertes, cependant je dois vous avertir *qu'on ne les rencontre que rarement avec la gravité et l'étendue indiquées ;* ni la nécrose totale des deux bouts fracturés, ni la périostite, ni l'ostéomyélite suppurées et étendues ne sont les conséquences fréquentes de ces fractures ; souvent la guérison s'effectue dans la profondeur d'une manière très-simple, et ce n'est qu'à l'extérieur qu'existe une suppuration d'une durée un peu longue. Ici, de même que dans les plaies contuses simples, du degré de l'infection locale, et plus tard de toutes les circonstances que nous avons appris à reconnaître comme causes directes ou indirectes des inflammations secondaires, dépend que l'inflammation traumatique devienne progressive, car alors même que cette dernière conduit à la suppuration, comme dans toutes les plaies contuses, elle ne s'étend pas sans cause particulière au delà des limites du traumatisme.

Avant de passer au traitement, je dois ajouter quelques mots sur l'état général, surtout sur la *fièvre* des malades affectés de fracture compliquée. Dans les fractures sous-cutanées, c'est une chose très-rare que de voir survenir la fièvre, tandis que c'est par exception qu'un malade, atteint de fracture compliquée, n'en ait pas. Si jamais la fièvre dépend de l'étendue et de l'intensité du mal local, c'est bien dans ces cas. Le fait que nous avons signalé en parlant des plaies contuses, se reproduit également dans l'affection en question, c'est-à-dire qu'à chaque extension de l'inflammation correspond une augmentation de la fièvre, et celle-ci est d'autant plus forte, toutes choses égales d'ailleurs, que la suppuration est plus profonde. C'est surtout dans l'ostéomyélite et la périostite traumatiques que la température monte souvent, le soir, au-dessus de 40 degrés centigrades ; des élévations de température subites et intenses accompagnées de frissons, sont malheureusement des phénomènes trop fréquents ; la septicémie et la pyémie, le trismus et le délire des buveurs compliquent souvent les fractures suppurées, de sorte que je ne puis que vous répéter ce que je vous ai déjà dit au commencement du chapitre, c'est-à-dire que toute fracture ouverte est, dans la plupart des cas, une lésion grave qui peut devenir très-dangereuse. Il faut donc prendre toutes les précautions, et donner tous ses soins à ces sortes de malades. Je puis vous assurer que la réussite d'une belle opération ne m'a jamais fait autant de plaisir que la guérison d'une fracture compliquée grave.

Passons maintenant au *traitement des fractures ouvertes*. Dans les dernières années, presque tout le monde s'étant convaincu des grands avantages qu'offrent les appareils inamovibles, il n'y avait qu'un pas à faire pour les employer également dans les fractures compliquées, en les modifiant un peu ; en effet, Seutin, l'inventeur de l'appareil amidonné, a déjà employé ce qu'on appelle les *appareils fenêtrés*. Il établissait dans son appareil une ouverture qui répondait à la plaie des parties molles, de sorte que cette dernière était, pendant tout le traitement, accessible à la vue et au pansement. Ces appareils fenêtrés, soit amidonnées, soit plâtrés, présentent cependant, comme on peut facilement s'en convaincre par la pratique, certains inconvénients, qui peuvent cependant être surmontés avec un peu d'habitude dans cette manière de faire. L'inconvénient principal des appareils fenêtrés c'est que la ouate et les bandes qui doivent se trouver sous l'amidon ou le plâtre, s'imprègnent très-facilement de pus qui, en se décomposant, donne lieu à une odeur nauséabonde très-désagréable. — De nouvelles expériences m'ont convaincu qu'on peut aisément se rendre maître de ces inconvénients; il suffit de faire les ouvertures assez grandes et d'arrondir les bords des fenêtres en les entourant de petites lanières de toile qu'on fixe avec le plâtre; on donne à l'appareil assez de solidité en le posant sur la planchette de Ris et en introduisant entre les différentes couches de bandes de minces attelles de bois. Si un semblable appareil reste solide et propre, la peine que coûte sa première application est compensée non-seulement par le succès éclatant de cette méthode de traitement, mais encore par la grande économie de temps qu'on fait dans le traitement ultérieur du blessé. — Pendant un certain temps, j'ai employé dans les fractures compliquées l'appareil plâtré presque exclusivement de la manière suivante : Je l'appliquais d'abord tout à fait fermé comme pour une fracture simple, je le coupais bientôt dans toute sa longueur, je l'écartais un peu pour panser les plaies tous les jours ou tous les deux jours, selon le besoin, et sans que les fragments soient remués par cette manœuvre, je continuais ce pansement jusqu'à ce que les plaies fussent guéries, à la fin, s'il était nécessaire, je réappliquais, pour quelque temps, un appareil complétement fermé. Cette méthode est excellente pour beaucoup de cas, et peut produire les meilleurs résultats. L'essentiel dans ces deux procédés est et sera, *immédiatement après l'accident, de mettre les fractures même les plus compliquées dans un appareil plâtré, dans le cas où l'on s'est décidé à ne pas amputer*, de les traiter comme des fractures simples, avec cette seule différence qu'on recouvre la plaie avec de la charpie ou des compresses imbibées d'eau blanche ou d'eau chlorurée, et qu'on applique *beaucoup* de ouate (deux épaisseurs de doigt) sur le membre avant de mettre l'appareil, pour que ce dernier n'étrangle pas le membre dans le cas où il y aurait du gonflement.

Une autre circonstance qui rend également difficile l'application d'un appareil inamovible quelconque, c'est l'existence d'une *très-grande plaie* ou de *plusieurs plaies*. Si dans ces cas, il se déclare une suppuration étendue et profonde, qui oblige à faire beaucoup de contre-ouvertures, ce qui augmente encore le nombre des plaies, il sera impossible de conserver longtemps le même appareil, et l'on sera peut-être forcé de revenir, pendant un certain temps, aux attelles et aux boîtes, qui doivent alors être complétement renouvelées tous les jours. Du reste, d'après ce que nous avons dit antérieurement, ce sont précisément ces cas graves qui se trouvent souvent sur la limite de l'amputation, et dont la guérison est, en général, problématique.— Plus on aura de pratique dans l'application de ces appareils, moins on verra survenir d'accidents graves. Depuis que j'applique, dans les fractures compliquées les appareils, de la manière indiquée, les inflammations diffuses, septiques et les suppurations secondaires deviennent beaucoup plus rares. Il faut avoir fait des études comparatives entre cette méthode et les autres, pour avoir la conviction intime que le traitement, même des fractures compliquées, par les appareils plâtrés, est le meilleur.

Si un chirurgien de l'ancienne école voyait le traitement actuel des fractures, soit simples soit compliquées, il taxerait ce traitement non-seulement d'irrationnel, mais de très-téméraire, car dans le temps on traitait les fractures, comme tout autre lésion, surtout par la méthode antiphlogistique, les autres moyens étant au second rang. Pour cette raison on se croyait obligé de mettre des sangsues à l'endroit de la fracture, d'appliquer toujours des compresses froides ou de la glace, et de purger le malade abondamment. Plus tard, lorsque dans les fractures ouvertes, les plaies commençaient à suppurer, on passait ordinairement aux cataplasmes continués presque jusqu'à la guérison. En même temps, on appliquait un appareil à attelles, renouvelé tous les deux ou trois jours, tandis que la plaie était pansée plus ou moins souvent, selon l'abondance de la suppuration. Larrey l'un des premiers s'opposa au pansement trop souvent renouvelé des plaies, en général, et surtout des fractures ouvertes. Il est vrai qu'il exagéra les choses d'une manière difficile à justifier, si nous pouvons nous fier à ses notes, car il n'enlevait pas même les appareils, lorsqu'il s'était développé sous eux une grande quantité de vers.—De notre temps, on est presque généralement convaincu que dans le traitement des fractures ouvertes, comme dans celui des fractures sous-cutanées, la première condition à remplir, est de fixer exactement les fragments, si l'on veut arriver à une guérison rapide, et que rien n'est plus susceptible de produire une inflammation autour de la plaie, que la mobilité des fragments. La fixation complète est donc l'*antiphlogistique le plus important et le plus efficace* que nous puissions employer dans ce cas. Nous répéterons ici la remarque déjà faite antérieurement, que le froid et les saignées ne peuvent pas prévenir l'inflammation, comme on l'admettait dans le temps. Si je crois nécessaire d'appliquer de la glace autour de la plaie lorsqu'une inflammation progressive tend à se montrer, j'enlève une partie de l'appareil plâtré, correspondant à l'endroit où je veux mettre la vessie. Quant aux suppurations qui se déclarent à côté de la plaie, il faut par des incisions leur donner un écoulement libre. Le principe général qu'on doit suivre dans le choix des points à inciser est le suivant : il faut faire les contre-ouvertures là où l'on sent le plus distinctement la fluctuation, où l'on a le moins de parties molles à diviser, où enfin le pus trouve le plus facile écoulement, sans qu'on soit obligé de presser avec le doigt. Il n'est pas permis de faire des incisions prophylactiques, sans sentir de la fluctuation.—Quant à l'époque où il faut inciser le bandage, on n'a pas besoin de le faire avant le troisième jour, dans le cas où l'on ne veut que fendre l'appareil; si l'on veut y pratiquer des fenêtres, le mieux est de le faire deux à trois heures après son application. Si la plaie n'est pas très-grande et qu'il n'y ait pas de fièvre, je laisse l'appareil fermé pendant quatre et même dix jours. Cependant on ne doit pas dépasser ces termes, car on aurait peut-être à s'en repentir dans l'un ou l'autre cas, et le bandage devient facilement malpropre, si l'on tarde trop à le couper. Après avoir excisé les fenêtres ou écarté les deux moitiés de l'appareil sans toucher le membre, on déchire la ouate à l'endroit qui correspond à la plaie, on enlève la charpie, on la renouvelle, après l'avoir de nouveau humectée avec de l'eau chlorurée, on referme l'appareil et on le serre avec trois ou quatre bandes larges ou des compresses longuettes passées au-dessous; les fenêtres sont suffisamment fermées par la charpie. De cette façon, on peut examiner la plaie aussi souvent que cela est nécessaire, sans que les fragments soient remués, et remplir les indications du moment.

Les résultats favorables qu'on a obtenus de l'immersion dans les cas de plaies contuses du pied et de la main, ont déterminé quelques médecins à traiter de la même façon les fractures compliquées, du moins celles de la jambe et de l'avant-bras. Dans ce but, on applique d'abord un appareil avec des attelles et le membre ainsi maintenu est mis dans une cuve d'eau. J'ai observé moi-même quelques cures heureuses, obtenues de cette façon, mais il faut avouer qu'elles ne m'ont pas engagé à imiter cette manière de faire. Naturellement tout l'appareil s'imbibe d'eau, il glisse alors facilement et devient aisément trop étroit ou trop large; quand même on change souvent l'eau, il en reste toujours une certaine quantité dans l'appareil, et celle qu'on vient de renouveler reprend bien vite une mauvaise odeur. Depuis quelque temps, on a essayé à la clinique chirurgicale de Berlin de maintenir constamment dans le bain le membre cassé, recouvert d'un appareil fenêtré en plâtre. Dans ce but, il faut rendre l'appareil plâtré imperméable à l'eau en le couvrant d'une couche de ciment, d'une solution de gomme-laque, de verre hydrique (wasserglass), de collodion, etc. Les résultats de ce traitement ont été beaucoup vantés. Si pendant sa durée il se déclarait autour de la plaie des inflammations suppurées, sur lesquelles le bain continu exerce déjà par lui-même une influence fâcheuse, cette méthode me paraîtrait moins convenable encore que toute autre.

Dans le traitement des fractures ouvertes par des appareils à attelles, on se sert ordinairement d'attelles en bois, de peu de largeur, auxquelles on fait bien d'adapter, lorsqu'il s'agit de la jambe, une pièce qui soutient le pied.

Comme dans le traitement des fractures compliquées, nous avons commencé immédiatement à parler des bandages, je dois encore ajouter quelques mots sur le premier examen. On procède au diagnostic des fractures compliquées de la même manière qu'à celui des fractures simples. *Le plus souvent, il est tout à fait inutile et même nuisible d'introduire les doigts dans la plaie;* ce n'est que dans le cas où l'on croit sentir à travers la peau des *esquilles* complétement détachées ou qu'on les voit, qu'il faut essayer de les extraire; *moins vous serez obligés d'examiner la plaie, mieux cela vaudra.* On laissera en place toutes les esquilles adhérentes; je crois qu'il est toujours inutile et quelquefois même nuisible d'enlever par la scie les extrémités pointues des fragments (résection immédiate des extrémités des fragments). La réduction des fragments doit être faite le plus *exactement possible* avant l'application de l'appareil; les flexions et les tractions qu'on exerce plus tard doivent être décidément rejetées, et si ces manœuvres devenaient nécessaires à cause d'un déplacement considérable, il faudrait attendre la guérison de la plaie. De même, il est tout à fait irrationnel et inutile de tirer trop tôt sur des esquilles osseuses à moitié adhérentes; un morceau d'os privé de vie qui tient encore au périoste ou à d'autres parties molles, se sépare peu à peu de lui-même et c'est alors qu'on l'enlève.— Pour savoir si dans la profondeur les extrémités osseuses sont nécrosées, on ne devra se servir de la sonde que très-tard, lorsque la plaie sera devenue fistuleuse, encore faut-il procéder avec la plus grande circonspection et n'employer que des instruments parfaitement propres. S'il existait une nécrose assez étendue de l'une ou des deux extrémités osseuses, il se pourrait que l'extraction du séquestre offrît des difficultés; dans ce cas, on aurait recours à la même opération que pour toutes les nécroses en général; nous reviendrons là-dessus en parlant des maladies des os; cependant cette manœuvre opératoire ne doit pas être entreprise tant que le processus n'est pas entré dans une période tout à fait chronique.

Quant à la durée de la guérison des fractures compliquées, elle est toujours plus longue que celles des fractures simples, il faut même quelquefois bien plus du double de temps, pour peu que la suppuration soit longue. C'est l'examen manuel qui décidera ; évidemment on n'engagera le malade à essayer de marcher, que si la fracture est tout à fait consolidée. L'évolution regressive du cal, sa condensation, sa disparition à l'extérieur et sa résorption jusqu'au rétablissement de la cavité médullaire, s'opèrent de la même manière que dans les fractures simples, sous-cutanées. — Le traitement des fractures compliquées est une des questions les plus difficiles de toute la chirurgie ; on ne peut jamais dire qu'on en a épuisé l'étude.

DIX-SEPTIÈME LEÇON

RETARD DANS LA FORMATION DU CAL.

I. Retard apporté à la formation du cal et développement d'une pseudarthrose. — Causes souvent inconnues. Conditions locales. Causes générales. — Structure anatomique. — Traitement interne, traitement chirurgical; critique des méthodes. — II. Des consolidations vicieuses; du redressement (infraction) et des opérations sanglantes. — Végétation anormale du cal.

Dans de certaines conditions qui ne sont pas toujours connues, il peut arriver qu'une fracture, traitée de la manière habituelle ne soit pas consolidée au bout du temps ordinaire; il peut même arriver que la consolidation ne se fasse jamais, mais que l'endroit fracturé devienne douloureux et reste très-mobile; on comprend que par là la fonction du membre peut être gênée et même complétement abolie. Le semestre dernier, un garçon robuste fut admis à l'hôpital pour une fracture simple, sous-cutanée de la jambe, sans déplacement; on appliqua, comme à l'ordinaire, un appareil plâtré qui fut renouvelé au bout de quinze jours. Six semaines après l'accident, on leva l'appareil, dans l'espoir que la fracture était guérie; cependant elle était encore complétement mobile, et l'on ne sentait pas trace d'un cal à l'extérieur. J'eus recours immédiatement au moyen le plus simple dans de pareils cas, je chloroformai le malade et je frottai fortement un fragment contre l'autre, jusqu'à ce qu'on sentit bien distinctement la crépitation; je remis un appareil plâtré et en le levant quatre semaines plus tard je trouvai que la fracture était déjà assez solide. — Je mis la jambe dans une boîte, et je fis appliquer tous les jours une bonne couche de teinture d'iode sur la partie antérieure du membre. Après avoir continué ainsi pendant quinze jours, je trouvai la fracture presque complétement solide; le malade se leva à l'aide de béquilles et put demander peu de temps après son exeat.—Je connais deux autres cas, observés dans ma clientèle, où des fractures tout à fait simples chez des jeunes gens très-robustes n'arrivèrent pas à consolidation, et où il se forma une pseudarthrose. De pareils cas sont en général très-rares; le plus souvent, on peut reconnaître des causes bien déterminées, quelquefois des maladies osseuses, ayant donné lieu au développement d'une pseudarthrose. Certaines fractures du squelette humain, pour différentes raisons, ne se réunissent presque jamais par un cal osseux : à cette catégorie appartiennent les fractures intra-capsulaires du col du fémur et de l'humérus, les fractures de l'olécrâne et de la rotule. Quand ces deux derniers os sont cassés transversalement, ils s'écartent à tel point que les masses osseuses formées aux deux extrémités ne se rencontrent pas, et de la sorte l'union entre les fragments n'est constituée que par du tissu cicatriciel. Quand la tête du fémur est cassée en dedans de la capsule, elle reçoit encore du sang par une artériole qui y arrive par le ligament suspenseur, cependant cette source est très-faible et, par conséquent, la production osseuse sur le petit fragment sera très-faible aussi. Lorsque dans une fracture intra-capsulaire de la tête de l'humérus il arrive, cas assez rare du reste, qu'un fragment de la tête soit complétement séparé du reste de l'os, ce fragment ne recevra plus de sang et se comportera comme un corps étranger : on ne peut donc guère alors espérer de soudure. Dans les exemples que nous venons de citer, la guérison est si rare qu'à peine si nous donnons encore le nom de pseudarthrose à ces sortes d'accidents. Cependant, je tenais à vous montrer par là qu'il y a des conditions purement locales qui peuvent disposer à la pseudarthrose. Il en est surtout ainsi de la séparation complète de fragments d'os assez considérables, dont l'élimination en cas de fracture ouverte peut laisser un si grand vide, que ce dernier ne peut pas être rempli complétement par de la substance osseuse nouvelle. Une suppuration de longue durée avec destruction ulcérative et résorption étendue des fragments pourrait également donner lieu au développement d'une pseudarthrose. On regarde quelquefois le traitement comme en étant la cause; l'absence d'appareil ou un appareil trop lâche, des mouvements prématurés sont des conditions qu'il ne faut pas perdre de vue. D'un autre côté, on a prétendu que l'application du froid trop longtemps continuée, la ligature d'un tronc artériel considérable et enfin un appareil trop serré empêchaient la formation suffisante du cal osseux. Toutes ces causes, prises isolément, ne conduisent pas nécessairement au développement d'une pseudarthrose.

Parmi les prédispositions générales et les affections osseuses générales, on cite les suivantes comme étant les plus favorables au développement des pseudarthroses : une très-mauvaise nourriture, l'affaiblissement par suite d'hémorrhagies répétées, ou de maladies spéciales du sang, telles que le scorbut, les maladies cancéreuses avancées. Parmi les maladies des os, nous citerons principalement l'ostéoporose, c'est-à-dire l'atrophie de la substance corticale avec agrandissement de la cavité médullaire; nous avons déjà dit antérieurement que dans certaines périodes de cette affection, il existe non-seulement une fragilité considérable de l'os, mais que les chances de soudure sont aussi très-faibles. Je vous ai cité toutes ces causes, parce qu'on les admet généralement, quoiqu'à un examen scrupuleux un certain nombre d'entre elles aient une valeur très-inégale comme causes prédisposantes et que la signification de quelques autres soit même très-douteuse. Il existe encore une autre opinion très-répandue, c'est que les fractures n'arrivent pas à consolidation chez les femmes enceintes. Cette proposition n'est pas exacte pour tous les cas, moi-même j'ai vu plusieurs fois des fractures chez les femmes enceintes guérir parfaitement, une seule fois la solidification du cal se fit attendre pendant quelques semaines dans une fracture de l'extrémité inférieure du radius, reconnue très-tard, mais le même fait peut, du reste, se présenter également chez les femmes non-enceintes et chez les hommes.

L'anomalie du processus curatif en cas de pseudarthrose ne dépend pas de ce qu'il n'y a pas formation du tissu nouveau, mais de ce que ce tissu nouveau ne s'ossifie pas. La substance qui se trouve entre les fragments se transforme en un tissu conjonctif plus ou moins ferme, qui les maintient à une distance plus ou moins grande selon leur écartement primitif. Si les fragments sont tellement rapprochés qu'ils se touchent et frottent l'un contre l'autre pendant les mouvements du membre, il se forme dans la substance qui les réunit une cavité à parois lisses et remplie d'un peu de liquide séroso-muqueux. Aux extrémités des fragments, on a trouvé dans quelques cas du tissu cartilagineux, de sorte qu'il s'était formé une espèce de nouvelle articulation. Cette dernière cependant s'observe assez rarement, le plus souvent on n'a affaire qu'à une masse ligamenteuse, peu flexible qui se continue immédiatement avec les fragments, à la manière d'un tendon. — Quand une pareille pseudarthrose atteint de petits os, comme, par exemple, la clavicule, ou même l'un des os de l'avant-bras, le trouble fonctionnel est encore supportable. Mais si la solution de continuité existe au bras, à la cuisse ou à la jambe, on observe évidemment des troubles fonctionnels considérables. Dans certains cas, il est possible de donner aux extrémités la solidité convenable à l'aide d'appareils qui fournissent un point d'appui aux fragments ; dans d'autres cas, on ne réussit qu'incomplétement ou pas du tout, de sorte qu'on s'est occupé depuis assez longtemps de guérir les pseudarthroses par des opérations. Avant de vous exposer les différents procédés employés dans ce but, je dois vous entretenir des essais qu'on a faits avec des remèdes internes, soit pour prévenir les pseudarthroses, quand d'après les raisons indiquées plus haut on pouvait s'y attendre, soit pour les guérir, une fois produites. Ce sont principalement les préparations de chaux qu'on employait dans ce but. On faisait prendre le phosphate de chaux en poudre, ou bien on faisait boire de l'eau de chaux avec du lait, mais ni l'un ni l'autre n'a donné des succès réels. La chaux introduite de cette façon n'est absorbée qu'en très-petite proportion, et de cette faible quantité en excès dans le sang, la plus grande partie est éliminée par les reins, de sorte qu'il y en a très-peu qui profite à la pseudarthrose. On doit attendre davantage des prescriptions diététiques générales et des aliments qui, par eux-mêmes, sont riches en éléments calcaires. Par conséquent, il faut recommander le séjour de la campagne et la diète lactée; cependant ne fondez pas trop d'espoir sur ces ressources, surtout en cas de pseudarthrose complétement formée et existant depuis longtemps. — Les moyens locaux tendent tous à produire une inflammation dans les extrémités fracturées et dans leur voisinage, car l'expérience apprend que la plupart des processus inflammatoires dans l'os, et immédiatement autour de lui, surtout les processus aigus traumatiques, conduisent à la néoplasie osseuse. Les moyens qu'on emploie sont très-divers. Nous en connaissons déjà deux : *le frottement des fragments l'un contre l'autre* et le *badigeonnage avec la teinture d'iode*. A ceux-ci se rattachent encore l'application de *vésicatoires* et la cautérisation au *fer rouge* au lieu correspondant à la fracture. — Par les moyens suivants, on agit davantage sur la masse ligamenteuse qui se trouve entre les os fracturés : on y enfonce des *aiguilles à acupuncture*, pour exciter la substance intermédiaire, on peut même mettre en rapport les extrémités libres de deux aiguilles semblables avec les pôles d'une pile, pour exciter la masse intermédiaire en y faisant passer un courant électrique. Ce dernier procédé s'appelle l'*électropuncture;* on l'emploie très-rarement. Ensuite, on peut faire passer à travers cette masse cicatricielle un ruban mince et étroit ou des fils de soie réunis en cordon, c'est-à-dire un *séton*, ou simplement un fil à ligature assez épais, qu'on laisse jusqu'à ce qu'il ait provoqué une suppuration abondante. — Les méthodes opératoires dont nous allons parler maintenant s'attaquent plus directement à l'os; il y en a un grand nombre. Par exemple, on enfonce un couteau mince, étroit et solide jusqu'aux fragments et on enlève avec la pointe la masse ligamenteuse d'un des bouts, puis de l'autre, sans agrandir la plaie cutanée. On appelle cette méthode l'*avivement sanglant sous-cutané* des fragments. En second lieu, on fait une incision jusqu'à l'os, on enlève par la dissection la substance intermédiaire, on fait un trou dans chaque fragment près du bord de la fracture, on traverse les deux fragments par un *fil de plomb* d'une grosseur correspondant au diamètre du trou, on tord enfin ce fil pour rapprocher les fragments autant que possible. On peut encore, après avoir fait une incision, enlever à la scie une mince lamelle osseuse des deux fragments, et traiter le tout comme une fracture ouverte; à ce procédé, appelé *résection des fragments*, on peut ajouter la *suture osseuse*. Dieffenbach a eu recours à un autre moyen : il fit deux petites incisions correspondant aux fragments et qui allaient jusqu'à l'os; il perfora les fragments d'outre en outre près de leurs bords et enchâssa dans les trous des *bâtonnets d'ivoire*. Le succès s'obtient dans ce cas de la matière suivante : Autour de ces corps étrangers, se fait une formation nouvelle d'un jeune tissu osseux, qui, s'il est assez abondant (ce qu'on obtient en répétant cette opération de temps en temps), devient suffisamment résistant pour rétablir une union solide. A cette occasion, je vous dirai que si l'on retire au bout de quelques semaines les chevilles d'ivoire, elles sont rudes et comme corrodées dans la portion enfoncée dans l'os, tandis que le trou dans lequel elles se trouvaient, est rempli en grande partie de granulations; quelquefois on ne parvient plus à extraire les chevilles; les ouvertures par lesquelles on les a fait entrer se ferment. C'est la preuve irréfutable de ce fait que la *substance osseuse privée de vie* (on peut regarder l'ivoire comme tel) *peut être dissoute et résorbée par les granulations osseuses en voie de développement*. Nous aurons plus tard encore souvent l'occasion de revenir sur cette vérité, autrefois longuement contestée, et qui est d'une grande importance pour un certain nombre de maladies osseuses; nous avons déjà parlé antérieurement des causes hypothétiques de cette résorption. Langenbeck a modifié cette méthode de Dieffenbach de la manière suivante : il remplaça les bâtonnets d'ivoire par des vis métalliques dans le but de les fixer immédiatement après l'opération à un appareil qui maintenait solidement les fragments. En général, après toutes ces opérations, il faut appliquer tôt ou tard un appareil approprié pour immobiliser les fragments.

Les procédés opératoires sont, comme vous voyez, très-nombreux, et je ne vous ai cité que les plus importants; cependant si le nombre des résultats heureux répondait au nombre des méthodes en usage, la pseudarthrose compterait parmi les maladies les plus faciles à guérir. En médecine, vous pouvez admettre le plus souvent en principe, que le nombre des remèdes employés contre une maladie est en raison inverse de leur efficacité, il en est de même ici. Si quelques espèces de pseudarthroses peuvent être guéries facilement et sûrement, il y en a d'autres où le contraire a lieu; les différents procédés ne peuvent pas tous être employés dans des cas semblables. D'abord les opérations sont dangereuses à des degrés différents; ainsi sur les régions recouvertes d'une couche très-épaisse de parties molles, surtout à la cuisse, elles sont beaucoup plus périlleuses que sur les autres parties des membres; il est évident encore que les procédés non sanglants présentent moins de danger que les procédés sanglants, que ceux qui s'accompagnent de petites plaies sont moins graves que ceux qui exigent de grandes incisions. Quant à l'efficacité de ces différentes méthodes, je crois que la *suture osseuse* et la *résection* sont celles qui, même dans les cas les plus graves, conduisent le plus vite au but; il est vrai qu'elles entraînent avec elles tous les dangers des fractures compliquées de plaies. Le traitement par les *bâtonnets d'ivoire* est moins dangereux, à l'exception de la cuisse, où toute opération dirigée contre une pseudarthrose est grave, et je crois que ce procédé conduirait dans la plupart des cas au but proposé, *si l'on répétait suffisamment l'opération*. Moi-même j'ai observé les plus beaux résultats par ce traitement, de même que par l'appareil à vis de Langenbeck et par la suture osseuse.

Pour les pseudarthroses de la cuisse, on peut sérieusement se demander si l'on ne devrait pas préférer à toute autre opération dangereuse et incertaine, l'amputation à l'endroit de la pseudarthrose, amputation qui, dans ces cas, offre des chances favorables. Cette question, du reste, ne peut être décidée qu'après mûr examen du fait spécial. Dans beaucoup de cas, il serait préférable d'avoir recours à un appareil prothétique habilement exécuté plutôt que de faire l'opération.

DES CONSOLIDATIONS VICIEUSES.

Grâce aux progrès réalisés dans le traitement des fractures, il est aujourd'hui rare de rencontrer des cas où la consolidation se soit faite dans une position assez oblique pour que le membre ne puisse absolument plus remplir ses fonctions; cependant on voit encore de temps en temps ces accidents, soit que dans les fractures accompagnées de larges plaies ouvertes, la déviation n'ait pas pu être évitée malgré les soins les plus assidus, soit que l'incurie ou l'agitation du malade dont l'appareil était lâchement appliqué, ait donné lieu à un déplacement considérable des fragments. Dans beaucoup de cas, ce déplacement est tellement peu considérable, que le malade ne se soucie pas de faire réparer ce défaut d'harmonie du corps ; on ne désire une meilleure position que dans les cas où, par suite d'une incurvation ou d'un raccourcissement trop considérable, les mouvements du membre, par exemple du pied ou de la main, sont considérablement entravés. Pour de semblables cas, nous possédons une série de ressources, au moyen desquelles nous pouvons sensiblement améliorer la difformité et même la faire complétement disparaître. Si l'on remarque dans le cours de la guérison que la coaptation des fragments n'est pas exacte, on peut, dans les fractures sous-cutanées, rendre à toute époque une bonne direction aux fragments. Si, dans une fracture ouverte, les fragments se sont déplacés sous le premier appareil, *je vous engage instamment à ne pas essayer de donner une bonne direction au membre avant la guérison de la plaie ;* par ces manœuvres, vous détruiriez les granulations dans la profondeur, et vous pourriez rappeler les plus violentes inflammations. C'est principalement dans les fractures qui ont longtemps suppuré, que le cal reste longtemps mou, de sorte que vous pourrez toujours obtenir plus tard une position plus convenable du membre, en appliquant des attelles rembourrées tantôt d'un côté, tantôt de l'autre, selon les exigences du cas. — Si la fracture s'est complétement consolidée dans une position oblique, nous possédons les moyens suivants pour y remédier.

1° Le *redressement* du cal (*infraction*) ; dans ce but on chloroforme le malade et l'on tâche avec les mains de redresser le membre à l'endroit fracturé; si l'on réussit, on applique un appareil inamovible dans cette nouvelle position. Cette méthode, complétement inoffensive, n'a de chance de succès que si le cal est encore assez mou pour se laisser courber ; elle ne réussit donc que peu de temps après la fracture.

2° La *rupture complète* du cal ossifié. Elle peut également être obtenue quelquefois à l'aide des mains seules, souvent cependant on sera obligé d'avoir recours à des moyens mécaniques. On a construit dans cette intention différents appareils, à levier ou à vis, d'une très-grande force, dont l'un porte le nom horrible de « dysmorphosteopalinklastes ! » Tous ces appareils ne doivent être employés qu'avec la plus grande circonspection, pour que la pression ne soit pas trop violente à l'endroit où s'applique la machine ou à celui où s'appuie le membre, car il pourrait en résulter une contrition trop forte et une mortification de la peau. Pour les fractures de la cuisse qui guérissent assez souvent avec une grande difformité. M. Wagner a employé avec beaucoup de succès l'*extension forcée* à l'aide de l'appareil de Schneider et Menel, dont nous nous servons également pour la réduction des luxations anciennes. Vous pouvez comprendre facilement, par la comparaison que je vais faire, l'effet mécanique d'une pareille extension : si vous avez un bâton assez fortement courbé, et si vous faites tirer aux deux extrémités par des individus robustes, le bâton cassera à l'endroit de sa plus forte courbure. Si de cette façon on a produit par une force indirecte une fracture nouvelle de la cuisse à l'endroit déformé et si l'on a donné aux fragments une position convenable, on applique immédiatement un appareil plâtré, pendant que le membre est encore maintenu dans l'extension par la machine. D'après les expériences faites jusqu'à ce jour, cette méthode paraît être exempte de tout danger.

3° Les opérations sanglantes pratiquées sur les os sont plus dangereuses; il y en a surtout deux en usage : d'abord l'*ostéotomie sous-cutanée*, d'après la méthode de B. Langenbeck. Elle consiste en une petite incision allant jusqu'à l'os, pratiquée sur la partie qui correspond à la déviation; par cette ouverture vous ferez passer un trépan de moyenne dimension, et vous perforez l'os sans toutefois traverser les parties molles situées du côté opposé; vous retirez le trépan et vous introduisez dans l'ouverture une petite scie très-mince et très-fine, vous divisez dans une direction transversale d'abord un des côtés, puis l'autre, jusqu'à ce que vous puissiez briser le reste à la main; on donne ensuite une bonne direction à l'os et l'on traite le tout comme une fracture compliquée. Jusqu'ici cette opération n'a été pratiquée que sur la jambe, mais, autant que je sache, elle a toujours eu un heureux résultat. On peut aussi différer le redressement de la difformité jusqu'à ce que la suppuration soit survenue, que le cal ait été ramolli par elle, ou qu'il ait été en partie résorbé.

4° Enfin on peut aussi employer la méthode du chirurgien américain Rhea Barton; elle consiste à ouvrir largement les parties molles jusqu'à l'os, à l'endroit correspondant à la fracture difforme, on retranche du cal une portion en forme de coin, dont la partie large correspond à la convexité et la pointe à la concavité de l'os anormalement courbé. Cette méthode a également donné des résultats favorables.

En général, les méthodes non sanglantes sont préférables aux méthodes sanglantes, quand elles ne donnent pas lieu à des attritions trop fortes des parties molles; cependant il est moins dangereux d'avoir recours aux dernières que d'employer des appareils à pression trop forte qui broient, pour ainsi dire, l'os difforme.

Si la difformité des membres, et surtout celle du pied, est tellement grande dans plusieurs directions, que toutes les méthodes indiquées aient peu de chance de réussir, on sera quelquefois obligé de faire l'amputation.

Dans quelques cas rares, il arrive que *le cal devient énormément épais et gros*, comme on l'observe quelquefois pour les cicatrices de la peau et des nerfs. Qu'on ne se hâte pas trop pourtant d'intervenir par une opération, parce que, ordinairement, il se fait plus tard une résorption lente. L'ablation de ces cals ne pourrait se faire qu'avec le ciseau ou la scie; pour ma part, je me déciderais difficilement à entreprendre une pareille opération.

LÉSIONS DES ARTICULATIONS.

Contusion. — Entorse. — Plaies et inflammation traumatique aiguë des articulations. — Variétés dans la marche et la terminaison. Traitement. Modifications anatomiques.

Jusqu'ici nous n'avons traité que les lésions de tissus assez simples, nous allons nous occuper maintenant d'appareils un peu plus compliqués.

Vous savez que les articulations sont composées de deux ou plusieurs extrémités osseuses, recouvertes de cartilage, d'un sac pourvu souvent de beaucoup d'appendices et de poches, qui est compté parmi les séreuses et qu'on appelle la synoviale, et enfin d'une capsule fibreuse avec ses ligaments de renforcement. Toutes ces parties peuvent prendre part à l'affection de l'articulation, de sorte qu'on a quelquefois affaire en même temps à une maladie de la membrane séreuse, de la capsule fibreuse, des tissus osseux et cartilagineux. La part que prend à l'affection chacun de ces divers éléments est très-différente sous le rapport de l'intensité et de l'étendue; cependant je vous observerai déjà maintenant que la membrane synoviale y joue le rôle le plus important, et que le caractère particulier, propre aux affections articulaires, dépend principalement de cette propriété du sac synovial d'être fermé et de porter des appendices.

Je commencerai par vous dire quelques mots sur la *contusion des articulations*. Si un individu reçoit un coup violent sur une articulation, elle peut gonfler modérément; cependant dans la plupart des cas, après quelques jours de repos, pendant lesquels on peut faire appliquer des compresses d'eau blanche ou tout simplement d'eau froide, le gonflement et la douleur disparaissent, et l'articulation revient à son état normal. Dans d'autres cas, il persiste un peu d'endolorissement et de roideur; il se développe une inflammation chronique qui peut conduire par la suite à des affections sérieuses sur lesquelles nous ne voulons pas nous étendre pour le moment. Si l'on a l'occasion d'examiner une articulation modérément contusionnée sur un malade qui a succombé à des lésions graves, reçues en même temps, on trouvera dans le tissu de la synoviale des extravasats sanguins plus ou moins grands et quelquefois du sang dans la cavité articulaire elle-même; dans ces contusions sans fracture, les épanchements sanguins sont rarement assez considérables pour que la cavité articulaire soit complétement remplie de sang; cependant la chose est possible. On appelle cet état *hémarthron* (αἷμα, sang, ἄρθρον, articulation). Si une articulation qui a commencé à gonfler d'une manière considérable immédiatement après la contusion, reste douloureuse pendant quelque temps, un traitement antiphlogistique un peu plus énergique est indiqué. Il consiste à mettre des sangsues et à envelopper l'articulation d'une bande mouillée qui exerce une pression égale et modérée; on pourra même avoir recours à l'application d'une vessie de glace. En général, les inflammations de ce degré cèdent facilement aux moyens indiqués, quoique des affections chroniques et une certaine irritabilité de l'articulation affectée succèdent assez souvent à l'état aigu. Il est très-important de savoir si la contusion articulaire n'est pas compliquée d'une fracture ou d'une fissure des extrémités osseuses; s'il en était ainsi, il faudrait appliquer un appareil plâtré et être très-réservé dans le pronostic sur les fonctions ultérieures de l'articulation; depuis quelque temps j'applique également l'appareil plâtré dans les simples contusions articulaires sans fractures, et je néglige tout traitement antiphlogistique; les résultats sont excessivement favorables.

Un mode de lésion tout à fait spécial aux articulations, c'est l'*entorse* (distorsio). Elle est surtout fréquente au pied. Une pareille distorsion qui, du reste, peut s'observer sur presque toutes les articulations, consiste principalement en un tiraillement, une extension trop forte et quelquefois une déchirure des ligaments avec extravasation sanguine dans l'articulation et dans les tissus environnants. Cette lésion peut être très-douloureuse dans le premier moment, et ses suites sont souvent de très-longue durée, surtout si le traitement n'est pas institué d'une manière logique. Dans ces circonstances aussi on emploie ordinairement les saignées et le froid, cependant avec beaucoup moins de succès que dans les contusions articulaires; du reste, ces moyens sont rarement indiqués, parce que l'inflammation dans les entorses n'est jamais très-considérable. Il est beaucoup plus important de laisser les articulations dans un repos absolu, pour que les ligaments qui pourraient avoir été déchirés puissent de nouveau se souder d'une manière normale. Nous atteignons ce but de la manière la plus simple par l'application d'un appareil plâtré, avec lequel le malade pourra se promener dans le cas où il ne ressentira pas de douleur en prenant cet exercice. Après dix, douze ou quatorze jours, selon l'intensité de la lésion, nous pouvons lever l'appareil, mais nous le renouvelons immédiatement si le malade ressent encore de la douleur en marchant. Il peut quelquefois être nécessaire de faire porter l'appareil pendant trois à quatre semaines. Ceci vous paraîtra très-long pour une si faible lésion; cependant je puis vous assurer que sans l'application d'un appareil inamovible les suites des entorses peuvent se prolonger pendant quelques mois, et cette longue durée augmente les chances d'apparition des inflammations chroniques qui se développent plus tard dans l'articulation. En cas d'entorse, vous ne devez donc pas établir un pronostic trop favorable quant à la rapidité de la guérison, et vous aurez soin de traiter consciencieusement cette lésion, qui souvent n'est insignifiante qu'en apparence.

Plaies et inflammation traumatique aiguë des articulations.— En passant maintenant aux plaies articulaires, nous faisons sous le rapport de l'importance de la lésion un pas énorme. La contusion et la distorsion des articulations sont considérées par beaucoup de malades comme une chose de peu d'importance, mais l'ouverture du sac synovial avec écoulement de la synovie est toujours, que la plaie soit grande ou non, une lésion grave qui peut compromettre sérieusement les fonctions de l'articulation et qui, dans beaucoup de cas, peut même mettre la vie en danger. Ici encore il faut établir la distinction que nous avons déjà faite en parlant des contusions, entre les inflammations traumatiques sous-cutanées et celles qui communiquent à l'extérieur, distinction dont nous avons également vu l'importance en traitant des fractures sous-cutanées et des fractures ouvertes. Dans les articulations, il s'ajoute encore un autre élément fâcheux, c'est que les sacs sont fermés et garnis d'anfractuosités dans lesquelles stagne le pus une fois formé; d'un autre côté, l'inflammation des membranes séreuses peut aboutir à des affections de très-longue durée, et exerce toujours dans l'état aigu une très-fâcheuse influence sur l'état général du malade.

Je crois vous donner très-facilement une idée du processus en question, en vous exposant un cas comme exemple. Je ne parle ici que des plaies simples par instrument piquant, tranchant ou contondant, c'est-à-dire de celles qui ne sont pas compliquées de luxation ou de fractures, et je choisis comme exemple l'articulation du genou ; cependant je vous ferai observer que, précisément dans cette articulation, la lésion est généralement considérée comme la plus grave de ce genre. Un homme vient vous trouver : en coupant du bois, il s'est fait à côté de la rotule une plaie de 1 ou 2 centimètres de long, qui ne donne pas beaucoup de sang. Cette plaie peut dater de quelques heures ou déjà du jour précédent. Mais le patient n'en fait pas de cas, il vient chez vous dans le simple but de vous demander la manière de se panser. Vous l'examinez, et vous voyez que, d'après sa position, la plaie répond à la synoviale, qu'autour d'elle il y a un peu de liquide transparent, séreux, légèrement visqueux, qui se montre en plus grande abondance quand le blessé met l'articulation en mouvement. — Ce fait attirera toute votre attention ; vous interrogez le malade, et vous apprenez qu'immédiatement après l'accident il ne s'est pas écoulé beaucoup de sang, mais un liquide qui ressemblait à du blanc d'œuf. Dans ces cas, vous pouvez être sûr que l'articulation est ouverte, car sans cette lésion la synovie n'aurait pas pu sortir. Dans les petites articulations, la quantité de synovie qui sort est si peu considérable, qu'on la remarque à peine, c'est ce qui explique pourquoi, dans les plaies des articulations digitales et même dans celles du cou-de-pied et du poignet, on peut pendant quelque temps douter si la plaie pénètre dans l'articulation ou non. Si l'on a donc constaté une plaie pénétrante, il faut prendre les mesures suivantes : le malade doit garder le lit et se tenir très-tranquille, la plaie doit être réunie aussitôt que possible, pour que la synovie ne continue pas à s'écouler, et afin qu'une réunion par première intention puisse être obtenue ; si la plaie cutanée est béante, on fera bien d'appliquer quelques points de suture ; quand la plaie est petite, il suffit souvent de réunir les bords avec des bandelettes de sparadrap ou de taffetas d'Angleterre recouvert de collodion. Il s'agit ensuite de maintenir l'articulation dans un repos absolu ; à cet effet, vous entourez de bas en haut tout le membre avec des bandes mouillées appliquées d'une manière égale ; dans tous les cas, il est nécessaire, pour le genou, que tout le membre soit étendu et fixé dans une gouttière, ou couché entre deux sacs de sable, pour que l'articulation ne puisse exécuter aucun mouvement. Si à ces précautions vous ajoutez encore des remèdes internes, par exemple un léger laxatif, je crois que vous aurez assez fait. Il est vrai que dans la plupart des ouvrages de chirurgie vous trouverez qu'il faut appliquer immédiatement un grand nombre de sangsues, et maintenir sur l'articulation une vessie de glace, pour prévenir une inflammation trop vive. Cependant je puis vous affirmer que les saignées locales et le froid n'ont pas cette vertu prophylactique contre l'inflammation, et qu'on a toujours le temps d'appliquer la glace dans les périodes ultérieures. Dans ces derniers temps, j'ai également substitué à ce pansement l'appareil plâtré que j'applique, comme en cas de fracture intra-articulaire du genou, à partir du pied jusqu'au delà du milieu de la cuisse, et en ayant soin de maintenir le membre par quelques attelles, ensuite je pratique dans l'appareil une fenêtre correspondant à la face antérieure de l'articulation et à la plaie. Comparativement à l'ancienne méthode antiphlogistique, on peut appeler brillants les résultats de ce traitement. — Retournons à notre malade. Vous trouverez que le troisième ou le quatrième jour il se plaindra d'une tension douloureuse dans l'articulation, il aura un peu de fièvre, le genou malade donnera à la main une sensation de chaleur plus forte que le genou sain. Si vers le cinquième ou le sixième jour vous avez coupé les points de suture, l'affection peut suivre, dans les jours suivants, deux directions tout à fait opposées. Supposons d'abord le cas le plus favorable, qui est assez fréquent, si l'on a eu soin d'appliquer de bonne heure un appareil inamovible : la plaie guérit complétement par première intention, le léger gonflement et l'endolorissement de l'articulation diminuent les jours suivants et disparaissent enfin complétement. Au bout de quatre à six semaines vous enlevez l'appareil, l'articulation reprend sa mobilité et tout rentre dans l'état primitif.

Cependant, dans d'autres cas, les choses se passent autrement, surtout si le blessé ne se soumet que tardivement au traitement. Vers la fin du premier septénaire, non-seulement le genou enfle fortement et devient très-chaud, mais toute la jambe s'œdématie ; le malade ressent des douleurs violentes chaque fois qu'on le touche ou qu'il veut essayer de remuer le membre ; il a plus de fièvre vers le soir, il perd l'appétit et commence à maigrir. Au milieu de tous ces phénomènes, la plaie peut être guérie par première intention, ou bien elle fournit au commencement un liquide plutôt séroso-muqueux que purulent. Cependant, en supposant même que cet écoulement n'ait pas lieu, les symptômes suivants, tels que le gonflement de l'articulation avec fluctuation manifeste, la grande sensibilité, la température élevée, l'œdème de la jambe, l'augmentation de la fièvre, la diminution des forces, suffisent pour reconnaître une suppuration aiguë de l'articulation. Si, dans de pareils cas, le membre n'est pas fixé, il se rétracte, et cette rétraction peut aller, au genou, jusqu'à former un angle aigu. Il est difficile d'indiquer la cause de cette flexion dans les articulations enflammées ; pour moi, l'opinion la plus vraisemblable, c'est que cette position est un effet réflexe, en ce que l'irritation des nerfs sensibles de la synoviale enflammée se transmet principalement aux nerfs moteurs des fléchisseurs. Une autre explication est la suivante : chaque articulation peut renfermer plus de liquide dans la position fléchie que dans la position étendue, ce qui a été prouvé par les expériences de Bonnet, qui ramena le plus souvent les membres dans la flexion, lorsqu'il fit une injection forcée dans les articulations. Cependant ces expériences ne me paraissent pas probantes, car les positions fléchies s'observent également dans les inflammations articulaires qui ne sont pas accompagnées d'épanchement dans la cavité articulaire, et, d'un autre côté, elles manquent très-souvent dans les cas où il y a un grand épanchement dans les articulations.

Une fois que les phénomènes décrits se sont présentés, les antiphlogistiques rentrent dans leurs anciens droits ; cependant il n'est pas permis de négliger pour cela la position du membre, afin que si l'articulation devenait absolument immobile, le membre se trouvât dans la position relativement la plus favorable ; pour le genou, c'est l'extension; pour le coude et le pied, c'est la flexion à angle droit, etc. Si vous avez négligé, dès le commencement du traitement, à remplir cette indication, il faut réparer la faute en chloroformant le malade, pour pouvoir donner sans difficulté au membre la position convenable. Parmi les antiphlogistiques, je préfère de beaucoup *l'application d'une ou de plusieurs vessies de glace sur l'articulation enflammée, et le badigeonnage avec la teinture d'iode très-concentrée ;* ce dernier moyen sera employé jusqu'à ce qu'il se forme sur une large étendue un soulèvement bulleux de l'épiderme.

Si le liquide augmente rapidement dans l'articulation et si la tension devient insupportable, on peut évacuer le pus avec précaution au moyen d'un trocart, car, dans le cas où ce fluide n'aurait pas un écoulement libre par la plaie primitive, on risquerait, sans cette opération, de voir survenir une ulcération sous-cutanée de la capsule, et un épanchement du pus dans le tissu cellulaire profond ; il est évident qu'il faut prendre toutes les précautions pour qu'il n'entre pas de l'air dans l'articulation. La ponction de l'articulation a surtout été recommandée de notre temps par R. Volkmann, moi-même je l'ai employée avec le plus grand succès, et je crois devoir à cette méthode d'avoir pu guérir successivement quatre cas d'inflammation traumatique aiguë grave du genou, avec conservation complète de tous les mouvements. Depuis que je me sers de l'appareil plâtré, même pour les plaies pénétrantes simples des articulations, je n'ai plus besoin de recourir à ces ponctions. Le malade doit prendre le soir de petites doses de morphine, parce qu'il ne peut pas dormir à cause des douleurs; le jour, on le soumettra à une diète antiphlogistique, et on lui donnera des boissons rafraîchissantes. A l'aide des moyens indiqués, on peut réussir, même à cette période, à couper court à l'acuité du processus; cependant, dans ces cas, on observe quelquefois que la fonction de l'articulation ne se rétablit pas complétement, quoique cela ne soit pas impossible, d'après ce que nous avons vu plus haut, en supposant, bien entendu, que la suppuration de la membrane synoviale reste essentiellement superficielle (*épithéliale*, d'après Rindfleisch, catarrhale, d'après Volkmann). Souvent cependant le processus passe de l'état aigu à l'état chronique, et il persiste plus ou moins de roideur.

Malheureusement, il arrive quelquefois que l'inflammation et surtout la suppuration continuent toujours. A la fin, il ne reste d'autres ressources que de dilater la plaie, ou bien de faire de nouvelles ouvertures à différents endroits; dans ces cas, on observe ordinairement une fonte purulente et une destruction complète du sac synovial. Tous les *diverticulum* ne prennent pas une part égale à la suppuration, il peut arriver que la ponction laisse écouler à un endroit de l'articulation du pus, à un autre du sérum; cela provient sans doute de ce que les communications souvent étroites, qui conduisent de la cavité articulaire dans les culs-de-sac, sont gonflées au point de former soupape. — Dans les cas graves, la suppuration s'étend entre les parties molles de la cuisse et de la jambe, et le malade s'affaiblit de plus en plus, surtout si des frissons violents viennent s'y ajouter; ses traits se décomposent, et, dans notre impuissance, nous sommes forcés d'assister à cet événement comme simples spectateurs. La guérison est encore possible même à cette période; alors les suppurations aiguës finissent par cesser, le processus passe à l'état chronique et la maladie se termine au bout de quelques mois par une roideur complète de l'articulation. Dans beaucoup de cas nous nous efforçons en vain de soutenir le malade par des moyens toniques et corroborants, il succombe complétement épuisé par une suppuration se renouvelant sans cesse, et apparaissant même à des endroits qui n'ont aucune communication avec la plaie. Nous ne pouvons prévenir cette terminaison fatale que par l'amputation, triste mais seule ressource qui puisse sauver la vie du malade, et ce résultat n'est pas très-rare. La difficulté est de choisir le moment opportun. Ce sont les observations répétées au lit des malades qui vous apprendront à peser les forces de chacun, et à reconnaître la limite extrême du temps où vous pouvez encore faire l'amputation. Dans les hôpitaux, vous verrez toujours un certain nombre de ces malades succomber à l'infection générale (pyémie), qu'il y ait eu ou non amputation du membre.

Dans la description de l'inflammation traumatique des articulations, nous nous sommes uniquement attaché à un cas spécial, et nous avons fait suivre immédiatement l'énumération des symptômes et le traitement; il faut ajouter encore quelques remarques sur les lésions anatomo-pathologiques telles qu'on les a étudiées, soit sur le cadavre, soit sur les membres amputés, soit à l'aide d'expérimentations. La maladie atteint principalement, on peut même dire exclusivement, dans les premiers temps, la membrane synoviale. Si, en disséquant, notre attention n'est pas portée tout particulièrement sur elle, on se la représente beaucoup plus mince et plus insignifiante qu'elle ne l'est en réalité, et je le sais par ma propre expérience. Cependant, en examinant l'articulation du genou, vous pouvez facilement vous convaincre que cette membrane est, dans la plupart des endroits, plus épaisse et plus humide que la plèvre et le péritoine ; elle est séparée de la capsule fibreuse par une couche lâche de tissu cellulaire sous-séreux, quelquefois riche en graisse, de sorte que vous pouvez facilement séparer le sac synovial d'une articulation du genou, jusqu'aux cartilages, sous forme d'une membrane continue et indépendante qui consiste, comme vous savez, en tissu cellulaire, porte à sa surface une couche ordinairement simple d'épithélium pavimenteux, et, très-près de la surface, renferme un réseau capillaire assez serré ; il n'existe pas, jusqu'à présent, de recherches minutieuses sur les vaisseaux lymphatiques des membranes synoviales ; il est extrêmement probable que ces vaisseaux se comportent de la même manière que ceux qui ont été décrits par Recklingshausen dans le péritoine et dans d'autres séreuses, à savoir, qu'ils constituent des réseaux tout à fait superficiels, recouverts par la couche épithéliale, et débouchant en partie à la surface de la membrane. La surface de la synoviale montre surtout, sur les parties latérales, un grand nombre de prolongements villeux, qu'on appelle les glandes de Havers; ces prolongements renferment des anses capillaires très-bien dessinées et souvent très-compliquées. La membrane synoviale a ceci de commun avec les autres séreuses, qu'à la suite d'une irritation elle sécrète d'abord une quantité assez considérable de sérum. En même temps, les vaisseaux se dilatent et commencent à s'étendre vers la surface ; par suite, la membrane perd son aspect uni et brillant, elle est d'abord d'un rouge jaunâtre trouble, plus tard elle devient de plus en plus rouge et prend à sa surface une consistance veloutée. Dans la plupart des cas, il se dépose sur cette membrane, en cas d'inflammation aiguë, une couche plus ou moins épaisse de fibrine, autrement dit une fausse membrane, absolument comme dans l'inflammation de la plèvre ou du péritoine; cependant il n'en est pas toujours ainsi. L'examen microscopique de la synoviale arrivée à cet état donne le résultat suivant : tout le sinus est devenu le siége d'une infiltration plastique très-marquée, et à la surface la prolifération des cellules devient si considérable, que tout le tissu consiste presque uniquement en petites cellules rondes, dont les plus superficielles ont tous les caractères des corpuscules de pus. La fausse membrane est tout entière composée de semblables petites cellules, réunies par une substance fibrineuse coagulée, que nous avons déjà vue antérieurement provenir d'une combinaison de substances fibrinogène et fibrino-plastique. Le tissu conjonctif de la membrane a perdu en partie sa nature striée, et a pris la consistance d'un mucus gélatineux, de sorte qu'il offre une grande ressemblance avec la substance intercellulaire du tissu bourgeonnant; dans le liquide renfermé dans l'articulation, liquide qui devient de plus en plus trouble et puriforme, on rencontre, d'abord en petit nombre, des corpuscules purulents, et à la fin ce liquide présente tous les caractères du pus. Un peu plus tard, toute la surface de la synoviale est tellement vascularisée, que, même vue à l'œil nu, elle ressemble à une surface fongueuse à granulations peu marquées, à la superficie de laquelle le pus se forme sans cesse, comme sur une surface bourgeonnante ordinaire. L'état dans lequel se trouve la membrane synoviale dans ce cas ressemble, au début surtout, au catarrhe aigu des muqueuses; aussi longtemps qu'il ne s'agit que de suppuration superficielle sans fonte du tissu (c'est-à-dire sans ulcération), la membrane peut revenir à l'état normal, mais si l'irritation est assez forte pour produire non-seulement des fausses membranes (qui, elles aussi, peuvent de nouveau se désagréger), mais encore la fonte purulente du tissu même de la synoviale, alors la formation d'une cicatrice est le seul résultat possible.— Précédemment, en exposant un cas type de suppuration dans l'articulation du genou, nous avons fait remarquer que le pus de la cavité articulaire peut se frayer des passages dans le tissu cellulaire sous-cutané ; cela peut arriver, sans aucun doute ; *cependant ces suppurations péri-articulaires du tissu cellulaire sous-cutané se présentent aussi quelquefois, sans qu'il soit possible de trouver une communication directe avec la cavité articulaire*, et je les ai rencontrées pour ma part dans des cas de suppuration articulaire aiguë aussi bien que chronique indépendamment de toute communication avec la cavité articulaire. Mes expériences sur les effets phlogogènes du pus me permettent d'expliquer ce fait de la manière suivante : Le pus toxique résultant d'une inflammation aiguë intra-articulaire est résorbé par les lymphatiques de la synoviale, et parvenant ainsi dans le tissu cellulaire péri-articulaire, il devient le point de départ de ces suppurations du tissu conjonctif; jamais, dans ces cas, le gonflement des glandes lymphatiques voisines ne fait défaut. Nous aurons à y revenir quand il sera question de la lymphangite. — Le cartilage ne participe que plus tard à l'inflammation; sa surface devient terne, et si le travail morbide est très-aigu, il commence par se fondre en petites molécules, ou bien de grandes portions se nécrosent et se détachent de l'os, un travail d'inflammation et de suppuration s'établissant entre le cartilage et l'os. Quoique le tissu cartilagineux, avec ses cellules, ne soit pas complétement inactif dans ces inflammations aiguës, les cellules cartilagineuses pouvant aussi produire des cellules de pus, je crois cependant que cet état du cartilage est dû en grande partie à un simple phénomène passif de ramollissement, à une espèce de macération, qu'on rencontre dans les mêmes circonstances sur la cornée, en cas de blennorrhée considérable de la conjonctive. En général, il est difficile de trouver deux parties du corps humain qui présentent, au point de vue pathologique, autant d'analogie que la conjonctive et la synoviale, la première dans ses rapports avec la cornée, la seconde dans ses rapports avec le cartilage. Plus tard, nous aurons encore l'occasion d'y revenir, aussi n'entrons-nous pas ici dans des détails que nous traiterons *in extenso* dans le cours de ces leçons. Si le processus aigu passe à l'état chronique, et s'il se forme finalement une roideur dans l'articulation, c'est-à-dire une *ankylose* (ἀγκύλη, courbure), ce phénomène se passe toujours de la même façon dans toutes les inflammations suppurées des articulations. Nous y reviendrons en parlant des inflammations articulaires chroniques.

DIX-HUITIÈME LEÇON

DES LUXATIONS SIMPLES.

Des luxations simples : luxations traumatiques, congénitales, pathologiques; subluxations. — Étiologie. — Obstacles à la réduction. Traitement : réduction, traitement consécutif. — Luxations habituelles. — Luxations anciennes, traitement. — Luxations compliquées. — Luxations congénitales.

Sous le nom de *luxation* on entend cet état d'une articulation dans lequel les deux surfaces articulaires ont quitté leurs rapports naturels complétement ou en grande partie; ce phénomène est le plus souvent accompagné d'une déchirure partielle de la capsule ; au moins c'est le cas le plus fréquent dans les *luxations traumatiques*, c'est-à-dire dans celles qui se sont produites dans une articulation saine sous l'influence de violences extérieures. En dehors de cette classe, on distingue encore les *luxations congénitales* et les *luxations spontanées* ou *pathologiques*. Ces dernières se produisent par suite de la destruction ulcérative et lente des extrémités articulaires et des ligaments, et il s'opère des déplacements dus à ce que la contraction musculaire ne rencontre plus d'obstacles de la part des ligaments ; nous n'en parlerons pas, parce qu'elles ne sont que les terminaisons de certaines affections articulaires. Nous ferons quelques remarques sur les luxations congénitales à la fin de ce chapitre. *Pour le moment, nous ne parlerons que des luxations traumatiques*. Vous entendrez parler quelquefois de *subluxation ;* par cette expression on désigne un état dans lequel les surfaces articulaires ne se sont pas quittées complétement, c'est une luxation incomplète. Par luxations *compliquées*, on comprend celles où il existe en même temps soit des fractures, soit des plaies cutanées, soit des déchirures de gros troncs vasculaires et nerveux, ou toutes ces lésions réunies. Je vous ferai observer encore qu'on est convenu de désigner comme luxé celui de deux os qui est le plus éloigné du tronc ; ainsi, dans l'articulation de l'épaule, on ne parlera pas de la luxation de l'omoplate, mais de celle de l'humérus; dans l'articulation du genou, on ne dira pas que c'est une luxation du fémur, mais une luxation du tibia, etc.

Les luxations sont en général des lésions assez rares; dans quelques articulations on les observe si peu, que leur nombre connu jusqu'aujourd'hui atteint à peine la demi-douzaine; on dit que les fractures sont huit fois plus fréquentes que les luxations; cette proportion me paraît encore trop forte pour les luxations. Mais c'est surtout la fréquence des luxations dans les différentes articulations qui est très-variée. Je vais vous le prouver par quelques chiffres. D'après une statistique de Malgaigne, il y avait, sur 489 luxations, 8 au tronc, 62 aux extrémités inférieures, 419 aux extrémités supérieures, et parmi ces dernières, 321 à l'épaule. Vous voyez donc que l'épaule est l'articulation la plus favorable aux luxations, ce qui s'explique, du reste, facilement, par sa disposition anatomique et ses mouvements étendus. Les luxations sont plus fréquentes chez les hommes que chez les femmes, et par les mêmes raisons que nous avons indiquées en parlant des fractures.

Les causes occasionnelles des luxations se divisent en violences extérieures et en contractions musculaires. Ces dernières sont rarement une cause de luxation, cependant on a observé des cas chez les épileptiques, où des contractions spasmodiques ont donné lieu à ce genre de lésion. Les causes extérieures se divisent, comme pour les fractures, en causes *directes* et *indirectes.* Si, par exemple, quelqu'un tombe sur l'épaule et que l'humérus se luxe, on aura une luxation par cause directe : la même luxation peut se produire par cause indirecte, si, par exemple, quelqu'un tombe sur la main ou le coude, le bras étant écarté du corps. Pourquoi se produit-il dans un cas une luxation, et dans un autre une fracture? Il est probable que cela dépend principalement de la position de l'articulation et du mode d'action de la violence extérieure, cependant la fragilité plus grande, soit de l'os, soit des ligaments, y est pour beaucoup; on peut, par exemple, produire artificiellement sur le cadavre tantôt l'une, tantôt l'autre lésion, par la même manœuvre. — Comme pour les fractures, il existe un grand nombre de symptômes de la luxation; plusieurs peuvent être très-évidents, surtout si l'on vient immédiatement après l'accident, alors que le déplacement des surfaces articulaires n'est pas encore caché par le gonflement inflammatoire des parties molles qui les recouvrent. Le *changement de forme* de l'articulation est un des symptômes les plus importants qui, il est vrai, ne conduit sûrement et rapidement au diagnostic que lorsqu'on a exercé l'œil à reconnaître facilement les déviations de la forme normale. Un coup d'œil juste, une connaissance exacte de la forme normale, en un mot, l'instinct de la plastique, le goût de l'anatomie des formes, de l'anatomie des artistes, sont, dans ce cas, extrêmement utiles. S'il s'agit de déviations très-faibles de la forme normale, le plus expérimenté ne pourra pas se passer de comparer le côté malade au côté sain, et je vous engage donc instamment, si vous ne voulez pas commettre de fautes grossières, de faire toujours déshabiller le malade pour pouvoir comparer les deux côtés. Le mieux sera de suivre de l'œil la direction de l'os que vous supposez luxé, et si cette ligne n'aboutit pas directement à la cavité articulaire, vous pouvez, dans la plupart des cas, admettre avec vraisemblance une luxation, à moins que vous n'ayez affaire à une fracture immédiatement au-dessous de la tête articulaire, ce qui doit être décidé par l'examen manuel. L'allongement ou le raccourcissement d'un membre, sa position vis-à-vis du tronc, les changements de rapports entre certains points saillants du squelette, permettent souvent d'établir rapidement un diagnostic au moins probable. — Un autre symptôme perceptible à la vue, est la suffusion sanguine des parties molles, la sugillation. Il est rare, à la vérité, qu'elle soit bien distincte dès le commencement, parce que le sang épanché par suite de la déchirure de la capsule n'arrive sous la peau et ne devient visible que peu à peu, souvent au bout de quelques jours seulement ; dans certains cas, l'épanchement sanguin est si insignifiant, qu'on n'observe rien à l'extérieur. Les symptômes que le malade indique lui-même sont la douleur et l'incapacité de mouvoir le membre d'une manière normale. La douleur n'est jamais aussi forte que dans les fractures, elle ne devient bien sensible que si l'on essaye de faire exécuter des mouvements. Dans certaines luxations, le malade peut quelquefois mouvoir le membre luxé, cependant ces mouvements ne sont possibles que dans de certaines directions et dans des limites très-restreintes. — L'examen manuel doit, dans la plupart des cas, décider en dernier ressort ; il s'agit de constater par ce moyen que la cavité articulaire est vide, et que la tête se trouve à une autre place, soit à côté, soit dessus ou dessous. Cet examen peut devenir très-difficile, si les parties molles sont tuméfiées, et souvent nous sommes obligé d'avoir recours au chloroforme pour pouvoir faire nos recherches avec soin, sans quoi le malade les rendrait impossibles par ses cris et ses mouvements. En imprimant au membre luxé des mouvements qui peuvent être impossibles ou très-peu considérables, on perçoit quelquefois une sensation de frottement, une crépitation faible et indistincte. Elle peut être produite soit par le frottement de la tête articulaire contre les ligaments et tendons déchirés, soit par l'écrasement des caillots sanguins. Il ne faut donc pas se laisser aller à admettre immédiatement une fracture, quand ces sortes de crépitations se produisent, mais il faut examiner avec d'autant plus de soin. Les fractures de certaines parties des extrémités articulaires, avec déplacement, peuvent facilement être confondues avec les luxations. Le langage même n'était pas tout à fait exact sous ce rapport, au moins autrefois, car on appelait également luxations les déplacements intra-articulaires qui sont accompagnés de fractures, et ne sont dus qu'à ces dernières. Aujourd'hui, nous faisons une distinction tranchée entre les luxations véritables et ces fractures intra-articulaires avec déplacement.

Si vous êtes dans le doute pour savoir s'il s'agit d'une fracture articulaire sans déplacement considérable, ou d'une luxation, vous pouvez le dissiper aisément en faisant des essais de réduction. Si un pareil déplacement disparaît avec facilité par une traction légère, mais se reproduit si l'on cesse de tirer, vous avez certainement affaire à une fracture, car, d'un côté, pour réduire une luxation, il faut le plus souvent employer des manœuvres bien précises et conformes aux règles de l'art et, d'un autre côté, les luxations une fois réduites ne se reproduisent pas facilement; cependant il y a quelques rares exceptions à cette règle.

On peut également confondre la luxation avec une entorse ou une contusion de l'articulation, mais, en examinant bien attentivement, on évitera facilement cette erreur. D'anciennes luxations traumatiques peuvent être confondues, dans de certaines circonstances, avec les déplacements qui se produisent à la suite des contractures. Enfin, sur les membres paralysés où il existe en même temps un relâchement de la capsule articulaire, les articulations peuvent présenter tant de mobilité, qu'elles semblent démises dans de certaines positions. Les données anamnestiques et un examen local exact peuvent, dans ces cas encore, nous apprendre la vérité.

Quant à l'état des parties lésées, immédiatement après l'accident, on a trouvé, dans les cas où l'on a pu examiner ces parties, que la capsule articulaire et le sac synovial étaient déchirés. La déchirure de la capsule est de grandeur très-variable, quelquefois la fente est en boutonnière, d'autres fois elle est triangulaire, avec des bords plus ou moins lacérés; on a également observé des déchirures des muscles et des tendons placés immédiatement autour de l'articulation. La contusion des parties est très-variable, et, par conséquent, l'épanchement sanguin atteint des proportions très-diverses. La tête articulaire n'est pas toujours placée à l'endroit où elle s'est échappée par la déchirure de la capsule, dans beaucoup de cas elle est plus haut, plus bas ou bien à côté, car les muscles qui se trouvent en contact avec la tête se contractent et la déplacent peu à peu. Il est très-important que vous soyez avertis de ce fait, car il vous explique pourquoi il faut souvent commencer par donner une autre position à la tête luxée, avant de pouvoir la ramener à travers la fente dans la cavité articulaire.

Il arrive quelquefois que les blessés réduisent eux-mêmes le membre par suite de quelque mouvement musculaire fortuit. C'est surtout à l'épaule qu'on a remarqué ce fait à plusieurs reprises. Ces réductions spontanées sont, du reste, très-rares par la raison qu'il existe d'ordinaire certains obstacles qu'il s'agit de vaincre par une réduction conforme aux règles de l'art. Ces obstacles consistent en partie dans la contraction des muscles, la tête articulaire peut même être prise entre deux muscles ainsi contractés. Un autre obstacle beaucoup plus fréquent, c'est la *petitesse de l'ouverture capsulaire*, ou bien son obstruction par des parties molles fortement engagées. Enfin, certaines *tensions de la capsule* ou des *ligaments* peuvent s'opposer à la réduction des luxations traumatiques récentes.

Le *traitement des luxations* consiste, en premier lieu, dans une *bonne réduction*, qu'on fait suivre des moyens capables d'aider au rétablissement de la fonction. Nous ne parlerons ici que de la réduction des luxations récentes, parmi lesquelles nous comprenons celles qui existent au plus depuis huit jours. C'est immédiatement après l'accident qu'on se trouve dans les meilleures conditions pour faire la réduction; à ce moment nous avons très-peu de gonflement des parties molles, et il n'y a que peu ou point de déplacement secondaire de la tête articulaire; le blessé est encore dans un affaissement moral et physique produit par l'impression de ce malheur, de sorte que la réduction s'opère assez souvent avec une facilité extraordinaire. Plus tard, nous serons presque toujours obligés d'avoir recours au chloroforme pour faciliter la réduction, en levant ainsi tout obstacle de la part des muscles. Quant aux manœuvres de réduction proprement dites, on ne peut rien en dire de général, parce qu'elles dépendent complétement de la disposition mécanique des différentes articulations. Il existait autrefois un principe général pour la réduction des luxations : on devait porter le membre dans la position dans laquelle il était au moment où la luxation s'était produite, et faire suivre à la tête, par des tractions, le même chemin qu'elle avait suivi pour se luxer. Ce principe ne garde sa valeur que pour quelques cas rares; aujourd'hui nous employons dans les différentes luxations des mouvements très-divers, comme par exemple la flexion, l'extension forcée, l'adduction, l'abduction, etc. Ordinairement le médecin traitant dirige ces mouvements exécutés par les aides, et repousse lui-même la tête avec la main, lorsqu'elle est arrivée, par la manœuvre indiquée, devant la cavité articulaire.

Souvent le chirurgien peut faire la réduction tout seul, et il m'est déjà arrivé plusieurs fois de réduire sans aides des luxations de la cuisse, qui avaient déjà fatigué en vain plusieurs de mes confrères, soutenus par de solides campagnards. Tout dépend, dans ce cas, de l'idée plus ou moins nette qu'on se fait des rapports anatomiques, et vous comprenez facilement que souvent, en tirant dans une certaine direction, on fait facilement rentrer la tête articulaire sans employer beaucoup de force, tandis que la réduction est impossible en tirant dans un autre sens. Quand la tête rentre dans la cavité articulaire, on entend quelquefois un bruit très-sensible, cependant ce n'est pas toujours le cas ; la preuve certaine que la réduction est faite n'est donnée que par le rétablissement des mouvements normaux.

Si les forces d'un homme ne suffisent pas, on peut réunir celles de plusieurs personnes, qui tirent dans une direction déterminée sur un drap formant anse et fixé au membre. Cette traction, à laquelle il faut naturellement opposer une contre-extension sur le tronc, ne doit jamais se faire par secousses, mais d'une manière uniforme. — Si par ces moyens on n'arrive pas au but, il faut avoir recours à des machines qui augmentent nos forces. Dans cette intention, on se servait autrefois d'instruments très-divers, tels que des leviers, des vis, des échelles, etc. Aujourd'hui on ne se sert plus que des moufles ou de l'appareil à extension de Schneider-Menel. La moufle, que vous connaissez déjà par vos études en mécanique comme un instrument propre à multiplier les forces, est employée de la façon suivante : l'un des bouts est fixé au mur par un crochet solide, tandis que l'autre est appliqué sur le membre au moyen de courroies et de boucles. La contre-extension se fait sur le corps du malade, afin qu'il ne soit pas entraîné sous l'influence de la traction. Un aide tire sur la corde de la moufle, dont la force, comme vous savez, augmente avec le nombre de poulies. — L'appareil de Schneider-Menel forme une grande potence très-solide ; dans une des parties latérales et à la face interne, se trouve fixé, plus ou moins haut, un cabestan qui peut être tourné au moyen d'une manivelle et fixé par une roue dentée ; sur le cabestan passe une large courroie fixée au moyen d'un crochet à une anse qui est attachée au membre luxé. Dans le cas de luxation des extrémités inférieures, le malade est couché sur une table placée, selon sa longueur, entre les deux branches de la potence, et dans la luxation des membres supérieurs, on le fait asseoir sur une chaise également placée entre les deux branches de la potence ; la contre-extension est faite au moyen de courroies qui fixent le malade à la poutre opposée à celle qui porte le cabestan. Les deux appareils ont certains avantages, la moufle est plus facile à appliquer, et, par exemple, plus usitée dans la clientèle civile; il faut cependant vous rappeler que ces appareils ne sont presque exclusivement employés qu'en cas de luxations anciennes, dont le traitement est plus souvent entrepris dans les hôpitaux et les cliniques chirurgicales que dans la pratique ordinaire.

Si nous entreprenons de pareilles réductions forcées, nous commençons toujours par chloroformiser le malade. Si l'on veut aller jusqu'à la résolution complète des muscles, il faut que la chloroformisation soit poussée très-loin, et comme la poitrine est souvent entourée de courroies pour faire la contre-extension, il faut user du chloroforme avec une extrême précaution, pour éviter de graves accidents de suffocation. Mais en dehors de ce danger, il y en a d'autres bien connus déjà des anciens chirurgiens qui ne connaissaient pas encore le chloroforme. Ils consistent en ce que le malade peut s'affaisser subitement et mourir, s'il est soumis trop longtemps à l'action de ces moyens violents; ensuite, l'extrémité malade peut tomber en gangrène par suite de la pression des courroies qui l'entourent, ou bien il se produit des déchirures sous-cutanées de troncs nerveux et sanguins considérables, et par suite des paralysies, des anévrysmes traumatiques, des suppurations étendues et d'autres accidents locaux graves. Quant aux conséquences produites par la pression exercée par les bandages, on les évitera le mieux en appliquant d'abord sur tout le membre une bande mouillée avant de fixer les courroies. De cette façon, on exerce sur tout le membre une pression uniforme assez considérable, et la compression à laquelle donne lieu la courroie immédiatement au-dessus des articulations sera moins dangereuse. Quant à la durée pendant laquelle il est permis de continuer ces essais de réduction, une demi-heure doit être considérée comme le maximum; on peut être sûr qu'avec la méthode employée on n'arrivera pas au but, si l'on n'a pas réussi après ce temps d'essais. Si, dans ces cas, on veut encore faire quelque chose, il faut avoir recours à une autre méthode. — Jusque dans ces derniers temps on n'avait aucune notion précise sur le degré de force qu'on pouvait employer sans danger, et sous ce rapport on était obligé de se contenter d'à peu près. Avec les moyens mécaniques indiqués plus haut, il paraît presque impossible d'arracher complétement un bras ou une jambe. Cependant ce cas s'est présenté à Paris il n'y a pas longtemps. En général les courroies déchirent ou les boucles se courbent plutôt. Il est assez peu probable qu'on puisse produire des déchirures sous-cutanées des nerfs et des vaisseaux d'un membre parfaitement sain, si l'on exerce une traction uniforme sur tout le membre ; mais ils peuvent se déchirer s'ils sont adhérents dans la profondeur à des cicatrices, ou s'ils sont ratatinés et qu'ils aient perdu leur élasticité normale. Si, dans ces cas, on pouvait toujours avoir une connaissance bien exacte des conditions où se trouve le malade, certainement on renoncerait souvent à tout essai de réduction, car, dans ces cas, la déchirure du nerf ou du vaisseau pourrait se faire aussi bien en essayant la réduction à force de bras, et l'on ne peut pas mettre ces accidents absolument sur le compte des machines. On a inventé un instrument avec lequel il est possible de mesurer la force employée pendant l'extension. Cet instrument est adapté à l'appareil à extension, et indique la force employée en poids, comme c'est l'usage en mécanique. D'après Malgaigne, on ne doit pas dépasser 200 kilogr. au dynamomètre. Naturellement, de pareilles indications ne sont qu'approximatives.

Si, d'une manière quelconque, la réduction de la luxation est opérée, la chose principale est faite, il est vrai, cependant il faut encore du temps pour que le membre reprenne toutes ses fonctions. La plaie de la capsule doit guérir, et pour cela l'articulation doit être en repos pendant un temps plus ou moins long. Après la réduction, il se déclare toujours une inflammation modérée de la synoviale, avec épanchement peu considérable dans l'articulation ; celle-ci reste pendant quelque temps douloureuse, roide et gênée dans ses mouvements. Si la réduction a suivi de près la luxation, comme nous l'avons admis jusqu'à présent, l'articulation doit être mise dans un repos complet ; on l'entoure de bandes mouillées, on y fait des applications froides ; rarement le gonflement devient assez considérable pour exiger des moyens antiphlogistiques plus énergiques. Pour l'épaule, on commence après dix à quinze jours à faire des mouvements passifs, et on les continue jusqu'au moment où les mouvements actifs et les exercices peuvent être permis ; souvent il se passe quelques mois avant que les mouvements soient devenus libres; c'est toujours l'élévation du bras qui se fait attendre le plus longtemps. Dans d'autres articulations dont la mobilité est moins étendue, on peut permettre beaucoup plus tôt les mouvements actifs ; ainsi les mouvements actifs dans l'articulation du coude et de la hanche reviennent vite à leur état normal. Aussi, pour ces dernières luxations, on peut permettre au malade d'exécuter des mouvements beaucoup plus tôt, parce que le déplacement ne se reproduit pas aussi facilement.

Si l'on permet trop tôt les mouvements actifs après la réduction, surtout dans les articulations où la luxation se reproduit facilement, comme, par exemple, à l'épaule et à la mâchoire inférieure, et si la luxation se reproduit une ou plusieurs fois avant que la déchirure capsulaire soit complétement guérie, il arrive quelquefois que la capsule ne se ferme pas complétement, ou bien la cicatrice devient si extensible, que le malade n'a qu'à faire un mouvement un peu maladroit pour que la luxation se reproduise. Il se développe alors cet état, qu'on appelle *luxation habituelle*, mal très-désagréable surtout à la mâchoire inférieure. J'ai connu une femme affectée antérieurement d'une luxation de la mâchoire et qui n'avait pas pris des précautions assez longtemps continuées, de sorte que la luxation se reproduisit bientôt et dut être réduite de nouveau. La capsule était tellement dilatée, que cette femme se luxait la mâchoire, chaque fois que, en mangeant, un morceau un peu gros se trouvait entre les molaires. Elle s'était tellement habituée à la réduire, qu'elle le faisait avec la plus grande facilité. De la même façon une luxation habituelle peut se former à l'épaule. J'ai observé un jeune homme qui, gesticulant avec beaucoup de vivacité, était obligé de mettre toute son attention à ne pas élever brusquement le bras gauche, car il le luxait presque toujours par ce mouvement. De pareils états sont très-pénibles pour le malade, et très-difficiles à guérir; la guérison ne serait possible que par un long repos de l'articulation. Il est rare que les malades aient l'envie et la patience de se soumettre à cette méthode.

Si une luxation simple est méconnue et que, par conséquent, elle ne soit pas réduite, ou bien si la réduction ne réussit pas par une raison quelconque, il se développe malgré cela une certaine mobilité, qui peut être beaucoup perfectionnée par un exercice régulier. On comprend facilement que certains mouvements restent impossibles à exécuter par des raisons toutes physiques, cette impossibilité dépend des rapports qu'affecte la tête articulaire avec les apophyses avoisinantes et du déplacement des muscles; d'autres mouvements peuvent se rapprocher des mouvements normaux. Si l'on ne s'efforce pas de ramener la mobilité par un exercice méthodique, le membre reste roide, les muscles s'atrophient et le malade ne peut presque plus se servir de cette extrémité. — Les modifications anatomiques que subissent l'articulation et les tissus voisins sont les suivantes: L'extravasat sanguin est résorbé, la capsule se plisse et se ratatine, la tête luxée s'appuie contre un des os qui sont à proximité de la cavité articulaire (par exemple, dans la luxation en dedans de la tête humérale, c'est contre les côtes, sous le grand pectoral), les parties molles qui entourent la tête déplacée s'infiltrent de matière plastique, se transforment en un tissu conjonctif cicatriciel qui s'ossifie en partie, de sorte qu'il se forme de nouveau une espèce de cavité articulaire osseuse, tandis que la tête est entourée d'une nouvelle capsule de tissu conjonctif. Le cartilage de la tête subit les changements suivants, visibles à l'œil nu : il devient rugueux, fibreux, et se fixe par un tissu cicatriciel dense aux parties avec lesquelles il est en contact. Ces adhérences deviennent avec le temps excessivement résistantes, surtout si des mouvements ne sont pas venus les troubler dans leur formation. Si nous poursuivons sous le microscope cette métamorphose du cartilage en tissu conjonctif, nous observerons ce qui suit : les cellules cartilagineuses commencent par se multiplier par scission, en même temps que les cavités à cellules s'agrandissent par la disparition partielle de la substance intercellulaire; une autre partie de la substance cartilagineuse se divise directement en fibres ténues, de sorte que le tissu prend d'abord l'aspect d'un fibro-cartilage et puis celui d'un tissu cicatriciel ordinaire, qui se confond avec les parties voisines et en reçoit même des vaisseaux. — Les muscles qui entourent la tête, lorsqu'ils ne sont pas déchirés, perdent une grande partie de leurs fibres, soit par fonte moléculaire, soit par métamorphose graisseuse.

Dans cet état, la luxation est appelée ancienne, et c'est alors surtout que nous pouvons employer les méthodes de réduction forcée que nous avons citées plus haut. Mais depuis combien de temps faut-il qu'une luxation existe pour dire qu'il est impossible de la réduire? la réponse ne peut plus être donnée depuis l'application du chloroforme; du reste, elle varierait beaucoup pour les différentes articulations. C'est ainsi que la réduction d'une luxation de l'épaule peut encore se faire après des années, tandis que celle de la hanche est déjà fort difficile après deux ou trois mois. Le principal obstacle réside dans les adhérences que la tête a contractées dans sa nouvelle position et aussi dans l'état des muscles dépourvus d'extensibilité parce qu'ils ont perdu leur élément contractile en se transformant en tissu conjonctif. — Une autre question est de savoir si dans les luxations anciennes, la réduction, en supposant qu'elle réussisse, atteint le but désiré, c'est-à-dire le retour des fonctions du membre; elle se pose surtout pour la luxation de l'épaule. Si vous considérez que la petite cavité articulaire est complétement remplie et recouverte par la capsule ratatinée, que la tête articulaire a perdu son cartilage, vous comprendrez que le rétablissement de la fonction est impossible, même dans le cas où l'on parviendrait à remettre la tête à sa place normale. Je puis vous assurer par expérience que dans ces cas le résultat final d'un traitement consécutif, très-pénible et très-long, ne compense nullement les peines et la patience de la part du malade et du médecin. Le résultat, dans ces cas, sera à peine plus favorable que quand le malade laisse le membre dans la position anormale, où il se trouve peut-être depuis des mois ou des années, et qu'il tâche d'en tirer tout le parti possible par des exercices méthodiques. On peut rendre ces exercices plus faciles et plus profitables, en déchirant par des mouvements de rotation énergiques les adhérences de la tête articulaire, après avoir chloroformisé le malade. On a observé dans quelques cas rares de luxation de l'épaule, que la tête dans sa position anormale a tellement comprimé le plexus brachial qu'il en est résulté une paralysie du bras; dans ces circonstances il peut être indiqué, si la réduction n'est plus possible, de faire une incision sur la tête articulaire et de l'enlever par un trait de scie, c'est-à-dire de faire une résection en règle de la tête humérale. Dans un cas, où le bras était complétement paralysé par suite d'une luxation de l'humérus en bas et en dedans, j'ai vu cette opération être suivie, si ce n'est d'une guérison complète de la paralysie, au moins d'une amélioration considérable dans les fonctions du bras.

DES LUXATIONS COMPLIQUÉES.

Une luxation peut être compliquée de différentes façons; elle l'est le plus souvent par la fracture de quelques parties ou de la totalité de la tête articulaire. Dans ces cas, très-difficiles à apprécier, où la réduction ne réussit souvent qu'incomplétement, il faut avant tout dans le traitement avoir égard à la fracture, c'est-à-dire il faut faire porter un appareil jusqu'à ce que celle-ci soit guérie. Il est utile dans ces circonstances de renouveler l'appareil souvent, environ tous les huit jours, et de l'appliquer chaque fois dans une position différente, pour que l'articulation ne se roidisse pas. Malgré cela on ne réussit pas toujours à obtenir une mobilité complète, de sorte que je vous recommande d'émettre dans les cas semblables un pronostic douteux sur le rétablissement des mouvements.

Une autre complication est la coexistence d'une plaie articulaire. Il peut arriver par exemple que le bout articulaire, si large, de l'extrémité inférieure de l'humérus ou du radius, soit chassé de l'articulation avec une telle force qu'il déchire les parties molles et la peau, et fasse saillie au dehors.

Le diagnostic est naturellement facile dans ces cas; la réduction est faite d'après les règles énoncées plus haut, cependant il nous reste une plaie articulaire d'une étendue considérable. Tous les accidents dont nous avons parlé à propos des plaies articulaires peuvent alors se présenter, de sorte que je ne puis que vous renvoyer à ce chapitre pour le pronostic, pour la diversité des terminaisons et pour le traitement. Le cas le plus grave est évidemment une fracture intra-articulaire compliquée de plaie; dans ces circonstances il ne faut s'attendre ni à une cicatrisation rapide de la plaie articulaire, ni au rétablissement des fonctions de l'article et l'on est menacé de rencontrer tous les dangers qui se présentent et dans les fractures compliquées et dans les plaies articulaires. Il est facile de prendre une résolution sur ce qu'il faut faire, quand il existe en même temps un attrition ou une déchirure considérable des parties molles : dans ces circonstances il faut se décider pour l'amputation immédiate. Si la lésion des parties molles n'est pas considérable, on peut quelquefois attendre la guérison par suppuration; mais dans ces cas l'articulation reste sûrement roide; de plus, l'expérience a prouvé que c'est toujours là un essai assez dangereux. D'après les principes de la chirurgie moderne, on évite dans ces cas l'amputation en isolant les extrémités articulaires fracturées des parties molles environnantes, et en les enlevant d'un trait de scie, pour produire de cette façon une plaie plus simple. C'est là la *résection totale* d'une articulation, opération sur laquelle les derniers vingt ans fournissent des données très-étendues, et qui est une des gloires des temps modernes; de cette manière on a sauvé, dans beaucoup de cas, des membres qu'il aurait fallu amputer infailliblement si l'on avait suivi les principes et la pratique de l'ancienne école.

Ces résections ont, quant au danger qu'elles présentent, une importance très-différente, selon les différentes articulations sur lesquelles elles sont pratiquées, il est donc difficile de dire là-dessus quelque chose de général. Cependant nous nous occuperons encore avec quelques détails de ce sujet dans un chapitre subséquent (voy. l'article *Traitement des affections fongueuses chroniques des articulations*) ; ce que nous venons de dire suffira pour vous donner une idée de ce qu'on appelle une résection articulaire.

DES LUXATIONS CONGÉNITALES.

Les luxations congénitales se rencontrent rarement ; il faut prendre bien garde de ne pas les confondre avec les luxations qui peuvent se produire pendant l'accouchement sous l'influence de certaines manœuvres dans le but d'extraire l'enfant; ces dernières ne sont que des luxations traumatiques simples qui peuvent être réduites et guéries.

On a observé des luxations congénitales sur la plupart des articulations des extrémités, cependant on rencontre cette lésion de beaucoup le plus souvent à la hanche, où elle existe assez fréquemment des deux côtés. La tête articulaire est placée un peu en haut et en arrière de la cavité, cependant elle peut y être ramenée facilement dans beaucoup de cas. En général, la maladie n'est remarquée que lorsque les enfants commencent à marcher. Le symptôme qui frappe le plus vers cette époque est une marche titubante toute spéciale qui dépend de ce que la tête articulaire étant placée derrière la cavité, le bassin se trouve par conséquent incliné en avant, et en second lieu de ce que la tête du fémur monte et descend alternativement dans les mouvements de la marche; il n'existe pas de douleur. Pour mieux examiner l'enfant vous le ferez complétement déshabiller et vous observerez exactement la démarche; après cela vous l'étendez sur le dos dans une position tout à fait horizontale et vous comparez la longueur et la position des extrémités. Si la luxation n'existe que d'un seul côté, le membre luxé sera plus court et le pied sera un peu dirigé en dedans; si vous fixez le bassin, vous pourrez dans beaucoup de cas réduire la luxation en tirant simplement par en bas. L'examen anatomique de cette maladie a donné les résultats suivants: La tête articulaire est non-seulement sortie de sa cavité, mais cette cavité elle-même a une forme irrégulière, elle n'est pas assez profonde; plus tard lorsque les individus sont arrivés à l'âge adulte, elle est fortement comprimée et remplie de graisse. Si le ligament rond existe, il est très-allongé; la tête articulaire n'est pas complétement développée; dans certains cas ses dimensions sont réduites à la moitié du volume normal, le cartilage est d'ordinaire complétement formé, la capsule est très-grande et lâche.

Vous comprenez que dans de pareilles conditions la guérison de cet état morbide est très-incertaine, le plus souvent même impossible. Si la tête est faiblement développée, si le bord supérieur de la cavité cotyloïde manque, si la capsule est énormément distendue, comment est-il possible de rétablir et de maintenir les rapports normaux? On a fait les hypothèses les plus variées pour expliquer la manière dont se produit ce vice de conformation si singulier; jusqu'ici on n'a jamais eu l'occasion d'étudier cette maladie sur l'embryon. Il s'agit ici d'un arrêt dans le développement, qui pour une cause quelconque a été troublé dans sa marche normale. On admet que ces troubles sont dus à des processus pathologiques qui remontent à la vie fœtale, et parmi les nombreuses hypothèses la suivante offre la plus grande vraisemblance: à une période très-reculée de la vie embryonnaire l'articulation se remplirait d'une quantité anormale de liquide et serait de cette façon distendue, il en résulterait une rupture ou au moins une dilatation très-grande de la capsule. Roser croit que des positions vicieuses dans la matrice peuvent donner lieu à cette anomalie.

On a tenté la guérison de cette maladie dans les cas où l'examen direct pouvait constater la présence d'une tête articulaire assez bien développée. Dans ces circonstances on a réduit la luxation et l'on a tâché de maintenir le membre dans sa position normale à l'aide de bandages et d'appareils, en laissant l'enfant dans un repos absolu pendant une ou plusieurs années. Les résultats de ce traitement, qui exige de la part du médecin et des parents une longue patience, ne sont pas complétement satisfaisants d'après les expériences faites jusqu'ici par d'excellents chirurgiens, car après un traitement semblable on a obtenu, il est vrai, une amélioration de la marche, mais très-rarement une guérison complète, et si plus tard vous avez occasion de lire dans les réclames d'institutions orthopédiques que les guérisons des luxations congénitales y sont fréquentes, vous pouvez être sûrs que, dans la plupart des cas, il y a eu erreur de diagnostic ou intention de tromper.

Les luxations congénitales de la cuisse ne mettent jamais la vie en danger, cependant elles exercent avec le temps une influence sur la position et la courbure de la colonne vertébrale, parce que le centre de gravité du corps est déplacé ; cette lésion, la claudication ou une marche vacillante sont les seuls phénomènes qu'on puisse rattacher à cette maladie. Il ne peut être question d'un traitement quelconque que dans la première enfance; mais comme le médecin ne peut jamais promettre sûrement le succès, même après un traitement de un à trois ans, on voit très-peu de malades qui veuillent s'y soumettre.

DIX-NEUVIÈME LEÇON

DES PLAIES PAR ARMES A FEU.

Remarques historiques. — Lésions produites par les gros projectiles. — Différentes formes des plaies par les balles. — Transport et soins à donner aux soldats blessés sur le champ de bataille.—Traitement.—Fractures compliquées produites par les armes à feu.

Pendant la guerre on observe un grand nombre de lésions qui peuvent être rattachées aux plaies par instrument piquant, tranchant et contondant ; les plaies par armes à feu doivent être comptées parmi les dernières, mais elles présentent tant de particularités, qu'elles doivent être décrites à part, et à cette occasion nous jetterons un coup d'œil, très-rapide il est vrai, sur le domaine de la chirurgie militaire en général. Depuis que les armes à feu ont été employées dans la guerre, les plaies produites par ces armes ont toujours été décrites à part par les chirurgiens, de sorte que les documents sur ce sujet se sont accrus d'une manière extraordinaire ; la chirurgie militaire a même acquis une place presque indépendante, elle est comme une branche à part de la chirurgie, qui comprend dans son domaine les soins à donner au soldat pendant la paix comme pendant la guerre, les mesures spéciales hygiéniques et diététiques qui jouent un rôle important dans les casernes, les hôpitaux, les ambulances, l'habillement et la nourriture du soldat. — Nous avons vu dans l'introduction que les Romains faisaient déjà accompagner les armées par des médecins soldés par l'État. Dans le moyen âge prévalut une autre habitude. Chaque chef d'un petit corps emmenait avec lui, à sa charge, un médecin qui, avec un ou plusieurs aides, pansait, d'une manière incomplète, il est vrai, les soldats après la bataille, et qui ensuite avançait ordinairement avec le corps d'armée, abandonnant les blessés aux soins des personnes charitables et sans que le chef où l'État les prît plus tard sous sa protection. Ce n'est qu'avec l'établissement des armées permanentes qu'on adjoignit à chaque bataillon et à chaque compagnie des médecins particuliers, et que les soins des blessés furent régularisés par des mesures et des dispositions, naturellement très-incomplètes. La position des médecins militaires était à cette époque tout à fait indigne et inouïe; ainsi sous le règne du père de Frédéric le Grand, le médecin recevait publiquement la bastonnade chaque fois qu'il laissait mourir un de ses grands grenadiers. A cette époque, où les soldats marchaient encore à l'ennemi d'un pas mesuré comme à la parade, les mouvements des corps étaient excessivement lents et embarrassés; les grandes armées étaient encombrées de bagages; pendant la guerre de Trente ans, par exemple, les lansquenets emmenaient souvent leurs femmes et leurs enfants sur un nombre interminable de chariots; par conséquent on ne sentait pas le besoin de donner aux dispositions réservées aux malades plus de légèreté. Ce n'est qu'avec la tactique adoptée par Frédéric le Grand, que le train, si lourd auparavant, devint plus mobile, cependant cette plus grande mobilité ne se développa bien que dans l'armée française sous Napoléon. Tant qu'un petit pays ou une province restait pendant toute la campagne le théâtre de la guerre, l'institution de quelques grands hôpitaux dans les villes voisines pouvait suffire. Mais lorsque les armées avancèrent et se suivirent rapidement, qu'une bataille se livra tantôt par-ci, tantôt par-là, on sentit le besoin d'établir des hôpitaux plus faciles à déplacer, c'est-à-dire, des ambulances, placées à une faible distance du champ de bataille, et susceptibles d'être facilement transportées plus loin.

Ces ambulances sont une création d'un des plus grands chirurgiens, de Larrey, que nous avons déjà cité antérieurement. Plus tard je vous dirai en peu de mots ce qu'on fait des blessés depuis le champ de bataille jusqu'à l'ambulance principale, et je quitte ce sujet en vous citant encore quelques-uns des meilleurs ouvrages sur la chirurgie militaire. Les *Mémoires de Larrey*, un peu étendus, sont tout particulièrement intéressants, non-seulement sous le rapport médical, mais aussi sous le rapport historique; je vous recommande surtout de lire les campagnes d'Égypte et de Russie. Ces mémoires comprennent du reste toutes les campagnes de Napoléon. Un autre ouvrage excellent nous vient des Anglais : *Principles of military Surgery* de John Hennen ; ensuite dans la littérature allemande nous possédons, en dehors de plusieurs ouvrages excellents de date plus ancienne, « les *Maximes de l'art médical militaire* » par Stromeyer, qui se basent principalement sur les expériences faites pendant la guerre du Sleswig-Holstein ; enfin « *le Traité général de la chirurgie militaire* d'après les réminiscences de la guerre de Crimée, du Caucase et de la pratique des hôpitaux » du docteur Pirogoff.

Les plaies produites par les projectiles de gros calibre, tels que les boulets, les grenades, les bombes, les *shrepnells* et quel que soit le nom de tous ces instruments de mort, sont généralement de nature à entraîner immédiatement la mort après elles; dans d'autres cas, ces projectiles enlèvent des membres tout entiers, ou au moins ils les broient tellement que la seule ressource à laquelle on puisse avoir recours est l'amputation. Les déchirures et les contusions étendues, produites par ces sortes de projectiles, ne se distinguent pas d'autres plaies contuses de grande dimension, telles qu'elles sont produites par les machines et qu'on n'observe que trop souvent à notre époque dans la clientèle civile.

Les balles, employées de nos jours dans la guerre, se distinguent entre elles sous bien des rapports; les petites balles de cuivre dont se servent les Tcherkesses sont à peine plus volumineuses que nos chevrotines, tandis que dans la dernière guerre d'Italie on a employé de grosses balles creuses, de plomb, qui dépassent de beaucoup le volume des balles employées autrefois et qui sont surtout dangereuses, parce qu'elles se divisent facilement dès qu'elles rencontrent un os ou un tendon. On emploie encore les balles pleines à forme ronde et les balles coniques, qui cependant ne se distinguent pas beaucoup entre elles par leurs effets. Il ne faudrait pas croire que les balles que nous trouvons dans les plaies aient la même forme qu'au moment où elles ont été introduites dans le fusil; le plus souvent elles sont déjà déformées lorsqu'elles sortent du canon; d'autres fois elles s'aplatissent dans la plaie, de sorte qu'on rencontre très-souvent dans les tissus une masse de plomb informe qu'on ne reconnaît presque plus pour une balle. Nous allons maintenant passer brièvement en revue les différentes espèces de lésions qui peuvent être produites par une balle; évidemment nous ne pouvons traiter que les points principaux.

Dans beaucoup de cas la balle ne fait pas de plaie, mais elle ne produit qu'une contusion des parties molles avec suffusion sanguine considérable, quelquefois une fracture sous-cutanée. D'après quelques auteurs modernes, les fractures simples, sous-cutanées, ne seraient rien moins que rares sur le champ de bataille. Ces lésions sont dues à des balles mortes, c'est-à-dire à celles qui viennent de loin et qui n'ont plus la force de traverser la peau; une pareille balle, en touchant la région hépatique, peut repousser devant elle la peau de l'abdomen en forme de doigt de gant, déprimer ou déchirer le foie, puis tomber à terre sans laisser la moindre trace sur la peau. Des contusions semblables peuvent être produites par des balles qui touchent la surface cutanée sous un angle très-obtus. Des corps solides tels qu'une montre, un portefeuille, des pièces de monnaie, le cuir des uniformes, etc., peuvent également empêcher la balle de pénétrer dans le corps. Ces sortes de contusions, qui peuvent avoir des conséquences très-graves, lorsqu'elles ont pour siége le bas-ventre ou le thorax, ont de tout temps attiré l'attention des médecins et des soldats ; on les attribuait au vent de la balle et l'on supposait que dans ces cas la balle passait tout près du corps sans le toucher. L'idée que ces lésions pouvaient réellement se produire de cette manière était si profondément enracinée, que des hommes très-sensés, du reste, se torturaient le cerveau pour expliquer théoriquement la manière dont le vent pouvait produire ces contusions; tantôt on disait que l'air, devant la balle et sur ses côtés, était tellement comprimé, que la pression atmosphérique produisait la lésion ; tantôt on supposait que la balle, s'électrisant peut-être par le frottement contre le canon du fusil, pouvait produire, on ne sait comment, une contusion et une brûlure à une certaine distance. Si l'on s'était convaincu un peu plus tôt que le vent des balles est un fait dénué de tout fondement, on n'aurait pas eu recours à ces théories fantastiques. — Les contusions par des balles mortes et par celles qui touchent le corps très-obliquement doivent être traitées d'après les mêmes principes que les contusions en général.

Le second cas est le suivant : La balle ne pénètre pas profondément dans les parties molles, mais entraîne avec elle une partie de la peau, de sorte qu'il reste une gouttière plus ou moins profonde. Cette espèce de plaie de guerre est évidemment une des plus légères, à moins que, comme cela peut arriver pour la tête, la balle n'ait entamé superficiellement le crâne et qu'un morceau de plomb ne soit resté dans l'os.

Le troisième cas est celui où la balle traverse la peau sans sortir du corps par un autre côté. La balle pénètre donc et reste, dans la plupart des cas, dans les parties molles. Il se fait une plaie tubulaire, un véritable canal. D'autres corps étrangers peuvent s'y trouver entraînés, surtout des parties de l'uniforme, des morceaux de drap, des boutons, des fragments de cuir, etc.; à côté de cela un os peut être brisé et les fragments entraînés dans la profondeur de la plaie y déchirent les tissus. Il serait possible aussi que la balle, après avoir traversé la peau et les parties molles, donne contre un os, revienne sur ses pas pour retomber par l'ouverture d'entrée, de sorte qu'on ne la trouve pas dans la plaie, quoiqu'il n'y ait *qu'une seule* ouverture. La plaie que fait la balle en entrant dans le corps a ordinairement la forme de cette dernière, les bords en sont contus, quelquefois d'une teinte légèrement bleu noirâtre et un peu enfoncés vers la plaie. Ces signes de l'ouverture d'entrée sont probants pour la majorité des cas, cependant leur valeur n'est pas absolue.

Le quatrième cas est celui d'une balle qui entre par un côté et sort par un autre. On a alors un canal complet avec ouverture d'entrée et de sortie. Si ce canal ne traverse que des parties molles et si la balle n'a pas chassé devant elle d'autres corps étrangers, l'ouverture de sortie est ordinairement plus petite que celle d'entrée et la première ressemble plutôt à une fente. Si la balle a touché un os et si elle a chassé devant elle des esquilles ou d'autres corps étrangers, l'ouverture de sortie est quelquefois beaucoup plus grande que celle d'entrée; il peut également y avoir deux ou plusieurs ouvertures de sortie, lorsque la balle s'est divisée, a éclaté, ou que plusieurs fragments d'os ont suivi des voies différentes. Enfin des esquilles chassées à travers la peau peuvent simuler des ouvertures de sortie, tandis qu'une partie ou même la totalité de la balle se trouve encore dans la plaie. — On a attaché beaucoup trop d'importance à cette distinction entre l'ouverture d'entrée et celle de sortie, distinction qui n'a de valeur qu'en médecine légale, dans ce cas il peut être important de savoir si, dans une certaine position du blessé, la balle est venue d'un côté ou de l'autre, car d'après la direction de la balle on recherchera les traces du coupable. La marche que suit la balle dans la profondeur est quelquefois très-curieuse. Elle est souvent déviée de sa direction primitive par les os, par les tendons et les aponévroses, de sorte qu'on se tromperait fort, si l'on admettait que la ligne droite qui réunit les ouvertures d'entrée et de sortie représente la direction du trajet parcouru par la balle. Sous ce rapport ce qu'il y a de plus curieux est le trajet circulaire que fait la balle autour du crâne et du thorax; par exemple, une balle entre obliquement au niveau du sternum, cependant sa force n'est plus suffisante pour perforer cet os : la balle peut continuer sa marche sous la peau, le long d'une côte et sort sur les parties latérales du thorax ou seulement près de la colonne vertébrale. D'après la position des ouvertures d'entrée et de sortie on devrait croire que la poitrine a été traversée obliquement ou d'avant en arrière, et l'on est très-étonné que de pareils malades arrivent à l'ambulance sans dyspnée.

La complication des plaies par armes à feu par des brûlures, telle qu'on l'observe lorsque le coup a été tiré de très-près, se présente rarement à la guerre. Lors des accidents qui sont dus au manque de précautions dans le maniement des armes, à des fusils qui éclatent, à des mines qui font explosion, cette complication n'est pas rare, et l'on peut observer tous les degrés de la brûlure. Les particules de charbon provenant de la poudre s'implantent souvent dans la surface du derme, la petite plaie se cicatrise par-dessus, de sorte que les parties atteintes conservent pendant toute la vie une teinte gris noirâtre. Nous entrerons dans plus de détails sur ce sujet en traitant des brûlures.

La douleur produite par un coup de feu est, dit-on, presque nulle;

la vitesse avec laquelle la lésion se fait est si grande que le blessé n'a que la sensation d'une espèce de choc qui le frapperait du côté d'où vient la balle; ce n'est que plus tard qu'il s'aperçoit de la plaie saignante et qu'il ressent la douleur spéciale à ces sortes de lésions. Il existe un grand nombre d'exemples de combattants ayant reçu des coups de feu, surtout aux extrémités supérieures, et les ayant si peu sentis que leur attention n'a été attirée sur la plaie que par la remarque de leurs voisins ou par le sang qui s'en écoule.

Comme dans les plaies contuses, l'hémorrhagie est généralement moindre dans les plaies par armes à feu que dans celles qui sont produites par un instrument piquant ou tranchant; cependant on se tromperait fort si l'on croyait que les gros troncs artériels ne donnent pas de sang lorsqu'ils sont traversés par une balle; un grand nombre de soldats ne succombent sur le champ de bataille que par suite d'une forte hémorrhagie provenant de quelque grosse artère lésée. Si l'on a eu l'occasion de voir couler le sang d'une artère carotide, sous-clavière ou fémorale, complétement coupée, on a pu se convaincre que la perte de sang est au bout de peu d'instants si considérable, que de pareils blessés ne peuvent être sauvés que si les secours sont immédiats, car une hémorrhagie de ces artères conduit infailliblement à la mort, si elle dure deux minutes; malgré cela, il est vrai de dire que les plaies contuses des artères, même du calibre de la radiale, ne donne souvent que peu de sang. Les chirurgiens qui nous ont laissé les premières descriptions des plaies par armes à feu ont attiré déjà l'attention sur ce sujet.

Avant de passer au *traitement* spécial des plaies par armes à feu, je vous donnerai un court résumé de la marche à suivre dans le transport et les premiers secours à donner aux blessés. Comme premier refuge pour les blessés on établit, à une faible distance, derrière le front de bataille et à un endroit aussi couvert que possible, quelques lieux de pansement protégés par le drapeau blanc; c'est là qu'on transporte les blessés en premier lieu; ce transport est fait, ou par les soldats eux-mêmes, ou par un personnel spécial, les infirmiers. Ceux qui sont légèrement blessés ou seulement atteints aux extrémités supérieures, et leur nombre est toujours assez considérable, se rendent à pied au dépôt d'ambulance. L'institution des compagnies d'infirmiers a rendu tant de services dans la dernière guerre d'Italie, que certainement elle se répandra de plus en plus. Ces compagnies se composent d'hommes qu'on a exercés par des manœuvres particulières à transporter les malades hors des lignes de combat et à leur donner, en cas de besoin, des secours palliatifs; par exemple, ils feront la compression sur des plaies qui saignent fortement, etc. Ils sont exercés à porter un blessé à deux, soit avec les bras seuls sans appui, soit en improvisant à la hâte un brancard. A cet effet ils ont ordinairement avec eux une lance et un morceau de drap un peu plus long et plus large que le corps d'un homme; les lances sont introduites dans une coulisse qui se trouve sur le côté long du drap et de cette manière on a bien vite une espèce de brancard; les baïonnettes ou les sabres droits peuvent servir provisoirement d'attelles pour soutenir une extrémité fracassée par un projectile. C'est ainsi que les blessés arrivent au dépôt d'ambulance, où l'on applique les premiers appareils que les malades conservent jusqu'à ce qu'ils arrivent à l'ambulance la plus rapprochée. Au dépôt, les hémorrhagies doivent être arrêtées complétement, les extrémités brisées doivent être maintenues de telle sorte que le transport des blessés ne puisse devenir nuisible; les balles superficiellement situées, les corps étrangers, y sont extraits, les esquilles complétement détachées y sont enlevées, lorsque cela peut se faire facilement et rapidement. Les membres qui sont fracassés par des boulets y sont déjà amputés, lorsqu'il n'est pas possible d'appliquer un appareil tel que le transport soit possible. D'une manière générale, le dépôt d'ambulance est surtout destiné à rendre le malade transportable et par conséquent on ne doit pas y entreprendre beaucoup d'opérations, ni des opérations qui demandent du temps. On ne peut faire que le strict nécessaire lorsqu'on voit arriver du champ de bataille un nombre de plus en plus considérable de blessés, et quelque barbare que paraisse le conseil donné par Pirogoff, il est certainement très-important, le voici : les médecins ne doivent pas épuiser leurs forces à traiter les mourants et les blessés dont les lésions sont nécessairement mortelles. Il serait désirable que chaque blessé portât avec lui une petite notice sur le résultat du premier examen ; un billet de quelques lignes qu'on mettrait dans une des poches du malade suffirait. Il s'agit principalement d'indiquer si la balle a été extraite, si une plaie de la poitrine ou de l'abdomen est pénétrante, etc.; par cette notice on épargne au médecin de l'ambulance du temps et de la peine, et au malade des douleurs. Une partie des infirmiers est ensuite chargée, sous la direction des médecins, de placer convenablement les malades, dans la voiture destinée à les transporter plus loin. Dans ce but, il existe des voitures spéciales qui peuvent avoir la construction la plus variée et qui sont faites pour recevoir des malades tantôt couchés, tantôt assis. Ces voitures suffisent rarement, et souvent il faut se contenter pour le transport des blessés de grands chariots qu'on arrange aussi bien que possible avec des planches, du foin, de la paille, des matelas, etc. Les voitures conduisent les blessés à l'ambulance la plus rapprochée; celle-ci est établie dans une ville ou un village situé près du champ de bataille; on y choisit les espaces les meilleurs et les plus vastes; tels que salles d'école, églises, granges. Dans ces locaux on prépare d'avance des lits avec de la paille, quelques matelas et quelques couvertures; c'est là que les médecins et les infirmiers attendent avec la plus vive inquiétude la première voiture de blessés, dès que la proximité du canon et quelques nouvelles reçues de temps à autre ont fait connaître que la bataille a commencé. C'est ici que l'on procède à l'examen minutieux des malades qui n'ont été pansés que provisoirement au dépôt, et que l'activité opératoire se développe sur une grande échelle : les amputations, les résections, les extractions de balles, etc., se font en quantité considérable, et le jeune médecin qui appelait de ses vœux la première opération sur le vivant a tellement à faire pendant toute la journée qu'il tombe de fatigue; cela continue ainsi jusque bien avant dans la nuit, la bataille s'étant prolongée bien loin dans la soirée, et ce n'est que vers le matin que les derniers convois de blessés arrivent à l'ambulance. Avec un mauvais éclairage, sur une table quelconque transformée en table d'opération, aidé par des infirmiers inhabiles, le médecin est obligé d'examiner tous les blessés jusqu'au dernier avec un égal soin, de les opérer en cas de nécessité et de les panser. A cette ambulance les blessés ont du repos pendant un certain temps et l'on ne doit autant que possible envoyer les opérés et ceux qui sont grièvement blessés à l'ambulance principale que lorsqu'on observe une suppuration de bonne nature et que la guérison commence au moins à se faire. Cependant on ne peut pas toujours agir de la sorte; quelquefois l'endroit où est établi l'ambulance doit être évacué. Si l'on appartient au parti vaincu, si vos propres troupes sont obligés de se retirer, si l'ennemi occupe l'endroit où est établi l'ambulance, les médecins avec leurs malades se constituent ordinairement prisonniers; car quelque humain que soit l'ennemi, la pénurie de médecins est si considérable après les grandes batailles, que ceux de l'ennemi ne sont pas en état de se charger de leurs prisonniers blessé.

Peu à peu les malades sont transportés avec autant de ménagement que possible, de l'ambulance volante dans l'ambulance principale qui se trouve dans une grande ville située à proximité et où les malades restent jusqu'à leur guérison pour retourner au corps ou pour rentrer dans leurs foyers s'ils ne sont plus capables de servir. — L'organisation que nous venons de décrire et qui est, en général, très-avantageuse, a subi dans les temps modernes quelques modifications; c'est ainsi qu'avec les chemins de fer il est devenu facile de transporter les malades rapidement et commodément, et d'éviter ainsi la trop grande accumulation dans un même endroit. S'il est possible d'établir les ambulances volantes à côté d'un chemin de fer, ce qui ne doit pas être difficile dans les guerres entre peuples civilisés, on fera bien, d'après mon avis, de transporter déjà pendant les deux premiers jours les amputés et les blessés pourvus d'un appareil solide, car à cette époque le transport leur sera, à peu d'exceptions près, peu préjudiciable. Par là les ambulances volantes n'auront plus besoin d'exister aussi longtemps, et cette institution, qui auparavant avait une si grande importance, en aura beaucoup moins. Mais les expériences sur ce nouveau mode de transport sont encore trop récentes et trop peu nombreuses pour qu'on soit en droit d'exiger dès maintenant une nouvelle organisation du service; en dehors de cela, tout terrain qui devient le théâtre de la guerre exige des modifications spéciales qui doivent être abandonnées à la sagacité du médecin et du général en chef. Il est d'un grand intérêt et d'une grande utilité de lire les rapports médicaux sur les dernières guerres, surtout sur celle de Crimée, où les Français et les Anglais avaient à surmonter des difficultés toutes spéciales. Cependant je ne puis pas entrer dans des détails plus circonstanciés; nous devons passer maintenant au traitement chirurgical proprement dit.

Les opinions sur le *traitement des plaies par armes à feu* se sont beaucoup modifiées avec le temps, selon qu'on se mettait à des points de vue différents. Les plus anciens chirurgiens dont nous possédions les écrits croyaient que les plaies de guerre étaient empoisonnées, et pensaient, par conséquent, qu'il fallait les cautériser avec le fer rouge ou l'huile bouillante. Le premier qui ne suivit pas la règle admise fut Ambroise Paré, dont le nom a déjà été cité en parlant des ligatures. Il raconte que, dans une expédition, l'huile pour cautériser les plaies lui avait manqué, et qu'il s'attendait à voir mourir tous les malades qui n'avaient pas été traités d'après les règles de l'art admises à cette époque. Cependant il n'en fut pas ainsi : au contraire, ces derniers se portaient mieux que le petit nombre des élus pour lesquels il avait employé le reste de son huile. C'est ainsi qu'un heureux hasard délivra d'assez bonne heure la médecine de cette croyance superstitieuse. Plus tard, on observa qu'une des grandes difficultés qui s'oppose à la guérison des plaies produites par des balles consiste dans l'étroitesse du trajet parcouru par le projectile, et l'on tâcha d'y remédier en remplissant complétement la plaie avec de la charpie ou de la racine de gentiane, c'est-à-dire avec des substances dilatantes. Cependant, des chirurgiens intelligents remarquèrent bientôt que le pus accumulé dans la profondeur pouvait, de cette façon, encore moins s'écouler. Déjà, à cette époque, était admise l'opinion si juste que les plaies par armes à feu sont des plaies contuses à forme tubulée. On tenta donc de remédier à cet état de chose d'une manière assez singulière, en établissant comme règle générale que tout trajet superficiel devait être complétement fendu, et que l'ouverture de tout canal qui s'étendait dans la profondeur devait être rendue plus grande par une ou plusieurs incisions; ce qu'il y a d'extraordinaire, c'est qu'on croyait transformer par ces incisions une plaie contuse en une plaie simple par instrument tranchant, cependant on ne faisait autre chose que d'ajouter à la plaie par contusion une plaie nouvelle par incision. Une règle bien plus rationnelle consistait à enlever au bistouri tout le trajet parcouru par la balle, à fermer la plaie par des sutures, et à la comprimer pour obtenir une réunion par première intention; mais ce procédé est rarement applicable et a trouvé peu d'adhérents. De nos jours, le traitement des plaies en général a été fort simplifié, et l'on abandonne en grande partie à la nature le soin de la guérison. La première chose à faire, lorsqu'on est en présence d'une plaie par arme à feu, est, comme pour toute autre plaie, d'arrêter l'hémorrhagie artérielle, s'il y a lieu. On y parvient, d'après les règles établies antérieurement, en liant l'artère blessée dans la plaie elle-même, ou bien le tronc dans sa continuité; dans le premier cas, il faut presque toujours dilater l'ouverture d'entrée ou celle de sortie pour trouver l'artère qui donne le sang. S'il n'y a pas d'hémorrhagie, il faut examiner la plaie et surtout les trajets borgnes, pour voir s'il n'y a pas de corps étrangers, et principalement une balle fixée dans les tissus. Cet examen se fait de préférence avec le doigt; si ce dernier n'est pas assez long, ou que le canal soit trop étroit, on se servira d'un cathéter d'argent, avec lequel on sent plus exactement et plus sûrement qu'avec une sonde; si l'on s'est convaincu de la présence d'une balle, on tâchera de la retirer par le plus court chemin, soit par l'ouverture d'entrée, ou bien, si elle a creusé un canal borgne et qu'elle se trouve sous la peau, on fera une incision par laquelle on l'extraira, de cette façon on transformera en même temps le canal borgne en un canal complet.—L'extraction des balles par l'ouverture d'entrée peut se faire à l'aide d'instruments en forme de pince ou de cuiller. Les pinces à branches minces et longues sont souvent difficiles à appliquer, parce qu'elles ne peuvent pas être suffisamment ouvertes dans l'étroit canal pour saisir la balle; pour cette raison, beaucoup de médecins militaires préfèrent, pour l'extraction, les instruments en forme de cuiller. B. Langenbeck a inventé, dans ces derniers temps, une curette à balle qui semble être très-utile; la petite cuiller elle-même est mobile, pour pouvoir passer derrière la balle et la faire avancer. Une nouvelle pince à balle, très-recommandable, nous vient de l'Amérique, elle se distingue surtout en ce qu'elle prend peu de place et saisit sûrement. Si la balle est enclavée dans un os, on se sert d'une longue vis (tire-fond) qu'on fait pénétrer dans le projectile. Si l'on ne réussit pas à extraire la balle ou les corps étrangers par l'ouverture d'entrée, on la dilate pour gagner plus de place et mieux appliquer les instruments. Le fait d'expérience que des balles peuvent séjourner sans préjudice dans les tissus devrait nous faire hésiter à entreprendre des opérations dont l'unique but est l'extraction.

Les hémorrhagies et les difficultés de l'extraction des corps étrangers sont les deux indications principales de la dilatation primitive des plaies d'armes à feu. Plus tard, il est vrai, d'autres indications peuvent s'y ajouter et rendre la dilatation nécessaire. Cependant, la plaie d'armes à feu en elle-même n'a nullement besoin d'être dilatée pour arriver à la guérison. Cette dernière se fait de la manière suivante : à l'ouverture d'entrée se détache lentement une petite eschare circulaire, des lambeaux gangréneux sortent par le canal lui-même, une bonne granulation et un bonne suppuration s'établissent et le canal se ferme peu à peu de dedans en dehors. Dans la plupart des cas, l'ouverture de sortie se cicatrise plutôt que celle d'entrée.

Un certain nombre d'obstacles peuvent s'opposer à cette marche normale; des suppurations progressives peuvent se montrer dans la profondeur, elles peuvent nécessiter de nouvelles incisions et l'emploi de la glace, comme dans toutes les plaies contuses et profondes. En campagne, le premier pansement d'une plaie par armes à feu consiste ordinairement dans l'application d'une compresse mouillée, recouverte de toile cirée, de cuir ou de parchemin, le tout fixé au moyen d'une bande ou d'une cravate. Plus tard, il suffit de maintenir la plaie humide, de la couvrir mollement avec de la charpie et d'appliquer des compresses d'eau blanche, d'eau chlorurée, etc. On a observé, quoique rarement, la guérison du canal par première intention; presque toutes ces plaies suppurent plus ou moins longtemps. Une des causes principales des inflammations profondes, c'est l'existence de corps étrangers tels que morceaux de drap, de cuir, etc. La présence dans la plaie de la balle entière ou d'une partie de la balle est beaucoup moins dangereuse. Celle-ci peut, en effet, être entourée complétement par le tissu cicatriciel et s'enkyster; la plaie se ferme entièrement, le blessé garde la balle dans le corps. Elle ne conserve pas toujours la même position, quelquefois elle descend à raison de son poids, d'autres fois elle est déplacée par les contractions musculaires, de sorte que souvent elle se trouve, après des années, à un autre endroit, ordinairement situé plus bas. Par exemple, une balle peut entrer dans la région de la hanche; plus tard, lorsque déjà elle était presque oubliée, on la sent sous la peau de la jambe ou du pied, d'où elle peut être facilement extraite par une incision. Je vous ai déjà signalé une migration semblable en parlant des aiguilles. Les corps non métalliques ne paraissent pas pouvoir séjourner dans le corps sans préjudice, et doivent donc toujours être extraits, si l'on est sûr de leur présence dans la plaie.

La fièvre, dans les plaies d'armes à feu, doit dépendre, en général, de la grosseur du projectile et de l'étendue de la plaie, de même que de l'abondance plus ou moins grande de la suppuration qui vient les compliquer. Quoiqu'on ne possède pas d'observations spéciales à ce sujet (et qu'il soit difficile de trouver le temps de les faire), on ne peut du moins pas admettre que les plaies par armes à feu se comportent autrement que les plaies en général.

On vous apprendra, dans le cours de chirurgie spéciale, les mesures particulières qu'on doit prendre en cas de perforation du crâne, de la poitrine et de l'abdomen; je me contenterai de vous faire quelques remarques sur les fractures produites par les projectiles de guerre. Il y a déjà longtemps qu'on a observé que même à la guerre on rencontre des fractures simples sous-cutanées, elles sont dues à des balles mortes ou à celles qui touchent le corps très-obliquement. Cependant, dans la plupart des cas, on rencontrera ces fractures compliquées de plaies des parties molles.

Les os courts et les épiphyses étant moins durs et composés de substances spongieuses, peuvent être simplement traversés par une balle sans qu'il y ait nécessairement complication d'esquilles. Ces conditions sont comparativement favorables : si la balle n'a pas ouvert en même temps l'articulation, elle peut être enclavée dans l'os, et dans le cas où il est impossible de l'extraire, elle peut quelquefois y rester sans inconvénient; dans ce cas, tout le trajet parcouru dans l'os entre en suppuration, se remplit de granulations qui, plus tard, s'ossifient en partie, de sorte que la solidité de l'os n'en souffre pas. — Si la balle touche la diaphyse d'un os long, il y a le plus souvent fracture comminutive. Dans ce cas, il faut d'abord extraire les esquilles complétement libres et celles qui ne tiennent que faiblement aux parties molles, on traite ensuite la lésion comme une fracture compliquée. On ne saurait trop engager le médecin à ne pas arracher des fragments osseux qui tiennent encore par une grande surface. Ces sortes de fractures ne se distinguent peut-être des autres fractures compliquées que par la forme pointue des fragments. C'est ce qui a engagé quelques chirurgiens à enlever par la scie ces extrémités aiguës, à faire ce qu'on appelle en chirurgie *une résection dans la continuité de l'os.* On espère par là simplifier l'état de la plaie, et rendre la marche plus favorable ; on a cherché en même temps à prévenir le développement d'une pseudarthrose en commençant par détacher le périoste des deux extrémités osseuses. L'expérience n'a pas encore dit son dernier mot sur l'utilité de ce procédé ; son application n'a pas été très-étendue dans les dernières guerres, et l'on doit provisoirement le considérer comme exceptionnel, et à mon avis peu susceptible d'être généralisé, quoiqu'il existe plusieurs cas très-heureux qui semblent parler en sa faveur.

Si un coup de feu donne lieu à une fracture articulaire compliquée, on ne peut pas attendre beaucoup d'un traitement expectant, d'après les résultats connus jusqu'ici et basés sur un relevé statistique ; la question qui doit plutôt être débattue c'est celle de savoir s'il faut faire la résection immédiate ou l'amputation immédiate ; le cas spécial seul peut nous faire prendre une décision.

Enfin, il faut encore vous dire que les hémorrhagies consécutives sont très-fréquentes après les coups de feu, comme après toutes les plaies contuses en général.

Le traitement par les appareils plâtrés à fenêtres des fractures produites par des coups de feu, est, d'après mon avis, le seul rationnel ; il serait même très-utile d'appliquer, comme le recommandent Pirogoff et Neudorfer, l'appareil plâtré pour les plaies de guerre des parties molles des extrémités ; de cette manière seule on peut obtenir le repos absolu des parties lésées.

Les inflammations suppuratives secondaires se rencontrent plus souvent encore dans les plaies par armes à feu que dans les autres plaies contuses ; les causes de ces complications dangereuses que nous avons déjà appris à connaître et avant tout l'infection des plaies par des corps étrangers de nature organique, s'observent malheureusement trop souvent dans les plaies par armes à feu.

Je dois m'arrêter ici, quel que soit mon désir de m'étendre encore sur ces sortes de lésions. Je renvoie ceux d'entre vous qui s'intéressent plus spécialement à ce sujet aux ouvrages déjà cités antérieurement, de même qu'à une petite brochure que j'ai publiée sous ce titre : *Études historiques sur le diagnostic et le traitement des plaies par armes à feu.*

VINGTIÈME LEÇON

DES BRULURES ET DES CONGÉLATIONS.

1) *Brûlures :* degrés, étendue, traitement.— Coup de soleil.— Coup de foudre.— 2) *Congélations :* degrés. Roideur générale. Traitement.—Engelures.

Les phénomènes consécutifs à la brûlure et à la congélation ont, il est vrai, beaucoup de ressemblance entre eux, cependant ils diffèrent assez les uns des autres pour qu'on puisse les traiter séparément. Nous parlerons donc en premier lieu des brûlures.

DES BRULURES.

Elles peuvent être produites par le feu lui-même, comme par exemple dans un incendie, ou bien lorsque les personnes, et surtout les enfants, s'approchent trop du feu qui se communique à leurs habits; on observe plus fréquemment les brûlures par des liquides chauds, principalement chez les enfants qui laissent tomber sur eux des vases remplis d'eau chaude, de café, de soupe, etc. Ensuite on rencontre très-souvent dans les fabriques des brûlures par des métaux élevés à une haute température, du plomb fondu, du fer chaud, etc., et dans la vie ordinaire des brûlures plus légères par des allumettes et de la cire à cacheter, petit accident qui est probablement arrivé à chacun de vous. En dehors de ces cas, on voit assez souvent des brûlures de différents degrés être produites par les acides concentrés et les alcalis caustiques ; ces brûlures sont analogues à celles qui sont produites par les corps chauds.

Dans les brûlures, il faut considérer l'intensité et l'étendue ; nous parlerons plus tard de cette dernière. L'*intensité* de la brûlure dépend essentiellement du degré de la chaleur et de la durée de son influence ; d'après les effets produits, on distingue différents degrés de brûlures. Ces degrés passent insensiblement les uns aux autres, cependant il est facile de les distinguer d'après les symptômes qu'ils présentent;

seulement il ne faut pas être trop absolu dans ces divisions. Nous admettons trois degrés dans les brûlures.

Premier degré : La peau est fortement rougie, très-douloureuse et légèrement enflée. Ces phénomènes dépendent de la dilatation des capillaires et d'une exsudation faible de sérum dans le tissu du derme. C'est un léger degré d'inflammation où il n'y a multiplication de cellules que dans le réseau de Malpighi, ce que nous reconnaissons à la légère desquamation de l'épiderme qui succède, au moins dans beaucoup de cas, à l'inflammation. La rougeur et la douleur ne durent quelquefois que peu d'heures, dans d'autres cas elles persistent pendant quelques jours. Cependant, il n'est pas nécessaire et nullement pratique de distinguer, pour cette raison, différents degrés.

Deuxième degré : Aux symptômes du premier degré il s'ajoute le développement de bulles sur la surface cutanée, elles renferment, avant d'être crevées, un sérum tout à fait limpide ou un peu coloré par du sang. Ces bulles se forment immédiatement, ou bien quelques heures seulement après la brûlure, et peuvent être de grosseur très-variable. Sous le rapport anatomique, nous trouvons que dans la plupart de ces cas la couche cornée s'est détachée de la couche muqueuse de l'épiderme, de sorte que le liquide, qui sort rapidement des capillaires, se trouve entre ces deux couches, comme après l'application d'un vésicatoire. La bulle crève ou est ouverte artificiellement, le réseau de Malpighi, qui est resté intact, forme très-vite une nouvelle couche cornée, et au bout de trois à quatre jours la peau est de nouveau ce qu'elle était auparavant. Il peut cependant arriver qu'après la disparition de la bulle la peau, mise à nu, devienne très-douloureuse, et qu'il se développe une suppuration superficielle qui peut durer quelques jours; le pus se dessèche en une croûte sous laquelle se forme le nouvel épiderme. Vous pouvez également provoquer artificiellement cet état, en laissant appliqué un vésicatoire pendant quelque temps sur la même place. Dans ce cas encore, il n'est pas nécessaire d'établir de nouveaux degrés de brûlure sur ces différences, car tout dépend d'une destruction plus ou moins considérable du réseau de Malpighi, de même que la douleur plus ou moins forte est due à ce que les nerfs, dans les papilles du derme, sont plus ou moins à découvert.

Troisième degré : Comme tel, on peut désigner en général toutes les brûlures où il y a formation d'eschare, c'est-à-dire les cas où une partie de la peau et même des parties molles sous-jacentes a été mortifiée par la brûlure. Naturellement, dans ces cas, les différences peuvent être très-considérables, parce qu'on peut avoir affaire tantôt à la brûlure et à la carbonisation de l'épiderme et des sommets papillaires, tantôt à la mortification d'une portion de derme, tantôt enfin, à une carbonisation de la peau, voire même de toute une extrémité. Dans tous les cas où la couche papillaire est détruite avec le réseau de Malpighi, il y aura toujours une suppuration plus ou moins étendue, qui détachera la partie mortifiée ; il se formera des plaies couvertes de granulations qui suivent dans leur guérison la marche ordinaire. S'il n'y a de carbonisé que l'épiderme et la surface des papilles, il n'y aura qu'une courte suppuration suivie d'une prompte réparation de la couche cornée, prenant son point de départ dans ce qui reste du réseau de Malpighi.

D'après ce que nous venons de dire, vous comprendrez qu'il est facile d'admettre quatre, six et plus de degrés de brûlure ; cependant il suffit, pour l'intelligence de ce chapitre, de distinguer les trois degrés : rougeur, formation de bulles et formation d'eschares. Dans les brûlures étendues, on trouve réunis les différents degrés d'intensité, et si l'endroit atteint est couvert par de l'épiderme calciné et par de la crasse, il est souvent difficile de déterminer exactement au début quel est le degré de brûlure aux différentes places. La suppuration, lorsqu'elle se déclare, est tantôt superficielle, tantôt profonde ; on dirait parfois qu'au milieu d'une plaie bourgeonnante il se forme des îlots d'un jeune tissu cicatriciel ; ce fait a donné lieu à l'opinion erronée que la cicatrisation des plaies bourgeonnantes pouvait partir, non-seulement des bords, mais aussi de plusieurs points centraux. Mais de pareils îlots de tissu cicatriciel ne se forment jamais là où le corps papillaire de la peau a disparu en entier, mais uniquement là où il existe encore quelques restes du réseau de Malpighi, et c'est ce qu'on remarque précisément dans les brûlures et dans certaines ulcérations dont nous parlerons plus tard.

Le pronostic, quant au rétablissement des fonctions de la partie brûlée, résulte de ce que nous avons dit. Cependant, il faut ajouter qu'après une destruction étendue de la peau, telle qu'on l'observe à la suite des brûlures du cou et des extrémités supérieures par des liquides bouillants, il se développe des contractions cicatricielles très-considérables qui, par exemple, entraînent la tête sur un des côtés du cou ou vers le sternum, ou bien qui maintiennent le bras dans la position fléchie, lorsque la cicatrice existe au pli du coude. Ces cicatrices deviennent, avec le temps, plus extensibles, cependant elles cèdent rarement au point que le trouble fonctionnel et la difformité disparaissent complétement ; dans beaucoup de cas, il faut avoir recours aux opérations anaplastiques pour y porter remède. On a prétendu autrefois que les cicatrices, suites de brûlures, se contractent plus fortement que tout autre tissu cicatriciel. Ce fait n'a que l'apparence de la vérité, car il est rare que dans d'autres espèces de lésions la perte de substance de la peau soit aussi étendue qu'après les brûlures ; on peut se convaincre facilement (surtout par les opérations anaplastiques faites après de grandes pertes de substances, qui sont la suite d'un processus ulcératif) que la contraction cicatricielle est tout aussi forte qu'après les brûlures.

L'*étendue* de la brûlure est de la plus haute importance sous le rapport du pronostic *quoad vitam*, indépendamment des différents degrés d'intensité. On peut admettre que lorsque les deux tiers de la surface cutanée sont brûlés, quand même ce ne serait qu'au premier degré, la mort arrive assez rapidement, d'une manière qui ne peut pas encore être expliquée physiologiquement. Ces blessés tombent dans un état de collapsus avec pouls petit, refroidissement du corps, ils ont de la dyspnée et meurent au bout de quelques heures ou de quelques jours. Dans d'autres cas, la vie dure un peu plus longtemps ; la mort arrive parfois à la suite d'une forte diarrhée, avec formation d'ulcérations intestinales, qui ont une certaine ressemblance avec les ulcères de la dysenterie. On a cherché à expliquer la rapidité de la mort après les brûlures étendues de deux façons : d'abord, on a admis que l'irritation des terminaisons de presque tous les nerfs cutanés produisait une paralysie des centres nerveux ; ensuite on a dit que par suite de la brûlure la perspiration cutanée cessait, et que la mort devait s'expliquer de la même façon que chez les animaux, dont on recouvre toute la surface cutanée avec une couche imperméable à l'air, comme la couleur à l'huile, le caoutchouc ou une matière résineuse. Dans cette dernière hypothèse, on admet que l'élimination par la peau de certaines substances, surtout de l'ammoniaque, est empêchée par cette couche imperméable (comme par la brûlure), et qu'il se développe de cette façon un empoisonnement du sang qui détermine la mort. — Si, dans certains cas, la brûlure ne donne pas directement lieu à la mort, la grande perte de substance et la suppuration qui la suit peuvent encore devenir dangereuses, surtout pour les enfants et les vieillards, par l'épuisement de l'organisme ; enfin, dans la carbonisation complète des membres, les amputations entraînent une série de dangers d'autant plus graves qu'ils atteignent des individus déjà fortement ébranlés par le fait même de la brûlure.

Dans le *traitement* des brûlures du premier et du second degré, il s'agit de soulager les douleurs du malade plutôt que d'intervenir d'une façon énergique, car on ne peut hâter d'aucune manière le retour de la peau à son état normal, il faut abandonner complétement la marche de la maladie à la nature. S'il existe des phlyctènes, on n'enlève pas l'épiderme soulevé, mais on les ouvre par quelques coups d'épingle, et l'on fait sortir le sérum avec précaution pour diminuer la sensation de tension produite par les bulles. L'idée qui se présente le plus naturellement est de refroidir l'endroit brûlé par l'application de compresses froides ou par l'immersion dans l'eau. Cependant ce procédé n'est en général pas favorablement accueilli par les blessés, parce que le froid, lorsqu'on veut l'employer, doit être assez intense et continué d'une manière non interrompue pour qu'il soulage sensiblement les douleurs. Les compresses plongées dans l'eau froide se réchauffent trop vite, et l'immersion dans l'eau n'est applicable qu'aux extrémités; pour ces raisons, l'emploi du froid dans les brûlures est relativement peu fréquent. — Il y a un grand nombre de remèdes qui sont en usage contre les brûlures et qui, en somme, n'ont d'autre effet que de recouvrir exactement la peau enflammée. Les onctions de la peau avec de l'huile et les applications d'ouate sont des moyens très-bien acceptés par les malades et très-généralement employés. Comme couche protectrice, on a souvent recours à l'application de la pulpe de pomme de terre, de la colle d'amidon et du collodion. Les premières sont des remèdes populaires; je ne puis pas trop me louer du collodion lorsque les surfaces brûlées sont considérables ; la couche de collodion se fend facilement, et dans ces crevasses la peau s'excorie et devient très-sensible. Certains médecins emploient, au lieu d'huile, des pommades et des liniments spéciaux, par exemple, un liniment composé de parties égales d'eau de chaux et d'huile de lin, des pommades de beurre et de cire à parties égales, du saindoux, l'application d'une couenne de lard, etc. — Un autre mode de traitement consiste dans l'emploi d'une solution de nitrate d'argent (0,50 sur 30 grammes d'eau) ; on en badigeonne les endroits brûlés et l'on y applique des compresses qu'on maintient humides avec la même solution. Au commencement, la douleur produite par la cautérisation avec la pierre infernale est très-vive aux endroits privés d'épiderme; cependant il se forme bientôt une croûte mince, l'épiderme prend une teinte d'un brun noirâtre, et les douleurs cessent complétement. Je vous recommande cette méthode, surtout pour les cas où les trois degrés de brûlure se trouvent réunis (1).

Le traitement du troisième degré ne se distingue pas de celui indiqué jusqu'ici dans le cas où l'on n'a affaire qu'à une mortification du derme (lorsque le derme est brûlé par de la chaleur rayonnante et qu'il n'est pas carbonisé, il prend ordinairement une couleur tout à fait blanche).

(1) Exerçant dans une contrée où les brûlures par la fonte en fusion, par le fer, le grisou,

Si, plus tard, on désire hâter la chute de l'eschare, on peut employer des cataplasmes pour activer un peu la suppuration ; cependant, dans la plupart des cas, cela n'est pas nécessaire, c'est surtout le traitement par le nitrate d'argent qu'on continuera jusqu'à la chute complète de l'eschare. — S'il reste des surfaces bourgeonnantes très-étendues, surtout aux parties du corps qui sont souvent mises en mouvement, et à celles où la peau avoisinante n'est pas très-mobile, la guérison peut exiger beaucoup de temps, souvent plusieurs mois. Il se forme des végétations exubérantes qui montrent ordinairement peu de tendance à la cicatrisation. Parmi les moyens indiqués déjà antérieurement, par lesquels nous tâcherons de hâter la guérison de pareilles plaies, je vous recommande tout particulièrement la compression à l'aide de bandelettes de diachylon qui rendent d'excellents services dans la plupart de ces cas. — Même dans le traitement des contractures cicatricielles qui restent après ces brûlures, la compression des brides par le sparadrap est un des moyens les plus importants, et vous ferez toujours bien d'employer cette méthode d'une manière suivie, avant d'avoir recours à l'excision de la cicatrice ou à une opération anaplastique.

S'il s'agit d'une brûlure du troisième degré, où tout un membre est carbonisé, il sera convenable dans beaucoup de cas de faire immédiatement l'amputation, parce que l'élimination de grandes parties du corps n'est pas sans danger à cause de la longue durée de la suppuration et de la décomposition putride du membre mortifié, mais surtout parce qu'il peut se former des moignons qui ne peuvent pas servir à l'application d'un membre artificiel.

Si vous êtes appelés auprès d'une personne dont la plus grande partie du corps a été brûlée, vous devez diriger toute votre attention sur l'état général du malade, et vous devez tâcher de prévenir le collapsus des forces par l'emploi de légers excitants, du vin, des boissons chaudes, des bains chauds, de l'éther, de l'ammoniaque. Malheureusement, toutes nos peines pour conserver la vie sont inutiles dans la plupart des cas.

la vapeur d'eau, arrivent journellement, nous avons eu souvent à nous louer du topique suivant, fort connu en Allemagne :

R. Nitrate d'argent cristallisé,	4	grammes.
Eau distillée		q. s. pour la dissolution.
Huile de lin.	120	grammes.

On badigeonne simplement avec ce liniment les endroits affectés, au commencement une ou deux fois par jour, plus tard à des intervalles plus longs, et l'on arrive ainsi à une rapide guérison sans aucune espèce de pansement.

(*Note des traducteurs.*)

Chez les individus à peau délicate, il peut également se produire de légers degrés de brûlure, lorsqu'ils ont eu la face et le cou longtemps exposés *aux rayons du soleil.* C'est ce qu'on a surtout l'occasion d'observer chez les touristes qui viennent visiter notre Suisse; ces personnes, qui n'ont pas toujours l'habitude de passer des journées entières au soleil, principalement les dames, voyagent en été pendant plusieurs jours consécutifs, par un temps très-clair, et ne prennent pas la précaution de se garantir la face et le cou. Alors leur peau rougit, enfle et devient fort douloureuse; au bout de trois à quatre jours, l'épiderme se dessèche, il se fendille et se détache en écailles brunâtres. Chez d'autres individus, à peau plus délicate encore, il se forme même des vésicules qui, plus tard, se dessèchent sans toutefois laisser de cicatrice à leur suite (*eczema solare*). Indépendamment de la protection par les voiles, les ombrelles, etc., il est bon, avant d'entreprendre ces voyages, de se frictionner les parties découvertes avec du cold-cream ou de la glycérine. Les mêmes moyens s'emploient également, une fois que l'effet de l'insolation est produit; si les endroits brûlés sont très-douloureux, on applique des compresses froides.

Nous avons encore à mentionner ici le *coup de soleil.* Cette maladie se présente dans notre climat presque exclusivement chez les jeunes soldats, lorsqu'ils sont obligés, par un temps très-chaud et sous un ciel découvert, de faire des marches longues et fatiguantes, chargés de tout leur fourniment. Il se présente une violente céphalalgie, des vertiges, des étourdissements, des syncopes, et la mort peut arriver après quelques heures. En Orient, surtout aux Indes, cette maladie est assez commune parmi les soldats anglais. Il y a des cas à marche suraiguë qui se terminent par des convulsions tétaniques; d'autres sont précédés de prodromes assez longs et traînent en longueur. On observe de violents maux de tête, une chaleur ardente de la peau, une extrême faiblesse et un abattement considérable, des battements de cœur, quelques spasmes musculaires; à l'époque de la convalescence, il peut survenir des récidives. — Les individus atteints de coup de soleil doivent être traités comme les personnes frappées d'une forte congestion cérébrale. Des affusions froides, des vessies à glace sur la tête, le séjour dans un appartement frais, des purgatifs, des sangsues derrière les oreilles, des sinapismes sur la nuque, voilà ce qu'il y a lieu d'employer. Les médecins anglais considèrent la saignée comme nuisible.

Ajoutons encore quelques remarques sur les *effets de la foudre.* Sans doute, vous avez tous eu l'occasion de voir des maisons ou des arbres qui avaient été frappés par la foudre. On observe ordinairement une large fente à bords carbonisés. Les hommes et les animaux peuvent également être frappés de cette manière, au point que des membres entiers sont séparés du corps; cependant cela n'arrive pas toujours. Le plus souvent la foudre suit le corps, tantôt dans un sens, tantôt dans un autre; les vêtements sont déchirés, arrachés même et lancés au loin. On rencontre sur le corps des lignes en zigzag, d'un brun rouge et présentant des ramifications particulières; on a cru y voir tantôt l'image des arbres avoisinants, tantôt on les a prises pour des coagulations sanguines dans l'intérieur des vaisseaux, et visibles à travers la peau. Un homme frappé directement par la foudre meurt ordinairement sur-le-champ; si la foudre tombe dans un endroit très-rapproché, on constate des phénomènes de commotion cérébrale plus ou moins prononcés, la paralysie de certains membres ou de certains organes des sens, quelquefois aussi des brûlures et des extravasations sanguines. Ces brûlures guérissent comme les autres; les paralysies ne donnent pas lieu, en général, à un pronostic fâcheux, l'activité des nerfs et des muscles revient après un temps plus ou moins long.

DES CONGÉLATIONS.

Nous pouvons distinguer, comme dans les brûlures, trois degrés dans la congélation, dont le premier est également caractérisé par de la rougeur, le second par la formation de bulles, le troisième par la formation d'eschares.

Le premier degré de la congélation est assez connu; vous pouvez considérer la torpeur des doigts que chacun de vous a probablement ressentie pendant l'hiver ou dans un bain froid comme la plus faible expression de ce degré, Les doigts deviennent blancs, la peau se ride, la sensibilité est diminuée; après un certain temps, ces phénomènes cessent, la peau rougit, les doigts gonflent et il se présente un prurit et un fourmillement particuliers. Ces symptômes sont d'autant plus forts que la transition du froid au chaud est plus rapide. La rougeur de la peau, à ce degré de froid, se distingue de celle qui se manifeste au même degré de brûlure par une teinte d'un bleu violet.

Ces phénomènes disparaissent après quelque temps et la peau redevient normale. Ordinairement, on ne fait rien contre ces faibles degrés de congélation, cependant on conseille avec raison de ne pas réchauffer trop rapidement les doigts, c'est un précepte connu de tout le monde; on recommande de les frotter avec de la neige, puis de passer progressivement à une température plus élevée. Les phénomènes indiqués s'expliquent de la façon suivante : les capillaires se contractent d'abord fortement sous l'influence du froid, puis ils se paralysent pendant quelque temps. Je ne veux pas entrer dans les détails et vous exposer les faibles bases sur lesquelles repose cette hypothèse, surtout parce que nous ne reconnaissons pas aux capillaires des éléments vraiment contractiles ; cette explication présente encore toutes les difficultés que nous avons appris à connaître en parlant des théories sur l'inflammation, et qui ont principalement leur cause dans l'ignorance où nous sommes sur la propriété contractile des capillaires.

La rougeur provenant d'une congélation peut, dans certaines circonstances, persister, c'est-à-dire que les capillaires restent toujours dilatés. Ceci arrive surtout facilement pour les congélations du nez et des oreilles ; cet état ne peut, dans beaucoup de cas, être guéri. Je traitai à Berlin un jeune homme qui, sous l'influence d'un froid rigoureux, avait conservé le nez d'un rouge bleu foncé, et qui voulait à tout prix en être débarrassé. Il suivit scrupuleusement les traitements les plus variés ; au commencement, il badigeonna son nez avec du collodion : cet organe était comme vernissé, et aussi longtemps que la couche de collodion y était, il était un peu plus pâle ; cependant ce mieux ne persista pas. Après, on badigeonna le nez avec de l'acide nitrique dilué, remède très-prôné, et il prit une teinte jaunâtre. Après que l'épiderme s'était détaché, l'état paraissait amélioré pendant un certain temps, cependant tout rentra bientôt dans son état primitif. On essaya encore le traitement par la teinture d'iode et le nitrate d'argent, ce qui donna au nez pendant quelque temps une teinte brun rouge et brun noir. Tous ces changements de couleur, le malade les supporta et les exposa au grand jour avec un courage héroïque ; cependant les capillaires rétifs restèrent dilatés, et le nez ne cessa d'être bleu rouge, comme il l'a toujours été. Je songeai encore à essayer l'application du froid, cependant je craignis d'aggraver le mal, et je fus forcé d'avouer au malade, après un traitement de quelques mois, que je ne pouvais pas le guérir. — Les engelures proprement dites et les ulcères qui leur succèdent peuvent présenter autant de difficultés au traitement que les congélations dont nous venons de parler ; mais nous y reviendrons un peu plus loin.

La congélation devient beaucoup plus grave si, à côté de la rougeur, il existe des phlyctènes ; cet état est souvent accompagné d'une insensibilité absolue des parties affectées, et dans ces cas une mortification complète est à craindre. La production de phlyctènes dans les congélations est d'un pronostic beaucoup plus fâcheux que dans les brûlures. Le sérum contenu dans les bulles est rarement clair, le plus souvent il est coloré par du sang. — Un membre complétement gelé est, dit-on, tout à fait roide et cassant; ses parties se brisent comme du verre. Je n'ai pas eu l'occasion d'observer moi-même ces particularités, je me rappelle seulement avoir vu, comme étudiant, à la clinique chirurgicale de Gœttingue, un homme qui avait les deux pieds gelés. Ces membres s'étaient détachés spontanément dans l'articulation tibio-tarsienne pendant son transport à l'hôpital, de sorte qu'ils ne tenaient plus que par quelques tendons. On fut obligé de faire une double amputation de la jambe au-dessus des malléoles. Souvent on ne peut déterminer qu'après un certain temps la hauteur à laquelle un membre est complétement gelé, c'est-à-dire le point où la circulation a cessé tout à fait; il ne faut donc pas trop se hâter d'amputer. J'ai vu ici, à Zurich, deux cas où les deux pieds étaient d'un bleu foncé et complétement insensibles; en enfonçant profondément une épingle il ne s'écoulait qu'une goutte de sang noir; malgré cela, tout se ranima, et il n'y eut que quelques orteils qui tombèrent. Dans un troisième cas, sur un individu très-débilité, les deux pieds jusqu'au mollet étaient d'un bleu rouge foncé et couverts de bulles; ces extrémités tombèrent complétement en gangrène. Dès qu'une gangrène étendue de la peau est sûrement reconnue, on ne doit plus hésiter à amputer, car si l'on tarde trop, les malades deviennent facilement pyémiques. L'hiver dernier, un bien triste cas de ce genre s'est présenté à notre observation dans cet hôpital. Un jeune homme vigoureux eut les deux mains et les deux pieds gelés, de sorte que les quatre extrémités tombèrent en gangrène; le patient ne put se décider à subir une quadruple amputation, et, de mon côté, je ne pus prendre sur moi de le persuader à se soumettre à cette horrible opération; il mourut de pyémie.

Ce sont surtout les extrémités des membres, le bout du nez et les oreilles qui sont le plus exposés à se congeler. Des effets d'habillement trop justes, qui gênent la circulation, augmentent la prédisposition à la congélation.

Il existe aussi une congélation totale, un engourdissement de tout le corps, où l'homme est sans connaissance et où les phénomènes vitaux sont réduits à leur minimum : le pouls radial ne se sent plus, les battements du cœur s'entendent à peine, la respiration ne se perçoit presque plus; tout le corps est froid comme glace. Dans cet état, le malade peut passer insensiblement à la mort; tous les liquides se transforment en glace. Une pareille congélation générale se rencontre surtout chez les individus qui, fatigués par une longue marche et épuisés par le froid lui-même, se couchent en plein champ; ils s'endorment bientôt et souvent pour ne plus se réveiller. On ne connaît pas exactement le temps pendant lequel un homme peut rester dans cet état de roideur, les phénomènes vitaux étant réduits à leur minimum, et pourtant revenir encore à la vie. On cite des cas où cette espèce de léthargie a duré jusqu'à six jours. Que ce fait soit vrai ou non, dans tous les cas il faut essayer de rappeler de pareils individus à la vie, aussi longtemps qu'on perçoit encore l'ombre d'un battement du cœur.

Nous commencerons le *traitement* des congélations en vous exposant immédiatement ce qu'il faut faire dans ces états d'engourdissement général : évitez toute transition brusque entre la température où est le corps du malade et une température élevée, à laquelle il ne faut arriver que très-doucement. Le sujet sera transporté dans une chambre froide, on le couchera dans un lit froid et l'on fera des frictions sur tout le corps pendant plusieurs heures. En même temps, il faut avoir recours à la respiration artificielle, si cette fonction ne s'exécute plus. Parmi les excitants faibles qui sont indiqués dans ces circonstances, je vous citerai les lavements froids, l'irritation de la muqueuse nasale par des vapeurs d'ammoniaque, etc. Lorsque le malade est revenu à lui, on élève peu à peu la température, on le fait séjourner encore pendant quelque temps dans une chambre faiblement chauffée, et l'on donne à l'intérieur des boissons un peu tièdes. A mesure que les différentes parties du corps se raniment, on voit survenir des douleurs quelquefois très-considérables dans les membres, surtout si le réchauffement a été un peu trop rapide ; on fera bien, dans ces cas, d'envelopper les parties douloureuses avec des draps plongés dans l'eau très-froide. Le patient peut se trouver pendant des heures, des jours mêmes, dans un état de torpeur intellectuelle qui peu à peu disparaît complétement. On a fait, dans ces derniers temps, des expériences sur la manière de ranimer les animaux engourdis par le froid, ces expériences semblent prouver que les animaux sont sauvés plus sûrement de la mort lorsqu'on les réchauffe rapidement, que lorsqu'on les réchauffe lentement ; en attendant, je ne saurais me résoudre, d'après ces études faites sur les animaux, à m'écarter des préceptes reconnus jusqu'ici et basés sur l'observation journalière, préceptes dont la justesse est incontestable lorsqu'il s'agit de congélations locales ; toutefois ce point mérite d'être examiné de nouveau. — Dans les congélations générales, il est rare qu'on n'ait pas à déplorer la perte de quelque membre en totalité ou en partie, je ne puis donc ajouter que peu de chose sur le traitement des parties congelées. On ouvrira et l'on videra les bulles, on fera bien d'envelopper les mains ou les pieds avec des linges trempés dans l'eau froide; il faut alors attendre pour savoir s'il y a gangrène et quelle sera son étendue. Si la couleur bleu-rouge passe insensiblement à une teinte foncée, rouge-cerise, les chances pour le rétablissement de la circulation sont excessivement faibles, dans la plupart de ces cas, la gangrène se déclarera. Pour savoir jusqu'où le membre peut être considéré comme mort, on peut aussi enfoncer des épingles dans les tissus dans le but de constater les limites de la sensibilité, et la nature du sang qui s'écoule par la piqûre; cependant, la certitude complète n'existe que si la ligne de démarcation se forme, les tissus vivants se séparant de ceux qui sont frappés de mort, et s'il se développe sur les limites de la partie gangrenée une rougeur inflammatoire de la peau. Nous nous sommes déjà occupés antérieurement des amputations de pareils membres mortifiés. On peut sans inconvénient abandonner à la nature l'élimination d'un orteil ou d'un doigt, mais quand une plus grande partie d'un membre est tombée en gangrène, il faut donner la préférence à l'amputation.

Je vais revenir, sous forme d'appendice, aux engelures (*perniones*), non parce qu'elles peuvent présenter des dangers, mais parce qu'elles constituent un petit mal, très-ennuyeux, dans certains cas, très-difficile à guérir et contre lequel vous devez avoir en réserve une série de moyens si vous voulez être agréables à vos clients. Les engelures sont dues à la paralysie des capillaires avec exsudation séreuse dans le tissu du derme; se montrant sous forme de gonflements d'un bleu rouge, siégeant aux mains et aux pieds, elles constituent un mal très-incommode par le violent prurit et par les ulcérations qui se forment quelquefois à leur surface. Elles se développent sous l'influence d'un froid répété et peu intense, atteignent un seul et même endroit, et ne se présentent pas chez tous les hommes d'une manière également fréquente; elles sont moins douloureuses par un temps très-froid que par le dégel. Si par la chaleur du lit les mains et les pieds se réchauffent, la démangeaison devient quelquefois si intense qu'on passe des heures à gratter les endroits atteints. En général, les femmes sont plus exposées aux engelures que les hommes, la jeunesse plus que la vieillesse. Des occupations qui entraînent un changement fréquent de température y prédisposent; ainsi les marchands, les pharmaciens qui séjournent tantôt dans une chambre chaude, tantôt dans le magasin froid, ont le plus souvent des engelures. Cependant aucun état n'en est exclu, les personnes qui sont continuellement gantées et qui sortent rarement en hiver peuvent en être atteintes comme celles qui n'ont jamais porté de gants. Pour le sexe féminin, la chlorose et les troubles de la menstruation semblent y prédisposer ; en général, l'apparition fréquente des engelures paraît être liée à des affections constitutionnelles.

Quant au traitement, il est ordinairement très-difficile de combattre les causes, lorsqu'elles dépendent de la constitution et du genre d'occupation ; on est donc réduit aux moyens locaux. En Italie, où les engelures s'observent assez fréquemment, dès qu'un hiver comparativement rigoureux se présente, on fait faire des frictions avec de la neige et des applications de glace. Chez nous ce moyen est moins applicable et ne donne pas de résultat, ou il modère tout au plus la démangeaison pour un temps très-court. Une pommade au précipité blanc (4 grammes sur 30 grammes d'axonge), les frictions avec du jus de citron, l'application au pinceau d'acide nitrique étendu d'eau de cannelle, une solution de nitrate d'argent (0,50 centigrammes sur 30 grammes d'eau), la teinture de cantharide, tels sont les remèdes que vous pourrez employer l'un après l'autre ; tantôt c'est l'un, tantôt c'est l'autre qui réussira ; on vante également des manuluves ou, selon le cas, des pédiluves additionnés d'acide chlorhydrique (à peu près 45 à 60 grammes d'acide chlorhydrique pour un bain de pieds de dix minutes), des lotions avec une infusion de semences de moutarde. Si les engelures s'excorient à la surface, il faut les panser avec une pommade à l'oxyde de zinc ou au nitrate d'argent (5 centigrammes sur axonge 4 grammes). Je ne vous ai cité qu'un petit nombre des remèdes recommandés, j'en ai essayé moi-même l'efficacité. Ils vous suffiront au commencement de votre pratique pour combattre ce petit mal.

VINGT ET UNIÈME LEÇON

DES INFLAMMATIONS AIGUES NON TRAUMATIQUES DES PARTIES MOLLES.

Étiologie générale des inflammations aiguës.—1. Inflammation aiguë du derme. *a.* Inflammation érysipélateuse. *b.* Furoncles. *c.* Anthrax. Pustule maligne.— 2. Inflammation aiguë du tissu cellulaire. Abcès chauds.— 3 et 4. Inflammation aiguë des muscles, des gaînes tendineuses et des bourses muqueuses sous-cutanées.

MESSIEURS,

Après nous être occupés jusqu'à présent exclusivement des lésions traumatiques, nous allons passer aux processus inflammatoires aigus qui en sont indépendants. Parmi ces derniers, ceux qui ont pour siége les parties externes du corps doivent rentrer dans la chirurgie, ainsi que ceux qui, tout en ayant pris naissance dans des organes internes, sont cependant susceptibles d'un traitement chirurgical. Quoique j'aie lieu de croire que les causes générales des maladies vous sont connues, il me semble cependant utile de faire précéder de quelques considérations étiologiques l'objet dont nous aurons à nous occuper aujourd'hui.

Les causes des inflammations aiguës non traumatiques rentrent à peu près dans les catégories suivantes :

1° *Irritation répétée mécanique ou chimique.* — Cette cause semble, au premier abord, se confondre avec le traumatisme ; cependant il y a une grande différence entre le fait d'une irritation n'agissant qu'une seule fois sur le tissu et le fait d'une répétition plus ou moins rapide de cette irritation; en effet, dans le dernier cas, les agents irritants frapperont un tissu encore placé sous l'influence de l'irritation antérieure. Un exemple vous rendra la chose plus évidente. Supposez qu'un endroit quelconque du pied soit exposé continuellement au contact d'un clou faisant saillie dans l'intérieur de la chaussure; il en résultera d'abord une plaie légère, accompagnée d'une inflammation tout à fait circonscrite; mais dans la suite, l'irritation continuant, l'inflammation s'étendra et deviendra de plus en plus intense. Mettons en parallèle un autre exemple, celui d'une irritation chimique répétée. Lorsqu'un individu non habitué aux aliments irritants mange du piment, il en résulte pour lui une hypérémie et un gonflement passagers des muqueuses buccale et stomacale; mais si l'usage d'une substance aussi âcre était longtemps continué sans interruption, il pourrait en résulter une gastrite intense.—Ces sortes d'irritations souvent répétées ne se présentent, il est vrai, pas fréquemment dans la pratique, sauf toutefois l'exemple signalé en premier lieu; mais elles peuvent, peu considérables en elles-mêmes et sans se répéter trop souvent, agir sur des parties plus ou moins affaiblies et jouer alors un rôle très-important dans la production de l'inflammation chronique; aussi nous aurons à y revenir plus tard.

2. *Refroidissement.* — Chacun de vous sait qu'un refroidissement peut provoquer toute espèce de maladies, entre autres des catarrhes aigus, des inflammations articulaires, des pneumonies. Mais en quoi consiste ici l'agent nuisible et quels sont les changements immédiats qui se passent dans les tissus, voilà ce que nous ignorons. On accuse surtout les rapides changements de température de constituer le fond du refroidissement, et cependant par ce moyen on ne peut produire expérimentalement ni une inflammation ni une autre maladie susceptible de se développer d'ordinaire sous l'influence d'un refroidissement; on se refroidit lorsqu'on est échauffé et que dans cet état on est exposé pour un temps plus ou moins long à un courant d'air froid, voilà qui est bien connu; en s'observant bien, on sait parfois indiquer exactement le moment où le refroidissement s'est produit.—Il y a des effets purement locaux du refroidissement : ainsi, par exemple, une personne est longtemps assise près de la fenêtre, et le côté du visage dirigé du côté de cette fenêtre est exposé au contact d'un air frais; quelques heures après survient une paralysie du nerf facial; nous devons admettre que dans ce cas des changements moléculaires se sont opérés dans la substance nerveuse, changements qui ont eu pour effet de supprimer la conductibilité dans l'intérieur de ce nerf; un autre individu contractera dans les mêmes conditions une conjonctivite sous l'influence prolongée du courant d'air. Ce sont là des refroidissements purement locaux.— Un cas plus fréquent est le suivant : après un refroidissement la partie la plus disposée à devenir malade, la partie faible (*locus minoris resistentiæ*) se trouve affectée. Il y a des personnes qui, après toute espèce de refroidissement, contractent un catarrhe aigu du nez, un coryza, d'autres auxquelles les mêmes causes communiqueront toujours des catarrhes de l'estomac; d'autres qui auront des douleurs musculaires, d'autres encore, des inflammations articulaires, etc. Or,

comme les parties atteintes n'ont pas toujours été frappées directement par la cause morbifique (exemple : une personne contracte le coryza après avoir eu les pieds mouillés); on est bien forcé d'admettre que le corps est lésé dans son ensemble et que l'effet de la cause morbifique ne se fait sentir que dans la partie faible. Est-ce par l'entremise des nerfs, ou du sang ou d'autres liquides du corps que ces causes morbifiques sont distribuées à des parties spéciales du corps (car dans ce cas les cellules des tissus, malgré leur motilité, peuvent difficilement être prises en considération), c'est une question qui n'est pas encore résolue jusqu'à ce jour et qui divise les médecins en deux grands camps, les névropathes et les humoristes; les deux opinions ont leurs arguments; je penche plutôt du côté de la théorie humorale, et je ne crois pas impossible que, lorsque la peau en transpiration est frappée subitement par un courant d'air, de nouvelles transformations chimiques se développent ou des produits d'élimination soient retenus, dont l'introduction dans le sang exerce, à la manière des virus, une action phlogogène, tantôt sur un organe, tantôt sur l'autre; nous traiterons bientôt ce sujet avec plus de détails. Dans l'ancien langage on appelle rhumatismales les inflammations qui sont dues à un refroidissement; mais comme je voudrais appliquer cette expression de préférence à une diathèse spéciale, dont nous nous occuperons plus tard *in extenso*, je conserve l'expression « dû au refroidissement », parce qu'elle a un sens plus large et qu'elle n'implique aucune théorie.

3. *Infection toxique et miasmatique.* — Nous avons déjà démontré précédemment que des substances purulentes ou putrides, soit humides, soit sèches, transportées sur une plaie, donnent lieu à de violentes inflammations progressives, lorsqu'elles pénètrent dans les tissus sains, immédiatement après la blessure, ou qu'elles traversent les granulations d'une plaie dans de certaines conditions que nous avons déjà indiquées plus haut. Le corps est protégé, il est vrai, par l'épiderme à la surface extérieure, par une couche épithéliale épaisse sur les muqueuses, contre l'introduction de ces corps nuisibles, virulents, qui produisent l'inflammation et l'empoisonnement du sang, cependant cette protection n'est pas absolue. Il y a un grand nombre de substances toxiques qui entrent dans le corps tantôt par la peau, tantôt par les muqueuses; un certain nombre d'entre elles sont des virus proprement dits, par exemple la matière sécrétée par les ulcérations des chevaux morveux ou par les pustules des bêtes à cornes atteintes du sang de rate; d'autres ne nous sont connues que par leurs effets, par certaines conditions de leur développement; ce sont des corps invisibles que nous appelons « poisons miasmatiques » ou tout simplement

« miasmes (μίασμα, souillure) »; on admet que ces miasmes prennent naissance dans les matières organiques en décomposition. Quelques observateurs les considèrent comme des gaz, d'autres comme des corps pulvérulents, d'autres encore comme de très-petits organismes ou leurs germes; je crois que cette dernière opinion est vraie pour beaucoup de cas. — L'effet de ces poisons est différent en ce qu'un certain nombre d'entre eux ont une action directement phlogogène, tandis que chez d'autres elle est plus indirecte. Expliquons-nous : il y a des poisons, par exemple le pus, le virus des cadavres, qui donnent lieu à une vive inflammation à l'endroit où ils entrent dans le corps (le foyer d'infection); d'autres ne produisent pas d'inflammation au lieu d'introduction, ils entrent dans la masse sanguine sans trahir leur présence par des symptômes, mais une fois mêlés au sang ils circulent avec lui par tous les organes, n'exerçant leur influence phlogogène que sur une ou plusieurs parties déterminées du corps; ces poisons ne sont nuisibles, à vrai dire, qu'à des organes tout à fait spéciaux, leur effet est « spécifique ». Je ne parle pas encore ici de l'influence primitive de ces poisons sur toute la masse sanguine. — Nous ne connaissons pas les éléments chimiquement actifs de la plupart de ces poisons qui exerçent leur action spécifique sur un ou plusieurs organes, nous ne pouvons pas les voir circuler, ni toujours savoir comment ils exercent leur premier effet sur les tissus. Vous êtes donc parfaitement en droit de me demander comment on a pu se prononcer avec autant d'assurance sur ces sortes de faits. Dans ces circonstances, il est vrai, nous ne pouvons que conclure de l'observation du processus pathologique aux causes de la maladie, et nous appuyer en cela principalement sur les analogies que nous offrent d'autres poisons volontairement introduits dans le corps, et surtout sur le mode d'action des plus forts médicaments. Prenons le groupe des narcotiques : ils produisent tous un effet plus ou moins stupéfiant, autrement dit, ils paralysent les fonctions psychiques; mais en même temps on remarque les effets spécifiques les plus singuliers; ainsi la belladone agit sur l'iris, la digitale sur le cœur, l'opium sur le canal intestinal, etc. Des observations analogues peuvent être faites sur d'autres substances; nous pouvons provoquer l'inflammation des reins par des doses répétées de cantharidine, l'inflammation de la muqueuse buccale et des glandes salivaires par le mercure, etc., quel que soit le mode d'introduction de ces substances dans le sang, par l'estomac, le rectum ou la peau. De même il existe un nombre infini de poisons septiques, organiques, connus et inconnus, qui possèdent à côté des propriétés communes à tous, des vertus phlogogènes d'une nature spéciale; je ne vous citerai qu'un seul exemple : si vous injectez dans les veines d'un chien un liquide ichoreux, l'animal aura, dans beaucoup de cas, outre l'intoxication directe du sang, une entérite, une pleurite, peut-être même une péricardite; ne devons-nous donc pas admettre ici que dans le liquide injecté il y a une ou peut-être plusieurs substances douées d'une action phlogogène spécifique sur la muqueuse intestinale, la plèvre ou le péricarde? Du moment que nous connaissons le lieu d'introduction du poison et que le poison lui-même nous est connu par d'autres expériences, nous sommes rarement en doute sur les relations de cause à effet. Cependant combien il y a de cas, dans lesquels nous ne connaissons ni ce lieu d'introduction ni le poison ! Je crois que l'infection est, surtout en chirurgie, une cause d'inflammation beaucoup plus fréquente qu'on ne l'a admis jusqu'à ce jour.

Je voudrais encore faire quelques observations générales sur les *formes* et la *marche* des inflammations non traumatiques. Je vous ai dit précédemment que le caractère essentiel des inflammations traumatiques consistait en ce qu'elles restent toujours limitées au voisinage immédiat de la lésion; si elles deviennent progressives, c'est que des irritations mécaniques ou toxiques (septiques) auront le plus souvent été en jeu. Ceci explique déjà pourquoi les inflammations même primitives, produites par des irritations mécaniques et des influences toxiques, ont une tendance à devenir progressives ou du moins diffuses; il en est de même de la plupart des inflammations dues au refroidissement; dans ces cas, tout un organe ou une partie assez étendue du corps est atteint. Naturellement l'intensité de l'irritation est dans ce dernier cas d'une signification prépondérante. Dans les inflammations toxiques, l'intensité de l'inflammation dépend de la qualité et de la quantité du virus introduit, et surtout de son action plus ou moins fermentative sur les sucs qui imbibent les tissus. Quant aux inflammations dues à une irritation mécanique répétée ou à un refroidissement, on n'a pas toujours le droit d'admettre que leurs produits aient une influence plus irritante que les produits d'une inflammation traumatique simple; cependant, lorsque dans cette dernière la partie atteinte est mise dans un repos absolu et que les vaisseaux lymphatiques et les interstices des tissus sont oblitérés dans le voisinage de la plaie par l'infiltration du tissu, la progression des produits inflammatoires sur les parties avoisinantes devient excessivement difficile ; mais par une irritation mécanique répétée, le tissu n'est jamais en repos, et par là les produits inflammatoires se répandent sans obstacle à l'entour de l'endroit irrité et y produisent à leur tour une inflammation. Dans l'inflammation due à un refroidissement, la *matière peccante* se répand, selon mes idées humorales, dans tout un organe ou toute une région, et pour cette raison ces inflammations sont ordinairement diffuses dès le début. — Si une substance phlogogène est entrée dans le sang en partant d'un *foyer inflammatoire existant* et qu'elle provoque, par suite d'une action spécifique, une inflammation dans un organe quelconque, nous appelons *métastatique*, l'inflammation secondaire développée de cette façon; de pareilles inflammations métastatiques peuvent encore se produire d'une manière beaucoup plus évidente par l'entremise de coagulums sanguins dans les veines. Nous reviendrons sur ce sujet dans le chapitre qui traitera de la thrombose, de l'embolie et de la phlébite. — Les inflammations non traumatiques peuvent se terminer par résolution, par organisation des produits inflammatoires, par suppuration, par gangrène ; cependant nous n'entrerons pas ici dans plus de considérations générales sur ce sujet et nous passerons immédiatement aux inflammations des différents tissus.

I. — INFLAMMATION AIGUE DE LA PEAU.

Les formes diverses de l'inflammation aiguë de la peau (taches, plaques d'urticaires, papules, vésicules, pustules), qui sont réunies sous le nom commun d'*exanthèmes aigus*, appartiennent à la médecine proprement dite. L'inflammation érysipélateuse, le furoncle et l'anthrax sont les seules affections décrites ordinairement en chirurgie comme inflammations vraies, primitives du derme. Cependant je ferai déjà observer que très-souvent la peau est affectée secondairement quand un travail inflammatoire se déclare dans le tissu conjonctif sous-cutané, dans les muscles ou même dans le périoste et les os.

a) L'*inflammation érysipélateuse* (de ἐρυδός et πέλας, tumeur rouge) a surtout son siége dans la couche papillaire et le réseau de Malpighi; une forte rougeur de la peau, un gonflement œdémateux, la douleur au moindre attouchement, une desquamation consécutive de l'épiderme, voilà les symptômes locaux auxquels s'ajoute une fièvre quelquefois très-violente et hors de toute proportion avec l'étendue de la maladie locale ; la durée de la maladie est très-variable, elle peut aller de un jour à trois ou quatre semaines; chaque partie de la peau peut en être atteinte, les muqueuses même n'en sont pas exemptes, cependant l'érysipèle spontané est surtout fréquent à la face et au cuir chevelu. De même que les exanthèmes aigus de la peau, l'érysipèle de la face et du cuir chevelu doit être considéré quelquefois comme une inflammation cutanée symptomatique, c'est-à-dire que le processus local n'est qu'un symptôme d'une affection générale aiguë. La chirurgie aurait donc tout aussi peu à s'occuper de l'inflammation érysipélateuse que de la scarlatine, de la rougeole, etc.; mais comme l'érysipèle se remarque surtout chez les blessés, où il se développe très-fréquemment autour de la plaie, qu'il est par conséquent une des maladies traumatiques accidentelles, il faut nous en occuper avec quelque détail. Je crois que l'*érysipèle traumatique* n'est pas une inflammation cutanée symptomatique, mais une lymphangite capillaire du derme constamment due à l'infection ; nous traiterons de cette affection avec plus de détail en parlant des maladies traumatiques accidentelles, et nous nous contenterons de la citer ici en passant pour ne pas laisser de la cune.

b) Le *furoncle* ou *clou* est une forme spéciale d'inflammation cutanée, à marche le plus souvent typique. Probablement plusieurs d'entre vous la connaissent déjà de vue. Il se forme d'abord dans la peau, qui est rouge et assez sensible, une tumeur de la grosseur d'un pois ou d'un haricot; bientôt on aperçoit au sommet un petit point blanc, la tumeur s'étend autour de ce centre et atteint ordinairement la grosseur d'une pièce de deux francs et plus; quelquefois le furoncle reste petit et ne dépasse pas le volume d'une cerise. Il est d'autant plus douloureux qu'il est plus large et peut provoquer la fièvre chez les personnes impressionnables. Si l'on abandonne le mal à lui-même, le point blanc central se détache vers le cinquième jour sous forme de bouchon (*bourbillon*), et une pression légère fait sortir un pus mêlé de sang et de lambeaux de tissu conjonctif; trois à quatre jours plus tard, la suppuration cesse, la tumeur et la rougeur disparaissent peu à peu, et il reste, à la fin, une petite cicatrice ronde à peine visible.

On a rarement l'occasion d'examiner un pareil furoncle à l'époque de sa première formation, parce qu'il ne doit pas être fréquent de voir quelqu'un en mourir; mais d'après ce qu'on peut déduire du développement et de ce qu'on observe en incisant un furoncle, il paraît que la mortification d'une petite partie de derme (peut-être d'une glande cutanée) est le point de départ et le centre du processus inflammatoire, qui détermine une stase sanguine dans les capillaires dilatés à la fin; le tissu du derme, sous l'influence de l'infiltration plastique, en partie se transforme en pus, en partie passe à la gangrène et est éliminé. Ce qu'il y a de particulier, c'est qu'un pareil foyer ayant pour l'ordinaire peu de tendance à s'étendre, le processus reste circonscrit; généralement tout se termine avec la chute du petit bouchoncutané déjà mentionné.

Il est certain que dans beaucoup de cas la cause du développement de certains furoncles est purement locale. Certaines régions, où la sécrétion des glandes cutanées est très-forte, comme le périnée, les aisselles, sont tout particulièrement prédisposées au développement des furoncles; cette affection est surtout fréquente chez les individus dont les glandes sébacées sont très-larges et qui ont, pour cette raison, des tannes, des comédones. Mais il est de toute évidence qu'il y a aussi des conditions plus générales, des maladies du sang, qui peuvent prédisposer à la formation d'un grand nombre de ces furoncles sur les régions les plus diverses du corps. On appelle cette maladie *diathèse furonculeuse* ou *furonculose*. Si elle persiste pendant un certain temps, elle peut devenir une cause d'épuisement pour l'organisme. Les malades maigrissent et sont épuisés par les douleurs et la privation de sommeil; les enfants et les vieillards faibles peuvent y succomber. Le vulgaire rattache la formation des furoncles à la pléthore et à l'obésité; on croit qu'une nourriture très-grasse y prédispose. Je doute fort que cette supposition soit justifiée par l'expérience. Vous trouverez, au contraire, que ce sont souvent des enfants misérables, mal nourris, et des personnes maigres et maladives, qui sont atteints de furonculose, et si l'on doit mettre en compte le manque de soins donnés à la peau, il n'est pas la seule cause du développement de cette diathèse. D'un autre côté, il est vrai que souvent des bouchers très-bien nourris sont fréquemment atteints de furoncles; cependant on peut s'expliquer ce fait d'une autre façon; souvent, en examinant bien, ou trouve que le développement des furoncles chez ces gens résulte d'une intoxication du sang par le virus cadavérique ou par un autre virus animal; au moins doit-on toujours diriger son attention sur cette cause. Cependant il serait exagéré d'admettre que tout furoncle est produit par une intoxication, et doit toujours être considéré comme le symptôme d'une diathèse purulente générale, d'une espèce de pyémie chronique.

Le traitement du furoncle est simple. On a essayé d'empêcher la suppuration, de faire avorter le mal en appliquant de bonne heure une vessie de glace. Cependant cette méthode réussit rarement, elle constitue, du reste, un traitement très-pénible et peu aimé du malade. Je crois qu'il vaut encore mieux hâter autant que possible la suppuration par des applications humides et chaudes, attendre tranquillement que le bourbillon se détache, à moins que le furoncle ne s'étende trop loin, faire sortir les matières par une douce pression et chercher la guérison spontanée. Lorsque le furoncle est très-grand et que les douleurs sont considérables, on fera sur la tumeur une incision simple ou en croix; le processus parcourra plus vite ses périodes, parce que sa marche est hâtée par l'hémorrhagie et que la suppuration se fait plus tôt.

La furonculose générale est une maladie très-difficile à combattre, surtout parce que nous savons très-peu de chose sur sa cause. On prescrit en général des préparations de quinquina et les acides minéraux. A côté de cela je vous recommande encore les bains tièdes généraux, continués régulièrement pendant quelque temps. Ensuite, il faut prescrire au malade un régime bien réglé, surtout une nourriture analeptique, des viandes et du bon vin. Chaque furoncle sera traité de la manière indiquée plus haut.

c) L'*anthrax* (ἄνθραξ, charbon) n'est sous le rapport anatomique qu'une réunion de plusieurs furoncles, situés très-près l'un de l'autre. Tout le processus a plus d'étendue et plus d'intensité, il est plus disposé à devenir progressif, de sorte que d'autres parties peuvent être entraînées dans le travail morbide par suite de l'extension successive de l'inflammation.—Beaucoup d'anthrax sont, comme la plupart des furoncles, des maladies d'origine purement locale ; leur siége principal est la peau si épaisse du dos, surtout chez les sujets d'un âge assez avancé. Le début et l'accroissement sont les mêmes que pour le furoncle. Cependant il se forme bientôt un grand nombre de points blancs l'un à côté de l'autre, puis le gonflement, la rougeur et la douleur quelquefois augmentent à la périphérie à un tel point, que l'anthrax peut arriver à la grosseur d'une assiette ordinaire ; souvent le processus gagne encore en étendue, lorsque déjà on voit au centre se dégager les bourbillons, ces bouchons blancs de peau gangrenée. L'élimination du tissu mortifié est beaucoup plus considérable dans l'anthrax que dans le furoncle. Après la chute des bouchons la peau est perforée en arrosoir, cependant la suppuration la détruit souvent complétement par la suite, de sorte qu'il reste toujours une très-large cicatrice après un anthrax.—Cependant tout le processus, même lorsqu'il est très-intense, reste presque toujours limité à la peau et au tissu conjonctif sous-cutané ; il est excessivement rare de voir la gangrène détruire les aponévroses et les muscles, et lorsqu'un grand anthrax est situé à proximité d'un gros tronc artériel, la peur de voir les parois de l'artère entamées est plus grande que la réalité du danger.—Après l'élimination du tissu conjonctif et l'arrêt du processus à la périphérie, il se forme une végétation de bourgeons charnus de bonne nature et le plus souvent en quantité très-abondante ; la guérison se fait de la manière ordinaire et dans un temps qui est en rapport avec l'étendue de la surface bourgeonnante.

Vous avez déjà compris que le processus dans la formation du furoncle et de l'anthrax se distingue de toutes les inflammations que vous avez appris à connaître jusqu'ici, et qu'il se caractérise par la mortification constante, tout à fait spéciale, d'un morceau de peau plus ou moins grand; je vous ai fait remarquer que ce foyer gangréneux, quoique peu étendu au début, est le phénomène primitif et jusqu'à un certain point la cause locale de la formation du furoncle et de l'anthrax. Ce fait doit être naturellement attribué à une oblitération de fines artères, oblitération qui se fait très-vite, qui peut-être est même le phénomène initial; cependant nous ne sommes pas en état de dire quelle est la cause première de cette oblitération.

Quoique la marche de l'anthrax soit longue, douloureuse et épuisante, la mort arrive rarement. Cependant il y a des cas qui, accompagnés d'une fièvre violente, sont très-dangereux et le plus souvent mortels, c'est surtout lorsque l'anthrax ou une inflammation diffuse de même nature occupe la face ou le cuir chevelu (anthrax malin, pustule maligne). Tous les anthrax de la face ne sont pas aussi malins; quelques-uns suivent la marche ordinaire et n'ont que l'inconvénient de laisser une cicatrice difforme; mais comme il est très-difficile, souvent même impossible de prédire au début quelle sera la marche de la maladie, je vous conseille d'être très-circonspect dans votre pronostic. J'ai fait malheureusement de si tristes expériences sur l'anthrax de la face, que toute affection de cette nature m'inspire les plus vives inquiétudes pour la vie du malade. Permettez-moi de vous raconter en peu de mots quelques-uns de ces cas. Un jeune homme, beau et robuste, ressentit pendant un voyage à Berlin, et sans cause connue, un gonflement douloureux à la lèvre inférieure; ce gonflement augmenta rapidement et s'étendit bientôt à toute la lèvre; le malade avait une fièvre violente. Le médecin appelé fit mettre des cataplasmes et sans doute jugea la maladie peu importante, car il laissa passer deux jours sans revoir le patient. Le troisième jour, toute la figure était fortement gonflée, le malade avait eu un violent frisson et délirait beaucoup; on l'apporta alors à la clinique chirurgicale. Je trouvai la lèvre d'un bleu rouge foncé et parsemée d'une grande quantité de points blancs gangréneux. On fit immédiatement un grand nombre d'incisions, les plaies furent pansées avec de l'eau chlorurée, on appliqua des cataplasmes et l'on mit sur la tête une vessie de glace, parce qu'une méningite était en voie de se développer. Déjà à cette première visite, je déclarai l'état du malade désespéré. Il tomba bientôt dans un collapsus profond et mourut au bout de vingt-quatre heures, quatre jours après le début de l'anthrax. Malheureusement on ne permit pas de faire l'autopsie. — Je vais vous citer un autre cas. Un étudiant de notre ville reçut un coup de rapière à la région pariétale gauche. La guérison de la plaie marcha sans offrir rien de particulier; cependant l'occlusion complète se fit longtemps attendre. Il persista une petite plaie, qui était si peu importante, que le malade ne s'en occupa plus. Des efforts considérables à la salle d'armes et peut-être un refroidissement qui vint s'y ajouter furent les seules causes occasionnelles probables du malheur suivant : Un jour le malade se réveilla avec une douleur assez violente dans la cicatrice et un malaise général; une rougeur peu intense et un gonflement du cuir chevelu, modéré au commencement, firent pressentir l'invasion d'un érysipèle simple. Cependant la fièvre augmenta d'une façon extraordinaire, sans que la rougeur s'étendît à toute la tête. Le jeune homme eut un frisson et délira. Lorsque au troisième jour on le transporta à l'hôpital, je remarquai autour de la cicatrice une foule de petits points blancs auxquels je reconnus immédiatement qu'il s'agissait d'un anthrax; comme le malade était privé de tout sentiment et que la complication d'une méningite me paraissait vraisemblable par différentes raisons, j'eus peu d'espoir de pouvoir le sauver; je fis le nécessaire, mais le lendemain à mon arrivée je le trouvai mort. L'autopsie montra dans la cicatrice enflammée quelques foyers blancs, gangréneux; en examinant plus loin, on trouva les veines les plus rapprochées fermées par des coagulums, et le long de ces vaisseaux le tissu conjonctif gonflé et parsemé çà et là de gouttelettes de pus. Je pus poursuivre cette maladie des veines en avant jusque près des cavités orbitaires, je ne voulus pas poursuivre la dissection pour ne pas entamer l'œil. Après l'ouverture du crâne, le cerveau étant sorti, on remarqua dans la cavité antérieure gauche du crâne un point de la grandeur d'une pièce de dix centimes, qui était modérément enflammé; cette inflammation s'étendait aussi bien à la dure-mère qu'à la pie-mère et s'avançait même un peu dans les couches superficielles de la substance cérébrale. Il n'y eut plus de doute que l'inflammation ne fût partie de la cicatrice de la tête; elle s'était propagée le long d'une veine frontale jusque dans le tissu conjonctif intra-orbitaire, et de là dans l'intérieur du crâne par le trou optique et la fente sphénoïdale.

Dans beaucoup de cas d'anthrax malin de la face on trouvera par un examen scrupuleux que l'inflammation s'est étendue dans la cavité crânienne et a donné lieu à une affection du cerveau. Il faut cependant que je vous fasse observer que l'étendue de cette inflammation, telle que nous la rencontrons sur le cadavre, n'est nullement en rapport avec la violence extraordinaire des phénomènes généraux, de sorte que ces derniers ne sont pas complétement expliqués par les résultats de l'autopsie. Il y a des cas, et quelquefois même des plus aigus, où la mort arrive sans qu'on puisse découvrir quelque chose d'anormal au cerveau. Dans ces circonstances, l'hypothèse a beau jeu ; la marche impétueuse et le passage rapide de l'inflammation carbonculeuse à la fonte gangréneuse a fait penser surtout à une décomposition très-rapide du sang ; dans cette supposition, on peut considérer l'anthrax lui-même comme cause ou comme effet. Mais comme la décomposition du sang doit également avoir sa cause, on a supposé par exemple qu'un insecte qui avait séjourné sur le cadavre d'un animal, sur le nez d'un cheval morveux ou sur une vache affectée de charbon, etc., entrait immédiatement en contact avec l'homme et l'infectait de cette façon ; nous apprendrons, du reste plus tard, que c'est surtout le virus charbonneux qui donne lieu à l'anthrax malin. Je ne connais pas de cas où l'on ait positivement constaté cette transmission ; cependant je crois possible qu'elle puisse se présenter de temps à autre ; ce qui parle en faveur de cette opinion, c'est que ces anthrax se rencontrent surtout sur des endroits du corps ordinairement découverts. Dans tous les cas, la fièvre violente et l'infection mortelle du sang sont le plus souvent la conséquence du processus local ; il faut donc bien admettre que dans ces anthrax il se forme, sous de certaines conditions encore inconnues, des substances très-toxiques, dont la résorption amène la mort. Toujours est-il que la cause productrice de ces anthrax malins, qui sont complétement identiques à ce que les Français appellent la *pustule maligne*, sont dans la plupart des cas très-obscures. — Dans le diabète sucré et l'urémie, on voit également se développer des anthrax, et, chose étonnante, on a observé du sucre dans l'urine d'individus sains, chez lesquels des anthrax se sont développés spontanément ! Par bonheur, les anthrax ne sont pas très-fréquents ; les anthrax simples bénins sont même si rares, que dans la policlinique chirurgicale de Berlin, où cinq à six mille malades passaient tous les ans devant mes yeux, je n'ai observé un cas que tous les deux ans. Le *diagnostic* des anthrax ordinaires n'est pas difficile, surtout lorsqu'on a déjà vu une fois la maladie ; une inflammation carbonculeuse diffuse ne peut être reconnue qu'après un certain temps, au début elle ressemble à l'érysipèle.

Le *traitement* de l'anthrax doit être très-énergique si l'on veut empêcher le mal d'avancer trop loin. Comme dans toutes les inflammations qui ont de la tendance à la gangrène, il faut faire de bonne heure un grand nombre d'incisions, pour que les tissus et les liquides en décomposition puissent sortir. Vous ferez donc, dans l'anthrax, une incision en croix qui traverse toute l'épaisseur du derme ; elle doit être assez longue pour diviser complétement la peau infiltrée et entamer encore la peau saine. Si ceci ne suffit pas, vous ferez encore quelques autres incisions, surtout aux endroits où la gangrène de la peau se fait reconnaître par les points blancs. L'hémorrhagie est peu considérable eu égard à la grandeur de l'incision, parce que le sang est coagulé dans la plupart des vaisseaux de l'anthrax. Dans les incisions, vous mettrez de la charpie imbibée d'eau chlorurée et vous la renouvellerez toutes les deux à trois heures. Le tout est entouré de cataplasmes chauds pour hâter la suppuration par une chaleur humide. Lorsque les tissus commencent à se détacher, vous retirez journellement avec une pince les lambeaux libres et vous tenez de cette façon la plaie aussi propre que possible. Bientôt une granulation vigoureuse se montre çà et là; enfin les derniers lambeaux tombent et il reste une surface végétante, criblée de trous, qui s'égalise bientôt et finit par se cicatriser de la manière ordinaire, de sorte qu'elle n'a besoin pour guérir que d'être cautérisée avec le nitrate d'argent, comme les autres surfaces à granulations.

Pour l'anthrax malin, le traitement local est le même que celui que nous venons de décrire. Contre les affections cérébrales à invasion rapide, on applique une vessie de glace sur la tête. A l'intérieur, on donne ordinairement de la quinine, des acides et autres substances antiseptiques. J'avouerai cependant que les résultats de ce traitement sont malheureusement très-peu favorables, car je ne connais pas un seul cas dans ma pratique où l'on soit parvenu à éviter une terminaison fatale; résultat d'autant plus triste que ces anthrax malins atteignent ordinairement des jeunes gens robustes. Dans le cas où l'individu ne meurt pas, il y a toujours une perte considérable de peau et il reste des difformités, surtout si l'inflammation carbonculeuse a occupé les paupières, la lèvre supérieure ou l'inférieure, parce que ces organes sont presque complétement détruits par la gangrène. L'incision, l'excision et la cautérisation de l'anthrax, même lorsque ces opérations sont faites de très-bonne heure, ont peu d'influence sur la marche ultérieure de la maladie, comme j'ai pu m'en convaincre dans plusieurs cas malins. Que cette perspective désolante d'une thérapeutique sans succès ne nous empêche pas de pratiquer de bonne heure ces incisions, car il y a des cas où des anthrax de la face suivent la marche ordinaire, quoiqu'ils débutent par une fièvre violente. Beaucoup de chirurgiens français ont obtenu des résultats très-favorables, en cautérisant de bonne heure la pustule maligne.

II. — INFLAMMATION AIGUE DU TISSU CELLULAIRE.

Cette expression est un pléonasme, parce que ἡ φλεγμονὴ signifie inflammation; mais on l'emploie si exclusivement pour désigner une inflammation du tissu cellulaire tendant à la suppuration, que chacun comprend ce qu'on doit entendre par ce terme; le terme de *pseudo-érysipèle* est un autre nom pour la même maladie; il est tout aussi usité, mais, à mon avis, il est encore moins juste. Les *causes* de cette inflammation sont très-obscures dans la plupart des cas; rarement on peut lui assigner comme cause un violent refroidissement; assez souvent, peut-être, de pareilles inflammations sont dues à l'infection, même alors que la peau reste intacte; cependant ce n'est là qu'une hypothèse; nous avons déjà appris à compter ces inflammations aiguës, progressives, comme une complication des blessures, surtout à la suite de l'infection locale, provoquée par des lambeaux de tissu frappés de gangrène après des contusions et des plaies contuses. L'inflammation dite spontanée du tissu cellulaire s'observe le plus fréquemment aux membres, plus souvent au-dessus des aponévroses qu'au dessous, mais surtout aux doigts et à la main. A cet endroit, elle porte le nom de panaris (mot dérivé par corruption de *Paronychia*, inflammation à l'ongle, de ὄνυξ) et pour la distinguer des inflammations plus profondes également situées aux doigts et à la main, on l'appelle panaris sous-cutané. Si l'inflammation atteint le pourtour ou la matrice elle-même de l'ongle, on emploie l'expression de panaris subunguéal (1). Examinons d'abord les phénomènes qui accompagnent un phlegmon de l'avant-bras; il débute par la douleur, la tuméfaction et la rougeur de la peau avec fièvre ordinairement intense. La peau du bras est un peu œdémateuse et fortement tendue; avec un début pareil, qui dans tous les cas indique une inflammation du bras, le siége du mal peut être très-variable, et pendant les premiers jours vous ne pourrez pas toujours dire si vous avez affaire à une inflammation du tissu cellulaire sous-cutané, à une inflammation péri-musculaire sous-aponévrotique ou même à une inflammation du périoste ou de l'os. Si l'œdème est considérable, si les douleurs sont fortes, si la rougeur de la peau est peu intense, si la fièvre atteint un haut degré, vous êtes en droit de supposer une inflammation profonde se terminant par suppuration. Si l'inflammation n'occupe que le tissu cellulaire sous-cutané et si elle passe à la suppuration, comme c'est le cas le plus fréquent (quoique la résolution ait aussi été observée), on remarque au bout de quelques jours que la peau devient plus rouge à un endroit limité et que la fluctuation s'y fait sentir. La sortie du pus se fait spontanément ou bien à l'aide d'une incision. Si l'inflammation atteint des régions où la peau (et surtout l'épiderme) est très-épaisse, comme aux mains et aux pieds, on observe peu de rougeur au début, parce

(1) On peut appeler la première espèce panaris unguéal et la seconde onyxis.
(*Note des traducteurs.*)

qu'elle est cachée par la couche cornée très-épaisse de l'épiderme. Une forte douleur, une tension et un battement particuliers à l'endroit enflammé, annoncent que la suppuration se fait sous la peau.

Dans certains cas, une partie de la peau se gangrène à la suite de ce travail, car la circulation est empêchée par la forte tension des tissus. Quelquefois les aponévroses sont également détruites par ce travail inflammatoire et elles sortent par l'ouverture de l'abcès sous la forme de grands lambeaux, blancs, filiformes et cohérents. On observe ce cas principalement sous le cuir chevelu, où l'inflammation s'étend assez souvent sur tout le crâne; le péricrâne peut ainsi se mortifier en entier.

Passons maintenant aux *modifications anatomiques plus intimes* qui se rencontrent dans l'inflammation aiguë du tissu cellulaire. Nous ne reviendrons pas ici sur le débat engagé pour savoir si ce sont les vaisseaux, le tissu lui-même ou les nerfs qui sont atteints primitivement dans le processus inflammatoire et nous ne nous occuperons ici que des faits que nous pouvons observer directement à l'examen anatomique. Une série de recherches sur le cadavre, où l'on a l'occasion de rencontrer l'inflammation du tissu cellulaire, tantôt à un degré, tantôt à un autre, nous renseigne assez complétement sur ce processus. La première chose que nous rencontrons, c'est la dilatation des capillaires et l'imbibition du tissu par le sérum sorti des vaisseaux, c'est-à-dire par un exsudat séreux ; nous trouvons là, selon la période, une infiltration plastique plus ou moins abondante, en d'autres termes, le tissu conjonctif est pénétré d'une masse énorme de jeunes cellules rondes, qui proviennent de la scission des corpuscules du tissu conjonctif. C'est ainsi qu'il faut vous représenter à la première période les tissus de la peau œdématiée, fortement rougie et très-douloureuse. Plus tard, une formation excessive de cellules devient le phénomène le plus important. Par suite, le tissu est pendant quelque temps assez fortement tendu et à plusieurs endroits il se produit une stase dans les vaisseaux, surtout dans les capillaires et les veines; la circulation cesse complétement par endroits. Cet arrêt du sang par lequel le tissu prend d'abord une couleur bleu-rouge foncé, qui devient blanche plus tard, par suite de la décoloration rapide des globules rouges du sang, peut s'étendre si loin que le tissu se gangrène en masse, terminaison que nous avons déjà citée plus haut. Cependant, dans la plupart des cas, ce fait n'arrive pas, pendant que les cellules augmentent en nombre, la substance intercellulaire à aspect fibrillaire tend à disparaître, elle se divise en partie en petits fragments et en partie prend peu à peu une consistance gélatiniforme; elle peut devenir à la fin complétement liquide et purulente.

Par suite des progrès de ce travail, tout le foyer inflammatoire finit par se transformer en pus, c'est-à-dire en un tissu fluide constitué par des cellules et un peu de liquide intercellulaire séreux auquel sont mélangées de petites particules mortifiées de tissu conjonctif. Figurez-vous que tout ce processus se passe dans le *tissu conjonctif sous-cutané*, qu'il s'étende dans toutes les directions, plus rapidement dans celle où le tissu est le plus riche en cellules et vous comprendrez que la fonte purulente s'avancera aussi peu à peu dans *le derme* de dedans en dehors, le perforera à un endroit, et que le pus se videra par cette ouverture. Une fois arrivé à ce point, le processus ordinairement ne s'étend plus. Le tissu qui entoure le foyer est parsemé abondamment de cellules et très-riche en vaisseaux; il ressemble exactement, sous le rapport anatomique, à une surface bourgeonnante qui revêtirait toute la cavité. Si le pus est complétement évacué, les parois du foyer se juxtaposent et se soudent assez rapidement dans la plupart des cas. L'infiltration plastique persiste encore pendant quelque temps et la peau devient ainsi plus dense et plus rigide qu'à l'état normal. Cependant, peu à peu, cet état disparaît aussi par la fonte et la résorption des cellules infiltrées et la transformation de la substance intercellulaire.

Vous voyez bien que sous le rapport anatomique il y a peu de différences dans ces processus, qu'ils soient diffus ou circonscrits, et que les phénomènes intimes qui se passent dans les tissus sont absolument les mêmes dans l'inflammation diffuse du tissu cellulaire sous-cutané et dans la forme circonscrite. Dans la pratique, on établit cependant une distinction entre l'*infiltration purulente* et l'*abcès*; la première expression s'entend de soi-même; par abcès, on entend ordinairement un foyer purulent limité qui exclut l'idée d'une progression ultérieure du processus inflammatoire; un abcès qui s'est formé rapidement à la suite d'une inflammation aiguë, est appelé abcès chaud, en opposition avec l'abcès froid, qui est le résultat d'une inflammation chronique. La figure suivante pourra encore mieux nous faire comprendre le processus de la formation d'un abcès :

Vous voyez ici comment les jeunes cellules s'amassent peu à peu aux endroits où étaient situés les corpuscules du tissu conjonctif, tandis que la substance intermédiaire diminue toujours, et comment au milieu du dessin, au centre du foyer inflammatoire, les groupes de cellules deviennent à la fin confluents et représentent un foyer suppuré; chaque abcès étant constitué à son début par ces petits foyers de suppuration isolés, il s'accroît par l'extension du travail suppuratif à la périphérie. — Le tissu graisseux, qui est ordinairement renfermé en quantité considérable dans le tissu cellulaire sous-cutané, disparaît le plus souvent pendant les processus inflammatoires aigus de la manière suivante : les cellules graisseuses sont pour ainsi dire écrasées par la masse des cel-

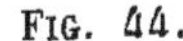

Fig. 44.

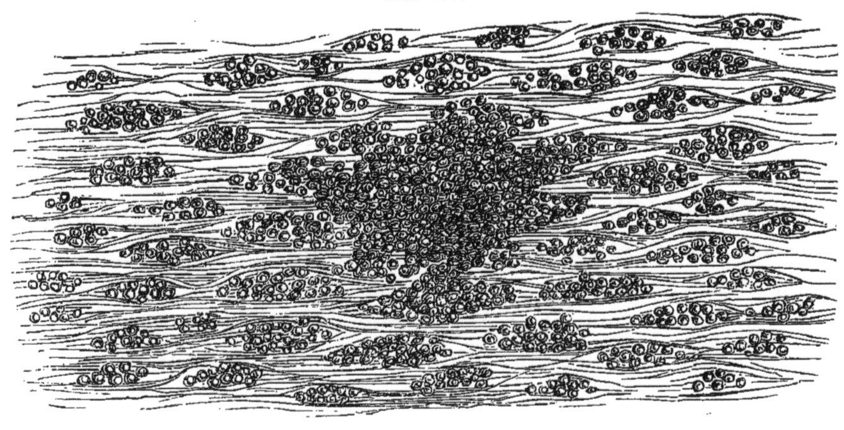

Infiltration purulente du tissu conjonctif se transformant vers le milieu en un abcès. — Dessin schématique au tableau. Grossissement, 350 diamètres.

lules de formation nouvelle et la graisse se liquéfie ; on la retrouve quelquefois plus tard sous forme de gouttelettes huileuses, mêlées au pus. Vous voyez dans la figure suivante l'aspect que présente sous le microscope l'inflammation du pannicule adipeux :

Souvent on trouve, en examinant de pareilles préparations, de la fibrine coagulée, infiltrée dans le tissu ; il peut se faire que cette fibrine se forme dès le début du processus inflammatoire, comme nous l'avons déjà dit antérieurement ; cependant il est possible aussi qu'elle appartienne au pus une fois formé.

Fig. 45.

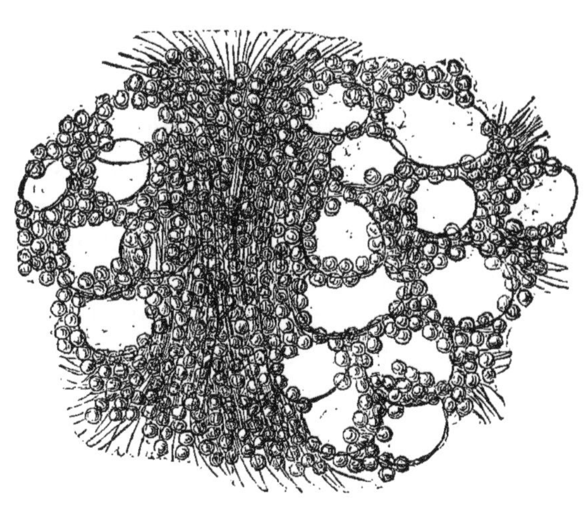

Infiltration purulente du pannicule adipeux. — Grossissement, 350 ; d'après une préparation durcie dans l'alcool.

Il faut encore que j'attire toute votre attention sur ce fait que jusqu'à l'arrêt du processus nous avons toujours affaire à un ramollissement progressif, à une *fonte* suppurée du tissu, tandis que la surface granuleuse, bien constituée ne forme le pus qu'à la surface et aux dépens de son tissu, comme les muqueuses forment leur épithélium. Toutes les inflammations parenchymateuses suppurées exercent un effet destructeur (délétère) sur le tissu. Quant au rapport qui existe entre les *vaisseaux sanguins* d'une part, et entre la néoplasie, la fonte et la liquéfaction du tissu d'autre part, nous avons déjà dit que les vaisseaux sont d'abord fortement dilatés et qu'ensuite le sang s'y arrête; de cette façon la circulation est suspendue dans certaines régions (quelquefois la coagulation du sang dans les veines prend une extension toute particulière), les parois vasculaires et les caillots sanguins se transforment également en pus ou se désagrègent en parcelles jusqu'au point où la circulation persiste. Nous avons déjà vu antérieurement, à propos de la séparation des lambeaux de tissu gangrenés, que sur cette limite du tissu vivant il se forme des anses vasculaires; toute la surface interne d'un foyer purulent se comporte donc comme une surface à granulations qui serait pliée sur elle-même pour former un sac. Quant aux lymphatiques, on peut admettre par analogie qu'ils sont fermés dans ce cas, comme au voisinage des plaies, par la néoplasie inflammatoire. Aussi longtemps donc qu'un abcès est entouré d'une couche bien vivace d'un tissu devenu le siége d'une infiltration plastique, il n'y aura pas résorption des substances putrides se trouvant dans le foyer de l'abcès. Vous pouvez avoir la preuve matérielle de ce fait, si vous ouvrez des abcès de la bouche ou des environs du rectum; ce pus a une odeur de putréfaction excessivement pénétrante, cependant il n'est pas résorbé et il ne produit pas de symptômes de septicémie. Mais au début du processus inflammatoire, quand ce dernier est associé à une fonte *rapide* du tissu, comme on l'observe dans certaines inflammations progressives autour des plaies contuses, dans certains cas de phlegmon spontané du tissu conjonctif sous-cutané, dans la diphthérite, etc., les lymphatiques ne sont plus obturés par la formation nouvelle des cellules, la néoplasie inflammatoire ne se fait pas ou ne se fait que tard, au moment où la fonte gangréneuse se limite, et les matières en décomposition entrent dans les lymphatiques ouverts et agissent sur le sang à la manière des ferments.

C'est de la quantité et de la qualité de ces substances résorbées que dépendent l'intensité et la durée de la *fièvre*, qui accompagne ces inflammations. Au début, il entre une grande quantité de ces produits inflammatoires dans le sang, c'est pourquoi la fièvre est ordinairement violente dès le commencement et accompagnée quelquefois d'un frisson; si l'inflammation progresse, la fièvre continue; elle cesse si la résorption des produits inflammatoires est arrêtée par les métamorphoses des tissus déjà signalées, si le travail morbide s'arrête et si la formation de l'abcès est terminée. La qualité des substances pyrogènes qui se forment dans l'inflammation du tissu conjonctif est certainement très-différente; il y a des cas de phlegmons (par exemple, ceux qui sont situés très-profondément dans le cou et ceux qui se développent chez les vieillards) qui sont suivis d'une intoxication phlogistique si intense que les malades succombent, sans que d'autres complications s'y ajoutent. Dans ces cas, il en est comme des anthrax, dont quelques-uns donnent lieu à peu de fièvre, tandis que d'autres entraînent à leur suite un état typhoïde mortel. Si un phlegmon est produit par un virus dangereux, par exemple celui de la morve, on ne s'étonne pas de l'issue mortelle, parce que ce résultat a souvent été observé; mais pour les phlegmons spontanés, développés sans cause connue, on se demande toujours pourquoi quelques-unes de ces affections sont si extraordinairement dangereuses, tandis que d'autres suivent une marche relativement peu grave.

Le *pronostic* des inflammations phlegmoneuses varie beaucoup selon la région, l'étendue et la cause productrice. Lorsque cette maladie se présente comme métastase dans une diathèse inflammatoire générale ou purulente, ou bien lorsqu'elle est la conséquence d'un empoisonnement par la morve, il y a peu d'espoir de guérison ; les abcès profonds des parois abdominales ou du bassin, peuvent, dans les cas favorables, suivre une marche très-lente, et selon l'endroit qu'ils occupent mettre la vie en danger ou avoir une influence fâcheuse sur les fonctions, par la destruction des aponévroses, des tendons et de la peau, mais la plupart des cas de phlegmons aux doigts, aux mains, aux pieds, à l'avant-bras, etc., sont des maladies légères et de peu de durée, quoiqu'elles soient accompagnées de fortes douleurs. Le pronostic est d'autant plus favorable que la suppuration se fait rapidement et que le foyer inflammatoire est plus circonscrit.

Quant au *traitement*, on tâche au début d'arrêter, autant que faire se peut, le processus dans son développement, c'est-à-dire d'obtenir aussitôt que possible la résorption de l'infiltration séreuse et plastique. Dans ce but, on emploie différents moyens, et tout d'abord l'usage externe du mercure; on fait couvrir toute la surface enflammée d'une épaisse couche d'onguent mercuriel, le malade gardera le lit et l'extrémité malade sera entourée de linges mouillés et chauds ou couverte de cataplasmes. L'application de glace au début peut également être employée dans le cas où toute la partie enflammée peut être couverte avec plusieurs vessies de glace. La compression avec du sparadrap ou des bandelettes est aussi un moyen très-efficace pour hâter la résorption, mais il est rarement employé dans les inflammations en question, d'une part, parce que la compression des parties enflammées est très-douloureuse, de l'autre, parce que ce moyen n'est pas tout à fait inoffensif, une pression un peu trop forte pouvant donner lieu à la gangrène. Si après l'emploi des moyens susnommés les symptômes ne se modèrent pas en peu de temps, si, au contraire, tous les phénomènes augmentent d'intensité, il faudra renoncer à l'espoir de voir la maladie se terminer par résolution et l'on aura recours à des remèdes qui hâtent la suppuration; parmi ces derniers, il faut citer en premier lieu l'application de la chaleur humide, surtout sous forme de cataplasmes. Dès qu'on sent à un endroit une fluctuation évidente, on n'abandonne pas d'ordinaire à la nature l'ouverture de l'abcès, mais on pratique une incision pour donner au pus un libre écoulement; si le pus s'étend au loin sous la peau, on fait des ouvertures à plusieurs endroits, du moins je préfère cette manière d'agir à celle qui consiste à faire des incisions grandes, énormes, par exemple depuis le coude jusqu'à la main, et cela parce que la plaie reste largement béante par suite de ces dernières et que la guérison demande beaucoup plus de temps. Si l'écoulement du pus se fait d'une manière normale par ces ouvertures, il ne faudra plus que des soins de propreté, secondés par des bains locaux, tièdes. Tandis que l'ouverture des abcès du tissu cellulaire sous-cutané est une opération très-simple et exempte de danger, celle des abcès profonds demande beaucoup de circonspection, selon les conditions anatomiques de la région; le diagnostic peut offrir de grandes difficultés, par exemple lorsqu'il y a des suppurations profondes au cou, dans le bassin, dans les parois abdominales; la plupart du temps on ne peut le porter qu'après un temps d'observation plus ou moins long; cependant il est souvent désirable que le pus soit évacué de bonne heure, soit pour soulager le malade, soit pour éviter, par exemple, une ouverture spontanée dans la cavité abdominale. Dans de pareils cas, on ne peut pas enfoncer le bistouri purement et simplement, mais il faut aller en disséquant, couche par couche, jusqu'à ce qu'on arrive vers l'abcès; alors on introduit avec précaution un stylet, puis on dilate l'ouverture en introduisant dans l'abcès une pince à pansement dont on fait écarter les branches, pour éviter toute hémorrhagie qui pourrait venir de la profondeur.—Quelquefois, par suite de la décomposition du pus, il se forme tant de gaz dans un abcès, qu'il rend un son tympanitique à la percussion; dans de pareils abcès putrides, il faut injecter de l'eau chlorurée après l'évacuation du pus et continuer le pansement avec le même liquide.

III. — INFLAMMATION AIGUE DES MUSCLES.

L'inflammation aiguë, idiopathique de la substance musculaire est relativement rare. On l'observe dans les muscles de la langue, dans le psoas, dans le pectoral, dans le fessier, dans les muscles de la cuisse et du mollet; cette inflammation se termine ordinairement par suppuration, cependant la résolution peut également avoir lieu. Les abcès musculaires métastatiques se rencontrent très-fréquemment dans l'intoxication morveuse. En ce qui concerne plus spécialement les conditions histologiques, le tissu conjonctif interstitiel des muscles, autrement dit le perimysium, sert ici, comme dans l'inflammation musculaire traumatique, essentiellement de point de départ à la formation des cellules de pus ; les noyaux des fibres musculaires se désagrégent, dans les processus tout à fait aigus, en même temps que la substance contractile et le sarcolemme; ce n'est qu'aux bouts tronqués des fibres musculaires qui correspondent à la paroi de l'abcès, que les noyaux musculaires prennent part à la néoplasie par un travail d'hypergenèse et se confondent ainsi avec la cicatrice de l'abcès; d'après O. Weber, on observe aussi dans ces cas une formation nouvelle peu abondante de fibres-cellules musculaires.— Les symptômes d'un abcès musculaire ne se distinguent pas de ceux des autres abcès profonds ; le développement d'un pareil abcès se fait plus ou moins lentement et la perforation a lieu après un temps plus ou moins long, selon l'abondance et l'étendue de la collection purulente. Dans beaucoup de cas il se produit une contracture du muscle, dans la substance duquel s'est développé l'abcès, par exemple dans le psoïtis. Est-ce là une conséquence physiologique de l'irritation inflammatoire, ou bien le patient contracte-il volontairement, instinctivement le muscle malade? c'est une question que je ne suis pas en état de résoudre; cependant je penche vers la dernière supposition; car, dans les petits abcès peu douloureux, de même que dans les inflammations traumatiques des muscles, la contracture ne s'établit pas, on ne l'observe que dans les vastes abcès comprimés par de fortes aponévroses. On ouvre les abcès musculaires, aussitôt que le diagnostic est sûrement établi et qu'on sent la fluctuation.

Une forme tout à fait spéciale d'affection musculaire et qu'il faut compter, selon moi, parmi les inflammations subaiguës, a été récemment décrite par Zenker; on la rencontre principalement dans le typhus abdominal, où elle intéresse les muscles adducteurs de la cuisse. La substance contractile se désagrége en grumeaux dans la gaîne du sarcolemme; ces grumeaux disparaissent peu à peu par résorption, en même temps que de nouvelles fibres-cellules musculaires se forment en remplacement des anciennes; de cette façon tout rentre le plus souvent dans l'état normal. Dans d'autres cas, l'atrophie de la substance musculaire persiste. On n'a pas pu constater positivement jusqu'à présent, si cette affection des muscles peut entraîner une suppuration et une formation d'abcès, bien que les abcès musculaires ne soient pas rares après le typhus, surtout dans les parois abdominales.

IV. — INFLAMMATION AIGUE DES GAÎNES TENDINEUSES ET DES BOURSES MUQUEUSES SOUS-CUTANÉES.

On sait que les *gaînes tendineuses* sont constituées par des poches séreuses closes, qui entourent un certain nombre des tendons du pied et de la main. Elles peuvent être atteintes d'inflammation aiguë à la suite d'une contusion, et plus rarement d'une manière spontanée. De même que toutes les membranes séreuses, devenues le siége d'une inflammation aiguë, ces poches laissent exsuder une certaine quantité d'un sérum riche en fibrine; les pseudo-membranes fibrineuses peuvent se dissoudre, elles peuvent aussi entraîner une adhérence passagère ou durable entre la gaîne et le tendon; enfin il n'est pas rare qu'il se produise une suppuration des membranes avec ou sans dégénération et ulcération, et dans ces cas le tendon peut périr par mortification. Les premiers symptômes d'une inflammation de ce genre consistent dans la douleur pendant les mouvements et dans un léger gonflement; parfois on observe alors dans les gaînes tendineuses un bruit de frottement, un craquement particulier constaté par l'imposition de la main et plus distinctement encore par l'application de l'oreille. Ce bruit est dû à ce que la surface de la gaîne tendineuse et celle du tendon sont devenues rugueuses par des dépôts fibrineux et frottent l'une contre l'autre sous l'influence des mouvements du tendon; c'est sur le dos de la main que cette inflammation subaiguë des gaînes tendineuses, qui se termine le plus souvent par une résolution, se rencontre le plus fréquemment. Une affection plus rare est l'inflammation tendineuse suraiguë, passant à la suppuration et due le plus souvent à des causes inconnues. Cette inflammation débute de la même manière que le phlegmon aigu; le tissu cellulaire sous-cutané participe bien vite à l'inflammation; le membre enfle fortement; les articulations voisines des doigts ou du poignet peuvent être entraînées dans le processus inflammatoire. Tout comme la membrane synoviale des articulations, la membrane tout à fait analogue des gaînes tendineuses semble quelquefois donner lieu, lorsqu'elle est le siége d'une inflammation aiguë, à des produits qui infectent les tissus environnants d'une manière particulièrement intense. Lorsque, par un traitement convenable, la suppuration a pu être évitée ou que cette dernière, si tant est qu'elle se développe, reste entièrement limitée, la terminaison par résolution se fait avec une grande lenteur; le membre conserve pendant longtemps de la raideur; les adhérences qui se sont établies entre les tendons et leur gaîne ne cèdent qu'après des mois entiers d'exercice. S'il se fait une suppuration étendue des gaînes tendineuses, désignée, lorsqu'elle se présente à la main, sous le nom de « *panaris tendineux* », les tendons atteints se mortifient ordinairement et peuvent être retirés au bout d'un certain temps des ouvertures d'abcès sous forme de fils ou de lambeaux blancs. La membrane qui constitue la gaîne tendineuse dégénère ensuite en granulations fongueuses. Si le processus s'arrête là, un ou plusieurs doigts deviennent roides et restent tels pour la vie entière. Si les articulations sont également envahies, une guérison avec ankylose peut bien s'effectuer *aux doigts;* mais en cas de participation des articulations du *poignet* ou *du pied*, l'existence du membre est compromise à un haut degré. Dans l'inflammation purulente aiguë des articulations, *la fièvre* est quelquefois peu considérable au commencement, cependant il se peut aussi que, dans des cas graves, la maladie débute par un frisson. Si l'inflammation et la suppuration s'étendent, si le processus n'a aucune tendance à se limiter définitivement par la formation d'un abcès, la fièvre en devient d'autant plus durable et prend un caractère manifestement rémittent; en même temps les malades s'affaiblissent avec une extrême rapidité; les hommes les plus robustes sont réduits à l'état de squelette en peu de semaines. Le pronostic devient très-fâcheux, lorsque la fièvre se caractérise par des accès et des frissons intermittents.

Le *traitement* de l'inflammation subaiguë, crépitante des gaînes tendineuses du dos de la main consiste à maintenir la main au repos sur une attelle et à faire frictionner avec de la teinture d'iode l'endroit malade; s'il n'en résulte pas une prompte amélioration, on applique un vésicatoire; j'ai toujours vu l'inflammation subaiguë des gaînes tendineuses disparaître en peu de jours à la suite de ce traitement. Si les phénomènes sont intenses dès le début, il faut recommander non-seulement le repos de la main et des doigts, mais encore le séjour au lit, à cause de la fièvre qui existe ordinairement; il faut y ajouter l'application des vessies à glace et les frictions d'onguent mercuriel. Ce traitement doit être continué avec persévérance; je le préfère, pour ma part, au traitement par les cataplasmes et les manuluves chauds que l'on emploie généralement. S'il y a formation d'abcès, il faut faire des incisions et ménager de nombreuses contre-ouvertures; dans ces cas, les tuyaux de drainage sont d'un excellent usage, parce que très-souvent les bourgeons charnus qui s'élèvent sur le bord des ouvertures des abcès s'opposent au libre écoulement du pus. — Lorsque la suppuration ne veut pas tarir, que le gonflement persiste et que la crépitation se développe entre les os qui concourent à la formation des différentes articulations du poignet (signe qui prouve que le revêtement cartilagineux de ces os est détruit par la suppuration), lorsque en même temps le malade s'épuise de plus en plus, alors il n'y a plus guère à espérer une terminaison par ankylose de la main et la vie est tellement compromise qu'il y a lieu de pratiquer l'amputation de l'avant-bras. Si cette opération est faite à temps, la vie du malade peut encore être sauvée et ce dernier peut se rétablir en peu de temps.

Un mal moins dangereux consiste dans l'inflammation aiguë *des bourses muqueuses sous-cutanées* ; celles qui sont affectées le plus souvent sont la bourse muqueuse rotulienne et celle qui existe derrière le coude ; cet accident peut survenir spontanément ou à la suite d'une contusion. Les bourses ne communiquent ni avec l'articulation ni avec les gaînes tendineuses ; elles se remplissent d'un sérum fibrineux, en même temps qu'il se manifeste des douleurs ; la peau devient rouge et le tissu cellulaire environnant prend part à l'inflammation ; cependant la suppuration est rare, si les malades sont soumis de bonne heure à un traitement. Ce dernier doit consister en frictions d'onguent mercuriel ou de teinture d'iode, fixation du membre et compression de la bourse tuméfiée par l'application d'une bande humide assez serrée. La ponction est inutile, et peut même devenir nuisible, parce qu'elle est souvent suivie d'une suppuration qui peut, de son côté, laisser à sa suite une fistule donnant lieu à un suintement permanent fort désagréable.

VINGT-DEUXIÈME LEÇON

DES INFLAMMATIONS AIGUES DES OS, DU PÉRIOSTE ET DES ARTICULATIONS.

Considérations anatomiques.— *Périostite aiguë* et *ostéomyélite* : Symptômes, terminaisons par résolution, suppuration, nécrose. Pronostic. Traitement. — *Ostéite aiguë des os spongieux.* — *Inflammations articulaires aiguës.* — *Hydropisie aiguë* (hydarthrose) : Phénomènes. Traitement. — *Arthrite aiguë suppurée :* phénomènes, marche, traitement, anatomie pathologique.— *Rhumatisme articulaire aigu.*— *Accès de goutte.* — *Inflammations articulaires métastatiques* (blennorrhagiques, pyémiques, puerpérales).

MESSIEURS,

Le périoste et l'os ont entre eux des rapports physiologiques tellement intimes, que la maladie de l'un de ces deux organes entraîne presque toujours celle de l'autre ; si malgré cela nous sommes forcés, pour répondre à un besoin pratique, d'étudier à part, au moins jusqu'à un certain point, les inflammations aiguës, et plus tard aussi les inflammations chroniques du périoste et des os, nous n'en reviendrons pas moins très-souvent sur le lien qui unit entre elles les affections de ces deux organes. Il faut que je fasse précéder cette étude de quelques prolégomènes anatomiques qui auront leur importance pour l'intelligence du processus que nous allons décrire. Quand on parle purement et simplement du périoste, on entend par là la membrane pauvre en vaisseaux, blanche, mince, d'un brillant pareil à celui des tendons, qui constitue l'enveloppe immédiate de l'os ; à ce propos, je dois ajouter que ce n'est cependant là qu'une partie du périoste, et encore la partie qui, au point de vue pathologique, est d'une importance secondaire. Sur cette couche interne que nous venons de mentionner, est superposée, aux endroits où ne s'insèrent ni tendons, ni ligaments, une couche de tissu cellulaire lâche qui, également, doit être considérée comme faisant encore partie du périoste, et dans laquelle se répandent principalement les vaisseaux qui pénètrent dans l'intérieur de l'os. Cette couche externe du périoste est le siége le plus fréquent des processus inflammatoires primitifs, aussi bien aigus que chroniques ; le tissu conjonctif lâche qui la compose est très-riche en cellules et en vaisseaux, et par cela même beaucoup plus apte au développement d'un travail inflammatoire que la partie tendineuse du périoste immédiatement adhérente à l'os, et qui est pauvre en vaisseaux et en cellules. Quant aux vaisseaux nourriciers, surtout des os longs, les épiphyses ont en général leurs vaisseaux propres, qui ne communiquent pas dans l'os lui-même avec les vaisseaux de la diaphyse tant que dure le cartilage épiphysaire; les diaphyses possèdent leurs artères nourricières à elles. Cette distribution vasculaire explique pourquoi, chez les jeunes gens, les maladies des diaphyses se transmettent rarement aux épiphyses, et *vice versâ*. La capsule articulaire, considérée au point de vue génétique, n'est qu'une continuation du périoste et une certaine corrélation entre les maladies des articulations et les maladies du périoste se reconnaît fréquemment à la facilité avec laquelle les maladies de l'une de ces parties se transmettent à l'autre. Plus d'une fois nous aurons encore l'occasion de revenir sur ces conditions anatomiques dans le cours des considérations suivantes.

Parlons d'abord de la *périostite* et de l'*ostéomyélite aiguës*, dont je vous ai déjà dit quelques mots à l'occasion de la suppuration osseuse, dans les fractures ouvertes. Cette maladie n'est généralement pas très-fréquente, on la rencontre de préférence chez les jeunes sujets, et dans sa forme essentielle, presque exclusivement sur les os longs. Le plus souvent elle s'observe au fémur, en second lieu au tibia, plus rarement à l'humérus et aux os de l'avant-bras. J'ai vu la maladie se présenter après de forts refroidissements, d'une manière soit primitive, soit secondaire, au niveau d'articulations devenues le siége d'une inflammation aiguë, enfin après de fortes contusions des os et après des commotions de ces derniers. Dans le dernier cas, il se forme probablement des extravasats dans la moelle de l'os, peut-être aussi des fractures interstitielles dans le tissu osseux; les premiers peuvent être très-bien résorbés, ils peuvent aussi subir la transformation caséeuse, et devenir une cause d'inflammation chronique des os. Cependant, j'ai observé plusieurs cas où, après une violente contusion sans plaie cutanée, il survenait une ostéomyélite suraiguë. L'inflammation aiguë des os peut avoir également une origine métastatique. Dans bien des cas, il n'est pas facile de constater si le *périoste* ou *la moelle* est seul atteint; le diagnostic ne ressort d'une manière évidente que de l'appréciation de la marche et des terminaisons. Les *phénomènes* qui appartiennent à la maladie en question sont les suivants : le mal débute par une fièvre violente, assez souvent par un frisson ; des douleurs intenses se manifestent dans l'extrémité atteinte, et celle-ci enfle d'abord sans rubéfaction de la peau. Le malade ne peut pas mouvoir le membre affecté à cause des vives douleurs qu'il y ressent; le moindre attouchement, le plus léger ébranlement, provoquent les plus fortes douleurs; la peau est tendue, ordinairement œdémateuse, et quelquefois les veines sous-cutanées, fortement dilatées, luisent à travers, signe qui prouve que le retour du sang veineux ne s'effectue qu'avec peine dans la profondeur. L'inflammation, ou bien n'intéresse qu'une partie de la longueur de l'os, ou ce dernier dans toute sa longueur. — *De pareils phénomènes n'admettent d'autre diagnostic au premier abord que celui d'un processus inflammatoire aigu, violent et profond.* Mais comme l'inflammation primitive du tissu cellulaire, périmusculaire et péritendineux, est très-rare et n'est pas non plus accompagnée de douleurs aussi énormes, on ne risquera guère de se tromper dans la plupart des cas, en supposant l'existence d'une périostite aiguë, peut-être combinée avec une ostéomyélite. Si avec un endolorissement pareil et des phénomènes fébriles également violents, ou avec une impossibilité complète, à raison des douleurs, de faire fonctionner le membre, le gonflement fait presque entièrement défaut pendant plusieurs jours et ne se présente que tardivement, on est en droit d'admettre que le processus inflammatoire a son siége primitif dans la cavité médullaire de l'os et que le périoste y participe beaucoup moins. Voici à peu près l'état des parties malades, tel que nous devons nous le figurer dans cette période : les vaisseaux de la moelle et du périoste sont fortement dilatés et gorgés de sang; il y a peut-être çà et là une stase sanguine. La moelle est d'un bleu-rouge foncé au lieu d'avoir sa coloration ordinaire jaune clair; elle peut aussi présenter quelques extravasats dans son épaisseur; le périoste est devenu le siége d'une forte infiltration séreuse, en même temps vous y constatez à l'examen microscopique un grand nombre de cellules nouvellement formées, de même que dans la moelle; il y a donc déjà une infiltration plastique. — A cette période, une résolution complète est encore possible, et il n'est pas excessivement difficile de l'obtenir lorsqu'on s'y prend à temps pour traiter la maladie, surtout dans les cas caractérisés par une marche subaiguë. La fièvre diminue, le gonflement devient moindre, les douleurs cessent, et quinze jours après le commencement de la maladie le patient peut se trouver rétabli. Même dans les cas où le processus s'est avancé plus loin, il peut encore être enrayé; dans ces circonstances, il est vrai qu'une partie du néoplasme inflammatoire s'ossifie à la surface de l'os, et de la sorte un épaississement de l'os atteint se produit, au moins pour un certain temps, et se trouve résorbé quelques mois plus tard.

Dans la plupart des cas, la marche de la périostite n'est pas si favorable, la maladie progresse toujours et se *termine par suppuration*. Les phénomènes extérieurs sont alors les suivants : la peau du membre fort enflé, tendu et douloureux, prend une coloration d'abord rougeâtre, ensuite brun rouge ; l'œdème s'étend de plus en plus, les articulations voisines deviennent douloureuses et se tuméfient, la fièvre se maintient au même niveau ; les frissons se répètent assez souvent. Le malade est fort épuisé, car il ne prend presque pas de nourriture et ses nuits se passent sans sommeil. Du douzième au quatorzième jour de la maladie, rarement beaucoup plus tôt, mais souvent bien plus tard, on sent enfin une fluctuation bien distincte, et l'on peut alors notablement soulager le malade en ménageant au pus un écoulement par une ou plusieurs ouvertures artificielles. La perforation spontanée, et surtout la fonte purulente des aponévroses, se fait parfois longtemps attendre, et ordinairement les ouvertures ainsi produites sont trop petites. Si vous introduisez par une de ces ouvertures artificielles le doigt dans le foyer purulent, vous arrivez à toucher l'os directement, et vous le trouvez dénudé de son périoste. L'étendue dans laquelle cette dénudation s'est produite dépend de l'extension de la périostite. Celle-ci peut intéresser toute la longueur de la diaphyse, et dans ces cas, les plus fâcheux de tous, les phénomènes sont très-intenses. Il se peut cependant qu'il n'y ait qu'une moitié ou un tiers du périoste d'atteint ; en outre, il n'est pas constant que le mal s'étende sur toute la circonférence de l'os, la périostite peut n'intéresser par exemple que la partie antérieure, latérale ou postérieure ; il arrive surtout assez souvent que la périostite se limite aux points d'insertion ou d'origine de muscles puissants. Dans ces sortes de cas, toute la série des phénomènes se distinguera par une bénignité beaucoup plus grande.

Dans la suite, la marche peut encore différer de deux manières ; il est possible qu'après l'évacuation du pus les parties molles se réappliquent promptement sur l'os, et se ressoudent avec lui comme les parois d'un abcès aigu. C'est ce que j'ai observé plusieurs fois dans des cas de périostite du fémur, sur des enfants de deux à trois ans. Une faible quantité de pus s'écoulait encore pendant un temps assez court ; bientôt les ouvertures se refermaient, la tumeur se résolvait et la guérison devenait complète. D'après mon expérience, une terminaison pareille n'est possible que chez les très-jeunes enfants. Il arrive bien plus souvent que l'os, privé par la suppuration du périoste de la plus grande partie de ses vaisseaux nourriciers, meurt en partie ou en totalité ; il résulte de là un état désigné du nom de *nécrose* ou *gangrène osseuse*. L'extension de cette nécrose dépend essentiellement de l'extension de la périostite ; la diaphyse des os longs, morte en totalité ou partiellement, doit être éliminée de l'organisme comme un corps mort, absolument comme nous avons vu l'élimination se faire dans la gangrène des parties molles et dans la nécrose traumatique. Mais pour cela il faut un temps très-long; le processus de la nécrose, l'élimination de parties osseuses mortes, du séquestre avec tout ce qui l'accompagne, est donc toujours un processus chronique dont j'aurai encore à vous entretenir plus tard. En attendant que l'inflammation passe à cet état chronique, la suppuration aiguë persiste encore assez longtemps après la première ouverture du foyer purulent. Bien des complications, la pyémie même, peuvent survenir; et tant que les malades ne sont pas exempts de fièvre, ils sont toujours en danger de succomber.

Il faut maintenant revenir à la *moelle osseuse*, dont nous n'avons jusqu'ici vu l'inflammation qu'à sa première période. Encore ici, l'inflammation peut se terminer par suppuration. Si l'ostéomyélite est diffuse ou totale, toute la moelle peut entrer en suppuration. Cette suppuration peut même devenir ichoreuse, et de là peut résulter une septicémie. S'il existe à la fois une ostéomyélite purulente étendue et une périostite purulente, la mort de la diaphyse osseuse est certaine. Si la suppuration de la moelle n'est que partielle, ou si elle n'arrive point, de telle sorte qu'il n'y ait qu'une périostite purulente, alors la circulation du sang peut se maintenir dans la plus grande partie de l'os qui peut continuer de vivre. Il arrive assez souvent que dans ces cas l'os reste pendant un certain temps en quelque sorte suspendu entre la vie et la mort, la circulation, réduite à de bien faibles proportions, ne pouvant plus nourrir le tissu osseux que très-imparfaitement. — Il n'est guère possible d'admettre l'existence d'une ostéomyélite suppurée aiguë, sans participation aucune du périoste; il n'est pas rare que l'ostéomyélite se complique d'une *ostéophlébite*, qui peut donner lieu à une fonte ichoreuse ou puriforme des thrombus, et qui entraîne avec une facilité toute particulière des abcès métastatiques, ainsi que cela est prouvé par l'expérience. Une autre complication, assez commune quoique non constante de l'ostéomyélite, est la *fonte purulente des cartilages épiphysaires*, chez les individus qui les possèdent encore, c'est-à-dire à peu près jusqu'à l'âge de vingt-quatre ans. Le fait n'est pas difficile à expliquer : en effet, le travail de suppuration peut se propager au cartilage épiphysaire, soit par la moelle, soit à partir du périoste; une fois que ce cartilage est entré en suppuration, la continuité de l'os est interrompue et il se produit à l'endroit correspondant une mobilité comme dans les fractures; des déplacements peuvent même s'effectuer sous l'influence de la contraction musculaire. Dans les cas les plus communs, *une seule* épiphyse se détache, la supérieure ou l'inférieure;

dans les cas les plus rares la disjonction est double. Jusqu'à présent, je n'ai vu qu'une seule fois cette double séparation au tibia; mais plusieurs fois j'ai vu la séparation de l'épiphyse de l'extrémité inférieure du fémur, une fois celle de l'épiphyse supérieure du même os, enfin j'ai vu une fois cette séparation à l'extrémité inférieure de l'humérus, et deux fois à l'extrémité supérieure. J'ai aussi vu un cas de ramollissement épiphysaire avec déplacement de l'extrémité supérieure du fémur, comme si cet os avait été luxé, et cela sans aucune suppuration. Déjà nous avons fait remarquer que l'inflammation des articulations voisines s'ajoute assez souvent à la périostite. Ces inflammations articulaires ont, en général, une marche subaiguë. Le liquide séreux qui s'amasse alors en quantité modérée dans l'articulation, se résorbe ordinairement avec la cessation de l'état aigu de l'affection osseuse; cependant le gonflement de l'articulation persiste très-souvent, et il n'est pas rare qu'il y ait par la suite une roideur permanente. Plusieurs fois j'ai vu une périostite et une ostéomyélite aiguës du fémur s'ajouter à un rhumatisme articulaire aigu du genou; enfin je dois ajouter que cette ostéomyélite peut se rencontrer sur plusieurs os à la fois.

Dans un cas donné, il est impossible de juger sûrement jusqu'à quel point le périoste et l'os prennent part au processus inflammatoire; il s'agit, pour avoir à cet égard des renseignements, de voir s'il se développera plus tard une nécrose et quelle sera son étendue. Cependant ce point de repère est encore insuffisant, attendu que la périostite peut se terminer par suppuration, tandis que le processus inflammatoire dans l'os même se termine par résolution ou n'entraîne qu'un peu de néoplasie osseuse interstitielle. Évidemment, le processus peut avoir un double point de départ : 1° dans la couche de tissu cellulaire lâche du périoste; laquelle entre en suppuration; si le processus ne va pas plus loin, on arrive bien avec le doigt explorateur, une fois l'abcès ouvert, jusqu'à la surface osseuse, mais on la trouve recouverte par la partie tendineuse du périoste; si cette dernière couche suppure également, comme cela arrive assez fréquemment, alors l'os est découvert, et la suppuration peut se continuer dans son intérieur. Ainsi l'ostéomyélite s'ajoute à la périostite. Si l'on ne veut point envisager la couche cellulaire lâche comme faisant partie du périoste, et ne la considérer que comme une partie du tissu cellulaire intermusculaire (hypothèse peu admissible, vu que cette couche contient surtout les vaisseaux osseux entrants et sortants), alors il n'y a pas, à vrai dire, de périostite aiguë, car la partie tendineuse du périoste s'enflamme primitivement, tout aussi peu que les aponévroses et les tendons; 2° l'inflammation débute dans l'os et s'étend de là au périoste et au tissu cellulaire; l'ostéomyélite est alors le mal primitif, la périostite le mal secondaire, et le pus se rencontre non-seulement dans l'os, mais encore à la surface de celui-ci, immédiatement au-dessous de la partie tendineuse du périoste ; cette couche est soulevée par le pus autant que son élasticité le permet, ensuite perforée, le pus se répand dans le tissu cellulaire, y provoque une nouvelle suppuration, et ainsi se fait jour au dehors. Roser prétend que dans ces cas la graisse médullaire liquide pénètre de la cavité de l'os dans les canalicules de Havers, sous l'influence de la forte pression artérielle dans l'intérieur du canal médullaire, et qu'ainsi cette graisse arrive, en traversant la substance corticale, jusqu'à la surface de l'os, d'où il résulterait qu'un pus venant ainsi de la profondeur, de dessous le périoste et entremêlé de gouttelettes adipeuses, permettrait d'établir le diagnostic de l'ostéomyélite. En outre, Roser a trouvé dans quelques cas un remarquable allongement de l'os et une certaine laxité de l'articulation la plus rapprochée du mal, après l'évolution d'une ostéomyélite. Il attribue ce double état à un accroissement dans le développement en longueur des ligaments articulaires et des cartilages épiphysaires. Nous terminons ici provisoirement la description de la périostite et de l'ostéomyélite aiguës, mais nous aurons encore souvent l'occasion d'y revenir.

Quant au *pronostic*, il faut distinguer le danger que court l'existence de l'os et celui que court la vie elle-même. Si la maladie entraîne une nécrose partielle ou totale de l'os, elle traînera beaucoup en longueur et pourra durer bien des mois et même des années. Une périostite aiguë combinée avec une ostéomyélite aiguë, surtout lorsque cette double affection se manifeste au fémur, et encore plus lorsqu'elle se montre aux deux côtés à la fois, est toujours très-dangereuse pour la vie, à cause de la pyémie, qui peut si facilement venir aggraver cet état ; chez les enfants, la suppuration profuse est à elle seule une source de danger ; ce dernier s'accroît encore à mesure que l'affection reste plus longtemps à l'état aigu, et qu'elle se propage plus loin.

On réussit d'autant mieux dans le *traitement* de cette maladie, que l'on est appelé plus promptement ; un des moyens les plus énergiques à employer consiste à badigeonner tout le membre avec de la teinture d'iode concentrée. On applique ce remède jusqu'au moment où il produit de fortes ampoules. Il faut naturellement que le malade reste couché, ce que l'on n'a du reste guère besoin de lui recommander, dans la plupart des cas, à cause des fortes douleurs qui, par elles-mêmes, le condamnent déjà au repos. Depuis que j'ai fait usage de ce traitement par la teinture d'iode, d'après le conseil de Demme, je suis tellement satisfait des résultats que j'en ai obtenus, que j'ai presque entièrement mis de côté l'appareil antiphlogistique : ventouses, sangsues, frictions mercurielles. Lorsque les ampoules qui résultent de l'application de la teinture d'iode se sont desséchées, on revient de nouveau à l'emploi du remède. Une dérivation sur le canal intestinal par les purgatifs salins seconde le traitement local comme dans toutes les inflammations aiguës. Quelques chirurgiens vantent beaucoup l'application de la glace dès le début de la maladie. Si, malgré ces moyens, la suppuration se fait et que l'on s'en aperçoive par une fluctuation manifeste, on pratique plusieurs ouvertures aux endroits les plus minces de la peau, autant que possible, de telle manière que le pus puisse se vider sans que l'on ait besoin de presser ; en général, l'extrémité dégonfle très-rapidement ; ce qui peut arriver ensuite de plus heureux, c'est que la fièvre cesse promptement et que la maladie passe à l'état chronique. La fièvre persiste-t-elle, la suppuration continue-t-elle d'être profuse, les douleurs restent-elles toujours les mêmes, alors on tâche de remédier à ces inconvénients par l'application de vessies de glace, à l'aide desquelles on cherche également à atténuer les inflammations articulaires qui peuvent se présenter. Un moyen dont j'ai su tirer un très-grand parti est l'application d'un appareil plâtré dans lequel je pratique des fenêtres ; lorsqu'il se produit un décollement des épiphyses, la fixation du membre dans une position immobile devient nécessaire, ne serait-ce que pour rendre le pansement journalier moins douloureux. Beaucoup de chirurgiens s'écartent de cette médication qui se fonde sur une série d'expériences heureuses. Quelques-uns recommandent de faire dès le commencement des incisions larges et profondes, allant jusque sur l'os, et de faire autant que possible aussi de grandes incisions après le commencement de la suppuration. Des lésions aussi étendues ne conviennent nullement pour les fébricitants ; je suis persuadé que dans des conditions pareilles on ne peut qu'aggraver le mal par un traitement aussi héroïque, et que par là on augmente surtout la prédisposition à la pyémie. Une assertion encore beaucoup plus erronée, selon moi, prétend qu'en cas d'ostéomyélite aiguë il faut amputer immédiatement, à cause de l'impossibilité d'éviter la terminaison par pyémie. C'est là, dans tous les cas, un principe entièrement faux, et l'amputation n'est pas indiquée dans ces cas : 1° parce que le diagnostic de l'ostéomyélite n'est pas d'une certitude absolue au commencement, et que l'on pourrait avoir affaire aussi à une simple périostite aiguë ; 2° parce que le pronostic de l'amputation des membres, lorsqu'elle est pratiquée pour des processus aigus intéressant les os, sera toujours des plus douteux. — En cas de périostite aiguë du tibia avec ostéomyélite concomitante je ne me déciderais à pratiquer l'amputation qu'autant que la suppuration s'étendrait fort loin et qu'il s'y ajouterait une suppuration aiguë de l'articulation du genou. Si la même maladie gagnait la cuisse et suivait une marche grave, je ne verrais guère, dans l'amputation au tiers supérieur de la cuisse, qui est déjà assez dangereuse par elle-même, ni à plus forte raison dans la désarticulation, le moyen de sauver le malade. On peut beaucoup oser lorsqu'on soumet à un traitement convenable ces malades, qui sont presque tous de jeunes sujets. Une jeune fille, atteinte d'ostéomyélite et de périostite du tibia, avait eu seize frissons dans l'espace de douze jours, ce qui ne l'empêcha pas de guérir et d'en être quitte pour la nécrose d'une partie du tibia et l'ankylose de l'articulation du pied.

Je veux encore ajouter ici quelques courtes remarques sur la périostite suppurée de la troisième phalange des doigts, peut-être la plus fréquente de toutes. Comme les inflammations des doigts sont désignées en général sous le nom commun de panaris, on donne à cette périostite de la troisième phalange le nom de *panaris du périoste* (*panaritium periostale*). Cette affection est très-douloureuse comme toutes les périostites ; ordinairement, il ne faut pas moins de huit à dix jours au pus pour se frayer une issue au dehors. La terminaison par la nécrose partielle ou totale de ce petit os est très-commune et ne peut être prévenue par une incision faite de bonne heure, bien que l'on soit souvent conduit à la faire pour apaiser les douleurs brûlantes, si pénibles, et les battements douloureux, en partie par l'évacuation sanguine locale, et en partie par la division du périoste. Comme on ne peut presque jamais empêcher dans ces cas la terminaison par suppuration, on cherche à la favoriser par des cataplasmes, par des manuluves, etc., pour précipiter autant que possible la marche de l'affection.

Nous n'avons parlé jusqu'à présent que de l'inflammation aiguë du périoste et de la moelle des os longs, et nous avons passé sous silence l'inflammation des *os spongieux*. Dans l'exposé fait jusqu'à présent, nous ne nous sommes pas non plus occupés de l'inflammation de la substance osseuse elle-même. Y a-t-il une ostéite aiguë, c'est-à-dire une inflammation aiguë du tissu osseux ? Je crois pouvoir répondre par la négative, parce que je pars de cette supposition que la dilatation vasculaire, la prolifération cellulaire et l'imbibition séreuse du tissu constituent, en se combinant entre elles, quoique à des degrés variés, l'essence même du processus inflammatoire aigu. Toutes ces conditions sont exclues du tissu osseux compacte (par exemple de la couche corticale des os longs). Les vaisseaux capillaires sont si étroitement logés dans les canalicules de Havers, au moins en beaucoup d'endroits, qu'ils ne peuvent pas se dilater convenablement ; les cellules osseuses situées dans les lacunes étoilées du tissu osseux ne peuvent pas augmenter tant que leur enveloppe rigide n'a pas cédé, autrement dit, ne s'est pas ramollie; on conçoit la possibilité d'une imbibition séreuse plus ou moins forte du tissu osseux, cependant, la faculté de se gonfler ne peut être bien considérable dans le tissu osseux essentiellement rigide de sa nature. Si l'on veut généraliser l'idée de l'inflammation à un tel point que l'on considère comme telle chaque trouble quantitatif et qualitatif de la nutrition, nous refusons de nous associer à cette manière particulière de voir. Tout tissu devenu le siége d'une inflammation se modifie dans ses propriétés physiques et chimiques ; cela se fait rapidement dans les tissus mous, en cas d'inflammation aiguë : le tissu conjonctif surtout se transforme très - promptement en une substance gélatineuse, riche en albumine; le tissu de la cornée et le tissu cartilagineux peuvent également se modifier avec une rapidité très-grande dans leurs propriétés. Ce changement ne peut s'opérer dans le tissu osseux pour des raisons toutes chimiques; il faut du temps pour dissoudre les sels calcaires de l'os et pour faire fondre comme d'autres tissus le cartilage osseux qui reste. Il est donc impossible que l'inflammation du tissu compact des os marche rapidement, quelle que soit d'ailleurs la violence du processus, et il lui faudra toujours un temps plus ou moins long pour son évolution. — Ce que nous venons de dire ne se rapporte cependant qu'à la substance compacte ; dans les os *spongieux*, il est très-possible qu'il y ait une inflammation aiguë, c'est-à-dire une inflammation de la moelle qui s'y trouve enfermée, et qui possède les mêmes qualités que la moelle des os longs, avec cette seule différence qu'elle n'est pas aussi accumulée que cette dernière, mais distribuée dans les mailles de l'os ; chaque espace médullaire contient un grand nombre de capillaires, du tissu conjonctif, des cellules adipeuses et des nerfs ; c'est dans ces espaces que commence à se produire l'inflammation aiguë de l'os spongieux, laquelle se transmet ensuite petit à petit au tissu osseux proprement dit. Ce que l'on est convenu d'appeler *ostéite aiguë d'un os spongieux* n'est donc au commencement qu'une ostéomyélite. Il est infiniment rare que cette dernière se montre spontanément dans cet état d'acuité, c'est ordinairement une affection chronique, quelquefois subaiguë. Par contre, il y a une ostéomyélite traumatique aiguë des os spongieux, sur laquelle nous ferons ici quelques observations, quoique nous ayons déjà dit antérieurement, à l'occasion de la suppuration osseuse, ce que cette maladie offre d'essentiel.

Supposez une plaie par amputation, immédiatement au-dessous du genou ; le tibia est scié dans sa partie spongieuse; l'inflammation traumatique se fera dans la moelle située entre les mailles du tissu osseux, elle sera caractérisée par un développement vasculaire et une néoplasie cellulaire, de là résultera une formation de granulations, qui végéteront au-dessus de la moelle et représenteront bientôt une surface formée par des granulations confluentes qui plus tard se cicatrisent à la manière ordinaire. Mais, par la suite, vous trouverez, si l'occasion vous est fournie d'observer un pareil moignon, qu'à l'extrémité les espaces médullaires sont remplis de substance osseuse, et que la couche la plus externe de l'os spongieux est transformée en substance osseuse compacte; la cicatrice dans l'os s'est donc ossifiée encore après coup. C'est là l'issue normale, non-seulement de l'ostéite traumatique, mais encore de l'ostéite spontanée ; la cicatrice de l'os s'ossifie elle-même. Il peut aussi arriver une fonte purulente ou ichoreuse de la moelle des os spongieux, aussi bien que des os longs; l'ostéophlébite peut encore survenir ici avec ses conséquences. Quant aux suites de la dénudation de l'os privé de son périoste par l'effet d'une lésion traumatique, c'est-à-dire au développement des granulations à la surface du tissu osseux compact, et quant à la nécrose superficielle qui arrive dans ces cas, il en a été longuement question à l'occasion de la suppuration osseuse et du processus curatif des fractures ouvertes, et je dois par conséquent vous renvoyer à ce chapitre.

Nous avons à parler à présent des *inflammations articulaires aiguës.* Comme il a été question antérieurement de l'inflammation traumatique des articulations, vous possédez déjà quelques notions sur plusieurs particularités appartenant aux articulations malades. En outre vous connaissez ce caractère des membranes séreuses, d'avoir une grande tendance à sécréter un exsudat liquide, quand elles se trouvent dans un état d'irritation ; vous savez que cet exsudat peut aussi contenir du pus toutes les fois que l'irritation inflammatoire est très-intense. De même qu'il existe une pleurite à exsudat séro-fibrineux (forme ordinaire) et une pleurite à exsudat purulent (l'empyème) de même aussi il y a dans les articulations une synovite ou hydropisie séreuse et une synovite purulente ou un empyème; l'une et l'autre formes morbides peuvent être chroniques ou aiguës et entraînent à leur suite diverses affections du cartilage des os, de la capsule articulaire, du périoste et des muscles circonvoisins. Vous verrez que ces processus morbides se compliquent de plus en plus à mesure que la partie affectée est plus complexe. De nos jours on a attaché beaucoup d'importance, surtout les chirurgiens français, à adopter une classification anatomique et à traiter ainsi séparément les maladies de la membrane synoviale, celles des cartilages, celles de la capsule articulaire et ainsi de suite. Quelque fondée que cette classification puisse être à un point de vue purement anatomo-pathologique, il n'en est pas moins vrai que cette manière de traiter le sujet n'a aucune utilité pratique. Le médecin considérera toujours l'affection articulaire comme une maladie d'ensemble, et alors même qu'il est forcé de savoir que telle ou telle partie de l'article est plus particulièrement souffrante, cela ne constitue jamais qu'une partie des efforts intellectuels qu'on est en droit de lui demander. La marche, le genre des phénomènes, l'état général, voilà ce qui doit exciter son attention au même degré et le guider dans le choix des remèdes à employer. C'est donc la modalité clinique de l'ensemble des phénomènes qui doit exercer une influence prépondérante sur la classification de ces maladies comme sur celle de beaucoup d'autres.

Dans ce qui suit il ne sera question que des inflammations articulaires aiguës qui prennent naissance spontanément. Souvent elles ne peuvent être attribuées qu'à un refroidissement qu'il a été possible de constater, dans d'autres cas on n'obtient aucun renseignement sur le mode de production de ces maladies. Quelques-uns des cas plus particulièrement subaigus sont d'origine métastatique et font partie intégrante du tableau général de la pyémie. Pour le moment il ne s'agira pas encore de ces derniers, mais uniquement des inflammations idiopathiques, que l'on a coutume d'appeler inflammations rhumatismales pour les opposer aux inflammations traumatiques et aussi parce qu'elles sont dues à des refroidissements. Les malades qui auront recours à vous dans ces sortes d'inflammations articulaires aiguës vous présenteront quelques différences sous le rapport des symptômes de leur maladie. Si nous prenons encore pour terme de comparaison l'articulation du genou, nous retrouvons à peu près le tableau suivant : Un homme robuste, du reste entièrement sain, s'est mis au lit parce que son genou est gonflé, chaud et douloureux depuis un ou deux jours.

En examinant le genou, vous sentez en même temps une fluctuation manifeste dans l'articulation, et vous trouvez la rotule un peu soulevée et remontant toujours après qu'elle a été abaissée. La peau de l'articulation n'est pas rouge, le malade a la jambe étendue dans le lit, il n'a pas de fièvre et peut, sur votre invitation, quoique avec un peu de difficulté, plier et tendre son genou. Tout cet examen provoque une douleur modérée. Vous vous trouvez ici en présence d'une *synovite séreuse aiguë*, d'une hydarthrose ou d'une *hydropisie articulaire aiguë*. Sous le rapport anatomique, voici l'état de l'articulation : la membrane synoviale est tuméfiée légèrement et présente une vascularisation modérée; la cavité articulaire est remplie de sérum mêlé à la synovie, quelques flocons fibrineux se trouvent dans le liquide; tout le reste de l'articulation est sain. Les choses se passent anatomiquement de la même manière que dans une inflammation des bourses tendineuses ou dans une pleurite d'une intensité modérée. Cette maladie des articulations est en général facile à guérir; le repos au lit, un fort badigeonnage de teinture d'iode ou quelques vésicatoires volants, un bandage légèrement compressif, et, à l'intérieur, un purgatif, voilà ce qui généralement suffit pour faire justice de cet état en peu de jours, ou au moins faire disparaître l'acuité du mal; il peut arriver, en effet, que tous les phénomènes aigus cèdent, que le malade se promène et ne se plaigne pour ainsi dire plus de rien, cependant le liquide reste dans l'articulation, et il persiste une hydropisie articulaire chronique dont il sera question plus tard.

On vous appelle auprès d'un autre malade également atteint d'une inflammation de l'articulation du genou. C'est un jeune homme pris d'un violent refroidissement quelques jours auparavant, bientôt après il a ressenti des douleurs au genou, a été pris d'une forte fièvre, peut-être même d'un frisson intense, l'articulation est devenue de plus en plus douloureuse. Le malade est couché le genou fléchi, de sorte que la cuisse est dans une forte rotation en dehors et dans l'abduction; il s'oppose à toute tentative faite en vue de donner une autre position à son membre, parce qu'il éprouve des douleurs atroces aussitôt qu'on essaye de lui faire exécuter le moindre mouvement. L'articulation du genou est fort gonflée, très-chaude au toucher, mais on ne peut y apercevoir aucune fluctuation bien évidente, la peau est œdématiée et un peu rouge au sommet du genou, toute la jambe est également le siége d'un gonflement œdémateux; les douleurs ne permettent pas d'étendre le genou ni de le fléchir davantage. Quelle différence entre les symptômes de cette affection et ceux de la précédente! Si vous avez l'occasion d'examiner une articulation dans cet état, vous trouvez un fort gonflement de la membrane synoviale. Elle est très-rouge, gonflée, et sous le microscope on reconnaît qu'elle est devenue le siége d'une infiltration plastique et séreuse; dans la cavité articulaire on trouve ordinairement une faible quantité d'un pus floconneux, mêlé de synovie, quelquefois aussi du pus presque pur. Le cartilage paraît trouble à sa surface, et montre à l'examen microscope une multiplication par scission, très-considérable des cellules de cartilage, la substance intercellulaire est troublée par une accumulation de granulations très-fines. La capsule articulaire est œdématiée. Vous avez ici sous les yeux une *synovite suppurée suraiguë*, à laquelle le cartilage menace déjà de prendre part; si cet état se prolonge et que la quantité de pus augmente dans l'articulation, vous êtes en droit d'appeler cette lésion un *empyème de l'articulation.*

La différence entre la première et la deuxième forme de la synovite aiguë consiste principalement en ce que, dans la dernière, le tissu de la membrane synoviale participe essentiellement au processus, tandis que, dans la première, ce qui frappe le plus est l'exagération de la faculté sécrétoire. Entre ces deux extrêmes figurent les cas dans lesquels le produit de la sécrétion devient purulent et s'accumule en grande quantité dans l'articulation, sans qu'il y ait une destruction profonde de la membrane synoviale. Volkmann donne à cette forme le nom d'arthrite catarrhale; l'endolorissement est alors un peu plus considérable que dans l'hydarthrose ordinaire, d'où peut également procéder la forme purulente catarrhale; mais il n'est pas aussi prononcé que dans la forme purulente parenchymateuse, que nous avons décrite comme constituant la deuxième forme de la synovite.

Quant à la marche ultérieure et à la terminaison de ce dernier processus, elles dépendent en très-grande partie du moment où vous avez commencé le traitement et de l'espèce de traitement que vous avez institué. Ordinairement on applique sur l'articulation quelques sangsues et des cataplasmes, selon les idées de la vieille école, d'après lesquelles les inflammations articulaires rhumatismales doivent être combattues par la chaleur. Les sangsues me paraissent tout à fait inutiles dans ces circonstances; les applications chaudes peuvent, jusqu'à un certain point encore, être mises en discussion; les malades aiment souvent beaucoup la chaleur; elle diminue positivement les douleurs inhérentes à l'inflammation des membranes séreuses, souvent plus même que le froid; au moins faut-il que ce dernier ait agi depuis un certain temps pour que l'effet favorable puisse se produire. Je m'explique ce fait de la manière suivante : les applications chaudes tendent à entretenir l'afflux vers les vaisseaux de la peau, et par là les vaisseaux dans l'intérieur de l'articulation sont mis à même de se dégorger plus ou moins; mais cet effet ne sera pas de très-longue durée, bientôt la fluxion vers les parties enflammées, redevenue ce qu'elle était avant, l'emportera sur celle qui a lieu du côté de la peau échauffée artificiellement. Si l'on applique une grande vessie à glace sur une articulation, les vaisseaux de la peau se contractent et poussent peut-être avec plus de force qu'auparavant le sang dans les parties enflammées situées plus profondément, jusqu'à ce que l'action astringente du froid finisse par se faire sentir aussi sur ces parties profondes et y persiste si l'emploi du moyen est continué. Il est toujours plus rationnel d'appliquer le froid dans ces conditions; aussi, en cas de phlogose très-aiguë, l'emploi des vessies de glace est-il d'une très-haute utilité pratique dans les inflammations articulaires. Outre l'emploi du froid, vous pouvez encore produire une très-vive révulsion sur la peau par le moyen d'un fort badigeonnage de teinture d'iode, ou bien poursuivre le même résultat au moyen d'un large vésicatoire. Mais, tout en employant ces moyens, il est essentiel que vous cherchiez à mettre l'articulation dans une autre position; car si vous ne réussissez pas à rétablir complétement les fonctions de l'article, s'il doit persister de la roideur, la très-forte flexion du genou est souvent un surcroît d'ennui, attendu qu'alors la jambe ne peut plus rendre que des services insignifiants ou nuls. Il est très-difficile de dire pourquoi les articulations, devenues le siége d'une inflammation aiguë et principalement d'une synovite suppurée intense, prennent presque toujours involontairement la position de la flexion; les raisons que l'on a données sont fort divergentes : on s'est imaginé que, dans l'inflammation des articulations, il s'opère une sorte d'effet réflexe sur les nerfs moteurs à la suite de la violente irritation des nerfs sensibles de la membrane synoviale, et qu'ainsi les muscles sont forcés de se contracter. Bonnet, chirurgien français, qui a fait des travaux pleins de mérite sur le traitement des maladies articulaires, a cru que pour des raisons toutes mécaniques une articulation remplie de pus, ou ayant seulement sa synoviale fortement gonflée, devait entrer en flexion, la cavité articulaire étant, selon lui, plus spacieuse dans la flexion que dans l'extension; il a cherché à fournir la preuve de son assertion en injectant des cavités articulaires sur des cadavres; il faisait alors, en poussant dans l'articulation une forte quantité de liquide, entrer le membre dans la demi-flexion. On peut objecter à cela que dans l'hydropisie articulaire aiguë, où l'articulation peut être remplie d'une quantité de liquide beaucoup plus considérable que dans la synovite purulente, la flexion n'a pas lieu, qu'en outre dans certaines inflammations aiguës des articulations, où j'ai pu me convaincre de l'absence complète de tout liquide, la position fléchie n'en a pas moins existé. Il me semble que dans le gonflement aigu, la boursouflure de la membrane synoviale joue le rôle principal dans la production de cette flexion forcée, et je serais, par conséquent, tenté d'accorder une plus grande importance à la première explication, d'après laquelle la douleur serait l'agent irritant, faisant contracter les muscles, comme cela arrive ailleurs dans le voisinage des inflammations aiguës accompagnées d'une vive douleur. — Il faut que la position vicieuse soit effacée, et cela de telle manière pour chaque articulation, que la nouvelle position qui lui est donnée soit relativement la plus favorable en cas de roideur absolue. Il faut donc étendre les articulations de la hanche et du genou, mettre à angle droit celles du pied et du coude. L'articulation de la main et celle de l'épaule prennent rarement de fausses positions; la première reste généralement dans l'extension, la seconde conserve une position telle qu'ordinairement le bras reste appliqué le long du thorax. Je veux tout de suite ajouter ici qu'il y a des différences très-grandes sous le rapport de la fréquence avec laquelle les grandes articulations sont atteintes d'affections aiguës; celle du genou devient malade le plus souvent, viennent ensuite celles du coude et de la main; les inflammations aiguës des articulations de la hanche, de l'épaule, du pied, sont déjà des faits rares, au moins dans nos contrées.—Les inflammations articulaires aiguës se rencontrent plus fréquemment chez les jeunes gens que chez les personnes âgées, la synovite purulente est plus commune chez les femmes que chez les hommes. — Pour revenir à la question du redressement des positions vicieuses prises par les articulations, vous m'objecterez peut-être qu'il n'est guère possible d'y songer tant que l'articulation reste aussi douloureuse que je l'ai annoncé plus haut. C'est ici le cas de recourir au chloroforme, qui a acquis la plus haute importance dans le traitement des inflammations articulaires. Vous plongez le malade dans un narcotisme profond, et vous pouvez alors, avec une extrême facilité, remuer le membre; les muscles qui auparavant se contractaient fortement au moindre attouchement de la jambe malade, cèdent maintenant sans résistance. Pour nous en tenir donc au cas supposé, vous étendez le genou, vous l'enveloppez d'une forte couche d'ouate, puis vous appliquez un appareil plâtré allant du pied jusqu'au milieu de la cuisse. Le malade une fois réveillé de son sommeil se plaindra au commencement de douleurs assez vives; donnez-lui alors un centigramme de morphine et appliquez une ou deux grandes vessies à glace sur la partie de l'appareil qui couvre le genou; le froid agira lentement, mais il finira cependant par pénétrer, et au bout de vingt-quatre heures le malade se trouvera dans une situation très-supportable. La légère compression qui est exercée par l'appareil fortement ouaté a aussi une action antiphlogistique assez marquée; si la fièvre persiste, vous pouvez donner à l'intérieur des médicaments rafraîchissants ou même des purgatifs salins; il ne faut généralement pas d'autre traitement. Avant d'appliquer l'appareil vous pouvez aussi faire faire une forte friction mercurielle ou une application de teinture d'iode, mais quelle que soit l'acuité du mal, votre devoir est d'appliquer un appareil, naturellement en prenant les plus grandes précautions et en évitant toute pression susceptible d'étrangler les parties.

Si vous êtes appelé de très-bonne heure auprès du malade, vous réussirez dans certains cas, non-seulement à dissiper l'état aigu par le traitement indiqué, mais encore à conserver la mobilité de l'articulation; mais alors même que vous êtes appelé tard, le traitement que nous venons d'indiquer doit être tout d'abord mis en usage. Si les douleurs diminuent, si la fièvre disparaît, vous pouvez enlever l'appareil au bout de quelques semaines (car la durée de l'état en question ne pourra guère être moindre) ; petit à petit l'état normal, la mobilité antérieure, reparaîtront, mais alors il faut que vous recommandiez sérieusement au malade d'éviter de nouveaux refroidissements et des exercices forcés, car une deuxième fois les choses pourraient se passer d'une manière plus fâcheuse.

Supposons maintenant que le processus inflammatoire aigu ne rétrograde pas sous l'influence du traitement que vous avez institué, qu'il progresse au contraire, alors le mal pourra passer à la forme chronique ou rester aigu; nous aurons à parler plus tard du premier cas. Admettons donc, pour le moment, que les douleurs ne cessent pas, qu'elles deviennent plus vives et que vous soyez forcés d'inciser l'appareil tout au long sur sa face antérieure; vous trouverez le genou enflé plus fortement, surtout une fluctuation plus sensible, un fort clapotement de la rotule; en même temps le malade a une fièvre intense.— Si vous abandonnez le mal à lui-même, il peut arriver que la fluctuation se répande de plus en plus loin, par exemple jusque sur la cuisse, et que le tissu cellulaire sous-cutané de la cuisse et de la jambe prennent part au processus inflammatoire purulent. Il n'est pas rare que la cause de cette extension réside dans une rupture sous-cutanée ou dans une fonte purulente partielle des poches synoviales accessoires de l'articulation, surtout de la grande poche synoviale qui se trouve sous le tendon du triceps fémoral et du prolongement poplité. Pour prévenir ce fâcheux accident, il est rationnel d'enfoncer un trocart dans la cavité articulaire une fois que la maladie est arrivée à cette période, de vider la plus grande partie du pus, et de refermer ensuite très-soigneusement l'ouverture. Si vous n'agissez pas de la sorte, les ouvertures se formeront plus tard d'elles-mêmes sur les côtés et dans le creux poplité. Mais d'ici là l'état du malade peut avoir considérablement empiré. Cette aggravation consiste en une participation très-étendue du tissu cellulaire péri-articulaire à la suppuration, avec fièvre très-intense, frissons intercurrents, décomposition des traits du visage, amaigrissement et manque d'appétit, complète privation de sommeil. La quinine et les opiacés n'agissent plus à la fin et le malade périra sous l'influence de la suppuration épuisante, de la fièvre prolongée et intense, peut-être aussi à la suite d'une complication par des suppurations métastatiques, à moins que vous n'arrêtiez à temps le processus local par l'amputation de la cuisse. Si vous parvenez, à l'aide d'une ou de plusieurs ponctions, d'applications répétées de teinture d'iode, d'administration de quinine et d'opium, à vaincre l'acuité de cet état et à le rendre chronique, vous n'aurez plus la chance de conserver la mobilité de l'articulation, mais le malade aura au moins une jambe encore capable de rendre des services, dût-elle être ankylosée à angle droit; c'est là le plus beau succès qu'il nous soit possible d'obtenir après bien des jours ou des semaines d'angoisses et de tourments, une fois que l'inflammation est arrivée au degré que nous venons de signaler.—Les modifications anatomiques que nous rencontrons dans une articulation tibio-fémorale arrivée à ce degré d'inflammation sont les suivantes : l'articulation est remplie d'un pus jaune et épais, entremêlé de flocons fibrineux; la membrane synoviale est fortement rougie et boursouflée; le cartilage en partie réduit en bouillie et en partie nécrosé; dans ce dernier état il se détache par lamelles plus ou moins grandes, et l'os sous-jacent est fortement rougi, noir et même infiltré de pus. Le pronostic n'est pas trop mauvais quand il s'agit de sujets jeunes et robustes qui se sont soumis de bonne heure à un traitement convenable; il est au contraire extrêmement fâcheux, même désespéré, quand la maladie atteint des sujets vieux et décrépits.

Dans ce qui précède, je vous ai décrit les deux espèces de synovite, la séreuse et la purulente, dans leur forme pure, et je suis persuadé que dans votre clientèle vous les reconnaîtrez aisément d'après le tableau que je viens de vous en tracer; vous n'éprouverez aucune difficulté à transporter à d'autres articulations ce que je viens de vous montrer sur celle du genou. — Je dois ajouter cependant qu'il se présente encore aux articulations une forme inflammatoire aiguë ou subaiguë qui offre certaines particularités; de ce nombre est la maladie connue sous le nom de *rhumatisme articulaire aigu*. Cette affection éminemment remarquable, qui est traitée plus au long dans les cours de pathologie interne, se distingue en ce qu'ordinairement elle attaque plusieurs articulations à la fois, et qu'il existe en même temps une grande prédisposition à l'inflammation d'autres membranes séreuses, telles que le péricarde et l'endocarde, la plèvre, et dans des cas très-rares, le péritoine et l'arachnoïde. Par cette atteinte simultanée des membranes que nous venons de nommer et des articulations, cette affection constitue un mal qui envahit tout le corps à la fois; la péricardite et l'endocardite, à cause de l'importance de l'organe atteint, deviennent souvent prépondérantes à un tel point, et exercent une telle influence sur les indications à remplir, que le traitement chirurgical des articulations perd la majeure partie de son importance ; cela doit arriver d'autant plus que la maladie articulaire, quoique extrêmement douloureuse, prend rarement un développement dangereux pour un membre ou pour la vie. Une douleur très-considérable, ressentie dans les articulations au moindre mouvement ou à la moindre pression, l'œdème des parties molles environnantes, la rougeur simultanée de la peau, tels sont les principaux symptômes du mal local, et il est rare que la maladie en provoque d'autres plus graves. Les autopsies peu nombreuses qui ont été faites à la suite de ce processus morbide, et dont nous connaissons les résultats, prouvent que la synovie est un peu augmentée, quelquefois entremêlée de flocons purulents, et que la membrane synoviale est tuméfiée et rougie ; il est très-rare que le cartilage prenne part à l'affection ; d'un autre côté, la collection liquide est rarement assez considérable pour laisser sentir la fluctuation. — Le rhumatisme articulaire aigu est très-fréquent, mais il est rarement mortel, et pour cette raison il a fourni très-peu de données anatomo-pathologiques. — Tous les phénomènes que cette maladie offre prouvent que c'est une affection tout à fait distincte et spécifique, mais dont la marche est tellement irrégulière, et dont les causes sont tellement obscures, que l'on n'est pas encore parvenu à approfondir sa nature intime. J'élève donc quelques doutes sur l'existence d'un rhumatisme mono-articulaire, que l'on met en opposition avec ce rhumatisme poly-articulaire dont nous venons de parler ; dans tous les cas, je n'envisagerais une inflammation bornée à une seule articulation comme faisant partie de la réunion des symptômes qui constituent le rhumatisme articulaire aigu, que quand je verrais survenir une pleurite, une péricardite, ou d'autres processus que l'on sait pouvoir compliquer cette maladie ; lorsque cela n'a pas lieu, nous n'avons affaire qu'à un processus purement local, à une arthrite simple. — Quant à la marche suivie par les inflammations articulaires dans le rhumatisme, la terminaison par résolution et rétablissement complet des fonctions de l'articulation sont tellement ordinaires, que l'on aperçoit bien rarement une autre issue. La longue durée de la maladie, qui est ordinairement de six à huit semaines, dépend beaucoup moins du temps pendant lequel chaque articulation reste atteinte, que de l'irrégularité avec laquelle tantôt une articulation, tantôt une autre tombe malade, et en outre de la facilité avec laquelle le processus donne lieu à des exacerbations dans des articulations qui déjà semblaient entièrement rétablies. C'est là ce qui rend cette maladie extrêmement fatigante, aussi bien pour le malade que pour le médecin, cependant elle exige la surveillance et la sollicitude les plus constantes, si l'on veut éviter des rechutes interminables.— Bien rarement il arrive qu'une des articulations devienne le siége d'une suppuration intense, d'un empyème; il peut arriver plutôt qu'une articulation, malgré la terminaison du processus dans son ensemble, reste endolorie et roide, et qu'une inflammation articulaire chronique se développe et gagne de l'extension.—Vous voyez que le pronostic de cette maladie, en tant qu'il s'agit seulement des articulations, doit être considéré comme des plus favorables; ces inflammations locales se terminent le plus souvent heureusement d'elles-mêmes, et sans que le médecin ait besoin d'intervenir activement. Tout ce que nous tentons, par conséquent, contre le processus local, se résume à garantir les parties d'un refroidissement local, en les enveloppant d'ouate, de lin, d'étoupes ou de laine. On peut ajouter à cela quelques légères irritations externes, une application de teinture d'iode officinale. Pour apaiser la douleur et hâter la fin du processus, Stromeyer et autres ont conseillé l'emploi des vessies de glace, et en général d'entourer le malade d'une température fraîche, plutôt que de le tenir chaudement. Cependant j'ai de la peine à croire que cette manière d'agir trouve beaucoup de partisans, parce qu'il n'est pas toujours facile de se procurer ce qui est nécessaire pour faire et entretenir les vessies de glace, et parce que l'expérience a prouvé que ces inflammations se terminent favorablement sans que l'on ait besoin de recourir à ce moyen. — A l'intérieur, on donne des diurétiques, des diaphorétiques ou des sels neutres; s'il y à complication de maladies du cœur, on doit recourir aux antiphlogistiques locaux, à la digitale, etc., comme cela vous sera enseigné plus au long dans la pathologie interne et dans la clinique médicale.

Au rhumatisme aigu se rattache l'*accès aigu de l'inflammation arthritique ou goutteuse*. Un accès de goutte aux pieds ou aux mains a également quelque chose de spécifique et n'appartient qu'à cette seule maladie, la goutte; ici encore l'inflammation articulaire est une synovite séreuse, aiguë, mais accompagnée de très-peu de sécrétion liquide dans l'articulation. Mais ce qui est tout à fait caractéristique de l'inflammation arthritique aiguë, c'est l'inflammation constante des parties qui environnent l'article, du périoste, des gaînes tendineuses, et surtout de la peau; celle-ci rougit toujours, devient brillante, fortement tendue, comme dans l'érysipèle, et excessivement douloureuse, parfois aussi elle se desquame après l'accès; l'inflammation articulaire aiguë de la goutte est encore bien plus douloureuse que celle du rhumatisme. Quant au traitement de la goutte et de la diathèse goutteuse, il en sera question plus tard.

Il nous reste encore à faire mention d'une espèce d'inflammation articulaire aiguë, c'est-à-dire de l'inflammation *métastatique*, dont nous aurons à parler plus longuement à l'occasion de la pyémie. L'inflammation métastatique aiguë ou subaiguë des articulations est ordinairement une synovite, séreuse au commencement, mais bientôt franchement purulente. Il y a lieu d'en distinguer plusieurs formes :

1. L'*inflammation articulaire gonorrhéique;* elle se manifeste chez les hommes atteints de gonorrhée, parfois aussi on la voit survenir après l'introduction répétée de bougies dans l'urèthre; elle atteint presque exclusivement les genoux, Plusieurs auteurs prétendent que le développement de ces inflammations coïncide principalement avec la suppression rapide d'une chaudepisse; mon expérience ne me permet pas de m'associer à cette opinion; la maladie, comparée à l'énorme fréquence de la gonorrhée, est assez rare, cependant je l'ai observée plusieurs fois à la suite de refroidissements survenus dans le cours d'une chaudepisse très-aiguë. On serait peut-être tenté de nier complétement le rapport incompréhensible qui existe entre le catarrhe purulent de l'urèthre et les inflammations de l'articulation fémoro-tibiale, et de considérer comme purement accidentelle la coïncidence entre ces deux *maladies;* cependant l'expérience d'un trop grand nombre de médecins est favorable à ce rapport, et ce qui parle encore en sa faveur, ce sont les cas dans lesquels les inflammations de l'articulation sus-mentionnée prennent naissance après d'autres irritations de l'urèthre, comme par exemple après l'introduction des bougies. — L'inflammation blennorrhagique du genou se manifeste ordinairement des deux côtés à la fois, c'est une synovite séreuse subaiguë, qui en général cède promptement au repos, avec soin d'éviter de nouvelles irritations de l'urèthre, à l'emploi des vésicatoires, de la teinture d'iode, à une légère compression sur les articulations malades, et qui se termine par une guérison complète après la résorption du liquide. Cependant la susceptibilité des genoux persiste assez souvent, et il n'est pas rare que les mêmes individus soient affectés de nouvelles inflammations du même genre sous l'influence d'une autre chaude-pisse. Dans quelques cas rares, un rhumatisme articulaire chronique se développe après l'inflammation blennorrhagique du genou.

2. L'*inflammation articulaire pyémique* se rencontre aussi très-fréquemment dans l'un ou l'autre genou, mais aussi dans les articulations du pied, de l'épaule, du coude et de la main ; très-rarement elle s'observe dans la hanche; c'est une synovite purulente modèle, à laquelle se joint également une fonte purulente du tissu cellulaire péri-articulaire; sa marche est ordinairement subaiguë, et, par conséquent, elle

n'est pas toujours arrivée à son complet développement au moment où les individus succombent. Les personnes affectées de pyémie ne meurent pas toujours d'une suppuration articulaire ; il m'est déjà arrivé d'observer la résorption dans des cas où les malades guérissaient de la pyémie. Le traitement ne diffère pas de celui que nous avons mentionné plus haut ; lorsque le pus se réunit en trop grande quantité, on obtient de bons résultats de la ponction. — Les suppurations articulaires qui surviennent après des lésions, des déchirures de l'urèthre, provoquées par un cathétérisme fait sans ménagement, et qui sont ordinairement accompagnées de frissons, sont évidemment de nature pyémique et non gonorrhéique. J'ai traité à Berlin un jeune homme atteint de rupture de l'urèthre déterminée par l'introduction d'une bougie, et qui, à la suite de cet accident, a eu un abcès de l'épaule gauche avec suppuration de l'articulation acromio-claviculaire et subluxation consécutive de la clavicule. Le malade fut complétement rétabli, et comme l'abcès n'était pas très-grand, on s'abstint de l'ouvrir. Je revis le jeune homme au bout d'une année ; l'abcès avait diminué de volume, on sentait encore très-manifestement la fluctuation ; mais comme il n'en était résulté aucun dérangement dans les fonctions, ni en général aucune espèce d'accident, je n'eus garde d'ouvrir l'abcès, et je vous conseille la même réserve dans des cas semblables, lorsque vous aurez affaire à ces abcès froids qui communiquent manifestement avec des articulations, car l'ouverture peut ici faire beaucoup plus de mal que de bien, attendu qu'il pourrait en résulter une inflammation suraiguë de l'articulation avec toutes ses suites fâcheuses.

3. L'*inflammation articulaire puerpérale*. La fièvre puerpérale ou fièvre maligne des femmes en couches est une forme de la pyémie qui peut se développer dans l'état puerpéral. Les inflammations articulaires purulentes qu'on y observe rentrent donc dans la catégorie de la synovite purulente pyémique dont il vient d'être question. — Cependant, après la fin de l'état puerpéral, dans la troisième et même encore dans la quatrième semaine après l'accouchement, il n'est pas rare d'observer une inflammation aiguë, purulente, surtout de l'articulation du genou et du coude, et dont on a interprété de bien des manières le mode de production. Quelques auteurs supposent que c'est là une inflammation articulaire simple, qui prendrait naissance à la suite des refroidissements auxquels les femmes en couches sont particulièrement exposées, parce qu'elles transpirent souvent et abondamment. D'autres pensent que ces inflammations ultérieures des articulations ne constituent qu'un phénomène tardif et ordinairement isolé de la pyémie, et les comptent pour cette raison parmi les inflammations métastatiques.

Quoi qu'il en soit, ce qui est certain, c'est que ces inflammations articulaires qui surviennent tardivement après les couches n'ont absolument rien de spécial; leur marche est tantôt aiguë, tantôt subaiguë, et si on les soumet à un traitement convenable, on peut assez souvent conserver la mobilité du membre; cependant il arrive aussi quelquefois que l'inflammation prend un caractère chronique, et qu'il en résulte une ankylose; en général, le pronostic de ces arthrites n'est pas des plus mauvais, rarement elles arrivent à une acuité extrême. Le traitement est le même que celui indiqué antérieurement pour la synovite purulente aiguë.

Je dois encore rappeler ici que, dans la pyémie des *nouveau-nés*, il se présente également des arthrites purulentes; que, parfois même, les enfants viennent au monde avec une lésion de ce genre, ainsi que cela a été observé par d'autres et par moi-même; des inflammations articulaires peuvent prendre naissance, et même terminer entièrement leur évolution pendant la vie fœtale, comme cela est prouvé par les cas dans lesquels les enfants naissent avec des articulations parfaitement développées, mais ankylosées.

VINGT-TROISIÈME LEÇON

DE LA GANGRÈNE.

Gangrène sèche, humide. Causes immédiates. Processus d'élimination.—*Différentes espèces de gangrène d'après les causes éloignées.* 1. Abolition de la vitalité des tissus par suite de causes mécaniques ou chimiques. 2. Interception complète de la circulation artérielle et veineuse. Incarcération. Pression continue. Décubitus. Forte tension des tissus. 3. Interception complète de la circulation artérielle. Gangrène spontanée. Gangrène sénile. Ergotisme. 4. Noma. Gangrène dans diverses affections du sang.— Traitement.

MESSIEURS,

Souvent déjà nous avons parlé de gangrène et de fonte gangréneuse, vous savez ce que, d'une manière générale, on entend par ces mots, et nous avons déjà vu ensemble une série de cas où nous avons noté la mort locale des tissus ; il y a cependant encore un grand nombre de circonstances qui déterminent la gangrène ; nous allons réunir dans ce chapitre tout ce qui s'y rapporte.

Originairement, le mot *gangrène* n'a été employé que pour désigner cette période de la mortification pendant laquelle les parties affectées sont encore douloureuses et chaudes, lorsque par conséquent les tissus ne sont pas encore complétement morts; quelques auteurs ont employé le terme de *sphacèle* pour désigner la gangrène humide et froide. On appelle aussi *momification* la gangrène sèche. La *gangrène humide* est tout à fait analogue à la putréfaction ordinaire de parties organiques. Si l'on ne peut pas toujours indiquer d'une manière positive pourquoi dans un cas il y a gangrène humide, et dans l'autre gangrène sèche, on peut du moins dire en général que les parties dans lesquelles la circulation cesse tout d'un coup, sont frappées de gangrène humide, surtout si elles étaient enflammées ou œdématiées auparavant. La gangrène *sèche*, la momification et le racornissement des parties, est le plus souvent la conséquence d'une mortification lente; la circulation existe encore dans les parties profondes, quoique à un très-faible degré, et le sérum, renfermé dans les parties en voie de se mortifier, est résorbé par les vaisseaux lymphatiques et les veines. Une évaporation rapide des liquides contribue également à produire cette dessiccation; sans doute, il est vrai qu'on peut arriver à une dessiccation superficielle de la peau, même dans la gangrène humide, si l'on détache du membre gangrené la couche cornée de l'épiderme, si facile à enlever. On peut encore favoriser beaucoup la dessiccation des parties mortifiées en y appliquant, au moyen de compresses ou avec le pinceau, des substances très-avides d'eau, telles que l'alcool, une solution de sublimé, de l'acide sulfurique, etc.; mais on n'arrive jamais à une momification aussi complète que celle qui se produit quelquefois spontanément. La gangrène sèche n'est donc pas une simple putréfaction, mais un travail pathologique assez compliqué, qui conduit peu à peu à l'arrêt de la circulation.

La cause prochaine de la mortification de quelques parties du corps est toujours la cessation complète de l'arrivée des sucs nutritifs, par suite de l'arrêt de la circulation dans les capillaires ; il peut arriver que les troncs artériel et veineux d'une extrémité soient oblitérés sur un point de leur trajet, et cependant le sang trouve, par les anastomoses, une voie pour passer du bout supérieur dans le bout inférieur, et réciproquement. L'oblitération d'un tronc artériel ne devient donc une cause immédiate de gangrène que lorsque la circulation collatérale n'est plus possible. Ce dernier état peut être produit soit par des conditions anatomiques particulières, soit par une grande rigidité des parois des petites artères, soit par une oblitération très-étendue du tronc artériel; par exemple, lorsque l'artère fémorale est imperméable depuis l'aine jusqu'à ses divisions dans le pied ; ce n'est que dans le cas où ces conditions rendent la circulation capillaire impossible, que la nutrition cesse. Cependant, lorsque la circulation ne se fait plus dans un *petit district capillaire* ou dans une petite artère, la putréfaction n'en est pas une conséquence nécessaire, le trouble nutritif peut, dans ces circonstances, prendre une forme moins grave, surtout si cet arrêt très-restreint de la circulation se fait lentement. Dans ce cas, il se fait une fonte moléculaire des tissus, un ratatinement et un dessèchement en une masse jaune, caséeuse ; il se passe, en un mot, une grande série des métamorphoses qui se présentent sur le cadavre comme des infarctus jaunes, secs ; ces derniers ne sont, en réalité, qu'une espèce de gangrène sèche, limitée à un petit endroit. Si un pareil trouble nutritif et une pareille fonte des tissus ont lieu à la surface, on désigne ce processus sous le nom d'*ulcération gangréneuse ;* toute la série des ulcères atoniques, sur lesquels nous reviendrons plus tard, trouvent en grande partie leur cause dans ces troubles nutritifs. Quelque rapprochées que soient par leur étiologie la gangrène sèche et la formation d'ulcères, néanmoins le tableau de la gangrène dans ses différentes formes est tout à fait spécial et bien déterminé, comme vous verrez par la suite, car d'ordinaire il ne s'agit pas seulement d'une fonte moléculaire des tissus, mais de la mortification de lambeaux de tissus, de celle même de toute une extrémité. *A priori*, on peut s'imaginer, il est vrai, que l'oblitération complète de toutes les veines qui ramènent le sang d'une extrémité, amène une stase complète dans les capillaires; mais un pareil cas ne se rencontre que très-rarement dans la pratique, parce que les veines sont très-nombreuses, et qu'il se trouve presque sur toutes les parties du corps une double voie pour le retour du sang, c'est-à-dire les veines profondes et les veines sous-cutanées; les deux systèmes communiquant largement entre eux, si l'une des voies n'est plus praticable, l'autre le sera au moins en partie. — Si dans la peau et dans les parties molles plus profondes la gangrène sèche se déclare, ces tissus prennent dans la plupart des cas une teinte gris noirâtre, d'autant plus marquée que les parties affectées sont plus riches en sang, de sorte que dans les cas où les parties étaient enflammées auparavant, la peau prend dès le commencement une teinte d'un violet foncé, et devient enfin presque tout à fait noire. Dans d'autres cas, surtout dans la gangrène sèche, la peau gangrenée est, au début, d'un blanc pur; les tendons et les aponévroses mortifiés changent très-peu leur couleur. Quand sur une grande étendue le tissu n'est plus nourri par suite du trouble de la circulation, la limite entre ce qui est mort et ce qui est vivant se prononce peu à peu plus distinctement encore; il se fait autour de la peau morte une vive rougeur, ce qu'on appelle la *ligne de démarcation*. Cette rougeur est due à la dilatation vasculaire, laquelle est en partie la conséquence de la circulation collatérale dans les capillaires, en partie un phénomène fluxionnaire dû à une irritation des vaisseaux par des matières putrides; cette rougeur est tout à fait analogue à celle qui se forme aux bords d'une plaie avec perte de substance, surtout d'une plaie contuse, et que nous avons étudiée précédemment. En même temps que cette modification des vaisseaux, il se fait, dans la ligne de démarcation de la peau, un développement énergique de cellules par lequel le tissu lui-même, quel qu'il soit, est en partie ramolli et dissous. Par conséquent, sur la limite du tissu vivant, les jeunes cellules remplacent partout, sous forme de pus, le tissu dense, et, de cette façon, la cohérence des parties cesse. Ce qui est mort se sépare de ce qui vit, et au bord du dernier se trouve un tissu modifié par l'infiltration plastique et par l'ectasie des vaisseaux : c'est le tissu de granulation. Si l'on veut exprimer ce fait dans le langage chirurgical ordinaire, on dit : ce qui est mort doit se séparer du vivant par une suppuration énergique, et, en même temps que cette élimination des tissus mortifiés, il se fait un développement vigoureux de bourgeons charnus qui se cicatrisent à la manière ordinaire. Ce travail est absolument le même pour tous les tissus et pour toutes les formes de gangrène, même pour l'os, comme nous avons appris à le connaître en parlant de la nécrose des extrémités osseuses dans les fractures compliquées. Cependant nous ne traiterons pas ici de la gangrène des os, parce qu'elle est si intimement unie à d'autres affections osseuses chroniques, que nous sommes obligé de renvoyer cette description aux chapitres qui traitent de ces dernières maladies. Le temps nécessaire à la séparation des tissus mortifiés est très-variable. Il dépend : 1° du volume des parties mortifiées ; 2° de la richesse en vaisseaux et en cellules et de la consistance du tissu ; 3° de l'état des forces et de l'énergie vitale du malade.

Comme la gangrène est ordinairement la conséquence d'autres maladies, il n'est pas toujours facile d'apprécier exactement, dans l'état général, les symptômes qui doivent être attribués à la gangrène elle-même. Dès que la ligne de démarcation est formée, et que le travail éliminatoire s'effectue par la suppuration, on n'observe d'atteinte à l'état général que dans les cas où la gangrène s'étend sur de grandes sections des extrémités. Dans ces circonstances, il survient un état de marasme, un affaiblissement progressif des forces, la température du corps descend au-dessous de la normale, le pouls devient très-petit, la langue se sèche, les malades entrent dans un état de demi-somnolence, pendant lequel ils s'affaiblissent de plus en plus, enfin ils succombent sans que souvent on puisse découvrir sur le cadavre une cause particulière de mort, tandis que dans d'autres cas, il est vrai, on trouve des abcès métastatiques ichoreux dans le poumon. Dans ces cas, on a affaire à une forme de septicémie chronique ; il est pour moi hors de doute que l'introduction répétée dans le sang de substances putrides, résorbées pendant le développement de la gangrène par la circulation sanguine et lymphatique qui existe encore en partie, est la cause de la mort. Cependant nous n'avons pas de preuve absolue pour étayer cette supposition. Je me propose de revenir sur ce sujet dans un prochain chapitre.

Après ces remarques générales il faut examiner de plus près les différentes espèces de gangrène, sous le rapport de leurs causes éloignées ou prochaines, et de leur signification pratique.

1. *Abolition complète de la vitalité des tissus par des causes mécaniques ou chimiques*, telles que le broiement, l'attrition, la destruction par une température très-élevée ou très-basse, par des acides ou des

alcalis corrosifs. Le contact avec l'urine, avec le virus charbonneux, avec certains venins de serpents, avec des *substances en putréfaction* qui agissent comme ferments, etc., appartient également à cette catégorie. Nous nous sommes déjà occupés de toutes ces sortes de gangrène, et bientôt nous aurons à y revenir d'une manière plus explicite.

2. L'*empêchement complet de l'arrivée et du départ du sang*, par la compression circulaire ou par d'autres influences mécaniques, peut être, dans beaucoup de cas, la cause de la stase capillaire et de la gangrène. Si, par exemple, vous entourez très-solidement une extrémité avec un lien, il y aura d'abord stase veineuse, puis œdème et enfin gangrène. Prenons un exemple qu'on rencontre dans la pratique : si le prépuce est trop étroit et qu'il soit violemment entraîné derrière le gland, de sorte qu'il se forme ce qu'on appelle un paraphimosis, le gland étranglé peut se mortifier. Par le même mécanisme, une hernie étranglée se gangrène, etc.

3. La *pression continue* peut également donner lieu à la gangrène par empêchement complet de l'arrivée et du départ du sang, surtout chez les individus dont l'activité cardiaque a été affaiblie par une longue maladie, ou qui sont déjà prédisposés à la gangrène par suite d'intoxication septique générale.

Le *décubitus*. La lésion qui se produit par un séjour trop prolongé au lit, est une gangrène produite par pression continue ; cependant il est à remarquer que ce travail n'est pas toujours de prime abord de nature gangréneuse ; dans beaucoup de cas, il peut plutôt être comparé à une macération progressive de l'épiderme et du derme, macération qui est produite par une position continue et toujours la même dans un lit rendu humide par la transpiration, l'urine et d'autres liquides. La gangrène par décubitus est surtout fréquente dans la région du sacrum, et peut quelquefois y prendre une extension très-grave, c'est ainsi que toutes les parties molles se gangrènent quelquefois jusqu'à l'os ; elle peut encore se produire au talon, au trochanter, à la tête du péroné, à l'omoplate, aux apophyses épineuses des vertèbres, selon la position des malades dans le lit, et parfois encore être due à des machines mal appliquées. Elle constitue une affection d'autant plus désagréable, qu'elle vient ordinairement compliquer d'autres maladies débilitantes. Quoique aucune maladie, pendant laquelle le patient est condamné à un repos absolu et de longue durée, ne soit absolument exempte de cette complication désagréable, il y a cependant des affections qui y prédisposent tout particulièrement, et parmi elles il faut noter avant tout le typhus ; chez les malades atteints de septicémie, les eschares, qui ordinairement sont précédées d'une stase sanguine tout à fait circonscrite dans la peau qui recouvre le sacrum, se montrent également de bonne heure, quelquefois déjà après deux à quatre jours d'une position tranquille, tandis que les phthisiques peuvent garder le lit pendant des mois et des années sans avoir de gangrène, à condition qu'ils soient bien soignés. Le décubitus devient excessivement pénible, surtout aux malades atteints d'affections chroniques, parce qu'il donne lieu à des douleurs très-vives; par contre, dans les cas aigus de typhus et de septicémie, les malades quelquefois ne sentent pas même qu'ils sont atteints d'une eschare considérable. Cette forme de la gangrène devient surtout dangereuse si la cause ne peut pas être complétement éloignée; dans ces cas, la mortification devient progressive. Le pronostic est d'autant plus grave, que le malade est plus épuisé; souvent cette complication devient une cause de mort, lorsque, malgré le traitement, la gangrène s'étend de plus en plus, ou qu'elle devient le point de départ d'une pyémie.

Une *tension trop forte des tissus*, par laquelle les vaisseaux sont fortement tiraillés et quelquefois extrêmement comprimés, a pour conséquence une diminution dans la quantité de sang renfermée dans les vaisseaux, au moment où se fait sentir un besoin pathologique de nutrition exagérée, et une coagulation dans les capillaires par suite de l'augmentation du frottement. C'est à cette cause que doit être rapportée la gangrène qui survient pendant les inflammations, et que nous avons déjà citée en parlant des phlegmons; cependant je ne veux pas dire qu'on doive rapporter à une trop forte tension des tissus toute stase sanguine dans les capillaires qui peut se présenter pendant l'inflammation. Les théories mécaniques par lesquelles on a voulu expliquer la stase dans les inflammations, ont été reconnues jusqu'ici insuffisantes. En somme, la théorie de l'attraction compte encore le plus de partisans. Je serais entraîné trop loin si je voulais entrer dans plus de détails sur ces opinions; du reste, vous les avez déjà entendu exposer dans votre cours de pathologie générale, et nous y reviendrons encore en parlant de la thrombose des veines.

5. *L'empêchement complet de l'arrivée du sang artériel*, qui est produit surtout par les maladies du cœur et des artères, doit nécessairement être suivi de gangrène dans certaines conditions; à cette catégorie appartiennent les formes que l'on désigne sous le nom de *gangrène spontanée* et de *gangrène sénile*, parce qu'elles s'observent principalement chez les vieillards. Cette gangrène spontanée peut être produite de différentes façons et peut prendre différentes formes. Les causes peuvent être très-différentes : ainsi, la coagulation peut commencer dans les capillaires (thrombose due au marasme, et con-

sécutive à la faiblesse du cœur ou à l'insuffisance des petites artères), ou bien il peut se faire dans l'artère principale une thrombose sur place qui s'étend plus loin, ou enfin la thrombose peut être due à l'embolie; une anémie très-considérable et de longue durée, suivie de rétrécissement énorme des artères et de faiblesse cardiaque, enfin, des contractions spasmodiques persistantes des petites artères, peuvent également conduire à la gangrène. La gangrène sénile proprement dite est une maladie qui débute aux orteils, très-rarement aux extrémités des doigts; cependant j'ai vu une fois ce dernier cas. Il y a deux formes principales : dans l'une, il se montre à un orteil une tache brune, devenant bientôt noire, qui s'étend peu à peu jusqu'à ce qu'un orteil soit complétement desséché. Dans les cas favorables, il se forme une démarcation au niveau de l'articulation métacarpo-phalangienne, l'orteil tombe et la cicatrisation commence. Cependant la *momification* peut aussi monter plus haut, et se limiter tantôt au milieu du pied, tantôt au delà des malléoles, tantôt au milieu de la jambe, tantôt immédiatement au-dessous du genou. Dans l'autre forme, la maladie débute par les symptômes de l'inflammation, avec gonflement œdémateux des orteils, douleurs *très-intenses* et coloration des parties d'abord d'un bleu rouge foncé, plus tard noire; il y a des périodes où l'on peut distinctement reconnaître, à la peau presque marbrée, comment la circulation doit vaincre, d'un côté, les plus grandes difficultés, tandis que de l'autre elle est déjà complétement arrêtée; ce combat des parties malades entre la vie et la mort a été comparé très-judicieusement par les Français à la mort par asphyxie, et a été appelé asphyxie locale. Dans cette forme de *mortification humide et chaude*, la maladie atteint souvent plusieurs orteils en même temps, et s'étend au pied, jusqu'à ce qu'au bout de plusieurs semaines toute cette partie, peut-être aussi la jambe, soient gangrenées. Dans cette forme humide de la gangrène sénile, la décomposition s'étend de bonne heure au tissu conjonctif sous-cutané, qui est œdématié; le danger de la résorption putride par les lymphatiques est par conséquent beaucoup plus grand que dans la forme sèche. — La maladie qui conduit à la gangrène spontanée peut avoir son siége dans des endroits différents du système artériel : dans la gangrène sénile vraie, la coagulation primitive a lieu dans les capillaires à la suite d'une circulation très-faible; de là cette coagulation peut remonter et s'étendre dans les artères, quoique cette extension ne soit pas nécessaire à la production de la gangrène, car les capillaires seuls sont en rapport direct avec la nutrition des tissus. L'affaiblissement de la circulation artérielle peut être produit par différentes causes : 1° par une énergie diminuée de l'activité cardiaque ; 2° par un épaississement des parois artérielles, combiné à un rétrécissement de la lumière de ces vaisseaux ; 3° par une dégénération de la couche musculaire des petites artères. Dans certains cas, toutes ces conditions se trouvent réunies, car c'est précisément chez les individus âgés, dont l'activité du cœur est faible, que les maladies des artères se développent le plus fréquemment; à côté de cela, les affections du cœur et des artères reposent ordinairement sur une même cause générale. Ce n'est pas ici le lieu d'exposer au long si la rigidité et ce qu'on appelle l'altération athéromateuse des parois artérielles peuvent être attribuées à l'inflammation chronique, ou si elles doivent être considérées comme une maladie spéciale. Je ne puis pas entrer non plus dans les détails sur les conditions histologiques plus intimes, sur lesquelles nous dirons, du reste, quelques mots à l'occasion des anévrysmes; je me contenterai de vous rappeler que chez les vieillards, les parois artérielles sont très-souvent épaissies, et qu'il s'y forme des dépôts calcaires qui peuvent aller au point que tout le cylindre paraît formé par de la chaux, que la lumière est sensiblement rétrécie par l'épaississement des parois, et qu'il se forme sur la surface interne des artères des rugosités qui favorisent tout particulièrement le dépôt de caillots sanguins. Par suite de ces modifications, la texture primitive de la paroi artérielle est tellement changée, qu'elle n'est plus ni élastique, ni contractile; de cette façon, des difficultés considérables dues, soit au rétrécissement, soit au manque de contractilité des vaisseaux, s'opposent à la progression du sang, qui est déjà mû avec moins de force à cause du manque d'énergie du cœur ; on comprend donc facilement que dans ces cas il puisse se produire des coagulations, surtout dans des régions très-éloignées du cœur.

Les cas que nous venons de décrire ont été désignés avec une certaine raison sous le titre de gangrène sénile, et le rapport entre cette maladie et les lésions artérielles a été admis généralement depuis Dupuytren, mais il y a d'autres formes de gangrène spontanée qu'on observe également de préférence chez les vieilles gens, et qui se distinguent de la forme décrite plus haut, en ce qu'une grande section d'une extrémité, par exemple toute une jambe jusqu'au mollet ou jusqu'au genou, se gangrène d'un coup. Voici ce qui se passe dans ce cas : il se forme dans le tronc artériel principal, par exemple dans l'artère fémorale, soit à l'aine, soit dans le creux poplité, un caillot résistant, adhérent à la paroi vasculaire, qui se fixe à des rugosités de la paroi interne de l'artère, produites par une affection athéromateuse préexistante, ou qui se forme dans des endroits dilatés de l'artère ; peu à peu ce caillot augmente par l'apposition de nouvelle fibrine, de sorte que, non-seulement la lumière du vaisseau est bouchée, mais que tout le bout périphérique de l'artère et une partie du bout central sont fermés par le caillot fibrineux. La conséquence de cette oblitération complète provenant d'un thrombus formé sur place, et qui peu à peu rend même impossible la circulation artérielle *collatérale*, est ordinairement une gangrène de tout le pied et d'une partie de la jambe, gangrène qui est tantôt plus sèche, tantôt plus humide, selon la rapidité avec laquelle le caillot se forme; on peut quelquefois voir très-distinctement comment la croissance du thrombus entraîne l'extension de la gangrène. J'ai observé, il n'y a pas longtemps, dans ma clinique, un vieillard entré à l'hôpital pour une gangrène spontanée du pied. L'amaigrissement considérable du système musculaire et la grande rigidité des artères permettaient de poursuivre très-distinctement les pulsations de l'artère fémorale jusque dans le creux poplité. Par la suite, la gangrène gagna du terrain, et en même temps les pulsations cessèrent dans le bout inférieur de l'artère; lorsque quinze jours plus tard, et peu de temps avant la mort, la gangrène se fut avancée jusqu'à l'articulation du genou, la pulsation de l'artère fémorale avait également cessé au-dessous du ligament de Poupart. L'autopsie confirma le diagnostic de la thrombose artérielle complète. La jambe gangrenée était si parfaitement momifiée, que je la séparai du corps, et pour la garantir plus tard contre la décomposition et la vermine, je la fis recouvrir d'un vernis; elle se trouve aujourd'hui encore dans notre musée.

Un autre cause de thrombose artérielle est l'oblitération primitive de l'artère par une embolie. Un caillot fibrineux qui, par exemple, se détache du cœur pendant une endocardite ou qui provient d'un sac anévrysmal, peut s'enclaver dans l'artère principale d'une extrémité; il devient le point de départ de dépôts fibrineux ultérieurs. On est très-porté de nos jours à attribuer à ces embolies la plus grande partie des ramollissements et des desséchements du cerveau, de la rate, etc. Nous avons observé un cas très-intéressant de ce genre dans notre clinique. Une jeune femme fut atteinte, six semaines après un accouchement, d'un gonflement considérable de la jambe gauche, auquel se joignit bientôt une coloration bleu foncé de la peau, et ensuite une putréfaction complète de ces parties du corps; lorsque la malade arriva à l'hôpital, il existait déjà des symptômes généraux d'une intoxication septique. Comme on ne pouvait pas découvrir une anémie excessive ni une maladie artérielle sur une région quelconque du corps, je posai le diagnostic : endocardite avec végétations fibrineuses à la valvule mitrale, détachement d'une de ces végétations, embolie à la bifurcation de l'artère fémorale gauche dans le creux poplité; je maintins ce diagnostic, quoiqu'on ne pût découvrir au cœur de bruit anormal, car c'est un fait connu que mainte endocardite parcourt ses phases sans se traduire par des symptômes ; l'invasion prompte de la pourriture de la jambe devait reconnaître pour cause une action instantanée. Comme la gangrène ne se limitait pas et que l'état général empirait chaque jour, on ne pouvait rien attendre de l'amputation pour conserver la vie; la mort survint à peu près douze jours après les premiers signes de la gangrène. L'autopsie confirma entièrement le diagnostic. — Il est étonnant que dans de pareils cas il ne se développe pas de circulation collatérale, comme après la ligature de l'artère fémorale. Je ne puis m'expliquer ce fait qu'en admettant que l'activité du cœur doit être considérablement affaiblie dans l'endocardite, et qu'alors la pression sanguine ne suffit pas pour dilater assez les petites artères collatérales.

Il est très-rare que l'anémie soit assez considérable pour que, d'une part, les artères se rétrécissent tellement, qu'il ne passe presque plus de sang par celles d'un petit calibre, et que, d'autre part, l'excitation du système nerveux central présidant aux mouvements du cœur devienne tellement faible, que les contractions soient très-incomplètes. La forme de gangrène spontanée due à cette cause s'observe plus fréquemment chez des femmes très-grêles, chlorotiques et aménorrhéiques, que chez les hommes; ces personnes, le plus souvent jeunes, souffrent fréquemment d'engourdissement des mains et des pieds, de lipothymies et de faiblesse considérable; en France, cette maladie paraît être plus fréquente qu'en Allemagne et en Angleterre; nous possédons, sur ce sujet, un travail excellent de Raynaud, intitulé : *De l'asphyxie locale et de la gangrène symétrique des extrémités*, 1862. Comme l'indique déjà ce titre, la gangrène se présente le plus souvent d'une manière symétrique aux deux extrémités. Jusqu'ici je n'ai observé qu'un cas qui puisse rentrer dans cette catégorie : un jeune homme très-anémique fut atteint, sans cause connue, d'abord d'une gangrène du bout du nez, ensuite d'une gangrène des deux pieds; après quelques mois de souffrance la mort survint; de même que pendant la vie, on ne constata à l'autopsie rien d'anormal, en dehors de la pauvreté extrême du sang, dont la cause est restée pour moi un mystère.

La forme de gangrène qu'on observe à la suite de l'usage du seigle ergoté, doit dépendre d'une contraction spasmodique persistante des petites artères; cette substance produit, d'après l'expérience, une augmentation de la contraction des fibres musculaires organiques, surtout de celles de l'utérus, et aussi, comme on croit, des artères utérines. Le *seigle ergoté* (*Secale cornutum*) est un grain de seigle qui prend sur l'épi un développement anormal, et qui renferme une substance particulière, l'ergotine. Ceux qui mangent du pain préparé avec la farine de ce seigle malade, présentent des phénomènes spéciaux, auxquels on a donné le nom d'*ergotisme*. Comme cette maladie du seigle existe ordinairement dans des contrées déterminées, on doit l'observer chez l'homme et même chez les animaux d'une manière épidémique. On la connaît depuis bien longtemps, et la première bonne description d'une épidémie, qui a eu lieu en 1630, a été faite en France. Il paraît que cette maladie a été rare en Allemagne, de même qu'en Angleterre et en Italie. De nos jours on ne la rencontre presque plus, ce qui s'explique facilement parce qu'on connaît mieux le seigle altéré, qu'on ne l'emploie plus pour en faire du pain, et qu'en général la culture du seigle a été remplacée en grande partie par celle de la pomme de terre. D'après les descriptions faites jusqu'aujourd'hui, on peut admettre différentes formes et différentes marches dans les diverses épidémies, tantôt c'est l'une, tantôt c'est l'autre qu'on observe de préférence; peut-être le poison n'est pas toujours le même, ou du moins est-il d'intensité très-variable. — Dans les cas suraigus, les malades sont atteints bientôt de spasmes généraux violents, et la mort peut survenir au bout de quatre à huit jours; d'autres cas présentent une marche beaucoup plus lente, ce n'est que de temps en temps qu'on observe des accès de spasmes, qui sont précédés et accompagnés d'une démangeaison et d'un fourmillement violent à la peau, mais surtout aux mains; il s'y ajoute une sensation d'engourdissement, de l'anesthésie dans les bouts des doigts, et plus tard une gangrène sèche, rarement humide, de la peau et même de membres entiers. Dans les cas à marche chronique, l'issue est le plus souvent favorable, quoiqu'on ait fréquemment à noter la perte de quelques doigts ou de quelques orteils.

Il nous reste encore à parler de quelques formes de gangrène dont l'étiologie n'est pas bien connue, et qui se produisent probablement sous l'influence de plusieurs causes réunies. A cette catégorie appartient le *noma*, forme de gangrène qui se développe spontanément chez les enfants, dont elle atteint très-souvent la joue; on l'observe principalement dans les villes situées sur le bord de la mer Baltique, beaucoup plus rarement dans l'intérieur des terres. Les enfants très-faibles, qui vivent dans des logements froids et humides, sont tout particulièrement exposés à cette maladie. Voici en quoi elle consiste : sans cause occasionnelle connue, il se forme au milieu de la joue ou de la lèvre une tumeur gangréneuse qui s'étend d'une manière excessivement rapide jusqu'à ce que les enfants meurent d'épuisement. La cause de la gangrène est-elle l'anémie seule avec faiblesse du cœur, y a-t-il des influences miasmatiques, ou bien est-elle constituée par des affections particulières du sang, voilà ce que nous ignorons. — Nous avons dit précédemment, à propos de quelques remarques sur la septicémie, que certains états morbides du sang prédisposent à la gangrène. — Il faut compter encore dans cette catégorie la gangrène qui succède au typhus, à la fièvre intermittente et aux fièvres exanthématiques, puis celle qui se montre pendant le diabète sucré, la maladie de Bright, etc. — Après et pendant ces maladies d'infection, on observe la gangrène au bout du nez, à l'oreille, à la lèvre, aux joues, aux mains et aux pieds. Dans quelques cas rares, un exanthème cutané peut même passer à la gangrène. On peut admettre dans ces cas que le miasme qui a fait naître, par exemple, le typhus, exerce encore une certaine influence sur le développement de la gangrène; cependant, d'un autre côté, on peut également soutenir que cette gangrène est, en majeure partie, la suite de l'affaiblissement de l'activité cardiaque, consécutive à la longue maladie, cette activité ne suffisant plus à pousser le sang avec assez d'énergie dans les parties les plus éloignées du corps; cette gangrène serait donc à considérer comme la conséquence d'une thrombose capillaire produite par le marasme. Il est probable que des causes très-diverses exercent dans chaque cas particulier leurs effets avec plus ou moins d'intensité, de sorte qu'il est difficile d'indiquer une étiologie précise pour ces formes de gangrène de cause interne. Je dois encore vous dire que la stomatite qui se développe après l'usage immodéré du mercure, présente de grandes dispositions à passer à la gangrène. Nous nous occuperons plus tard d'une forme spéciale de gangrène qui se montre sur les plaies, et qu'on appelle la *pourriture d'hôpital.*

Il existe des *règles prophylactiques* importantes pour prévenir le développement de la gangrène par décubitus, et des autres formes de mortification par pression; la gangrène elle-même qui se lie à l'inflammation peut être prévenue dans certaines circonstances, en évacuant à temps le pus infiltré lorsque la tension des tissus est très-forte, et la stase veineuse considérable. Pour empêcher le décubitus de produire la gangrène, n'oubliez jamais d'examiner attentivement et de bonne heure les malades atteints d'une affection qui dispose tant soit peu à cet accident; le meilleur lit est un matelas en crin bien rembourré; les draps qui le recouvrent ne doivent jamais faire de plis. Dès qu'on remarque de la rougeur au sacrum, il faut multiplier les précautions pour que le lit ne soit pas mouillé par les urines ou les selles. On coupera un citron en deux, et avec le jus frais on fera frictionner journellement la peau rougie. S'il y a une excoriation au sacrum, on fera coucher le malade sur un coussin percé à son centre, ou bien sur un bon coussin de caoutchouc à air ou à eau. Les endroits excoriés seront badigeonnés avec une solution de nitrate d'argent, ou bien on pourra y appliquer un emplâtre à la céruse, étendu sur un morceau de cuir tendre. Si, dès le début, il y a une eschare noire, on mettra un cataplasme de farine de lin pour hâter l'élimination ; on peut également employer une décoction d'écorce de chêne additionnée d'acétate de plomb et d'alcool (*cataplasma ad decubitum*). Si la mortification s'étend, on aura recours au traitement ordinaire de la gangrène que nous décrirons bientôt.

Le *traitement local* de la gangrène doit remplir deux indications : 1° hâter l'élimination des parties gangrenées en provoquant une suppuration abondante, par là on limitera en même temps la gangrène ; 2° empêcher que les parties mortifiées soient nuisibles au malade par leur décomposition, et faire que la salle ne soit pas trop empestée.

Pour remplir la première indication, on se sert ordinairement de la chaleur humide sous forme de cataplasmes. Cependant je ne trouve pas que dans ces cas ils aient les avantages qu'on veut bien leur attribuer. Si la gangrène est humide et si les parties gangrenées ont une grande tendance à se décomposer, on ne fera que favoriser la décomposition en appliquant des cataplasmes ; s'il s'agit de l'élimination d'une eschare sèche qui ne répand pas de mauvaise odeur, et si la ligne de démarcation est déjà formée, il ne vaut guère la peine de se donner tout cet embarras pour hâter de quelques jours la chute de l'eschare. Je préfère donc couvrir les parties gangrenées et les bords du tissu sain avec des compresses ou des plumasseaux bien imprégnés d'eau chlorurée, par là j'obtiens dans la gangrène humide une diminution de la mauvaise odeur qui provient des substances en décomposition. On peut employer dans le même but l'eau créosotée ou une solution d'acide pyroligneux purifié, l'alcool très-fort, ou l'essence de térébenthine. Le meilleur moyen pour absorber les gaz qui se dégagent des matières en putréfaction, est une bonne couche de charbon finement pulvérisé, il est peut-être trop peu employé, parce qu'il donne aux parties un aspect très-malpropre. Comme moyen antiseptique puissant, on a encore recommandé l'acétate d'alumine et le coaltar (goudron de houille) ; je n'ai pas expérimenté par moi-même ces substances. Dans les derniers temps, on a beaucoup vanté, comme moyen local antiseptique et désinfectant, l'hypermanganate de potasse ; j'ai fait avec cette substance des essais assez nombreux, et j'ai trouvé que son action est bien inférieure à celle des autres remèdes indiqués plus haut. Dès que les parties gangrenées sont un peu détachées, on coupe les lambeaux avec les ciseaux sans entamer les parties saines, ce procédé est d'une très-haute importance, surtout si la gangrène du tissu cellulaire sous-cutané s'étend très-loin, par exemple, dans l'infiltration urineuse; conjointement on continue les moyens antiseptiques locaux, jusqu'à ce qu'une bonne granulation se montre.— Guidé par les lésions anatomiques qui s'offrent dans la gangrène spontanée, on a conseillé de faire, au début de la maladie, des frictions sur les membres, dans le but d'empêcher, si faire se peut, la coagulation du sang; ce moyen n'est que rarement applicable, à cause de la douleur et du gonflement des parties; dans les quelques cas où je l'ai mis en usage, il n'a exercé aucune influence sur la progression de la gangrène.

Si la mortification s'empare de parties plus ou moins étendues des extrémités, comme dans les différentes formes de la gangrène spontanée et sénile, je vous engage vivement de ne rien entreprendre avant que la ligne de démarcation soit très-bien dessinée. Si, dans ces cas, il s'agit de la gangrène de quelques orteils seulement, abandonnez l'élimination à la nature; si la gangrène s'est emparée de tout le pied ou de la jambe, l'amputation devient nécessaire, mais vous la ferez de telle sorte qu'elle ne sera qu'un moyen d'aider l'élimination normale, ainsi vous n'essayerez de détacher sur la limite des parties saines que la peau strictement nécessaire pour recouvrir la surface de section, et vous scierez l'os à l'endroit qui correspond, autant que possible, à la ligne de démarcation. En prenant ces précautions, vous réussirez *quelquefois* à empêcher la gangrène de recommencer et à sauver votre malade. Si le malade meurt avant qu'une ligne de démarcation bien nette se soit dessinée (ce qui sera le cas le plus fréquent), vous ne devez pas vous reprocher de n'avoir pas fait l'amputation, car vous pouvez être sûrs que le malade serait mort encore plus tôt si vous l'aviez amputé. En général, le pronostic de la gangrène par causes internes (comme s'exprimaient les anciens chirurgiens) est mauvais.

Quant au traitement *général* des malades atteints de gangrène, il faut instituer une médication roborante, dans certains cas mêmes excitante. Un régime fortifiant, les préparations de quinquina, les acides, de temps en temps quelques doses de camphre, voilà ce qu'on emploie généralement. Les violentes douleurs dans la gangrène sénile nécessitent souvent de fortes doses d'opium; dans ces cas, les injections sous-cutanées de morphine rendent également de bons services. Quant à la gangrène qui succède à la stomatite mercurielle, nous ne possédons pas d'antidote sûr; l'usage des préparations mercurielles doit être cessé immédiatement; si l'onguent gris a été employé en frictions, on mettra le malade dans un grand bain, on le couchera dans une chambre bien aérée, on lui donnera du linge de corps frais, on changera les draps, et on prescrira un gargarisme au chlorate de potasse ou à l'eau chlorurée. — Nous ne possédons pas un contrepoison plus sûr de l'ergotine ; les vomitifs, les préparations de quinquina et le carbonate d'ammoniaque sont les remèdes qu'on a le plus recommandés. — Nous ne pourrions empêcher l'introduction continue de substances putrides dans le sang que par l'amputation, mais nous avons déjà dit que c'est une ressource très-précaire dans la gangrène spontanée.

BIBLIOGRAPHIE. — Atlas de Cruveilhier, livre XXVII, pl. 5. — Atlas de Lebert, pl. 5 et 6.

VINGT-QUATRIÈME LEÇON

DES MALADIES TRAUMATIQUES ET INFLAMMATOIRES ACCIDENTELLES ET DES PLAIES ENVENIMÉES

I. — *Maladies locales qui peuvent compliquer les plaies et d'autres foyers inflammatoires :* 1. Inflammation diffuse et progressive du tissu cellulaire. — 2. Pourriture d'hôpital. — 3. Erysipèle traumatique. — 4. Lymphangite.

MESSIEURS,

Lorsque nous parlions de l'inflammation traumatique, j'ai soutenu la thèse que cette inflammation ne dépasse pas les limites de la lésion; si le cas contraire semble quelquefois se présenter, avons-nous dit, c'est que nous n'avons pas pu juger la lésion d'une manière exacte. Je soutiens encore cette thèse. Cependant, nous avons déjà vu que, par suite de divers accidents, il pouvait se déclarer immédiatement après la lésion (par exemple, après les plaies contuses) des inflammations progressives très-violentes, suivies de produits putrides. Nous avons également vu que, plus tard, autour des plaies déjà couvertes de bourgeons, il peut encore se développer des inflammations secondaires par suite de causes que nous avons déjà exposées. Je viens vous dire maintenant qu'il y a encore une série d'autres processus particuliers, de nature soit gangréneuse, soit inflammatoire, qui peuvent compliquer les plaies, et qui donnent lieu à leur tour à des affections générales graves, le plus souvent fébriles; quelques-unes de ces dernières peuvent, il est vrai, se montrer également, sans que la plaie subisse des modifications notables. Enfin, par une plaie existant déjà ou qui vient d'être produite (Exemple : morsure d'un animal venimeux ou malade), il peut pénétrer des substances qui entraînent de violentes inflammations locales ou de graves maladies générales, par suite d'intoxication du sang. Il sera question de tous ces objets dans ce chapitre, et je vais essayer de vous donner un aperçu général qui devra vous en faciliter l'étude. Parlons d'abord des phénomènes locaux qui s'ajoutent comme accidents à une plaie ou à un foyer inflammatoire dû à quelque autre cause.

I. *Maladies locales qui peuvent s'ajouter aux plaies ou aux autres foyers inflammatoires.*

1° Nous rappelons ici de nouveau, pour compléter notre cadre, *les inflammations diffuses et progressives du tissu cellulaire*, telles qu'elles s'ajoutent soit à des plaies récentes, par exemple à des plaies contuses, soit à des plaies déjà en voie de suppuration. Il peut arriver que des substances en décomposition formées sur la plaie récente par la mortification des couches superficielles, substances qui peuvent se répandre rapidement dans les mailles du tissu cellulaire, occasionnent, le second, le troisième ou le quatrième jour, l'inflammation du tissu cellulaire caractérisée par une prompte décomposition des produits inflammatoires, et une diffusion aussi rapide que si elle était provoquée par l'action d'un ferment. C'est la forme désignée par Pirogoff sous le nom *d'œdème purulent aigu*. — En cas de suppuration déjà déclarée, il se peut qu'une irritation mécanique, des corps étrangers, une forte congestion vers la plaie, l'infection de cette dernière par des corps phlogogènes de diverses espèces, entretiennent longtemps aussi et tout le temps que la plaie reste ouverte, une suppuration phlegmoneuse à l'entour de cette dernière. Plusieurs des conditions que nous venons d'énumérer peuvent communiquer également à tout autre foyer inflammatoire, déjà limité et en voie de guérison, une nouvelle extension progressive. — L'éloignement des causes, le traitement par la glace, voilà les moyens locaux les plus essentiels contre ces sortes d'accidents.

2° *Pourriture d'hôpital* (*gangræna nosocomialis*). Je vais d'abord vous décrire la maladie, ensuite j'ajouterai quelques remarques sur l'étiologie. A certaines époques on observe, surtout dans les hôpitaux, un grand nombre de plaies, aussi bien les plaies récentes faites par le bistouri que celles qui sont déjà couvertes d'une bonne granulation et en train de se cicatriser, atteintes d'une manière toute spéciale et sans cause connue. Dans quelques cas, la surface granuleuse se transforme en une bouillie jaune, poisseuse, qui se laisse enlever par l'éponge à la superficie, mais dont les couches profondes adhèrent solidement aux parties sous-jacentes. Cette transformation occupe non-seulement la surface bourgeonnante, mais s'étend bientôt à la peau rosée qui entoure la plaie, et qui, jusques-là, était parfaitement saine. Cette peau prend peu à peu la teinte jaune grisâtre et la consistance poisseuse, et la plaie primitive acquiert, au bout de trois à quatre jours, le double en *surface;* la marche vers la profondeur est peu considérable dans cette forme pulpeuse de la pourriture d'hôpital. — Dans d'autres cas, une plaie récente ou bien couverte de granulations prend très-rapidement la forme d'un cratère, sécrète un liquide séro-ichoreux dont l'enlèvement met les tissus à nu; la peau est légèrement rougie à la circonférence. Le progrès de cette fonte moléculaire et sa transformation en un ichor fluide, marche ordinairement sous une forme circulaire assez bien tranchée, par là la plaie peut prendre la figure d'un fer à cheval ou d'une feuille de trèfle. Cette forme *ulcéreuse* de la pourriture d'hôpital s'étend plus rapidement que la forme pulpeuse, surtout dans *la profondeur des tissus*. — Ce ne sont pas les plaies de grande dimension qui sont plus particulièrement exposées à cette maladie, mais principalement les lésions insignifiantes, comme les piqûres de sangsues, les ventouses scarifiées; les parties de la peau privées d'épiderme par un vésicatoire peuvent même être atteintes de cette pourriture, qui en revanche ne se montre jamais sur la peau intacte. Les caractères de cette affection ont une certaine ressemblance avec ceux de l'inflammation diphthéritique des muqueuses. — En même temps tout l'organisme est en souffrance; la fièvre, il est vrai, n'est pas violente dans la plupart des cas, elle peut même manquer tout à fait, s'il ne s'y ajoute pas par hasard une lymphangite; mais il existe un embarras gastrique plus ou moins prononcé; la langue est chargée, il y a des nausées, un abattement général. La pourriture d'hôpital peut mettre en danger les vieillards et les personnes affaiblies, surtout si cette affection détruit de petites artères, et qu'il y ait des hémorrhagies artérielles. L'expérience a montré que les gros troncs vasculaires résistent souvent d'une manière étonnante à la pourriture d'hôpital. C'est ainsi que j'ai eu l'occasion de voir un jeune homme chez lequel s'est développée une pourriture d'hôpital après l'ouverture d'un abcès de l'aine; elle prit la forme pulpeuse et détruisit la peau de la région inguinale dans l'étendue de la main, le travail de destruction pénétrait si profondément, qu'on voyait battre distinctement l'artère fémorale, complétement à nu au fond de la plaie, sur une longueur de 4 centimètres. J'avais fait mettre à côté du malade un infirmier, qui ne devait jamais le quitter, pour faire immédiatement la compression, dès que l'hémorrhagie se montrerait, ce qui pouvait arriver à chaque instant. Cependant l'hémorrhagie ne survint pas. La bouillie pulpeuse détachée, la plaie se recouvrit de granulations vigoureuses, et le malade guérit complétement, quoique lentement.

Les opinions sur les *causes* de la pourriture d'hôpital sont partagées, ce qui a principalement sa raison d'être en ce que beaucoup de chirurgiens de notre temps ont eu le bonheur ou le malheur de ne jamais voir cette maladie; c'est ainsi qu'à l'hôpital de Zurich, par exemple, elle n'a jamais été observée; Stromeyer raconte, dans ses *Maximes de médecine et de chirurgie militaires*, qu'il n'a vu, étant jeune, qu'un seul cas de pourriture d'hôpital, à la Charité de Berlin. Les chirurgiens qui n'ont jamais vu cette maladie ou qui ne l'ont observée qu'à l'état sporadique, croient qu'elle est produite par une grande négligence, par des pansements malpropres, etc., qu'elle peut être comparée à un ulcère de la jambe, devenu superficiellement gangréneux par suite de malpropreté et de manque de soin. D'autres chirurgiens admettent que la pourriture d'hôpital est une maladie qui, comme l'indique son nom, est particulière à certains hôpitaux, et que le manque de soin dans les pansements favorise simplement son développement. Une troisième opinion, enfin, consiste à croire que cette forme de mortification naît sous l'influence de causes épidémico-miasmatiques, que c'est à tort qu'on lui donne le nom de pourriture d'hôpital, parce qu'on l'observe également en dehors des hôpitaux, pendant le temps qu'elle règne dans les hôpitaux. Dans ces derniers établissements, elle s'étend probablement par inoculation, car je ne doute pas que des matières provenant de plaies gangréneuses et transportées sur des plaies saines au moyen des pinces à pansement, de la charpie, des éponges, etc., ne reproduisent la maladie sur ces dernières plaies. En somme, je me range à l'opinion de Pitha et de Fock, qui croient que la pourriture d'hôpital est une maladie épidémique de nature miasmatique; j'ai observé avec Fock, à la clinique chirurgicale de Berlin, une épidémie de pourriture d'hôpital, en même temps on la constatait non-seulement dans d'autres hôpitaux de Berlin, mais même sur des malades de la ville qui n'étaient nullement en rapport avec l'hôpital. Cette maladie arriva assez rapidement et disparut complétement après quelques mois, quoique le traitement des plaies n'ait été modifié en rien, et que l'hôpital lui-même n'ait subi aucun changement. Ce qui prouve que les causes ne se trouvaient ni dans la manière de panser, ni dans les conditions de l'hôpital lui-même. Je considère comme très-probable que la pourriture d'hôpital épidémique est due à des espèces déterminées d'organismes infiniment petits qui ne se développent que rarement; ces êtres organisés, à la manière des ferments, provoqueraient une décomposition sur la plaie et dans le tissu bourgeonnant, et je suis tenté de comparer cette maladie des plaies à la suppuration bleue qui, il est vrai, ne fait éprouver aucun dommage à la plaie elle-même, et qui, d'après les recherches de Lücke, est due, absolument comme le lait bleu, à de très-petits êtres organisés, et peut également être transmise par contact à d'autres plaies. Les conditions qui président au développement de ces petits êtres dépendent probablement de certains états atmosphériques et de là provient sans doute l'extension épidémique de la maladie.

Le traitement doit consister avant tout dans un complet isolement des malades, auxquels il faut donner des infirmiers spéciaux, et pour lesquels il faut se servir de pièces de pansement et d'instruments spéciaux. Quoique ces précautions ne soient pas une garantie absolue contre l'extension de la maladie, il n'en est pas moins vrai que l'expérience prouve leur utilité; dans plusieurs épidémies des hôpitaux militaires, on s'est vu forcé d'évacuer complétement certains bâtiments. Localement, on doit appliquer sur les plaies de l'eau fortement chlorurée, de l'alcool camphré ou de la térébenthine; si cela ne sert à rien, on cautérise avec la potasse caustique; si cette dernière reste également sans effet, on applique le fer rouge dont on fait pénétrer l'action très-loin jusque dans les parties saines, de telle sorte que l'eschare reste attachée de six à huit jours, absolument comme sur les tissus sains. Si la pourriture d'hôpital s'étend rapidement, on ne doit pas perdre de temps avec les autres remèdes, mais recourir immédiatement au fer rouge.— Le traitement général doit être tonique et même excitant.

3° *L'érysipèle traumatique*. L'érysipèle est compté, comme cela a été dit antérieurement, parmi les exanthèmes aigus. Il est caractérisé par un gonflement diffus, une teinte rosée et un endolorissement de la peau, ainsi que par une fièvre généralement assez intense. L'érysipèle occupe une place toute spéciale parmi les exanthèmes aigus, d'un côté, parce qu'il s'ajoute très-souvent aux plaies, quoique cependant il puisse aussi se présenter d'une manière spontanée; de l'autre, parce qu'il ne se propage pas ordinairement à d'autres individus au moyen d'un contagium aussi intense qne celui de la rougeole, de la scarlatine, etc., enfin parce que, si l'on a eu cette maladie, non-seulement on n'est pas à l'abri d'une nouvelle attaque, mais, dans certains cas, on est tout particulièrement prédisposé à l'avoir de rechef. Comme je ne dois pas supposer que vous ayez déjà étudié en détail les maladies cutanées, nous sommes obligés de passer rapidement en revue les symptômes de l'affection en question; nous laisserons de côté l'érysipèle spontané pour n'attirer votre attention que sur l'érysipèle traumatique.

Le début peut être différent, ou bien la fièvre précède l'apparition de l'exanthème, ou bien la fièvre et l'exanthème se montrent en même temps. Admettez devant vous un malade atteint d'une plaie suppurée de la tête; il a été bien portant jusqu'ici et la plaie était en bonne voie de guérison, tout d'un coup vous lui trouvez une fièvre très-violente, qui a été précédée peut-être d'un frisson intense. Vous examinez attentivement le malade et vous ne trouvez qu'un léger embarras gastrique qui se reconnaît à la langue un peu chargée, au goût désagréable de la bouche, aux nausées peu prononcées et à l'anorexie. Un pareil état se montre au début de tant de maladies aiguës qu'il nous est impossible de poser un diagnostic. Abstraction faite de la possibilité d'une complication avec une maladie aiguë interne, vous penserez à la pyémie, à la lymphangite et à l'érysipèle traumatique. Ce n'est peut-être que vingt-quatre heures plus tard que vous trouverez la plaie plus sèche, ne sécrétant qu'un peu de sérosité, le tissu environnant est tuméfié, rouge et douloureux dans une certaine étendue, ou bien les granulations sont fortement gonflées et couvertes d'un enduit jaune adhérent (bourgeons envahis par une gangrène superficielle); la teinte de la peau est d'une couleur rosée à bords *nettement tranchés*, la fièvre est encore assez forte ; à ce moment le diagnostic d'un érysipèle est évident, et l'on est satisfait d'avoir affaire sinon à une affection tout à fait innocente, mais du moins à une des moins dangereuses parmi celles qui compliquent les plaies.

Dans une seconde série de cas, l'érysipèle se montre en même temps que la fièvre. On peut alors, pendant un certain temps, hésiter entre une lymphangite, une inflammation du tissu cellulaire sous-cutané ou un érysipèle vrai. Cependant la marche de la maladie dissipera bientôt les doutes; l'étendue qu'avait pendant le premier jour l'inflammation érysipélateuse de la peau reste rarement la même, ordinairement l'érysipèle s'étend de plus en plus, de sorte qu'on peut facilement reconnaître et poursuivre exactement les bords de la peau enflammée, habituellement arrondis et offrant des prolongements en forme de langue; on pourra voir l'inflammation gagner tous les jours tantôt d'un côté, tantôt de l'autre. De cette façon le processus peut s'étendre de plus en plus, il peut passer de la tête à la nuque, de là au dos, ou bien il peut descendre à la partie antérieure du tronc, gagner les bras, et à la fin, même atteindre les extrémités inférieures. Aussi longtemps que l'érysipèle est dans sa période d'extension, la fièvre reste ordinairement au même degré et des personnes âgées ou faibles peuvent en être épuisées. Vous remarquez encore que dans cet érysipèle *ambulant* l'inflammation cutanée ne reste au même degré qu'un certain temps; ainsi, quand l'érysipèle gagne du terrain, toute la surface de la peau malade ne présente pas en même temps le summum de l'inflammation locale, celle-ci n'est que partielle.

Après que l'inflammation a persisté au même degré pendant trois jours environ, la rougeur diminue, il se fait une desquamation superficielle de la peau, sous forme d'une poussière furfuracée, ou d'écailles et de lambeaux épidermiques. Dans de certains cas l'épiderme se soulève dès le début de l'érysipèle; il se forme des bulles plus ou moins grandes, remplies de sérosité : c'est l'*érysipèle bulleux*. Ce dernier ne constitue pas une espèce particulière, il n'est que l'expression d'une exsudation plus rapide. On observe souvent sur la face une formation de bulles, tandis que sur le reste du corps l'érysipèle n'en est pas accompagné. Si cette maladie atteint le cuir chevelu, les cheveux tombent ordinairement, mais ils reviennent assez vite.

L'érysipèle peut se compliquer, comme les autres exanthèmes aigus, de maladies internes très-diverses, par exemple de pleurésie; pour l'érysipèle de la tête la complication la plus fréquente est la méningite. Cependant dans l'érysipèle traumatique ces complications sont, en général, rares, et sont ordinairement la conséquence d'une extension de l'inflammation vers la profondeur.

La terminaison de cette maladie est favorable dans la plupart des cas; cependant pour les enfants, les vieillards et les malades qui ont été déjà affaiblis par d'autres maladies, cette affection peut devenir dangereuse; d'après mon expérience, ils succombent le plus souvent à l'épuisement, suite de la fièvre continue et de longue durée; on ne trouve absolument rien sur le cadavre qui puisse expliquer la mort. Le processus de l'érysipèle ne nous est pas encore complétement connu, en ce sens que sa cause et son mode d'extension sont encore assez obscurs. La dilatation des capillaires du derme, une exsudation séreuse dans son tissu et une genèse exagérée des cellules du corps de Malpighi sont les seuls phénomènes que la dissection nous révèle. La maladie s'étend rarement au tissu cellulaire sous-cutané. Il est vrai qu'il gonfle énormément à certains endroits, comme aux paupières et au scrotum, parce qu'il y est fortement imprégné de sérosité ; cependant cet œdème disparaît dans la plupart des cas sans laisser de traces. Dans quelques cas rares, il atteint un tel degré que par suite de la forte tension des tissus la circulation du sang cesse et ces parties deviennent gangréneuses; c'est ainsi que les paupières, par exemple, peuvent être détruites en partie ou en totalité. Si la mortification s'étend à toute la peau de la paupière supérieure ou inférieure, il en résulte une grande difformité. D'ordinaire cependant il n'y a que de petites portions qui se gangrènent et comme la peau, surtout celle de la paupière supérieure, existe chez la plupart des personnes en grande abondance, on ne remarque plus de traces de cette complication après la guérison.— Dans d'autres cas, après la terminaison de l'érysipèle, on trouve en certains endroits une tumeur du tissu cellulaire sous-cutané qui devient bientôt fluctuante et dont l'incision donne issue à du pus.

Les causes qui donnent lieu à l'érysipèle sont de nature très-diverse; il est prouvé que l'érysipèle spontané de la tête se développe souvent après de forts refroidissements. Beaucoup de personnes âgées sont affectées de cette maladie à peu près tous les ans, au printemps ou en automne; on accuse également la frayeur de donner lieu à l'érysipèle, surtout pendant l'époque menstruelle. Cependant je ne vous garantirai pas l'exactitude de ce dernier fait, qui, à mon avis, est tout à fait sujet à caution. On considère aussi les troubles digestifs comme cause de l'érysipèle.

L'érysipèle traumatique peut se développer, d'abord, par suite de rétention de la secrétion qui se fait à la surface de la plaie, peut-être cette rétention est-elle accompagnée de la résorption d'une faible quantité de substances putrides; dans ce cas, l'érysipèle se rapproche beaucoup de la lymphangite et au début il peut être très-difficile de distinguer l'une de l'autre ces deux formes morbides. Pour beaucoup de cas sporadiques on ne peut pas indiquer la cause; enfin, dans d'autres cas, des influences épidémiques se font sentir, parce qu'en même temps un grand nombre de blessés sont atteints d'érysipèle soit à l'hôpital soit au dehors. De semblables épidémies plus ou moins étendues se montrent dans n'importe quelle saison. Lorsqu'il y a accumulation de pareils malades dans un espace mal aéré, il peut même se développer un faible contagium.

D'après les observations que j'ai recueillies jusqu'à présent dans les hôpitaux sur l'érysipèle traumatique, je me suis créé l'opinion suivante sur cette affection : je considère le processus local dans l'érysipèle comme une inflammation du derme dans laquelle l'irritation inflammatoire est propagée au loin par les vaisseaux lymphatiques; le mode d'extension de la rougeur inflammatoire et sa délimitation tranchée ne permettent pas de douter que sa progression ne suive invariablement les réseaux vasculaires; en examinant attentivement, on peut remarquer que très-souvent sur la limite de la rougeur il se développe une tache rouge, arrondie, circonscrite d'abord et qui bientôt se confond avec les parties déjà rouges; ces taches nouvelles correspondent évidemment à un district vasculaire : on rencontre quelque chose de tout à fait analogue lorsqu'on injecte la peau par une artère; dans ce cas également la coloration se montre par taches d'abord et ne devient confluente que plus tard sous une pression plus forte; or, les districts veineux et lymphatiques de la peau étant jusqu'à un certain point analogues aux districts artériels, il n'est pas impossible que le poison irritant qui provoque l'ectasie vasculaire circule dans un de ces petits systèmes. Mais les districts artériels et veineux de la peau n'ont que de rares rameaux de communication dans le sens parallèle à la surface, tandis que dans cette direction les réseaux lymphatiques en possèdent un grand nombre, et qu'ils n'ont que peu d'anastomoses se dirigeant vers le tissu cellulaire sous-cutané : ainsi le poison irritant peut très-facilement s'étendre dans le sens de la largeur en suivant les vaisseaux lymphatiques, mais à côté de cela il pénètre également dans les troncs lymphatiques sous-cutanés et y provoque assez souvent des inflammations, de même que dans les ganglions les plus rapprochés. Cette inflammation se trahit par des traînées rouges et le gonflement des glandes lymphatiques avoisinantes. Si je parle ici d'un poison septique ou autre comme cause de l'érysipèle, cela ne doit s'appliquer qu'à l'érysipèle traumatique, car mes expériences m'ont donné la certitude que ce dernier est constamment d'origine toxique. Je puis émettre l'opinion suivante sur la nature de ce poison : 1° c'est avant tout le produit de sécrétion de la plaie, mêlé au sang et en voie de décomposition, qui donne lieu à l'érysipèle ; ce dernier se manifeste alors le second ou le troisième jour après la lésion ou l'opération ; 2° il est probable que c'est une substance sèche, pulvérulente qui, mise en contact avec les plaies, soit récentes, soit couvertes de bourgeons charnus, détermine l'érysipèle ; cette substance s'attache principalement aux éponges, au linge, etc. J'ai observé à plusieurs reprises que les malades, opérés les uns après les autres, dans la même matinée, dans la même salle, en un mot dans les mêmes conditions, étaient tous atteints d'érysipèle autour de la plaie récente, sans qu'il y eût la moindre rétention des produits de sécrétion et alors même que les opérés étaient couchés dans des salles séparées. De cette manière l'érysipèle peut devenir épidémique dans un hôpital ; la même matière peut adhérer aux vêtements des chirurgiens qui font les pansements et se propager de cette manière, elle peut aussi adhérer aux instruments, aux lits et même aux murs. Plus j'ai eu soin de relever et d'étudier les cas d'érysipèle qui se sont présentés dans notre hôpital, plus j'ai pu me rendre compte des apparitions épidémiques qui ne sauraient être mises sur le compte d'aucune des influences morbifiques ordinaires. Une statistique qui comprend les cas observés pendant une durée de deux ans et qui a été dressée avec le concours des médecins de notre canton, démontre que l'érysipèle ne se montre pas épidémiquement dans ces contrées, mais que, comme pour d'autres maladies aiguës, on l'observe plus fréquemment au printemps et en automne ; les épidémies d'érysipèle dans l'intérieur d'un hôpital doivent donc dépendre de conditions inhérentes à l'hôpital lui-même et que j'ai déjà fait ressortir. — Ici se pose tout naturellement cette question : le poison qui détermine l'érysipèle est-il toujours le même, est-ce un poison spécifique ? C'est ce qu'il n'est pas facile de décider ; un argument *favorable* à cette opinion est que le genre d'inflammation qui s'empare de la peau est toujours le même, quoique d'intensité et d'étendue variées ; l'argument *défavorable* est que l'érysipèle peut être provoqué par des produits de décomposition de diverses espèces, par des miasmes et même par différents venins. Il n'est pas impossible qu'il y ait dans toutes ces substances toxiques un élément déterminé qui parmi les différentes formes de l'inflammation engendre particulièrement l'érysipèle et que cet élément ou ce genre d'éléments ait une affinité toute spéciale pour les vaisseaux lymphatiques du derme ; on peut encore admettre que ces matières se développent plus facilement et en plus grande abondance sous certaines conditions qui se rencontrent à telle époque plutôt qu'à telle autre. D'un autre côté, la marche de la fièvre n'offre pas dans l'érysipèle un type assez constant pour laisser croire à l'existence d'une cause spécifique ; la maladie débute toujours par une fièvre rapidement croissante, laquelle se maintient aussi longtemps que dure l'inflammation de la peau ; elle est tantôt continue, tantôt nettement rémittente, et se termine tantôt par une crise, tantôt sans phénomènes apparents.—Je n'ai pas une expérience bien étendue sur l'érysipèle dit spontané de la tête et de la face. Mais ce que j'en ai observé me donne lieu de croire que ce genre d'érysipèle doit provenir également presque toujours de légères lésions traumatiques (ordinairement d'excoriations de la face ou de la tête), ou bien d'inflammations telles qu'un catarrhe du nez, une angine, et qu'il est d'origine presque toujours toxique tout comme l'autre érysipèle.

Le traitement est principalement expectant dans l'érysipèle, comme dans toutes les fièvres exanthématiques. La prophylaxie commande d'éloigner tout ce qui peut favoriser le développement de cette maladie ; ainsi on nettoiera soigneusement les plaies, et dans le cas où plusieurs érysipèles se montreraient à l'hôpital, on évitera leur accumulation dans la même salle ; on fera évacuer de temps en temps quelques salles pour pouvoir bien les ventiler, de cette façon on empêchera le développement d'un contagium érysipélateux trop intense (dans le cas où il existerait).

Quant au traitement local, on a essayé une série de moyens pour arrêter la marche envahissante de l'érysipèle et pour le laisser s'éteindre sur place dès le début. Dans ce but, on a circonscrit la limite avec un crayon de nitrate d'argent humecté, ou avec un pinceau imprégné d'une forte solution de teinture d'iode. La pierre infernale ne sert pas à grand'chose d'après mon expérience, aussi j'ai laissé de côté cette manière de traiter. Les anciens médecins croyaient que si l'on répercutait violemment l'inflammation cutanée, par exemple, en employant le froid, on favoriserait tout particulièrement le développement d'inflammations internes. Si cette opinion manque des preuves nécessaires, il y a pourtant un grand nombre de circonstances où l'emploi du froid contre l'érysipèle offrirait de grands inconvénients. Nous avons déjà dit qu'il peut se développer de la gangrène lorsque l'œdème est considérable, cette mortification serait favorisée par un froid intense; du reste, l'application de vessies de glace sur une grande surface, comme par exemple le dos ou toute la face, serait tout à fait impraticable; enfin, le froid ne sert à rien, car malgré son emploi l'érysipèle suit sa marche typique, parce que le processus local et l'infection générale sont plus étroitement unis dans ce cas que dans la plupart des autres inflammations. Les sensations que le malade éprouve dans la partie affectée consistent en une tension désagréable, une légère cuisson, de même qu'en une grande sensibilité aux courants d'air et aux changements de température. Il est donc utile de couvrir les endroits malades et de les protéger contre le contact de l'air. On atteint ce but de différentes façons. Le moyen le plus simple, dont je me sers ordinairement, consiste à enduire la peau avec de l'huile et de la couvrir avec de la ouate; les malades s'en contentent ordinairement. D'autres répandent sur les endroits enflammés de la farine ou de la poudre à poudrer, ou bien ils mettent sur la ouate qui doit être appliquée du camphre finement pulvérisé, dans l'espoir d'influencer encore par là tout particulièrement le travail local. S'il y a des bulles, on les ouvrira avec une aiguille fine et on laissera sécher l'épiderme soulevé. S'il y a quelque part de la gangrène, on appliquera sur cet endroit de la chaleur humide sous forme de fomentations ou de cataplasmes, jusqu'à ce que l'eschare se soit détachée et qu'il se montre une suppuration de bonne nature; cette dernière sera encore favorisée en pansant la plaie avec de la charpie imprégnée d'eau chlorurée. Si après un érysipèle des abcès se forment dans le tissu cellulaire sous-cutané, on les ouvrira de bonne heure et on les traitera comme toute autre plaie en suppuration.

Parmi les moyens internes, nous en possédons un, qui est peut-être en état d'arrêter dans quelques cas le processus morbide dans son développement. Si l'on donne un vomitif à des individus robustes et bien portants du reste, chez lesquels les phénomènes gastriques prédominent à un haut degré au début, les progrès de l'érysipèle cessent assez souvent. Il est vrai que ce moyen n'est pas infaillible, cependant je vous engage à l'essayer dans les cas qui s'y prêtent. Pour le reste, vous ne donnerez que les rafraîchissements usités, les acides et les sels légèrement laxatifs en solution. Si vous observez les symptômes d'un affaiblissement commençant des forces et si la maladie traîne en longueur, il faut avoir recours aux moyens toniques et excitants; vous prescrirez dans ces cas quelques grains de camphre par jour, de la quinine, du vin.

Quant aux maladies internes qui viennent compliquer l'érysipèle, il faut les traiter d'après les règles de l'art; vous ne devez pas avoir peur en cas de méningite d'appliquer en permanence une vessie de glace sur la tête, même si le cuir chevelu est atteint de l'inflammation érysipélateuse.

4. *L'inflammation des vaisseaux lymphatiques, lymphangite*, ou plutôt l'inflammation des tronc lymphatiques, se présente surtout aux extrémités dans diverses circonstances que nous aurons à exposer plus tard. Les symptômes sont pour le bras, par exemple, les suivants : il existe une plaie de la main, tout le bras devient douloureux, surtout dans les mouvements, les ganglions de l'aisselle enflent et sont très-sensibles, même à un léger contact. Si l'on examine exactement le bras, on remarque surtout sur le côté de la flexion des traînées rouges, qui parcourent toute la longueur du bras depuis la plaie jusqu'aux ganglions; ces lignes sont très-douloureuses. En même temps il existe de la fièvre, souvent la langue est chargée, il y a des nausées, de l'inappétence, de l'abattement général. La terminaison est variable. Par des soins intelligents et un traitement régulier, l'inflammation se dissipe ordinairement, les traînées rouges disparaissent peu à peu de même que le gonflement et la sensibilité des ganglions de l'aisselle. En même temps la fièvre cesse. Dans d'autres cas, il y a suppuration; peu à peu et dans l'espace de quelques jours, la peau du bras rougit sur une surface plus étendue et devient œdémateuse. Le gonflement des ganglions de l'aisselle augmente, la fièvre devient plus forte; quelquefois même il survient des frissons. Au bout de quelques jours on sent distinctement la fluctuation, le plus souvent dans le creux axillaire, quelquefois au bras; le pus se fraye lui-même un passage au dehors, ou bien l'on fait une incision et l'on évacue la suppuration ordinairement réunie dans un foyer circonscrit. Puis la fièvre cesse, de même que les douleurs et le gonflement, et le malade est bientôt rétabli de cette maladie qui quelquefois est très-douloureuse et très-pénible. — La terminaison n'est pas toujours aussi favorable, c'est surtout la lymphangite consécutive aux plaies empoisonnées, qui donne lieu quelquefois à la pyémie, principalement à la forme subaiguë dont nous parlerons plus tard. Dans un cas, où le malade était affecté en même temps d'une inflammation chronique des reins, j'ai observé qu'à la suite d'une lymphangite de la jambe les ganglions inguinaux, après s'être énormément gonflés, sont tombés en gangrène avec la peau qui les recouvrait. Cette terminaison est assez rare, quoique le pus dans ces lymphangites, surtout lorsqu'elles sont consécutives à l'inoculation du virus cadavérique, soit quelquefois de nature ichoreuse.

L'inflammation aiguë des *ganglions lymphatiques* se terminant soit par résolution soit par suppuration, se rencontre également à l'état idiopathique, c'est une maladie assez fréquente; cependant dans ces circonstances nous sommes rarement en état de trouver les traînées lymphatiques rouges qui lient la plaie ou un foyer inflammatoire aux ganglions engorgés; on pourrait expliquer ce fait en disant que les lymphatiques superficiels seuls se voient sous forme de traînées rouges, tandis que les profonds, même quand ils sont enflammés, ne sont appréciables ni à la vue ni au toucher. Nous ne reconnaissons donc sur le malade que la lymphangite superficielle. Une des particularités de cette affection, c'est que lorsqu'elle se rencontre aux membres, elle ne dépasse presque jamais les ganglions axillaires ou inguinaux. Une seule fois j'ai vu s'ajouter à une lymphangite du bras et à une adénite de l'aisselle une pleurésie du même côté qui, à la rigueur, pouvait être attribuée à une propagation de l'inflammation des vaisseaux lymphatiques.

Nous savons très-peu de chose sur les lésions anatomo-pathologiques de la lymphangite du tissu cellulaire sous-cutané; nos connaissances se bornent à ce que nous voyons à l'œil nu sur le malade; car c'est une maladie qui ne se termine presque jamais par la mort, aussi longtemps qu'elle a pour siége exclusif les lymphatiques, et l'on ne peut qu'imparfaitement la produire sur les animaux. Dans tous les cas, le tissu conjonctif qui entoure immédiatement les vaisseaux lymphatiques prend une part essentielle à l'inflammation, les capillaires y sont dilatés et gorgés de sang. Nous ne savons pas si le vaisseau lymphatique est obturé par de la lymphe coagulée dans les périodes avancées de l'inflammation, ou bien si dès le début il se forme dans la lymphe, d'ailleurs difficilement coagulable, des caillots qui, après coup, irriteraient les parois du vaisseau. Si nous appliquons à la peau les observations sur la lymphangite utérine qui se rencontre si fréquemment dans la fièvre puerpérale, nous savons pour cette dernière maladie que dans certaines périodes il y a du pus pur dans les lymphatiques dilatés; les alentours des vaisseaux sont infiltrés par de la sérosité et des éléments plastiques; l'infiltration plastique du tissu conjonctif va jusqu'à l'infiltration purulente, même jusqu'à la formation d'abcès, au milieu desquels les vaisseaux lymphatiques à parois si minces sont détruits; plus le réseau des lymphatiques est serré, plus il est difficile de distinguer la lymphangite capillaire d'une inflammation du tissu conjonctif. Les dessins de Cruveilhier (*Atlas*, liv. XIII, pl. 2 et 3) donnent une image exacte de la lymphangite puerpérale qui peut parfaitement nous faire comprendre ce qui se passe dans d'autres régions. — Les traînées rouges que nous ons dans la peau ne peuvent être produites que par l'ectasie des vaisseaux sanguins qui entourent les lymphatiques, et non par la pénétration du sang dans les vaisseaux lymphatiques; ce que nous observons donc chez le malade, ce sont à proprement parler les symptômes de la *périlymphangite* produite par le contact du virus qui circule dans les lymphatiques. Quant aux *ganglions lymphatiques*, nous connaissons un peu mieux ce qui s'y passe. Les vaisseaux s'y dilatent considérablement et tout le tissu est fortement imbibé de sérosité ; il y a formation abondante de jeunes cellules, ce qui probablement met d'abord obstacle à la libre circulation de la lymphe dans l'intérieur du ganglion, et plus tard l'arrête complétement ; cette obstruction empêche jusqu'à un certain point le processus morbide de s'étendre plus loin.

La lymphangite peut à l'occasion compliquer tout foyer inflammatoire; toujours est-il que, d'après mon opinion, elle est constamment le résultat de l'irritation produite par un poison qui circule dans les troncs lymphatiques. Le poison peut être de diverse nature : produit de sécrétion décomposé sur une plaie, substances putrides de tout genre (surtout le virus cadavérique), substances qui, sous l'influence d'une irritation exagérée, se forment dans un foyer inflammatoire. Antérieurement déjà nous avons relaté que le frottement d'un clou dans le fond d'une chaussure peut entraîner une excoriation qui, simple au commencement, deviendra un foyer d'inflammation diffuse où pourra se développer et où se développe souvent en réalité un poison qui déterminera la lymphangite ; il peut en être de même des foyers inflammatoires dus à d'autres causes ; sous l'influence d'une irritation exagérée, il se produit dans ces foyers une substance ayant à son tour une action extrêmement irritante sur les troncs lymphatiques qui l'absorbent et sur les parties environnantes. Un virus isolé dans les limites du foyer inflammatoire peut également, sous l'influence d'une augmentation de pression, être poussé dans les vaisseaux lymphatiques et de là dans le sang, tandis que sans le concours d'une cause de ce genre le virus serait resté confiné dans ce foyer inflammatoire, et aurait été expulsé lentement ou éliminé par suppuration ; je vous citerai le cas suivant : Un de mes collègues avait une légère inflammation au doigt, consécutive à une inoculation de virus cadavérique ; ce foyer inflammatoire constituait un mal purement local, à peine perceptible ; dans une petite excursion sur les Alpes, le blessé s'échauffa fortement ; le même soir il eut une lymphangite du bras et une fièvre très-intense ; les forts mouvements et l'activité exagérée du cœur qui en était résultée avaient fait pénétrer dans le sang, par les vaisseaux lymphatiques, le virus jusqu'alors contenu dans le foyer inflammatoire circonscrit. —

La raison pour laquelle, selon les cas, il se déclare tantôt une inflammation phlegmoneuse diffuse, tantôt un érysipèle, tantôt une lymphangite, *peut*, il est vrai, dépendre de conditions purement locales et de la nature de la substance infectante, mais rien de certain ne peut être énoncé à cet égard.

Le *traitement de la lymphangite* doit tendre, dans les cas récents, à produire la résolution de l'inflammation et à empêcher le passage à la suppuration. Le malade doit se tenir complétement tranquille ; lorsqu'il y a un état gastrique prononcé, un vomitif rend d'excellents services. La maladie rétrograde assez souvent à la suite de la purgation et de la transpiration produites par le vomitif. Parmi les moyens locaux, les frictions de tout le membre avec l'onguent mercuriel sont surtout très-efficaces; outre cela on couvre le membre pour développer une température uniforme et un peu plus élevée. A cet effet, on peut se servir d'ouate ou de compresses humides et chaudes. Si malgré ce traitement l'inflammation augmente, si la rougeur et le gonflement deviennent diffus, il y aura de la suppuration à un endroit quelconque; dans ce cas, il faut recourir à l'application non interrompue de cataplasmes. Une pareille inflammation diffuse n'est plus circonscrite aux vaisseaux lymphatiques, mais tout le tissu cellulaire sous-cutané y prend une part plus ou moins grande. Dès que la fluctuation se manifeste à un endroit, on fait une incision pour évacuer le pus. Si le processus curatif traîne en longueur, on peut l'aider puissamment par des bains tièdes journaliers qui sont surtout efficaces dans les cas où la lymphangite montre une grande tendance à récidiver sur l'endroit atteint une première fois.

VINGT-CINQUIÈME LEÇON

Maladies locales qui peuvent compliquer les plaies et d'autres foyers inflammatoires (suite): 5. Phlébite. Thrombose. Embolie. — Causes des thromboses veineuses. Métamorphoses diverses du thrombus. — Embolie ; infarctus rouge, abcès métastatiques par embolie. — Traitement.

5. *Phlébite. Thrombose. Embolie. Abcès métastatiques par embolie.* Outre les formes inflammatoires décrites jusqu'à présent, on trouve souvent, dans des cas ordinairement mortels, un autre processus qui a son point de départ dans une plaie ou dans un foyer inflammatoire, et qui, local d'abord, devient plus tard métastatique ; nous voulons parler de la phlébite accompagnée de thrombose. A l'autopsie, on trouve du pus et des coagulums grumeleux, purulents ou ichoreux, dans les veines. Indépendamment de ces altérations, on rencontre souvent des abcès dans les poumons, plus rarement dans le foie, la rate et les reins. Cruveilhier a démontré le premier qu'il existe un rapport entre un abcès métastatique et le pus qui se forme dans l'intérieur des veines. Beaucoup plus tard, il est vrai, on a reconnu en quoi consiste ce rapport.

Ce que je vous expose aujourd'hui sur ce sujet est le résultat d'une longue série de recherches et d'expérimentations que nous devons à Virchow, et qui ont été tant de fois répétées et confirmées qu'il n'est pas permis d'avoir le moindre doute sur leur exactitude ; moi-même, je me suis beaucoup occupé de cet objet, et j'indiquerai en temps et lieu les différences qui existent entre les résultats de mes recherches et ceux des recherches de Virchow. Je me laisserais entraîner trop loin si je voulais entrer dans le développement historique de ces travaux grandioses, et les suivre pour ainsi dire pas à pas ; il faut que j'abandonne cette tâche à votre propre zèle, et que je me contente de vous donner en substance les résultats obtenus.

La première question, d'une haute importance, est la suivante : Quel rapport y a-t-il entre la coagulation du sang et l'inflammation des vaisseaux? L'opinion ancienne, d'après laquelle la coagulation du sang était une conséquence de l'inflammation *de la paroi vasculaire*, est purement hypothétique et manque absolument de preuves. D'un autre côté, nous savons, d'après les recherches sur la formation du thrombus après la ligature des artères, et d'après l'examen du processus curatif des parois vasculaires blessées, que des coagulations se forment immédiatement à proximité de la lésion vasculaire, et avant qu'il puisse être question d'une inflammation de la paroi. Le coagulum qui représente ce qu'on appelle le thrombus est, il est vrai, très-petit dans la plupart des cas; cependant il est permis de supposer qu'il peut augmenter beaucoup par suite des dépôts successifs de nouvelle fibrine. Vous avez appris dans vos cours de physiologie que la fibrine du sang pouvait être coagulée en fouettant et en battant ce liquide. Pendant le mouvement du sang la fibrine se fixe, comme les cristaux, aux corps rudes, et vous pouvez facilement vous convaincre de ce fait en introduisant, par exemple, un fil de coton dans la veine d'un animal vivant : il sera bientôt couvert de fibrine. De la même manière, des rugosités de nature variable peuvent donner lieu, dans le système vasculaire, à des coagulums plus ou moins étendus. Ces rugosités peuvent à la rigueur provenir d'une inflammation de la membrane interne des veines, et donner lieu de cette façon à la coagulation du sang. Cependant ce cas doit être excessivement rare; *beaucoup plus souvent c'est le caillot formé dans le vaisseau après une lésion qui est le point de départ des coagulations subséquentes.* — Une seconde cause qui peut donner lieu à une coagulation du sang dans les vaisseaux, est le ralentissement de la circulation produit par des résistances qui augmentent le frottement, telles que le rétrécissement des vaisseaux. Ce genre de coagulation peut être appelé *thrombose par compression.* Elle est également indépendante d'une inflammation des parois veineuses, mais elle peut être produite par une inflammation du tissu qui entoure les veines ; ainsi, par suite d'une inflammation très-violente, un tissu qui, par exemple, est bridé par une aponévrose, peut tellement se gonfler par une infiltration séreuse ou par une infiltration plastique, que les vaisseaux sont fortement comprimés, et que par là il se fait une stase et une coagulation du sang. *Cette thrombose par compression, qui accompagne l'inflammation très-aiguë et surtout l'inflammation aiguë, accidentelle, du tissu cellulaire à l'entour des plaies, est beaucoup plus fréquente que la thrombose étendue, purement traumatique; elle constitue la forme la plus dangereuse, parce qu'elle donne lieu le plus souvent à la fonte puriforme des thrombus.* Si un vaisseau est dilaté rapidement, le courant sanguin y étant sensiblement ralenti d'après les principes de la physique, il se produit des coagulations à l'endroit dilaté; nous examinerons ce mécanisme plus tard en parlant des anévrysmes. On appelle ces sortes de coagulations *thrombose par dilatation.* — Enfin le courant peut être ralenti par le manque d'énergie des contractions du cœur et des artères, comme cela arrive souvent chez les personnes épuisées par l'âge ou par de longues maladies; on donne à ce genre de coagulation le nom de *thrombose par marasme.* Celle-ci aussi est évidemment indépendante d'une inflammation veineuse et s'observe le plus souvent à des endroits qui sont très-éloignés du cœur.

Il faut bien vous mettre dans l'esprit que toutes ces thromboses occupent d'abord une petite étendue, et qu'elles augmentent peu à peu par le dépôt successif de fibrine. On pourrait croire que dans les cas où la thrombose atteint des dimensions considérables il y a une augmentation anormale de fibrine dans le sang, mais les recherches n'ont pas confirmé cette opinion. Dans certains cas de lésion des veines, la thrombose traumatique atteint une grande étendue; nous ne pouvons comprendre ces faits que lorsque des contusions étendues produisent une déchirure des veines sur une grande longueur et donnent lieu, par conséquent, à des troubles circulatoires en rapport avec ces lésions. Cependant, pour les cas où une simple plaie veineuse par instrument piquant ou tranchant (par exemple, une saignée) produit des thromboses qui se ramifient au loin, l'explication de la cause est très-difficile et même impossible, à moins d'avoir recours à des hypothèses très-hasardées. La thrombose traumatique et la thrombose par compression avec leurs suites nous occuperont principalement, tandis que les thromboses par dilatation et par marasme se rencontrent plus rarement dans les cas chirurgicaux.

On a remarqué que dans les hôpitaux les thromboses veineuses se terminant par suppuration sont beaucoup plus fréquentes que dans la clientèle privée, et l'on a voulu mettre cette disposition aux coagulations sanguines sur le compte de l'atmosphère nosocomiale et des miasmes pulvérulents qui s'y trouvent suspendus, ainsi que cela a été rapporté antérieurement. Le fait que les miasmes d'hôpital engendrent directement et par eux-mêmes des coagulations sanguines ne peut être ni démontré ni réfuté. D'après mon opinion, il ne peut guère y avoir qu'un rapport indirect entre ces deux faits; l'infection purement locale d'une plaie par un miasme, infection produite par des instruments, par des pièces de pansement ou par n'importe quel autre objet, donne lieu, comme cela a été exposé plus haut, à des inflammations purulentes aiguës à l'entour de la plaie; ces inflammations affectent la forme d'un phlegmon ordinaire ou bien celle d'une lymphangite qui tend à devenir diffuse; ces inflammations ne déterminent qu'après coup les thromboses par compression dans les veines, absolument comme cela arrive pour les phlegmons très-aigus qui ont pris naissance en dehors de l'hôpital; l'influence de l'intoxication miasmatique sur la production des thromboses veineuses n'est donc pas une influence directe, mais une influence indirecte ayant pour intermédiaire l'inflammation.

Le premier problème à résoudre consiste à savoir ce que devient le sang coagulé dans les vaisseaux, et comment se comporte la paroi vasculaire dans ces cas. Jusqu'ici nous ne connaissons qu'une métamorphose du thrombus provenant des lésions des artères et des veines, c'est l'organisation en tissu conjonctif. Elle se rencontre très-rarement dans les thromboses veineuses étendues, et conduit naturellement à l'oblitération complète des veines. Supposons un cas très-simple, la thrombose suite de saignée. Après la saignée, par exemple, de la veine médiane, il se fait, sous l'influence d'une inflammation aiguë du tissu cellulaire, une coagulation sanguine dans cette veine comme dans la céphalique et la basilique; cette coagulation s'étend en bas jusqu'au poignet et en haut jusqu'à l'aisselle. A la suite des troubles de la circulation produits par cette oblitération, il se forme un œdème de tout le bras, et quand le gonflement du membre a diminué on sent très-distinctement, sous forme de cordons durs, les veines sous-cutanées qui sont bouchées. La marche peut ensuite être très-différente; d'abord, la terminaison par résolution est possible et même la plus ordinaire, si un traitement a été institué de bonne heure; le malade doit garder le lit, car il a généralement de la fièvre; le bras doit être maintenu dans un repos absolu, il sera couvert d'une compresse sur laquelle se trouve une forte couche d'onguent mercuriel. On donne en même temps un purgatif, et si la langue est fortement chargée on prescrit un vomitif. Par suite de ce traitement la tuméfaction du bras diminue ordinairement et la fièvre cesse. On sent alors plus distinctement les cordons durs des veines, qui cependant deviennent plus mous au bout de six à huit jours et finissent par ne plus être sentis. — On a très-rarement l'occasion d'examiner anatomiquement des cas de ce genre dans leurs premières périodes. On ne peut donc pas déterminer si les parois vasculaires prennent part à ces coagulations et à quel degré; cependant, d'après les symptômes présentés par les malades, il est permis de conclure que la fibrine coagulée dans les vaisseaux peut se dissoudre peu à peu et se mêler de nouveau au sang, absolument comme du sang ordinaire qui, répandu dans les tissus à l'état d'extravasat diffus, aurait été ensuite résorbé. — Une seconde terminaison qu'on observe pour les inflammations du bras, consécutives à la saignée, est la formation d'abcès. Les premiers symptômes sont les mêmes que ceux que nous venons de décrire; mais bientôt on voit se former, soit au pli du coude, soit au bras ou à l'avant-bras, une tumeur inflammatoire plus circonscrite qui augmente toujours et offre enfin une fluctuation évidente. L'incision laisse écouler du pus en plus ou moins grande abondance, la tuméfaction du bras diminue, l'abcès tend à se fermer, et la guérison peut être complète. L'examen anatomique nous apprend qu'il s'est formé dans ces cas une inflammation qui a surtout pour siége la tunique adventice des veines et le tissu cellulaire ambiant, de sorte que la suppuration se développe principalement dans le tissu conjonctif sous-cutané. On remarque encore que les membranes des veines malades sont fortement épaissies, ce qui doit être considéré comme un effet et non comme une cause de la thrombose. Du reste, j'ajouterai immédiatement qu'on ne doit pas toujours porter le diagnostic de thrombose veineuse, lorsqu'on sent la veine comme un cordon dur, car il peut se faire que des processus inflammatoires du tissu conjonctif qui entoure les vaisseaux s'étendent au loin, et produisent une compacité et un épaississement des gaînes vasculaires qui peuvent facilement donner lieu à une confusion avec la thrombose, sans que celle-ci existe en réalité. Deux fois déjà il m'est arrivé de prendre pour une thrombose de la veine saphène une induration du tissu cellulaire périphlébitique, et je crois qu'il est impossible de porter dans tous les cas un diagnostic positif. Je signalerai en passant le fait suivant : si une pareille périphlébite, qui du reste est complétement analogue à la périlymphangite, et à laquelle sans aucun doute les parois veineuses ne restent pas étrangères, peut exister sans thrombose, cela prouve que la thrombose n'est pas toujours la cause de l'inflammation des veines. Une autre métamorphose que peut subir le thrombus, est la désagrégation par fragments. Le ramollissement du coagulum commence ordinairement à l'endroit où la thrombose a commencé à se former, par conséquent à l'endroit le plus ancien du caillot. La fibrine se transforme en une bouillie qui a une couleur d'autant plus foncée (du jaune au brun) et une consistance d'autant plus poisseuse que le coagulum renferme plus de corpuscules sanguins. Cette fonte s'étend de plus en plus, la tunique interne des veines ne reste pas intacte, elle se fronce et s'épaissit. Le thrombus se transforme en pus qui se mêle au détritus de la fibrine, pendant que les parois des veines et le tissu cellulaire ambiant s'épaississent fortement ; on voit aussi se former quelquefois de petits abcès en dedans des parois veineuses, cependant ce phénomène n'est pas très-fréquent. Ici l'inflammation des membranes vasculaires doit donc être considérée comme une conséquence du ramollissement du thrombus, et le pus qu'on rencontre dans les veines ne provient pas de la plaie, mais s'est formé dans la veine elle-même aux dépens du caillot sanguin. Quelquefois le liquide ressemble à du pus et n'est qu'un détritus liquide de la fibrine, tandis que dans beaucoup de cas on trouve dans les veines un pus épais de bonne nature avec des cellules purulentes bien formées. Si la plaie est ichoreuse, le détritus fibrineux dans la veine peut également prendre un caractère ichoreux ; il est probable que dans ces cas l'humeur ichoreuse de la plaie s'introduit dans la veine sous l'influence de la capillarité du thrombus, et agit comme ferment sur la fibrine désagrégée. En raison de cette perméabilité du thrombus on pourrait également supposer que la sécrétion décomposée de la plaie a une influence sur le sang. On ne peut pas admettre que le pus ou un autre liquide sécrété par la plaie coule mécaniquement dans les veines, parce que l'ouverture du vaisseau est bouchée par le thrombus. Si une fonte rapide du thrombus veineux s'effectuait jusqu'aux bouts périphérique et central, ce qui du reste s'observe rarement, il en résulterait d'abord une hémorrhagie veineuse et puis la formation d'un nouveau thrombus, de sorte que, dans ce cas encore, il ne saurait être question de l'introduction du pus de la plaie dans la veine, et du pus de la veine dans le sang. Le pus qui se forme dans la veine et qui s'y réunit en foyer est toujours séparé du sang par le bout central du thrombus, de sorte qu'il ne peut pas se mêler à ce liquide ; au moins ce mélange ne pourrait s'effectuer que si tout le bout central se désagrégeait ; mais probablement cela n'arrive que très-rarement, parce qu'il y a toujours de nouvelles couches de fibrine qui se déposent, tandis que la fonte débute par le point le plus ancien du thrombus. Vous voyez donc que l'introduction du pus dans les veines n'est pas possible, et je crois inutile d'entrer en plus de détails sur ce point. Je dois interrompre pour un moment le fil de mon exposition pour vous dire que Virchow n'admet pas comme bien prouvée la transformation du thrombus en pus ; quant à moi, je ne puis en douter ; si les corpuscules sanguins dans le thrombus ont la faculté de se multiplier et de se transformer en tissu, comme cela est prouvé par l'organisation du thrombus, il n'y a pas de raison pour leur refuser l'influence sur la formation du pus qu'on accorde aux corpuscules de tissu conjonctif. Je crois donc hors de doute que le thrombus peut se transformer en pus par scission des corpuscules blancs du sang (je ne saurais dire si les corpuscules rouges y contribuent également) ; je crois avoir suffisamment démontré que ce pus *ne peut pas pénétrer dans le courant sanguin*, et que, par conséquent, il n'a aucun rapport direct avec la pyémie. Si je devais résumer mes expériences sur la thrombose veineuse et sur le sort réservé aux thrombus, je dirais *que la plupart des thromboses veineuses ne sont que le résultat d'inflammations très-aiguës* (*principalement sous les aponévroses, sous une peau fortement tendue, et dans l'intérieur des os*), *et que le coagulum subit la même métamorphose que la néoplasie inflam-*

matoire). Si cette dernière conduit à une organisation en tissu (comme par exemple dans la guérison par première intention et dans la formation des bourgeons charnus), alors les thrombus vasculaires s'organisent également en tissu conjonctif; si au contraire l'inflammation passe à la suppuration, ou à la gangrène, alors les thrombus subissent également la fonte purulente ou gangréneuse et se réduisent en grumeaux. Les parois veineuses ont le même sort que le thrombus et le tissu environnant; elles deviennent le siége d'une infiltration plastique et d'un épaississement, ou bien elles entrent en suppuration.

Une thrombose avec phlébite peut parcourir ses phases sur place, comme on l'observe souvent dans la phlébite, suite de saignée et dans d'autres cas. Un danger ultérieur ne peut provenir que des thromboses dont le caillot subit une désagrégation moléculaire, purulente ou gangréneuse. En effet, le bout central du thrombus s'étend ordinairement jusqu'à la branche collatérale la plus voisine et se termine par une extrémité un peu conique; nous avons déjà vu le même fait se produire dans le thrombus artériel, si la cohésion du caillot n'est plus très-forte, un fragment peut en être détaché par le courant sanguin qui l'effleure et être entraîné dans la circulation.

FIG. 46.

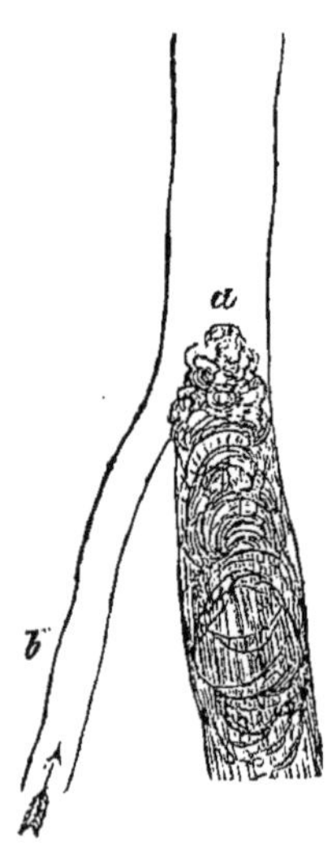

a. Bout central d'un thrombus veineux proéminant dans un tronc d'une certaine dimension; *b*. branche collatérale, non oblitérée par un thrombus, le sang qui le traverse peut détacher l'extrémité *a* du thrombus et l'entraîner dans le torrent circulatoire. — Dessin schématique au tableau.

Il arrive dans des veines toujours plus grosses et enfin dans le cœur droit, de là dans l'artère pulmonaire où il finit par être arrêté à la bifurcation d'une de ses branches, parce qu'il ne peut pas avancer plus loin à cause de son volume. Cette branche de l'artère pulmonaire est donc obturée par le caillot fibrineux comme par un bouchon, cet obstacle est appelé *embole*, et la première conséquence qui en résulte est l'anémie de la portion de poumon qui reçoit l'artère obstruée. Cependant cette anémie locale, l'ischémie de Virchow, ne dure en général pas très-longtemps, le sang se jette des petites artères collatérales dans les branches artérielles vides, et peut dès ce moment, il est vrai, se rendre de nouveau dans le réseau veineux correspondant; mais ce sang provenant des petites branches artérielles coule très-lentement sous une forte pression latérale, enfin il peut s'arrêter tout à fait, et la coagulation peut se continuer en arrière, à travers les capillaires, jusqu'à la branche artérielle oblitérée par le thrombus. Ainsi la présence de l'embole dans l'artère a pour conséquence la thrombose de tout le système vasculaire correspondant; il peut aussi se produire dans ces cas des déchirures vasculaires, des hémorrhagies. Comme les artères du poumon, de la rate, des reins, se subdivisent en branches de plus en plus fines à mesure qu'on se rapproche de la périphérie, de sorte que le réseau vasculaire s'agrandit au fur et à mesure et offre de la ressemblance avec un cône dont la pointe serait dirigée vers l'intérieur de l'organe, le réseau dans lequel la coagulation se produit à la manière indiquée doit présenter cette forme conique. On a introduit en anatomie pathologique, pour désigner ces coagulations déterminées par voie embolique, les noms *infarctus conique*, *rouge* ou *hémorrhagique*.— Quelle que soit la fréquence de ces infarctus coniques, leur production n'est pas une suite nécessaire de l'embolie; car si la circulation artérielle collatérale est assez énergique dans la partie ischémiée pour chasser le sang à travers les capillaires, comme cela arrive chez les individus sains d'ailleurs et chez les animaux, ainsi que dans les cas où les emboles irritent mécaniquement et chimiquement le tissu, alors il ne se produit pas d'infarctus, ni en général aucun trouble bien important de la circulation, mais on a simplement affaire à des processus locaux, qui se produisent autour de l'embole (1) comme d'un corps étranger engagé dans la branche artérielle. Ces processus locaux dépendent de la nature de l'embole; ce dernier est-il composé uniquement d'un coagulum de fibrine tout à fait pure, alors il se fait un léger épaississement de la paroi vasculaire à l'endroit qui correspond au siége de l'embole (c'est ordinairement un point de bifurcation de l'artère); l'embole peut ensuite être entouré de nouveaux caillots qui s'organisent en tissu conjonctif et s'enkyster de la sorte. S'il est formé par un coagulum de fibrine imprégné de pus ou d'ichor, alors il excite, non-seulement dans la paroi vas-

(1) On remarquera que nous appelons *embole* le corps obturant et *embolie* le phénomène de l'obturation. (*Note des traducteurs.*)

culaire, mais encore dans les tissus qui l'environnent, une inflammation purulente ou ichoreuse.—La métamorphose de l'infarctus rouge dépend en partie de son étendue, en partie du degré de la circulation qui peut encore exister dans tel ou tel endroit, mais en partie aussi de l'infection locale provenant de l'embole. Si ce dernier est tout à fait indifférent, et si en même temps l'infarctus est très-petit, ou bien s'il est nourri par quelques vaisseaux encore perméables, il peut s'opérer une résolution, ou bien les coagulations s'organisent entièrement en tissu conjonctif, il se développe une cicatrice. Si l'embole est indifférent, mais accompagné d'une thrombose complète dans toute l'étendue de l'infarctus, le tissu et le coagulum se réduisent lentement en une bouillie jaune, granuleuse et assez sèche, qui est enkystée tout à l'entour et peut même se calcifier. C'est là ce qui s'appelle l'*infarctus jaune, sec.* Si l'embole provoque une inflammation septique ou purulente dans toute la partie, l'infarctus se désorganise à son tour par suppuration ou par gangrène; alors il se développe des abcès purulents ou ichoreux. Comme nous parlons ici principalement du poumon, nous pouvons dire immédiatement que ces abcès, ordinairement situés près de la périphérie, entraînent le plus souvent une pleurésie, qu'ils sont habituellement multiples dans l'un et l'autre poumon, qu'ils peuvent même entraîner la destruction purulente de la plèvre pulmonaire à l'endroit qui correspond à l'abcès et par cela même une pneumothorax.

Vous ne sauriez vous imaginer, messieurs, tout ce qu'il a fallu de travail pour mettre en évidence le rapport qui existe entre la thrombose veineuse et les abcès pulmonaires, rapport que je vous expose aujourd'hui comme un fait très-simple. Vous lirez avec admiration les travaux classiques faits sur ce sujet par Virchow, Panum, O. Weber et autres, et je serais entraîné trop loin si je voulais y insister davantage en ce lieu ; aussi nous permettons-nous d'emprunter à ces travaux ce qu'ils renferment de plus saillant.— La question des infarctus et des abcès pulmonaires par embolie doit être considérée comme vidée, mais comment nous rendre compte des infarctus et des abcès qui dans des conditions analogues se rencontrent dans la rate, dans le foie, dans les reins et, plus rarement, dans les muscles? Ces infarctus et ces abcès sont-ils également déterminés par des emboles? Voilà une question à laquelle il nous eût été impossible de donner une réponse certaine il y a quelques années, mais aujourd'hui nous répondrons par l'affirmative. Il a été établi par des recherches expérimentales, surtout d'O. Weber, que certaines espèces d'emboles, principalement des flocons de pus, peuvent traverser les capillaires pulmonaires sans empêchement, arriver de là dans le cœur gauche, ensuite dans la grande circulation, et enfin se fixer dans la rate, dans le foie, dans les reins, ou dans quelque autre organe pour y produire des abcès. Ainsi s'expliquent les cas dans lesquels une thrombose veineuse n'entraîne aucun abcès dans le poumon, mais en détermine dans d'autres organes. Si à côté des abcès du poumon on rencontre des infarctus ou des abcès emboliques dans le domaine de la grande circulation, on peut donner à ce fait encore une autre explication, à savoir, qu'il s'est développé autour des abcès pulmonaires des thromboses veineuses avec désagrégation purulente ou gangréneuse, et que partant de là des fragments arrivent dans le cœur gauche. Quant aux abcès emboliques du foie, Busch a remarqué qu'à partir du cœur droit il peut s'établir un mouvement sanguin récurrent dans la veine cave, et que des embolies du foie peuvent se développer de cette manière.

L'origine embolique des *abcès métastatiques* est aujourd'hui devenue tellement incontestable, qu'il est permis de conclure avec sûreté de l'existence de ces abcès à une thrombose veineuse avec fonte purulente ou ichoreuse. La démonstration de l'existence d'un pareil rapport dans un cas donné peut quelquefois être très-facile, mais souvent aussi très-difficile : la démonstration sera très-facile toutes les fois qu'on se trouvera en présence d'une thrombose de quelques troncs veineux et d'une embolie de quelque branche de l'artère pulmonaire assez volumineuse et accessible aux ciseaux; la démonstration sera au contraire très-difficile toutes les fois qu'il s'agira de coagulations dans de petits réseaux veineux (par exemple en cas de phlegmon ou de gangrène par décubitus), et d'embolies dans le système capillaire du poumon, de la rate, des reins, du foie, des muscles, etc.; cependant ces derniers cas sont précisément des plus fréquents; l'existence des embolies capillaires a été constatée irrévocablement dans quelques cas particulièrement favorables à cette recherche; ainsi on a pu la rencontrer dans les capillaires du cerveau; il est également hors de doute que des veines d'un petit calibre sont oblitérées dans tous les cas de suppuration veineuse; il est très-difficile et souvent impossible de fournir la preuve anatomique de ce fait dans chaque cas particulier; il en est comme de la scission des cellules dont il faut s'être occupé d'une manière tout à fait spéciale pour gagner la conviction qu'il y a là des règles qui souffrent peu ou point d'exception. C'est dans vos cours d'anatomie pathologique que vous apprenez sur quels phénomènes vous devez vous appuyer pour conclure si un caillot est ancien ou récent. — Nous n'entendons parler ici que des *inflammations* métastatiques *circonscrites*, des infarctus et des abcès; ceux-là seuls dépendent de la thrombose veineuse et de l'embolie. Pour ce qui concerne les inflammations métastatiques diffuses, nous devons chercher à nous les expliquer d'une autre manière, et nous en parlerons plus longuement à l'occasion de la septicémie et de la pyémie. — Nous ne nous arrêterons pas non plus ici aux conditions fébriles dans la phlébite et pendant le développement des processus métastatiques; la phlébite avec ses suites ne constituant très-souvent qu'un accident à côté d'autres inflammations aiguës déjà existantes, il est difficile de juger jusqu'à quel point elle suscite de la fièvre par elle-même; les abcès métastatiques entraîneront incontestablement comme tous les autres foyers inflammatoires un mouvement fébrile; une thrombose vasculaire simple et restant telle ne provoque probablement aucune fièvre.

Pour ce qui est du *traitement* de la phlébite et de la thrombose, il se confond avec celui de la lymphangite et d'autres processus inflammamatoires aigus analogues. Des frictions mercurielles faites avec ménagement ou bien, si l'on a lieu de redouter l'arrachement du caillot, l'application sur la partie enflammée d'une compresse enduite d'onguent mercuriel double, des vessies de glace, le repos absolu de la partie malade, voilà ce qui est indiqué. Quant au diagnostic et au traitement des abcès métastatiques, nous en parlerons plus tard à l'occasion de la pyémie. Si la phlébite et la thrombose se terminent par une suppuration locale, les abcès doivent être ouverts aussitôt qu'ils sont reconnus.

BIBLIOGRAPHIE. — *Thrombose et phlébite* : Atlas de Cruveilhier, livr. XI, pl. I; livr. IV, pl. VI; livr. XXVII, pl. IV. — *Abcès métastatiques*. Même ouvrage : MUSCLES, livr. XVII, pl. III; POUMON, livr. XI, pl. II et III; FOIE, livr. XVI, pl. III; RATE, livr. XXXI, pl. IV, fig. 1 et 2; REINS, livr. XXX, pl. V.

VINGT-SIXIÈME LEÇON

II. — MALADIES ACCIDENTELLES GÉNÉRALES POUVANT S'AJOUTER AUX PLAIES ET A D'AUTRES FOYERS INFLAMMATOIRES : *A*. Maladies générales dont l'évolution se caractérise essentiellement par les symptômes d'un état morbide du sang. — 1. La fièvre traumatique et la fièvre inflammatoire. — 2. La fièvre septicémique et la septicémie. — 3. La fièvre pyohémique et la pyohémie.

Les maladies traumatiques locales et accidentelles décrites jusqu'à présent sont toujours accompagnées d'un trouble de l'état général consistant ordinairement, mais non constamment, en un mouvement fébrile. La fièvre est une réunion de phénomènes tellement complexes, qu'elle peut affecter des formes diverses suivant la prédominance de l'un ou de l'autre symptôme ; on est aujourd'hui généralement d'accord pour n'admettre l'existence de la fièvre qu'autant qu'il y a élévation de la température du sang, et pour mesurer d'après le degré de cette élévation l'intensité du processus fébrile. Je ne pense pas qu'il y ait lieu de chercher à ébranler cette doctrine, car en y renonçant nous perdons du même coup l'idée de l'unité que nous attachons aujourd'hui à l'état désigné du nom de fièvre, et nous rejetons cette dernière dans l'ancien chaos. Cependant je dois dès à présent appeler votre attention sur ce fait, que chez les blessés et les individus atteints de foyers inflammatoires on rencontre bien des affections générales, et même fort dangereuses, qui ne permettent de constater aucune élévation de la température du sang; cette élévation ne fournit donc que *dans certaines conditions* la mesure du danger couru par le malade. A côté de l'élévation de température, la fièvre nous offre encore les symptômes essentiels qui suivent : accélération de l'impulsion cardiaque et de la respiration, manque d'appétit assez souvent accompagné de nausées, sentiment de faiblesse, sueurs profuses, et souvent forte excitation de certains groupes musculaires (dans le frisson), excitation psychique et embarras plus ou moins grand du sensorium. La fièvre est en outre une maladie générale pouvant être due à des causes multiples ; en d'autres termes, le nombre des substances pyrogènes est infini aussi bien que celui des substances phlogogènes. Selon la qualité et la quantité de ces substances pénétrant dans le sang, il y a prédominance tantôt de tel phénomène tantôt de tel autre ; ainsi il y a des fièvres qui se distinguent par la haute élévation de la température devant laquelle tous les autres phénomènes s'effacent, des fièvres plus particulièrement caractérisées par l'embarras du sensorium, la température du corps restant à un niveau assez bas, des fièvres à accès spasmodiques particulièrement violents, accès qui constituent le frisson, des fièvres qui se distinguent par le trouble des fonctions de l'estomac, des fièvres où prédomine le sentiment de l'abattement, etc. Pourquoi donc n'y aurait-il pas également des fièvres dans lesquelles tous les autres symptômes, à l'exception de l'élévation de la température du sang, se rencontreraient, tandis que ce dernier symptôme serait, par une cause quelconque, masqué ou empêché de se manifester? Cependant contentons-nous, comme déjà nous l'avons dit plus haut, de la manière actuelle d'envisager la fièvre, et n'admettons provisoirement l'existence de celle-ci que là où l'élévation de la température du sang peut être constatée, mais hâtons-nous d'ajouter qu'il y a des maladies générales très-graves qui peuvent s'ajouter aux plaies et aux inflammations, et qui se passent absolument sans fièvre.

Une autre condition par laquelle se distinguent toutes les maladies générales qui vont être décrites, est la suivante : *elles sont dues les unes et les autres à la résorption de substances qui prennent naissance sur la plaie ou dans ses environs, ou bien dans un autre foyer inflammatoire.* Cette proposition s'accorde parfaitement avec notre manière de voir actuelle, en tant qu'il s'agit de la fièvre traumatique, de la fièvre inflammatoire, de la septicémie et de la pyémie ; il n'en est plus tout à fait de même s'il s'agit du tétanos, du delirium tremens, du délire nerveux et de la manie aiguë. Nous réunirons donc dans un premier groupe les maladies que nous avons nommées les premières et dans un second groupe celles que nous avons nommées en deuxième lieu, et nous réservons des observations ultérieures sur l'origine de ce dernier groupe de maladies.

A. *Maladies générales qui compliquent les plaies et les inflammations et dont l'évolution se caractérise essentiellement par les symptômes d'un état morbide du sang.*

1. *Fièvre traumatique et fièvre inflammatoire.* Déjà antérieurement nous avons exposé que la fièvre qui se déclare chez les blessés est due en partie à la résorption de substances dont les unes sont le produit de la mortification des tissus à la surface de la plaie, et dont les autres se forment directement pendant les processus inflammatoires traumatiques ou spontanés. Dans cette supposition dont nous avons déjà essayé de démontrer brièvement la justesse, il dépendrait d'une part des conditions locales de résorption, de l'autre de la qualité et de la

quantité des substances pyrogènes résorbées, que l'intoxication qui ordinairement se trahit par des symptômes fébriles soit plus ou moins forte. Il y a des cas dans lesquels les vaisseaux ouverts par la lésion se ferment avec une telle rapidité, et dans lesquels le foyer traumatique inflammatoire est isolé si promptement, qu'il n'y a au début aucune infection générale, aucune fièvre; ces cas sont rares lorsqu'il s'agit de lésions considérables; ils représentent en quelque sorte l'idéal de la normalité: l'infiltration plastique des bords de la plaie conduit rapidement et dans toute l'étendue de la solution de continuité à la formation nouvelle d'un tissu solidement organisé et inséré entre ces bords, soit qu'il se produise une transformation immédiate en tissu de cicatrice, soit qu'il y ait auparavant un développement de granulations. Si nous considérons ces cas comme des types normaux, toute fièvre traumatique devient un accident pathologique. C'est là ce que nous pouvons accorder en théorie, mais dans la pratique la fièvre s'ajoute tôt ou tard à toute plaie tant soit peu importante, et c'est pourquoi nous avons jugé convenable d'exposer déjà la fièvre traumatique de l'état général des blessés. — Il nous reste cependant à compléter ce qui a été dit à cette époque par des remarques dont vous auriez alors difficilement compris le sens. Parlons donc premièrement *du moment où la fièvre traumatique se déclare d'habitude et de son évolution.* Dans beaucoup de cas, surtout lorsque la lésion intéresse des tissus sains auparavant, la fièvre ne débute qu'au second ou au troisième jour; elle augmente rapidement, se maintient pendant quelques jours à un certain niveau, tout en offrant des rémissions vers le soir, pour disparaître ensuite peu à peu, rarement dans l'espace de vingt-quatre heures. On a l'habitude de faire le tracé graphique de ces mouvements fébriles, ainsi qu'on le voit par le tracé représenté par la figure 47.

La courbe indique qu'après une amputation du bras (par hasard on n'avait pas mesuré dans ce cas la température dès le premier jour) la fièvre n'avait commencé qu'au troisième jour, et qu'ensuite elle avait duré du quatrième au septième. A partir du huitième jour, le patient est resté exempt de fièvre; dans d'autres cas, il est vrai, c'est précisément après les amputations que l'on rencontre des fièvres secondaires. Cette manière de se déclarer de la fièvre traumatique est assez fréquente. Je me l'explique de la façon suivante : immédiatement après la lésion, le tissu des bords de la plaie était fermé par une infiltration plastique; celle-ci ayant commencé à se résoudre en pus le troisième jour et à s'entremêler de lambeaux désagrégés de la surface de la plaie, il s'est produit une inflammation modérément étendue du moignon, avec résorption du pus et d'autres produits de décomposition et d'inflammation. Cette résorption a persisté jusqu'au moment où les vaisseaux lymphatiques ont été oblitérés par les granulations qui couvraient la surface de la solution de continuité. — Dans d'autres cas, la fièvre débute au jour même de l'accident ; c'est, d'une part, ce qui arrive quand une certaine quantité de sang a été retenue entre les bords d'une plaie réunis par suture, ce sang ayant été alors décomposé rapidement; de l'autre, quand on a pratiqué des opérations dans des tissus devenus le siége d'une infiltration inflammatoire chronique. Prenons pour exemple de ce deuxième cas le tracé représenté par la figure 48.

Fig. 47.

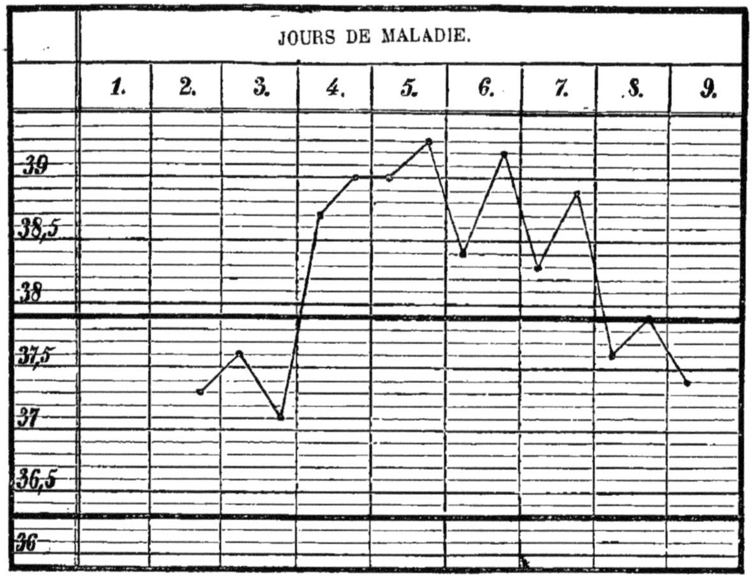

Tracé fébrile après une amputation du bras suivie de guérison. Les ordonnées de ce tracé et des suivants indiquent l'échelle thermométrique centigrade, chaque degré étant divisé en dix parties égales. Les abscisses marquent les jours de maladie. La courbe est tracée d'après les mensurations qui ont été exécutées tous les jours matin et soir. Les deux forts traits signifient le maximum et le minimum de la température normale chez un homme sain.

Dans les parties infiltrées par les produits d'une inflammation chronique, il se peut que les lymphatiques les plus déliés soient rétrécis et en partie oblitérés, et que pour cette raison ils n'aient pas, depuis un certain temps déjà, suffisamment fait écouler le sérum du tissu ; mais les troncs lymphatiques de dimension moyenne sont sans doute dilatés, absolument comme les troncs veineux moyens qui, dans l'inflammation chronique, ont été pendant longtemps soumis à une tension plus élevée ; ces troncs lymphatiques sont même peut-être béants à cause de la rigidité du tissu, et de la sorte ils absorbent, dès le commencement, de fortes quantités des produits de sécrétion de la plaie, à moins d'être promptement remplis d'un infiltrat plastique solide, ce qui ne peut avoir lieu si rapidement à cause de l'état morbide du tissu ; aussi c'est précisément aux bords des plaies qui intéressent des tissus pathologiquement infiltrés, que l'on observe une mortification souvent considérable de tissu. — Cette explication de l'apparition plus ou moins prompte de la fièvre traumatique, telle que je la donne ici, est purement hypothétique ; cependant elle est le fruit de nombreuses observations qui ont fini par me la suggérer.

FIG. 48.

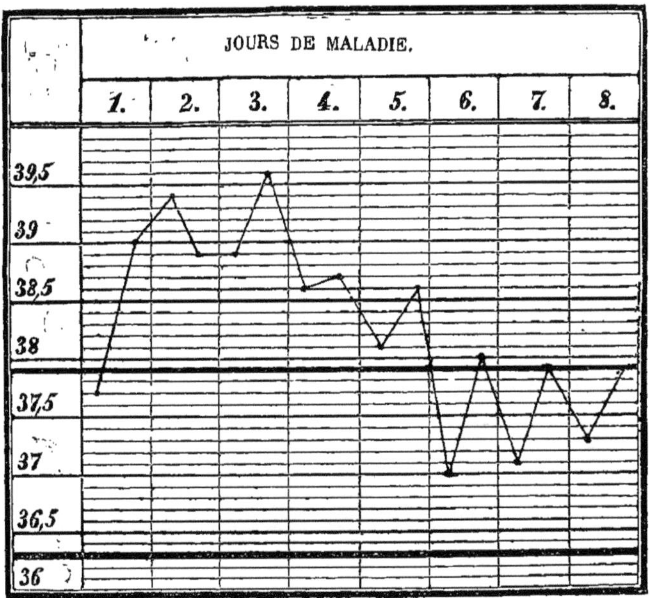

Tracé fébrile après la résection d'un poignet carié avec forte infiltration des parties molles. Guérison.

gérer. Du reste, on pourrait encore admettre que, dans tel cas, le ferment qui pénètre dans le sang doit avoir une action très-lente, et dans tel autre une action très-rapide ; mais comme dans mes expérimentations sur les animaux je n'ai pu constater aucune différence de ce genre après l'injection de substances putrides et purulentes, je n'ai aucun motif pour admettre une semblable différence dans le mode d'action des substances résorbées. Autrefois, quand je considérais la fièvre comme étant toujours le résultat d'une irritation nerveuse, il fallait supposer que l'irritabilité était bien variable, et que par conséquent son effet, la fièvre, pouvait se produire à des époques très-diverses; mais c'est là une théorie dont je suis entièrement revenu.

S'il se produit autour de la plaie une inflammation accidentelle, soit du tissu cellulaire, soit des lymphatiques ou des veines, la fièvre (qui dès lors prend le nom de *fièvre inflammatoire secondaire* et qui, comme telle, suit immédiatement la fièvre traumatique ou ne se déclare qu'après un nombre variable de jours d'apyrexie) accompagne immédiatement cette inflammation ou la précède en apparence; je dis, en

Fig. 49.

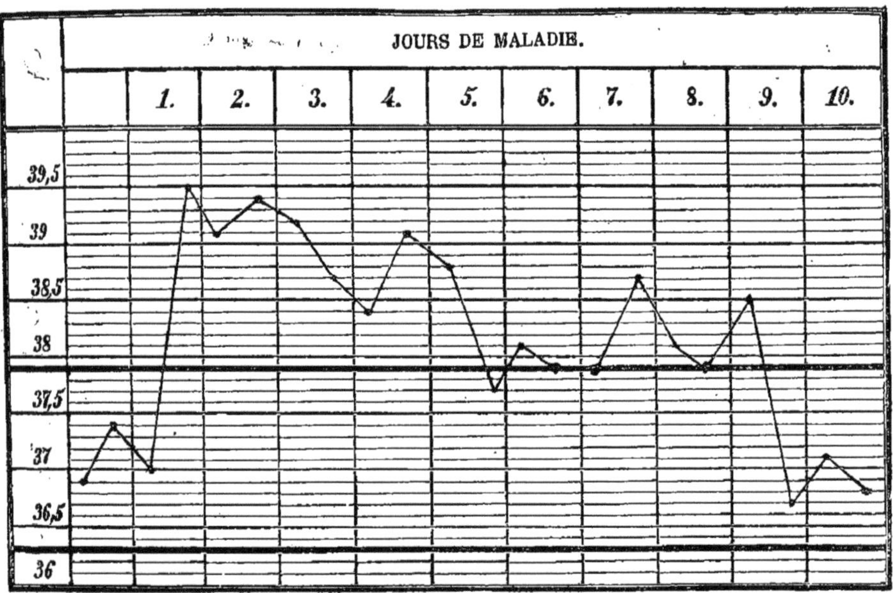

Tracé fébrile d'un érysipèle traumatique ambulant de la face, de la tête et du cou, développé à la suite de l'extirpation d'un cancer de la lèvre. Guérison.

apparence, parce que les premiers commencements du processus local peuvent souvent, dans ces cas, nous avoir échappé, parce qu'ils n'ont offert aucun phénomène perceptible à nos sens. La marche de ces fièvres secondaires dépend entièrement de celle des processus locaux ; dès que ceux-ci se déclarent, la température s'élève rapidement, souvent il y a un frisson initial; plus ces fièvres secondaires traînent en longueur, plus, par conséquent, l'intoxication se prolonge, plus aussi le danger augmente : amaigrissement rapide, sueurs abondantes, abattement, anorexie persistante, voilà des symptômes de mauvais augure; ordinairement, il s'agit alors d'une *résorption purulente*.— Un érysipèle bien prononcé ou une inflammation bien manifeste des troncs et des ganglions lymphatiques, telles sont les formes relativement les plus bénignes des inflammations accidentelles, et cela parce qu'en général, après un temps plus ou moins long, ces deux genres d'inflammations arrivent à une terminaison définitive et présentent, par conséquent, jusqu'à un certain point, un type régulier, quoique cependant la durée d'un érysipèle puisse osciller entre un et trente jours, même plus, et entraîner une déperdition énorme des forces; le tracé fébrile montre au commencement une rapide ascension des lignes, ensuite le maintien au même niveau, ordinairement avec quelques rémissions dans la matinée, et enfin assez souvent une décroissance rapide de la température; il en est de même de la fièvre qui accompagne la lymphangite.

Heureusement il est rare qu'un érysipèle et une lymphangite s'étendent profondément au tissu cellulaire sous-cutané et sous les aponévroses; quand cela arrive, le mal prend le caractère d'un phlegmon grave et perd son caractère typique.

La fièvre ne survient pas toujours d'une manière aussi subite en cas d'inflammation diffuse et profonde du tissu cellulaire, accompagnée ou non de thrombose veineuse, mais toujours elle affecte, dès le début, un type franchement rémittent; sa marche, de même que le processus local, ne peut être calculée à l'avance. La diminution des forces, l'amaigrissement, les sueurs, la sensibilité exagérée, l'agitation des malades, prennent des proportions extraordinaires. Le type intermittent et les inflammations métastatiques, ces symptômes essentiels des fièvres traumatiques malignes, connues sous le nom de *pyohémie*, sont toujours fort à redouter dans ces sortes de cas. — Il est prouvé par les recherches de W. Müller, que dans toutes ces fièvres la proportion de l'urée est toujours exagérée, et qu'elle l'emporte de beaucoup sur la quantité d'azote absorbée avec les aliments.

Tant que les phénomènes généraux, surtout ceux qui se rapportent à la fièvre, ne vont pas au delà des limites décrites, et surtout tant que le mal ne se termine pas par la mort, on se contente ordinairement de désigner la fièvre ainsi produite sous les noms de *fièvre traumatique, fièvre de suppuration, fièvre secondaire*. Mais lorsqu'il survient d'autres phénomènes, lorsque le cas devient mortel, on donne à ces infections éminemment graves deux autres noms, généralement usités aujourd'hui : ceux de *septicémie* et de *pyohémie*. Nous nous conformerons, pour notre part, à l'usage adopté, en nous servant de ces expressions.

2. *Fièvre septicémique et septicémie*. On entend par septicémie une affection générale, presque toujours aiguë, due au passage de diverses substances putrides dans le sang et l'on croit que ces substances putrides agissant sur ce liquide à la manière des ferments,

le corrompent à un tel point qu'il ne peut plus remplir ses fonctions physiologiques. On peut provoquer cette maladie chez les animaux en leur injectant des liquides putrides dans le sang ou dans le tissu cellulaire sous-cutané, et l'on a reconnu expérimentalement que les animaux de forte taille (tels que les grands chiens, les chevaux) peuvent, dans de certaines conditions, survivre à l'empoisonnement septique, tout en ayant été excessivement malades. — Pour que des substances septiques pénètrent dans le sang, chez l'homme, il faut certaines conditions; l'absorption de pareilles substances par la peau et les muqueuses saines ne peut avoir lieu qu'autant que les matières putrides agissent en même temps à la manière des caustiques, en détruisant les surfaces, ou bien qu'elles pénètrent en raison d'une force propre, comme certains cryptogames ou les infusoires. Les membranes malades, les surfaces saignantes, absorbent au contraire les matières putrides, encore ici faut-il la réunion de certaines conditions; ainsi, les matières en question ne pénètrent pas, en général, à travers les surfaces bourgeonnantes bien organisées et intactes. Que l'on panse une plaie couverte de granulations de bonne nature chez un chien avec de la charpie trempée dans le liquide le plus fétide; si ce liquide ne contient pas de substances agissant à la manière d'un caustique capable de détruire la surface bourgeonnante, l'animal ne tombera pas malade; il n'y aura pas de résorption. De là je conclus que le poison ne pénètre pas dans les vaisseaux sanguins situés à la surface des bourgeons charnus. Introduit dans le tissu frais, le poison septique exerce, non-seulement une inflammation locale violente, mais encore une action générale qui se manifeste par une prompte fièvre. Il semble que ceci prouve à l'évidence que le poison en question est surtout absorbé par les vaisseaux lymphatiques, comme déjà je l'ai annoncé précédemment. Songez, en outre, que dans les plaies contuses, souvent des lambeaux putrides d'un tissu cellulaire dense, surtout des fragments de tendons et d'aponévroses, restent pendant longtemps appliqués sur la surface, d'ailleurs couverte de bonnes granulations, sans que le poison septique pénètre dans le sang à travers les bourgeons charnus. Cette observation confirme l'expérience faite sur le chien, que nous venons de citer. Je me contenterai, pour le moment, de cet argument en faveur de mon opinion. Mais si le poison n'est pas absorbé par les vaisseaux sanguins, ou au moins s'il ne l'est que dans certaines conditions, si au contraire ce sont les lymphatiques qui l'absorbent (et c'est toujours l'absorption par cette voie que nous avions en vue jusqu'à présent quand nous parlions d'une résorption de substances provenant d'une plaie ou d'un foyer inflammatoire), cette circonstance est peut-être due à ce *que le poison n'est pas un liquide mais un corps moléculaire*. O. Weber considère cette manière de voir comme n'étant pas à l'abri de toute objection, il croit aussi à la possibilité de l'action infectante, quoique plus faible, d'un liquide ichoreux, microscopiquement pur de tout élément moléculaire et pouvant traverser les parois des capillaires et des veines. Je ne me refuse pas absolument à admettre qu'il puisse s'établir une absorption sous certaines conditions d'imbibition des parois vasculaires, ni que, d'un autre côté, l'attraction capillaire dans les thrombus, puisse également faire pénétrer dans l'intérieur des vaisseaux des substances qui infectent le sang ; cependant, à mon avis, ce mode d'infection doit être le plus rare.

Après ces observations préliminaires qui peuvent servir à compléter ce que nous avons dit antérieurement, nous allons nous occuper des cas chirurgicaux qui sont plus particulièrement favorables à l'infection septique. Ce sont, avant tout, ceux dans lesquels il se fait une décomposition sur des plaies récentes. Dès les trois premiers jours, on prévoit alors généralement s'il y aura, oui ou non, une infection locale et générale. Si l'infection locale se trahit par une inflammation modérée, conduisant rapidement à une suppuration circonscrite, de bonne nature, et si l'infection générale se manifeste par une fièvre modérée, la maladie conserve le caractère de la fièvre traumatique simple. Si, au contraire, l'infection locale est fort intense, s'il se développe cet état que nous avons décrit antérieurement sous le nom d'*œdème purulent aigu* de Pirogoff, si en même temps l'état général affecte le caractère sur lequel nous insisterons dans un instant, alors la maladie prend le nom de *septicémie*. Dans d'autres cas c'est un foyer gangréneux étendu, né sous l'influence de causes traumatiques ou spontanées (comme, par exemple, la gangrène consécutive à une affection artérielle) qui sert de point de départ à la résorption des substances putrides ; c'est là ce qui arrive d'une façon plus intense et plus constante dans la gangrène humide que dans la gangrène sèche. De même, la résorption des substances putrides peut s'effectuer lorsque après la naissance de l'enfant la surface placentaire de l'utérus tombe en gangrène ; une bonne partie des fièvres puerpérales ne sont que des septicémies.

Après ce qui vient d'être dit, vous devez comprendre *que l'idée qui s'attache au mot «septicémie» repose sur une base essentiellement étiologique*, comme, par exemple, aussi le groupe pathologique des typhus, et que la fièvre septique légère est à la septicémie ce que la fébricula typhique est au typhus. Aussi, a-t-on proposé le nom de *febricula septique* pour désigner ces degrés inférieurs. Si le typhus se caractérise, dans ses diverses formes, par des symptômes particuliers et des modifications anatomo-pathologiques spéciales, il en est de même de la septicémie, bien que dans cette dernière les lésions anatomiques soient d'une faible importance. — Qu'est-ce qui caractérise donc l'évolution de la septicémie? Ici nous devons premièrement signaler les phénomènes qu'offre le système nerveux : les malades sont apathiques, ils ont une tendance à dormir continuellement sans cependant être plongés dans le coma ; des symptômes plus rares sont une agitation énorme, un délire maniaque, furieux. — En général, la conscience est intacte,

Fig. 50.

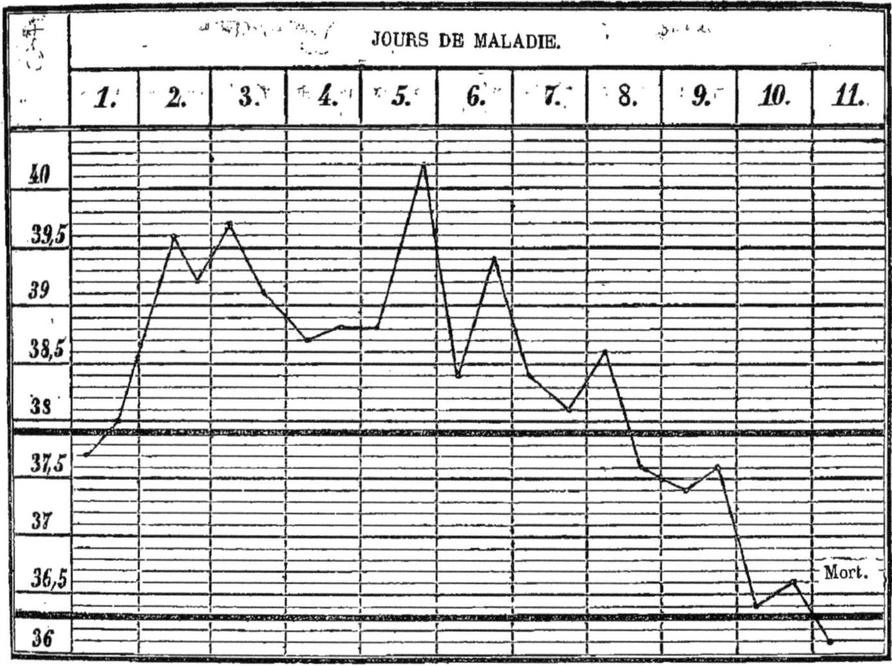

Tracé fébrile d'un cas de septicémie après l'extirpation d'un énorme lipome entre les muscles de la cuisse. — Mort.

les malades n'accusent pas de vives souffrances. — La langue est sèche, souvent dure comme le bois, ce qui communique au langage de ces personnes un caractère particulier, quelque chose de lourd et d'embarrassé; ils ont généralement soif, sans cependant satisfaire bien souvent le besoin de boire, vu que leur apathie générale les empêche d'en être très-fortement tourmentés. Des diarrhées profuses se montrent, sinon toujours, au moins assez souvent; le vomissement est plus rare. Au début, il peut y avoir de fortes sueurs, plus tard la peau est sèche. L'urine est rare, très-concentrée, parfois chargée d'albumine. — A mesure que la maladie fait des progrès, les malades laissent échapper involontairement l'urine et les matières fécales. De très-bonne heure survient une eschare gangréneuse au sacrum. — La *fièvre*, évaluée d'après la température du corps, s'élève en général assez rapidement au commencement, cependant elle n'est presque jamais précédée de frissons, *jamais* il ne se présente dans le cours d'une septicémie aiguë des frissons intercurrents; à mesure que la maladie fait des progrès, la température du corps baisse jusqu'au niveau de la température normale et même au-dessous; le malade meurt dans un collapsus complet, avec un pouls filiforme, excessivement fréquent; l'agonie se prolonge souvent au delà de vingt-quatre heures; l'abaissement de la température peut ordinairement être jugé rien qu'au refroidissement des extrémités.

Telle est la marche régulière de la septicémie aiguë, survenue à la suite d'une plaie récente; cependant le malade peut aussi succomber pendant la première période, celle qui correspond à l'augmentation de la chaleur. Il y a aussi des cas dans lesquels le début de la fièvre est à peine marqué par une élévation de température, et d'autres qui se caractérisent par une complète absence de fièvre ou par une température extraordinairement basse; c'est ce qui arrive surtout chez les individus âgés, atteints de gangrène spontanée; malgré cela on rencontre presque tous les autres symptômes mentionnés plus haut. On reconnaît par là, et surtout par le tracé ci-dessus, *que l'abaissement de la température ne constitue nullement par lui-même un signe d'amélioration*, qu'il faut tenir compte, au contraire, des autres symptômes généraux, de l'état des forces, du sensorium, de la langue, du pouls.

J'aime à croire qu'après ce que je viens de vous exposer, vous vous êtes tracé une image fidèle de la septicémie. Le *pronostic* est extrêmement mauvais lorsque les symptômes de la maladie sont bien prononcés; quant au traitement, nous en parlerons plus loin.

Parlons à présent des *altérations cadavériques*. Quelquefois on a de la peine à retrouver sur le cadavre l'infiltration œdémateuse et la teinte brunâtre de la peau que nous avons vues sur le vivant aux environs de la plaie. Dans d'autres cas, à marche plus traînante, nous trouvons le tissu cellulaire sous-cutané imbibé d'un liquide séreux, sanguinolent; si la durée de la maladie a été plus longue encore, on peut aussi rencontrer l'infiltration purulente et la thrombose veineuse. Souvent les organes internes n'offrent absolument rien d'anormal. En cas de diarrhée profuse continue, il peut se développer un gonflement des follicules intestinaux isolés ou agglomérés. La rate est souvent augmentée de volume et ramollie, plus rarement de grandeur normale et ferme; le foie est le plus souvent riche en sang, sans toutefois présenter d'autres modifications. Le sang, dans l'intérieur du cœur, est fréquemment grumeleux, demi-fluide, semblable à du goudron, dans d'autres cas, il y a des caillots fermes, couverts d'une couenne. Le poumon est sain dans la plupart des cas. Dans quelques cas rares, on rencontre une pleurite diffuse modérée, occupant un côté ou les deux à la fois ; il peut aussi y avoir quelques traces de péricardite. Nous aurons à nous étendre plus longuement sur ces inflammations diffuses métastatiques, indépendantes de toute embolie, quand il sera question de la pyémie ; ici ces lésions n'ont aucune importance, pas plus que les infarctus emboliques et les abcès ichoreux que l'on peut exceptionnellement rencontrer dans la septicémie, lorsque les individus ont résisté pendant un temps plus ou moins long à leur maladie, et qu'il s'est développé des thromboses veineuses autour de la plaie ou bien autour du foyer gangréneux. — L'analyse chimique n'ayant jusqu'à présent constaté rien de particulier dans la composition du sang des individus morts de septicémie, il faut bien reconnaître que l'autopsie n'ajoute aucun caractère essentiel au tableau de la maladie ; ce dernier est emprunté spécialement à l'étiologie et aux symptômes ; si l'on n'a pas observé le malade de son vivant, on cherche souvent en vain sur le cadavre la cause de la mort.

3. *Fièvre pyohémique et pyohémie.* La pyohémie (ce nom est dérivé de πύον, pus, et de αἷμα sang) est une maladie que nous considérons comme occasionnée par le mélange du pus ou de quelques-uns des éléments du pus avec le sang ; elle est à la simple fièvre inflammatoire et suppurative, ce que la septicémie est à la fièvre traumatique simple et primitive. Au point de vue symptomatique elle se caractérise par des accès de fièvre intermittents ; sous le rapport de l'anatomie pathologique, elle se distingue par la grande fréquence des abcès métastatiques et des inflammations métastatiques diffuses. Les noms que l'on a encore donnés à cette maladie sont les suivants : dyscrasie purulente à métastases, infection purulente, diathèse purulente.

Afin que vous puissiez dès à présent vous représenter sommairement le tableau de la maladie, je vais immédiatement mettre sous vos yeux un cas de pyohémie.

Un blessé arrive à l'hôpital, vous constatez immédiatement au-dessus de l'articulation tibio-tarsienne une fracture compliquée d'une plaie contuse. Nous supposons la lésion produite par la chute d'un corps très-lourd. Vous examinez la plaie, vous trouvez une fracture transversale du tibia, cependant la lésion vous paraît capable de guérir. Vous appliquez, pour cette raison, un appareil, le malade se porte d'abord parfaitement bien, il a peu de fièvre, son état est satisfaisant jusqu'au troisième ou au quatrième jour à peu près ; à ce moment la plaie commence à s'enflammer davantage, elle sécrète proportionnellement peu de pus; la peau qui l'entoure devient œdémateuse et rouge, le malade a une fièvre violente, surtout le soir; le gonflement à l'entour de la plaie augmente d'intensité, et peu à peu s'étend plus loin; toute la jambe est gonflée et rouge, l'articulation tibio-tarsienne est très-douloureuse; en exerçant une pression sur la jambe, un pus diffluent, nauséabond, s'écoule péniblement de la plaie; le gonflement reste limité à la jambe; le sensorium ne se prend pas, il n'y a aucun signe d'une septicémie aiguë et intense; le malade se plaint beaucoup quand on le panse, il est triste et désolé; il s'est déclaré une fièvre continue rémittente avec exacerbation assez forte de la chaleur et de la fréquence du pouls vers le soir; le pouls est plein et vibrant; l'appétit est perdu complétement, le malade a des envies de vomir, la langue est fortement chargée. Nous nous trouvons à peu près vers le huitième jour qui suit l'accident.

Une grande quantité de pus venant de différentes directions s'écoule maintenant; un peu au-dessus de la plaie, on perçoit une fluctuation évidente; ce foyer purulent peut, il est vrai, être vidé par la plaie en exerçant une pression pénible et longtemps continuée, cependant l'écoulement est difficile, et il devient nécessaire de faire une incision à cet endroit. On procède à cette opération et l'on voit sortir une quantité modérée de pus; quelques heures après, le malade a un *frisson* violent, suivi d'une chaleur sèche, brûlante, puis d'une transpiration très-abondante. L'aspect de la plaie devient un peu meilleur, cependant ce mieux ne dure pas longtemps, on observe bientôt, à peu de distance de la plaie et un peu en arrière, dans le mollet, un nouveau foyer de suppuration; le frisson se reproduit; il faut faire de nouvelles contre-ouvertures, tantôt sur un point, tantôt sur un autre, pour donner un libre écoulement au pus qui se forme en énorme quantité. La jambe gauche est blessée; un beau matin le malade se plaint de violentes douleurs dans le genou droit, qui est un peu gonflé et douloureux à chaque mouvement. Les nuits sont sans sommeil; le malade ne prend presque pas de nourriture, il boit beaucoup et devient très-faible; il maigrit fortement, surtout de la face; le teint devient un peu jaunâtre; les frissons se répètent; le malade commence alors à se plaindre d'oppression; il tousse un peu, mais n'expectore que quelques crachats muqueux; à l'examen de la poitrine, vous constatez un épanchement pleurétique encore assez modéré, soit d'un seul côté, soit des deux à la fois; le malade n'en souffre pas beaucoup, mais il se plaint davantage du genou droit, qui maintenant est très-gonflé et renferme beaucoup de liquide; comme le malade transpire énormément, les urines deviennent très-concentrées et renferment quelquefois de l'albumine. Enfin, il survient des eschares par décubitus, dont le malade ne se plaint pas beaucoup, il est couché tranquillement dans son lit, dans un état de stupeur, et marmotant des paroles inintelligibles. Nous sommes arrivés vers le quinzième jour de la lésion; la plaie est sèche, car la suppuration a presque complétement cessé; le malade offre l'aspect le plus misérable; la face et surtout le cou sont très-amaigris, la peau a une teinte ictérique très-prononcée, le regard est terne, la langue, qui tremble quand le malade la sort, est tout à fait sèche, la peau est fraîche, la température basse et seulement élevée le soir, le pouls très-petit et fréquent; la respiration est lente, l'haleine a une odeur spéciale, cadavéreuse; le malade perd la connaissance et peut encore rester dans cet état pendant vingt-quatre heures, avant que la mort arrive.

Vous faites l'autopsie; rien de particulier dans les méninges; péricarde et cœur normaux; dans le ventricule et l'oreillette du côté droit un caillot fibrineux blanc et ferme; les deux cavités pleurales sont remplies d'un liquide séreux trouble, la surface pulmonaire est couverte de dépôts fibrineux réticulés; vous enlevez ces dépôts et vous sentez au-dessous d'eux, dans le parenchyme pulmonaire, le plus fréquemment près de la surface, des tumeurs solides de la grosseur d'un haricot ou d'une châtaigne. Elles se trouvent principalement dans les lobes inférieurs; vous les incisez, et vous voyez que la plupart sont des *abcès*. Le parenchyme pulmonaire un peu condensé forme l'enveloppe d'une cavité qui est remplie de pus et de parcelles de tissu pulmonaire. Parmi ces tumeurs il y en a qui présentent à la surface de section un aspect rouge de sang, cette surface est un peu granulée, au centre on trouve çà et là du pus en quantité variable, il est évident que c'est là le point de départ des abcès. Dans ce cas vous trouvez en face de la lésion que vous connaissez déjà sous le nom d'*infarctus rouge*, qui se transforme en abcès. Quelques-uns de ces abcès sont si près de la surface qu'ils englobent la plèvre dans le travail morbide, de sorte que la pleurite s'est développée secondairement. — Le foie est assez congestionné et friable; du reste on n'y rencontre rien d'anormal. La rate, un peu augmentée de volume, laisse apparaître à la section quelques tumeurs fermes, coniques, dont la pointe est dirigée en dedans et la base vers la surface; elles se comportent comme les infarctus rouges du poumon et en partie subissent également la fonte purulente dans leur milieu. — Tout le canal intestinal, de même que l'appareil génito-urinaire, ne montre rien d'anormal. — En faisant une incision dans l'articulation du genou droit, si douloureux pendant la vie, vous faites écouler une grande quantité d'un pus floconneux; la membrane synoviale est gonflée et en partie rougie par des extravasations sanguines, le poli des cartilages articulaires est moins net. — L'examen de la plaie ne nous apprend pas beaucoup plus que ce qu'il nous était donné d'observer sur le vivant, c'est-à-dire une fonte purulente du tissu cellulaire profond et sous-cutané, et la présence du pus dans l'articulation tibio-tarsienne; les parois de toutes ces cavités consistent pour la plus grande partie en tissus désorganisés, une bonne granulation ne s'observe qu'à quelques rares endroits. La fracture est cependant plus compliquée qu'on ne l'avait cru d'abord; d'un côté, une fissure longitudinale s'étend jusqu'à l'articulation de la jambe avec le pied, de l'autre, on trouve plusieurs fragments osseux détachés à la partie postérieure du tibia, où l'examen n'était pas possible sur le vivant. Dans les veines de la jambe vous trouvez, çà et là, des bouchons fibrineux d'ancienne date, quelquefois aussi un détritus jaune puriforme, et de temps en temps du pus pur.

Permettez-moi de vous faire, à propos de ce cas, quelques réflexions préliminaires; figurez-vous que vous ayez observé une série de cas semblables, vous serez alors convaincus qu'il ne s'agit pas ici d'une réunion fortuite de différentes maladies, mais d'un ensemble de symptômes réunis par des liens intimes. Vous observez à une extrémité une suppuration très-étendue et qui gagne de plus en plus, elle est accompagnée d'une fièvre continue très-intense et se présentant sous forme d'accès. Il s'y ajoute une suppuration dans un article éloigné, puis des inflammations circonscrites dans le poumon et dans d'autres organes, inflammations qui se transforment en abcès. Ces foyers inflammatoires multiples rendent la fièvre continue, les fonctions des organes correspondants sont troublées et la vie s'éteint au milieu des symptômes de l'épuisement. Ce qu'il y a de particulier et de caractéristique est, comme vous voyez, la formation de foyers inflammatoires multiples, aussitôt que la suppuration primitive a atteint un certain degré. Vous connaissez l'origine des abcès métastatiques; ils reconnaissent toujours pour cause la thrombose veineuse et l'embolie, je n'ai pas besoin de revenir là-dessus. Il est plus difficile d'expliquer les *inflammations métastatiques diffuses*, qu'on observe aussi bien dans la septicémie que dans la pyohémie; elles ne dépendent pas toujours, comme la pleurite, dans le cas cité, d'abcès du poumon; il y a des inflammations métastatiques diffuses de l'œil, des méninges, du tissu cellulaire sous-cutané, des articulations, du périoste, de la moelle épinière, du foie, de la rate, des reins, de la plèvre, du péricarde, etc., inflammations qui ne dépendent pas d'abcès ni d'embolies. Il est difficile de donner une explication exacte, applicable à tous les cas, de la manière dont ces métastases se produisent. Si le foyer métastatique est dans des rapports intimes avec le foyer purulent primitif, on peut supposer que le premier s'est formé par propagation de l'inflammation, qui serait partie du dernier en suivant le trajet des vaisseaux lymphatiques, par exemple; il doit en être ainsi dans les cas où, après l'amputation du sein ou la désarticulation de l'épaule, il se développe une pleurite du côté correspondant, ou bien lorsqu'une fracture du tiers inférieur de la jambe se complique d'une suppuration du genou du même côté. Dans d'autres cas, on peut admettre qu'une partie du corps actuellement malade ou antérieurement prédisposée à l'inflammation est frappée d'une manière aiguë par suite de l'état fébrile général ; on observe qu'un cal déjà assez solide, par exemple à la suite d'une fracture du radius, est encore détruit par la suppuration au bout de la troisième ou de la quatrième semaine, si, à cette époque, le malade devient pyémique à la suite d'une fracture compliquée de la jambe ou d'une gangrène par décubitus. Cependant il reste toujours un grand nombre de cas auxquels les explications que nous venons de donner ne peuvent s'appliquer. Dans ces circonstances, on se contente d'admettre que dans la pyohémie certains organes sont disposés aux inflammations, et principalement à la formation d'abcès. Je ne puis vous donner là-dessus des explications plus détaillées, cependant je voudrais rendre cette hypothèse plus plausible en la comparant à des observations qui ont une certaine analogie avec les précédentes, je veux parler de l'effet phlogogène spécifique de certaines substances médicamenteuses, dont nous avons déjà fait mention en parlant de l'étiologie de l'inflammation, et en particulier des causes miasmatiques toxiques et de leur manière d'agir. Parmi le grand nombre de corps chimiques qui se trouvent dans les différentes espèces de pus accidentellement résorbées, et qui se forment par le contact du pus et du sang, il pourrait s'en trouver un certain nombre exerçant une action irritante tout à fait spéciale sur tel ou tel organe. — En général, les inflammations *métastatiques diffuses* dans les organes internes sont très-rares, si l'on ne veut pas y compter le gonflement diffus de la rate qui, à la vérité, est assez fréquent, quoique non constant, dans la pyohémie.

Le *diagnostic des inflammations et des abcès métastatiques* est facile quand ils siégent à la surface du corps ou aux extrémités, la méningite et la choroïdite métastatiques même sont relativement faciles à reconnaître. Le diagnostic des métastases pulmonaires peut être quelquefois difficile; les foyers sont souvent si petits et si disséminés dans le poumon, qu'on peut rarement les découvrir par la percussion; si l'on constate la présence d'un épanchement pleurétique, cette complication aide souvent à porter le diagnostic d'abcès métastatiques du poumon; s'il existe une expectoration sanguinolente et un catarrhe bronchique, le diagnostic peut être posé avec certitude ; les symptômes subjectifs sont souvent tout à fait insignifiants ; il n'existe de dyspnée considérable que lorsqu'il y a un épanchement pleurétique étendu. — L'ictère s'observe souvent à un degré plus ou moins marqué ; dans ce cas, la matière colorante de la bile se forme-t-elle dans le sang aux dépens de l'hématosine, sans l'intermédiaire du foie, ou l'ictère en général ne peut-il se développer qu'avec le concours du foie, c'est ce qui n'est pas encore décidé. La présence de l'ictère ne permet pas de diagnostiquer des abcès du foie dans tous les cas ; ces derniers sont admis avec une certaine vraisemblance, lorsqu'il existe un endolorissement considérable de la région hépatique ; cependant j'ai déjà rencontré des cas où je m'attendais à des abcès du foie et n'ai constaté qu'un ramollissement aigu et diffus de cet organe, coïncidant avec un ictère presque brun. — Le gonflement de la rate peut quelquefois être diagnostiqué par la percussion seule. — Lorsque l'urine renferme une grande quantité d'albumine, des cylindres épithéliaux et fibrineux et du sang, on est en droit d'admettre une néphrite aiguë métastatique, surtout lorsqu'en même temps la sécrétion urinaire est considérablement diminuée ; cependant on ne peut savoir avec certitude si dans ces cas le rein est parsemé d'un grand nombre d'abcès métastatiques ou s'il est le siége d'une inflammation diffuse, qui est également une manifestation de la métastase. — Les abcès du poumon et de la rate, de même que les inflammations articulaires métastatiques, se rencontrent le plus souvent ; il est beaucoup plus rare de trouver des abcès du foie et des reins et des métastases dans tous les autres organes cités plus haut.

Nous devons donner plus de détails sur un symptôme de la pyohémie : je veux parler des *frissons ;* ils se présentent d'une façon irrégulière, rarement pendant la nuit, mais à toute époque du jour ; leur durée ainsi que leur intensité est excessivement variable ; tantôt le malade ne se plaint que d'un frissonnement léger, d'une horripilation passagère, tantôt il tremble et claque des dents comme dans la fièvre paludéenne. Au commencement les frissons ne sont pas aussi fréquents que par la suite, alors ils reviennent quelquefois deux et trois fois par jour ; vers la fin ils redeviennent plus rares. Les accès eux-mêmes ressemblent à ceux qu'on observe dans la fièvre intermittente sous le rapport du froid, de la chaleur sèche et de la transpiration ; cependant, après l'accès, la fièvre ne cesse pas complétement. Quelle est donc la nature réelle de ces frissons ? Si l'on a l'occasion de faire des observations sur sa propre personne, on sent, dans la peau, un tiraillement spasmodique tout à fait particulier, malgré soi on serre convulsivement les dents ; si cela cesse un moment, on n'a pas la sensation du froid, mais celle d'une chaleur assez prononcée, ce sentiment de froid existe plutôt dans l'imagination, par la raison que nous éprouvons des sensations et un tremblement spasmodique semblables sous l'influence d'un froid considérable. En se tâtant les extrémités et la surface du corps pendant le frisson, on perçoit, il est vrai, une diminution de la température, mais la raison en est dans la contracture des muscles cutanés qui chasse le sang des capillaires. Mais si vous mesurez la température du corps avec le thermomètre depuis le début du frisson, vous trouvez que cette température augmente continuellement et même d'une manière assez rapide, quelquefois de 2 à 3 degrés centigrades dans l'espace d'un quart d'heure. Vers la fin du frisson et pendant la période de chaleur sèche, la température du corps atteint ordinairement son plus haut degré ; elle peut s'élever jusqu'à 42 degrés centigrades, à partir de là elle diminue progressivement. L'augmentation rapide de la température joue évidemment un rôle dans la production du frisson, outre cela, il paraît qu'une certaine irritabilité du système nerveux est nécessaire pour que ce dernier se produise; car chez les individus très-torpides et émoussés par les narcotiques, les frissons se développent beaucoup plus rarement que chez les personnes très-irritables.

Les maladies aiguës les plus diverses débutent par des frissons, surtout les exanthèmes aigus, les pneumonies, les lymphangites, etc., plus rarement les maladies infectieuses miasmatiques, telles que le typhus, la peste, le choléra. Ordinairement les frissons ne se répètent pas et il n'y a que le commencement de la maladie qui soit accompagné de ce phénomène : on dirait que la première apparition de certaines substances pyrogènes dans le sang chez les individus sains du reste prédispose surtout au frisson, ou bien que certaines matières infectieuses donnent particulièrement lieu à une fièvre intense avec frisson, lorsqu'elles arrivent dans le sang. Si, pour cette raison, nous ne pouvons pas considérer le frisson en lui-même comme phénomène caractéristique de la pyohémie, il faut cependant avouer que le retour fréquent de ce symptôme et, d'une manière générale, le type *intermittent* de la fièvre est spécial à cette maladie. Ce n'est que dans la fièvre paludéenne que nous trouvons quelque chose d'approchant : dans cette affection, nous avons des accès *intermittents* à intervalles réguliers.

On ignore la cause de ces intervalles, quant à la cause immédiate des accès on peut l'attribuer à l'entrée par bouffées dans le sang de produits morbides, venant de la rate; la preuve anatomique que dans la fièvre intermittente il entre dans le sang des substances provenant de la rate, est formée par la mélanémie et par les métastases pigmentaires; on sait qu'il se forme dans le pancréas et la rate des accumulations de sécrétions normales et qu'elles se vident pendant la digestion par poussées successives; il ne me paraît donc pas trop hardi d'admettre qu'avec ces substances normales il peut également entrer dans le sang des produits pathologiques. — De la même façon, je pense, entrent aussi de temps en temps du pus et des produits purulents dans le sang pendant la pyohémie, et par là se développent, sous des conditions du reste favorables, des accès de fièvre avec frissons. Il faut considérer comme source principale d'une pareille infection purulente répétée, une inflammation progressive d'une certaine étendue autour de la plaie : destruction des surfaces bourgeonnantes par des irritations répétées de la plaie, fonte rapide des granulations par des actions chimiques, inflammations progressives venant compliquer une plaie, etc., toutes ces causes peuvent donner accès au pus dans les vaisseaux lymphatiques qui étaient déjà fermés; ensuite, lorsqu'une plaie s'enflamme de nouveau, la fonte purulente des coagulations qui bouchaient les vaisseaux lymphatiques peut permettre au pus de se mêler au sang; on peut encore *supposer*, quoique la chose ne puisse être prouvée, que dans un cas de thrombose veineuse autour de la plaie, le caillot qui arrête le pus dans les veines est entraîné, et que le pus se mêle au sang en passant de la veine dans une branche collatérale perméable, située au-dessous du caillot.

Enfin, les inflammations métastatiques, dues ou non à l'embolie, donnent aussi lieu à des accès de fièvres, mais n'en sont pas l'unique cause, car on n'a pas toujours trouvé d'inflammations métastatiques, lorsque l'on faisait l'autopsie d'individus morts de fièvre suppurative intermittente après avoir, pendant la vie, présenté dix à douze frissons. — Il faut ensuite noter cet autre fait d'observation, que les accès de froid se rencontrent presque exclusivement au début des inflammations aiguës, et ne s'observent d'une manière intermittente que dans la fièvre paludéenne et dans la résorption *purulente*, tandis qu'ils font défaut dans la septicémie aiguë. Il peut donc se faire que les propriétés chimiques jouent un rôle important, mais inconnu dans ces circonstances. — Malheureusement la méthode expérimentale ne nous fournit aucun renseignement sur ce sujet; je ne suis jamais parvenu à provoquer des frissons ou des accès intermittents en injectant à des chiens et à des chevaux des matières putrides ou du pus de bonne nature; le pus et l'ichor exercent, quant à la fièvre, la même influence sur les animaux; ce n'est qu'en répétant les injections qu'on peut imiter artificiellement la marche intermittente de la fièvre.

Il ressort de ce que nous venons de dire que la méthode ordinaire de la mensuration thermométrique, celle qui consiste à faire les observations le matin et le soir, ne peut pas donner une image fidèle de la marche de la fièvre dans la pyohémie, car la mensuration peut tomber tantôt dans l'acmé, tantôt dans la défervescence d'un accès de fièvre, tantôt dans la rémission (nous avons déjà dit qu'une cessation complète de la fièvre s'observe rarement dans la pyohémie), et l'on aura ainsi un tracé graphique très-irrégulier. Si l'on voulait tracer un tableau fidèle de la marche de la fièvre dans la pyohémie, il faudrait laisser le thermomètre en place et noter la température à peu près toutes les heures; mais cette manière d'agir tourmenterait les malades, et comme nous avons d'autres signes pour porter un pronostic et instituer un traitement, je n'ai pas encore pu me décider à suivre cette méthode.

La manière dont la pyohémie débute varie sous bien des rapports. Le plus souvent cette maladie, que nous considérons comme une forme maligne et spéciale de la fièvre de suppuration, se montre à l'époque où la suppuration commence, ou bien plus tard, lorsque de nouvelles inflammations s'ajoutent à la plaie, soit que ces dernières succèdent immédiatement à l'inflammation traumatique, soit qu'elles se montrent plus tard accidentellement, lorsque le foyer inflammatoire traumatique s'est déjà limité. Dans ces cas, la fièvre pyohémique succède à la fièvre traumatique ou à la fièvre secondaire. *Il est tout aussi difficile de déterminer exactement le moment où le malade devient pyohémique, qu'il est malaisé d'indiquer la transition de la fièvre traumatique primitive à la septicémie.* Je maintiens le terme de pyohémie pour la maladie que nous venons de décrire. Je vous ai indiqué comme cause la résorption de pus, comme symptôme principal la marche intermittente de la fièvre conduisant rapidement au marasme, comme lésion anatomique très-essentielle les inflammations métastatiques. Cependant il est quelquefois très-difficile de dire si, dans un cas donné, on a affaire à une fièvre traumatique grave ou septicémie, ou bien à une fièvre suppurative grave ou pyohémie; la marche intermittente de la fièvre est difficile à constater dans ces cas: les métastases ne peuvent pas toujours être reconnues sur le vivant. Vous observez un cas d'ostéomyélite très-étendue, accompagnée de frissons très-fréquents; le malade meurt, et à l'autopsie on ne trouve pas de métastases. Avait-on affaire à une pyohémie?—Un vieillard faible est atteint d'une fracture compliquée; il meurt en présentant les signes d'un complet épuisement, sans avoir eu ni forte fièvre, ni frissons : vous ne trouvez pas de métastases. Est-ce une pyohémie? Pour le débutant qui voudrait voir tout bien systématisé, ces cas et leur explication incertaine ont toujours quelque chose d'inquiétant; vous trouverez des chirurgiens qui donneront à ces cas le nom de pyohémie, d'autres qui les appelleront simplement fièvre suppurative intense. Si vous vous tenez à la description donnée antérieurement, et si, d'après elle, vous comprenez les rapports réciproques de la fièvre suppurative et de la pyohémie, vous parviendrez à donner le vrai nom à la maladie que vous aurez par-devant vous.

Quant à la marche de la pyohémie, elle est le plus souvent aiguë (huit à dix jours), souvent subaiguë (deux à quatre semaines), rarement chronique (un à trois mois). Dans les cas aigus, la rapidité de la marche doit être attribuée, soit à l'intensité et à la répétition fréquente de l'infection, soit aux métastases étendues. Dans les cas chroniques, il ne s'agit ordinairement que d'une infection peu intense, qui ne se répète pas souvent, et de métastases situées à des parties extérieures du corps, par exemple d'abcès du tissu cellulaire, de suppuration dans de petites articulations. Dans des cas rares la marche aiguë peut devenir peu à peu chronique. Le pronostic dépend essentiellement de la marche. Le malade meurt d'autant plus vite, que les frissons se répètent plus souvent, que les forces s'épuisent plus rapidement, que les symptômes de métastases internes et les phénomènes ictériques se présentent plus tôt. On a d'autant plus d'espoir de voir le malade guérir, que les intervalles entre les accès de fièvre sont plus longs, que les forces se maintiennent mieux, que la langue reste plus longtemps humide ; mais il n'est hors de danger que lorsque la plaie a repris un bel aspect, lorsque plusieurs jours se sont passés sans qu'il ait eu d'accès de fièvre, et qu'il présente l'aspect d'un homme qui entre en convalescence. Il est excessivement rare qu'un malade qui présente *tous* les symptômes décrits antérieurement puisse échapper. Les enfants deviennent beaucoup plus rarement pyohémiques que les adultes.

Nous devons encore entrer dans des détails plus circonstanciés sur l'*étiologie* de la pyohémie. Probablement personne ne doute plus que la pyohémie puisse être produite par une résorption du pus, mais qu'elle dépende *toujours* de cette résorption, est une opinion qui a été souvent attaquée. Beaucoup de chirurgiens prétendent que la pyohémie est souvent due à un *miasme*, principalement à un miasme qui se développe dans les salles de malades, et se forme sur les plaies lorsqu'un grand nombre de blessés sont réunis. Cette opinion se fonde principalement sur le fait que là où il y a accumulation de cas chirurgicaux graves (dans les grands hôpitaux et les ambulances), beaucoup de malades meurent de pyohémie, et que, dans les cas même légers, des malades atteints de plaies en voie de cicatrisation peuvent devenir pyohémiques. Ce n'est pas ici le lieu d'engager une polémique, et je dois me contenter de vous exposer mes opinions sur ce sujet. Je veux bien admettre l'origine miasmatique de la pyohémie, si l'on entend par miasme, dans ce cas et dans beaucoup d'autres, des matières purulentes, desséchées, pulvérulentes, et peut-être aussi des organismes vivants, microscopiques, qui s'y trouvent mêlés, matières qui sont suspendues dans l'air lorsque les salles sont mal aérées, et qui adhèrent aux draps, au linge à pansement, aux instruments mal entretenus. Ces corpuscules diffèrent entre eux peut-être sous bien des rapports; possédant, pour la plupart, des propriétés phlogogènes, et tous des propriétés pyrogènes lorsqu'ils arrivent dans le sang, ils s'accumulent naturellement en plus grand nombre là où les conditions de formation et de séjour sont le plus favorables; par conséquent, dans des salles d'hôpital mal ventilées, lorsque la propreté laisse à désirer, lorsque les malades sont soignés à la légère, restent constamment dans les mêmes salles.

Chaque pus, humide ou sec, exerce-t-il une influence également pernicieuse? Les expérimentations faites sur les animaux n'apprennent rien à ce sujet. Il est probable que le pus, qu'il soit sec ou humide, acquiert des qualités particulièrement nuisibles quand il s'y développe certaines organisations microscopiques de nature animale ou végétale. Les recherches de Lücke sur la suppuration bleue, dont nous avons déjà parlé, ont fourni des données remarquables sur la manière d'être très-particulière de semblables petits organismes. Ces derniers, qui colorent en bleu la suppuration sans lui donner de qualités nuisibles, ne se développent ni sur les granulations, ni dans leur intérieur (le pus n'est pas bleu au moment où il se forme sur la surface bourgeonnante), mais se forment principalement dans la charpie et sur les compresses qui absorbent le pus. Il faut donc qu'il y ait concours d'un certain nombre de circonstances pour qu'ils puissent se montrer en très-grande quantité. Il pourrait en être de même des conditions favorables au développement d'un pus, soit humide, soit sec, à force infectante intense. Mais nous marchons ici complétement sur le terrain des hypothèses; même en admettant la coopération de ces petits organismes au *développement* de la pyohémie, il restera toujours une question à résoudre : De quelle manière agissent-ils? Peut-être produisent-ils une espèce de fermentation dans le pus, ou l'inflammation et la fonte des granulations; peut-être traversent-ils les granulations et même la peau et les muqueuses; peut-être leur présence dans le sang lui-même n'offre pas un grand danger, et ne font-ils que tracer la voie au pus: tout autant de choses inconnues. On se demande à quoi bon toutes ces hypothèses. Si de nouvelles observations, de nouvelles recherches n'en sont pas la conséquence, ces idées restent, il est vrai, de simples hypothèses, des phrases vides; mais il faut créer des idées qui se rattachent aux faits et qui mettent au jour de nouveaux faits. Je crois la théorie des miasmes vivants et pulvérulents très-riche en conséquences, et si j'ai pu éveiller chez l'un de vous cet esprit de recherche qui met au jour de nouveaux faits, j'aurai atteint un des buts principaux de mon action comme professeur. La vieille idée des miasmes gazéiformes n'a jamais conduit à rien; les hommes les plus savants y ont épuisé leur savoir, et la science n'a pas avancé. — Une autre question qu'on entend souvent faire est la suivante : La *pyohémie est-elle contagieuse?* D'après ma manière de comprendre le miasme pyohémique, cette question reçoit une réponse affirmative dans un sens, négative dans l'autre. Un miasme fixe qui provient d'un malade pyohémique atteint de plaies en suppuration doit porter la dénomination de contagium fixe; mais le miasme peut provenir tout aussi bien d'un malade non pyohémique : dans ce cas il ne peut pas être nommé contagium, car un contagium donne toujours naissance à une maladie identique. La discussion sur la contagiosité et la non-contagiosité de la pyohémie est donc ramenée à l'opinion qu'on s'est faite sur l'essence de la maladie. Cette question n'a d'importance que pour les chirurgiens qui considèrent la pyohémie comme une maladie toute spéciale, n'ayant aucun rapport avec la fièvre de suppuration, opinion que je crois non fondée, inutile à la pratique et que je combats depuis longtemps, je l'espère, avec succès.—A ces questions s'en rattache encore une autre : *Le miasme pyohémique entre-t-il dans le corps uniquement par les plaies, ou bien aussi par la peau et les muqueuses?* Quoique ce dernier mécanisme ne soit pas impossible, je n'ai pas encore observé de cas bien certain qui prouve la réalité d'une pareille hypothèse, ou même la rende vraisemblable; d'après mon expérience, je crois même que l'infection ne se fait que par la plaie. Qu'elle rencontre les conditions favorables à son développement dans la plaie et son voisinage; ou bien que ces conditions soient communiquées à la plaie par le dehors, c'est ce qui importe peu. Je persiste dans cette opinion, malgré les rares cas où, au début de la pyohémie, on n'a remarqué sur la plaie que des modifications peu sensibles ou même inappréciables; car la matière infectante peut, à la rigueur, ne posséder que de très-faibles propriétés phlogogènes, ou même en être privée absolument; elle peut, par conséquent, entrer par la plaie dans le sang, et produire dans ce liquide des effets pyrogènes violents, sans que son passage par la plaie ait modifié cette dernière.

Enfin, je dois encore citer ce qu'on appelle la *pyohémie spontanée.* Il y a des cas dans lesquels se montrent des abcès multiples dans le tissu cellulaire sous-cutané, ou bien des thromboses veineuses avec abcès emboliques métastatiques, sans qu'on puisse découvrir un foyer purulent primitif; ces cas, surtout quand ils prennent une marche aiguë, sont appelés pyohémie spontanée. Il n'y a pas de raison de chercher une nouvelle théorie pour ces exceptions, où il ne manque que la constatation d'un foyer inflammatoire primitif. Je ne doute pas que ces cas qui, d'après les anciennes théories, avaient toujours quelque chose d'énigmatique, deviennent de plus en plus rares, parce qu'on apprend toujours à mieux observer, et qu'on trouvera le plus souvent le lien qui rattache les symptômes les uns aux autres.

En considérant les rapports intimes qui, d'après notre opinion, existent entre la fièvre traumatique, la septicémie et la pyohémie, nous nous croyons en droit de réunir dans un même article le *traitement* de ces maladies : celui-ci comprend la prophylaxie et le traitement proprement dit de ces états morbides arrivés à leur complet développement. La prophylaxie l'emporte de beaucoup en importance : il s'agit d'éviter tout ce qui peut être favorable au développement de ces affections. Même pendant les opérations, il y a des précautions à prendre. Tous les instruments qui serviront dans ce but, les mains de l'opérateur, celles des aides, les éponges (qui devraient être rejetées complétement et remplacées par des compresses mouillées, ou bien être tout à fait neuves), doivent être très-propres ; il faut arrêter complétement les hémorrhagies, surtout lorsqu'on veut faire des points de suture pour une plaie profonde; si la plaie doit guérir par suppuration, il faut imbiber les compresses, avant de les appliquer, d'une eau chlorurée faible. S'agit-il de blessures accidentelles, toutes les plaies profondes, et surtout toutes les plaies contuses, doivent être maintenues immobiles par des appareils. Quant aux fractures compliquées de plaies, nous avons déjà tracé les règles à suivre. Tout ce qui plus tard peut provoquer des inflammations secondaires doit être soigneusement évité ; le malade doit garder un repos complet et être couché aussi commodément que possible. Je rappelle ici à votre souvenir le traitement des plaies contuses, dont nous avons déjà parlé. Il est évident que pendant le pansement il faut soigner la plaie et le malade avec la plus grande sollicitude ; la plus grande minutie est ici à sa place. — Les *conditions* qui se présentent *à l'hôpital* offrent un intérêt tout particulier, mais que je ne toucherai ici qu'en passant. S'il est vrai qu'un petit nombre de vous auront seuls le bonheur de pratiquer dans les hôpitaux civils, par contre chacun peut être appelé à servir pendant la guerre, et a besoin alors de quelques connaissances sur cette question. Évidemment on n'établit pas des hôpitaux à des endroits marécageux; il faut engager l'administration à bâtir l'hôpital sur une place spacieuse, entourée d'arbres; les latrines seront bien disposées pour ne pas donner d'odeur. Parmi tous les systèmes de ventilation artificielle, celui de van Hecke paraît être le seul jusqu'ici qui réponde au but désiré: toute la maison est parcourue par des canaux qui se trouvent dans l'intérieur des parois, dans chaque salle s'ouvre un canal; tous ces canaux partent de corridors en croix situés sous la maison; au point d'intersection il y a une espèce de moulin à vent, mû par la vapeur. De cette façon, l'air frais est sans cesse poussé dans les salles de malades (système de propulsion). Tous les systèmes de ventilation qui ne reposent que sur l'aspiration de l'air se sont montrés insuffisants. Si l'on n'a pas d'appareil pour faire une ventilation artificielle, il faut se contenter de la ventilation dite naturelle, obtenue en pratiquant dans les salles des ouvertures en bas et en haut, aux portes et aux fenêtres, de sorte que les malades soient atteints aussi peu que possible par le courant; ces ouvertures ne doivent jamais être complétement fermées. Un chirurgien anglais dit : Il n'y a qu'une manière de faire une ventilation efficace, c'est d'empêcher qu'on ferme les portes et les fenêtres. Une chose beaucoup plus importante, à mon avis, que la question de la ventilation, c'est l'emploi rationnel qu'on fait des salles de malades. Aucune salle ne devrait être occupée plus de quatre semaines : après ce temps, on devrait l'évacuer pour quelques jours et la nettoyer avec le plus grand soin; les murs devraient être badigeonnés avec une couleur à l'huile, pour qu'on puisse les laver, et les plafonds blanchis à neuf; la literie sera exposée à l'air et au soleil, la poussière en sera chassée; la paille sera renouvelée dans les paillasses. Chaque service de chirurgie doit avoir une, ou mieux encore deux salles supplémentaires pour pouvoir changer régulièrement; dans le même but, il ne devrait pas y avoir plus de six à huit lits dans une salle, pour que le nombre des sortants pendant la semaine corresponde exactement à la population d'une salle; les nouveaux entrants seront toujours transportés dans la salle nettoyée en dernier lieu. C'est la seule manière de prévenir le développement et la propagation des miasmes dans tout un hôpital. Si l'on veut avoir les meilleurs résultats possibles dans un hôpital, il faut avoir beaucoup d'espace; et ne pas ménager l'argent qu'on dépense pour avoir des infirmiers en grand nombre et du linge en abondance. De cette façon, on peut parfaitement se servir même des hôpitaux dont la disposition est mauvaise.

Arrivons maintenant au traitement propre de la fièvre traumatique, la septicémie et de la pyohémie. Ordinairement on ne prescrit rien contre la fièvre traumatique et de suppuration, lorsqu'elle ne dépasse pas les bornes ordinaires, si ce n'est quelques boissons rafraîchissantes, la diète, le soir un peu de morphine pour donner du repos la nuit. Si la fièvre dure plus longtemps ou si elle prend un caractère particulier, on peut mettre en usage les antifébriles. Dans ces cas, on emploie peu la digitale, à cause de son effet lent et incertain ; la vératrine abaisse bien la température, mais il paraît qu'elle est peu utile dans les fièvres traumatiques toxiques; il serait à désirer qu'on fît de nouvelles expériences sur cette substance, surtout dans la pyohémie : d'après les recherches spéciales de Biermer sur ce remède, il faut une attention, des soins tout particuliers pour l'employer. L'aconit a été jadis recommandé vivement par Textor contre la pyohémie; moi-même, je n'ai pas observé d'effet favorable à la suite de cette substance. La quinine est le remède le plus efficace contre les fièvres de suppuration intermittentes, surtout quand on l'associe à l'opium : 0,30 à 0,40 centigrammes de quinine donnés dans l'après-midi, et 0,05 centigrammes d'opium le soir, font très-souvent disparaître les frissons. J'emploie ces moyens avec succès dans les fièvres de suppuration graves, ils sont moins utiles dans la pyohémie bien prononcée. — Nous ne manquons pas d'observations sur des remèdes prescrits dans le but d'agir directement contre l'intoxication du sang. Les remèdes antiseptiques internes, les acides, l'eau chlorurée, les sulfates alcalins vivement recommandés par Polli, m'ont paru être sans aucun effet. Mais on peut encore employer d'autres substances qui ont pour but d'exagérer l'échange des matériaux et d'éliminer de cette façon, en même temps, le poison organique du sang. En voyant les fortes diarrhées chez les chiens que l'on a rendus artificiellement septicémiques, et qui guérissent assez souvent à la suite de ces diarrhées, on devrait croire que le virus est le plus facilement éliminé par le canal intestinal. En effet, Breslau a observé des résultats favorables dans la fièvre puerpérale, en donnant à plusieurs reprises des purgatifs énergiques; malheureusement, je ne peux pas en dire autant dans la pyohémie: la diarrhée profuse chez des pyohémiques est toujours une complication grave qui conduit rapidement au collapsus. On pourrait aussi penser à mettre en jeu toute l'activité des sécrétions par des vomitifs répétés, mais ils sont également suivis d'un tel collapsus, qu'il faut prendre toutes les précautions avec ces moyens. Dans la septicémie, j'ai essayé à plusieurs reprises de provoquer une transpiration abondante, lorsque la peau était sèche ; on y réussit quelquefois en donnant un bain chaud d'une heure, suivi de l'enveloppement dans des couvertures de laine: dans le stade algide de la septicémie, on obtient quelquefois de l'amélioration, cependant elle n'est que passagère. On peut obtenir une forte diurèse en donnant des boissons en grande quantité, mais cette manière d'agir n'exerce pas d'effet sensible sur l'état général des malades. — Enfin, on pourrait encore penser à l'amputation, si celle-ci pouvait encore être faite sur des parties saines du membre; de cette façon, on supprimerait l'absorption ultérieure des substances nuisibles qui proviennent de la partie blessée ou enflammée, même dans le cas où il existerait déjà des phénomènes graves d'une intoxication générale. Dans les cas aigus de septicémie et de pyohémie, ce procédé n'a que très-rarement un succès durable, cependant il est vrai de dire qu'il y a presque toujours une amélioration passagère. Dans la pyohémie subaiguë et chronique, l'amputation peut sauver la vie du malade, malheureusement ces sortes de pyohémies sont très-rares.

Nous terminons en revenant sur la règle établie au commencement, c'est-à-dire qu'on peut faire beaucoup pour prévenir les fièvres traumatiques et suppuratives graves, la septicémie et la pyohémie, mais qu'on doit peu espérer du traitement de ces maladies, une fois qu'elles sont bien développées.

VINGT-SEPTIÈME LEÇON

B. Maladies générales qui compliquent les plaies et les inflammations avec symptômes prédominants du côté du système nerveux. — 1° Tétanos traumatique. — 2° Délire traumatique des buveurs. — 3° Délire nerveux et manie.

Appendice. — Plaies envenimées : piqûres d'insectes, morsures de serpent. Infection par le virus des cadavres.— Morve, pustule maligne, rage.

Le groupe que nous réunissons dans cette leçon renferme le tétanos traumatique, le delirium tremens et les troubles psychiques, fort rares, qui succèdent aux lésions accidentelles et aux opérations.

Il règne des opinions extrêmement variées sur leur mode de développement. Comme nous avons affaire ici à des maladies qui se trahissent par des symptômes que l'on doit rapporter à l'irritation du cerveau et de la moelle épinière, on en cherche ordinairement la cause dans les centres nerveux. Or, il est connu que l'empoisonnement du sang, par exemple au moyen de la strychnine, produit également des convulsions tétaniques violentes, et l'empoisonnement par l'alcool (l'ivresse) des troubles psychiques; par conséquent il est bien permis de supposer que les formes morbides dont il va être question sont également dues à un empoisonnement par des substances particulières, qui *peut-être se produisent très-rarement* dans les plaies pour passer de là dans le sang, tandis que dans le delirium tremens il suffit de la série des substances pyrogènes ordinaires pour provoquer dans l'organisme malade, déjà empoisonné par l'alcool, des troubles particuliers. Les symptômes que nous apprendrons à connaître dans ces maladies se rencontrent tous dans la fièvre ordinaire, quoique à un degré beaucoup inférieur et peu prononcé. Le frisson a une ressemblance indubitable avec le tétanos, par le fait de l'action combinée des groupes de muscles atteints; des troubles psychiques allant jusqu'à de véritables accès de manie sont en partie très-bien représentés par le délire de la fièvre, surtout dans quelques cas de septicémie. Nous reviendrons sur ces considérations qui, malheureusement, ne se fondent sur aucune base expérimentale, quand il sera question de ces diverses maladies.

1. *Le tétanos traumatique et le trismus.* — Cette maladie, qui consiste en spasmes intéressant tantôt exclusivement les muscles masticateurs (trismus), tantôt tous les muscles du corps (tétanos), et envahissant de préférence, dans ce dernier cas, soit les extrémités, soit les muscles du tronc, antérieurs ou postérieurs, se montre quelquefois chez les blessés, quoique rarement, en comparaison des maladies traumatiques accidentelles dont nous avons parlé jusqu'ici, et s'observe moins souvent encore chez les individus non blessés. Dans un grand hôpital, il peut se passer des années pendant lesquelles on ne voie pas de tétanos, tandis qu'à certaines époques il s'en présente un certain nombre, de sorte qu'on est disposé à admettre une cause épidémique. Cette maladie n'appartient pas exclusivement à la clientèle des hôpitaux, on l'observe également en dehors. Mais avant d'entrer dans l'étude des conditions étiologiques, je vais vous présenter en résumé l'histoire d'un cas aigu.

Le troisième ou le quatrième jour après une lésion, rarement plus tôt, vous trouvez que le malade n'ouvre pas bien la bouche en parlant et qu'il se plaint de douleurs lancinantes et de roideur dans les muscles masticateurs. Dans les cas suraigus, ces premiers symptômes sont déjà accompagnés d'une fièvre violente; dans d'autres cas, les malades n'ont pas encore de fièvre à cette période. Les traits prennent peu à peu une expression de roideur toute particulière, parce que les muscles de la face se trouvent en partie dans un état de contracture. Par la suite, surviennent des crampes tétaniques qui sont tantôt plus prononcées au tronc, tantôt aux extrémités; elles se présentent par accès qui durent de plusieurs secondes à quelques minutes, et qui sont provoqués, comme dans l'hydrophobie, par toutes les irritations extérieures. Ces crampes sont accompagnées de violentes douleurs. Quelques groupes musculaires restent parfois contracturés depuis le commencement jusqu'à la fin, sans donner lieu à des douleurs. Souvent le corps est baigné de sueur, le malade conserve toute sa connaissance, l'urine renferme quelquefois de l'albumine. La température peut s'élever à un degré qu'on remarque rarement dans d'autres maladies : elle dépasse 42 degrés centigrades. La mort peut survenir dans les vingt-quatre heures qui suivent le début de la maladie. Cependant cet état peut durer trois ou quatre jours, tout en restant intense, et ces cas sont encore à compter parmi les cas aigus.— Il y a à côté de cela une forme subaiguë ou chronique du trismus seul et du trismus associé au tétanos. Il se forme, dans ces cas, peu à peu un trismus modéré; il y a des contractures qui ne s'étendent qu'à quelques groupes de muscles, par exemple aux muscles du membre blessé, et qui ne sont pas douloureuses.

La fièvre manque d'ordinaire complétement dans ces cas chroniques. En général, il est rare qu'un cas aigu passe à l'état chronique.

Tous les symptômes observés semblent indiquer que nous avons affaire à une maladie de la moelle épinière et de la petite racine du trijumeau. Les phénomènes offrent une certaine ressemblance avec ceux que nous produisons artificiellement dans l'empoisonnement par la strychnine. Malheureusement, les résultats que fournit l'autopsie ne sont rien moins que satisfaisants. On n'a absolument rien trouvé dans la moelle épinière, lorsque les cas étaient très-aigus; dans ceux dont la durée était de quelques jours, Rokitansky prétend avoir observé dans la moelle épinière le développement d'une grande quantité de jeunes cellules et du tissu conjonctif de formation nouvelle: d'après cela, il paraîtrait qu'on a affaire à un travail inflammatoire de ce centre nerveux. Mes propres recherches sur l'état de la moelle épinière et des nerfs dans le tétanos n'ont donné jusqu'ici que des résultats négatifs. On rencontre çà et là dans les muscles, et même dans le névrilème, de petits extravasats sanguins; mais ils ne sont d'aucune valeur pour expliquer l'essence de la maladie, parce qu'ils peuvent être dus à la déchirure de quelques capillaires, produite par les contractions violentes des muscles.

Il existe sur la cause productrice de cette maladie un grand nombre d'opinions, comme c'est le cas pour tous les processus qui n'offrent pas de signe palpable sous le rapport physiologico-pathologique. La première idée qui devait se présenter, était de rechercher cette cause dans les nerfs. Il y a un grand nombre de cas où les troncs nerveux près de la blessure paraissent avoir été contusionnés, déchirés ou irrités par des corps étrangers. Moi-même, j'en ai observé quelques exemples : ainsi, il n'y a pas longtemps, j'ai vu un cas sporadique, une fracture comminutive avec plaie de l'extrémité inférieure du radius, où le nerf médian était déchiré à moitié ; le troisième jour il survint subitement un trismus et un tétanos qui amenèrent la mort au bout de dix-huit heures. Il est inutile d'imaginer des théories dans le but d'expliquer pourquoi cette sorte de lésion des nerfs détermine des crampes tétaniques, tandis que ces dernières ne se présentent qu'exceptionnellement après la division des nerfs par un instrument tranchant ; car il y a un grand nombre de cas où le tétanos se présente après des plaies simples de la peau, quelquefois lorsque la plaie est déjà couverte de bourgeons charnus et sur le point de se cicatriser, ou bien même après l'application d'un vésicatoire, une piqûre d'abeille, etc. Il est cependant remarquable que la maladie se déclare surtout fréquemment après les lésions des extrémités, principalement des mains et des pieds, tandis qu'elle se présente, en somme, rarement après des opérations chirurgicales beaucoup plus importantes. Ensuite, je crois avoir observé que les cas où le tétanos survient lorsque la plaie est déjà recouverte de granulations, ont une marche plus chronique et moins intense que ceux où l'affection se montre peu de temps après la lésion.— Après s'être adressé en vain aux nerfs et même aux tissus tendineux, on a eu recours, pour expliquer la cause de cette maladie, aux influences de température; quelques-uns admettent qu'une température chaude et humide favorise tout particulièrement le développement du tétanos. J'avoue que je ne puis pas rejeter absolument cette opinion, car j'ai vu une plus grande fréquence de cas de tétanos par une chaleur accablante, semblable à celle qui précède les orages; cependant on a aussi observé de petites épidémies de tétanos en hiver.— D'autres accusent le refroidissement par des courants d'air, ou le brusque changement de température, comme la cause principale de cette maladie. Enfin, d'autres encore croient que le système nerveux n'est pas affecté primitivement, mais que le sang est d'abord malade et que le système nerveux n'est atteint que secondairement. Roser a fait revivre récemment la vieille opinion, que le tétanos, semblable à la rage, doit être considéré comme une maladie primitive du sang. On ne peut pas nier qu'il y ait entre ces deux affections une grande ressemblance; la preuve de leur similitude serait donnée si l'inoculation du sang ou du pus d'un individu tétanique pouvait produire la rage chez les animaux. Évidemment, il ne peut pas être question de l'inoculation à l'homme. J'incline fortement aujourd'hui vers une interprétation humorale du tétanos, et je considère cette affection comme une maladie d'intoxication, spécifique, sans cependant être en état d'apporter des preuves à l'appui de cette opinion. La considération que le tétanos peut être limité, ainsi que je l'ai observé, à une extrémité, voire même à une main, parle, il est vrai, beaucoup en faveur d'une cause locale, inhérente à un genre particulier de lésion nerveuse. — La fièvre intense dans le tétanos, et la circonstance que même après la mort des individus qui ont succombé à cette maladie, la température peut aller en augmentant, ont beaucoup occupé les esprits des pathologistes. Ce double fait devint encore plus intéressant lorsque Leyden, en provoquant un tétanos artificiel du corps entier, au moyen de puissants courants électriques qui traversaient toute la moelle épinière d'un chien, produisit également une très-forte élévation de la température du sang. A. Fick a démontré que dans ce cas l'excédant de chaleur est développé dans les muscles et de là communiqué au sang, et que, d'un autre côté, l'élévation de température constatée dans le rectum après la mort n'est que le résultat de l'équilibre qui s'établit entre la chaleur des muscles et celle du reste du corps. — Si, d'après ces expériences, que j'ai répétées, il est hors de doute que la chaleur du corps est fortement exagérée par les contractions musculaires tétaniques, cela ne prouve pas encore que dans le tétanos traumatique, chez l'homme, les hautes températures fébriles soient nécessairement dues à des contractions musculaires. Ce qui indique qu'il n'en est pas ainsi, c'est que des cas de tétanos à marche très-aiguë peuvent se passer presque sans fièvre, quoique le fait soit rare; cependant bien des énigmes restent ici à résoudre.

Malheureusement, le *pronostic* est mauvais la plupart du temps; parmi les cas aigus, il n'y en a que très-peu qui guérissent; parmi les cas chroniques, ceux qui durent plus de quinze jours guérissent presque tous. Mais cette dernière catégorie est rare.

Les connaissances si incomplètes que nous avons sur l'étiologie de cette maladie ne permettent d'instituer qu'un *traitement* symptomatique. On a recommandé aux diverses époques un grand nombre de remèdes. En général, on se sert des narcotiques, de l'opium et du chloroforme, que j'ai également adoptés comme base de ma thérapeutique. On donne l'opium à très-hautes doses, jusqu'à 0,75 centigrammes, et plus par jour, ou une quantité correspondante de morphine; quelquefois les spasmes cessent après leur administration, d'autres fois ces remèdes ne donnent aucun résultat. Dans tous les cas, les malades en éprouvent du soulagement. Contre les accès eux-mêmes, on emploie les inhalations de chloroforme poussées jusqu'à la narcose complète. Plusieurs malades ont été sauvés par ce traitement. En somme, la thérapeutique doit tendre à modérer la marche aiguë et à faire passer la maladie à la forme chronique, parce qu'alors on peut avoir plus d'espoir de guérir le patient. Parmi les autres méthodes de traitement, je citerai encore l'emploi répété de bains chauds avec addition de potasse; ensuite, l'application le long de la colonne vertébrale de révulsifs énergiques, tels que les grands vésicatoires, les moxas, le fer rouge; enfin le curare, employé quelquefois dans les temps modernes.

Dans les cas chroniques, vous n'aurez pas besoin d'instituer un traitement particulier: le malade gardera le lit, se tiendra dans un repos absolu; on tâchera d'éloigner toutes les influences morbifiques; on le garantira surtout contre toute excitation physique ou psychique.

2. *Délire traumatique des buveurs.* — Nous avons à vous citer à présent un ennemi des blessés, qui, par bonheur, n'est pas très-

dangereux. Vous avez sans doute déjà entendu parler du délire des buveurs, cette manifestation aiguë de l'empoisonnement chronique par l'alcool, manifestation qui se montre quelquefois d'une manière tout à fait spontanée, mais qui souvent aussi éclate dans le cours de certaines maladies aiguës, surtout de la pneumonie. Les lésions traumatiques sont souvent la cause occasionnelle du delirium tremens. Cette maladie vous sera exposée plus en détail dans le cours de médecine interne, parce que les accès ne se distinguent pas essentiellement les uns des autres, quelles que soient, du reste, les causes occasionnelles qui les aient provoqués; je serai donc court.

Ordinairement cette affection éclate pendant les deux premiers jours qui suivent la lésion, rarement plus tard. Elle n'atteint que les malades qui, depuis de longues années, sont habitués à l'usage immodéré des alcooliques, surtout de l'eau-de-vie et du rhum. Les premiers symptômes qu'on observe sont l'insomnie, une grande agitation, le tremblement des mains, le regard incertain; les malades se jettent de côté et d'autre dans le lit; ils sont très-loquaces, puis le délire les prend. Ils marmottent continuellement; ils voient de petites bêtes, telles que des mouches, s'agiter devant leurs yeux; des souris, des rats, des fouines, des renards, sortent de dessous leur lit; ils se croient entourés d'une atmosphère remplie de fumée, ou bien ils s'imaginent être balancés dans l'espace. Le délire prend quelquefois les formes les plus comiques: un soldat que je traitais, il n'y a pas longtemps, d'un delirium tremens, voyait un grand nombre d'autres soldats dans son verre à boire; en me voyant entrer dans la salle, il parlait à voix basse avec mon aide, parce qu'il croyait que j'étais son chef, etc. En général, le délire est gai; cependant les malades sont en proie à une inquiétude indicible, se jettent continuellement de côté et d'autre, et veulent se sauver. Si l'on n'a pas à sa disposition deux infirmiers robustes, on est réduit à leur mettre la camisole de force et à les attacher au lit. Cependant ils sont rarement méchants dans leurs accès, et quand on les interpelle vivement, ils répondent très-sensément, mais retombent immédiatement dans leurs hallucinations. De toutes les lésions, ce sont principalement les fractures, et surtout les fractures avec plaie, qui sont la cause occasionnelle la plus fréquente de cette maladie. Avant que l'on connût les appareils inamovibles, c'était une tâche très-difficile d'immobiliser les fragments, car les malades ne sentent pas les douleurs et meuvent les membres fracturés avec une telle violence, que tout appareil fait avec des attelles est complétement détaché en peu d'heures. Le pronostic, une fois que le délire a éclaté, n'est pas défavorable, d'après l'opinion de la plupart des chirurgiens; pour ma part, je ne saurais partager cet avis, d'après mes observations, à la vérité peu nombreuses. Parmi les malades atteints d'un delirium tremens aigu qui ont été traités par moi, j'en ai vu mourir au moins la moitié; ils tombaient souvent subitement dans le collapsus, perdaient tout sentiment et mouraient bientôt après. D'autres échappaient, surtout si l'on parvenait à les plonger dans le sommeil pendant quelque temps; et c'est là le but que le traitement tend à atteindre : l'opium à fortes doses est le remède presque généralement employé; on peut y ajouter encore de petites doses de tartre stibié. Sous l'influence de ce médicament, les malades tombent dans un état comateux, dont ils sortent guéris dans les cas heureux, mais dans lequel ils peuvent aussi quelquefois passer de vie à trépas. Je ne puis pas vous recommander de meilleur remède que l'opium contre le delirium tremens; cependant je crois qu'à hautes doses (10 centigrammes de deux en deux heures, jusqu'à production du sommeil), il n'est pas sans danger. De notre temps quelques voix se sont élevées en Angleterre pour bannir complétement l'opium et le tartre stibié de la thérapeutique de cette maladie et pour recommander un traitement plus expectatif. D'autres vantent les effets obtenus à l'aide de la digitale; la plupart des chirurgiens se louent beaucoup du traitement par l'opium; d'un autre côté, on dit aussi beaucoup de bien de l'administration simultanée d'un vin généreux et d'une bonne eau-de-vie.

Il me semble que le pronostic est plus favorable dans les cas de delirium tremens chronique et non accompagné d'accès de manie; le grog fort rend d'assez bons services dans cette maladie. Je fais prendre ordinairement le mélange suivant, qui n'est pas désagréable au goût : Jaune d'œuf cru, n° 1; rhum, 30 grammes; eau, 120 grammes; sucre, 60 grammes (une cuillerée à bouche toutes les deux heures). Cette potion peut encore être employée comme un médicament excitant dans d'autres cas, surtout chez les personnes âgées. Je dois encore vous avertir du danger des saignées, qui sont excessivement pernicieuses aux buveurs, et qui souvent amènent un collapsus se terminant rapidement par la mort.

Les résultats nécroscopiques chez les individus morts de delirium tremens ne nous éclairent pas sur la cause immédiate de la mort; on rencontre les lésions ordinaires de la dyscrasie des buveurs : catarrhe chronique de l'estomac, foie gras, dégénérescence des reins, comme dans la maladie de Bright; épaississement des méninges, cependant pas de lésion constante dans la pulpe cérébrale elle-même.

3. *Délire nerveux et troubles psychiques après des blessures.* — Par *délire nerveux traumatique*, on entend un état d'exaltation nerveux

suprême, non accompagné de fièvre et survenant après des blessures. Cet état se rencontrerait surtout chez les personnes hystériques; je n'ai rien observé jusqu'à présent que je sois disposé à désigner sous ce nom. On dit les lavements d'opium très-favorables pour remédier promptement à cet état.

Enfin, je dois citer encore les cas rares et intéressants où, chez des individus bien portants, du reste, des troubles psychiques se développent après les opérations; ces cas se soustraient à toute explication, et ne peuvent être comparés qu'à ceux où l'on a observé une véritable manie après d'autres maladies aiguës, telles que la pneumonie, le rhumatisme aigu, le typhus. J'ai vu deux cas semblables dans la clinique chirurgicale de Berlin; tous les deux, opérés de rhinoplastie complète, présentaient une mélancolie avec prédominance d'idées religieuses. Ils étaient catholiques : l'un, jeune homme, se creusait sans cesse le cerveau pour comprendre le mystère de la Trinité; l'autre, jeune fille, tâchait de se punir par la prière et la mortification d'avoir cédé à la vanité, au point de se refaire un nez, le sien ayant été complétement détruit par un lupus. Chez le jeune homme, on remarqua plusieurs fois de violents accès de fureur; les deux malades se rétablirent tout à fait au bout de quelques semaines. On m'a raconté que Langenbeck et de Graefe avaient observé des accès de manie : le premier également après une autoplastie, si je ne me trompe; le second après une opération à l'œil. Un cas de manie survenant après la résection de l'articulation du genou, et se terminant également par guérison, a été observé par M. le docteur Heusse, de Hombrechtihon (canton de Zurich). Ces cas sont excessivement rares.

APPENDICE.

DES PLAIES EMPOISONNÉES.

Nous avons maintenant à nous occuper encore de quelques espèces de plaies dans lesquelles des substances toxiques ont été inoculées au moment de la production de la blessure. Ces substances provoquent, soit des phénomènes locaux très-violents, soit des maladies générales dangereuses. — Plusieurs animaux sécrètent, à l'état physiologique, un venin; chez d'autres, le poison, dans ce cas appelé virus, se développe sous l'influence de certaines maladies et se transmet de ces animaux à l'homme.

Les *piqûres* d'un grand nombre de petits insectes ont des conséquences tout à fait disproportionnées avec la faible irritation locale qu'elles produisent. Cette disproportion peut tenir en partie, il est vrai, à la grande irritabilité de la peau, attendu qu'il y a des personnes qui, après des piqûres de punaises, de mouches, de puces, gagnent des inflammations étendues, quoique passagères de la peau, tandis que chez d'autres la même irritation ne produit rien. Une piqûre avec une épingle est une lésion beaucoup plus forte qu'une piqûre de puce, et cependant cette dernière est suivie de démangeaison avec formation d'élevures, tandis que les conséquences de la première sont nulles. Il est donc vraisemblable que, dans ces sortes de lésions, il entre dans la peau une substance irritante en même temps que la plaie est faite. — Les piqûres d'*abeilles* et de *guêpes* donnent lieu à des phénomènes encore plus violents; il se produit une inflammation très-douloureuse et quelquefois étendue de la peau, avec rougeur et gonflement considérables, inflammation qui, il est vrai, passe ordinairement à la résolution et ne devient pas dangereuse, mais qui peut être très-incommode. Un grand nombre de ces piqûres faites en même temps constituent une lésion qui peut avoir des conséquences fâcheuses; ces piqûres, à la langue, au palais, aux paupières, peuvent entraîner des dangers par le gonflement considérable de ces parties. Comme ces inflammations guérissent en peu de temps, le médecin est rarement appelé. Le peuple emploie, dans ces cas, différents moyens rafraîchissants qui modèrent la douleur; je vous citerai, entre autres, l'application de terre glaise mouillée, de pommes de terre râpées, de feuilles de choux, etc. Si l'inflammation est plus vive, on applique des compresses d'eau blanche et d'autres remèdes antiphlogistiques. Les piqûres de la *tarentule* et du *scorpion*, qu'on observe dans le Midi, sont encore plus violentes que celles des abeilles et des guêpes. L'inflammation de la peau est encore plus étendue; les douleurs, mordicantes, sont très-vives; quelquefois il y a formation de bulles; la fièvre peut s'y ajouter. Cependant ces lésions ne deviennent pas ordinairement dangereuses, si ce n'est par le siége particulier de la blessure. Le traitement doit être le même que celui que nous avons indiqué plus haut.

Par bonheur, nous n'avons pas beaucoup d'espèces de *serpents venimeux* dans nos contrées, et le nombre de ces derniers n'est pas grand. Parmi eux, je citerai la vipère commune (*Vipera berus*) et le *Vipera Redii*, à plusieurs dents vénéneuses, pourvues de petites glandes qui s'ouvrent lorsque l'animal mord, et qui laissent couler leur contenu dans la plaie. La morsure de ces serpents n'est pas aussi dangereuse qu'on le croit; d'après des relevés statistiques, il meurt à peu près 2 individus sur 60 mordus. La douleur est très-violente; il se produit une inflammation, une tension et un gonflement de la peau très-considérables; avec cela, une fièvre très-forte, une vive anxiété, de l'abattement, des vomissements, quelquefois un léger ictère. Quant au traitement, le mieux est de pratiquer immédiatement la succion, parce que le venin n'est pas absorbé par la muqueuse buccale et stomacale. On lave sur-le-champ la plaie. On donne aussi le conseil, pour empêcher la résorption, de mettre une ligature sur le membre, au-dessus de l'endroit blessé. C'est un moyen d'un effet très-douteux : le venin a eu généralement le temps d'être absorbé avant que le malade arrive chez le médecin. Les opinions sont divisées pour savoir si, à cette époque, l'application d'une ventouse, la cautérisation ou l'excision de la plaie sont encore de quelque utilité; cependant je ne négligerais pas de la cautériser. L'inflammation locale de la peau doit surtout être traitée, à cause de la tension douloureuse. On fera des embrocations huileuses, on protégera la plaie contre le contact de l'air par les moyens que nous avons appris à connaître en parlant des brûlures superficielles. A l'intérieur, on donne ordinairement un vomitif, et puis des remèdes antiseptiques. — Parmi toutes les morsures de serpents, celles des *crotales* (serpents à sonnettes) offrent le plus de danger; elles tuent très-souvent, et quelquefois en peu d'heures. L'inflammation locale de la peau, qui, dans ce cas, est très-violente et s'étend au loin, se termine souvent par gangrène; les blessés meurent en présentant une fièvre très-violente, du délire et un état soporeux.

Un virus spécial, complétement inconnu dans sa composition chimique, est le *virus des cadavres*. Quelques-uns d'entre vous le connaissent peut-être déjà par expérience. Ce virus septique se développe dans les cadavres des hommes et des animaux. Si, en maniant les cadavres, il entre un peu du liquide de ces tissus morts dans une petite plaie cutanée souvent insignifiante, il peut se développer des phénomènes très-sérieux. Les états pathologiques qui se montrent sous l'influence de cette cause sont très-variables et quelquefois très-malins. Il y a des cas (qui, dans le temps, ont été fréquemment observés, surtout en Angleterre) où l'on remarque au début peu de douleur dans la plaie, mais bientôt se montrent un grand abattement, de la céphalalgie, de la fièvre, des nausées; puis viennent le délire, le coma, et la mort arrive, quelquefois au bout de quarante heures à peine. On prétend qu'on observe ces cas graves le plus souvent à la suite des autopsies qui ont été faites sur des cadavres encore chauds : dans ces circonstances, on se demande si le médecin, en disséquant, ne s'est pas inoculé une humeur pathologique formée antérieurement dans l'organisme vivant; car l'état que l'on appelle ordinairement décomposition cadavérique ne saurait pas encore exister. En opposition avec cette forme aiguë, maligne, on observe des cas dans lesquels le virus n'a qu'une action purement locale. On constate au bout de vingt-quatre heures une douleur modérée et une légère induration au doigt malade; il se forme ensuite sur la plaie une croûte sèche, sous laquelle se trouve constamment du pus, ordinairement en faible quantité. La croûte se reforme dès qu'on l'enlève; cet endroit reste douloureux et dur. Avec le temps, l'épiderme qui le recouvre s'épaissit, et il se forme une tumeur douloureuse, ressemblant à une verrue dont la surface est toujours humide. C'est ce qu'on appelle ordinairement *tubercules des anatomistes*. Celui chez qui ces tubercules locaux ont de la tendance à se former est ordinairement peu prédisposé à l'infection générale. — Entre ces deux formes, une troisième consiste en ce que l'inflammation locale est compliquée par l'inflammation des vaisseaux lymphatiques et des ganglions de l'aisselle. Cette inflammation peut, lorsqu'elle est traitée de bonne heure, se terminer par résolution; mais souvent il arrive qu'elle donne lieu à la formation d'abcès au bras.

Quant au traitement immédiat de la piqûre des anatomistes, je vous conseille de laisser d'abord couler de l'eau froide sur la plaie pendant un certain temps, et de ne pas arrêter l'écoulement du sang, s'il existe. Dans beaucoup de cas, l'humeur maligne est enlevée par le lavage, et il n'y a pas d'intoxication. Si la plaie devient rouge, vous la cautériserez énergiquement avec le nitrate d'argent ou avec de l'acide nitrique fumant; ce procédé est, il est vrai, très-douloureux, mais il est aussi très-efficace. Malgré cela, il se forme souvent du pus sous l'eschare; s'il en est ainsi, vous enlevez cette dernière, et vous cautérisez de nouveau, et ainsi de suite, jusqu'à ce qu'il ne se forme plus de pus sous l'eschare. La cautérisation immédiate après le contact avec le virus cadavérique est, d'après ce que j'ai observé sur moi et sur mes élèves, peu convenable. De petites écorchures non saignantes sont toujours plus dangereuses, quant à l'infection, que des incisions plus profondes, par la raison anatomique que le réseau des lymphatiques sans parois propres, dont le pouvoir absorbant est le plus considérable, se trouve répandu précisément dans la couche la plus superficielle du derme. La réceptivité pour le virus cadavérique est, du reste, très-différente selon les individus; des infections répétées semblent plutôt augmenter la prédisposition à être inoculé que de la diminuer. S'il survient une lymphangite, il faut, avant tout, immobiliser le bras par des attelles, ensuite commencer le traitement de la lymphangite tel qu'il a été décrit antérieurement.

Vous pouvez vous représenter de la manière suivante la marche des phénomènes morbides que nous venons de décrire : Une petite quantité de liquide provenant d'un cadavre (ou bien du pus décomposé d'un vivant) est introduite dans la plaie; ici les capillaires lymphatiques fins absorbent cette humeur en décomposition et la conduisent dans les troncs des vaisseaux lymphatiques. A ce moment, il peut se produire rapidement dans ces derniers un caillot, et la substance septique ne porte son irritation spécifique que sur une petite étendue. Dans d'autres cas, ce principe septique agit sur la lymphe comme un ferment; cependant celle-ci ne se coagule que dans les ganglions les plus rapprochés, ou bien, par suite du fort gonflement des ganglions, les voies qui se trouvent entre les acini sont comprimées, et ainsi le passage à travers la glande est empêché. Dans ce cas encore, la maladie reste locale, quoiqu'elle soit répandue sur un plus long trajet et qu'elle conduise souvent à la suppuration avec fièvre (phénomène qui se rencontre également dans d'autres processus inflammatoires non spécifiques). Enfin, et c'est le cas le plus rare, la lymphe fermentée, et qui agit elle-même comme ferment à ce moment, arrive dans le sang et y opère également des transformations chimiques : nous avons devant nous la *septicémie* par virus cadavérique. Nous ne connaissons pas les modifications que la substance putride peut provoquer dans la lymphe et dans le sang. — D'après les cas qui guérissent, on peut voir que les substances nuisibles, formées dans tout ce processus, peuvent être éliminées du corps par les sécrétions et les excrétions; cependant on ignore par quelle voie cette élimination se fait. — Il y a aussi une forme chronique de l'infection par le virus cadavérique, qui a beaucoup d'analogie avec la morve chronique, dont nous aurons à parler dans un instant. —Dans quelques cas, une certaine quantité de substance putride est enkystée dans les ganglions lymphatiques, ou bien dans un autre foyer inflammatoire; elle peut y séjourner sans danger, et peut être plus tard insensiblement éliminée. Cependant, en cas de mouvements violents, le poison peut, par l'augmentation de la pression sanguine, être repoussé dans les vaisseaux lymphatiques et y entraîner une nouvelle infection aiguë locale et générale. Si ces sortes de ganglions indurés persistent après l'infection par le virus cadavérique, les bains tièdes journaliers sont ce qui convient le mieux pour éliminer le plus tôt possible la substance toxique.

Nous avons encore à parler de quelques virus qui se développent chez certains animaux pendant des maladies déterminées, et qui peuvent être transmis de ceux-ci à l'homme : parmi ceux-ci, nous citerons la *morve*, la *pustule maligne* et la *rage*.

La *morve* (*maliasmus*) est une maladie qui se développe spontanément chez le cheval et chez l'âne. C'est une inflammation de la muqueuse nasale donnant lieu à un fort épaississement de cette membrane, à la sécrétion d'un pus épais visqueux, et dans laquelle il se forme, à la suite de la fonte de tumeurs caséeuses, des ulcères à fond caséeux; il s'y joint un gonflement des glandes lymphatiques, quelquefois des tumeurs dans le poumon ressemblant aux tubercules; un marasme aigu s'y ajoute. Dans les cas aigus, la maladie se termine le plus souvent par la mort. Il y a une forme de la morve dont la marche est plus chronique et les symptômes moins effrayants; on la désigne du nom de *farcin*. Le farcin est plus rare et comporte un pronostic plus favorable. L'affection morveuse et farcineuse ne se transmet des animaux à l'homme que par inoculation accidentelle. Si un peu de pus provenant d'un cheval morveux arrive sur une plaie ou une excoriation de la peau de l'homme, ou même si du pus morveux très-virulent est déposé sur cette peau intacte, dans des endroits où l'épiderme est mince, il se déclare souvent des inflammations très-aiguës, qui sont accompagnées d'une infection septique générale et qui sont mortelles dans la plupart des cas. La forme chronique de la morve est rare chez l'homme. Les symptômes consistent principalement en inflammations pustuleuses de la peau, en abcès du tissu cellulaire sous-cutané, qui se montrent tantôt ici, tantôt là; le danger n'est pas si considérable. Dans quelques cas d'intoxication morveuse aiguë, il se développe une lymphangite et une suppuration, limitées au membre atteint. Dans d'autres cas, il se forme très-vite une rougeur érysipélateuse diffuse de la peau, accompagnée d'un fort gonflement, et une fièvre très-intense se déclare en même temps. L'inflammation locale peut passer à la gangrène; il survient du délire, bientôt remplacé par un état comateux; la diarrhée, un écoulement purulent du nez, des douleurs dans les muscles, peuvent s'y ajouter, et la mort arrive avec ces symptômes. La durée de la maladie peut être très-courte : ainsi je me rappelle avoir vu, comme étudiant, à la clinique de Göttingue, un homme fort, robuste, qui mourut au bout de quelques jours à la suite de l'intoxication morveuse. Cependant on observe également des cas où les malades atteints de cette forme aiguë vivent encore pendant dix à quinze jours, et où se développent tous les phénomènes de la pyohémie, surtout une foule d'abcès hémorrhagiques dans les muscles, qui caractérisent tellement la pyohémie d'origine morveuse, qu'ils permettent à eux seuls de porter le diagnostic de la morve. Dans des cas rares, la morve chronique peut servir de point de départ à une morve aiguë, rapidement mortelle; réciproquement, on a remarqué que la morve aiguë peut passer à la forme chronique. Naturellement, cette maladie, qui ne se montre jamais primitivement chez l'homme, attaque principalement les personnes que leurs occupations mettent souvent en rapport avec les chevaux. — Malheureusement, il ne peut pas être question de traitement dans cette maladie; on se contente de combattre les symptômes les plus importants, absolument comme dans la pyohémie aiguë. On a recommandé l'iode, l'arsenic, la créosote, comme antidotes de la morve.

La *pustule maligne* est une maladie qui chez le bœuf se développe le plus souvent d'une manière idiopathique. Dans sa forme aiguë, elle se rapproche du typhus; dans la forme subaiguë et chronique, on voit survenir des inflammations circonscrites de la peau, de la nature de l'anthrax, et qui passent bientôt à la gangrène. La nature contagieuse de la pustule maligne est encore plus prononcée que celle de la morve. Si la sécrétion d'une pustule maligne, ou la peau séchée de l'animal abattu entre en contact avec la peau de l'homme, il se développe bientôt une pustule et une inflammation cutanée d'abord peu considérable, mais devenant très-violente par la suite et s'accompagnant d'une forte fièvre. Cette inflammation prend bientôt les caractères de l'anthrax, qui se termine rapidement par gangrène; la marche est la même que celle de l'anthrax malin décrit plus haut, et la maladie, abandonnée à elle-même, se termine le plus souvent par la mort. On prescrit toujours les antiseptiques connus. L'anthrax lui-même doit être énergiquement combattu par les incisions, la cautérisation au fer rouge ou d'autres caustiques. Si le traitement est institué de bonne heure et s'il n'y a pas encore infection bien prononcée du sang, on peut avoir quelque espoir de sauver le malade ; mais si la pustule maligne s'est complétement développée et s'il y a des phénomènes de septicémie, il ne faut plus espérer de guérison. — La question de savoir si la pustule maligne peut se développer protopathiquement chez l'homme, et si l'anthrax malin que nous avons décrit antérieurement est toujours dû chez l'homme à une infection, ou s'il peut aussi se manifester spontanément sous l'influence des mêmes conditions étiologiques encore peu connues, qui président à son développement chez les animaux, cette question, disons-nous, est encore en litige. D'excellents chirurgiens et vétérinaires français se sont occupés de cet objet ; les essais d'inoculation faits avec le produit de sécrétion de la pustule maligne, en vue de la transmettre de l'homme aux animaux, ont eu des résultats fort incertains ; les observations se contredisent en partie. Bref, le rapport qui existe entre ces diverses formes d'anthrax et de pustules n'est pas encore entièrement élucidé au point de vue de l'étiologie.

La *rage*, ou *hydrophobie* (*lyssa*), est une maladie plus connue et probablement plus fréquente que les deux dernières que nous venons de décrire ; elle est transmise des animaux à l'homme. Il paraît qu'elle ne se développe spontanément que dans le genre chien, et les raisons de ce fait sont inconnues ; cependant elle peut être transmise à tous les mammifères par la morsure de ces animaux et par la salive qui contamine la plaie. Il paraît que le virus ne diminue pas de force par l'inoculation, mais qu'il conserve son énergie en se transmettant d'un animal à l'autre. Par exemple, un chien enragé mord un chat ; ce dernier devient enragé et mord un homme : la salive de cet homme malade inoculée à un animal reproduit la maladie, etc.

Les symptômes chez le chien sont décrits de la manière suivante par les vétérinaires : On distingue la rage furieuse et la rage mue. Avant l'une et l'autre, le chien est triste et ne prend pas de nourriture. Après que cet état a duré huit jours à peu près, la rage furieuse commence, le chien court sans but, le regard inquiet, comme s'il était poussé par une peur intérieure ; quand il est irrité, il mord sur tout ce qui se présente. La gueule est sèche ; le chien essaye de boire, cependant il s'éloigne bientôt de l'eau sans avoir bu. Il s'amaigrit ; la marche devient incertaine, puis les extrémités postérieures se paralysent ; l'aboiement devient une sorte de hurlement ; il y a des mouvements spasmodiques, et trois ou quatre jours après ces derniers symptômes, il meurt. Dans la rage mue, on remarque bientôt une paralysie des muscles de la mâchoire inférieure, et, par là, l'impossibilité de mordre et de manger.

Les autres symptômes ressemblent à ceux que nous venons de décrire. Quelques auteurs n'admettent pas ces deux formes de la maladie comme distinctes, mais ils les considèrent comme des degrés différents, dont la durée est tantôt courte, tantôt longue. A l'autopsie de ces animaux, on rencontre ordinairement une forte rougeur de la muqueuse de l'estomac et de l'intestin, qui probablement est due en grande partie à la masse des corps étrangers que le chien a avalés. Du reste, on ne trouve rien d'anormal, surtout dans le cerveau et la moelle épinière; cependant il faut remarquer que jusqu'à présent on n'a pas fait d'observations microscopiques ni sur le cerveau, ni sur la moelle dans cette maladie : il est très-vraisemblable que, dans les cas où l'on observe des paralysies évidentes, il doit y avoir une dégénération de la moelle épinière.

Quant à la transmission du virus rabique à l'homme, il est d'abord consolant que tous ceux qui sont mordus ne deviennent pas enragés, mais que sur vingt cas il n'y en a qu'un où le virus est inoculé. La plupart du temps, la plaie guérit facilement; plus rarement, elle suppure pendant quelque temps, ce qui doit être considéré comme un phénomène favorable; jamais la réaction locale n'est telle qu'elle menace de devenir dangereuse, et, sous ce rapport, le virus rabique se distingue essentiellement de tous les virus décrits jusqu'ici : ce n'est pas un virus phlogogène. La maladie se déclare rarement avant la sixième semaine qui suit la morsure, souvent c'est plus tard encore; on a observé, il n'y a pas longtemps, un cas où la maladie ne se manifesta qu'après six mois. Des auteurs anciens signalent encore une plus longue durée pour la période d'incubation. Dans le peuple, existe la croyance que le chiffre 9 joue un rôle dans cette maladie : on raconte que la maladie éclate le neuvième jour, la neuvième semaine ou le neuvième mois après la morsure, et qu'on ne peut être sûr avant la neuvième année que la maladie ne se montrera pas. Évidemment, il ne faut voir dans cette croyance qu'une fable qui s'explique facilement, si l'on considère que la longue durée de la période d'incubation, étant en elle-même quelque chose de très-extraordinaire, a donné lieu pour cela à ces fables. On ignore absolument où siége le virus pendant cette longue durée, si c'est dans les cicatrices, dans les glandes lymphatiques les plus rapprochées ou dans le sang. Dans quelques rares cas, on a observé que les blessés ressentent, peu de temps avant l'invasion de la maladie, des douleurs dans la cicatrice qui devient en même temps un peu rouge; ensuite se montre une grande irritabilité, de l'agitation et de l'inquiétude; parfois on observe déjà à ce moment des spasmes lors de la déglutition. L'irritabilité augmente de plus en plus; toute lumière, tout bruit, tout courant d'air tourmente ces malheureux et peut donner lieu à des convulsions générales et aux crampes les plus douloureuses de la gorge. Alors seulement se déclare l'hydrophobie proprement dite : les malades ont une soif inextinguible, et dès qu'ils voient un liquide quelconque, ils sont pris d'une anxiété et de crampes horribles; quelquefois surviennent des accès constitués par une inspiration profonde, spasmodique; le sommeil cesse complétement; les malades ont une peur continue du moindre bruit, parce que tout provoque immédiatement les crampes douloureuses, qui s'étendent à la fin sur tout le corps et conduisent alors à de véritables accès de rage avec l'expression de l'angoisse la plus terrible. Cependant, en général, les malades sont faciles à tranquilliser par le repos et les paroles encourageantes; ils sont, ou tout à fait résignés, ou très-mélancoliques. Quelquefois ils avertissent ceux qui les entourent de ne pas s'approcher de trop près pour ne pas être mordus, mais ils ne sont nullement méchants, comme on le prétendait jadis. Ce n'est que vers la fin qu'il y a une salivation abondante et que la bouche est couverte d'écume. Dans quelques cas, la mort est précédée des convulsions tétaniques les plus violentes; d'autres fois elle arrive doucement, après que les crampes et l'horreur de l'eau ont complétement disparu, et que le malade et le médecin se sont abandonnés à un espoir trompeur. — L'anatomie pathologique ne nous fournit aucun renseignement sur cette maladie si extraordinaire et si terrible. On ne peut douter que la moelle épinière ne soit affectée, mais il n'a pas été possible de savoir jusqu'à présent si l'irritation a son point de départ dans le sang, ou si c'est la substance nerveuse qui est devenue malade elle-même.

Quant au pronostic, il n'y a pas de salut possible pour les individus chez lesquels la maladie s'est déclarée. Dans tous les cas, il faut cautériser profondément avec des caustiques ou le fer rouge les morsures faites par un chien enragé, et les maintenir longtemps en suppuration; c'est au moins la seule chose rationnelle qu'on puisse faire dans ces cas. Les observations faites jusqu'ici ne permettent pas de décider si l'excision de la cicatrice peut être encore de quelque utilité lorsque la maladie a déjà éclaté; ce serait, dans tous les cas, un moyen rationnel. Contre la maladie une fois déclarée, on a épuisé presque tous les moyens énergiques de la matière médicale et de la chirurgie : tous les narcotiques ont été employés à petites et à fortes doses; ce sont surtout l'opium et la belladone qu'on a presque poussés jusqu'à l'empoisonnement; par l'étourdissement artificiel, on a bien soulagé les malades, mais on ne les a pas guéris. On a amputé le membre qui portait la cicatrice; mais en vain! Diffenbach fit, dans un pareil cas, la transfusion, et ne réussit pas davantage. Lorsque l'horreur de l'eau existe, on peut donner un peu de liquide par une sonde. Les malades se trouvent bien d'un repos absolu dans une chambre assez obscure; contre les accès de crampes, la chloroformisation répétée s'est montrée utile, et les malades qui ont une fois usé de ce moyen, le redemandent avec instance. Mais c'est là tout ce qu'on peut faire pour ces infortunés.

Les trois dernières maladies entrent par tant de points dans le domaine de la médecine vétérinaire, de l'hygiène publique et de la médecine interne, que je ne puis vous en donner qu'un court aperçu. Vous trouverez des détails plus circonstanciés dans la *Pathologie spéciale* de Virchow (vol. II, section *Zoonoses*). Cette description est complétée par un aperçu bibliographique.

VINGT-HUITIÈME LEÇON

DE L'INFLAMMATION CHRONIQUE, PARTICULIÈREMENT DES PARTIES MOLLES.

Notions anatomiques : 1. Épaississement, hypertrophie. — 2. Hypersécrétion. — 3. Suppuration, abcès froids, abcès par congestion, fistules, ulcération. — Conséquences des inflammations chroniques. — *Symptomatologie générale.* — *Marche.*

Jusqu'ici nous nous sommes occupés presque exclusivement des processus aigus, nous arrivons maintenant aux processus chroniques, et surtout à l'inflammation chronique. En traitant ce sujet, je suivrai une autre méthode que celle à laquelle je me suis astreint jusqu'à présent : je ne commencerai pas par vous exposer les différentes formes morbides qui se présentent ordinairement dans la pratique chirurgicale, mais je vous donnerai d'abord un aperçu général de l'inflammation chronique dans son ensemble.

Les *lésions anatomiques* dans l'inflammation aiguë sont, en somme, très-simples ; il s'agit, dans tous les cas, d'une néoplasie rapide de tissus persistant, comme dans la guérison par première intention, ou bien de la formation de pus et du développement de granulations avec leur transformation en cicatrice. La même chose s'observe dans l'inflammation chronique ; mais, en outre, une série d'autres phénomènes vient encore s'y ajouter. Sous le rapport étiologique, l'inflammation chronique est beaucoup plus compliquée. Il ne s'agit plus ici d'une irritation momentanée, d'une blessure, d'une brûlure et de leurs conséquences à marche typique, mais il faut expliquer pourquoi, en général, l'inflammation se développe, et pourquoi elle prend un caractère chronique. — Je commencerai par vous exposer quelles sont les modifications anatomiques subies par les tissus pendant le travail inflammatoire chronique. Ici encore, comme dans l'inflammation aiguë, nous avons à considérer le tissu conjonctif comme siége ordinaire de la maladie. A côté de la dilatation des capillaires et de leur multiplication par formation d'anses, nous connaissons, dans l'inflammation aiguë, l'infiltration séreuse et plastique du tissu comme le phénomène anatomique le plus essentiel. Dans l'inflammation chronique, la modification des capillaires occupe le second plan, au moins dans beaucoup de cas, tandis que la formation nouvelle dans le tissu, et l'infiltration séreuse, sont destinées à jouer un plus grand rôle. La formation de cellules est bien rarement aussi rapide que dans l'inflammation aiguë; pour cette raison les cellules arrivent souvent à un développement un peu plus complet. Mais, pendant ce travail néoplasique, le tissu intercellulaire se modifie également : la fibre de tissu conjonctif perd sa nature résistante et fibreuse, le tissu cellulaire sous-cutané perd son extensibilité et son élasticité; la conséquence est, quant aux caractères palpables et visibles, que le tissu est gonflé, d'une consistance gélatino-lardacée et qu'il est moins mobile sur les parties sous-jacentes. Voilà la période de début de toute inflammation chronique. La marche peut différer de la manière suivante :

1° Le tissu persiste dans cet état d'infiltration séreuse plastique et dense; la peau et le tissu cellulaire sous-cutané, les capsules articulaires, les tendons, les ligaments, les aponévroses, en un mot tous les tissus du corps constitués par l'élément conjonctif, présentent à la section un aspect assez homogène, lardacé. Dans les maladies des articulations et de leur voisinage, on observe le plus souvent cet état, et, comme ce gonflement des articulations se développe sans que jamais il y ait rougeur de la peau, on l'a désigné dans le temps par le nom de *tumeur blanche*. Ce nom, il est vrai, ne dit rien quant à l'essence du processus; cependant il peut être utilement employé dans la pratique quand on le restreint à certaines formes de maladies articulaires. — Vous comprenez facilement que ce tissu, en somme peu altéré jusqu'ici, peut sortir de cet état maladif et revenir à l'état normal. Le sérum infiltré se résorbe, les cellules nouvellement formées se transforment en partie en corpuscules de tissu conjonctif, et en partie disparaissent par la fonte; le tissu conjonctif lui-même retourne à son état antérieur, et si l'état des parties n'est pas tout à fait ce qu'il était primitivement, au moins il s'en rapproche beaucoup. Il persiste quelquefois un épaississement cicatriciel; il peut encore se faire que pendant le développement de l'inflammation chronique, il se forme dans le tissu de petits extravasats : ceux-ci se transforment en un pigment brun rouge, qui, lorsqu'il est abondant, donne au tissu une teinte jaunâtre ou grisâtre. — Par suite de l'excédant continuel de matériaux nutritifs qui, dans certains cas, arrive aux parties malades atteintes d'inflammation chronique, les éléments des tissus peuvent devenir plus longs et plus épais; le tissu entier prend plus de consistance : on appelle cet état *hypertrophie simple*. Quelquefois cependant l'infiltration plastique (c'est-à-dire par des cellules) peut prendre dans l'inflammation chronique une extension extraordinaire; les jeunes cellules infiltrées dans le tissu conjonctif ancien se transforment en jeune tissu conjonctif, de sorte que la peau, par exemple, peut s'épaissir du triple, du quadruple et plus. En anatomie pathologique, on donne le nom d'*hyperplasie* à cette interposition d'un tissu nouveau et de même nature dans les couches du tissu ancien. Il se forme dans l'un et l'autre cas un état qui, lorsqu'il a la peau pour siége, est appelé *épaississement sclérotique*, et, quand cet épaississement prend une forme inégale et bosselée, *éléphantiasis*, dans l'acception la plus large du mot. De semblables *hypertrophies* et *hyperplasies* du tissu conjonctif, qui peuvent se développer dans le cours d'une inflammation chronique, ne disparaissent presque jamais complétement, mais restent dans le même état, même quand les causes qui les ont produites n'existent plus.

2° Transportez par l'imagination le processus de l'inflammation chronique, tel que vous le connaissez jusqu'ici, sur une muqueuse ou une séreuse, vous comprendrez qu'avec les modifications pathologiques qui sont survenues dans le tissu de ces membranes, la sécrétion ne peut pas rester normale. Ordinairement elle est augmentée, il y a *hypersécrétion;* l'inflammation chronique d'une synoviale ou d'une muqueuse peut même avoir pour caractère principal et dominant cette *hypersécrétion.*

Les inflammations chroniques des muqueuses peuvent atteindre de préférence tantôt les couches épithéliales, tantôt les couches de tissu conjonctif, tantôt les glandes de la muqueuse; dans beaucoup de cas, ces trois éléments sont malades en même temps et au même degré. Il en est de même dans les membranes synoviales des articulations : il y a des formes d'inflammation chronique des articulations qui se manifestent principalement par une sécrétion très-abondante d'une synovie très-aqueuse.

3° L'inflammation chronique peut aussi s'accompagner de *suppuration*, et les phénomènes intimes sont les mêmes que dans le processus aigu, seulement tout se passe plus lentement. Il se fait, par exemple, à un endroit quelconque du corps, une végétation de jeunes cellules qui restent rondes, avec formation d'une substance intercellulaire liquide; dans ce cas, le tissu dans lequel les cellules se sont montrées périt, comme c'est toujours le cas lorsque la végétation de cellules est circonscrite et qu'elle se fait par foyers isolés. Le tissu environnant est également infiltré de cellules, et commence aussi à se transformer en un tissu liquide à cellules prenant le caractère du pus; le tissu infiltré est d'autant plus disposé à la suppuration et à la fonte, que les vaisseaux, moins développés, n'y amènent pas des matériaux nutritifs suffisants sous le rapport de la qualité et de la quantité, pour entretenir la continuation de l'existence normale du tissu. De cette manière se forme peu à peu un abcès, une cavité purulente circonscrite, dont les parois sont sans cesse en voie de transformation purulente. Tout se fait ici assez lentement et sans phénomènes palpables; souvent sans douleur, sans rougeur, sans augmentation de chaleur de la partie atteinte, ordinairement aussi sans fièvre. Pour cette raison, on appelle les abcès qui suivent une marche chronique dans leur développement, *abcès froids*. Pour désigner ce processus chronique de la suppuration, on se sert de l'expression *fonte ulcérative*. On pourrait aussi appeler toute la cavité purulente ainsi formée, un *ulcère en caverne;* dans le langage ordinaire, on ne se sert de cette expression que pour désigner les petites cavités de cette espèce, tandis que les grandes cavités ont gardé spécialement le nom d'abcès froids. Si vous examinez le pus d'un pareil abcès au microscope, vous trouvez qu'il est très-riche en petites molécules, mais assez pauvre en cellules purulentes bien développées. Cela vient de ce que le pus a été enfermé pendant très-longtemps dans le corps, et qu'il a été modifié, d'une part, par la fonte des cellules purulentes et leur division en molécules; d'autre part, par des transformations chimiques : ces dernières donnent lieu surtout à des corps gras souvent en grande abondance, principalement à la cholestérine cristallisée. L'aspect d'un pareil pus à l'œil nu est également modifié par ces métamorphoses; il est ordinairement plus fluide et plus clair que celui des abcès aigus; il a quelquefois l'odeur désagréable des acides gras, et l'on peut y trouver mélangés des flocons de fibrine et des lambeaux de tissus nécrosés. L'abcès froid met quelquefois plusieurs mois et même des années, avant que la fonte purulente de ses parois soit assez avancée pour rompre la peau. Il arrive même dans quelques cas qu'un pareil abcès persiste pendant des années, que le travail ulcératif de ses parois cesse, que ces parois se transforment en une capsule de tissu cicatriciel, et que le pus s'enkyste complétement. Si l'on examine de pareils abcès, on y rencontre un liquide émulsionné, renfermant en partie de la graisse cristallisée, quelquefois nulle trace de cellules purulentes, de sorte que les résultats anatomiques permettraient difficilement de dire que ce sac a été un abcès, si toute la marche n'était pas là pour le prouver. Il est encore plus rare que, l'abcès ayant cessé de croître, il se fasse une résorption de la partie liquide, laissant pour résidu une bouillie caséeuse. — Si l'abcès s'est ouvert au dehors, le pus est évacué, et les autres circonstances étant favorables, la guérison peut s'effectuer de la manière que nous décrirons à l'instant. Pour que cette terminaison puisse se faire, il faut avant tout que le travail ulcératif de la paroi interne de la cavité purulente cesse, ce qui n'arrive que lorsqu'il se fait dans les parois de l'abcès un développement vasculaire énergique et abondant, sous l'influence duquel la surface interne de l'abcès se transforme en une surface à granulations de bonne nature. Il arrive alors, d'une part, que cette surface se condense et se résume par sa transformation en tissu cicatriel; de l'autre, que les surfaces opposées s'agglutinent et se soudent comme dans la guérison de l'abcès aigu, chaud; l'écoulement de pus diminue progressivement et la cavité finit par disparaître complétement. Pendant quelque temps encore on sent sous la peau la cicatrice de l'abcès sous forme d'un épaississement calleux; mais avec le temps celle-ci disparaît également et revient à l'état de tissu conjonctif ordinaire. — Je veux immédiatement vous faire connaître un nom technique qu'on emploie pour les abcès qui ne se sont pas formés primitivement à l'endroit où on les observe plus tard, mais qui se déplacent, soit que le pus ait fusé vers les parties déclives, soit que le processus ulcératif ait fait plus de progrès dans une direction déterminée. Il peut, par exemple, se former une suppuration à la partie antérieure de la colonne vertébrale, qui, en suivant le tissu cellulaire lâche rétro-péritonéal et la gaîne du muscle psoas, s'étend de plus en plus en bas, jusqu'à ce qu'elle se montre sous forme d'abcès au-dessous du ligament de Poupart. Ces abcès et d'autres semblables sont appelés *abcès par congestion.* — Le travail d'oblitération du sac, indiqué plus haut, ne se fait pas toujours d'une manière rapide; au contraire, l'état général et l'état local sont quelquefois tels, qu'après l'évacuation du pus, il survient dans l'abcès une inflammation très-aiguë avec fièvre violente, suivie de pyohémie ou de marasme fébrile, ou bien, malgré l'évacuation du pus, le processus ulcératif chronique s'étend de plus en plus sur les parois de la cavité, lentement, mais continuellement. Dans de pareils cas les ouvertures de ces grandes excavations, souvent profondes, laissent passer continuellement un pus ténu, de mauvaise nature; les ouvertures plus ou moins larges de pareils ulcères en caverne sont appelées des *fistules.*

Vous pouvez vous représenter le processus suppuratif et ulcératif que nous venons de décrire, transporté sur une surface, une membrane, et nous arrivons de cette manière à l'*ulcère en surface* ou *ulcère ouvert;* mais comme ce sujet a une importance pratique très-grande, nous y consacrerons plus tard un article spécial.

4° L'inflammation chronique peut encore avoir une autre terminaison, qui a beaucoup d'analogie avec la suppuration, c'est la *transformation caséeuse de la néoplasie inflammatoire.* Figurez-vous une forte accumulation de cellules nouvellement formées, et supposez que cette néoplasie subisse une désagrégation moléculaire à son centre, sans qu'une substance intercellulaire fluide vienne s'y mélanger, on aura une bouillie caséeuse. L'infiltration plastique s'avance lentement à la périphérie du foyer caséeux; cependant le tissu infiltré subira également et en peu de temps la métamorphose caséeuse, et de cette façon le foyer central augmentera toujours de volume. Ici encore, de même que dans la transformation en pus, c'est l'absence d'une vascularisation en rapport avec la formation cellulaire qui est la cause locale de la désagrégation; dans ce cas, on a affaire à un processus ulcératif qu'on peut désigner sous le nom d'*ulcération sèche* ou *caséeuse* (nécrotisation sèche, avasculaire). Si l'on rencontre de pareils foyers jaunes sur le cadavre, on admet généralement qu'on a devant soi un foyer purulent desséché; cependant ce n'est pas le cas, au moins le plus souvent; la plupart de ces foyers, caséeux au début, étaient en petit ce qu'ils sont maintenant en grand, et n'ont jamais été constitués par du pus liquide. Il est très-aisé de prouver expérimentalement que ces foyers caséeux peuvent provenir directement et sans suppuration de la néoplasie inflammatoire. Si, par exemple, vous provoquez un processus inflammatoire continu par l'introduction d'un corps étranger (par exemple d'un séton) dans le tissu conjonctif sous-cutané du lapin, il se forme autour du corps étranger, au bout de quelques jours, une masse jaune, caséeuse, qui représente évidemment le pus chez l'homme, mais qui n'a jamais été auparavant du pus liquide. Il y a aussi chez l'homme des états morbides, sous l'influence desquels on voit dans les processus inflammatoires chroniques la transformation purulente être remplacée par la transformation caséeuse. — Le sort ultérieur de ces foyers est très-divers chez l'homme. Si le travail morbide a lieu à un endroit qui n'est pas trop éloigné de la surface, il peut se faire jour à l'extérieur en progressant toujours de dedans en dehors; la bouillie s'épanche, et la cavité peut se fermer peu à peu, à l'instar d'un abcès froid. Si cette terminaison est en voie de se faire, elle donne assez souvent lieu à un ramollissement secondaire de la masse caséeuse, sèche au début, et cette bouillie liquéfiée contient, à l'examen microscopique, presque exclusivement des granulations moléculaires, un peu de graisse, des lambeaux de tissus et quelques cellules atrophiées. — Le phénomène que nous venons de décrire s'observe principalement dans les inflammations chroniques des *ganglions lymphatiques;* là cependant l'élimination spontanée des foyers caséeux se fait très-lentement, et pour cette raison des fistules communiquant avec les ganglions peuvent rester au même point pendant des mois et des années.

On observe une autre terminaison lorsque le foyer caséeux n'atteint qu'une faible dimension, ce foyer se ratatine complétement et se charge d'une telle quantité de sels de chaux, qu'à la fin il est transformé en une *concrétion calcaire*, entourée de toute part par un tissu cicatriciel. Cette terminaison ne s'observe du reste, comme nous l'avons dit, que sur les petits foyers caséeux.

5. Il y a encore une espèce d'inflammation chronique associée au dépôt d'une substance particulière provenant du sang, appelée *substance amyloïde* ou *substance lardacée*. Je n'entrerai pas dans des détails sur ce sujet, car cette espèce de maladie ne se rencontre presque exclusivement que sur les organes internes et par conséquent n'est pour nous que d'un intérêt secondaire.

Les *suites du processus inflammatoire chronique*, considérées sous le rapport purement histologique, sont de différente nature. Le processus néoplasique se passe principalement dans le tissu conjonctif, et le résultat final après l'évolution de la maladie est le retour à l'état normal, ou la formation d'une cicatrice après la destruction des parties par le travail ulcératif. Si ces phénomènes se passent dans un muscle ou un nerf, ces tissus sont entraînés dans le mouvement morbide. La substance contractile du muscle, de même que le cylindre-axes et la gaîne médullaire des fibres nerveuses périssent assez souvent, soit par fonte moléculaire, soit par dégénérescence graisseuse. L'atrophie des muscles et la paralysie des nerfs peuvent donc être la conséquence de l'inflammation chronique qui environne ces organes. Il n'est pas possible de dire jusqu'où va la faculté régénératrice des muscles et des nerfs dans ces circonstances. La fonte moléculaire et la dégénérescence graisseuse peuvent très-bien se produire sans qu'il y ait inflammation du tissu conjonctif qui entoure les muscles et les nerfs. Je ne crois pas qu'un pareil processus d'atrophie pure puisse être considéré comme une inflammation des muscles et des nerfs, comme le soutient Virchow, pour les muscles au moins. La dégénérescence graisseuse peut être la suite d'un travail inflammatoire, elle peut aussi l'accompagner; cependant en cherchant là l'essence de l'inflammation, et en considérant le processus inflammatoire comme un trouble nutritif dans le sens le plus général, je ne crois pas qu'on rende la question plus facile à comprendre et plus utile à la pratique. Pour moi, tout processus inflammatoire est toujours lié à une formation nouvelle de jeunes cellules.

Après ces généralités anatomiques, passons brièvement en revue les *symptômes de l'inflammation chronique*. Ils sont les mêmes que ceux de l'inflammation aiguë, seulement ils se suivent souvent dans un autre ordre, se combinent autrement et présentent une moindre intensité.

Le *gonflement* de l'endroit malade est ordinairement le premier symptôme qui frappe, il dépend en partie de l'infiltration séreuse, en partie de l'infiltration plastique. Les parties ont une consistance pâteuse, et au commencement elles sont assez dures ; si un abcès se forme, ce qui peut arriver au bout de plusieurs semaines ou de plusieurs mois, on perçoit peu à peu une fluctuation évidente. — Nous n'observerons distinctement la *rougeur* que si les parties enflammées se trouvent à la surface du corps, car elle n'est ni très-intense, ni très-étendue, à cause de la dilatation quelquefois très-faible des vaisseaux. Une inflammation chronique de la muqueuse nasale ou de la conjonctive se reconnaît facilement au gonflement, à la rougeur et à la sécrétion augmentée. Dans l'inflammation chronique de la peau, cette membrane montre aussi peu à peu une rougeur bleuâtre ou brunâtre. Mais si les parties enflammées sont situées profondément, la peau ne change pas de couleur, elle ne devient rouge que si l'inflammation chronique marchant de dedans en dehors se communique enfin à la peau, comme, par exemple, c'est le cas pour les ruptures des abcès froids. — La *douleur* est un des symptômes de l'inflammation chronique qui offre le plus de variation ; elle manque complétement dans beaucoup d'inflammations à marche très-lente, mais dans d'autres circonstances elle peut devenir très-violente, avoir un caractère lancinant ou térébrant, se montrer tantôt spontanément, tantôt à la suite d'une pression ou même d'un léger attouchement. Le *trouble fonctionnel* dépend principalement de la douleur et des modifications anatomiques que subissent les parties, il est donc tantôt faible, tantôt considérable. La *chaleur*, c'est-à-dire l'augmentation de la température appréciable à la main, n'existe pas ordinairement ou au moins reste très-faible dans les endroits atteints d'inflammation chronique.

La *fièvre* n'est pas un symptôme qui appartienne nécessairement à l'inflammation chronique ; elle ne se présente que lorsque cette inflammation prend un caractère un peu plus aigu, comme cela arrive assez souvent pendant le cours de la maladie, surtout si le corps a été affaibli au dernier degré par une suppuration de longue durée. Alors on observe ce qu'on appelle la *fièvre hectique*, une fièvre continue ou rémittente avec de très-grandes différences dans les températures du corps, prises le matin et le soir, une fièvre enfin à courbes très-rapides, sur le tracé. D'après l'idée que je m'en suis faite, cette fièvre hectique de suppuration, ou fièvre de consomption, est due à la résorption continue des produits inflammatoires et surtout des produits de la désagrégation ; aussi la voyons-nous atteindre sa plus grande intensité toutes les fois qu'une désagrégation rapide se fait sur les parois internes de vastes abcès, ou qu'il se développe des processus ulcératifs à progression rapide. Ces sortes de fièvre s'accompagnent dans leur évolution d'un amaigrissement rapide, de sueurs nocturnes, de diarrhées. Peu de personnes sont en état de supporter longtemps ces fièvres de suppuration rémittentes et chroniques ; j'ai observé cependant durant toute une année un garçon de quatorze ans qui conservait une fistule à la suite d'une résection de la tête du fémur et chez lequel s'était développée une dégénérescence lardacée généralisée ; pendant ce temps il présenta sans interruption les symptômes d'une fièvre rémittente ; il finit par succomber à une hydropisie générale.

Les inflammations chroniques peuvent, d'après leur *marche*, être rangées en deux catégories ; dans la première, le début de la maladie est annoncé d'une manière indistincte et peut être rarement indiqué par le patient avec certitude ; tantôt c'est le gonflement, tantôt une douleur légère, tantôt un trouble fonctionnel peu considérable qui attire l'attention sur l'état morbide. Les cas qui ont commencé ainsi d'une manière insensible, insidieuse, conservent ordinairement ce caractère dans les périodes ultérieures. Dans l'autre catégorie l'inflammation chronique est le résidu d'un processus aigu ; la marche chronique est interrompue de temps en temps par des accès aigus avec fièvre. C'est sur la *durée* de l'inflammation chronique en général qu'il est le moins possible de dire quelque chose de positif, car elle dépend, avant tout, de causes sur lesquelles nous reviendrons à l'instant ; je vous prierai dès à présent de considérer que les inflammations chroniques, comme les aiguës, portent déjà en elles la tendance à une terminaison, à une fin déterminées ; car la néoplasie dans l'inflammation chronique ne va jamais au delà de la formation de tissus parfaitement caractérisés et si le tissu malade ne périt pas par fonte, il y aura formation de tissu conjonctif, cicatriciel d'une manière ou de l'autre ; vous comprendrez plus facilement pourquoi il est important de ne pas perdre de vue ce que je viens de vous dire, lorsque nous aurons à parler de la distinction à établir entre d'autres néoplasies, c'est-à-dire les tumeurs proprement dites et l'inflammation chronique. Il est de toute évidence que la formation nouvelle n'arrive pas à une terminaison définitive, lorsque les causes qui l'ont amenée ne peuvent être supprimées ou ne disparaissent pas d'elles-mêmes, ou bien lorsque la destruction envahit des organes *indispensables au maintien de la vie*, ou bien enfin lorsque la longue suppuration épuise totalement les forces.

VINGT-NEUVIÈME LEÇON

CAUSES DE L'INFLAMMATION CHRONIQUE. — DIATHÈSES.

Étiologie générale de l'inflammation chronique. Irritants extérieurs continus. — Causes morbides inhérentes au corps ; conception empirique de la diathèse et de la dyscrasie. *Symptomatologie générale et traitement général des diathèses morbides :* 1. Scrofulose. 2. Tuberculose. 3. Diathèse rhumatismale. 4. Diathèse goutteuse. 5. Scorbut. 6. Syphilis.

Nous arrivons aujourd'hui à une des parties les plus importantes, non-seulement de cette section, mais de toute la médecine, *aux causes de l'inflammation chronique*. Nous avons vu les inflammations aiguës se produire après une irritation unique, parcourir leurs phases et se terminer différemment, selon les conditions anatomiques de la partie irritée, selon l'espèce et l'étendue de l'irritation, mais avoir toujours une marche relativement courte et typique. Maintenant nous avons affaire à des processus inflammatoires qui durent plusieurs mois, souvent plusieurs années; il faut nécessairement admettre une cause persistante, une irritation continue. Ces irritants continus peuvent avoir une action purement locale. Arrêtons-nous un moment sur ce point. Si de petits animalcules, comme le sarcopte de la gale, s'installent dans la peau, en creusant comme un renard leurs terriers dans la couche superficielle du derme, qu'ils y pondent des œufs et y passent une vie remplie d'occupations, nous avons un exemple d'une irritation persistante de la peau; à ceci vient s'ajouter l'action de se gratter et de cette façon naît et se développe une inflammation chronique de la peau, la gale. Si des spores de mucédinées sont déposées dans l'épiderme, qu'elles s'y développent et s'y multiplient par millions, la peau est mise par ces parasites dans un état d'irritation continue; il se développe des éruptions chroniques, par exemple le favus, l'herpès tonsurant, le *pityriasis versicolor*, etc.— Si une pression continue ou un frottement modéré, mais persistant, s'exerce sur la peau, elle constitue également une irritation chronique qui a pour conséquence principale un épaississement des parties atteintes. Les durillons aux talons, une grande partie des cors aux pieds sont les résultats d'un frottement et d'une pression continus exercés par nos chaussures. De la même manière, l'ouvrier qui manie continuellement le marteau ou la hache aura des durillons à la main, le cordonnier en aura à la partie externe du petit doigt et au bord de la main, sur lequel appuie incessamment le ligneul, etc. — Enfin des corps étrangers renfermés dans nos tissus, peuvent entretenir une inflammation chronique persistante autour d'eux.

S'il s'agit de guérir des inflammations chroniques qui peuvent être attribuées à un pareil irritant extérieur et continu, dont nous pourrions facilement multiplier les exemples, le résultat sera favorable. On n'a qu'à enlever les parasites animaux ou végétaux, les corps étrangers, la pression continue, et l'inflammation chronique guérira d'elle-même. — Jusqu'ici nous avons vu une irritation locale s'exercer d'une manière durable sur un tissu sain; figurez-vous qu'une irritation passagère agisse sur un tissu déjà malade; vous ne sauriez admettre que, dans ces cas, les choses se passent comme dans le processus inflammatoire purement traumatique développé dans des tissus sains; il est bien plus vraisemblable que les conséquences de l'irritation passagère seront autres et persisteront très-longtemps, parce que les conditions de la guérison normale du trouble n'existent plus du côté des tissus. Figurez-vous qu'une partie de peau, déjà atteinte d'inflammation chronique, soit excoriée superficiellement par une contusion; le développement d'une suppuration chronique, même d'une ulcération s'étendant de plus en plus, peut être la suite de cette irritation passagère qui, dans les conditions normales de la peau, eût été suivie rapidement d'une formation nouvelle d'épiderme et de la guérison.

Ce n'est que dans des cas très-rares qu'on parvient à constater des causes purement locales pour expliquer le développement et la durée d'une inflammation chronique. Dans la grande majorité des cas la cause n'est pas aussi palpable, il a fallu longtemps observer, expérimenter et examiner, avant de trouver quelques points de repère pour établir l'étiologie de la plupart des inflammations chroniques et des affections chroniques en général. Nous n'avons pas encore parlé des miasmes et de la contagion ; mais nous pouvons les laisser tout à fait de côté, car il n'est point probable que des inflammations chroniques puissent se développer sous une influence miasmatique ou contagieuse passagère. Il est vrai qu'il y a des maladies chroniques produites par la malaria, par exemple la fièvre intermittente; mais ici la cause morbifique agit d'une manière durable, et souvent la maladie ne peut être guérie que lorsque les individus atteints quittent l'atmosphère miasmatique; ce cas répond donc à un irritant extérieur continu. Il en est de même des refroidissements répétés, dont l'un atteint l'organisme encore malade par l'effet des précédents, et amène ainsi la chronicité de l'état morbide. — Tout cela ne suffisant pas pour comprendre l'étiologie des inflammations chroniques, nous devons chercher les causes dans le corps même. Examinons ce que l'expérience nous apprend là-dessus.

Par une observation consciencieuse nous remarquons d'abord que certaines formes de maladies chroniques frappent toujours certains organes bien déterminés, reviennent toujours à des endroits déterminés du corps, qu'en même temps ces inflammations ne se montrent qu'à un certain âge et chez des individus qui offrent, même extérieurement, une certaine ressemblance. C'est ainsi qu'on observe par exemple des enfants portant le même cachet, qui souffrent particulièrement de gonflements chroniques et de suppurations des ganglions lymphatiques, des articulations, des os; d'autres, qui sont principalement atteints d'inflammations pulmonaires insidieuses; d'autres, qui sont disposés d'une manière toute spéciale aux refroidissements et se plaignent, tantôt ci, tantôt là, de douleurs dans les muscles et les articulations. On observe ensuite que les individus de cette espèce, qui sont toujours frappés de la même maladie, transmettent souvent à leur progéniture ces prédispositions pathologiques, que les pères en ont déjà hérité de leurs pères ou de leurs mères, etc. Pour voir clair dans ce chaos de prédispositions morbides individuelles, on a classé en certains groupes ces hommes ainsi disposés à certaines maladies chroniques. C'est ainsi que prit naissance d'une manière tout à fait empirique la division des hommes, d'après les prédispositions morbides ou diathèses, en scrofuleux, tuberculeux, rhumatisants, etc., expressions par lesquelles on voulut d'abord seulement dire que les scrofuleux étaient prédisposés particulièrement aux maladies des ganglions, les tuberculeux au dévelopement de petites tumeurs qui s'ulcèrent. Plus tard on développa davantage ce groupement, et l'on conclut qu'une pareille disposition à des maladies déterminées dépendait d'une altération bien définie des processus physiologiques qui se passent dans tout le corps. On admit donc une substance morbide, une essence pathologique, une *materia peccans;* comme véhicule de cette substance on devait penser tout naturellement au sang; car il est répandu dans tout le corps et son état donne la mesure de l'état plus ou moins normal ou pathologique de tout l'organisme. Le mot *dyscrasie* (mauvais mélange) désigne un état morbide du sang : d'après cela on admit une dyscrasie scrofuleuse, tuberculeuse, etc.—C'est une chose bizarre de vouloir accuser le sang seul des modifications pathologiques de tout l'organisme, et d'admettre qu'il est le point de départ de l'infection de tout le corps. Cela ne serait admissible que pour les cas où une substance anormale est introduite du dehors dans le sang, comme dans les plaies empoisonnées par exemple. Mais dans les dyscrasies dont nous venons de parler, il n'en est pas ainsi; ces prédispositions morbides se développent dans l'organisme même, si déjà elles ne sont pas héréditaires. Le sang jouit aussi peu d'une stabilité absolue, quantitative ou qualitative, que les autres tissus du corps; il est renouvelé sans cesse. Nous ne savons pas exactement où est la source du renouvellement des corpuscules sanguins; vous avez appris dans vos cours de physiologie que le sérum du sang se forme continuellement aux dépens de la lymphe, que cette dernière provient principalement des vaisseaux chylifères de l'intestin, qu'une grande quantité de liquide est éliminé par les reins, le poumon, la peau, etc, mais que nos connaissances sont relativement minimes sur ces questions, et combien est déjà compliqué le peu que nous en savons! Je fais ces remarques pour vous montrer qu'un sang normal ne peut venir que d'un corps normal, et vice versâ, et qu'ainsi, il ne peut pas être question en saine physiologie d'une maladie du sang isolée. Mais ce serait temps perdu que de vouloir nous appuyer sur ces motifs pour bannir du langage médical le mot dyscrasie ou diathèse, qui a acquis depuis longtemps le droit de domicile. La science ne souffrira pas, si nous continuons à l'employer dans le sens que nous avons indiqué; il faut d'ailleurs avoir un mot pour ces choses, car elles ne sont pas de pure imagination, mais représentent des faits bien constatés depuis des siècles. — Il est vrai qu'on irait trop loin avec cette classification des individus, si l'on attribuait à chaque homme une diathèse pathologique, ou que l'on rangeât de force tout malade sous une des rubriques connues. Si en théorie on peut dire que dans les conditions actuelles de notre civilisation, il n'y a plus un seul homme absolument normal, il serait absurde de vouloir maintenir ce principe en pratique. Du reste il ne faut pas croire qu'il soit toujours aussi facile de ranger chaque malade, d'après son individualité, sous une des rubriques connues, qu'il est aisé d'analyser une plante et de déterminer sa classe d'après les différents systèmes; car, comme toutes les races humaines peuvent se mêler par la reproduction, comme avec le temps certains individus anormaux peuvent revenir presque complétement à l'état normal et réciproquement, il doit exister une telle quantité de formes mixtes, qu'elles s'opposent à toute classification.— Il y a des médecins, et il y en a toujours eu, qui, sceptiques exagérés, nient complétement l'existence d'une disposition pathologique générale pour des formes morbides déterminées et ne voient partout que des irritations locales, et purement accidentelles, comme causes de maladie. Un pareil courant de scepticisme traversa il n'y a pas longtemps la médecine, et se trouvait parfaitement justifié, lorsque la doctrine de la crase avait pris un tel développement, qu'il n'y avait presque plus d'inflammation, on peut même dire, presque plus de maladie, à laquelle on ne substituât une crase spécifique. Celui qui, libre de préjugés, observe avec soin, lorsque l'occasion lui est donnée de voir beaucoup de maladies de différente nature, arrivera certainement avec le temps à une plus juste appréciation, il ne se jettera pas aveuglément dans la théorie des crases, et, d'un autre côté, il ne taxera pas d'illusion et d'erreur ce que l'expérience des siècles nous a légué sur cette question. Que ces généralités vous suffisent, et jetons un rapide coup d'œil sur les diathèses en particulier.

1. *Diathèse scrofuleuse*, *scrofulose.* Cette prédisposition morbide n'existe que dans l'enfance, ordinairement de deux à douze ou quinze ans; elle disparaît ordinairement avec l'apparition de la puberté. Les enfants sont très-disposés à l'inflammation chronique et aux gonflements des ganglions lymphatiques, à certaines inflammations catarrhales de la peau (eczéma, impétigo), surtout de la face et du cuir chevelu, à des inflammations catarrhales des muqueuses, surtout de la conjonctive, plus rarement de l'intestin et des organes de la respiration, à des inflammations chroniques du périoste et des membranes synoviales articulaires. Quant au gonflement des ganglions, surtout des sous-maxillaires et occipitaux, on a prétendu, qu'il n'était que la conséquence d'une irritation produite par la dentition, principalement par la seconde dentition, ou bien, qu'il ne se produisait qu'à la suite d'une éruption eczémateuse de la tête; cette opinion n'est vraie qu'en partie, et même en admettant qu'elle soit tout à fait exacte, il faut toujours avouer que, si les ganglions gonflent par suite de la dentition, il y a une irritabilité anormale du système lymphatique, qui n'existe pas chez les enfants complétement sains; en outre, il n'y a pas de pareilles irritations locales physiologiques pour les maladies presque aussi fréquentes des glandes bronchiques et mésentériques. Admettons que plusieurs des états morbides indiqués plus haut, par exemple qu'une partie des affections articulaires scrofuleuses ait été provoquée par une cause légère, une chute, une contusion, etc.; le fait que ces affections suivent une marche chronique et souvent tout particulièrement tenace, trouve sa raison dans la dia-

thèse morbide, car sans cette dernière elles prendraient la marche aiguë typique des inflammations traumatiques. — On a essayé de diagnostiquer la diathèse scrofuleuse, d'après le seul aspect extérieur, la manière d'être, l'habitus des enfants. Voilà la description qu'on donne ordinairement d'un enfant scrofuleux : cheveux blonds, yeux bleus, peau très-blanche avec pannicule adipeux développé, lèvres épaisses, ventre gros, appétit extraordinaire, tendance à la constipation (scrofules torpides). Vous trouverez dans votre pratique beaucoup de pendants à ce portrait, mais vous trouverez aussi beaucoup de sujets qui ne ressemblent pas à ce signalement et qui pourtant sont un modèle de scrofules. En général, j'ajoute peu d'importance à ces apparences extérieurs. Quant à la marche et à la terminaison des inflammations chroniques, qui s'observent chez les enfants scrofuleux, il faut noter ce qui suit : Rarement le gonflement inflammatoire chronique disparaît complétement après un temps plus ou moins court. Le plus souvent il passe à la suppuration, qui peut prendre, selon les cas, un caractère assez aigu, comme on le voit pour l'inflammation des ganglions sous-maxillaires et dans les maladies articulaires. Très-souvent le processus conserve le caractère de chronicité ; il se forme des abcès, des fistules, des ulcères, etc. Cette dernière évolution, qui, en quelque sorte, constitue plutôt une forme atonique, torpide, s'observe surtout chez des enfants amaigris, faibles, mal nourris, et facilement pris de fièvre (scrofules éréthiques). La terminaison de l'inflammation chronique par transformation caséeuse est également fréquente, surtout pour les ganglions lymphatiques; évidemment la nutrition de tout le corps doit souffrir beaucoup, si les ganglions mésentériques dégénèrent de cette façon et que par là les voies chylifères soient en majeure partie obstruées; une atrophie incurable de tout l'organisme peut en être la conséquence. La scrofulose est héréditaire dans la plupart des cas et se transmet de génération en génération. Cependant elle peut aussi être acquise par suite d'un genre de vie irrationnel ; comme causes principales on indique l'alimentation prépondérante ou exclusive avec des pommes de terre, de la farine, du pain aigri, ensuite les logements malsains, humides, le manque de propreté, etc. Il est très-difficile de constater que tout cela est vrai ; en tous cas la scrofulose serait encore beaucoup plus répandue qu'elle ne l'est en réalité, si les causes indiquées produisaient toujours la diathèse scrofuleuse.

Nous allons passer immédiatement au *traitement général* de la scrofulose. Avant tout il faut régler le régime ; des viandes, des œufs, du lait, du pain blanc bien cuit, de temps en temps des bains, le séjour à l'air frais, dans un endroit sain, une éducation forte, non efféminée :

voilà les moyens les plus importants, mais ils sont difficilement applicables à cause des dépenses qu'ils exigent, car cette maladie sévit principalement chez les pauvres (quoiqu'elle ne soit pas rare chez les riches) incapables de prendre ces mesures diététiques et hygiéniques. Le nombre des remèdes internes, employés dans la scrofulose, est excessivement grand ; autrefois on ordonnait de temps en temps un purgatif, en Angleterre surtout on prescrivait le mercure à petites doses, remède très-convenable pour les enfants scrofuleux chargés de graisse ; l'éponge calcinée, les feuilles de noyer, la pensée sauvage, les amers, furent recommandés et sont encore usités aujourd'hui. De nos jours l'huile de foie de morue a le plus de réputation comme antiscrofuleux, on lui attribue non-seulement une action spécifique contre la diathèse scrofuleuse, mais on la vante aussi, et à bon droit, comme un corroborant assez actif, et pour cette raison on l'emploie chez les enfants amaigris. Parmi les préparations iodées, quelques-unes sont d'un excellent effet dans la scrofulose ; cependant il faut les employer avec précaution, elles doivent être données aux enfants gras plutôt qu'aux enfants atrophiques. Celui de ces remèdes qui mérite le plus de confiance, c'est l'iodure de fer. Les préparations ferrugineuses faciles à digérer sont des moyens adjuvants excellents dans les scrofules avec anémie. Les bains salés ont encore une importance toute spéciale, on peut les prendre à la source même, en Allemagne, par exemple, à Kreuznach, à Rhème, Wittekind, Coblence, Fölz ; en Suisse à Rheinfelden, Schweizerhall, Lavey, ou bien on peut les préparer à domicile, en ajoutant pour un bain tiède 1/2 kilogr. ou 1 kilogr. 1/2 de sel, selon la quantité d'eau renfermée dans la baignoire. Pour des enfants un peu plus grands, je recommande les bains de mer ; aux enfants faibles, on fera prendre des bains chauds, avec addition de malt ou de plantes aromatiques. Vous voyez que les remèdes ne manquent pas, et cependant on ne réussit pas toujours à faire disparaître la scrofulose et à prévenir dans tous les cas la rechute. Quelquefois le processus local atteint une telle gravité qu'il compromet par lui-même l'existence et que les moyens locaux doivent être placés au premier rang. Avec l'âge, la diathèse scrofuleuse se perd d'elle-même, comme nous l'avons vu, et après la puberté on n'a plus à craindre de nouvelles atteintes.

2. *Diathèse tuberculeuse*, *tuberculose*. Le nom de cette maladie vient de *tuberculum*, petite tumeur, parce que les inflammations chroniques, qui sont le produit de cette maladie, se présentent, sous forme de toutes petites tumeurs, à peine de la grosseur d'un grain de millet et souvent microscopiques au début, les tubercules. Si vous examinez une pareille tumeur au microscope, vous trouvez qu'elle consiste en une

végétation, par foyers, de petites cellules rondes, laquelle s'étend à la périphérie de la tumeur, tandis que ces cellules, très-éphémères, sont déjà transformées au centre en une bouillie fine, moléculaire et sèche, qui prend une consistance caséeuse et devient jaune, lorsque le tubercule s'étend davantage ; il peut aussi, comme en tous les produits caséeux de l'inflammation chronique, se ramollir consécutivement ou bien se ratatiner ou se charger de sels calcaires si le tubercule ne continue pas de s'accroître ; ces petites nodosités se développent le plus fréquemment dans la gaîne des petits vaisseaux (Rindfleisch). Ce n'est pas cette transformation caséeuse qui caractérise le tubercule, car vous avez déjà appris antérieurement qu'elle peut aussi se rencontrer dans d'autres inflammations chroniques ; c'est la combinaison de la formation des petites tumeurs décrites plus haut avec la transformation caséeuse et ses diverses terminaisons qui est le signe anatomique de la tuberculose. Une formation multiple de petites tumeurs peut également avoir lieu dans d'autres maladies, quoiqu'avec d'autres terminaisons, par exemple, dans le cancer ; il y a aussi une tuberculose aiguë, où des milliers de petites tumeurs se développent dans le péritoine, dans la plèvre, dans les poumons en très-peu de temps, et avec des symptômes généraux graves, sans qu'on ait toujours affaire, dans ce cas, à une diathèse tuberculeuse générale, dans le sens ordinaire du mot. Ces tubercules miliaires aigus, gris, n'arrivent pas ordinairement à un grand volume, quoique sous le rapport anatomo-pathologique ils soient composés des mêmes éléments que les tubercules qui se développent d'une manière chronique et conduisent, par leur accroissement, leur confluence et leur ramollissement, aux destructions les plus terribles dans les organes les plus importants. Je le répète donc encore une fois, ce n'est que la formation de petites tumeurs combinée à la transformation caséeuse qui est le signe anatomo-pathologique de la tuberculose. — Les tubercules se rencontrent le plus fréquemment dans le poumon, c'est surtout dans les sommets qu'ils se développent volontiers ; il s'en forme ordinairement un grand nombre à la fois ; ils sont confluents, les parois des bronches entraînées dans le travail morbide sont détruites, et le contenu caséeux en partie ramolli des tubercules est rejeté par l'expectoration ; des vaisseaux peuvent se rompre pendant ce temps et donner lieu au crachement de sang et à l'hémorrhagie pulmonaire. Une pareille cavité, suite de tubercules, est appelée *caverne*. Ce n'est pas ici le lieu de vous donner plus de détails ; plus tard, vous entendrez parler souvent encore dans les cliniques de cette maladie terrible. Après le poumon, la formation du tubercule se fait le plus souvent dans la muqueuse laryngienne, puis dans la muqueuse intestinale, même dans le rectum, où les ulcères et les abcès tuberculeux offrent aussi de l'intérêt au chirurgien.

Les tubercules se rencontrent aussi dans les os, surtout dans les os spongieux, principalement dans le calcanéum, dans le corps des vertèbres, dans l'épiphyse supérieure du tibia. Les individus tuberculeux sont menacés non-seulement par ces affections tuberculeuses proprement dites, mais encore par d'autres maladies de nature diverse, par exemple, la dégénérescence graisseuse du foie, la dégénérescence lardacée des reins, de la rate, du foie, le catarrhe chronique simple de la muqueuse bronchique, l'inflammation des articulations, des os, etc. Quoique les glandes lymphatiques s'affectent fréquemment dans la tuberculose, le tubercule miliaire, proprement dit, ne s'y rencontre presque jamais; à sa place on trouve plutôt de grands foyers caséeux.— La tuberculose se propage parmi les hommes, principalement par hérédité; le développement de la maladie peut, dans des conditions extérieures favorables, être très-retardé, étouffé dans son début ou même tout à fait prévenu, tandis que des conditions extérieures défavorables favorisent le développement de la maladie et hâtent sa marche vers une terminaison fatale. Il est possible que la tuberculose se développe spontanément et sans prédisposition héréditaire, lorsque les conditions extérieures sont mauvaises, cependant il faut remarquer que l'hérédité est un fait tellement compliqué, soit par sa non-manifestation pendant plusieurs générations, soit par sa transmission à une branche collatérale de la famille, qu'il est très-difficile, vu la grande fréquence de la maladie, de rechercher dans un cas spécial la source de cette hérédité. La tuberculose se développe le plus souvent vers la vingtième année; cependant, si les conditions sont défavorables, elle peut se montrer beaucoup plus tôt; chez les enfants, elle se combine assez souvent avec la scrofulose, et c'est surtout la méningite tuberculeuse de la base du cerveau qui se rencontre fréquemment chez eux. Cependant il ne paraît pas qu'il y ait des rapports étiologiques forcés entre la scrofulose et la tuberculose. Dans des conditions favorables, la tuberculose ne se montre que plus tard, entre trente et quarante ans, il y a même des cas où la tuberculose atteint encore des individus de soixante-dix ans. Les tuberculeux ont, dans beaucoup de cas, un habitus tout particulier, qui le plus souvent est la conséquence d'une tuberculose pulmonaire déjà développée : le thorax est plat, il reste pour ainsi dire toujours dans l'attitude de l'expiration; le cou est long, le teint pâle, les joues légèrement colorées; toute la personne est amaigrie, etc. Il y a quelque chose de vrai dans cette description, et dans tous les cas elle a été faite d'après une série de bonnes observations; cependant on se tromperait si l'on considérait les patients qui ne présentent pas ce type comme complétement garantis contre la tuberculose.

Dans cette maladie, comme dans toutes les diathèses morbides héréditaires, il faut attendre le plus de succès des mesures prophylactiques appliquées déjà aux enfants des parents malades, et qui consistent moins en moyens pharmaceutiques qu'en règles diététiques et hygiéniques, associées à une forte éducation physique et morale. *Devant le médecin de la famille s'ouvre ici un champ de féconde activité, et il doit la déployer tout entière pour bien mériter de l'amélioration du genre humain et trouver ainsi une récompense sublime pour les labeurs pénibles qui remplissent sa carrière.* S'il est impossible d'empêcher des personnes atteintes de tuberculose avancée de se marier, et s'il n'appartient pas à la police sanitaire de veiller à la conservation d'une race d'hommes sains et robustes, il n'en est pas moins vrai que le soin de fortifier le corps et un conseil donné en temps opportun par le médecin peuvent faire beaucoup sous ce rapport. Si, en général, les classes pauvres de la société sont plus robustes que les classes aisées, cela ne tient pas seulement à ce que les premières mènent un genre de vie plus régulier et plus naturel, mais encore à cette circonstance que dans les mauvaises conditions extérieures un grand nombre d'enfants délicats meurent dès les premières années ; au point de vue de l'économie politique, on serait, soit dit en passant, presque tenté de considérer ce fait comme un bonheur, attendu que la classe ouvrière, en général très-féconde, pourrait sans cela se multiplier à un tel point que l'industrie, poussée même à ses dernières limites, ne suffirait plus à entretenir tant de vies humaines. Une nation agricole sera en général plus saine et comptera dans son sein moins de tuberculeux qu'une population presque exclusivement livrée au travail de fabrique. Un homme qui, dès sa première jeunesse, passe sa journée entière dans une fabrique, le plus souvent assis et dans un espace mal aéré, se trouve dans des conditions tellement défavorables et anomales, que l'on ne doit pas s'étonner que les générations, sorties des établissements industriels, deviennent physiquement faibles et misérables, et que par la monotonie d'un travail automatique, toujours le même, leur esprit tombe à son tour dans l'abrutissement. Les fabriques fournissent donc un contingent très-considérable de tuberculeux, et comme ces malheureux sont forcés de continuer leur travail aussi longtemps que leurs forces le permettent, ils n'arrivent que tard, dans lès périodes avancées de la maladie, aux hôpitaux, très-souvent pour ne plus les quitter. Les formes les plus prononcées de la tuberculose se rencontrent donc de préférence parmi les classes pauvres, tandis que les formes les plus bénignes et les périodes initiales de la maladie s'observent principalement parmi les classes aisées. Les remèdes actifs contre une tuberculose déjà déclarée, quoique faible encore, entraînent des frais si considérables, que bien peu de personnes peuvent les employer, et de ces individus peu nombreux un petit nombre seulement guérit, beaucoup d'autres trouvent de l'amélioration, la marche de la maladie est enrayée et la vie prolongée pour des années. Même, en admettant que l'on ait tort de considérer la tuberculose comme une maladie incurable, nous devons cependant avouer que dans les conditions ordinaires la plupart des malades ne guérissent pas. Si nous avons dit qu'il faut attacher beaucoup d'importance à une éducation physique tendant à fortifier les enfants, nous devons ajouter, d'un autre côté, que le médecin doit combattre avec une sollicitude extrême tout ce qui peut être considéré comme un commencement de la maladie: toute légère indisposition qui peut avoir un rapport quelconque avec la tuberculose, par exemple, un léger catarrhe bronchique, une petite toux prolongée, un défaut de nutrition, une anémie, etc., et qu'il doit faire en sorte que des troubles de ce genre, quelque légers qu'ils soient au commencement, ne puissent s'enraciner dans le corps. — Assez souvent la tuberculose pulmonaire éclate par une violente hémoptysie, après avoir été précédée de légers prodromes (1). Je ne puis entrer ici dans l'exposé du traitement de ce symptôme. Quand les phénomènes sont aussi prononcés, changer promptement de climat est ce que l'on peut faire de mieux. L'influence du froid sec et des changements brusques de température, tels que l'hiver, le printemps et l'automne les produisent nécessairement dans l'Europe centrale et septentrionale, est extrêmement nuisible aux tuberculeux. Le climat du sud de l'Italie, les côtes de la Méditerranée, sont recherchés par les poitrinaires pendant ces saisons; le riche va même plus loin, jusqu'à l'île de Madère et en Égypte. La chaleur sèche, prolongée est cependant également nuisible aux tuberculeux, aussi sont-ils forcés de changer souvent de séjour, même dans le midi. L'air de la mer, même des voyages sur mer, sont utiles aux tuberculeux si leur maladie n'est pas trop avancée, par conséquent il n'y a pas lieu de craindre de les envoyer aux stations lointaines, où ils ne peuvent arriver que par des voyages sur mer. Ceux qui ne veulent pas trop s'éloigner de leur contrée recherchent en hiver les vallées abritées contre les vents du versant méridional des Alpes; Botzen et Méran, dans le Tyrol, jouissent principalement de la réputation d'être d'excellents séjours d'hiver pour les tuberculeux. Un pareil traitement devrait être continué autant

(1) Nous appelons l'attention du lecteur sur le chapitre TUBERCULOSE, de la *Pathologie* de Niemeyer, traduite par nous et annotée par M. le docteur Cornil.

(*Note des traducteurs.*)

que possible pendant cinq à six ans consécutivement; malheureusement on ne le fait que rarement; la plupart des malades reviennent après le premier hiver, les uns par manque de ressources, les autres poussés par l'ennui et la nostalgie ; ainsi revenus à leur genre de vie antérieur, ils voient promptement leur maladie reparaître. — Indépendamment de ces stations hivernales, il y a lieu de recommander aux tuberculeux les cures d'eaux minérales, prises à l'intérieur, surtout pour les cas bénins et lorsqu'il y a plutôt soupçon de tuberculose que développement complet et prononcé de la maladie. Les sources salines peu énergiques et quelques sources à minéralisation indifférente méritent d'être employées dans ces cas : telles sont Ems, Rheinerz, Lippspringe. On peut également recommander les sources sulfureuses froides. On conseille, en outre, les cures de lait et de petit-lait dans des établissements alpestres, qui cependant ne doivent être élevés à plus de trois mille pieds au-dessus du niveau de la mer, et qui doivent être à l'abri des vents froids.

Les lieux où l'on n'arrive qu'après des voyages fatigants et qui sont situés dans des contrées où le malade se sent isolé et malheureux ne peuvent être conseillés qu'aux tuberculeux dont les forces sont encore assez grandes pour pouvoir résister aux fatigues. Un malade arrivé au point de garder le lit pendant la plus grande partie de la journée ne peut être que précipité vers sa fin par ces changements de séjour, et j'appelle encore une fois toute votre attention sur ce fait, que vous ne verrez tous ces traitements suivis d'un véritable succès qu'autant que la maladie sera encore à son début. — Un régime nutritif, bien composé, surtout l'usage du lait en abondance, le soin d'éviter toutes les jouissances excitantes, l'huile de foie de morue longtemps continuée, des décoctions de lichen d'Islande, voilà des moyens qui ont encore leur utilité dans le traitement des tuberculeux. — Il n'y a pas de remèdes spécifiques contre la tuberculose, et vous pouvez hardiment rejeter tous les traitements tant vantés que trop souvent vos malades suivront sans vous avoir consultés; quant aux remèdes annoncés par les journaux, vous ne les permettrez qu'autant que vous les reconnaîtrez inoffensifs, tels que l'arrowroot, le sirop capillaire, l'extrait de malt, etc. Évidemment nous n'avons pu donner ici qu'un aperçu général des remèdes que l'on emploie contre la tuberculose, comme affection d'ensemble; nous remettons à plus tard le traitement chirurgical de la tuberculose des organes et des diverses parties du corps en particulier.

3. La *diathèse rhumatismale* est, en général, beaucoup moins prononcée, elle est surtout tellement difficile à définir anatomiquement, que beaucoup de médecins ne croient même pas à l'existence de cette

diathèse. Nous entendons par là une grande susceptibilité à toutes les influences de température, une grande disposition aux refroidissements; les muscles et les articulations sont ici les points vulnérables, *loci minoris resistentiæ;* on voit surgir dans les muscles des douleurs souvent très-intenses, d'autres fois passagères, mais malheureusement les causes immédiates de ces douleurs musculaires rhumatismales nous sont inconnues; les uns les considèrent comme le résultat d'une rapide exsudation séreuse dans la substance musculaire, les autres les prennent pour de véritables névralgies; cette dernière manière de les envisager réunit en sa faveur quelque probabilité en ce sens que ces douleurs sont d'une nature souvent très-passagère, tandis que d'un autre côté la rigidité et la tension qui accompagnent le rhumatisme dit musculaire militent plutôt en faveur d'une affection inflammatoire de la substance musculaire elle-même. Je ne suis pas en état de vous dire, à cet égard, quelque chose de positif. Les membranes séreuses participent très-fréquemment à tout le processus morbide; telles sont surtout le péricarde et l'endocarde. Les articulations sont atteintes ordinairement d'inflammation, caractérisée surtout par une exsudation séreuse de la membrane synoviale ; dans les formes chroniques, le cartilage y participe essentiellement, mais sans se vasculariser, et montre généralement fort peu de tendance à la suppuration; nous insisterons là-dessus plus longuement à l'occasion des maladies articulaires. — Le seul fait d'avoir été atteint d'un rhumatisme articulaire aigu ne suffirait pas pour me faire croire à l'existence d'une diathèse rhumatismale, si cette affection avait été guérie sans laisser de traces; on peut en dire autant d'une personne qui, après avoir été exposée à un courant d'air, aurait contracté un léger rhumatisme musculaire. Mais si ces affections reviennent à la moindre occasion, si, pour ainsi dire, chaque influence extérieure manifeste son action en provoquant les mêmes processus morbides, alors je crois que l'on est positivement en droit de supposer l'existence d'une diathèse particulière. — Les enfants sont ordinairement exempts d'affections rhumatismales. Les formes chroniques du rhumatisme se rencontrent plus fréquemment à l'âge moyen ou avancé que pendant la jeunesse. — Les remèdes à employer contre le rhumatisme en général sont, d'une part, les bains d'eau chaude et de vapeur, de l'autre, certaines substances pharmaceutiques. Parmi les premiers, ceux qui ont le plus de réputation sont Gastein, Teplitz, Wiesbaden, Baden-Baden, Baden près de Vienne, Aix-la-Chapelle, Baden près de Zürich, Schinznach, Ragatz et Pfaeffers, en Suisse. Parmi les substances médicamenteuses, pour l'usage interne, on emploie surtout le colchique et l'iodure de potassium.

On a beaucoup abusé du mot « rhumatisme »; on en abuse encore en appelant rhumatismale toute inflammation qui a pris naissance à la suite d'un refroidissement, et en imprimant ainsi à ces sortes d'affections un cachet spécifique qui influence surtout la thérapeutique; on prétend que les inflammations dites rhumatismales doivent être soumises à un traitement local tout différent de celui des inflammations traumatiques; que l'on doit exclusivement employer contre les inflammations rhumatismales la chaleur sèche, tandis que le froid vaut mieux contre les inflammations traumatiques. Je puis vous affirmer, d'après ma propre expérience, que c'est là une erreur et un préjugé qui dépendent de la confusion faite avec la goutte, dont nous parlerons tout à l'heure. De nos jours, des autorités scientifiques ont soutenu des principes diamétralement opposés en ce qui concerne le rhumatisme aigu. Stromeyer fait coucher les individus atteints de rhumatisme articulaire aigu dans des appartements frais et leur applique des vessies de glace sur les articulations malades. Un vieux praticien ne manquerait pas, si par hasard un cas pareil se terminait d'une manière fâcheuse, de voir dans cette méthode la plus grossière infraction aux principes de l'art. Tout cela dépend, comme en général une grande partie de notre thérapeutique, de vues théoriques sujettes à des vicissitudes assez considérables, selon le progrès de la science et l'observation plus attentive des faits. — Je vous ai déjà cité un exemple de ces changements de système à l'occasion du traitement des plaies par armes à feu; une observation faite au hasard par Ambroise Paré les fit reconnaître pour de simples plaies contuses, tandis qu'au commencement on les avait prises pour des plaies empoisonnées, ce qui a rendu beaucoup plus simple et plus doux le traitement autrefois très-violent de ces lésions. En ce qui concerne le rhumatisme, on admettait, du temps où florissait la pathologie humorale, que cette maladie n'était que le résultat d'un excès d'humeurs morbides dans le sang, lesquelles humeurs étaient éliminées par telle ou telle articulation. On se gardait bien, par conséquent, de gêner ces inflammations dans leur marche, de peur d'empêcher l'élimination des humeurs viciées; on cherchait même à provoquer, en quelque sorte, la maladie par la chaleur. Aujourd'hui même la pathologie n'est pas encore absolument affranchie de ces anciennes opinions, qui trouvent un certain point d'appui dans ce fait que dans le rhumatisme il y a sécrétion d'une urine très-riche en acide urique; cependant, ni dans le rhumatisme aigu, ni dans le rhumatisme chronique, on n'est parvenu jusqu'à présent à trouver des quantités un peu considérables d'acide urique dans les articulations malades, de sorte que la supposition d'après laquelle la diathèse rhumatismale dépendrait d'un excès d'acide urique dans le sang ne peut nullement être considérée comme fondée sur une base inébranlable.

4. La *goutte* (arthritis) est une maladie qui ordinairement ne se manifeste qu'entre la trentième et la quarante-cinquième année de l'existence ; on la confond très-souvent avec le rhumatisme chronique, dont elle diffère cependant sous plusieurs rapports. La vraie goutte est une maladie très-rare chez nous et diffère du rhumatisme en ce qu'elle revient par accès, souvent une seule fois par an et à des époques déterminées, et que dans l'intervalle les individus sont bien portants. La goutte est une maladie des gens riches et « des gens d'esprit », ajoutent quelques vieux médecins, qui en ont souffert eux-mêmes. Elle se manifeste principalement chez les hommes qui mènent une vie molle et commode, et se transmet assez souvent aux générations suivantes, sans toutefois jamais se déclarer avant l'âge viril avancé. Harvey, Sydenham et beaucoup d'autres médecins célèbres ont eu la goutte. Les inflammations qui se montrent dans la goutte se bornent à quelques articulations déterminées et aux parties qui les entourent. L'articulation du premier métatarsien avec la première phalange du gros orteil en est attaquée le plus souvent. C'est là que siége la vraie *podagre*. Les articulations de la main et de ses phalanges peuvent également être atteintes dans la goutte, qui prend alors le nom de *chiragre*. La peau qui entoure les articulations prend part à ces inflammations, elle se colore d'un rouge brillant, enfle pendant les accès et devient très-sensible, comme dans l'érysipèle; des ulcères peuvent même se former, dans quelques cas rares, sous l'influence de ces processus. Souvent les épaississements artériels, autrement dit l'athérome des artères, se rencontrent chez les goutteux avec leurs conséquences éventuelles, l'apoplexie cérébrale et la gangrène sénile. L'obésité, les affections du foie et des reins peuvent accompagner la goutte; un accident surtout fréquent que l'on rencontre dans cette maladie, est la gravelle, c'est-à-dire la présence d'urates en granulations fines dans l'urine; la lithiase proprement dite s'observe tout aussi souvent; dans les articulations et les gaînes tendineuses affectées on a trouvé également une quantité assez considérable d'urates, parfois tellement abondants qu'ils tapissent les surfaces et les capsules articulaires sous forme d'une couche de granulations blanches. Ordinairement un accès de goutte est précédé pendant un temps plus ou moins long d'un malaise général, qui disparaît aussitôt que le processus inflammatoire envahit une partie extérieure du corps, presque toujours une articulation. Ces inflammations durent de quinze jours à trois semaines et disparaissent en laissant à leur suite un épaississement de l'articulation qui persiste à jamais. Lücke conteste

la persistance de ces nodosités goutteuses et se fonde en cela sur des expériences faites sur sa propre personne. Cependant chez beaucoup de vieux goutteux on trouve ces nodosités ayant la dureté de la pierre, non-seulement dans les articulations et dans les gaînes tendineuses, mais encore dans la peau, par exemple au pavillon de l'oreille. Lorsque ces nodosités s'ulcèrent, on peut retirer avec une curette les dépôts de chaux et d'acide urique; il se passe des mois entiers avant que ces nodosités goutteuses, ainsi ouvertes et alors devenues très-sensibles, se ferment entièrement; toute espèce d'opération doit être fortement déconseillée dans ces cas. — L'accès de goutte ordinaire ne se termine presque jamais par suppuration.

Le traitement de l'accès de goutte, de l'arthrite goutteuse, doit être distingué du traitement de la goutte considérée comme maladie générale. L'arthrite goutteuse suit presque toujours une marche typique qui ne saurait être entravée par une intervention thérapeutique. La principale tâche de l'art médical consiste à soulager les souffrances très-pénibles, en modérant l'inflammation; la glace rendrait ici d'excellents services, s'il n'y avait pas lieu d'en redouter l'emploi pour plusieurs raisons, et surtout parce que l'athérome si fréquent des petites artères pourrait provoquer la gangrène sous l'action continue d'un froid intense. Il n'y a guère d'objections à élever contre l'application des compresses froides, contre les fomentations froides à l'eau blanche, les solutions faibles de nitrate d'argent et l'application locale des sangsues; cependant bien des goutteux préfèrent onctionner les articulations malades avec un corps gras et de les entourer d'ouate. — L'usage interne des eaux minérales est surtout estimé comme traitement général de la diathèse goutteuse. Karlsbad, Kissingen, Hombourg, Vichy et d'autres sources fortement salines, ainsi que les eaux thermales déjà signalées à l'occasion du rhumatisme, sont les lieux les plus fréquentés par les goutteux.

5. La *diathèse scorbutique* se trahit par une grande fragilité des vaisseaux capillaires et par les hémorrhagies sous-cutanées qui en résultent; on considère comme la cause de ce fait un état de dissolution du sang. La maladie ne se montre, pour ainsi dire, qu'endémiquement, par exemple, sur les côtes de la mer Baltique, et offre peu d'intérêt au point de vue chirurgical; nous y reviendrons cependant au chapitre prochain, à l'occasion des ulcères.

Tous les états que nous venons de passer en revue constituent des dispositions morbides (diathèses), qui ne deviennent des maladies bien positives que sous l'influence de conditions bien déterminées. Une fois la maladie déclarée, on peut appeler dyscrasiques les individus atteints.

Il n'en est plus de même de l'état morbide que nous allons étudier à présent.

6. La *syphilis*. Bien que je n'aie pas l'intention de faire rentrer la syphilis dans le cadre de ces leçons, je dois cependant, pour éviter une lacune, vous faire à ce sujet quelques courtes observations. La syphilis doit s'être développée spontanément chez l'homme, comme les autres diathèses que nous venons d'énumérer; mais aujourd'hui elle ne se propage que par inoculation; l'individu inoculé est syphilitique, dyscrasique, à partir du moment où le virus a produit son premier effet. Quand on parle des maladies syphilitiques en général, on confond ordinairement les trois espèces suivantes :

1° La *blennorrhagie* ou *chaudepisse*, écoulement purulent de l'urèthre, qui peut se propager aux canaux déférents, aux testicules et à la prostate, et donner lieu à une prostatite ou à une orchite blennorrhagique.

2° Le *chancre mou*, processus ulcératif, siégeant ordinairement sur le gland ou le prépuce et qui, par l'entremise des vaisseaux lymphatiques, provoque assez souvent une inflammation des glandes inguinales, offrant une grande tendance à la suppuration.

3° L'*ulcère syphilitique proprement dit*, le *chancre induré*. Dans ce cas l'infection générale commence à partir de l'inoculation, tandis que la première et la seconde forme restent à peu près locales. L'inoculation par le produit de sécrétion d'un vrai ulcère syphilitique infecte immédiatement tout l'organisme; une série de processus inflammatoires chroniques se déclarent dans les organes les plus variés, processus à caractère plastique au commencement, mais donnant lieu bientôt à la désagrégation des tissus infiltrés, et prenant ainsi un caractère ulcératif et destructeur. Les phénomènes suivants peuvent se présenter dans la syphilis : éruptions de la peau tachetées, papuleuses, squameuses, noueuses; ulcérations dans la gorge, aux lèvres, à la langue, à l'anus; périostite et ostéite ossifiantes et ulcératives, surtout au tibia, aux os du crâne, au sternum, etc.; processus inflammatoires chroniques les plus variés, ordinairement avec métamorphoses caséeuses et qui se rencontrent le plus souvent dans les testicules, le foie, le cerveau, peut-être aussi le poumon. Le produit tubéreux circonscrit de la syphilis a été appelé tumeur gommeuse par Virchow, syphiloma par E. Wagner.— La syphilis peut aussi se transmettre par hérédité; il y a des enfants atteints de syphilis en venant au monde; la dyscrasie peut être communiquée par le sperme à l'œuf; d'un autre côté, elle peut passer de la mère à l'enfant.

La blennorrhagie et le chancre mou sont des affections locales et doivent être traitées comme telles. Contre la syphilis en tant que dyscrasie, beaucoup d'auteurs croient posséder dans le mercure un spécifique qui agirait à la manière d'un antidote. La preuve que tel n'est pas le mode d'action du mercure me semble fournie par les observations modernes. La syphilis constitutionnelle, dont chaque individu n'est atteint qu'une seule fois, ne peut être éliminée qu'avec le temps par les échanges organiques et tous les remèdes qui favorisent ces échanges à un haut degré peuvent être employés, jusqu'à un certain point, à titre de médicament antisyphilitique. Ce sont les traitements diaphorétiques et laxatifs que l'on emploie le plus souvent dans ce but; parfois la syphilis est détruite au bout de six semaines de traitement; dans quelques cas on est obligé d'interrompre le traitement et d'y revenir à plusieurs reprises avant qu'il soit couronné de succès; enfin, il y a des cas qu'il est impossible de guérir, par n'importe quel moyen. Le mercure, en frictions ou administré à l'intérieur sous diverses formes et pendant un certain temps, peut quelquefois faire disparaître les phénomènes de la syphilis avec une étonnante rapidité; il conservera par conséquent sa valeur antisyphilitique dans les cas où il s'agit d'enrayer le plus rapidement possible certaines formes ulcératives, surtout du côté des os. De nos jours, on a révoqué en doute, non sans raison, la propriété du mercure d'anéantir par lui-même la diathèse syphilitique, et l'on a en même temps fait ressortir le dommage causé par le traitement mercuriel prolongé, par une espèce d'empoisonnement mercuriel chronique. Le parti des mercurialistes et celui des antimercurialistes se combattent depuis un temps infini; et précisément de nos jours le combat est entré dans une nouvelle phase, sans cependant que le jugement des médecins ait été éclairé d'une manière définitive sur cette matière. Pour ma part, j'incline fort du côté des antimercurialistes. Du reste, dans le cours de vos études, vous apprendrez encore beaucoup sur cet objet important et intéressant.— De toute part on a reconnu dans l'iodure de potassium un des remèdes les plus efficaces contre les affections syphilitiques des os et des glandes, tandis qu'il ne donne aucun résultat dans les autres affections syphilitiques.

TRENTIÈME LEÇON

TRAITEMENT DE L'INFLAMMATION CHRONIQUE.

Traitement local de l'inflammation chronique : Repos, compression, résolutifs, antiphlogistiques. *Dérivatifs* : Cautères, sétons, moxas, fer chaud.

Pour terminer le chapitre de l'inflammation chronique, il nous reste encore à passer en revue les remèdes locaux, qui, selon la nature des cas particuliers, occupent une place plus ou moins importante dans le traitement. Lorsque nous ne parvenons pas à découvrir les causes générales et internes d'une inflammation chronique, nous sommes exclusivement réduits à l'emploi de ces moyens locaux. Le nombre n'en est pas très-grand. Choisis avec discernement et employés avec méthode ils peuvent rendre de grands services.

Le *repos absolu* de la partie enflammée est nécessaire dans tous les cas où il y a douleur et phénomènes congestifs.

Compression. Celle-ci est obtenue par l'enveloppement des parties malades au moyen de bandes mouillées, plâtrées ou élastiques, de bandelettes de sparadrap, quelquefois par des pelotes fixées sur les parties malades au moyen de tours de bandes, enfin par l'application de poids modérés, par exemple lorsqu'il s'agit de comprimer des glandes inguinales tuméfiées. La compression est un des moyens les plus puissants et, partout où elle peut être appliquée méthodiquement, c'est le remède local le plus efficace pour dissiper les infiltrations inflammatoires chroniques.

La *chaleur humide* employée d'une manière continue sous forme de cataplasmes est un moyen très-utile encore; en outre, les *enveloppements hydrothérapiques*, qui consistent à plonger dans l'eau froide un linge plié en plusieurs doubles, à le tordre, à en entourer les parties malades, à envelopper le tout d'une couche imperméable de taffetas gommé, de tissu en gutta-percha et à renouveler cet appareil toutes les trois ou quatre heures. La peau fortement refroidie au commencement se réchauffe bientôt à un haut degré; alors on renouvelle le pansement, et ces alternatives continuelles de froid et de chaleur entretiennent les vaisseaux de la peau dans une activité continuelle et les rendent particulièrement propres à une action résorbante. Dans beaucoup de cas ces enveloppements sont d'une très-grande utilité.

Moyens résorbants. Les fomentations d'eau saturnée, d'infusion d'arnica, de camomille, etc., jouissent d'une certaine réputation comme topiques résolutifs, réputation qu'elles ne méritent cependant à aucun titre; elles tombent plutôt dans la catégorie des remèdes domestiques indifférents. L'onguent mercuriel double, l'emplâtre mercuriel, la pommade d'iodure de potassium officinale et la teinture d'iode sont également des résolutifs ou fondants que l'on emploie dans les inflammations chroniques. Je suis loin de vouloir contester à ces remèdes toute espèce d'activité dans l'inflammation chronique, cependant je vous engage à ne pas trop en attendre. Je passerai sous silence une foule d'emplâtres soi-disant fondants; ils ont très-peu de valeur et ils agissent les uns en irritant légèrement la peau, les autres en fournissant simplement une enveloppe égale, une couche protectrice contre les influences nuisibles du dehors. Je rappellerai encore l'électricité comme moyen fondant; son action n'est pas très-grande, mais toujours est-il qu'en certains cas elle peut être employée avec avantage; c'est, du reste, une méthode qui devrait encore être expérimentée.

Les *antiphlogistiques proprement dits :* la glace, les sangsues, les ventouses scarifiées, sur l'emploi desquelles vous aurez l'occasion de vous instruire dans la clinique, ne sont utilisées que rarement dans les inflammations chroniques à marche lente; elles ne donnent dans ces cas que des résultats peu importants et passagers; cependant dans toutes les exacerbations intercurrentes ces moyens ont une importance tout aussi grande que dans les processus inflammatoires primitivement aigus. Quant à la glace, quelques chirurgiens modernes, surtout Esmarch, l'emploient d'une manière continue, même dans les inflammations tout à fait chroniques et torpides et vantent le succès de ce traitement.

Les *médicaments dérivatifs.* Ces derniers jouent un grand rôle dans le traitement de l'inflammation chronique. Ils doivent leur nom au but que l'on se propose, de détourner, par leur emploi, l'inflammation de son siége primitif, pour la provoquer dans un autre endroit moins dangereux; ce sont des moyens par lesquels on peut exciter des inflammations de la peau d'une intensité très-variée et que l'expérience nous montre souvent très-efficaces dans leur manière d'agir. Un problème qui n'a pas encore été résolu jusqu'à présent consisterait à donner l'explication physiologique du mode d'action de ces dérivatifs externes ou révulsifs. On se figure la chose à peu près de la manière suivante : les moyens en question appliqués dans le voisinage d'une inflammation chronique qui occupe une articulation ou un os solliciteraient l'afflux du sang et des humeurs vers les parties extérieures, et surtout vers la peau. Dans certains cas, lorsque le processus inflammatoire est d'une nature torpide, peu énergique et accompagné d'une faible vascularisation, les moyens dits dérivatifs agissent plutôt en provoquant un afflux de matériaux, c'est-à-dire que le processus inflammatoire aigu que l'on vient d'exciter très-près du siége de l'inflammation chronique détermine une fluxion plus forte vers ces parties en général, et par là le processus inflammatoire chronique et torpide reçoit une impulsion plus énergique. Gardons-nous cependant de nous fatiguer ici à la recherche de la manière d'agir physiologique des dérivatifs, car de tout temps cette recherche a été une tâche fort ingrate ; aussi ferons-nous mieux de nous en tenir à l'expérience pratique.

Le *nitrate d'argent* mêlé en solution concentrée avec une graisse et employé plusieurs fois par jour en frictions sur la peau provoque une coloration d'un brun foncé, à reflet argentin, et une desquamation lente de l'épiderme. C'est un des dérivatifs les plus doux, qui convient surtout dans les maladies articulaires chez les enfants irritables. — La *teinture d'iode* occasionne, lorsqu'on en badigeonne la peau soir et matin, une douleur brûlante assez intense ; si l'on continue ces applications pendant deux à trois jours, il en résulte un soulèvement bulleux de l'épiderme quelquefois étendu partout où le remède a été employé. — Les *vésicatoires* agissent plus promptement ; ils consistent en cantharides pilées incorporées dans un mélange de cire et de graisse et étendues sur de la toile, du cuir ou du taffetas ciré. L'emplâtre de cantharides ordinaire, bien préparé, est collé sur la peau par morceaux qui varient de la grandeur d'une pièce de 1 franc à celle d'une pièce de 5 francs. Au bout de vingt-quatre heures au plus tard il se produit une ampoule que l'on perce et sur laquelle on doit appliquer un peu d'ouate qui adhère solidement et tombe au bout de trois à quatre jours, après quoi la couche cornée de l'épiderme se régénère sous l'influence du réseau de Malpighi resté intact. On peut appliquer le vésicatoire en une seule fois en lui donnant des dimensions plus grandes, ou bien on prescrit plusieurs jours de suite un nouvel emplâtre plus petit ; cette dernière méthode constitue celle des vésicatoires dits volants. Enfin on peut encore se servir d'un emplâtre qui ne contient qu'une très-faible quantité de cantharides et qui ne détermine qu'une rougeur continue ; c'est là le vésicatoire dit perpétuel de Janin ; on le fait porter plusieurs jours ou plusieurs semaines consécutivement. Bien qu'il soit impossible de nier l'influence favorable des dérivatifs cités jusqu'à présent, je dois cependant vous faire remarquer que la teinture d'iode et les vésicatoires particulièrement produisent beaucoup plus d'effet dans les inflammations subaiguës et dans les petits accès aigus qui interrompent le cours d'une inflammation chronique que dans les formes tout à fait indolentes et torpides de cette dernière.

L'application des remèdes que nous allons nommer à présent est suivie d'une suppuration prolongée, suppuration qui, selon la volonté du médecin, est entretenue pour un temps plus ou moins long par des irritants artificiels externes. Dans le nombre nous aurons à signaler l'*onguent de tartre stibié* et l'*huile de croton*. L'un et l'autre provoquent, lorsqu'on en frotte pendant un certain temps et à plusieurs reprises la peau, une éruption pustuleuse dont l'apparition est souvent accompagnée d'une très-vive douleur et qui se montre après six à huit jours, plus tôt même chez les individus dont la peau est irritable. Une fois que ces pustules sont franchement déclarées, on suspend l'emploi du remède et on laisse guérir les pustules qui se sont formées. Il n'est pas rare que des cicatrices assez considérables persistent à la suite de cette médication; la manière d'agir de ces substances est assez irrégulière, aussi leur usage n'est-il en général pas très-répandu. — Par *cautère* ou *fonticule* (de *fons*, fontaine) on entend toute plaie de la peau produite artificiellement et entretenue en suppuration. On peut faire des cautères de bien des manières. Si, par exemple, vous appliquez d'abord un vésicatoire ordinaire, que vous enleviez l'épiderme soulevé et que vous pansiez tous les jours l'endroit dénudé avec de l'onguent de cantharides ou d'autres pommades irritantes, vous produisez ainsi une suppuration qui durera aussi longtemps que ce genre de pansement (1). Une autre manière d'appliquer un cautère consiste à faire une incision comprenant toute l'épaisseur du derme et à introduire dans cette plaie un nombre de pois qui varie selon la grandeur que vous voulez donner au cautère. Les pois, maintenus dans la plaie par un morceau de sparadrap et renouvelés tous les jours, se gonfleront et irriteront la plaie comme corps étrangers; de cette manière vous produirez artificiellement un ulcère simple. Le procédé le plus simple est de faire le cautère par le moyen d'une incision; cependant on peut encore déterminer une cautérisation complète de la peau par un caustique quelconque et maintenir la plaie qui restera après l'élimination de l'eschare en suppuration en y introduisant des pois.

Le *séton* (*setaceum*, de *seta*, soie, poil) consiste en une mince lanière

(1) Le lecteur remarquera que l'auteur fait rentrer ici ce que nous appelons les vésicatoires entretenus dans la catégorie des fonticules ou cautères, appellation exclusivement réservée chez nous aux petits ulcères artificiels entretenus par des pois. (*Note des traducteurs.*)

de toile ou en une mèche à lampe ordinaire, de coton, que l'on fait passer sous la peau à l'aide d'une aiguille particulière. L'*aiguille à séton* est une lancette d'une largeur moyenne, assez longue, pourvue à son extrémité inférieure d'un chas assez considérable pour enfiler la lanière ou la mèche. On applique ordinairement le séton à la nuque, en procédant de la manière suivante : vous faites avec le pouce et l'indicateur de la main gauche un fort pli à la peau dans le sens vertical, vous traversez ce pli à sa base avec l'aiguille que vous retirez du côté opposé. Vous laissez la lanière pendant quelques jours dans la plaie sans y toucher, en attendant que la suppuration commence; alors vous tirez sur l'extrémité du séton, vous coupez le morceau qui est imprégné de pus et vous répétez tous les jours la même manœuvre. Dans toute la longueur du trajet occupé par le séton se forment des bourgeons charnus qui sécrètent du pus en abondance. On fait porter le séton pendant des semaines ou des mois, on ne l'enlève que quand on veut faire cesser la suppuration. — Une autre manière de provoquer une suppuration durable consiste à déterminer à l'aide de la chaleur rouge une eschare sur la peau et à empêcher pour un temps plus ou moins long, selon l'effet que l'on veut obtenir, la plaie bourgeonnante de se fermer, soit en la pansant avec des substances irritantes, soit en y introduisant des pois. A cet effet on se sert de deux appareils différents : le *moxa* et le *fer rouge* ou cautère actuel. On peut préparer les moxas de la manière suivante : on fait une petite boule d'ouate entourée d'un fil de soie, on l'imbibe d'alcool et on l'allume après l'avoir fixée sur la peau au moyen d'une pince à pansement. On détermine ainsi une brûlure plus ou moins profonde suivant l'action plus ou moins prolongée de la chaleur. Il y a encore d'autres manières de préparer les moxas sur lesquelles je ne veux pas insister ici, parce qu'en général leur emploi n'est plus très-répandu de nos jours. Si vous voulez produire une eschare à la peau, vous le faites plus simplement au moyen des caustiques énergiques, des *pâtes caustiques* ou bien du *fer rouge*. Les fers ou cautères actuels usités en chirurgie et dont nous avons déjà fait mention antérieurement sont des tiges de fer, minces, longues d'un pied, garnies d'un manche de bois, et dont l'extrémité libre présente un renflement de forme variée : olive, cône, etc. Ce cautère est chauffé au rouge ou au blanc dans un fourneau rempli de charbons incandescents. On peut produire par ce moyen divers degrés de brûlure de la peau, jusqu'à carbonisation entière. Les eschares varient sous le rapport de la grandeur, de la forme et de la profondeur, suivant que l'on veut obtenir une suppuration très-étendue ou des foyers plus nombreux et plus petits.

Je me laisserais entraîner trop loin et vous ne pourriez pas encore bien me comprendre pour le moment, si je vous donnais ici une appréciation étendue de l'importance relative des moyens que je viens de vous énumérer et du choix que vous avez à faire entre eux. Il est des choses que l'on saisit beaucoup plus vite et plus sûrement dans la clinique, en entendant discuter les cas individuels. Je me contenterai donc de vous faire remarquer que l'application des révulsifs intenses tels que le cautère, les moxas, le séton, le fer rouge, exige de grandes précautions chez les enfants et chez les individus irritables et délicats; l'action du fer rouge peut, quand elle entraîne une forte suppuration, avoir des suites assez dangereuses.

Presque toutes les classes de médicaments ont leur temps de vogue suivant les vues théoriques de l'époque, c'est ainsi qu'il y a eu un temps où les moxas, le fer rouge, les cautères, étaient vantés comme des panacées contre toute maladie chronique. On se faisait appliquer un cautère au bras dans l'espoir d'être à l'abri du rhumatisme, des hémorrhoïdes, de la tuberculose ou du cancer, et cela parce que l'on s'imaginait que le pus du fonticule devait entraîner toutes les humeurs morbides du corps. De même on faisait usage autrefois tous les ans à une époque déterminée de purgatifs, de vomitifs, de la saignée, etc. Aujourd'hui encore vous entendrez bien souvent de vieux praticiens affirmer que tel ou tel malade a été préservé de toutes les maladies imaginables par l'application d'un cautère. Loin de moi la prétention de vouloir ici énoncer une opinion sur les limites du possible en thérapeutique, car nous sommes, précisément en ce qui concerne les révulsifs, bien loin de savoir en calculer physiologiquement l'influence; cependant il faut se méfier de l'action des remèdes que l'on vante comme des remèdes universels contre toutes les maladies. — Quelle que soit ma confiance dans les révulsifs appliqués à titre de remèdes *locaux*, je ne puis leur accorder aucune influence directe sur la guérison d'états morbides généraux.

TRENTE ET UNIÈME LEÇON

DES ULCÈRES.

Anatomie pathologique. — Caractères extérieurs des ulcères : Forme, étendue, fond, sécrétion, bords, pourtour. — Traitement local des ulcères selon les conditions locales : Ulcères fongueux, calleux, ichoreux, phagédéniques, sinueux. — *Étiologie* des ulcères : irritation continue, stases veineuses. — Causes dyscrasiques.

La description des ulcères se rattache tout naturellement à celle de l'inflammation chronique. Les médecins sont presque toujours d'accord sur la question de savoir ce que c'est qu'un ulcère, et si dans un cas donné on doit considérer comme tel une surface malade ; donner une courte définition de l'ulcère est cependant chose aussi difficile que de définir tout autre objet, soit de la médecine, soit des sciences naturelles. Pour vous en donner un aperçu sommaire et à peu près juste, nous dirons : un ulcère est une perte de substance cutanée qui ne montre aucune tendance à la guérison. Ceci vous indique déjà que toute plaie d'une certaine étendue et couverte de granulations exubérantes peut également être considérée comme un ulcère, lorsque le processus curatif y subit un temps d'arrêt ; et, en effet, Rust, auquel nous sommes redevables de la nomenclature la plus complète de ces lésions, a désigné du nom d'ulcères simples les plaies couvertes de bourgeons charnus.

Nos recherches et nos observations propres nous forcent d'admettre que tout ulcère est le résultat d'un processus inflammatoire chronique, de telle sorte que chaque formation d'ulcère est précédée d'une infiltration cellulaire du tissu.

Le siége d'un pareil processus inflammatoire peut être dans la profondeur du derme, le tissu conjonctif sous-cutané, les muscles, les glandes, le périoste, les os ; dans le centre d'un de ces foyers se fait une suppuration, une fonte caséeuse, ou un autre genre de désagrégation, avec progression lente vers la périphérie et enfin perforation de la peau du dedans au dehors. C'est ainsi que prend naissance l'*ulcère creux* ou *en caverne;* c'est, comme nous l'avons déjà dit, un abcès froid en petit.

Le siége du processus est aussi souvent à la surface de la peau, ce qui donne lieu à l'*ulcère ouvert de la peau*. Je vais vous faire saisir, par un exemple, l'évolution de ce dernier. Supposons qu'une des causes signalées antérieurement ait donné lieu à un processus inflammatoire chronique de la peau de la jambe, par exemple, au tiers inférieur et en avant. La peau est parcourue par des vaisseaux dilatés, elle devient plus rouge qu'à l'état normal; tuméfiée par une infiltration en partie séreuse et en partie plastique, elle est en même temps un peu sensible à la pression. Sous l'influence du développement de jeunes cellules, surtout dans les parties superficielles du derme, les papilles s'agrandissent et s'imbibent, les cellules du réseau de Malpighi se forment en plus grande abondance et la couche superficielle de ce dernier ne parvient plus à prendre sa consistance cornée; le tissu conjonctif de la couche papillaire est devenu plus mou et presque gélatineux. Un léger frottement suffit pour détruire en un endroit la couche cornée mince et ramollie de l'épiderme. Par là la couche des cellules du réseau de Malpighi se trouve mise à nu; de nouvelles irritations surviennent et il se développe une surface suppurante, dont la couche supérieure est composée des cellules du réseau de Malpighi, et la couche inférieure des papilles du derme dégénérées et augmentées de volume. Si à cette période les parties étaient maintenues dans le repos et si elles étaient préservées de nouvelles irritations, l'épiderme se régénérerait assez promptement et l'ulcère, jusque-là tout à fait superficiel encore, se cicatriserait. D'ordinaire cependant on fait peu attention à cette plaie peu considérable et superficielle, qui est exposée à de nouvelles atteintes de différentes espèces; il se produit une fonte purulente et une désagrégation moléculaire du tissu enflammé et dénudé, par conséquent et avant tout, des papilles; de cette manière se forme une perte de substance qui gagne en profondeur et en surface, l'ulcère est alors complétement développé. La figure suivante (fig. 51) vous représente la coupe d'un ulcère de la peau en voie d'agrandissement, sur lequel vous pouvez poursuivre distinctement ce processus.

Vous voyez au point *a* le derme déjà un peu épaissi, dont les papilles grossissent dans la direction de *b*, en même temps que les anses vasculaires se développent en plus grand nombre et que le tissu conjonctif devient de plus en plus riche en cellules; *b* représente la surface ulcéreuse bien développée, *c* l'épiderme fortement épaissi, formant le bord dur de l'ulcère.

Vous devez considérer comme absolument identique le processus qui se passe sur les *muqueuses :* ainsi la couche épithéliale devient d'abord le siége d'une néoplasie cellulaire plus abondante ; bientôt il s'y ajoute une infiltration séreuse et plastique modérée dans le tissu conjonctif de la muqueuse, les glandes mucipares sécrètent davantage. Une muqueuse ainsi altérée, altération qui s'accompagne toujours d'une forte dilatation vasculaire, doit être considérée comme enflammée; ce processus s'appelle catarrhe aigu ou chronique. Si l'élimination des cellules se fait en très-grande abondance, de telle sorte que le tissu de la muqueuse soit presque entièrement dénudé et qu'il s'y produise une fonte suppurée ou une désagrégation moléculaire, vous aurez affaire à un ulcère que vous appellerez *catarrhal.*

Il y a encore un autre mode plus aigu de production d'ulcères, c'est celui où ils tirent leur origine de pustules qui ne tendent pas à guérir, mais s'agrandissent après l'évacuation du pus et conservent en même

Fig. 51.

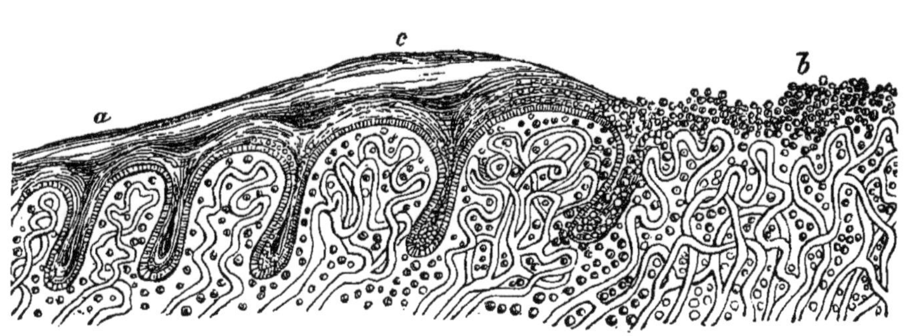

Grossissement, 100 ; d'après Foerster, atlas, pl. XI.

temps un caractère inflammatoire aigu; tels sont les chancres mous. On rencontre aussi sans dyscrasie spécifique appréciable ces sortes d'ulcères provenant de pustules d'ecthyma aux jambes, chez des sujets jeunes, très-sanguins et très-sains d'ailleurs, ulcères sur la cause desquels on ne sait rien de positif; ils affectent souvent une forme bourgeonnante, fongueuse; dans d'autres cas, ils s'accompagnent d'une prompte désagrégation du tissu. Ce mode de production aiguë des ulcères est du reste beaucoup plus rare que le mode chronique. — Plusieurs affections portent à tort le nom d'ulcère, comme, par exemple, « l'ulcère typhique »; dans le typhus abdominal, il se forme une inflammation aiguë, progressive, des plaques de Peyer, inflammation qui se termine dans beaucoup de cas par la gangrène et la mortification des portions enflammées de la muqueuse; ce qui reste après l'élimination des eschares est une surface à granulations qui se cicatrise ordinairement bientôt; cette surface bourgeonnante n'est pas un ulcère dans le sens restreint, elle ne le devient que dans le cas où la guérison ne suit pas sa marche normale; l'ulcère typhique lent, c'est-à-dire retardé dans sa guérison, est seul un vrai ulcère. Je ne vous en parle qu'accessoirement; on peut se servir librement de ces expressions, pourvu que l'on s'entende sur les processus eux-mêmes.

Cet exposé vous démontre que deux faits opposés sont en présence dans l'*ulcération* comme dans l'*inflammation* : néoplasie et désagrégation; cette dernière a lieu par la liquéfaction du tissu, c'est-à-dire par la fonte purulente, ou bien elle résulte d'une mortification moléculaire. Le rapport qui existe entre ces deux faits ne peut être l'objet d'aucun doute dans les exemples cités, car il est clair qu'ici la néoplasie a précédé la désagrégation. Cependant vous pouvez aussi admettre que dans une partie jusque-là saine de la peau un trouble nutritif se produit de telle sorte que, primitivement, il se fasse une désagrégation du tissu, comme déjà vous avez appris à la connaître au chapitre de la gangrène. Sur la limite des parties saines douées de vitalité, il se produit alors une néoplasie cellulaire et si les parties situées autour de l'endroit primitivement mortifié étaient saines, il devrait se développer une surface granuleuse; si, au contraire, les parties, au lieu d'être saines, ne sont viables qu'à un faible degré, il faut qu'à leur tour elles deviennent le siége d'une désagrégation nouvelle au lieu d'une néoplasie inflammatoire énergique, et de cette façon il se forme un ulcère à extension progressive. Un processus semblable, sous l'influence duquel un ulcère se forme primitivement par désagrégation moléculaire, non précédée d'une infiltration cellulaire, est une cause excessivement rare de production d'ulcères. Désagrégation moléculaire et gangrène sont en somme deux variétés du même fait pathologique, c'est-à-dire de la mort de certaines portions de tissu, et ne diffèrent entre elles que sous le rapport de la quantité des éléments détruits; il peut y avoir des circonstances dans lesquelles le processus ulcératif et la gangrène se touchent de très-près, comme, par exemple, dans la pourriture d'hôpital, dont il a déjà été question; cependant dans la plupart des cas la désagrégation est toujours précédée d'une infiltration inflammatoire.

Les remarques que je viens de vous communiquer et qui doivent vous apprendre quel rapport existe, d'une part, entre le processus ulcératif et la néoplasie, de l'autre, entre ce même processus et la gangrène, vous ont sans doute fait voir combien il est difficile d'établir entre ces divers états pathologiques des séparations bien tranchées. Vous ne devez cependant pas craindre qu'en insistant je veuille jeter la confusion dans vos esprits, nous passerons donc immédiatement aux propriétés spéciales des ulcères ; j'ajouterai seulement que les ulcères peuvent être divisés en deux groupes principaux, ceux dans lesquels prédomine le processus néoplasique et que nous appellerons simplement des *ulcères exubérants*, puis ceux dans lesquels prédominent plutôt le processus suppuratif et la désagrégation et que nous appellerons *ulcères atoniques* ou *torpides*. Entre ces deux limites extrêmes des propriétés anatomiques et vitales qui caractérisent les ulcères, s'interpose un grand nombre de formes intermédiaires. — Pour que la guérison commence à s'opérer dans un ulcère, il faut avant tout que la désagrégation cesse à la surface; par conséquent, le fond de l'ulcère doit, au moins jusqu'à un certain point, prendre l'aspect d'une surface bourgeonnante saine dont la cicatrisation se fait ensuite à la manière ordinaire. Pour cela il faut absolument que dans les ulcères torpides, atoniques, il y ait un développement de vaisseaux abondant et de cellules vigoureuses qui, au lieu de pus, produisent du tissu conjonctif nouveau; dans les ulcères exubérants il faut, au contraire, que la néoplasie soit ramenée dans des limites normales. Vous trouvez là, pour peu que vous réfléchissiez, une indication sur la manière dont il faut instituer le traitement local dans l'un et l'autre cas, objet sur lequel nous reviendrons bientôt.

La *nomenclature* des ulcères varie beaucoup, comme déjà vous avez dû vous en apercevoir, selon le point de vue auquel on les envisage. D'après l'origine, on peut distinguer deux groupes principaux: les ulcères idiopathiques et les ulcères symptomatiques, comme dans l'inflammation chronique en général. Les *ulcères idiopathiques* sont ceux qui naissent à la suite d'irritations purement locales; on peut aussi les appeler *ulcères par irritation*. Les *ulcères symptomatiques* ne constituent que le symptôme d'une maladie générale et sont dus à des causes internes dyscrasiques, sans qu'une irritation locale ait agit sur l'endroit ulcéré. Cette division d'après les causes correspond donc exactement à celle que nous avons déjà appris à connaître dans l'étiologie des processus inflammatoires chroniques.

Ne nous préoccupons pas pour le moment des conditions étiologiques et cherchons à nous représenter d'une manière plus frappante encore ce que l'on doit entendre par ulcère en examinant ses caractères extérieurs. Il me suffit de rappeler ici que le processus ulcératif se déclare non-seulement dans les tissus normaux, mais souvent aussi dans des masses de tissu nouvellement formées, dans les tumeurs proprement dites; des ulcères en caverne aussi bien que des ulcères superficiels peuvent se produire dans les tumeurs ou à leur surface.

Dans la description d'un ulcère on doit s'attacher à distinguer les points suivants :

1. *Forme et étendue de l'ulcère.* Il peut être circulaire, semi-lunaire, annulaire, tout à fait irrégulier, superficiel, profond. Il peut encore représenter un canal qui conduit dans la profondeur, être un ulcère tubulé, autrement dit une *fistule;* ces fistules, comme je vous l'ai déjà dit antérieurement, sont dues à ce que dans la profondeur, soit dans la couche profonde du derme, soit dans le tissu cellulaire sous-cutané, soit dans les muscles, dans le périoste ou les os, soit dans les parties glandulaires, il se développe des foyers inflammatoires qui par une ulcération lente arrivent peu à peu à la surface. La formation d'un ulcère en caverne, d'un foyer ulcératif plus ou moins profondément situé, précède donc toujours la formation d'une fistule.

2. *Fond et sécrétion de l'ulcère.* Le fond peut être plat, excavé ou proéminent ; il peut être couvert d'un liquide sale, fétide, séreux, ichoreux, même de lambeaux de tissu gangréneux (ulcère *gangréneux*); on peut aussi le trouver couvert d'une substance amorphe, d'apparence lardacée, crémeuse ou gluante ; enfin il peut aussi présenter des granulations trop exubérantes qui sécrètent un pus muqueux (ulcère *fongueux*).

3. Les *bords de l'ulcère* sont plats ou élevés, saillants, durs (ulcère *calleux*), mous, échancrés (ulcère *sinueux*), festonnés, renversés, décollés, etc.

4. Le *pourtour de l'ulcère* peut être normal ou enflammé, œdémateux, induré, pigmenté, etc.

Ces dénominations généralement usitées en chirurgie suffisent pour donner de chaque ulcère une description parfaitement exacte et intelligible pour un homme de l'art. Mais comme les épithètes tirées du degré de vitalité du processus ulcératif, telles que « torpide, atonique, exubérant, fongueux », sont en général plus courtes, nous nous en servons plus fréquemment; on emploie beaucoup aussi les noms qui rappellent les causes éloignées surtout lorsqu'il s'agit d'ulcères symptomatiques. Dans ce sens on dit simplement : ulcères scrofuleux, tuberculeux, syphilitiques, etc. Comme l'état local des ulcères est encore fraîchement gravé dans votre mémoire, nous allons immédiatement énumérer les *moyens locaux* dont l'application est indiquée exclusivement par l'état de l'ulcère. Beaucoup d'ulcères, surtout ceux qui sont dus à une irritation locale souvent répétée, guérissent avec une extrême facilité. Dès que les parties malades sont placées dans des conditions extérieures plus favorables et sont soustraites à l'action de nouvelles causes morbifiques, la formation régressive cicatricielle commence à s'opérer d'une matière toute spontanée. On est étonné de la rapidité avec laquelle les ulcères superficiels, surtout si fréquents de la jambe, changent d'aspect, aussitôt que le malade a pris un bain chaud, que l'ulcère a été simplement couvert d'une compresse imbibée d'eau, et que le patient a passé vingt-quatre heures tranquillement dans son lit. L'ulcère qui auparavant était sale, bleu verdâtre, et répandait une odeur empestée, présente bientôt un tout autre aspect et sécrète un pus de bonne nature; dans certains cas, il suffit d'un repos de quinze jours et d'une grande propreté pour amener la cicatrisation complète de pareils ulcères, quand ils ne sont pas très-grands. Cependant, à peine le malade, renvoyé dans ses foyers, a-t-il repris son genre de vie habituel, que la cicatrice se rouvre, et qu'au bout de *peu de jours* l'ulcère est redevenu ce qu'il était auparavant. C'est ainsi que le patient retourne à l'hôpital pour en être bientôt renvoyé et y revenir encore peu de temps après. Nous possédons, il est vrai, des ressources contre ces récidives, et nous en parlerons plus tard. Il s'en faut que tous les ulcères soient disposés à guérir aussi rapidement, et nous devons à présent passer en revue les diverses formes d'après les phénomènes locaux et au point de vue des remèdes topiques à employer.

1° *Ulcère à pourtour enflammé et ulcère éréthique*. Il arrive très-souvent, lorsque le malade a beaucoup marché, que l'ulcère est fortement rougi et très-douloureux au premier examen; ce léger degré d'inflammation se dissipe tout seul après un court repos. Mais il y a d'autres ulcères dont le pourtour offre une rougeur très-intense, la peau est très-sensible tout à l'entour et l'ulcère lui-même saigne facilement, les granulations peuvent même être douloureuses au toucher. On peut appeler ces sortes d'ulcères *ulcères éréthiques*. Les degrés les plus élevés de l'éréthisme des surfaces ulcéreuses sont excessivement rares : tout récemment, j'avais en traitement à l'hôpital un patient qui avait perdu, par gangrène, une partie très-considérable de la peau de la cuisse à la suite d'un phlegmon fort intense; après l'élimination de l'eschare, il se fit un développement exubérant de bourgeons charnus ayant peu de tendance à la guérison; le plus léger attouchement de la surface bourgeonnante suffisait pour provoquer des douleurs extraordinaires, au point de faire frémir et crier le malade. Précédemment nous avons montré quelle peut être la cause de cette extrême sensibilité. — Pour ce qui concerne le traitement des ulcères enflammés et éréthiques, on essaye d'abord les onguents doux, tels que l'onguent composé de beurre frais et de cire, le cérat, puis les pommades dites rafraîchissantes, telles que la pommade à l'oxyde de zinc, le cérat saturné, ou les fomentations à l'eau blanche; si sous l'influence de ce traitement les granulations continuent à être douloureuses et à présenter un mauvais aspect, mais que l'inflammation environnante ait diminué, il y a lieu de recourir à une forte cautérisation de la surface ulcérée avec le nitrate d'argent et mieux encore avec le fer ronge; c'est ce dernier moyen et plus tard la compression à l'aide de bandelettes, qui, dans le cas mentionné plus haut, ont fini par amener la guérison. On recommande ordinairement pour ces cas l'emploi local des narcotiques, consistant en cataplasmes additionnés de belladone, de jusquiame, d'opium, etc.; cependant ces remèdes produisent si peu d'effet, que, selon mon opinion, on perd son temps en essayant de les employer.

2° *Ulcères fongueux*, c'est-à-dire ceux dont les granulations végètent à la manière des champignons et dépassent le niveau de la surface

Fig. 52.

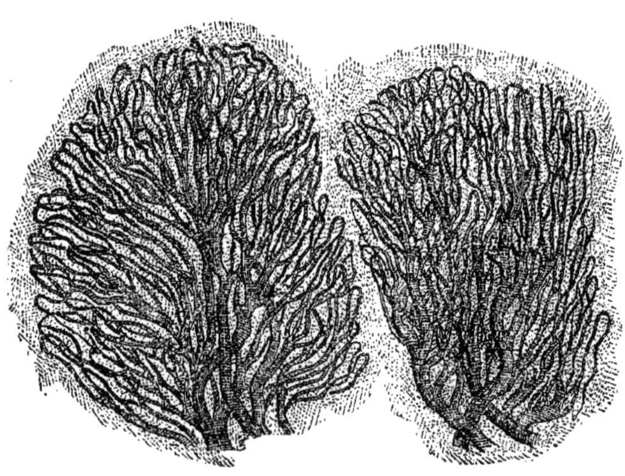

Vaisseaux sanguins de deux bourgeons charnus exubérants, provenant d'un ulcère ordinaire (non cancéreux) de la jambe, injectés artificiellement par Thiersch. (*Cancer épithélial*, pl. XI, fig. 4.)

cutanée. Ces ulcères sécrètent un pus muqueux et sont extrêmement riches en vaisseaux.

On peut, dans ces cas, faire usage des astringents, par exemple des fomentations faites avec une décoction d'écorce de quinquina ou de chêne, moyens dont l'efficacité est cependant très-secondaire. Le mieux est de détruire par les caustiques toute la partie superficielle des granulations; souvent il suffit de les toucher tous les jours avec le crayon de nitrate d'argent; lorsqu'il y a lieu d'agir plus énergiquement, on peut recourir à la potasse caustique et même au fer rouge. La compression avec des bandelettes de sparadrap rend également d'excellents services dans ces cas.

3° *Ulcères calleux*, ceux que les praticiens redoutent le plus, en raison du temps qu'ils mettent à guérir. On donne ce nom à des ulcères dont la base, les bords et le pourtour sont épaissis et ont pris une dureté cartilagineuse sous l'influence d'une inflammation chronique très-longue. L'ulcère, d'un caractère essentiellement torpide, est ordinairement situé fort au-dessous du niveau de la surface cutanée; ses bords sont très-nets. La thérapeutique a une double tâche à remplir; d'abord, elle doit obtenir le ramollissement du tissu pauvre en vaisseaux et à consistance tendineuse, ensuite ramener une vascularisation convenable aussi bien dans les bords que dans le fond de l'ulcère. On a vu des ulcères de cette espèce durer vingt ans et au delà. On les combat par les moyens suivants: la compression à l'aide de bandelettes de sparadrap, que l'on applique de façon qu'elles se recouvrent en partie les unes les autres, d'après les règles que vous apprendrez dans la clinique. Un pareil pansement au sparadrap qui ne doit pas simplement couvrir l'ulcère, mais la jambe entière, peut rester en place pendant deux à trois jours au commencement, et plus tard, une fois que l'ulcère est en voie de guérison, pendant un temps beaucoup plus long. Ce bandage agglutinatif (de Baynton) est d'une très-grande utilité, surtout dans les cas où les malades ne peuvent pas conserver une position tranquille, mais se voient forcés de vaquer à leurs affaires. Dans la policlinique chirurgicale de Berlin, j'ai eu occasion de faire bien des observations sur ce mode de traitement des ulcères de la jambe, et comme traitement *curatif*, je ne saurais le juger aussi favorablement que d'autres chirurgiens, qui voient dans cette méthode un remède presque universel contre les ulcères de la jambe. Comme appareil protecteur, j'estime infiniment ces bandelettes dans un traitement policlinique, car elles permettent aux individus de marcher sans que leur ulcère grandisse par trop. Mais jamais je n'ai remarqué que les ulcères guérissent plus facilement sous ces sortes d'appareils, ni que le sparadrap exerce une influence plus active sur le pourtour calleux de l'ulcère que les moyens dont il sera question plus loin. Le meilleur moyen d'entretenir une congestion durable vers l'ulcère et d'augmenter ainsi la formation des cellules et des vaisseaux, consiste dans la chaleur humide, sous forme de cataplasmes ou plutôt sous celle d'un bain continu d'eau chaude. Je vous recommande tout particulièrement ce dernier moyen, dont l'effet est en même temps de produire un gonflement et un ramollissement artificiels du pourtour induré de l'ulcère; Zeis a préconisé tout particulièrement le bain d'eau chaude contre les ulcères calleux de la jambe, et ma propre expérience vient à l'appui de son opinion sur l'efficacité de ce moyen. — Quelquefois il importe beaucoup de détruire entièrement les bords calleux ou d'y provoquer un haut degré d'inflammation suppurative. Le premier but sera rempli rapidement à l'aide du fer chaud, le dernier par l'application répétée de la pommade stibiée ou épispastique. Si, après avoir employé ces derniers médicaments, vous avez fait naître une forte inflammation purulente ou même en partie gangréneuse de l'ulcère et des parties environnantes et que vous introduisiez ensuite la jambe dans le bain d'eau chaude, vous obtiendrez dans bien des cas une rapide guérison. Cependant on ne réussit pas toujours, et ce sont principalement les ulcères calleux situés sur la face antérieure du tibia et s'étendant jusqu'au périoste, dont la guérison est parfois impossible à obtenir; on compte encore parmi les ulcères incurables ceux qui entourent, à la manière d'un anneau, la jambe entière; on les considère comme exigeant l'amputation, lorsqu'ils rendent l'individu incapable de marcher et de se livrer à un travail capable de le faire vivre. Outre les circonstances déjà mentionnées, il en est encore une qui rend particulièrement difficile la guérison d'ulcères à pourtour fortement induré : c'est lorsque la surface bourgeonnante en voie de guérison ou la cicatrice ne peuvent pas diminuer de volume et se condenser à la manière ordinaire par une forte contraction, parce que la résistance des parties environnantes de la peau ne permet aucun glissement; sans doute vous vous rappelez que toute plaie bourgeonnante se réduit par la rétraction presque à la moitié de son étendue et que, par conséquent, la cicatrisation se fait sur une surface plus petite; il faut donc dans le cas précédent que la surface bourgeonnante se recouvre d'une cicatrice occupant toute l'étendue primitive de l'ulcère, vu l'impossibilité d'une contraction. Pour rendre alors cette contraction possible, on a fait des incisions profondes dans la peau, à l'entour des ulcères; je n'en ai pas remarqué, pour ma part, de grands effets jusqu'à présent. Comme conséquence de la rigidité des tissus, la jeune cicatrice, non suffisamment condensée, se rouvre très-facilement, et l'ulcère déjà guéri se reforme avec une grande rapidité. Pour prévenir cet inconvénient, il est bon de couvrir la jeune cicatrice d'une couche d'ouate et d'entourer la jambe de bandes amidonnées. On fait porter cet appareil pendant six à huit semaines, et même plus longtemps, jusqu'à ce que la cicatrice se soit bien raffermie. Depuis longtemps j'agis de la sorte pour tout ulcère de la jambe, et j'ai tout lieu d'être satisfait des résultats.

4° *Ulcères ichoreux.* Très-souvent la décomposition s'opère à la surface d'un ulcère uniquement sous l'influence de conditions extérieures défavorables. Dans d'autres cas, cependant, c'est une dyscrasie qui provoque cette tendance à la désorganisation rapide des tissus à la surface de l'ulcère. La solution de chlorure de chaux, le vinaigre de bois, la térébenthine, l'alcool camphré, tels sont les moyens à employer dans ce cas. Lorsque la désagrégation se fait avec une rapidité si grande que d'un jour à l'autre on soit frappé par l'agrandissement de l'ulcère, on appelle ce dernier ulcère *rongeant* ou *phagédénique;* c'est là une forme qui se rapproche beaucoup de la pourriture d'hôpital, dont il a été question antérieurement. La désagrégation est quelque fois rapidement arrêtée par la poudre de précipité rouge, dont on saupoudre la plaie. Si ce moyen restait inefficace, je conseillerais de ne pas attendre pour détruire l'ulcère entier; la cautérisation énergique avec la potasse caustique, le fer chaud fortement appliqué, voilà des moyens qui, dans ces cas, sont presque toujours suivis d'un bon résultat.

5° *Ulcères sinueux et fistuleux;* ulcères à bords décollés et fistules. Ils proviennent généralement d'ulcères en cavernes, qui s'ouvrent lentement de dedans en dehors, surtout à la suite d'une fonte ulcérative chronique des glandes lymphatiques. Un ulcère pareil guérira toujours plus vite, si vous le transformez en ulcère ouvert ou à jour, par l'excision des bords décollés, ordinairement minces; lorsque la trop grande épaisseur de ces bords et la profondeur de la cavité ulcéreuse ne permettent pas d'employer ce moyen, vous devez au moins fendre la peau qui recouvre l'ulcère et mettre ce dernier à nu. Le même traitement est applicable aux ulcères fistuleux, lorsque ces derniers conduisent à une cavité ulcéreuse située plus profondément. Il faut que cette cavité disparaisse, pour que la fistule se ferme définitivement. Le mot fistule a, du reste, soit dit en passant, encore un autre sens, car il sert à désigner toute ouverture tubuleuse anormale qui communique avec une cavité du corps; ainsi, on parle de fistules pectorales, cérébrales, vésicales, uréthrales, etc. Bien que ces fistules soient dues elles-mêmes à des processus ulcératifs et que l'on puisse ériger là-dessus une sorte de théorie, que Roser a développée avec une prédilection toute particulière, il semble cependant plus opportun de réserver l'exposé de ces conditions pour la chirurgie spéciale; cette question nécessite pour être comprise la connaissance d'une foule d'états morbides particuliers appartenant aux divers organes et dont vous ne sauriez, pour le moment, vous faire une idée bien juste.

Nous avons à nous occuper maintenant d'une partie très-importante de l'histoire des ulcères, savoir de leur *étiologie*. Je vous ai déjà fait remarquer que l'on doit distinguer ici, comme pour l'inflammation chronique, des causes locales et des causes générales dyscrasiques. Si nous envisageons d'abord les causes locales, nous devons mentionner premièrement *l'irritation locale continue*, *mécanique ou chimique*. Un frottement et une pression prolongés sont des causes fréquentes de ces sortes d'ulcères : une chaussure trop étroite, le bord dur d'un soulier, peuvent les produire aux pieds ; une dent tranchante ou des aspérités formées par le tartre dentaire peuvent être la cause d'ulcères de la muqueuse buccale et de la langue, etc. Ces sortes d'ulcères portent généralement les traces de l'irritation : le pourtour est rouge et douloureux, aussi bien que le fond lui-même. — Comme irritation chimique, on peut citer, par exemple, l'action de l'eau-de-vie sur la muqueuse de l'estomac ; les buveurs d'alcool souffrent, en général, d'un catarrhe permanent de l'estomac, pendant la durée duquel se développe souvent des ulcères catarrhaux et plus tard des ulcères spécifiques de diverse nature. — Une deuxième cause encore plus fréquente de processus inflammatoires chroniques terminés par ulcération réside dans la *stase veineuse*, dans la dilatation des veines, autrement dit les *varices*. Ces dernières ont des rapports de causalité très-intimes avec les ulcères de la jambe ; nous nous y étendrons plus tard. Ici nous nous contenterons de dire que par suite de la distension continue des petites veines de la peau il se fait une infiltration séreuse chronique de la peau, à laquelle s'ajoute peu à peu l'infiltration cellulaire, l'épaississement, et enfin assez souvent l'ulcération de cette enveloppe.

Les ulcères qui se développent à la suite des varices et que l'on désigne sous le nom d'*ulcères variqueux* peuvent présenter des aspects très-différents. Au commencement, ce sont ordinairement des ulcères simples, souvent exubérants ; plus tard ils prennent un caractère torpide et en même temps les callosités se forment sur les bords. Déjà il a été question du changement rapide qui s'opère dans de pareils ulcères, lorsqu'on se contente de les traiter par le repos et la propreté. Pour ce qui est du traitement, l'application des bandelettes, déjà mentionnée, est destinée à effectuer aussi bien la guérison de l'ulcère qu'à prévenir le développement ultérieur des varices. Cependant je préfère, dans la plupart des cas, un traitement local à l'hôpital, d'après les principes émis antérieurement, et je n'applique les bandelettes que plus tard, pour empêcher les varices de s'étendre davantage.

Si nous avons établi un rapport intime entre la dilatation variqueuse des veines et les ulcères, rapport basé sur l'expérience, et si nous avons fait ressortir dès à présent la signification pratique la plus importante de cette maladie des veines, cela ne veut pas dire que les varices soient infailliblement suivies d'ulcérations; *il y a, au contraire, un nombre assez considérable de cas dans lesquels d'énormes dilatations veineuses existent sans ulcération secondaire.*

Nous allons donner maintenant une courte description des formes d'ulcères dus à des *causes internes* et qui tiennent à des états dyscrasiques, autrement dit des *ulcères symptomatiques.*

1° De ce nombre sont, avant tout, les ulcères *scrofuleux* et *tuberculeux.* Ce sont là des ulcères qui dépendent de processus inflammatoires chroniques, dont la cause est une des dyscrasies que nous venons de nommer, comme d'ailleurs cela a été dit plus haut. Ils se forment pour la plupart de dedans en dehors; en effet, il se développe dans la substance de la peau ou du tissu conjonctif sous-cutané des foyers limités qui perforent lentement la peau de dedans en dehors. Il en résulte évidemment de petites pertes de substance dans la peau dont les bords, d'ordinaire un peu rouges, sont fort amincis, et conduisent à des excavations situées dans la profondeur, d'où s'échappent des débris de tissus réduits en matière caséeuse ou un pus diffluent. Les bords de ces ulcères cutanés sont décollés, ce qui est très-facile à constater par l'examen avec la sonde. Ordinairement ils sont essentiellement atoniques. Vous voyez par cette description que ces ulcères à bords décollés et à prolongements sinueux ne doivent leur forme particulière qu'à leur mode de production, qui peut rester le même au milieu des conditions générales et constitutionnelles les plus variées; cependant l'expérience nous apprend que cette variété se rencontre *avec une fréquence toute particulière* chez les individus tuberculeux, ce qui a permis de conclure à l'existence d'un vice scrofuleux ou tuberculeux par le seul fait de la présence de ces ulcères atoniques à bords décollés. Cette conclusion peut être légitime dans la plupart des cas, mais elle n'est pas d'une justesse absolue.

2° *Ulcères lupeux.* Sous le nom de lupus, on désigne une maladie caractérisée par le développement de petits tubercules dans la couche superficielle de la peau; ces tubercules peuvent suivre ultérieurement une évolution différente. Ils sont le produit d'une prolifération de petites cellules accompagnée de dilatation vasculaire; ces tubercules peuvent s'agrandir et confluer, et donner ainsi lieu à des tubercules plus gros, à des épaisissements bosselés de la peau (*lupus hypertrophicus*); ou bien il se fait à leur surface une exfoliation abondante de l'épiderme (*lupus exfoliativus*), enfin un processus ulcératif les envahit (*lupus exulcerans*). Les trois formes peuvent se combiner. Les ulcères de la dernière forme peuvent présenter des granulations exubérantes (*lupus exulcerans fungosus*), ou bien ils déterminent une rapide désorganisation des tissus (*lupus exedens, vorax*). La maladie a son siége de prédilection à la face, principalement au nez, aux joues et aux lèvres; c'est là qu'elle entraîne les destructions les plus terribles; tout le nez, les lèvres, peuvent être complétement rongés. J'ai vu un cas dans lequel toute la peau de la face, le nez, les lèvres et les paupières étaient détruits; les deux yeux avaient disparu par suppuration et les os, mis à nu, offraient le spectacle le plus épouvantable. Dieffenbach décrit un cas semblable chez une comtesse polonaise, et compare l'aspect du visage à celui d'une tête de mort.— Les ulcères consécutifs au lupus n'offrent pas un aspect invariablement le même, mais l'état des parties environnantes et l'aspect que les parties affectées de la peau offrent dans leur ensemble facilitent le diagnostic à un haut degré. Dans les cas où le lupus se présente en d'autres endroits, par exemple aux extrémités ou sur les muqueuses, telles que la muqueuse de l'arrière-bouche, la conjonctive, le diagnostic devient difficile et ne peut toujours être sûrement établi; aux extrémités, le lupus peut être confondu avec certaines formes de lèpre; dans l'arrière-bouche, on peut croire à l'existence d'ulcères syphilitiques. Le lupus est le plus souvent une maladie dyscrasique, rarement une affection purement locale de la peau. Mais il est difficile d'admettre une dyscrasie lupeuse particulière, attendu que très-souvent le lupus se développe chez les individus scrofuleux, de sorte qu'on peut l'envisager comme un phénomène des plus malins de la scrofulose. D'un autre côté, le lupus peut aussi se montrer comme un symptôme de syphilis, c'est ainsi que l'on a pu admettre l'existence d'un lupus syphilitique et d'un lupus scrofuleux, à côté desquels il faut cependant reconnaître l'existence d'un lupus spontané, attendu que, dans certains cas, il est impossible de constater l'une ou l'autre de ces deux dyscrasies.— Le lupus se développe généralement vers l'époque de la puberté, et plus fréquemment chez les femmes que chez les hommes; il est plus rare de le rencontrer à un âge ultérieur; après quarante ans on peut se considérer comme presque sûrement à l'abri de cette maladie.

Quant *à la thérapeutique*, j'attache la plus haute importance au traitement local, surtout dans la forme ulcéreuse, parce qu'ici il s'agit d'empêcher par tous les moyens mis à notre disposition les progrès de la destruction, car cette marche envahissante peut mettre en danger la peau de la face entière, et les moyens internes n'ont qu'un effet extrêmement lent. Il s'agit ici, comme dans tout travail d'ulcération rapide, de détruire complétement le fond et les bords de l'ulcère, de faire une cautérisation qui étende ses effets au tissu sain; ordinairement on fait usage du cautère potentiel. On se sert du nitrate d'argent ou de la potasse caustique sous forme de crayon que l'on plonge dans les ulcères ramollis par le lupus. On peut aussi employer les caustiques en pâtes, surtout la pâte de chlorure de zinc, que l'on prépare en mêlant le chlorure avec de la farine de seigle ou de froment et en ajoutant quelques gouttes d'eau pour donner au mélange, en le remuant, la consistance d'une bouillie dont on couvre l'ulcère. Pour arriver plus sûrement au but et faire agir le caustique d'une manière plus intense, il convient de râcler avec l'extrémité élargie d'une sonde le fond de l'ulcère, d'arrêter l'hémorrhagie qui se produit et de faire ensuite agir le caustique. Parmi les moyens indiqués, je préfère pour ma part la potasse caustique, parce qu'elle se combine plus rapidement avec les tissus et cause, par conséquent, une douleur moins longue. On peut, pour faire une pareille cautérisation, soumettre le malade à l'influence du chloroforme, de sorte qu'à son réveil il ne sent plus qu'une brûlure modérée et supportable. Le nitrate d'argent cause une douleur plus longue. Une fois l'eschare détachée, il se forme, si la cautérisation a été suffisante, une belle surface bourgeonnante, qui se cicatrise à la manière ordinaire. Il ne se produit pas facilement un nouveau lupus dans cette cicatrice, mais la cautérisation ne peut pas empêcher des nodosités nouvelles de se former dans les environs. — Pour le lupus exfoliatif et le lupus hypertrophique la teinture d'iode est le moyen local le plus convenable; on fait bien d'y ajouter un peu de glycérine pour adoucir légèrement l'effet du remède. J'ai vu plusieurs fois des nodosités lupeuses se ratatiner sous l'influence de ce traitement, qui cependant ne saurait mettre à l'abri des récidives. Enfin, on peut, dans certains cas, extirper avec avantage les endroits affectés.— En fait de remèdes internes, je n'ai obtenu de succès qu'à la suite d'un traitement persévérant par l'huile de foie de morue à la dose de six cuillerées à bouche par jour; cette cure doit être continuée pendant des années. Le traitement par les décoctions de bois sudorifiques n'a d'efficacité que contre le lupus syphilitique. L'arsenic, remède très-estimable dans certaines affections chroniques de la peau, ne rend, pour ainsi dire, aucun service contre le lupus.—Dans ce pays, en Suisse, le lupus paraît très-rare. Mon expérience personnelle s'est faite principalement à la clinique de Berlin, et si je dois vous exprimer franchement mon opinion sur le degré d'efficacité des remèdes internes à employer contre cette maladie, je vous dirai simplement que dans bien des cas la dyscrasie lupeuse s'éteint d'elle-même, ainsi que la scrofulose, par le progrès des années, mais que dans d'autres cas elle est tout à fait incurable.

3° *Uulcères scorbutiques.* Le scorbut est une maladie qui, arrivée à son entier développement, est caractérisée par l'extrême facilité avec laquelle se rompent les vaisseaux capillaires. Dans beaucoup d'endroits de la peau, et surtout dans l'épaisseur des muscles, il se produit des extravasats sanguins; les gencives se gonflent, deviennent violettes et offrent des ulcères qui saignent avec une grande facilité; ajoutez des hémorrhagies par l'intestin, l'amaigrissement et un affaiblissement général; beaucoup de ces malades meurent dans un état très-misérable. Sous cette forme maligne, le scorbut se montre surtout endémiquement sur les côtes de la Baltique et parmi les équipages qui ont à faire de longs voyages sur mer. Dans le dernier cas, on attribue ordinairement le mal à l'usage habituel des viandes salées. Dans l'intérieur des terres, il se manifeste une autre espèce de scorbut, dans laquelle il faut faire rentrer le purpura, la maladie de Werlhoff, etc. Le scorbut localisé sur la muqueuse buccale est très-fréquent dans tous les pays chez les enfants. Les gencives enflent, deviennent d'un bleu rouge foncé, elles saignent au plus léger contact, et il s'y forme des ulcères couverts d'un enduit jaune, poisseux, composé de pus, de cryptogames et de débris de tissus. Cette forme de la maladie, lorsqu'elle se borne à ces symptômes et qu'elle est de bonne heure soumise à un traitement, est ordinairement facile à guérir; on touche deux fois par jour les gencives avec un collutoire composé de 2 à 4 grammes d'acide chlorhydrique et de 30 grammes de miel, on donne à l'intérieur des acides minéraux à une dose et sous une forme appropriées à l'âge et l'on prescrit des aliments d'une facile digestion; lorsque ces moyens sont consciencieusement employés, la maladie disparaît en peu de temps.— Le scorbut endémique généralisé est très-difficile à guérir, parce qu'il est impossible, dans la plupart des cas, de soustraire les malades aux mauvaises conditions qui ont donné le caractère endémique à la maladie. On recommande encore particulièrement ici le traitement par les acides.

4° *Ulcères syphilitiques.* Les symptômes que l'on a l'habitude de considérer comme caractéristiques des ulcères syphilitiques se rapportent presque exclusivement au chancre primitif et surtout au chancre mou. Ce dernier commence par une vésicule ou une pustule et finit par se transformer en un ulcère de la grandeur d'un pois environ à bords rouges et à fond jaunâtre, lardacé. L'ulcère du chancre induré présente un autre aspect; il se forme d'abord une petite nodosité dans la peau du gland ou du prépuce, et cette nodosité s'entame en commençant par la surface comme les autres ulcères de la peau; cet ulcère affecte généralement un caractère atonique, torpide, avec une disposition marquée à la désagrégation des tissus. Les condylomes larges ou pustules plates, une des formes les moins malignes de la syphilis constitutionnelle, ont un caractère marqué d'exubérance et ne représentent, à vrai dire, pas autre chose que de petits ulcères superficiels, fongueux de la peau, qui se présentent principalement au périnée, à l'anus et à la langue. Les *ulcères syphilitiques* de la peau, dits *tertiaires*, ont fréquemment un pourtour fortement induré, brun rouge, une configuration circulaire ou en fer à cheval, et se distinguent par un caractère plus particulièrement atonique. Vous voyez par là que l'aspect des ulcères syphilitiques est également très-variable, et que pour cette raison il n'est pas toujours permis de conclure, d'après cet aspect, à l'existence d'une syphilis constitutionnelle.—Le traitement de l'ulcère syphilitique vrai doit être essentiellement interne et dirigé contre l'ensemble de la maladie. Il est bien rare que l'on soit dans le cas d'instituer un traitement local particulier.

Les anciens chirurgiens distinguaient encore une série d'autres formes d'ulcères caractéristiques, d'après eux, de la cause ayant présidé à leur développement. Ainsi, vous trouvez énumérés dans l'*Helcologie* de Rust des ulcères rhumatismaux, arthritiques, hémorrhoïdaux, menstruels, abdominaux, herpétiques, etc. Cependant, il ne m'a pas été possible, pas plus qu'à d'autres chirurgiens des temps modernes, de sonder le mystère de ce genre de diagnostic; il est assez généralement admis de nos jours que l'on s'est fondé en cela sur un système artificiel qui prenait sa source dans l'ancienne pathologie humorale, plutôt que sur une observation critique et solide. Si l'on veut observer sans aucune opinion préconçue, on est, il est vrai, forcé d'accorder que certaines formes de l'ulcération, surtout lorsqu'elles se présentent à des endroits déterminés, permettent de tirer des conclusions étiologiques du simple aspect. Cependant cet aspect et cette forme des ulcères dépendent eux-mêmes des conditions anatomiques des parties affectées et des influences extérieures les plus variées, de sorte que l'on s'exposerait à bien des illusions si l'on s'attachait trop à considérer l'aspect de l'ulcère comme l'expression authentique d'une influence spécifique, locale ou constitutionnelle.

BIBLIOGRAPHIE. — Ulcères : toutes les planches de l'*Helcologie* de Rust. Ulcères syphilitiques, Lebert, atlas, pl. 147, 151-154.

TRENTE-DEUXIÈME LEÇON

DE L'INFLAMMATION CHRONIQUE DU PÉRIOSTE ET DES OS.

Périostite chronique et *carie superficielle*. Symptômes. Formation d'ostéophytes. Formes ossifiantes, suppuratives. Notions anatomiques sur la carie. Étiologie. Diagnostic. Combinaison de diverses formes entre elles.

MESSIEURS,

Les inflammations chroniques des os et du périoste, que nous allons étudier à présent, sont beaucoup plus communes que les inflammations aiguës; on rencontre le plus souvent la *périostite chronique*, assez fréquemment combinée avec la *carie superficielle*. Cette périostite chronique peut arriver à résolution dans ses premières périodes, elle peut aussi passer à la suppuration avec ulcération de la surface de l'os, enfin un dépôt osseux de nouvelle formation peut se faire à la surface comme complication de la périostite, car une périostite qui date de longtemps ne reste jamais sans influence sur l'os. Envisageons d'abord les symptômes de la *périostite chronique*. Une légère douleur et un gonflement modéré de la partie affectée sont les premiers symptômes que l'on aperçoit dans la plupart des cas ; en même temps il y a un léger trouble des fonctions, surtout dans les cas où la maladie se montre à une des extrémités. Les douleurs spontanées sont ordinairement très-faibles ou manquent entièrement. La pression occasionne cependant une douleur plus vive, et simultanément on trouve que l'empreinte des doigts reste marquée pendant un certain temps dans la peau, ce qui indique le caractère œdémateux du gonflement de cette dernière. A cette période, le mal peut rester longtemps stationnaire et rétrograder avec la même lenteur qu'il a mise à se développer. Vous devez considérer comme particulièrement affectée la couche de tissu cellulaire lâche du périoste. Là existe la dilatation vasculaire, l'infiltration séreuse et plastique.

Il se peut cependant que des symptômes tout à fait pareils se manifestent dans la périostite accompagnée d'ostéite superficielle, à cela près que dans ce dernier cas les douleurs spontanées sont ordinairement plus intenses; la nuit surtout, les malades ressentent des douleurs violentes, térébrantes et lancinantes. Lorsqu'un pareil processus a persisté pendant des mois et suit ensuite une évolution régressive, l'os affecté est devenu plus épais et bosselé à la surface. Si l'occasion vous est donnée d'examiner anatomiquement un cas semblable, vous trouvez les altérations suivantes : les deux couches du périoste ne peuvent plus être exactement distinguées l'une de l'autre, et se trouvent transformées en une masse lardacée d'une consistance assez ferme; au microscope, vous trouvez la membrane formée par un tissu conjonctif richement pourvu de jeunes cellules et parcouru par des capillaires dilatés, plus ou moins augmentés en nombre. Ce périoste hypertrophié se détache plus facilement de la surface osseuse que le périoste normal; l'os sous-jacent (supposons un os long, par exemple, le tibia) est couvert de petites éminences d'une forme particulière, analogues à des stalactites. Si vous sciez l'os en cet endroit, vous trouvez que sur la surface, encore très-reconnaissable de la substance corticale compacte, est superposée une couche d'une épaisseur très-variée de substance osseuse poreuse, évidemment de formation récente mais soudée très-intimement avec la couche corticale; néanmoins, si le processus n'est pas encore trop ancien, on peut la séparer en morceaux cohérents, par exemple, avec un ciseau.

Lorsque le processus dure depuis longtemps, la réunion entre les deux couches est très-intime; la masse osseuse superposée est devenue plus compacte, au moins dans les cas où le processus pathologique a terminé son évolution. Arrêtons-nous un instant à ces conditions et cherchons d'où provient cette *masse osseuse nouvellement formée*. Elle peut s'être développée aux dépens de la face interne du périoste, ou aux dépens de la surface de l'os; la première supposition est généralement admise; on croit reconnaître, jusqu'à un certain point, dans ce travail, l'activité du périoste nouvellement excitée et telle qu'elle existe avant l'achèvement de la croissance des os, lorsque des couches osseuses se produisent sans cesse et régulièrement à la surface interne du périoste. On pourrait, d'après cette théorie, appeler la forme de périostite que nous venons d'indiquer et qui est accompagnée d'un développement d'*ostéophytes* (tel est le nom que l'on donne à la jeune masse osseuse déposée dans les processus inflammatoires), périostite *ossifiante* ou *ostéoplastique*, appellation dont je ferai usage, parce qu'elle est courte.

Cependant, je ne puis admettre que les ostéophytes aient leur point de départ essentiel dans le périoste; je suis, au contraire, convaincu qu'ils partent réellement de la surface osseuse, comme l'indique leur nom, dérivé du grec. Les ossifications, qui tirent leur origine du périoste, telles que nous les observons pendant la croissance des os, n'offrent, en effet, jamais une surface aussi bosselée que les ostéophytes, et si l'on examine attentivement, et dès le principe, le développement de ces derniers, on trouve que la surface osseuse y prend une part très-réelle. L'examen microscopique prouve que dans ce cas comme dans la suppuration et dans la formation des granulutions à la surface de l'os, les petits vaisseaux qui pénètrent et qui sortent, entourés de leur tissu conjonctif, végètent de dedans en dehors, et que cette néoplasie issue des canalicules de Havers ouverts à la surface de l'os fournit les premiers éléments autour desquels s'agrége la jeune masse osseuse. Ces nodosités granuleuses, destinées à s'ossifier, s'implantent, pour ainsi dire, de dedans en dehors dans l'épaisseur du périoste, qui ne joue qu'un rôle secondaire dans tous le processus. La forme des ostéophytes, souvent très-bizarre, dépend de la configuration des vaisseaux autour desquels tout ce jeune dépôt osseux s'est effectué. Je n'entends nullement attaquer ce fait incontestable que le périoste, aussi bien que les autres parties situées dans le voisinage de l'os peut produire de nouvelles masses osseuses, je veux seulement démontrer que la périostite dite ossifiante, envisagée de près, n'est qu'une ostéite superficielle, ostéoplastique. Au point de vue pratique, cette distinction subtile n'est d'aucune utilité. Les ostéophytes sont donc le résultat d'une irritation inflammatoire du périoste et de la surface osseuse; ils sont *identiquement le même produit que le cal dans les fractures* et prennent naissance de la même manière. — Je profite de cette occasion pour vous faire remarquer que la périostite, exempte de suppuration et accompagnée seulement d'une formation d'ostéophytes, appartient surtout à quelques formes de la syphilis constitutionnelle. Les douleurs ostéocopes qui, dans la syphilis tertiaire, peuvent être excessivement violentes à la tête et au tibia, doivent presque toujours leur origine à ces sortes de périostites.

D'après mes observations, la plupart des périostites chroniques ont été au commencement ostéoplastiques, et tôt ou tard toutes les autres terminaisons sortent de là. Une forme très-fréquente est la périostite *suppurative*. Elle peut se manifester sans une participation bien évidente de l'os. Rappelez-vous les symptômes mentionnés précédemment : gonflement œdémateux de la peau, douleur vive à une pression profonde, et moindre pendant les mouvements de l'extrémité; cet état reste longtemps stationnaire, mais ensuite arrive petit à petit un gonflement plus considérable et une tumeur assez circonscrite et immobile, de consistance pâteuse; petit à petit la peau elle-même rougit, et la tumeur offre une fluctuation manifeste; quatre à six mois peuvent se passer ainsi, pendant lesquels la tumeur reste de nouveau stationnaire. La douleur est bien devenue un peu plus intense et les fonctions sont troublées davantage. Si l'on abandonne le processus à lui-même, l'abcès froid que l'on a désormais évidemment sous les yeux s'ouvre spontanément et il s'écoule un pus ténu, mêlé de flocons ou d'amas caséeux. Si vous introduisez une sonde dans l'étroite ouverture de l'abcès, vous arrivez dans une cavité tapissée de granulations. Si vous n'attendez pas l'ouverture spontanée de l'abcès et que vous fassiez auparavant une incision à la peau amincie, il est possible qu'il n'y ait pas de pus et que la tumeur fluctuante soit composée seulement d'un amas de granulations gélatineuses rouges; dans d'autres cas, il y a un peu de pus au centre; dans d'autres cas encore la tumeur est entièrement remplie de pus. — Ce que j'ai dit antérieurement des conditions anatomiques de l'inflammation chronique vous explique facilement les différences que vous rencontrez à l'ouverture de ces foyers inflammatoires. Supposez que dans le périoste, devenu le siége d'une infiltration séreuse et plastique, il se produise un abondant développement vasculaire, avec formation simultanée de jeunes cellules et transformation du tissu conjonctif en substance intercellulaire gélatineuse, cette membrane se trouvera transformée en une masse spongieuse de bourgeons charnus; cette dernière sera tôt ou tard liquéfiée en pus, et finalement il en résultera un abcès.

Si cette infiltration n'intéresse que le périoste et les parties molles qui le recouvrent, l'os reste assez intact; une certaine tendance à une néoplasie superficielle s'y manifeste par la production d'une couche d'ostéophytes au-dessous et à l'entour du foyer de la périostite. Cependant il n'est pas impossible que l'abcès guérisse lentement après l'évacuation du pus et que l'état normal extérieur se reproduise d'une manière assez complète. La périostite suppurée sans participation de l'os se présente parfois dans la pratique; cependant elle est assez rare. Il arrive bien plus fréquemment que l'os est atteint en même temps, ne serait-ce qu'à la surface, alors l'ostéite se combine avec la périostite, mais c'est une ostéite chronique, suppurative, ulcérative, une *carie superficielle*, et non une ostéite ossifiante. Les symptômes de cette carie diffèrent à peine de ceux d'une périostite suppurée, tant que l'abcès ne s'est pas ouvert en dehors; mais aussitôt cette ouverture faite, on peut pousser la sonde dans la partie superficielle de l'os que l'on sent rongé, rugueux et friable; mais la carie existe dans la profondeur bien avant que l'abcès ne soit ouvert, le processus marchant insidieusement dans l'os; la carie existait peut-être déjà quand le périoste ne paraissait encore qu'infiltré, quand il consistait encore en une masse granuleuse, gélatineuse. La suppuration n'est donc pas nécessairement liée à la carie, quoique souvent elle s'y ajoute. Pour vous représenter mieux tout ce que je viens de dire, il vous faut étudier l'ostéite chronique sur des préparations anatomiques; l'évolution et la marche de cette affection ressemblent absolument au processus inflammatoire chronique des parties molles; cependant, la dureté et le peu de solubilité des os modifient un peu les conditions.

Dans le cours de ces leçons, nous avons déjà répété bien souvent que la néoplasie inflammatoire se développe dans le tissu affecté lui-même et qu'elle procède de ce tissu, que la fibre rigide du tissu conjonctif se transforme au milieu d'une production cellulaire abondante en une substance intercellulaire gélatineuse et même liquide. Comment cette transformation peut-elle s'opérer dans les os? Les cellules situées dans les corpuscules osseux étoilés ne peuvent pas augmenter facilement; aussi n'augmentent-elles pas, autant du moins que mes observations me permettent de l'affirmer. La néoplasie inflammatoire procède, ici comme dans la plupart des autres parties du corps, du tissu conjonctif, et, dans le cas particulier, de celui qui sert d'enveloppe aux vaisseaux situés dans les canalicules de Havers; ces cellules de tissu conjonctif se multiplient par scission en cas d'irritation inflammatoire. Mais ici l'espace est étroit, et si cette multiplication cellulaire se faisait énergiquement, le vaisseau se trouverait fortement comprimé; la circulation cesserait, la nutrition des jeunes cellules cesserait du même coup, et la mort de la partie affectée de l'os (la nécrose) en serait la conséquence. C'est, en effet, ce qui peut arriver; une nécrose superficielle peut ainsi se combiner avec la périostite; nous aurons l'occasion d'en parler plus tard. Cependant la prolifération cellulaire n'est, en général, pas assez rapide dans les canalicules de Havers pour amener une compression des vaisseaux; car nous avons affaire ici à un processus chronique. Ordinairement, l'os cède petit à petit, les canalicules de Havers deviennent de plus en plus larges, la substance corticale de l'os, si dense, devient poreuse. Dans les canalicules, élargis en vacuoles, s'accumulent les jeunes cellules avec leur tissu intercellulaire gélatineux et pourvu de vaisseaux abondants : il se produit une *végétation interstitielle de bourgeons charnus*. Supposez que le processus s'étende progressivement, alors le tissu osseux disparaît de plus en plus, la portion malade de l'os peut même se dissoudre entièrement et le néoplasme inflammatoire se substitue à l'os. Si vous faites macérer un tel os, vous trouvez à l'endroit malade une perte de substance à parois rugueuses, poreuses, corrodées; à la place de cette perte de substance était situé le néoplasme inflammatoire qui occupait le vide laissé par l'os. Remarquez bien que jusqu'ici il n'est pas encore question de pus; cependant le néoplasme inflammatoire peut suppurer plus tard; dans ce cas vous avez un *abcès froid* situé à la surface de l'os, et dont les parois peuvent cependant être entièrement tapissées de granulations.

Si vous m'avez attentivement suivi jusqu'à présent, vous vous êtes aperçus que le tissu osseux joue un rôle entièrement passif dans tout ce processus; il est en quelque sorte consumé, et l'on est presque en droit de dire : l'ostéite chronique ou la carie n'est, à vrai dire, qu'une inflammation chronique du tissu conjonctif intra-osseux, avec fonte ou dissolution de l'os. Cette définition est, selon moi, fort juste, au moins dans la majorité des cas. Mais de quelle manière cette consomption de l'os peut-elle s'opérer ? L'examen microscopique ne pourrait-il pas nous apprendre si la cellule osseuse elle-même se modifie ou non? Si vous retirez avec la pince une parcelle osseuse, une lamelle aussi mince que possible d'un foyer carieux, et que vous l'examiniez au microscope, vous trouverez dans beaucoup de cas les bords et les surfaces comme rongés; les corpuscules osseux n'ont subi aucun changement; la substance intercellulaire est peut-être un peu plus trouble qu'à l'état ordinaire, sans toutefois être sensiblement modifiée; une lamelle préparée, provenant du voisinage d'un pareil foyer, ne montre pas autre chose. Enlevez à la scie ou au couteau une partie du foyer carieux, faites lentement agir l'acide chromique sur l'os pour le priver de ses sels calcaires, et sur des coupes que vous rendrez transparentes par la glycérine, vous obtiendrez à peu près l'image suivante. (Voy. fig. 53.)

Les parcelles osseuses sont érodées sur leurs bords souvent d'une manière assez régulière, le jeune néoplasme végète dans l'intérieur de ces pertes de substance et à mesure qu'il poursuit son développement, la dissolution de l'os fait des progrès; les corpuscules osseux ne subissent aucun changement, ce n'est pas d'eux que part la dissolution, quelquefois on les reconnaît à moitié détruits sur le bord de la parcelle osseuse. Quant aux cellules qu'ils renferment, il n'est guère possible de savoir ce qu'elles deviennent; on ne peut plus les distinguer au milieu des jeunes cellules innombrables de la néoplasie inflammatoire avec lesquelles elles se confondent; il est possible qu'une fois sorties de leur prison, elles contribuent à l'hyperplasie cellulaire par voie de scission, il se peut aussi qu'elles périssent ; dans tous les cas, elles ne contribuent pas à la fonte osseuse, s'il est permis de tirer cette conclusion de l'intégrité de leur forme dans l'os carié. Mais l'agent dissolvant lui-même n'a pas été découvert jusqu'à présent. Les os vivants aussi bien que les os morts peuvent être dissous dans une certaine mesure par les granulations osseuses interstitielles. Je vous ai raconté antérieurement, en vous parlant de l'opération de la pseudarthrose par l'implantation

Fig. 53.

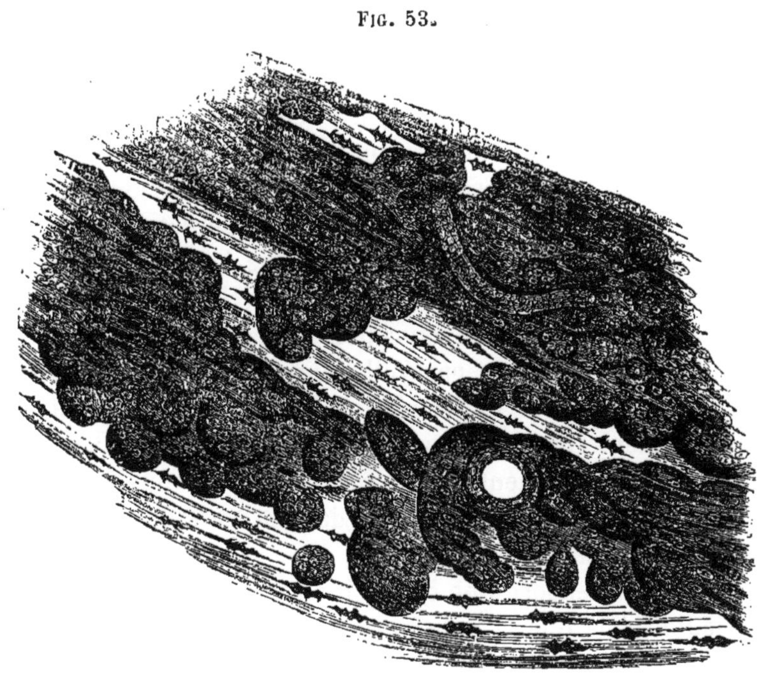

Surface de section d'une partie d'os carié. Carie fongueuse. Grossissement, 350.

de bâtonnets d'ivoire, que ces bâtonnets deviennent rugueux et cariés à leur surface ; le processus est, dans ce cas, absolument le même et prête un fort appui à l'opinion d'après laquelle l'os lui-même ne contribue pas à sa dissolution dans la carie, mais joue dans ce processus un rôle tout à fait passif. Pour ne pas m'exposer au reproche de n'admettre que cette seule forme de la fonte osseuse, dans laquelle les excavations mentionnées se présentent à la surface, je dois rappeler qu'antérieurement déjà j'ai fait observer que les bâtonnets d'ivoire, dans l'opération des pseudarthroses, ne deviennent *pas toujours* rugueux à leur surface, mais qu'ils restent quelquefois polis tout en ayant perdu de leur masse, comme cela peut être prouvé lorsqu'on les pèse avant et après l'opération. — Le phosphate et le carbonate de chaux qui forment, comme on sait, les éléments essentiels des os, ne peuvent probablement être dissous que par des acides; il y a peut-être une formation d'acide lactique ou d'acides gras qui dissolvent le phosphate et le carbonate de chaux, de cette façon le lactate de chaux soluble serait absorbé et entraîné par les vaisseaux. *Ceci n'est, jusqu'à présent, qu'une simple hypothèse*, que je ne prétends nullement vous imposer; si je la mentionne, c'est que je n'en ai pas de meilleure à vous offrir. Dans le pus décomposé, il y a de l'acide lactique, mais il ne s'agit pas, dans ce cas, d'un pus semblable; l'expérience nous apprend, d'ailleurs, que dans les suppurations abondantes de l'os la disposition à la fonte osseuse est très-faible et la disposition à la nécrose beaucoup plus considérable. Nous nous trouvons ici en face d'une question irrésolue; le secret de la dissolution osseuse dans la carie (et j'ajouterai aussi dans la formation physiologique des espaces médullaires) n'a pas été révélé jusqu'à présent par la chimie. — Les phénomènes morphologiques offerts par l'os carié, désignés très-judicieusement par Volkmann du nom de *corrosion lacunaire*, et découverts pour la première fois par Howship, sont aujourd'hui généralement admis, tels que je vous les ai exposés, bien qu'autrefois d'autres opinions aient régné sur ce sujet; vous les trouverez exposées, si cela peut vous intéresser, dans la pathologie cellulaire de Virchow et dans l'atlas de Förster.

Il y a cependant encore une supposition à examiner. Il serait, en effet, très-admissible que la substance osseuse, cessant d'être nourrie, commençât à se désagréger et à se réduire en parcelles infiniment petites, en poussière impalpable. On pourrait même prétendre que ce doit être là le fait primitif dans l'ulcération osseuse ou carie; ceux qui dans les ulcères de la peau considèrent la désagrégation du tissu comme le fait primitif et la néoplasie inflammatoire comme le fait secondaire, ne manqueront pas d'appliquer le même principe à l'os. Mes observations me permettent de me prononcer énergiquement contre une semblable manière d'envisager le processus ulcératif, comme déjà je l'ai exprimé antérieurement, et il m'est impossible d'appliquer aux os ce qui est inadmissible pour les parties molles. Cependant, il est hors de doute que quelques parties de l'os peuvent aussi se réduire en petits fragments et que dans une ostéite suppurée on trouve de ces petites parcelles osseuses dans le pus. Ici nous aurions donc affaire à une nécrose sous une forme infiniment petite; une semblable mortification du tissu se présente dans les parties molles, dans l'inflammation aiguë aussi bien que chronique. Sans doute vous vous souvenez que nous en avons parlé. Dans tous les cas, ce n'est pas la règle dans la carie, et le fait ne se présentera qu'occasionnellement dans la carie suppurée. Dans cette dernière il peut même arriver que des parties osseuses assez grandes se nécrosent; pour désigner cette combinaison de la carie et de la nécrose on se sert du nom de *carie nécrotique* (*caries necrotica*).

Jusqu'à présent nous avons considéré la dénomination de *carie* comme absolument synonyme d'ostéite chronique et de fonte osseuse, cette manière de voir est aujourd'hui assez répandue; autrefois, cependant, on ne se servait du mot « carie » que pour désigner l'ulcération accompagnée de suppuration, l'*ulcère osseux*. La connexion entre l'inflammation chronique et l'ulcération, dont nous avons démontré antérieurement l'existence dans les parties molles, se montre également entre l'ostéite chronique et la carie. Si vous voulez faire ressortir le caractère du processus inflammatoire d'une manière plus spéciale vous ajouterez les qualifications dont nous nous sommes déjà servis à propos des ulcères. Jusqu'à présent je ne vous ai parlé que de la carie superficielle; plus tard je vous entretiendrai aussi de la carie centrale, qui est à la première ce que l'ulcère en caverne est à l'ulcère superficiel. Quant au développement du processus ulcératif, je vous en ai fait dans les parties molles la démonstration sur l'ulcère fongueux, où prédomine la productivité. De même aussi vous avez appris à connaître déjà une *ostéite fongueuse* (la carie sèche de Virchow est simplement une carie sans suppuration), dans laquelle il n'est pas question encore de la désagrégation du néoplasme inflammatoire chronique, mais dans laquelle l'os est le siége d'une végétation de tissu bourgeonnant interstitiel. *Cela n'arrive pas toujours, à beaucoup près, dans une mesure aussi élevée* que nous l'avons admis jusqu'à présent. Rappelez-vous l'ulcère atonique, torpide des parties molles, et la rapidité avec laquelle le néoplasme s'y liquéfie en pus ou subit la fonte caséeuse ou moléculaire; si vous rapportez simplement ces phénomènes au néoplasme osseux, vous serez bien vite orienté; la carie aussi prend ce caractère; de cette façon il y a des formes *torpides, atoniques* de carie dans lesquelles la néoplasie ne parvient à dissoudre que fort peu de substance osseuse pour se terminer ensuite par une désagrégation ou une métamorphose caséeuse et de cette façon on observe sur *l'organisme vivant une sorte de macération de l'os malade;* les parties molles dans l'intérieur de l'os subissent la fonte purulente ; si cela arrive avant que l'os soit dissous, le fragment osseux entré en suppuration se nécrose. Ici encore la vascularisation incomplète du néoplasme contribue le plus à la désagrégation. La raison pour laquelle il se manifeste dans telle circonstance une carie fongueuse ou exubérante, dans telle autre, une carie atonique, doit être recherchée dans l'organisme malade lui-même. — Pour terminer ces considérations anatomiques, je veux encore vous signaler quelques exceptions concernant la manière dont s'opère la fonte osseuse et que R. Volkmann a plus spécialement étudiées dans ces derniers temps. Il distingue, sous le nom d'*ostéite vasculaire*, une forme dans laquelle les vaisseaux situés dans les canalicules de Havers servent de point de départ à une formation de nouveaux canalicules vasculaires qui traversent dans divers sens le réseau des lamelles, ce processus n'arrive pas à ces pertes de substance lacunaires que nous avons décrites antérieurement, bien que le résultat final soit également une fonte osseuse et une porosité consécutive de l'os. En outre, Volkmann décrit tout particulièrement une espèce de fonte osseuse, dans laquelle les trabécules de la substance spongieuse s'amincissent de plus en plus, sans que l'on puisse reconnaître au microscope la manière dont cet amincissement se produit. Ce genre de raréfaction osseuse (*fonte halistérétique*) existe positivement dans la carie; cependant il se présente encore plus souvent dans l'ostéomalacie, aussi que nous le verrons plus tard. Cette dernière forme de la fonte osseuse m'est parfaitement connue; quant à l'ostéite vasculaire, telle qu'elle est décrite par R. Volkmann, je ne suis pas encore parvenu jusqu'ici à l'observer.

L'inflammation chronique du périoste et des os a pour *cause principale* les affections constitutionnelles, dyscrasiques, et s'il est vrai qu'une violence, une contusion, une chute, etc., peuvent devenir la cause occasionnelle de pareilles maladies, la condition essentielle se trouve cependant placée dans la partie lésée ou dans tout l'organisme, car autrement le processus prendrait sa terminaison ordinaire comme toutes les inflammations traumatiques et aurait bientôt achevé son évolution. Si une cause traumatique provoque des processus inflammatoires insidieux, chroniques, il faut en chercher la cause, soit dans une disposition locale toute particulière, soit dans une disposition générale, et je ne connais, jusqu'à présent, aucune raison qui m'engage à émettre une autre opinion. En général aussi il est rare qu'une périostite chronique, accompagnée de carie, prenne naissance à la suite d'une lésion traumatique ; ordinairement il n'est pas possible de constater l'existence de causes extérieures. — Parmi les dyscrasies que vous connaissez, la scrofulose et la tuberculose prédisposent surtout à la périostite et à l'ostéite chroniques; et cette prédisposition conduit de préférence dans la scrofulose aux formes fongueuses et dans la tuberculose aux formes atoniques de la carie. On trouve dans les os de vrais tubercules, mais je ne sache pas qu'il en existe aussi dans le périoste et dans la couche corticale des os longs.—Très-souvent cependant, on rencontre aussi des cas de périostite chronique chez des individus qui ne portent aucune trace des dyscrasies sus-mentionnées et chez lesquels on ne trouve absolument aucune cause à signaler. Ainsi, chez les vieillards qui n'ont point de tubercules, il n'est pas rare de rencontrer la périostite avec carie dans ses formes les plus fâcheuses, les plus torpides. Cette circonstance ne renverse en aucune façon ce fait d'expérience que la maladie en question se rencontre très-fréquemment dans la scrofulose et dans la tuberculose, seulement elle nous rappelle de nouveau l'imperfection de nos connaissances étiologiques.

Si la carie fongueuse est surtout fréquente dans la scrofulose, cela n'implique pas que les formes torpides ne puissent également se rencontrer dans cette maladie; combien ne voyons-nous pas d'enfants misérables et scrofuleux affectés des ulcères les plus torpides? Quand tout l'organisme se détériore, la néoplasie inflammatoire dans l'os devra nécessairement s'en ressentir chez les enfants morts de carie, vous trouverez presque toujours les formes atoniques, car chez eux le néoplasme s'est déjà désagrégé et l'os malade a été macéré avant la mort, vers la fin de la vie, quand la nutrition était déjà profondément altérée. Les anatomo-pathologistes qui n'étudient la carie que sur la table de dissection connaissent mal la forme fongueuse ou la considèrent comme la moins commune; mais si l'on examine les parties osseuses cariées, enlevées par l'opération et surtout les extrémités articulaires reséquées chez les enfants, c'est-à-dire au moment où le processus est dans son développement complet, on apprend à envisager la chose tout autrement que devant la table de dissection et dans les cabinets d'anatomie, où l'on conserve presque exclusivement des os macérés. — Si je n'ai parlé ici que de carie fongueuse et de carie atonique, c'est que je n'ai entendu signaler que les deux termes extrêmes, à savoir le néoplasme exubérant et le néoplasme tendant vers une rapide destruction; il va sans dire qu'entre ces deux extrêmes sont placés encore divers autres degrés de vitalité. — Le but de ces leçons n'est pas de décrire exactement toutes les nuances que peut offrir ce processus, comme cela se fera dans la clinique; c'est, au contraire, sur des types bien saillants que vous devez apprendre à connaître le tableau des maladies. Votre intelligence doit s'appliquer à considérer ces matières dans leur ensemble; je ne dois donc entrer dans le détail du processus qu'autant que cela devient nécessaire pour la compréhension anatomique.

Comment reconnaître si le processus carieux que nous n'avons diagnostiqué jusqu'à présent qu'à l'aide de la sonde a, dans un cas donné, le caractère exubérant ou le caractère torpide? Voilà ce que vous allez me demander avec raison, cela devant exercer sans doute une influence sur la thérapeutique, absolument comme la même distinction a son importance pour le traitement des ulcères. Oui, certes, et non-seulement sur la thérapeutique, mais encore sur le pronostic; car une carie à caractère franchement torpide offre décidément moins de chances de guérison que la carie fongueuse, quand ce ne serait que parce qu'elle se rencontre de préférence chez les sujets chétifs et mal nourris et chez les vieillards. La distinction n'est pas difficile; dans les formes plus particulièrement exubérantes, le gonflement des parties molles, du périoste, de la peau, et surtout de la capsule articulaire, quand le mal a son siége aux extrémités articulaires, est souvent très-considérable; toutes ces parties offrent une consistance mollasse au toucher; s'il y a des ouvertures cutanées, vous les voyez recouvertes de granulations fongueuses, il s'en échappe un pus muqueux, visqueux, semblable à la synovie. Si vous examinez à la sonde, vous ne trouvez aucun os dénudé, il faut que vous poussiez le stylet à travers les granulations, souvent assez profondément, pour sentir l'os devenu friable. — Dans les formes essentiellement atoniques, il y a peu de gonflement, la peau est mince, rouge, souvent décollée, les bords des ouvertures sont tranchants, comme coupés à l'emporte-pièce; il s'échappe un pus mince, séreux, quelquefois fétide, même ichoreux; en introduisant la sonde, vous arrivez immédiatement sur l'os dénudé et rugueux, dont les parties molles ont déjà été détruites par la suppuration ou par la macération. Tels sont, dans la série des différentes modifications de la carie les deux tableaux extrêmes entre lesquels se placent bien des degrés intermédiaires.

Je pense que vous vous faites maintenant une idée bien claire de la carie superficielle. — Résumons brièvement ce que nous savons jusqu'à présent des maladies chroniques du périoste et des os : nous avons vu une périostite chronique, ossifiante (avec formation d'ostéophytes sans suppuration), ensuite une périostite suppurée seule, et enfin cette même maladie combinée avec l'ostéite superficielle, la carie. Mais il se peut encore qu'une périostite ossifiante se combine avec la périostite suppurée et la carie, cette combinaison est même assez fréquente, c'est-à-dire que des ostéophytes se forment tout à l'entour d'un foyer de carie. Examinez un certain nombre de préparations d'articulations affectées de carie, et vous trouverez tout autour des parties détruites des ostéophytes partant de la surface de l'os; la périostite qui dans un endroit avait entraîné la destruction de l'os, a produit une néoplasie osseuse aux environs. Vous pouvez fort bien comparer cet état de choses à un ulcère à bords calleux ; épaississement par néoplasie à la périphérie, désagrégation au centre. Toutefois, ce n'est pas dans les formes atoniques de la carie que l'on rencontre les ostéophytes périphériques ; il faut, au contraire, que pendant un certain temps au moins la maladie ait affecté le caractère exubérant ; de même, ce n'est pas dans les ulcères tuberculeux torpides que l'on trouve des bords épaissis, mais uniquement dans ceux qui, pendant quelque temps au moins, ont été précédés d'une infiltration plastique et d'un épaississement de la peau. Ainsi donc nous retrouvons encore dans les os cette combinaison entre l'exubérance et la désagrégation, que déjà nous avons si souvent observée dans l'inflammation.

TRENTE-TROISIÈME LEÇON

Ostéite chronique primitivement centrale, ou carie centrale : Symptômes. Ostéite interne ossifiante, suppurative. Abcès osseux. Combinaisons diverses. Ostéite avec fonte caséeuse. Tubercules osseux. — Diagnostic de la carie. Déplacements des os consécutifs à leurs destruction partielle.—Abcès par congestion.—Remarques étiologiques.

Il n'a été question jusqu'à présent de l'ostéite chronique qu'autant qu'elle dépend de la périostite ; dans les os longs, il doit en être ainsi le plus souvent, parce que la couche corticale de ces os n'est pas très-disposée à devenir le siége d'une affection primitive ; il n'en est plus de même pour les os spongieux et les parties spongieuses des os longs; là un processus inflammatoire chronique peut se manifester idiopathiquement tout comme dans la cavité médullaire d'un os long. Une ostéomyélite chronique circonscrite peut prendre naissance et entraîner secondairement, de dedans en dehors, la participation de la couche corticale au processus inflammatoire. Ces cas sont désignés sous le nom d'*ostéite interne* ou de *carie centrale*. Les symptômes de cette inflammation chronique profonde de l'os sont dans beaucoup de cas extrêmement peu prononcés. Une douleur sourde, modérée, et le léger trouble des fonctions qui en dépend, sont souvent les seuls symptômes. Le gonflement ne s'y ajoute que tard et la maladie peut durer des mois avant que l'on puisse établir un diagnostic certain. Mais ensuite une douleur plus forte à la pression et un œdème de la peau s'y ajoutent, le périoste finit par participer au processus inflammatoire chronique, alors on est peu à peu conduit sur la voie du diagnostic, d'autant plus facilement que le processus est plus circonscrit et que finalement il y aura une perforation de la peau ; par cette ouverture la sonde s'engagera profondément dans l'os et de cette façon la maladie se fera directement reconnaître. Une semblable ostéite interne peut se terminer, soit par néoplasie osseuse, soit par suppuration. Dans des cas rares il se développe de vrais tubercules dans les os spongieux.

L'*ostéite ossifiante interne*, lorsqu'elle se développe sur des os longs, occupe ordinairement tout l'os à la fois, elle peut se manifester simultanément sur plusieurs os du squelette et parfois même sur le squelette entier. Une pareille maladie peut avoir pour effet de remplir toute la cavité médullaire d'une masse osseuse assez compacte, de boucher presque complétement par de la substance osseuse les canalicules de Havers, et le plus souvent aussi de donner lieu à une formation osseuse nouvelle à la surface. L'os entier devient énormément pesant et plus épais qu'à l'état normal; on désigne ce processus sous le nom d'*hypertrophie diffuse de l'os*, et plus souvent encore de *sclérose osseuse* (ostéite condensante, Gerdy, R. Volkmann). Du reste, ce ne sont pas seulement les os longs, mais encore les autres os du squelette qui peuvent être atteints; tels sont, par exemple, les os de la face et ceux du bassin; dans ces cas les dépôts osseux prennent quelquefois un aspect inégal, bosselé, spongieux qui communique à l'os atteint une certaine ressemblance avec la peau dégénérée dans l'éléphantiasis; d'ailleurs, ces deux processus ont entre eux une grande analogie (*leontiasis ossium*, Virchow). L'accumulation de tissu osseux compacte dans le diploé entre la table interne et la table externe des os crâniens est un fait tellement fréquent dans la période avancée de l'âge viril, qu'il n'est guère possible d'y voir une anomalie pathologique.— Les causes de la sclérose sont très-obscures; il est possible que la syphilis en soit, dans quelques cas, la cause occasionnelle; cependant il est rare que les formations osseuses survenant dans la syphilis prennent une solidité aussi grande que dans la véritable sclérose. Sur le vivant on ne reconnaîtra cette maladie que très-exceptionnellement d'une manière certaine, parce que ces os n'offrent ordinairement au toucher absolument rien qu'une épaisseur un peu plus grande et une inégalité le plus souvent peu considérable de la surface.

L'*ostéite interne circonscrite et suppurée* commence dans les os longs généralement d'une manière primitive sous la forme d'une ostéomyélite. Le foyer inflammatoire s'étend petit à petit à la face interne de la substance corticale, celle-ci se dissout à la manière indiquée précédemment, et enfin se consume totalement à un endroit. Au centre de la néoplasie inflammatoire la suppuration peut, dans ces cas, se développer de bonne heure et se faire jour plus tard à l'extérieur. C'est la maladie à laquelle on a donné plus spécialement le nom d'*abcès osseux*. Le périoste ne reste pas inactif, il s'épaissit, et dans ce cas encore de nouvelles couches osseuses se forment au début sur la surface non encore perforée et irritée de dedans en dehors. L'os long est épaissi extérieurement à l'endroit où s'est formé l'abcès intérieur, par cette circonstance l'os semble dilaté, quoique ce ne soit là qu'une simple apparence. Il est très-difficile, souvent même impossible de distinguer un semblable abcès osseux d'une périostite ossifiante circonscrite, et l'on ne doit pas, par conséquent, trop se hâter d'opérer. — Il se peut encore qu'avec cette carie centrale se combine une nécrose partielle de quelques parcelles osseuses à la face interne de la substance corticale, ce qui donne lieu à la *carie nécrotique centrale*. Enfin, dans les cas de la pire espèce, une carie chronique interne et externe s'est combinée avec la nécrose, et avec une périostite en partie suppurée et en partie ossifiante, le tout à la fois, sur un seul et même os long. On voit alors des abcès se montrer à différents endroits de l'os, et l'on rencontre avec la sonde tantôt un tissu osseux friable, tantôt un séquestre ; ici on enfonce la sonde jusqu'au milieu de la cavité médullaire, là il n'y a que la surface qui paraisse malade; l'os entier est épaissi, le périoste de même, et par les ouvertures fistuleuses s'écoule un pus rare et aqueux. La préparation macérée d'un tel os offre un singulier aspect : la surface est couverte d'ostéophytes très-poreux ; entre ceux-ci on trouve çà et là des fragments nécrosés qui appartiennent à la surface de l'os; quelques ouvertures conduisent dans l'intérieur de la cavité médullaire ; si vous sciez cet os dans le sens de la longueur, vous trouvez la cavité médullaire en partie remplie de masses osseuses poreuses; la couche corticale également poreuse a perdu sa densité uniforme, de sorte qu'elle ne peut plus être distinguée qu'en quelques endroits peu nombreux des dépôts d'ostéophytes; dans l'ancienne cavité médullaire, on trouve de distance en distance des excavations arrondies, assez grandes, dont quelques-unes contiennent des fragments osseux nécrosés. Un os atteint de cette maladie est dans un état qui n'admet ordinairement aucun espoir de guérison et nécessite, soit son extirpation, soit l'amputation du membre.

Les conditions ne sont pas tout à fait les mêmes dans les *os spongieux courts;* ici la néoplasie inflammatoire exubérante amène assez promptement la dissolution osseuse avec fonte purulente secondaire, quoique cette dernière ne soit nullement une conséquence fatale. Il y a des cas d'ostéite dans les os spongieux et courts des articulations de la main et du pied, où sans gonflement considérable (car ordinairement ce dernier symptôme n'est occasionné que par la périostite consécutive) et sans la moindre trace de suppuration, les os sont entièrement dissous par la masse bourgeonnante interstitielle qui les traverse. La conséquence de ces dissolutions osseuses aux articulations que nous venons de nommer, aussi bien qu'à d'autres, est le déplacement des parties, déplacement qui s'opère sous l'influence des contractions musculaires dans la direction où la destruction des os a fait le plus de progrès. Le degré de ces formations permet aussi de déterminer approximativement l'étendue de la destruction osseuse. Ainsi, j'ai fait tout récemment l'amputation d'un pied qui, à la suite d'une pareille destruction sans suppuration, siégeant à la face interne de l'astragale et du calcanéum, avait été tellement déjeté que le bord interne du pied était relevé comme dans un pied-bot congénital très-prononcé, ce qui forçait le malade à prendre en marchant un point d'appui fort peu solide sur le bord externe. Il s'était formé sur ce bord un ulcère assez grand, qui avait fini par rendre la marche absolument impossible. J'ai observé un cas tout à fait semblable à l'articulation de la main ; il s'agissait d'une fille âgée de vingt et quelques années, qui, depuis longtemps déjà, souffrait dans le poignet gauche, sans aucun gonflement des parties molles. La pression sur les os du carpe était très-sensible ; or, peu à peu, sans qu'il y eût gonflement ni suppuration, cette main se porta dans une forte abduction ; si l'on soumettait la patiente à l'action du chloroforme, on pouvait ramener la main dans sa position normale, et l'on sentait alors qu'une partie des os du carpe avait complétement disparu. — Dans les os spongieux d'un plus grand volume, comme, par exemple, le calcanéum et les épiphyses des os longs, il peut aussi se former une excavation centrale, un abcès osseux qui se combine quelquefois avec une nécrose centrale. Dans des cas beaucoup plus nombreux, une périostite suppurée vient compliquer l'ostéite ; c'est surtout ce qui arrive le plus souvent dans les petits os du carpe et du tarse ; ces os sont si petits que lorsque le périoste devient malade, l'affection se transmet très-facilement à l'os entier et à ses surfaces articulaires, et que, réciproquement, l'affection primitive de ces os se transmet très-promptement au périoste et aux surfaces articulaires. De plus, la maladie envahit les gaînes tendineuses et la peau, qui est perforée en plusieurs endroits par une ulcération procédant de dedans en dehors. A la main, il peut arriver que le radius, le cubitus et les extrémités articulaires des os métacarpiens soient entraînés dans ce processus morbide ; la même chose peut arriver au pied pour l'extrémité inférieure du tibia et du péroné et les extrémités postérieures des os métatarsiens. Toute l'articulation de la main ou du pied devient ainsi le siége d'un gonflement difforme ; dans beaucoup d'endroits un pus ténu s'écoule par les ouvertures fistuleuses ; en même temps les os du carpe et du tarse subissent une dissolution partielle et sont remplacés par des granulations fongueuses ou bien se nécrosent totalement ou en partie. — Je n'ai pas besoin de vous faire remarquer que cette forme d'ostéite suppurée primitive offre dans son évolution tout autant de degrés différents que la périostite chronique, vous pouvez donc également distinguer ici des cas qui ont un caractère essentiellement atonique et d'autres un caractère fongueux, enfin toute une série d'intermédiaires est située entre deux extrêmes.

Je dois cependant encore mentionner spécialement une espèce d'ostéite chronique, dite ostéite avec *métamorphose caséeuse*, ou tuberculisation du néoplasme inflammatoire. Ce genre d'inflammation chronique, vous le connaissez déjà; il rentre en général dans les formes atoniques avec vascularisation faible. On le rencontre principalement dans les os spongieux, où il se combine facilement avec une nécrose partielle; dans la bouillie caséeuse qui remplit la cavité de l'os on trouve presque toujours des fragments osseux mortifiés, non dissous. Les corps des vertèbres, les épiphyses des os longs et le calcanéum, sont les siéges de prédilection de cette *ostéite interne caséeuse*. Ce n'est que dans quelques cas rares que cette forme peut être reconnue sur le vivant; on arrive graduellement à fixer le diagnostic de l'ostéite interne, mais on ne peut en déterminer la forme spéciale que dans les cas où la perforation se faisant en dehors, la bouillie caséeuse à moitié liquide est évacuée. — Finalement, je ne passerai pas sous silence que, dans des cas rares que j'ai mentionnés antérieurement, il se présente de *véritables tubercules miliaires*, c'est-à-dire de petites nodosités grises au commencement et caséeuses par la suite; on les rencontre dans la substance spongieuse des épiphyses, dans les os du tarse et dans les corps des vertèbres, où ils provoquent, soit la dissolution de l'os, soit, ce qui arrive plus souvent, la nécrose partielle. Il n'est pas possible de diagnostiquer sur le vivant cette tuberculose vraie; c'est tout au plus si l'on peut la soupçonner avec une certaine probabilité dans le cas où existe une tuberculose pulmonaire ou laryngienne prononcée.

R. Volkmann emploie, pour toutes les formes d'ostéite qui conduisent au ramollissement de la substance osseuse, le terme d'OSTÉITE RARÉFIANTE.

En vous entretenant de la périostite et de l'ostéite chroniques, je vous ai fait incidemment quelques remarques au sujet de leur *diagnostic*. Vous avez pu voir qu'en général ces maladies ne sont pas très-difficiles à reconnaître, lorsqu'elles durent depuis un certain temps, mais qu'il n'est pas toujours possible de préciser la forme et l'extension de la maladie dans un cas donné. Deux faits surtout facilitent essentiellement le diagnostic dans les cas où l'examen direct de l'os ne peut être fait avec la sonde, savoir, les *déplacements subis par les os*, tels que dans beaucoup d'endroits du moins ils doivent être la suite de la dissolution partielle, et la *formation d'abcès* qui très-fréquemment s'ajoute au déplacement.

La destruction carieuse des grands os longs est rarement assez profonde pour provoquer une solution de continuité; ce fait là où il pourrait, à la rigueur, se présenter, est empêché par les ostéophytes qui se développent à la surface externe de l'os en même temps que la destruction fait des progrès à l'intérieur, de sorte qu'à l'endroit malade l'os se trouve même épaissi. Jusqu'à présent je n'ai vu qu'une seule fois dans une carie tout à fait atonique du tibia, chez un vieillard décrépit, l'os corrodé à l'endroit malade au point que sa continuité était entièrement interrompue (fracture spontanée); à l'autopsie on reconnut qu'il n'existait pas la moindre trace d'ostéophytes.—Sur les os longs de petite dimension tels que les phalanges et les métacarpiens, une dissolution complète de l'os n'est pas rare; on a donné de temps immémorial à ce genre de carie scrofuleuse le nom de *pédarthrocace* ou de *spina ventosa*, vieux noms qui ne signifient rien autre chose que la carie des doigts et des orteils avec renflement fusiforme. Si les os sont entièrement détruits dans cette maladie, soit par la végétation fongueuse, soit par la nécrose partielle des petites diaphyses, les doigts se ratatinent et sont fortement rétractés par les tendons, au point de n'être plus que des rudiments informes. — Un fait beaucoup plus commun est le déplacement subi par les os spongieux quand ils sont détruits; je vous en ai déjà parlé à l'occasion des os du carpe et du tarse, mais ce phénomène s'observe d'une manière bien plus générale encore sur d'autres os; par exemple, la tête du fémur et le bord supérieur de la cavité cotyloïde sont détruits par la carie, l'os de la cuisse est petit à petit attiré en haut dans le sens de la destruction et occupe une place analogue à celle qu'il prend dans la luxation de la hanche en haut.

Des déplacements semblables se produisent aussi dans l'articulation de l'épaule, du coude et du genou; on ne les voit manquer ou devenir peu prononcés que dans les cas où les muscles s'atrophient, comme cela arrive, par exemple, dans la dégénérescence graisseuse, qui leur fait perdre en très-grande partie leur contractilité, et dans les cas où dès le commencement on a combattu ces déplacements. — Les déplacements les plus frappants sont ceux que subit la colonne vertébrale après la destruction carieuse des corps vertébraux; si un ou plusieurs de ces corps sont dissous par une ostéite, la partie de la colonne située au-dessus n'a plus de point d'appui solide et tend à s'affaisser; mais comme les arcs vertébraux et les apophyses épineuses participent rarement à la maladie, le rachis ne s'affaisse que dans sa partie antérieure, il se fait une inflexion en avant et nécessairement une courbure en arrière, autrement dit une *gibbosité de Pott*, ainsi dénommée d'après le chirurgien anglais, Percival Pott, qui, le premier, a exactement décrit cette maladie. Dans tous les musées anatomiques vous trouvez des préparations de cette affection, malheureusement assez fréquente. L'apparition d'une pareille gibbosité est quelquefois le symptôme unique, mais très-certain d'une carie de la colonne vertébrale.

Un deuxième symptôme important de la carie consiste dans les suppurations qui se présentent souvent et même dans le plus grand nombre des cas. Le pus se réunit dans une cavité située dans la profondeur; il se produit donc un abcès froid; mais le pus ne s'arrête pas toujours à l'endroit où il a pris naissance; il tend, au contraire, à descendre de plus en plus, surtout dans les cas où il a déplacé les parties de dedans en dehors jusqu'à pénétrer dans le tissu cellulaire sous-cutané. Le meilleur exemple d'un pareil abcès, dit *par congestion*, se rencontre chez les individus atteints de l'affection sus-mentionnée de la colonne vertébrale; celle-ci débutant le plus souvent sous la forme d'une périostite chronique à la surface antérieure des corps vertébraux, c'est aussi dans cet endroit que la suppuration prend ordinairement naissance; le pus fuse derrière le péritoine, le long du muscle psoas, et se montre généralement au-dessous du ligament de Poupart, vers le côté interne; la collection purulente peut également s'étendre dans une autre direction, par exemple en arrière; cependant ce cas est beaucoup plus rare. Ces abcès par congestion ont une importante signification pour le diagnostic et plus encore pour le pronostic; ils sont, en général, de mauvais augure; leur traitement, dont il sera question plus tard, est un des points les plus difficiles de la thérapeutique chirurgicale. Dans l'abcès par congestion le pus, obéissant aux lois de la pesanteur, descend d'une façon toute mécanique; cette migration se fait plus facilement dans les régions où il n'y a qu'un tissu cellulaire lâche et où il n'y a ni aponévroses, ni muscles, ni os, qui opposent de la résistance. Je dois cependant vous faire remarquer que cette théorie toute mécanique n'est juste qu'en partie; en effet, il se fait aussi un processus ulcératif, une fonte des tissus suivant une direction déterminée aidée, il est vrai, par la pression exercée par le pus, un mode d'extension de l'abcès qui s'observe également dans d'autres circonstances. Une fois que le pus est arrivé sous la peau de la cuisse, la perforation cutanée a lieu, non par l'effet de la pression mécanique du pus, mais par la destruction ulcéreuse de dedans en dehors, comme cela arrive pour la perforation de tous les abcès et ulcères en caverne. Un abcès par congestion peut rester un an et demi à deux ans sans s'ouvrir.

Nous arrivons maintenant à l'*étiologie* de l'ostéite et de la carie interne; nous pouvons ici nous résumer brièvement, parce que les causes qui produisent la périostite chronique et même l'inflammation chronique en général jouent dans ce cas aussi le rôle principal.

Il est, en général, rare qu'une cause traumatique donne lieu au développement d'une ostéite chronique. Il peut arriver cependant que dans les grands os longs une pareille affection se développe sous la forme d'une ostéomyélite, par l'effet d'une forte commotion et d'une contusion avec production d'extravasats sanguins dans la cavité médullaire. La même chose peut arriver après les contusions des os courts du carpe et du tarse. Cependant, à la suite d'accidents semblables, il se développe toujours de préférence un processus aigu, par exemple une périostite aiguë. Lorsque après une lésion de l'articulation du poignet ou du pied, ces articulations viennent à suppurer, que le cartilage est détruit et que la suppuration se propage aux os, il peut se produire, sous des conditions constitutionnelles défavorables, une ostéite fongueuse des petits os spongieux allant jusqu'à leur dissolution complète. Même chez les individus parfaitement sains et robustes il peut se présenter, sous l'influence d'une suppuration articulaire traumatique de longue durée, un état d'anémie et de cachexie par suite duquel l'inflammation traumatique ne parvient pas à sa terminaison normale, mais passe à l'état chronique. — La scrofulose, la tuberculose et la syphilis sont les causes les plus ordinaires des inflammations osseuses chroniques. Dans la scrofulose on observe surtout les formes fongueuses, tant que les enfants conservent encore un certain embonpoint et sont bien nourris. Chez les enfants scrofuleux, maigres, mal nourris, anémiques, il n'est pas rare qu'il se développe une ostéite avec transformation caséeuse ainsi que les formes essentiellement atoniques ; ces deux derniers genres se combinent ensuite assez fréquemment avec la nécrose partielle. Les corps vertébraux, les épiphyses articulaires, les phalanges et les os métacarpiens sont les siéges les plus fréquents de l'ostéite et de la périostite scrofuleuses; il est rare que le mal attaque le maxillaire supérieur et les grands os longs. — Chez les tuberculeux, on voit également se développer tantôt la carie avec métamorphose caséeuse, tantôt la carie atonique, plus rarement les formes fongueuses; déjà nous avons fait remarquer qu'il se développe aussi chez ces malades de vrais tubercules osseux. Les corps vertébraux, les épiphyses, le sternum, les côtes et le rocher sont les os affectés le plus souvent dans la tuberculose. — Dans la syphilis, on remarque fréquemment l'ostéite et la périostite ossifiante du tibia et du crâne; la carie fongueuse sèche se présente également, tantôt dans le diploé des os crâniens, tantôt à la suite d'une périostite; le sternum, l'apophyse palatine et les os propres du nez peuvent aussi être atteints; la nécrose se combine très-souvent avec la carie syphilitique. — Dans bien des cas on est réellement hors d'état, même en se livrant à l'examen le plus minutieux, de découvrir les causes locales ou générales qui rendent compte de l'origine de la carie, et je pense qu'il vaut mieux avouer cette ignorance dans un cas donné que de s'obstiner à la recherche d'une dyscrasie qui n'existe pas chez le malade.

TRENTE-QUATRIÈME LEÇON

PRONOSTIC ET TRAITEMENT DE LA CARIE.

Processus curatif de la carie et des abcès par congestion. — *Pronostic.* — État général dans les inflammations chroniques des os. — Tuméfactions secondaires des ganglions lymphatiques. — Traitement de la carie et des abcès par congestion. — Résections dans la continuité.

Avant de passer au traitement de la périostite et de l'ostéite chroniques, nous devons encore ajouter quelques remarques sur *le processus curatif dans la carie* et sur le *pronostic* de cette maladie. Le processus curatif varie selon le caractère de la maladie, comme cela s'observe aussi dans les ulcères de la peau. Supposons que la végétation du néoplasme inflammatoire cesse, alors le tissu bourgeonnant interstitiel se ratatine peu à peu et se transforme en tissu cicatriciel. Le processus, envisagé histologiquement, se résume en une transformation de la substance gélatineuse intercellulaire en tissu conjonctif solide et fibreux, en même temps que les vaisseaux capillaires développés en très-grande abondance s'oblitèrent en grande partie et que les cellules prennent le caractère des corpuscules du tissu conjonctif. Si la carie coexiste avec une suppuration extérieure, cette suppuration cesse petit à petit et les fistules se ferment. L'ostéite a-t-elle déjà détruit une partie de l'os et des déplacements se sont-ils produits, alors ces derniers ne peuvent plus se réparer, la perte de substance osseuse commence à se combler par un tissu conjonctif cicatriciel fortement rétracté et les os, après avoir glissé les uns sur les autres, sont réunis dans cette position vicieuse par la cicatrice ainsi formée. Cette dernière s'ossifie plus tard en grande partie, de sorte que la perte osseuse est jusqu'à un certain point réparée. Les adhérences cicatricielles qui se sont formées entre deux os rapprochés accidentellement, par exemple entre deux corps vertébraux qui sont venus à se toucher après la destruction d'une vertèbre intermédiaire, s'ossifient, et par là les vertèbres juxtaposées sont fortement soudées entre elles; une réparation complète, par exemple une néoplasie osseuse telle que les vertèbres puissent se redresser, ne s'observe jamais dans la carie. —

Lorsqu'un ulcère osseux atonique guérit, cela arrive de deux manières différentes : 1° les fragments osseux nécrosés, s'il en existe, sont éliminés d'abord par les seuls efforts de la nature; ensuite une vascularisation abondante se produit sur les parois de la perte de substance et y donne lieu au développement d'une néoplasie énergique; s'il s'agit de grands ulcères creux, d'abcès dans l'os, la cavité entière commence par se remplir de granulations avant qu'une guérison devienne possible; ces granulations doivent elles-mêmes se transformer en cicatrice et s'ossifier si la guérison doit devenir complète. Il faut donc que tout l'ulcère osseux torpide se transforme en quelque sorte en ulcère exubérant; 2° dans le second mode de guérison, les granulations qui surgissent de la partie saine de l'os, derrière la partie malade, en voie de nécrose, finissent par dissoudre le fragment osseux non encore éliminé ; par là le processus torpide est transformé en un processus actif, exubérant, et la cicatrisation peut encore s'effectuer. — Les pertes de substance osseuse, au centre des os longs, ne peuvent, en aucune façon, être diminuées par la rétraction qui abrége tant la durée de la guérison dans les parties molles; il faut qu'elles soient entièrement comblées par la néoplasie. — C'est là l'écueil contre lequel la guérison de la carie échoue si souvent, les conditions générales, constitutionnelles, qui engendrent les formes torpides de la carie, étant, en général, très-difficiles à détruire; il est donc malaisé non-seulement d'arrêter le processus ulcératif, mais encore, et tout autant, de provoquer une néoplasie énergique dans les parties malades. Si l'on parvient définitivement à arrêter le processus ulcératif, il n'en reste pas moins assez souvent des fistules osseuses qui persistent pendant nombre d'années et quelquefois ne guérissent jamais. Du reste, ces fistules osseuses sont, dans la plupart des cas, assez inoffensives, si le processus morbide est arrivé à sa fin. Si l'occasion vous est fournie d'examiner anatomiquement ces fistules sur des os macérés, vous trouverez que les trous qui conduisent dans l'intérieur de l'os sont tapissés d'une couche osseuse extrêmement dense, éburnée, absolument comme on voit les vieilles fistules des parties molles avoir des parois très-dures et cicatricielles. — Il nous reste à parler encore du processus curatif des abcès chroniques qui se forment dans ces maladies. Dans la plupart des cas, ces abcès, lorsqu'ils se sont ouverts en dehors, ne se tariront que lorsque la maladie osseuse elle-même sera disposée à guérir. Si ces foyers purulents sont revêtus de granulations vigoureuses, ce qui, il est vrai, arrive rarement, les parois peuvent se réunir immédiatement entre elles. Un fait plus commun est la diminution de l'abcès une fois qu'il a cessé de s'agrandir, par la rétraction de ses parois; il peut même de cette manière se fermer définitivement. Cependant il faut encore pour cela que sur la paroi interne de l'abcès le progrès de la désagrégation soit arrêté et que le tissu soit convenablement vascularisé. Lorsqu'un pareil abcès ne s'ouvre pas et reste sous-cutané pendant que la maladie osseuse guérit, il arrive fréquemment qu'une grande partie du pus, dont les cellules se réduisent en un détritus moléculaire, se résorbe, pendant que la paroi interne de l'abcès est transformée en un tissu cicatriciel qui renferme le liquide puriforme dans une poche fibreuse. Ces kystes purulents restent souvent pendant des années entières dans le même état; une résorption complète, sans y comprendre même le résidu finalement concentré en bouillie caséeuse, est malheureusement un fait beaucoup plus rare qu'on ne le souhaiterait et qu'on ne l'admet en général.

Pour poser le *pronostic* d'un cas de carie, il faut d'abord établir une distinction entre le sort réservé à l'os malade, et l'état dans lequel l'organisme entier a été placé par une longue suppuration des os et des parties molles. Quant à la partie malade elle-même, nous en avons déjà parlé suffisamment en exposant, d'une part, le mode de la destruction et ses conséquences sur les parties environnantes; d'autre part, les différentes manières dont la guérison peut s'opérer. J'ajouterai seulement encore cette remarque, que tout naturellement dans une carie de la colonne vertébrale la moelle épinière peut courir le danger d'être englobée dans le travail de suppuration ou de subir, par suite de la déviation de la colonne vertébrale, une flexion qui supprime ses fonctions : la paralysie des extrémités inférieures, de la vessie, du rectum, peut donc survenir dans la carie des vertèbres. On sait par expérience que cela arrive plus rarement que l'on devrait le supposer à priori, attendu que la moelle épinière est suffisamment protégée par la dure-mère, qui lui fournit une enveloppe très-solide, et qu'elle supporte aussi, sans être gênée dans ses fonctions, une flexion portée à un degré assez élevé, pourvu qu'elle se produise lentement. — La constitution générale du corps, le degré et le genre de réaction fébrile ont leur importance au point de vue du pronostic général. Il est rare que les maladies osseuses chroniques débutent avec de la fièvre; dans beaucoup de cas même, surtout lorsqu'on s'abstient de toute intervention locale et qu'on abandonne à la nature l'ouverture des abcès consécutifs, le patient reste toujours exempt de fièvre. Cette immunité complète n'est cependant pas très-commune, et alors même que les malades n'éprouvaient aucune fièvre avant l'ouverture des abcès, elle arrive en général aussitôt que l'ouverture s'est faite; la fièvre affecte le simple type rémittent, c'est-à-dire qu'elle est caractérisée par une température assez basse le matin et assez élevée le soir. Plus on se hâte d'ouvrir les *grands* abcès par congestion, plus vite survient l'état fébrile; dans ce cas il n'est pas rare qu'il surgisse une fièvre rémittente continue très-intense et très-épuisante; le processus ulcératif chronique peut alors passer rapidement à un processus inflammatoire aigu avec une tendance marquée à la destruction des tissus malades. Après que le pus mince, floconneux, mais non fétide, a été évacué, il survient quelquefois, quoique passagèrement, une suppuration ichoreuse. La pyohémie peut, dans ces cas, être le processus final de toute la maladie. — Il est difficile de dire ce qui produit ce changement de la marche après l'ouverture des abcès par congestion, et ce qui transforme si rapidement l'inflammation chronique en une inflammation suraiguë. La supposition ordinaire est que l'accès de l'air dans la cavité de l'abcès développe une très-vive inflammation dans ses parois déjà prédisposées à la désorganisation, et que l'oxygène de l'air donne principalement lieu à la décomposition. Cette hypothèse peut être juste dans beaucoup de cas; mais il y en a d'autres où la suppuration, quoique profuse, conserve un bon caractère, et où cependant il survient une fièvre violente; cela est même arrivé dans des cas où l'on avait vidé le pus sans laisser pénétrer l'air dans la cavité et où l'on s'était hâté de refermer immédiatement l'ouverture. Il ne nous est donc pas permis de dissimuler qu'il y a là encore des influences complétement soustraites à nos investigations. Je crois qu'il suffit de la simple lésion déterminée par la ponction et de la modification subie par la tension des vaisseaux dans la paroi de l'abcès pour provoquer l'inflammation violente, aiguë, gangréneuse de cette paroi et du foyer morbide dans l'intérieur de l'os. — Le fait que, de cette manière, le processus chronique peut avoir une terminaison aiguë, constitue une expérience qui nous autorise à déclarer que le danger s'accroît avec l'ouverture des abcès. Nous ajouterons immédiatement qu'en général c'est la suppuration seule qui entraîne la participation de l'organisme entier à la maladie locale; la carie fongueuse, qu'elle soit sèche ou compliquée d'une faible suppuration, est donc moins dangereuse pour la vie que la carie atonique, avec grande tendance à la suppuration et à la destruction. Cette vérité ressort encore de cette circonstance que la néoplasie inflammatoire exubérante se présente dans des conditions constitutionnelles relativement favorables, comme cela a été dit plus haut. Si les végétations fongueuses se désorganisent rapidement, si la suppuration devient plus profuse, plus ténue, c'est là un mauvais signe qui prouve que la nutrition générale a été profondément altérée. Les forces sont consumées en partie par la production du pus, en partie par la fièvre, et ne sont réparées que d'une manière très-incomplète, parce que l'estomac absorbe mal, et ne digère pas convenablement; ce trouble des fonctions réagit à son tour sur les processus locaux, et c'est ainsi que la corrélation la plus intime existe entre l'état général et l'état local. — Plus le foyer carieux est petit, moins il fait naître de dangers généraux; cependant il y a certaines régions du corps dont les lésions ruinent plus l'organisme, rien qu'à cause de leur siége, que les affections d'autres régions; ainsi les suppurations des vertèbres suivies de grands abcès par congestion sont très-dangereuses, la carie des phalanges au contraire, alors même qu'il y en a plusieurs d'atteintes, a une gravité beaucoup moindre; il y a surtout de grandes différences sous le rapport du danger, suivant que telle ou telle articulation a été atteinte avec les diaphyses correspondantes; la carie de la hanche, du genou, du pied, est beaucoup plus dangereuse que la carie du bras, du coude, de la main. Nous reviendrons sur ce sujet en parlant des maladies des articulations.

L'âge en outre a une haute signification pour le pronostic de la carie; plus un individu est jeune, plus il y a lieu d'espérer la guérison; plus il est âgé, plus cet espoir est faible; toute carie qui se déclare après l'âge de cinquante ans, qu'elle soit précédée d'une périostite, ou qu'elle soit primitive, sous forme d'ostéite, rend le pronostic extrêmement douteux, quelque insignifiant que le processus ait d'ailleurs été au commencement; je ne me souviens pas d'avoir jamais vu autant de caries chez les vieillards qu'à Zurich. — Enfin, le pronostic dépend beaucoup des affections constitutionnelles auxquelles la maladie est due. Le pronostic le plus favorable est celui de la carie syphilitique, parce que c'est contre la syphilis que nous possédons le plus de ressources thérapeutiques. La carie scrofuleuse chez les enfants bien nourris est rarement dangereuse pour la vie, parce que la scrofulose s'éteint, soit après l'usage des remèdes indiqués, soit spontanément. La carie est dangereuse chez les enfants scrofuleux et mal nourris à la fois, qui meurent facilement d'épuisement. Le pronostic le plus fâcheux est celui de la carie des tuberculeux; chez ces derniers, le mal guérit très-rarement; ordinairement il s'y ajoute une tuberculose pulmonaire, parfois aussi une tuberculose miliaire aiguë des membranes séreuses, ce qui met tôt ou tard fin à l'existence. Cette complication peut aussi se présenter sans qu'il y ait prédisposition héréditaire pour la tuberculose, aussi peut-on dire péremptoirement que toute suppuration de longue durée prédispose essentiellement à la tuberculose.

Voici ce qui se passe chez les individus destinés à périr lentement de suppuration chronique : on les voit devenir de plus en plus maigres, pâles, anémiques, ils sont pris finalement d'œdème aux extrémités inférieures, mangent tous les jours moins et meurent enfin dans le marasme, souvent d'une manière extrêmement lente, quelquefois en ayant l'air de s'endormir tranquillement, d'autres fois après avoir pendant plusieurs jours lutté contre la mort. — Jadis on admettait ordinairement que la mort, dans ces cas, n'est due qu'à un épuisement lent; mais les autopsies plus minutieuses faites de nos jours ont prouvé que cet épuisement et cette sanguification s'accomplissant d'une manière de plus en plus incomplète, sont souvent dus à des causes très-palpables. On trouve, en effet, très-fréquemment que le foie, la rate et les reins ont subi la dégénérescence lardacée ou amyloïde (hyalinose, d'après O. Weber), altération qui consiste en ce que dans le tissu des organes que nous venons de nommer il se dépose une substance particulière provenant des petites artères et qui se distingue, d'une part, par une consistance lardacée, d'autre part, par sa réaction : en effet, en y ajoutant de l'iode et de l'acide sulfurique, on colore cette substance en bleu foncé, passant au vert et au rouge pâle, ou, au contraire, en brun rouge. Les opinions sont partagées sur la nature de cette substance; vous apprendrez à les connaître dans le cours d'anatomie pathologique. Je veux seulement vous indiquer ici que la réaction en question est identiquement celle de la cholestérine, et que la substance dont il s'agit doit probablement sa réaction particulière à sa richesse en cholestérine, chose d'autant plus probable que la cholestérine peut être séparée en grande abondance de la substance lardacée sous forme de cristaux. Cette opinion a été émise par Henri de Meckel, et je la considère, pour ma part, comme la plus juste. D'après l'autre opinion, la substance en question serait de la nature de l'amidon, aussi Virchow, qui est de cet avis, lui a-t-il donné le nom d'amyloïde. Quoi qu'il en soit, cette substance, aussi bien que la manière dont elle se manifeste dans l'économie, est toujours très-remarquable et digne d'intérêt; cette matière lardacée et la fibrine sont les seuls corps organiques, à notre connaissance, qui traversent les parois vasculaires à l'état liquide et prennent une consistance ferme après avoir quitté les vaisseaux. — L'imbibition du foie, de la rate et des reins, ainsi que celle des tuniques artérielles, du canal intestinal et des glandes lymphatiques, doit naturellement exercer une grande influence sur l'élaboration du sang et finir par la supprimer entièrement; aussi la mort de l'organisme entier est-elle déterminée, dans la plupart des cas, de cette manière. Les grandes suppurations chroniques prédisposent, à un haut degré, à la dégénérescence lardacée; celle-ci doit donc être fortement redoutée chez les malades atteints de caries étendues et malheureusement il est impossible, dans bien des cas, de la prévenir. — Indépendamment de la tuberculose, de la dégénérescence lardacée, qui, pour comble de malheur, se combinent assez souvent entre elles, ces pauvres malades sont encore parfois menacés de la forme ordinaire de la néphrite diffuse aiguë et chronique, autrement dit de la maladie de Bright, qui cependant suit généralement, dans ces cas, une marche bénigne.

Je mentionnerai encore, surtout dans les inflammations chroniques du périoste et des os, l'engorgement des *glandes lymphatiques* voisines. Dans les inflammations aiguës, les glandes lymphatiques sont infectées si fréquemment par des substances qui, du foyer inflammatoire viennent jusqu'à elles, qu'elles deviennent à leur tour le siége d'une inflammation aiguë, de même nous les voyons aussi participer à l'inflammation chronique. Les glandes lymphatiques se gonflent lentement, sans douleur, mais souvent d'une manière très-notable dans le cours des mois et des années; le tissu de leurs trabécules s'épaissit, quelques trajets lymphatiques s'oblitèrent, d'autres se dilatent, mais rarement le processus va au delà de ce simple gonflement hyperplasique; quelquefois cependant surgissent de petits abcès et de petits foyers caséeux.

Il est enfin temps qu'aprés vous avoir fait connaître sous toutes leurs faces la périostite et l'ostéite chroniques, nous songions à leur *traitement*. Aprés avoir envisagé ces maladies dans leur extension et dans leurs combinaisons les plus variées, il faut que nous recommencions à parler de la périostite chronique simple. Le traitement doit être à la fois local et général; dans tous les cas où il est possible de constater l'existence de causes dyscrasiques, on doit s'attacher, avant tout, à combattre ces dernières, pour cela je dois vous renvoyer à ce qui a été dit à l'occasion de l'exposé général de ces dyscrasies au chapitre de l'*inflammation chronique*. Nous aurons donc à nous occuper principalement ici des *moyens locaux*. La première règle et la plus générale à suivre dans le traitement de l'inflammation chronique des os consiste à assurer le repos de la partie malade; car le mouvement, les chocs accidentels, les chutes et d'autres causes occasionnelles semblables peuvent transformer la marche, peut-être bénigne et peu dangereuse de la maladie, en une marche aiguë et pleine de danger; pour les affections osseuses des extrémités inférieures, le repos et la position horizontale sont donc, dans la plupart des cas, les premières conditions à remplir;

pour les extrémités supérieures on recommande le repos du membre dans une écharpe. Ce repos est d'une importance capitale pour les maladies osseuses dans le voisinage des articulations. Dans ces cas, il est vrai, le repos se commande de lui-même, à cause de la douleur qui résulte des mouvements. Plusieurs formes de carie intéressant les diaphyses des petits et grands os longs et la tête deviennent, il est vrai, une fois que le pus s'est ouvert un passage en dehors, si peu douloureuses, que le mouvement même reste sans influence sur les os malades, aussi dans ce cas il est permis d'accorder un exercice modéré. — En mettant la partie enflammée du corps dans une position élevée on favorise encore beaucoup la guérison, attendu que par là on obvie à la stase veineuse, l'importance de ce secours mécanique apporté à l'écoulement du sang veineux ne doit donc pas être méconnue. — Une fois que les premiers phénomènes d'une périostite et d'une ostéite chroniques se sont présentés, le traitement doit tendre à provoquer la résolution. Sous ce rapport, les moyens purement antiphlogistiques donnent fort peu de résultats. L'application de sangsues ou de ventouses scarifiées, l'administration interne des purgatifs, l'application de vessies de glace, sont, à mes yeux, des moyens qui n'ont d'efficacité que contre les exacerbations aiguës de l'inflammation chronique; leur action est toujours extrêmement passagère, et les émissions sanguines locales, aussi bien que les laxatifs, peuvent même, si l'on y revient trop souvent, exercer une influence nuisible. Les sangsues et les ventouses scarifiées appliquées plusieurs fois de suite produisent une irritation locale et contribuent à rendre le malade anémique, des laxatifs trop souvent répétés épuisent les forces; employez donc ces moyens avec ménagement et réservez-les pour les exacerbations aiguës du mal. Dans ces derniers temps, l'application des vessies de glace a été vivement recommandée par Esmarch contre l'inflammation chronique; toutes les fois que les *douleurs étaient violentes*, j'ai trouvé que ce traitement était suivi d'*excellents effets ;* dans d'autres cas, je ne l'ai pas encore employé.

Le plus souvent, au début des inflammations chroniques des os on a recours aux moyens résolutifs et légèrement dérivatifs ; la teinture d'iode officinale, la pommade à l'iodure de potassium, l'onguent mercuriel double rendu un peu moins actif par l'addition d'une certaine quantité d'axonge, les emplâtres mercuriels, le nitrate d'argent en pommade, l'hydrothérapie locale, les bandages légèrement compressifs, tels sont les moyens qui, accompagnés d'un traitement interne antidyscrasique, servent ordinairement à combattre les maladies en question, tant qu'elles sont encore à leur début, et ils nous permettent quelquefois d'enrayer le processus dans les premières périodes de son développement; dans ces premières périodes, caractérisées par une infiltration séreuse et par une infiltration plastique modérée, avec engorgement vasculaire peu considérable, l'évolution régressive se produit, souvent sans laisser aucune trace d'altération morbide; d'autres fois, en laissant à sa suite une formation d'ostéophytes peu abondants. Le traitement des affections osseuses syphilitiques qui promet le plus de succès dans cette période est une médication spécifique énergique. — Si le processus fait des progrès et que la carie reste sèche, on continue les moyens que nous venons d'énumérer, mais en y ajoutant des révulsifs plus puissants, tels que les cautères et le fer rouge. Si les symptômes de la suppuration se présentent et qu'il se forme des abcès, vous pouvez, pendant quelque temps encore, continuer l'emploi des médicaments résolutifs, en prévision d'une résorption encore possible à ce moment; cela ne réussira pas dans la plupart des cas, et bientôt vous serez placé en face de cette alternative : ouvrir l'abcès artificiellement ou bien en attendre l'ouverture naturelle. Je vous engage à suivre, à cet égard, la règle générale que voici : *lorsque les abcès proviennent d'os sur lesquels il est ou impossible ou dangereux de pratiquer une opération chirurgicale*, comme, par exemple, les vertèbres, le sacrum, le bassin, les côtés de l'articulation du genou, *ne touchez pas à l'abcès*, considérez, au contraire, comme autant de jours heureux ceux pendant lesquels il reste encore fermé, et attendez tranquillement qu'il s'ouvre de lui-même; car c'est encore l'ouverture spontanée qui est suivie des phénomènes les moins dangereux. Toutes les fois que je me suis écarté de ce principe, j'ai eu lieu de m'en repentir. C'est pour moi une grande joie de voir que Pirogoff s'est exprimé à cet égard dans des termes presque identiques. L'expérience a suffisamment prouvé que toutes les manœuvres opératoires ayant pour but d'imiter l'ouverture lente et spontanée de ces abcès n'agissent pourtant pas avec autant de ménagement que la perforation lente de la peau de dedans en dehors par voie d'ulcération. On a proposé diverses méthodes, pour l'ouverture des grands abcès par congestion, suivant les idées qui servaient de point de départ. Pendant quelque temps on a cru devoir faire écouler le pus lentement pour éviter l'inflammation des parois de l'abcès; pour atteindre ce but, on passait, à l'aide d'une aiguille, des cordons ou sétons à travers l'abcès, et on laissait sourdre le pus par les ouvertures d'entrée et de sortie. Plus tard on a supposé que non-seulement le pus devait s'écouler lentement, mais qu'il fallait encore perforer lentement la peau; dans ce but on appliquait un caustique sur l'endroit le plus mince de la peau, on produisait ainsi une eschare qui se détachait lentement et dont l'élimination était suivie de l'écoulement lent du pus. Plus tard encore on fut d'avis qu'il fallait à tout prix prévenir l'accès de l'air, considéré comme la cause du principal danger ; on plongeait donc un trocart dans l'abcès, dont on ne laissait écouler le pus qu'en partie et en prenant de grandes précautions, puis on refermait l'ouverture avec soin, ou bien encore on faisait la *ponction sous-cutanée*, d'après Abernethy, c'est-à-dire que l'on soulevait fortement la peau au-dessus de l'abcès pour plonger ensuite dans ce dernier la pointe d'un bistouri mince et étroit. Après avoir laissé écouler une partie du pus, on retirait promptement la lame et on laissait revenir la peau dans sa position naturelle, de sorte que la plaie de la peau ne communiquait pas directement avec l'ouverture de l'abcès, qui elle-même était, au contraire, protégée par la peau ; on fermait ensuite exactement la plaie cutanée.— De nos jours, on a attaché une grande importance à mettre les parois de l'abcès dans un état qui tende à supprimer la production du pus ; on croyait arriver à ce résultat au moyen d'une injection de teinture d'iode; c'est en France surtout que cette méthode a été accueillie très-favorablement. Tout récemment, un chirurgien français, Chassaignac, est revenu, avec beaucoup d'enthousiasme, à l'ancienne méthode des sétons; mais au lieu de choisir de simples cordons, il imagina de se servir de tuyaux de caoutchouc dont les parois étaient trouées de distance en distance, ce qui facilitait essentiellement l'écoulement du pus (*drainage chirurgical*). — Si vous jetez un coup d'œil sur la littérature médicale ancienne et moderne, vous trouvez que chacune des méthodes que nous venons de nommer compte ses défenseurs parmi les chirurgiens les plus renommés. Il n'est pas très-facile de formuler un jugement; mais la conclusion qu'il vous est presque toujours permis de tirer du grand nombre de remèdes et de méthodes préconisés, c'est qu'il s'agit là de maladies très-difficiles à guérir et qu'aucun de tous ces expédients n'est applicable à tous les cas donnés. Soumettons ces méthodes à une courte appréciation : l'évacuation du pus faite à volonté, au bistouri ou au trocart, si l'on y procède lentement et avec précaution et en suivant la méthode sous-cutanée, est suivie au commencement d'un résultat qui paraît satisfaisant (nous faisons abstraction, bien entendu, comme d'une méthode universellement rejetée, des grandes incisions faites dans toute la longueur des abcès par congestion). Si l'ouverture est bien fermée et qu'elle se cicatrise, il n'y a ordinairement pas de fièvre consécutive, mais le foyer se remplit de nouveau avec une extrême rapidité; un abcès qui a peut-être mis dix mois à se former mettra maintenant le même nombre de jours à se remplir de nouveau. On revient alors à la ponction, et l'ouverture se ferme encore une fois ; le malade commence à avoir un léger mouvement de fièvre et la collection purulente se refait avec la même rapidité. On fait la ponction une troisième, peut-être une quatrième et une cinquième fois, et toujours à de nouveaux endroits; dès ce moment, le malade a plus de fièvre, l'abcès devient de plus en plus chaud, même douloureux; le malade a l'air fatigué, affaibli. Les plaies ne veulent plus guérir, les premières peuvent même se rouvrir, l'écoulement du pus devient continu, l'air aussi pénètre quelquefois, surtout si les parois de l'abcès sont rigides et ne peuvent pas s'affaisser; dès à présent vous avez une fistule, la fièvre reste continue et la marche devient ensuite, comme nous l'avons exposé antérieurement, le plus souvent défavorable. — Si vous faites suivre la ponction d'une injection de teinture d'iode, le processus ne s'en trouve pas essentiellement modifié, d'après mes observations. — Les choses se passent à peu près de la même manière si vous avez recours aux sétons, au drainage, aux caustiques; toutes ces méthodes ne m'ont fourni aucun résultat confirmant même de loin les recommandations enthousiastes de leurs auteurs. — La marche défavorable que nous venons de décrire peut, il est vrai, se produire aussi bien lorsqu'on ne touche pas à l'abcès, qu'on l'abandonne à lui-même et qu'on attend l'ouverture spontanée ; mais tout se passe alors moins brusquement, la fièvre arrive plus tard. Assurément on a observé des guérisons à la suite de toutes les opérations sus-mentionnées, mais je crois qu'elles ont été plus nombreuses et que certainement la mort par pyohémie a été moins fréquente dans les cas où l'on s'est contenté de l'expectation; j'ai la conviction que chaque fois que la guérison a suivi les injections de teinture d'iode, ou le drainage, etc., on l'aurait également obtenue en s'abstenant d'interrompre artificiellement l'évolution naturelle; il ne peut, en général, pas être question de démontrer qu'un cas donné aurait suivi telle ou telle marche, si telle chose ou telle autre n'avait pas eu lieu. — Si je résume toutes mes observations, je puis vous assurer que sur un très-grand nombre d'abcès par congestion ayant pour point de départ la colonne vértébrale, je n'en connais que deux qui se soient passés heureusement après une intervention chirurgicale ; tous les autres ont été plus rapidement entraînés vers une terminaison funeste. Je me vois donc forcé d'insister de nouveau sur le principe mis en avant précédemment, à savoir que les abcès en question, surtout ceux qui tiennent à une carie vertébrale, commandent impérieusement l'abstention de toute manœuvre chirurgicale. Souvent il est vrai c'est une tâche difficile d'attendre dans ces sortes de cas; les malades s'impatientent, surtout dans la clientèle privée ; on presse le médecin d'agir, on lui adresse des reproches sur son inertie ; le public a cette croyance enracinée que la guérison ne manquerait pas d'avoir lieu si le pus était entièrement évacué. Le médecin lui-même finit par trouver le temps trop long ; il est désolant de voir tranquillement un abcès grandir de semaine en semaine, de mois en mois ; les moyens locaux et généraux sont tous épuisés et le médecin finit par déroger à ses principes en ouvrant l'abcès ; tout va bien alors au commencement, mais la joie ne dure pas longtemps, et vous connaissez le reste.

Les conditions ne sont plus les mêmes lorsqu'il s'agit de petits abcès qui partent d'affections osseuses des extrémités ; pour les suppurations qui sont en rapport avec les grandes articulations, on préfère également surseoir à l'opération ; plus tard je vous en parlerai, à l'occasion de maladies articulaires. En cas d'abcès froids aux diaphyses la temporisation n'est d'aucune utilité ; dans ces cas, je suis d'avis que l'on opère de bonne heure, à la seule exception toutefois des abcès syphilitiques, dont, même à cette période, la résorption peut encore se faire ; en toute autre circonstance, je suis d'avis que l'on fasse une large incision, afin d'être à même de bien examiner la nature et l'étendue du processus ; la réaction qui se produit alors est insignifiante, souvent il n'y a aucune fièvre, d'autres fois une fièvre modérée qui dure peu de temps. Supposons une périostite chronique avec carie superficielle à la diaphyse d'un os long : il y a eu formation d'abcès, on l'ouvre, la plaie est recouverte de charpie ; ensuite on attend pour voir quel aspect prendra la surface ulcéreuse. Alors, selon qu'il se montrera un ulcère exubérant ou tendant à la désorganisation, on devra modifier le traitement local, et je ne ferais qu'une redite inutile si je m'appesantissais sur les moyens à employer. Le traitement est secondé par les bains locaux, auxquels on peut ajouter le sous-carbonate de potasse, pour produire une faible excitation. L'hydrothérapie locale, les cataplasmes, les applications de charpie imbibée de divers liquides, voilà pour le pansement. Par la suite on reconnaîtra jusqu'à quel point l'affection osseuse est sous la dépendance d'une maladie générale. Si vous avez affaire à un individu misérable, tuberculeux, tout traitement local est inutile ; si, au contraire, l'état général est satisfaisant, vous pouvez songer à une action locale plus énergique. Celle-ci peut, si vous n'obtenez rien des topiques doux, consister, par exemple, dans l'usage du cautère actuel ; ensuite un bourgeonnement énergique, quoique accompagné d'une nécrose de la partie cariée de l'os, est toujours un signe heureux. Dans d'autres cas, on renonce à toute tentative ayant pour but de seconder la guérison spontanée, et l'on resèque toute la partie malade de l'os; dans ce but on se sert des tenailles et des scies les plus variées : les scies droites, terminées en pointe, et l'ostéotome de Heine, sont les plus usuelles; pour obtenir le résultat désiré, je préfère, pour ma part, enlever la partie malade à la gouge et au marteau. Lorsque, d'une manière quelconque, on est parvenu à extirper complétement tout l'ulcère osseux et que du reste la constitution générale est dans un état satisfaisant, on peut espérer que la plaie osseuse artificielle ainsi produite guérira normalement par granulation et suppuration de bonne nature, comme les autres plaies osseuses. Si la carie n'atteint qu'un petit os, il peut être rationnel de l'extirper complétement pour enlever d'un seul coup tout le mal.— Lorsqu'il s'agit d'une ostéite interne, de la carie centrale d'un os long ou d'un os spongieux d'une certaine dimension, par exemple du calcanéum, il peut être utile, une fois que de vives douleurs et les autres phénomènes mentionnés antérieurement ont permis de reconnaître l'abcès osseux, d'entamer l'os à coups de ciseau ou d'ouvrir la cavité osseuse avec le trépan ou l'ostéotome, pour ménager une issue au pus; je ne vous recommande cependant cette manière d'agir que dans les cas rares où vous êtes sûrs de votre diagnostic; car ce n'est pas une faible lésion pour un individu que l'ouverture d'une cavité médullaire saine. Une ostéomyélite suraiguë avec des conséquences souvent dangereuses peut résulter d'une intervention intempestive, tandis que la même lésion faite sur un os malade n'a ordinairement pas de suites très-graves. — Dans d'autres cas, vous pourrez attendre la perforation spontanée des parois osseuses par le pus de l'abcès; alors vous pourrez sonder et juger le cas avec plus de sécurité. Déjà nous avons dit quelles sont les difficultés qui s'opposent à la guérison de ces excavations osseuses. Si le processus reste longtemps stationnaire, il peut être utile d'agrandir l'ouverture osseuse, de mettre l'ulcère osseux à jour et d'en extirper ensuite les parois. Tout cela se fait bien avec le ciseau et le maillet. Une semblable ouverture de la cavité de l'abcès devient surtout nécessaire lorsque de petits fragments osseux se trouvent dans son intérieur et empêchent la guérison, lorsqu'on se trouve par conséquent en présence d'une carie nécrotique. Cependant toutes ces manœuvres opératoires ne sont généralement indiquées qu'autant que l'état général continue à être bon; en cas de tuberculose bien prononcée ou de marasme intense, et lorsque par conséquent il faut s'attendre à une terminaison mortelle, ou au moins désespérer de voir naître une néoplasie de bonne nature à l'endroit opéré, il ne peut venir à l'esprit d'aucun chirurgien d'entreprendre des opérations dont le résultat ne peut être favorable qu'autant que la nouvelle plaie osseuse peut suivre une évolution normale. — Ces opérations, que l'on peut compter jusqu'à un certain point parmi les *résections partielles dans la continuité*, ont perdu leur caractère cruel et horrible depuis que nous employons le chloroforme qui empêche le patient de sentir le choc du ciseau, les coups de marteau et les traits de scie.

Dans les cas où la carie est tellement étendue qu'elle atteint en un point toute l'épaisseur d'un os long, on pourrait songer à retrancher avec la scie la partie malade entière dans toute l'épaisseur de l'os. Ce cas est d'abord très-rare, et en second lieu le succès de cette opération est très-douteux. On pourrait, à la rigueur, reséquer tout un segment du péroné, du radius ou du cubitus, des os métacarpiens ou métatarsiens, sans que pour cela la fonction de l'extrémité correspondante fût gravement compromise; mais si l'on pratiquait la même opération sur l'humérus, le fémur, le tibia, et que la guérison s'ensuivît, les fonctions de l'extrémité pourraient tout au plus être rétablies, jusqu'à un certain point, par le secours d'un appareil; pour les extrémités inférieures, un pilon rendrait alors de meilleurs services qu'une jambe dont l'os principal aurait subi une solution de continuité d'une certaine étendue. Dans ces cas, on s'est imaginé que le périoste détaché avant l'opération et laissé dans la plaie pouvait reproduire l'os; mais cette réparation osseuse est bien incomplète à la suite d'opérations faites contre la carie; il ne faut donc pas y attacher une grande importance. Du reste, c'est précisément la carie qui fournit l'indication la plus rare pour ces résections totales dans la continuité.

Enfin, lorsqu'il s'agit de cas où un os long est devenu malade dans son entier à la suite d'une périostite, d'une carie externe et interne, d'une nécrose partielle interne et externe, cas assez rares, du reste, il ne peut être question que d'une *extirpation de l'os en totalité* ou d'une amputation du membre atteint. Des extirpations de tout le radius ou de tout le cubitus, ou bien encore de tout le premier métatarsien, ont été faites souvent avec succès. Je connais même un cas où l'on avait enlevé l'humérus entier, en laissant toutefois dans la plaie le périoste épaissi; mais le malade mourut, quelques mois après l'opération, d'une maladie interne, si je ne me trompe, de la maladie de Bright, de sorte que l'on ne pouvait prononcer aucun jugement sur les services que cette extrémité aurait rendus plus tard; la main pouvait, dans tous les cas, fonctionner, malgré l'absence de l'humérus, et cela eût toujours été un grand avantage pour le patient.

Quant à la carie des os spongieux courts et des épiphyses articulaires, elle se rattache si intimement aux maladies articulaires que nous devons nous réserver d'en parler plus tard.

Le traitement de cet état de marasme général, qui survient à la fin des maladies osseuses accompagnées de grandes suppurations doit être dirigé selon les règles générales de l'art; nous devons faire en sorte que cet état redoutable ne se présente pas, ou au moins arrive le plus tard possible. Le devoir du médecin est toujours de conserver la vie aussi longtemps que l'art peut le permettre. Nous devons donc faire tout ce qui dépend de nous pour soutenir les forces même des individus presque sûrement perdus. Les moyens fortifiants, toniques, un régime analeptique, doivent être mis en usage dès l'instant que l'on aperçoit les premiers symptômes de l'amaigrissement et d'une altération de la nutrition; plus tard, on s'adresse inutilement à ces moyens. Chez les enfants et les jeunes gens, un jeune médecin peut facilement se tromper sur l'état réel des forces, et vous pourrez vous assurer assez souvent par vous-même que des individus tout à fait misérables, réduits à l'état de squelette, anémiques au dernier degré, peuvent se rétablir d'une manière inattendue et merveilleuse, dès que l'extrémité malade qui semblait miner l'existence a été amputée; car je n'ai pas besoin de vous dire que dans ces cas on doit *rarement* espérer le succès d'une résection. Il faut être en présence d'un cas donné pour pouvoir dire avec une certaine assurance, qui même alors n'a pas le caractère de la certitude, jusqu'où il est permis de pousser le principe de la conservation des membres au moyen de la résection des parties osseuses affectées.

TRENTE-CINQUIÈME LEÇON

DE LA NÉCROSE.

Nécrose. — Étiologie. — Notions anatomiques sur la nécrose totale et partielle. — Symptomatologie et diagnostic. — Traitement. — Séquestrotomie.

MESSIEURS,

Déjà plusieurs fois je vous ai parlé de la *nécrose*, et vous savez que l'on entend par là la gangrène osseuse, la mort d'un os ou d'une portion d'os ; d'un autre côté, je vous ai déjà appris que l'os nécrosé a reçu le nom de *séquestre*. Vous savez de plus que la nécrose peut se manifester aussi bien consécutivement à des processus aigus que coïncider avec des processus ulcératifs, et constituer, dans ce dernier cas, ce que l'on est convenu d'appeler la *carie nécrotique* (*caries necrotica*).

La cessation de la circulation est la cause immédiate de la nécrose, comme elle détermine la mort de toute autre partie du corps, tandis que la suppression de l'activité nerveuse n'agit pas assez fortement pour produire la mort locale, bien que l'on observe assez souvent un trouble de la nutrition, une atrophie des os dans les parties paralysées. La nécrose peut être provoquée indirectement par divers accidents, que nous allons résumer ici succinctement :

1. *Influences traumatiques.* — De ce nombre sont la forte commotion et la contusion de l'os même sans plaie extérieure. Le processus est le suivant : la lésion que nous venons de nommer détermine des extravasats dans la moelle osseuse et aussi dans les os spongieux, peut-être même dans la substance osseuse compacte, d'autres fois sous le périoste; lorsque ces ruptures vasculaires sont trop étendues pour que le dommage puisse être réparé par la circulation collatérale si difficile à établir dans les parties osseuses, une partie de l'os ne recevra plus de sang; elle mourra, et il se développera, selon le cas, une nécrose centrale, superficielle ou totale (cette dernière plus facilement dans les petits os). L'os mort joue le rôle d'un corps étranger dans l'organisme; cependant il adhère encore dans la continuité avec l'os sain : nous avons déjà dit

antérieurement que cette séparation du séquestre d'avec la partie saine se produit par la fonte de la substance osseuse sur la limite du tissu vivant. — Dans un autre genre de lésion la surface osseuse a été mise à nu, ou bien un os est divisé par un trait de scie; dans ce dernier cas, le plan de section devient une surface osseuse. Dans les fractures compliquées il se peut encore qu'un fragment osseux soit tellement dégarni de parties molles, et par conséquent tellement privé de circulation, qu'il se nécrose. Déjà nous avons dit antérieurement que l'os dégarni ne se nécrose pas toujours, pas plus que les surfaces de section des os sciés; que l'os peut au contraire produire immédiatement des granulations aussi bien que les parties molles. Malgré cela, une nécrose superficielle et partielle se présente assez souvent après les causes que nous venons de citer, soit que des coagulations étendues se produisent dans les bouts des vaisseaux osseux lésés, soit qu'une suppuration très-aiguë comprime les vaisseaux des canalicules de Havers et les détruise par la fonte purulente.

2. La *périostéite* et l'*ostéite aiguës*, l'*ostéomyélite*, sont des causes très-fréquentes de nécroses, souvent très-étendues, quelquefois même totales, des grands os longs. En cas de suppuration du périoste, l'afflux du sang par les vaisseaux qui passent du périoste dans l'intérieur de l'os est supprimé de fait; si la suppuration se continue le long des canalicules de Havers, jusque dans la moelle, et que cette dernière y participe, la nécrose devient inévitable et s'étendra aussi loin que le processus inflammatoire. La même chose arrivera en cas d'ostéites et d'ostéomyélites primitives aiguës, lorsqu'elles sont suivies de périostéite.

3. L'*ostéite* et la *périostéite chroniques* peuvent se compliquer de nécrose, lorsque, d'une manière tout à fait analogue à ce qui se passe dans le processus aigu, la suppuration, la réduction du néoplasme inflammatoire en détritus, ou sa transformation caséeuse, s'étendent jusque dans l'intérieur de l'os et portent une telle atteinte à la circulation, qu'une partie ne peut plus être nourrie, et doit par conséquent se nécroser; les formes atoniques de la carie entraînent plus facilement la nécrose que les formes fongueuses, comme du reste cela a été dit antérieurement.

Une nécrose admise plutôt en théorie qu'observée en pratique, est celle que l'on suppose due à la thrombose ou à une embolie du tronc principal d'une artère nourricière de l'os. Jusqu'à présent ce genre de nécrose n'a pas été constaté bien positivement par des autopsies sur l'homme; il est d'ailleurs très-problématique, parce que l'afflux artériel de l'os achevé se fait de tant de côtés à la fois que l'oblitération d'un tronc ne suffit pas pour interrompre complétement la circulation dans une partie un tant soit peu considérable de l'os. Bien que la circulation collatérale dans l'os ne puisse pas, pour des raisons toutes mécaniques, se manifester par une dilatation des vaisseaux, les communications fréquentes, la disposition spéciale et la répartition uniforme des capillaires, même dans la substance corticale solide, ont cependant pour effet que l'afflux, s'il se trouve supprimé d'un côté, se fait avec facilité par une autre source; il n'y a pas dans l'os comme dans la peau, par exemple, des réseaux et des groupes capillaires bien distincts; au contraire, tous les vaisseaux capillaires communiquent ici les uns avec les autres d'une manière non interrompue, comme dans le muscle.—On a fait des expérimentations sur des lapins, consistant à obturer avec une pointe le trou nourricier de la partie supérieure du tibia, et l'on a vu ensuite une nécrose partielle se déclarer autour de la pointe. J'ai répété ces expériences, et je suis arrivé aux mêmes résultats en enfonçant la pointe dans une partie quelconque de l'os; je crois donc que cette nécrose artificielle ne peut trouver son explication que dans la manière dont la lésion osseuse a été produite.

Il me paraît convenable d'entrer maintenant dans les détails anatomiques de la nécrose, surtout de celle qui succède à la périostéite et à l'ostéomyélite aiguës. Antérieurement déjà je vous ai dit à différentes occasions, entre autres quand il a été question du processus curatif des fractures et que je vous ai fait l'exposé de l'ostéite et de la périostéite chroniques, que les parties qui environnent ces foyers morbides prennent toujours plus ou moins part à l'affection, et que cette participation se trahit par une production, à la surface de l'os, d'un néoplasme osseux, d'ostéophytes; en d'autres termes, que le périoste, et même les parties environnantes, lorsqu'il s'agit de la formation du cal aprés les fractures, prennent une part très-essentielle à cette néoplasie osseuse. Cette néoplasie, qui produit la guérison solide après les fractures, n'est au contraire qu'un fait purement accessoire dans l'ostéite et la périostéite chroniques, et n'a par conséquent aucune importance ultérieure. Dans les nécroses superficielles il en est à peu près de même. Quand autour du foyer morbide (soit pendant le travail d'exfoliation d'un os crânien poli, soit pendant la conversion en séquestre de la surface de section formée par un trait de scie), l'os est épaissi par des dépôts d'ostéophytes aux environs du séquestre, cette circonstance n'a aucune conséquence pratique. Dans les fractures compliquées, il en est déjà autrement; s'il se présente une nécrose des extrémités des fragments ou d'éclats osseux plus ou moins complétement détachés, non-seulement la néoplasie osseuse qui se déclare dans le voisinage contribue à augmenter la solidité future de l'os, mais il peut encore arriver que le séquestre soit tout à fait entouré de ces végétations osseuses nouvelles, et que l'on soit obligé de l'enlever artificiellement. *La néoplasie osseuse dont il est ici question prend surtout une haute signification dans la nécrose totale intéressant toute une diaphyse; elle sert alors à remplacer l'os perdu.* C'est ce processus si important, cette admirable disposition de la nature, que nous devons à présent examiner de plus près. Supposons qu'il s'agisse d'une périostéite et d'une ostéomyélite totales aiguës avec nécrose de la diaphyse, par exemple, au tibia. Tout le périoste et la moelle sont détruits par la suppuration : dans l'intérieur de l'os, le pus se réduit en détritus ou se putréfie purement et simplement; le pus provenant du périoste a perforé la peau en plusieurs endroits, de dedans en dehors. Dans toute l'épaisseur de la diaphyse la circulation est supprimée; *la diaphyse entière n'est plus qu'un séquestre.* Vue sur une coupe longitudinale, voici l'aspect qu'elle présente (fig. 54) : *a* repré-

FIG. 54.

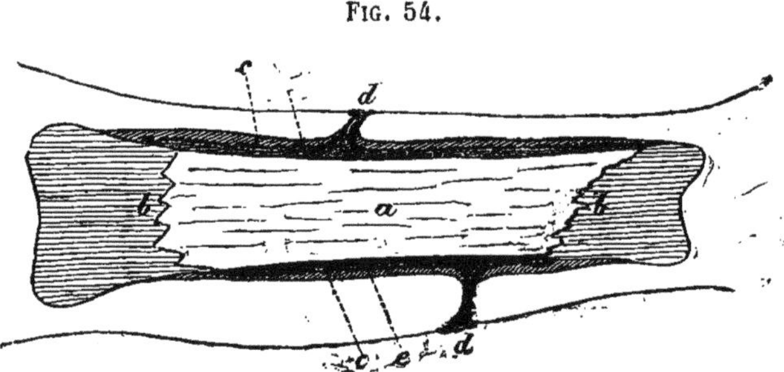

Nécrose totale de la diaphyse d'un os long.— (Dessin schématique.)

sente le séquestre; *bb*, ses limites supérieure et inférieure; *cc*, le pus qui le baigne et se fraye des passages en *dd* et se vide par là. La couche la plus ombrée *ee* forme la paroi du grand foyer purulent; elle consiste en tissu devenu le siége d'une infiltration plastique (tissus conjonctif, tendineux ou musculaire infiltré); sa face interne, dirigée du côté du séquestre, supporte une couche de granulations, comme dans toute cavité purulente, et ces granulations produisent sans cesse du pus nouveau par leur surface dirigée du côté de l'os. Je vais immédiatement vous faire observer que cet exposé, comme déjà celui de la périostéite aiguë, s'écarte de celui d'autres chirurgiens et anatomistes, qui admettent que la partie tendineuse du périoste est écartée de l'os par le pus, absolument comme l'épiderme est soulevé dans une ampoule. Cette manière de voir pèche, en ce sens que la partie tendineuse du périoste n'est pas assez élastique pour se laisser soulever rapidement comme une vésicule épidermique, et que ce soulèvement devrait faire défaut aux endroits où il n'y a pas de périoste, c'est-à-dire là où les tendons s'insèrent à l'os; mais il n'en est pas ainsi. L'inflammation et la suppuration commencent d'une part *dans la partie superficielle de l'os*, de l'autre *dans la partie molle du périoste* ou dans sa couche extérieure. La couche tendineuse y participe peu, elle est plutôt détruite en grande partie par une sorte de désagrégation; je puis invoquer à l'appui de cette assertion des autopsies bien concluantes. Les anatomistes et chirurgiens qui croient à un soulèvement du périoste considèrent par conséquent la couche *ee* comme un périoste infiltré et épaissi; cela n'est vrai qu'en partie : il se peut qu'une partie du périoste n'ait pas été détruite par la suppuration et contribue à former cette couche; cependant d'autres parties circonvoisines peuvent également être indurées par infiltration plastique, au point de former une membrane pyogénique solide, comme cela se voit souvent dans les abcès des parties molles. Ceux qui attribuent au périoste la faculté exclusive et essentielle de produire du tissu osseux ne verront ici, pour des raisons théoriques, que du périoste épaissi, car c'est dans cette couche *ee* que la formation osseuse aura lieu plus tard. Mais déjà, en parlant de la formation du cal dans les fractures, nous avons vu que dans d'autres parties molles, voisines de l'os, du tissu osseux peut, en certaines circonstances, être produit en assez grande quantité, par conséquent rien n'oblige à ne voir que du périoste dans cette couche épaissie de la cavité purulente.— Mais nous anticipons ! Revenons à notre exemple. La cavité purulente autour du séquestre ne pourra se fermer que lorsque le séquestre en sera sorti; mais ce dernier adhère encore par ses deux bouts. La manière dont la séparation se fait vous est déjà connue; aux points *bb* une production interstitielle de granulations prend naissance sur la limite de l'os vivant, là l'os est consumé en quelque sorte dans une faible étendue, si bien que finalement la substance osseuse est remplacée entièrement dans ces points par un tissu bourgeonnant, mou, entraînant nécessairement la séparation du séquestre; les granulations qui naissent dans cet endroit se fondent également en partie, elles se ramollissent, se transforment en pus, et dès ce moment le séquestre est détaché et flottant dans la cavité remplie de granulations exubérantes. Cette séparation du séquestre met beaucoup de temps à s'accomplir dans les gros os longs, ordinairement plusieurs mois, parfois même au delà d'un an; jusque-là le pus s'est toujours écoulé par les perforations de la peau; si vous faites pénétrer la sonde à travers ces ouvertures, vous sentirez la surface ordinairement lisse de la diaphyse. Mais pendant ce travail de séparation du séquestre, il s'est passé au voisinage immédiat des phénomènes qui doivent attirer toute notre attention. Dans la couche épaissie de la cavité purulente *ee* s'est formé un jeune tissu osseux qui s'étend partout uniformément autour du séquestre et dans toute sa longueur; cette couche épaissie s'attache à la diaphyse en s'unissant au périoste ou à la capsule articulaire, la néoplasie osseuse s'y étend également, si bien que la capsule osseuse est intimement confondue avec la diaphyse en haut et en bas. Plus le séquestre séjourne longtemps dans la cavité, plus l'épaisseur de la capsule osseuse augmente; avec le temps cette augmentation devient énorme : elle peut aller jusqu'à un demi-pouce au bout de quelques années, si jusque-là le séquestre n'a pas été retiré. Cette capsule consiste au commencement en une masse osseuse et poreuse, mais plus tard elle devient de plus en plus compacte et solide. Il s'est donc formé autour du séquestre un véritable moule tel qu'on le fait en plâtre, quand on veut reproduire un corps quelconque; mais le moule osseux a quelques ouvertures par lesquelles le pus s'écoule, et qui ne peuvent pas se fermer, parce que l'écoulement continuel du pus s'y oppose. La figure précédente (fig. 54) prend maintenant l'aspect suivant (fig. 55) :

FIG. 55.

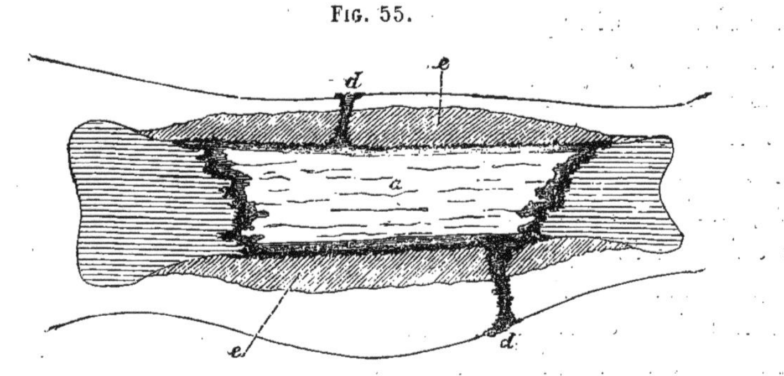

Nécrose totale de la diaphyse d'un os long; séquestre détaché, étui osseux nouvellement formé. (Dessin schématique.)

Le séquestre *a* est détaché et baigné par le pus que sécrètent les granulations déjà mentionnées antérieurement; *dd* représentent les fistules qui conduisent dans la cavité purulente (on leur a donné le nom de *cloaques*); *ee* est la capsule osseuse, ou, si l'on veut, l'*étui osseux* produit par l'ossification de la paroi épaissie de l'abcès. — L'épaississement de cet étui irait toujours en augmentant, si l'irritation exercée par le séquestre durait toujours. Supposez maintenant que le séquestre soit extrait de la cavité dans laquelle il est emprisonné (vous verrez plus tard de quelle manière), vous comprenez que, bien que l'os soit privé de toute sa diaphyse, sa continuité n'est cependant pas interrompue, parce que la capsule osseuse nouvellement formée remplace la partie éliminée. — Mais que doit-il arriver après cela? La cavité où était logé le séquestre continuera-t-elle à suppurer? Non. Si tout marche normalement, cette cavité, comme d'autres semblables dans la carie centrale, se remplira de granulations; ces granulations s'ossifient, et l'os est restitué complétement, au moins quant à la forme. Se reproduit-il dans ces cas une cavité médullaire comme après la guérison des fractures? Cela n'a pas encore été constaté par des observations directes, mais cependant paraît probable d'après les lois de l'analogie. La guérison de ces cavités après l'élimination du séquestre, exige souvent des mois et des années; quelquefois elle ne se fait jamais complétement, surtout lorsque les individus sont atteints d'une affection générale, ou que leur organisme entier est devenu malade par la longue suppuration que ce processus entraîne. Il n'est pas rare que l'albuminurie se développe dans le cours de ces suppurations osseuses de longue durée; mais la maladie apparaît alors sous une forme assez bénigne, qui est peut-être curable, ou disparaît plus tard spontanément. Une fois le séquestre enlevé, l'épaississement de la capsule osseuse s'arrête, et le processus ossifiant s'établit dans la cavité remplie de granulations.

Vous connaissez à présent la marche normale, ordinaire de la nécrose totale. Il faut que je vous fasse encore connaître une marche qui s'écarte de celle que je viens de vous retracer. Vous devez vous rappeler qu'à l'occasion de la périostéite aiguë, je vous ai raconté que dans cette affection la suppuration peut s'étendre même jusqu'au cartilage épiphysaire, si ce dernier existe encore, comme chez les jeunes sujets. Si pareille chose arrive au bout supérieur ou inférieur (cas excessivement rare d'ailleurs), le séquestre est naturellement détaché par le fait même, et détaché si prématurément, qu'il n'a pas encore pu se reformer un nouvel os autour de la cavité purulente, ou qu'au moins, s'il existe, ce nouvel os est excessivement faible. Si dans ce moment on extrait l'os nécrosé, il n'a pas encore pu être remplacé, et il ne le sera pas par la suite, parce que l'irritation nécessaire fait défaut: or, cette irritation nécessaire pour la production osseuse est fournie par le séquestre lui-même, aussi longtemps qu'il est encore contenu à l'état de corps étranger dans la capsule; dans les conditions que nous venons d'indiquer, l'extrémité atteinte sera donc privée d'os et hors d'état de servir, si l'on se hâte trop de retirer le séquestre. Lorsque le cartilage épiphysaire entre en suppuration d'un seul côté, par exemple au bout inférieur, le séquestre reste encore fixé en haut, et il faut qu'en cet endroit la fonte osseuse s'effectue lentement, comme à l'ordinaire. Il peut cependant arriver, comme je l'ai une fois observé à la cuisse, que le bout inférieur, détaché de la diaphyse, appuie fortement contre la peau de dedans en dehors, au point de la perforer lentement et de faire issue à l'extérieur; la partie inférieure de la diaphyse du fémur était alors tirée en haut par les muscles, ce qui communiquait au membre un aspect représenté par la figure 56 :

FIG. 56.

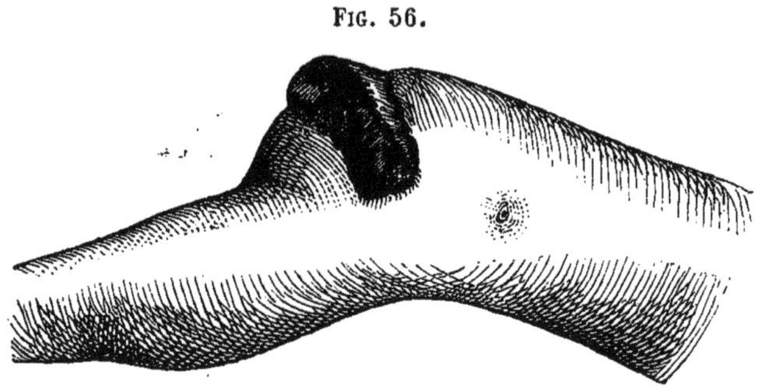

Nécrose de la moitié inférieure de la diaphyse du fémur, avec séparation du cartilage épiphysaire et perforation de la peau.

Le séquestre retiré plus tard avait la forme suivante (voyez fig. 57) :

FIG. 57.

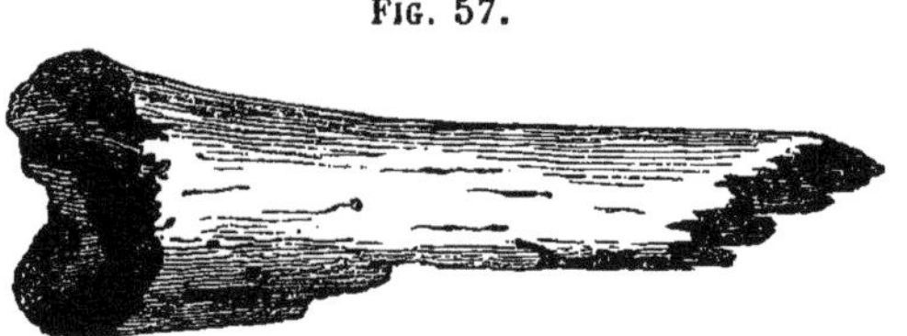

Le séquestre extrait de la figure 56.

La formation osseuse nouvelle étant assez forte pour supporter plus tard le poids du corps, le genou fut étendu pendant le sommeil produit par le chloroforme, et la guérison complète ne se fit pas longtemps attendre. J'ai vu se produire un cas tout à fait pareil à l'extrémité inférieure de l'humérus. Dans les deux cas, l'articulation, *comme cela arrive ordinairement quand la nécrose se fait dans le voisinage des articulations*, avait beaucoup souffert, et il se produisit une roideur absolue. — Alors même que le séquestre n'est pas éliminé de trop bonne heure par le ramollissement du cartilage épiphysaire, il peut arriver, sous l'influence de certaines conditions que nous ne connaissons pas exactement, que la nouvelle formation osseuse soit très faible : dans ces cas l'os nouveau, au lieu d'être, après l'élimination du séquestre, tout à fait solide, reste flexible à un endroit ; on se trouve donc là en présence d'une pseudarthrose de l'os nouveau. J'ai vu deux cas de ce genre sur le tibia ; j'ai guéri l'un complétement en enfonçant à l'endroit faible de l'os nouvellement formé des bâtonnets d'ivoire que je renouvelai à plusieurs reprises, pour forcer continuellement l'os à produire de nouveau : le but fut atteint complétement au bout de huit mois, et le jeune garçon, alors âgé de douze ans, se promène aujourd'hui entièrement rétabli.

Des nécroses plus fréquentes que celles que nous venons de décrire comme intéressant la diaphyse entière sont les *nécroses partielles*, qui peuvent comprendre toute l'épaisseur ou seulement la moitié de la circonférence, selon l'étendue de l'ostéomyélite et de la périostéite. Vous pouvez facilement rapporter à ces nécroses partielles tout ce qui a été dit plus haut de la nécrose totale. Citons encore un exemple. Qu'une périostéite ait gagné sur un fémur une partie de la diaphyse, et qu'ensuite cette partie se soit nécrosée (voyez fig. 58 et 59). Soient : *a*, le

Fig. 58.

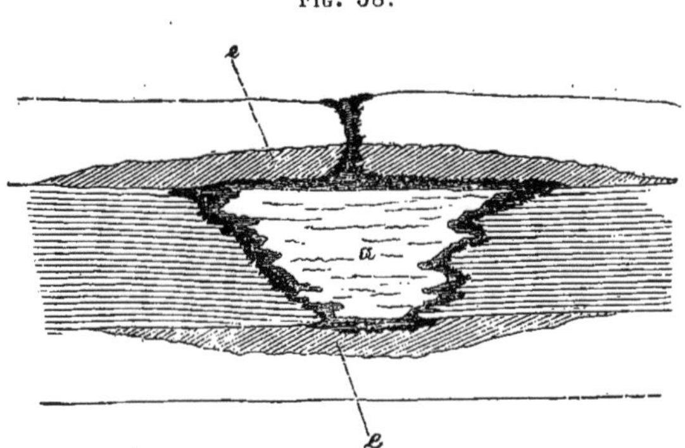

Nécrose partielle d'un os long.—(Dessin schématique.)

séquestre ; *bb*, ses limites ; *cc*, la cavité purulente ; *d*, la perforation en dehors ; *ee*, la paroi épaissie et en voie d'ossification de la cavité purulente. Quelques mois plus tard on trouve (fig. 59) : *a*, le séquestre détaché qui doit être éliminé ; *ee*, la masse osseuse nouvellement formée destinée à remplacer la portion perdue de l'os ; l'os nouveau recouvre naturellement aussi le séquestre en avant ; mais il a fallu en faire abstraction sur le dessin, de même que sur les figures 54 et 55 pour rendre le séquestre visible.

Les faits que vous avez appris à connaître ici s'appliquent aussi à la *nécrose des os plats et des os spongieux courts ;* cependant je dois ajouter que, dans la nécrose de ces os la néoplasie osseuse est beaucoup plus faible ; que souvent même elle manque absolument, parce que tout le processus inflammatoire est très-souvent de nature dyscrasique, et que par conséquent il s'écarte quelquefois extrêmement du type normal. En général, la néoplasie inflammatoire prend vite dans la nécrose des os spongieux le caractère ulcérant, et l'on y rencontre rarement des néoplasies osseuses étendues; d'ailleurs, une périostéite très-aiguë est un fait excessivement rare dans les os spongieux.

Même après une périostéite et une ostéite purement ossifiantes au commencement, il peut se développer une nécrose étendue, le dépôt osseux

Fig. 59.

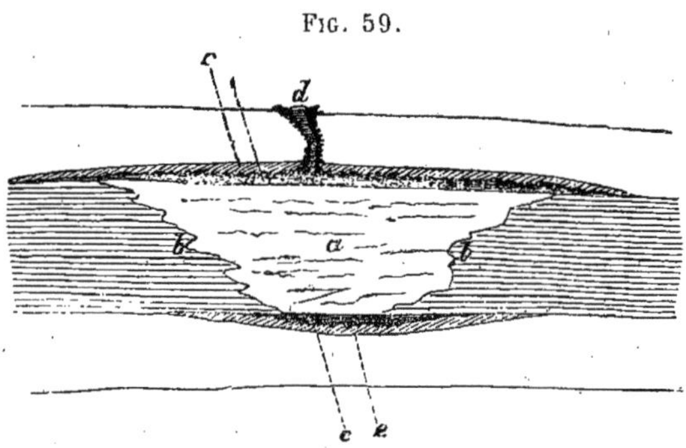

Figure 59 à une période ultérieure avec néoplasie osseuse. — (Dessin schématique.)

de nouvelle formation étant résorbé et subissant une fonte purulente et ichoreuse à l'endroit où il est en contact avec l'os malade; par là la nutrition de l'os est de plus en plus altérée : ce dernier continue souvent de vivre pendant un temps plus ou moins long dans la cavité médullaire, ou n'a plus, pour ainsi dire, qu'une demi-existence entre la vie et la mort. Cette forme de la périostéite et de la nécrose se rencontre principalement sur les os maxillaires après l'empoisonnement chronique par les vapeurs du phosphore, maladie qui est propre aux ouvriers des fabriques d'allumettes chimiques. Je ne peux m'étendre davantage ici sur cette périostéite et cette nécrose phosphorées, qui se distinguent par beaucoup de particularités remarquables; je serais, en effet, forcé d'entrer dans trop de détails, qui, pour le moment, jetteraient la confusion dans vos esprits. — Retenez provisoirement ce que je vous ai dit de la nécrose des os longs; quant aux anomalies que les conditions particulières peuvent faire naître dans tel ou tel cas, vous aurez suffisamment l'occasion de les connaître dans la clinique, attendu que la nécrose est une des affections osseuses les plus communes.

Nous passons à présent aux *symptômes* et au *diagnostic* de la nécrose. On donne ce nom à une maladie osseuse depuis le moment où il est reconnu qu'une partie ou la totalité d'un os est morte, jusqu'à l'époque où le séquestre est extrait; la marche ultérieure vers la guérison de l'excavation osseuse est généralement caractérisée par un développement de bourgeons charnus de bonne nature, avec suppuration, pouvant aussi, à la vérité, prendre le caractère ulcéreux. — La question est donc de savoir par quels moyens nous reconnaissons qu'une partie est affectée de nécrose. Cela peut, dans certains cas, se reconnaître d'une manière bien simple, comme, par exemple, lorsque l'os nécrosé est à jour, par conséquent dans tous les cas où la nécrose succède à la dénudation d'un os; l'os mort devient blanc, dans quelques cas cependant il peut aussi devenir noirâtre, comme d'autres tissus qui se dessèchent et meurent. La gangrène osseuse, en tant qu'il ne s'agit que de la substance propre de l'os, ne peut être qu'une gangrène sèche; les parties molles de l'os, les vaisseaux, le tissu conjonctif et la moelle peuvent cependant, comme d'autres parties molles, être sujettes à la gangrène sèche ou humide; une dessiccation complète se produit dans presque tous les cas où l'os est exposé à l'air; il est donc rare qu'une putréfaction, une mauvaise odeur se remarque dans cette nécrose superficielle. Dans la nécrose située plus profondément, par exemple dans la nécrose d'une diaphyse entière, ou dans celle des surfaces de section laissées par le trait de scie ou des surfaces d'une fracture, lorsque ces parties sont engagées profondément sous les parties molles, la putréfaction a lieu le plus souvent, surtout du côté de la moelle : l'odeur répandue par un grand séquestre nouvellement extrait est parfois des plus pénétrantes. La moelle en voie de putréfaction est dangereuse pour l'organisme tant qu'il ne s'est pas formé une ligne de démarcation, tant que les vaisseaux lymphatiques dans le voisinage immédiat restent ouverts; une fois que la végétation du tissu s'est effectuée dans l'os sur la limite des parties saines, la néoplasie inflammatoire forme bientôt un rempart qui ne laisse plus aucun accès à la résorption. — De quelle manière reconnaîtra-t-on un séquestre caché dans la profondeur? Pour être renseigné à ce sujet, il faut avoir recours à la sonde. Vous introduisez donc à travers les ouvertures qui donnent issue au pus une sonde d'une certaine force, et vous touchez par ce moyen la surface ordinairement polie et solide du séquestre; vous cherchez à faire glisser la sonde le long du séquestre pour en connaître la longueur; ensuite vous appuyez fortement sur le séquestre pour vous assurer, autant que possible, s'il y a de la mobilité, si l'os nécrosé est détaché, ou s'il adhère encore solidement; c'est là, comme vous devez le comprendre, un point essentiel pour savoir s'il est temps de songer à l'extraction du séquestre. — Une circonstance qui vient encore en aide au diagnostic, est le fort épaississement du membre : on sent sous les doigts le grand volume du néoplasme osseux; les ouvertures donnent issue à un pus épais, jaune et souvent muqueux; l'extrémité n'est pas sensible à la pression, et même l'examen à la sonde ne provoque pas généralement une vive douleur. Le malade n'a pas de fièvre.

D'après cela, vous reconnaîtrez facilement, dans beaucoup de cas, la nécrose; tant qu'il n'y a pas d'ouvertures communiquant à l'extérieur, il est toujours très-difficile d'établir le diagnostic de la nécrose centrale d'un os. — On ne peut confondre la nécrose qu'avec la carie; le mode de production, le siége, contribuent ici déjà beaucoup à éclairer le diagnostic; mais, même sous le rapport des symptômes objectifs, il y a des différences. Dans la carie, il y a très-peu de néoplasie osseuse aux environs du mal, quelquefois on n'en trouve aucune ; dans la nécrose, au contraire, cette néoplasie est toujours très-considérable. Le pus de la carie est mince, séreux, de mauvaise nature; celui de la nécrose est épais, souvent de bonne nature et fréquemment muqueux. Dans la carie, la sonde pénètre dans l'épaisseur même de l'os mou et friable, ce qui provoque ordinairement une assez forte douleur; au contraire, dans la nécrose, la sonde rencontre un séquestre dur, et cet examen ne produit souvent aucune douleur.—Cette comparaison des phénomènes, qui ont leur raison d'être dans l'essence différente de l'une et de l'autre maladie, vous montre que le diagnostic est possible, et que, dans un très-grand nombre de cas, il est même très-facile et très-simple. Dans d'autres cas, les conditions anatomiques sont plus difficiles à saisir : lorsqu'il y a combinaison entre la nécrose et la carie, tous les phénomènes parlent plutôt en faveur de la carie, à moins qu'on ne reconnaïsse, à l'aide de la sonde, le fragment nécrosé. Dans la carie centrale des os longs, on rencontre exceptionnellement d'énormes épaississements de l'os; il se peut, en outre, que dans ces cas la paroi interne de la cavité osseuse soit très-ferme et dure au toucher. Ces cas peuvent donner lieu à des erreurs: on ouvre la cavité et l'on ne trouve pas le séquestre que l'on avait cru devoir y rencontrer; il n'est pas impossible que dans ces cas, fort rares à la vérité, le séquestre, qui peut-être n'avait eu qu'un faible volume, ait été résorbé, comme nous le verrons un peu plus loin.— Ces cas exceptionnels ne sauraient renverser la règle générale, et vous aurez, par conséquent, à vous en tenir provisoirement au diagnostic différentiel exposé plus haut.

Encore quelques mots sur le sort du séquestre. Qu'en pensez-vous? Le morceau d'os mort ne pourrait-il pas être résorbé? Ne vous ai-je pas dit à plusieurs reprises que l'os mort peut être dissous et consumé par les granulations? On devrait donc s'attendre à la possibilité d'une disparition du séquestre sans aucun secours de l'art. — Il est hors de doute, d'après mes observations, que de petits séquestres peuvent être entièrement consumés par des granulations exubérantes ; au contraire, des granulations constamment en voie de désagrégation ou de métamorphose caséeuse ne possèdent aucun pouvoir dissolvant sur les os : c'est ce que je vous ai déjà exposé antérieurement en parlant de la carie, et je vous ai fait remarquer que l'on observe facilement la nécrose partielle dans l'ostéite atonique et caséeuse, précisément parce que la néoplasie inflammatoire, qui se désorganise aussitôt formée, ne dissout pas l'os, qui est au contraire en quelque sorte macéré dans l'organisme. — La résorption des séquestres a cependant ses limites : d'abord, il est tout naturel qu'elle ne se fasse pas aux endroits où l'os est à nu; car là il ne subit pas l'action des granulations. En outre, la résorption doit cesser aussitôt que les granulations ne sont plus en contact intime avec l'os, aussitôt que leur surface sécrète du pus ; le séquestre qui se forme après un périostéite aiguë ne sera donc pas résorbé aux endroits où le périoste est entré en suppuration et où le pus continue d'être sécrété pendant toute la durée du processus, simplement parce que dans ces endroits le séquestre n'est pas en contact avec les granulations. Dans d'autres endroits, au contraire, où le séquestre devra se détacher, une résorption sera effectuée par la masse de bourgeons charnus interstitiels qui se forme sur la limite de l'os. Quand à la fin, une fois le séquestre détaché, cette masse de granulations produit également du pus, la résorption cesse, et le séquestre, dès ce moment baigné par le pus de tout côté, ne peut plus diminuer de volume; du reste, avec le temps les granulations qui, dans l'intérieur des cavités purulentes s'accumulent de tout côté autour du séquestre, subissent encore un changement chimique ; en effet, elles éprouvent très-fréquemment la dégénération graisseuse. — Enfin, il faudra bien que le séquestre sorte. Peut-il donc sortir de lui-même? Cela peut arriver; quelle est alors la force motrice qui l'expulse? Supposez le cas d'une nécrose centrale ; un séquestre se détache de tout côté, il est donc beaucoup plus petit que la cavité qui le loge, pour les raisons que nous venons de donner. Le fragment osseux est donc entièrement libre dans la cavité; tout autour des granulations se pressent contre lui, excepté du côté où la cavité s'ouvre en dehors; là il n'y a pas de résistance, et si l'ouverture est assez grande, les granulations, qui continuent à se développer, finissent par expulser le séquestre par cette ouverture. — Ainsi, pour cela il faut certaines conditions qui se trouvent rarement réunies ; de petits séquestres seront assez souvent expulsés spontanément ; mais pour les grands séquestres qui ne peuvent sortir par les ouvertures existantes, il faut le secours de l'art.

Le *traitement* de la nécrose consiste simplement à maintenir les plaies dans un état de propreté. Il n'y a pas lieu de songer à une dissolution chimique du séquestre, car si vous versiez journellement de l'acide chlorhydrique dans les ouvertures fistuleuses, vous dissoudriez tout autant et même plus la substance osseuse nouvellement formée que le séquestre, et cela serait fort mauvais, car il faut bien que la néoplasie osseuse remplace le séquestre. Il ne vous reste donc rien à faire qu'à *extraire le séquestre mécaniquement. Cela ne doit cependant être fait qu'après que le séquestre est libre.* Ce principe est d'une haute importance, et se fonde, premièrement, sur ce fait qu'il est rarement possible d'enlever avec la scie le fragment mort sans enlever du même coup une partie considérable de l'os sain et de l'os nouvellement formé, ce qui est doublement fâcheux ; et en second lieu sur cet autre fait que rarement la néoplasie osseuse a acquis une solidité suffisante avant le détachement du séquestre. Nous voici donc encore en face d'une admirable disposition de la nature. De même que la ligature d'une artère ne se détache pas d'ordinaire avant que la lumière du vaisseau soit fermée solidement, de même aussi la séparation du séquestre ne se fait ordinairement que quand le néoplasme osseux est devenu assez fort pour remplacer l'os perdu. Il ne faut pas que l'art détruise les effets de cette sage disposition par une intervention trop hâtive. La règle posée plus haut ne souffre qu'un petit nombre d'exceptions : telle est la nécrose déterminée par le phosphore. En effet, ce n'est pas là une nécrose pure, elle est au contraire très-souvent compliquée de carie ; il en sera question plus amplement dans la *Chirurgie spéciale* et dans la *Clinique*.— Je vous ai déjà dit que l'on peut quelquefois reconnaître, à l'aide de la sonde, que le séquestre est détaché ; cependant ce n'est pas toujours le cas : le séquestre peut être tellement pressé par les granulations, qu'il ne donne aucune sensation de mobilité ; cette dernière est encore très-difficile à constater quand le séquestre est très-grand. Ce qui peut enfin contribuer à rendre très-difficile l'exploration de la mobilité, c'est la forme courbe de l'os, par exemple du maxillaire inférieur. Dans ces cas douteux, la durée du processus et l'épaisseur de l'étui osseux nous aident beaucoup à reconnaître si le séquestre est détaché ou non. Dans huit à dix mois, la plupart des séquestres sont généralement détachés, et au bout d'un an toute une diaphyse nécrosée peut même être logée dans un étui de nouvelle formation à l'état de séquestre libre de tout côté. Ce sont là des estimations purement approximatives et qui peuvent naturellement souffrir des exceptions. Si la formation osseuse est encore faible, et que cependant le séquestre soit déjà détaché, on fait bien de retarder encore l'opération sur l'humérus, le tibia et le fémur, afin que le nouvel os ait le temps de se fortifier, en supposant, bien entendu, que l'état général ne soit pas en souffrance. Quand il se présente de l'albuminurie, on fait bien de hâter l'extraction du séquestre.

L'extraction des séquestres, surtout si elle exige une dilatation préparatoire des cloaques, c'est-à-dire des fistules qui conduisent dans l'intérieur de l'étui osseux, est appelé l'*opération de la nécrose* ou la *séquestrotomie*. Cette opération peut être très-simple ; si une des ouvertures de l'étui est assez grande et le séquestre petit, on prend une pince assez forte ; on l'introduit dans la cavité osseuse, on cherche à saisir le séquestre et on le retire. Lorsque, comme cela arrive dans la carie nécrotique, il n'y a pas de néoplasie osseuse, on dilate les ouvertures fistuleuses par une incision dans les parties molles, et l'on retire le fragment nécrosé ; si, au contraire, les ouvertures sont petites et le séquestre de grande dimension, il faut enlever une partie de l'étui osseux, aussi bien pour pouvoir introduire les instruments à extraction que pour retirer le séquestre lui-même. Rarement il suffit d'agrandir simplement une des ouvertures à l'aide du trépan, de la gouge et du maillet, etc. Ordinairement je procède de la manière suivante : je fais avec un couteau à résections, court et fort, une incision qui traverse toute l'épaisseur des parties molles, et qui s'étend d'une ouverture fistuleuse à une autre voisine ; ensuite je prends une rugine montée sur un manche, avec laquelle je gratte la surface bosselée de l'étui osseux pour en enlever les parties molles épaissies. On a ainsi sous les yeux l'étui osseux dans une certaine étendue en largeur et en longueur ; c'est cette partie qu'il s'agit d'enlever pour obtenir une ouverture qui permette de retirer le séquestre. Dans ce but, on peut employer différentes espèces de scies, l'ostéotome, la scie droite en pointe, etc. ; pour ma part, je me suis toujours tiré d'embarras avec le ciseau et le maillet. Quels que soient les instruments employés, ce travail est toujours pénible ; le morceau d'étui enlevé doit être aussi petit que possible, afin que la solidité du nouvel os ne soit pas trop compromise. Une fois l'étui ouvert, on a le séquestre sous les yeux ; on cherche à l'enlever avec des instruments en forme de levier, des *élévatoires*, ou bien avec de fortes pinces, travail également très-pénible dans certains cas, et après lequel la tâche de l'art est accomplie. — Si, contrairement à votre attente, vous trouvez que le séquestre n'est pas encore détaché, gardez-vous de faire d'inutiles efforts pour l'enlever de force, attendez plutôt encore quelques semaines ou quelques mois pour vous assurer que le séquestre est cette fois bien isolé. Après l'opération, on a soin de maintenir la cavité osseuse suppurante en état de propreté, on fait garder pendant quelque temps le lit au malade, la plupart des fistules cessent bientôt de couler; cependant il se passe encore bien du temps avant que la cavité soit remplie de granulations ossifiables. On ne peut pas beaucoup faire pour hâter ce travail, et les fistules qui, dans ces conditions, persistent pendant longtemps encore, occasionnent en général si peu d'embarras, qu'on n'a pas de raison pour intervenir. Quelquefois cependant il reste une ouverture trop grande, dont les parois s'indurent; en même temps le bourgeonnement s'arrête; le traitement à employer dans ces cas est celui de l'ulcère osseux atonique; l'application du fer rouge dans ces vieilles excavations est le seul moyen que j'aie vu employer parfois avec quelque succès; cependant il y a aussi des fistules osseuses incurables pour lesquelles les patients finissent par réclamer eux-mêmes l'amputation.

La séquestrotomie est une opération dont l'importance n'a été bien comprise que dans les dernières décades de ce siècle. Elle n'a été accueillie partout favorablement que depuis l'invention du chloroforme; car cette opération en elle-même est horrible; le spectacle de ces coups de scie, de ciseau et de marteau sur l'étui osseux a quelque chose de hideux, et cela d'autant plus que ce travail peut durer très-longtemps; une amputation n'est rien en comparaison; aussi amputait-on autrefois très-souvent les individus atteints de nécrose totale, ce qui ne viendrait plus guère à l'esprit d'un chirurgien de nos jours. C'est pourquoi vous trouvez dans les anciens musées des préparations magnifiques de nécroses étendues, comme on ne les rencontre plus aujourd'hui, parce que l'on extrait presque généralement les séquestres en temps opportun. La lésion locale causée par l'opération est très-sérieuse, cependant la réaction est ordinairement peu considérable. Il en serait tout autrement si l'opération que l'on fait sur l'os qui recouvre le séquestre était entreprise sur un os sain; dans ce cas l'inflammation et la fièvre seraient des plus intenses; je ne connais pas un seul cas où cette opération ait été suivie d'un mauvais résultat, même après l'ouverture de l'étui dans presque toute sa longueur pour retirer la diaphyse entière du tibia transformée en séquestre, et j'ai la conviction que l'opération de la nécrose est une des meilleures, attendu qu'elle sauve la vie à beaucoup d'individus, qui autrefois succombaient aux suites de l'amputation ou aux maladies générales qui surviennent pendant les longues suppurations osseuses, par exemple, les dégénérescences lardacées d'organes internes, la maladie de Bright et la tuberculose.

TRENTE-SIXIÈME LEÇON

RACHITISME ET OSTÉOMALACIE.

Rachitisme. Anatomie pathologique. Symptômes. Étiologie. Traitement. *Ostéomalacie.* — *Hypertrophie* et *atrophie* des os.

Nous avons encore à mentionner brièvement deux maladies générales caractérisées principalement par une altération spéciale des os, consistant dans le ramollissement. Ces deux affections sont le *rachitisme* et l'*ostéomalacie;* elles sont presque identiques sous le rapport de la déformation qu'elles font subir aux os, mais elles diffèrent quant à leur essence. On ne peut pas les ranger, sous tous les rapports, parmi les maladies chroniques, bien qu'elles se rapprochent le plus de ce genre de processus. Commençons par le *rachitisme;* ce nom dérivé de ῥάχις, signifie, à vrai dire, inflammation de la colonne vertébrale; il est rare cependant que cette dernière soit fortement atteinte dans le rachitisme; l'origine du nom de *rachitisme* n'est donc pas bien claire; plus tard, on a souvent donné à cette maladie le nom de *maladie anglaise*, *morbus anglicus*, parce qu'elle a surtout été décrite par des auteurs anglais et peut-être aussi parce qu'elle est particulièrement fréquente en Angleterre. — L'essence de la maladie consiste dans l'insuffisance des sels calcaires qui se déposent dans les os pendant leur accroissement et dans l'épaisseur extraordinaire des cartilages épiphysaires. Déjà vous reconnaissez par là que cette maladie appartient particulièrement à l'enfance; c'est une anomalie du développement osseux, anomalie qui atteint un nombre d'os très-considérable, souvent même tous les os du squelette, de sorte qu'il ne s'agit pas là d'un trouble local, mais d'une maladie générale que vous pouvez ranger parmi les dyscrasies qui vous sont déjà connues. Dans beaucoup de cas on trouve des symptômes de rachitisme chez les enfants scrofuleux, et cette coïncidence a été cause que plusieurs médecins ont voulu faire dépendre le rachitisme de la scrofulose; cette manière de voir n'est pas juste, car chez beaucoup d'enfants rachitiques on ne rencontre aucune trace de symptômes scrofuleux; d'un autre côté, il n'existe aucune parenté entre les lésions anatomiques du rachitisme et les formes de la périostite et de l'ostéite que l'on rencontre le plus communément chez les enfants scrofuleux. En effet, d'après les recherches de Virchow, la trame osseuse des os rachitiques reçoit tout son développement histologique, mais seulement comme cartilage privé de sels calcaires; le tissu osseux se développe assez bien, quant à sa forme, mais les sels calcaires ne s'y déposent pas ou au moins s'y déposent en très-petite quantité. Il s'ensuit naturellement que les os n'ont pas la solidité voulue; ils se courbent, surtout ceux qui supportent le poids du corps; dans les degrés extrêmes de cette mollesse osseuse, la contraction musculaire agit à son tour sur les os pour en exagérer la courbure. On la rencontre surtout aux extrémités inférieures : les fémurs se courbent en avant, les os de la jambe se courbent dans leur tiers inférieur en avant, en dehors ou en dedans. La cage thoracique est comprimée latéralement, ce qui fait fortement saillir le sternum et donne lieu à la poitrine dite *en carène*, Dans le rachitisme très-avancé il faut ajouter à ces lésions des déviations du bassin, de la colonne vertébrale et même des extrémités supérieures. L'occiput reste pendant longtemps mou et compressible, et la dentition est retardée.

La mollesse de l'occiput est dans certains cas l'unique symptôme du rachitisme, ce qui a fait considérer par quelques-uns cet accident comme entièrement indépendant des troubles généraux de la maladie en question. Les courbures des extrémités inférieures dépendent le plus souvent, d'après Virchow, d'une série de petites fractures incomplètes (infractions) de l'os, d'une rupture de la couche corticale n'ayant lieu que d'un seul côté. Les fractures complètes sont rares; lorsqu'elles arrivent, la consolidation se fait généralement très-bien par la formation d'un cal osseux, sous l'influence du traitement ordinaire. — Outre ces déviations, on remarque ordinairement d'autres altérations des os, à savoir, l'épaississement des épiphyses et des points de jonction entre les côtes et les cartilages costaux. L'épaississement des épiphyses peut être tellement fort à l'extrémité inférieure du radius par exemple, qu'on voit au-dessus du poignet, immédiatement en arrière du cartilage épiphysaire du radius, un deuxième étranglement de la peau; cet aspect des articulations explique le nom que la maladie porte en Allemagne *doppelte Glieder*, jointures doubles, *articuli duplicati;* les nodosités qui se produisent aux extrémités antérieures des côtes osseuses sont souvent très-apparentes, et comme elles sont situées très-régulièrement les unes au-dessous des autres, on leur a donné le nom de *chapelet rachitique*. — Quand on se trouve en présence des altérations osseuses que nous venons de mentionner, on peut, sans hésiter, prononcer le diagnostic du rachitisme. Tant qu'un des symptômes que nous venons de nommer ne s'est pas clairement manifesté, le diagnostic est très-difficile à établir. Il est vrai qu'il y a quelques prodromes : grande voracité, gros ventre, répugnance à se tenir debout et à courir; toutefois, ces phénomènes sont toujours trop vagues pour permettre d'en tirer des conclusions certaines. — La maladie débute le plus souvent dans la seconde année de l'existence et se présente chez des enfants bien nourris, souvent même chargés d'embonpoint; des troubles de la digestion, une tendance à la constipation, s'observent de temps en temps, mais non toujours. Quant aux conditions étiologiques qui jouent un rôle dans la production du rachitisme, on en sait bien peu de chose; en Allemagne, la maladie se montre avec une égale fréquence dans toutes les classes de la société; l'hérédité peut quelquefois avoir son influence; une perturbation dans la composition du sang, dans l'assimilation des éléments nutritifs introduits dans le corps peut être admise hypothétiquement, mais cette supposition ne repose sur aucune preuve positive. — Quant à la marche, il faut observer que la maladie, traitée convenablement, s'éteint souvent en peu de temps, c'est-à-dire que les symptômes de déviation disparaissent, ou plutôt ne font pas de nouveaux progrès; les enfants qui avaient cessé de marcher recommencent à courir. Une fois que l'accroissement des os suit son cours normal, les déviations deviennent de moins en moins apparentes et finissent souvent par disparaître entièrement ; cela s'explique du reste très-facilement par le mode d'accroissement du système osseux, qui se fait par apposition. Avant que les os reprennent leur état normal, il se fait généralement, pendant un certain temps, vers la fin du processus rachitique, un dépôt osseux extrêmement abondant, de sorte que ces os, autrefois rachitiques, prennent à une certaine époque une dureté et une solidité anomales, c'est-à-dire qu'ils deviennent éburnés. — Dans quelques cas rares le rachitisme persiste jusqu'au complet achèvement du squelette, et ce sont précisément ces cas qui donnent lieu aux courbures et aux déplacements intenses que l'on montre comme types de la maladie. Dans tous les musées anatomo-pathologiques vous trouverez des exemplaires de ces squelettes tout à fait monstrueux et déformés par le rachitisme.

Ordinairement les parents ne présentent les enfants rachitiques au médecin que lorsqu'ils s'aperçoivent du gonflement des articulations ou des déviations, ou bien lorsque les enfants cessent de marcher et de se tenir debout, tandis qu'ils avaient su auparavant se servir de leurs jambes; la maladie est tellement commune et tellement populaire, que souvent il est à peine nécessaire de recourir au médecin pour la reconnaître. La *thérapeutique* n'a ordinairement qu'une seule tâche à remplir, tâche qui consiste à faire disparaître la diathèse morbide générale; il faut donc, avant tout, un traitement médical, surtout diététique. Quant à ce dernier, il faut surtout refuser aux enfants : l'usage trop exclusif du pain, des pommes de terre, de la bouillie et des légumes venteux ; il faut, au contraire, recommander l'usage du lait, des œufs, de la viande et du pain blanc en quantité modérée. On fera prendre en même temps des bains fortifiants, composés de malt, d'espèces aromatiques, etc. A l'intérieur, on prescrit l'huile de foie de morue, le fer et d'autres médicaments analeptiques. On pourrait songer à donner des préparations calcaires : mais elles sont si indigestes et passent si rapidement dans l'urine qu'elles ne sont d'aucune utilité; aussi est-on presque entièrement revenu de ces médicaments. — Très-souvent les parents réclament des appareils pour remédier aux déviations ou pour en prévenir au moins les progrès; comme médecins, on vous demandera aussi si l'on doit forcer les enfants à marcher ou s'il faut, au contraire, les laisser couchés tranquillement. Ce qui convient le mieux sous ce rapport, c'est de laisser les enfants libres d'agir comme ils veulent; tant qu'il leur répugne de marcher, il ne faut pas les y pousser; s'ils restent plus souvent couchés que debout, il faut cependant, autant que possible, les porter à l'air; il suffit souvent de transporter un enfant pour quelque temps de la ville à la campagne pour guérir le rachitisme. — Quant à l'emploi des bottines garnies d'attelles et d'autres appareils plus ou moins semblables qui embarrassent les pieds, il ne faut y recourir que dans les cas de déviation extrême où la position des pieds oppose un obstacle mécanique à la marche; ces cas sont très-rares et par conséquent l'emploi des appareils orthopédiques est très-limité dans le rachitisme.— Lorsque le rachitisme est éteint, des courbures tellement fortes peuvent parfois persister qu'il devient nécessaire de s'en occuper; dans les cas de beaucoup les plus nombreux cela est tout à fait inutile, attendu que les déformations se réparent d'elles-mêmes pendant la période d'accroissement du squelette, comme déjà cela a été dit antérieurement. — Ce n'est qu'à la jambe que l'on voit quelquefois persister des déviations dans lesquelles le pied est tellement dévié, qu'il n'y a plus que son bord interne ou externe qui touche le sol; si ce vice de conformation reste au même point pendant des années, il faut procéder au redressement. Ceci peut être fait de deux manières. On chloroformise l'enfant et l'on fait avec précaution l'infraction sous-cutanée artificielle de l'os, ensuite on maintient la jambe en position rectiligne et l'on applique un appareil plâtré; la lésion artificielle se traite comme une fracture simple ; la guérison se fait généralement avec beaucoup de facilité. Dans d'autres cas, cependant, l'os a pris une telle solidité après la terminaison du processus rachitique, que cette rupture incomplète n'est plus possible. Dans ces cas il y a lieu de procéder à l'ostéotomie sous-cutanée, d'après B. Langenbeck. Les résultats de cette opération, à laquelle j'ai eu recours quatre fois pour ma part, ont été très-favorables jusqu'à présent; dans un cas opéré par moi, la plaie de la peau fut guérie par première intention et le reste du traitement fut celui d'une simple fracture. L'opération n'en sera pas moins faite assez rarement, parce qu'en général les déviations extrêmes du rachitisme sont peu communes.

Disons encore quelques mots de l'*ostéomalacie*, le ramollissement osseux par excellence. Cette maladie ne se rencontre que chez les adultes et se caractérise également par des déformations osseuses; mais ici il se produit réellement une résorption de la substance osseuse toute formée, et sous ce rapport la maladie se rapproche, au point de vue purement anatomique, de la carie, tout en différant beaucoup de cette dernière sous le rapport clinique. Dans les os longs, la moelle devient de plus en plus abondante et la substance corticale de plus en plus mince, de cette manière les os se ramollissent et peuvent finalement être entièrement résorbés au point qu'il ne reste plus, pour ainsi dire, que le périoste, qui ne joue qu'un faible rôle dans la maladie, en servant de point de départ à quelques ostéophytes peu nombreux. Les os spongieux deviennent également de plus en plus faibles, les trabécules osseuses plus minces; ces dernières se ramollissent de leur côté à un tel point qu'elles se ratatinent quand on les soumet à la macération. — La moelle paraît rougeâtre, gélatiniforme, cependant elle ne consiste pas exclusivement en granulations, comme dans la carie fongueuse, mais renferme, au contraire, beaucoup de graisse. Vous pouvez donc considérer avec un certain droit l'ostéomalacie comme une ostéomyélite fongueuse et graisseuse. Le mode de la résorption osseuse n'est pas absolument le même que dans les formes ordinaires de la carie; on ne trouve ordinairement pas sur les débris osseux les bords fortement entamés; les trabécules osseuses deviennent de plus en plus minces, mais elles gardent néanmoins le plus souvent leur surface lisse (*fonte osseuse halistérétique* de B. Volkmann); les derniers restes des petites lamelles et trabécules osseuses sont très-flexibles, molles et renferment très-peu de chaux. On a constaté la présence de l'acide lactique dans la moelle des os frappés d'ostéomalacie, ce qui rend infiniment probable que c'est cet acide lactique qui dissout l'os. La chaux absorbée par le sang est souvent déposée par l'urine en très-grande quantité à l'état d'oxalate de chaux. Terminons ici les considérations anatomiques. — Quant à l'étiologie de la maladie, on en sait bien peu de chose ; l'ostéomalacie se rencontre dans certaines contrées de l'Europe et fréquemment chez les femmes ; chez celles-ci elle se développe surtout pendant l'état puerpéral ; quelquefois des tiraillements douloureux et une douleur notable pendant les mouvements et au moindre contact précèdent la maladie et l'accompagnent dans son évolution ultérieure. Les déformations se montrent le plus souvent primitivement et quelquefois exclusivement au bassin ; ce dernier prend un aspect particulier, dû à la compression latérale, et que vous apprendrez à mieux connaître dans le cours d'accouchements. Les déformations de la colonne vertébrale, des extrémités inférieures, compliquées de contractures musculaires, s'ajoutent à ce phénomène. La maladie peut rester stationnaire, puis offrir des exacerbations après de nouvelles couches, et ainsi de suite. — Des degrés peu intenses d'ostéomalacie et entre autres la simple ostéomalacie du bassin guérissent assez souvent spontanément ; quand la maladie est développée très-fortement, il n'est pas rare qu'il s'y ajoute un marasme général, les malades finissent alors par succomber. Le traitement est analogue à celui du rachitisme, mais les chances de succès sont plus faibles.

Une affection qui a plus d'intérêt pour nous que l'ostéomalacie générale dont il vient d'être question est l'ostéomalacie locale ou ostéoporose, qui peut surtout compliquer la carie. Je veux vous communiquer un cas qui vous fera tout de suite comprendre ce que j'entends par là : une femme d'environ quarante ans fut portée à l'hôpital pour une carie étendue de l'articulation du genou ; elle était dans un état de marasme extrême et mourut le jour suivant ; à l'autopsie, on trouva une dégénérescence lardacée complète du foie, de la rate, des reins ; le processus carieux avait profondément détruit les condyles du fémur et du tibia ; je sciai l'extrémité inférieure du fémur pour en faire une pièce à conserver. Je trouvai alors que ce fémur était devenu extraordinairement mince ; la substance compacte mesurait à peine une demi-ligne ; la moelle était rouge et dans le même état que dans l'ostéomalacie ; l'amincissement allait jusqu'au trochanter ; en examinant ensuite le tibia de la jambe malade, le fémur de la jambe saine et le bassin, je trouvai toutes ces parties dans leur état normal, il n'y avait donc que l'os de la cuisse du côté malade qui fût affecté d'ostéomalacie. De même encore j'ai trouvé un jour la moitié inférieure du tibia affectée d'ostéomalacie très-avancée dans un cas de carie de l'articulation tibio-tarsienne. La même chose existait chez un enfant auquel on reséqua la tête du fémur dans un cas de carie de l'articulation coxo-fémorale. J'assistais l'opérateur ; quand je voulus soulever la cuisse pour lui faire décrire un mouvement de rotation en dehors, afin de seconder par ce mouvement le chirurgien, le fémur se brisa par le milieu sous mes doigts ; on appliqua un appareil plâtré et la fracture guérit; l'enfant fut complétement rétabli. Dans d'autres cas il arrive assez facilement que des pseudarthroses se développent après ces fractures d'os frappés d'ostéomalacie.

Je veux encore faire mention de l'*hypertrophie* et de l'*atrophie* des os, qui, à la vérité, offrent un intérêt plutôt anatomique que clinique.

Anatomiquement parlant, on peut appeler *hypertrophié* tout os qui est agrandi dans son diamètre longitudinal ou transversal. Il arrive bien rarement que tel ou tel os long, par exemple le fémur ou le tibia, s'accroisse démesurément en longueur, et qu'ainsi il se développe une inégalité des extrémités; pour cet accroissement exagéré en longueur, je veux bien admettre que l'on se serve du terme « d'hypertrophie des os », mais donner ce nom à tout épaississement, à toute sclérose, peut être très-commode en anatomie, mais n'est de nulle valeur pratique, parce que des processus morbides très-divers forment la base de cet état des os, processus encore en cours d'évolution, ou déjà terminés.— Un idée plus vague encore s'attache au mot « *atrophie osseuse* »; anatomiquement on appelle parfois ainsi un os affecté de carie, d'ostéomalacie, un os à moitié détruit, etc. C'est donc encore là une appellation sans valeur pratique. Je n'entends pas prétendre par là qu'il n'y ait pas une usure osseuse sans processus morbide proprement dit. L'atrophie sénile des os, par exemple celle des arcades alvéolaires, est un exemple éclatant de ce genre d'atrophie; pour ces sortes de cas il n'y a pas d'inconvénient à conserver l'expression d'atrophie osseuse ; dans la plupart des autres cas on fera mieux de désigner le processus qui a donné lieu à l'atrophie.

BIBLIOGRAPHIE. — Magnifiques dessins sur la carie et la nécrose : Lebert, atlas, pl. 164-166, 173, 175. Rachitisme : ibidem, pl. 168 et 169.

TRENTE-SEPTIÈME LEÇON

DE L'INFLAMMATION CHRONIQUE DES ARTICULATIONS.

Remarques générales sur la variété de ses formes principales.— A. Arthrite *fongueuse*, tumeur blanche. Symptômes. Anatomie pathologique. Différences entre les formes. Carie sèche. Suppuration. Formes atoniques.— Étiologie.— Marche et pronostic. — *Traitement*.

Dans les inflammations chroniques des articulations, la membrane synoviale est la partie qui devient malade la première, de même que dans les inflammations aiguës; cet état pathologique de la synoviale peut être accompagné d'une sécrétion de liquide plus ou moins abondante, et ce liquide, à son tour, peut être purement séreux ou purulent. La synovite chronique séreuse, l'hydropisie chronique des articulations (hydarthrose chronique) est une forme morbide qui, sans cause extérieure appréciable, ne passe jamais à la synovite suppurée, pas plus que l'arthrite chronique rhumatismale. D'autres formes de l'arthrite chronique peuvent, au contraire, être purulentes dès le commencement, ou au moins avoir une tendance à la suppuration si celle-ci n'existe pas dès le principe. Un point sert plus encore que la nature du contenu à distinguer entre eux les deux groupes principaux des inflammations articulaires chroniques, c'est l'état de la membrane synoviale; dans le premier cas, lorsque la sécrétion est purement séreuse, la membrane synoviale est à la vérité boursouflée, les franges sont agrandies et vascularisées plus fortement qu'à l'ordinaire à leur sommet; cependant ces modifications ne sont jamais assez importantes pour amener la destruction de la membrane synoviale elle-même; dans le second cas, la membrane se modifie, au contraire, à un tel point qu'elle est transformée petit à petit en une masse de granulations fongueuses, susceptibles de fournir du pus à leur surface, de provoquer des perforations en dehors et de donner lieu à des abcès froids et à des fistules. Ces granulations détruisent en même temps le cartilage et l'os, et peuvent ainsi déterminer une carie périphérique des épiphyses. Ce dernier groupe, qui lui-même se subdivise en plusieurs autres, constitue l'*arthrite fongueuse;* de toutes les maladies articulaires, c'est de beaucoup la plus fréquente, et nous aurons pour cette raison à nous en occuper plus longuement.

A. *Arthrite fongueuse. Tumeur blanche.*

Tumeur blanche, *white swelling*, *tumor albus*, est un vieux nom qui autrefois était donné à tous les gonflements articulaires non accompagnés de rougeur de la peau ; aujourd'hui on est tombé d'accord pour ne plus appliquer cette dénomination qu'aux inflammations articulaires fongueuses, que l'on désigne du reste encore, comme on le verra plus tard, avec plus ou moins de raison, sous le nom d'*inflammations articulaires scrofuleuses*.

La maladie est très-fréquente chez les enfants, surtout aux articulations de la hanche et du genou ; son début est généralement très-lent, rarement subaigu. Lorsque l'articulation du genou est devenue malade, les parents commencent ordinairement par s'apercevoir que l'enfant traîne la jambe, qu'il boîte légèrement ; l'enfant accuse, soit spontanément, soit seulement après avoir été interrogé, une légère douleur à la suite d'une marche prolongée ou bien lorsqu'on exerce une pression sur l'articulation ; les individus étrangers à l'art n'aperçoivent absolument rien d'anormal ; mais le médecin, en comparant les deux genoux, trouvera bientôt que les sillons qui, à l'état normal, existent sur les côtés de la rotule, quand la jambe est dans l'extension, et qui contribuent si puissamment à l'harmonie des formes de cette région du corps, sont effacés sur le genou qui commence à s'affecter ou qu'ils sont du moins beaucoup plus superficiels que du côté sain ; c'est là tout ce qu'il est possible d'observer au commencement. La gêne dans la marche est si insignifiante, que les enfants se promènent pendant des semaines et des mois en boîtant légèrement et se plaignent si peu que les parents comprennent tard la nécessité de consulter le médecin ; ordinairement on ne prend ce parti que lorsque la jambe, après une fatigue un peu plus longue, commence à gonfler et à faire souffrir davantage. La tumeur, peu apparente au commencement, se reconnaît facilement dès ce moment, le genou est uniformément arrondi et très-sensible à la pression. Si l'art n'intervient pas à cette période et que la maladie poursuive son cours régulier, voici ce qui arrivera : le malade traînera peut-être quelques mois encore ; mais ensuite viendra un temps où il ne pourra plus marcher ; il sera presque toujours forcé de rester couché, parce que l'articulation est devenue très-douloureuse ; ordinairement la jambe se fléchit de plus en plus sur la cuisse, surtout après chaque exacerbation subaiguë. Dès à présent quelques parties de l'articulation deviennent plus douloureuses sur les bords interne ou externe ou dans le jarret; une fluctuation manifeste se développe à un de ces endroits, la peau y devient rouge, s'amincit de dedans en dehors et enfin se perfore; il s'échappe un pus ténu, entremêlé de flocons de fibrine de consistance caséeuse. Après cet accident, les douleurs diminuent, l'état recommence à s'améliorer; mais cette amélioration n'est pas de longue durée, bientôt un nouvel abcès survient et ainsi de suite.—En attendant, l'état général a déjà beaucoup souffert, l'enfant auparavant sain et robuste est devenu pâle et maigre; la perforation des tissus par le pus est, dans certains cas, accompagnée ou suivie de fièvre; à chaque nouvelle formation d'abcès cette fièvre s'exaspère; le malade en est épuisé, il perd l'appétit, la digestion se ralentit et l'amaigrissement augmente de semaine en semaine.— Le mal peut alors rétrograder spontanément ou poursuivre son évolution et conduire à la mort par l'épuisement qui résulte de la forte suppuration et de la fièvre hectique continue. Lorsque la guérison doit se faire, elle s'annonce ordinairement par la diminution de la sécrétion du pus, par l'amélioration de l'état général, le retour de l'appétit, etc.; finalement, les fistules se ferment, l'articulation, il est vrai, forme un angle ou présente quelque autre difformité, mais elle n'est plus le siége d'aucune douleur, et le malade en est quitte pour une jambe roide. Cette terminaison de la suppuration articulaire chronique par *ankylose* est ce qui peut arriver de plus favorable quand l'affection est grave; l'ankylose elle-même peut être complète ou incomplète, c'est-à-dire que l'articulation peut être tout à fait immobile ou rester mobile à un faible degré.— Quant aux phénomènes locaux, je dois encore ajouter que lorsque l'extrémité a depuis longtemps cessé de fonctionner (car le processus peut traîner pendant des années), les muscles s'atrophient à un haut degré par la dégénérescence graisseuse et la rétraction cicatricielle, par cette dernière surtout dans le voisinage des endroits qui ont suppuré auparavant. La capsule articulaire, qui avait été fortement infiltrée et gonflée, et les ligaments accessoires se rétractent également, principalement du côté de l'articulation vers lequel cette dernière s'était infléchie; au genou, cette rétraction sera donc surtout prononcée du côté du jarret.

Ce court exposé suffit pour vous donner provisoirement une idée de cette maladie et de sa gravité; pour l'intelligence des diverses formes qu'elle peut affecter, je considère cependant comme indispensable de vous faire bien comprendre d'abord les phénomènes anatomiques qui se passent dans ces maladies articulaires. On a l'occasion d'étudier ces phénomènes à diverses périodes, soit sur des articulations reséquées, soit sur des membres amputés, soit enfin sur le cadavre; je me suis occupé de cet objet d'une manière tellement spéciale, que je suis en état de vous décrire exactement ces modifications anatomiques d'après des recherches originales. Ces lésions ont dans tous les cas des caractères communs, et ce que vous savez déjà sur l'inflammation chronique des autres organes vous permet de présumer qu'il s'agit encore ici d'une variation de l'ancien thème de l'infiltration séreuse et plastique avec les divers degrés de vascularisation, de processus caractérisés par l'exubérance fongueuse et la désagrégation, etc.

Étudions d'abord à l'œil nu les articulations aux diverses périodes de leur altération morbide. La première chose qui se présente est le gonflement et la rougeur de la membrane synoviale; celle-ci est déjà modifiée vers les parties latérales de l'articulation, dans les plis et dans les prolongements; ses franges sont boursouflées, encore peu allongées, mais très-molles et imbibées; toute la membrane se distingue et se détache dès à présent avec plus de facilité qu'à l'état normal du tissu solide de la capsule. La synovie est rarement augmentée dans cet état, mais elle est trouble et peut même ressembler au muco-pus. — Peu à peu les altérations de la membrane synoviale augmentent ; elle devient plus épaisse, plus œdémateuse, plus molle et plus rouge; les franges sont devenues d'épais bourrelets, et déjà on leur trouve çà et là un aspect de granulations fongueuses. Le cartilage perd à la surface son brillant bleuâtre, cependant il n'est pas encore visiblement malade; mais les excroissances de la membrane synoviale commencent à le déborder sur les côtés et à se glisser entre les deux surfaces cartilagineuses opposées. Pendant ce temps, la capsule articulaire s'est également épaissie et a pris un aspect uniformément lardacé, elle s'est aussi fortement œdématiée; ce gonflement et l'œdème s'étendent petit à petit au tissu cellulaire sous-cutané et à la peau. — Parmi les modifications ultérieures, celles du cartilage devront surtout attirer notre attention : les végétations de la synoviale, cette masse de granulations fongueuse et rougeâtre, s'étendent de proche en proche au-dessus de la surface du cartilage, et finissent par la couvrir entièrement, comme le ferait un voile (fig. 60); si nous cherchons à enlever ce voile, nous le trouvons fortement adhérent en certains endroits où les végétations forment des prolongements qui s'engagent jusque dans l'épaisseur du cartilage et qui ne pourraient être mieux comparés qu'aux racines qui partent d'une branche de lierre pour s'enfoncer dans le sol; il se passe ici quelque chose d'analogue à ce qu'on observe dans la formation d'un pannus sur la cornée); ces racines non-seulement s'allongent, mais encore s'étendent en largeur et consument petit à petit le cartilage; celui-ci, lorsqu'on soulève le voile formé par la végétation fongueuse qui le couvre, paraît d'abord rugueux dans plusieurs endroits, plus tard perforé, et finit enfin par disparaître complétement; ensuite la végétation fongueuse pénètre jusque dans l'os et commence à le détruire à son tour; il se développe une carie fongueuse, comme déjà vous avez appris à la connaître; l'os est résorbé, ainsi que vous l'avez vu antérieurement, par l'effet de la néoplasie inflammatoire chronique; vous avez donc ici sous les yeux une transition entre l'inflammation articulaire fongueuse et la carie et vous comprenez le rapport qui existe entre ces deux affections. Le processus morbide fait des progrès plus considérables, tantôt

FIG. 60.

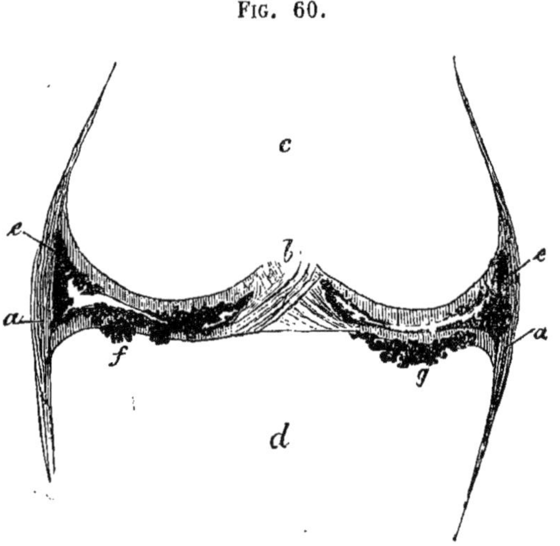

Coupe schématique d'une articulation fémoro-tibiale atteinte d'arthrite fongueuse. Les cartilages semi-lunaires sont laissés de côté, le cartilage articulaire est figuré par les hachures. Dessin au tableau. *a. a.* Capsule fibreuse; *b.* ligaments croisés; *c.* fémur; *d.* tibia; *e. e.* membrane synoviale fongueuse végétant dans l'épaisseur du cartilage et en *f.* jusque dans l'os; *g.* amas de granulations ayant végété isolément dans l'os, sur la limite entre l'os et le cartilage.

en tel endroit, tantôt en tel autre; un condyle articulaire peut être presque entièrement détruit, pendant que l'autre conserve encore en partie son revêtement cartilagineux. — Quant aux autres parties de la membrane synoviale modifiée, elles peuvent aussi végéter fortement en dehors, du côté de la capsule; la capsule, le tissu cellulaire sous-cutané, la peau, se transforment tantôt en un point, tantôt en un autre, en masses fongueuses avec ou sans formation de pus, et c'est ainsi qu'il se produit des perforations à travers la peau, des fistules, qui communiquent, soit directement avec l'articulation, soit avec une poche synoviale.

Arrêtons-nous un instant et revenons sur les lésions que nous venons de parcourir, en les étudiant au microscope. C'est ici que j'aurai le moins de faits nouveaux à vous communiquer. La membrane synoviale consiste en tissu conjonctif lâche, pourvu d'un réseau capillaire d'une abondance moyenne et formant des anses plus compliquées dans les franges; à la surface de la membrane existe une couche simple d'épithélium composée de cellules polygonales plates, comme sur la plupart des membranes séreuses. Le tissu de la membrane se remplit petit à petit de cellules qui tirent leur origine des corpuscules du tissu conjonctif, en même temps il devient plus homogène, perd sa disposition fibreuse, ses vaisseaux se dilatent et se multiplient considérablement. Dans les cellules épithéliales, la scission du noyau provoque la formation de cellules nouvelles, dont les unes se détachent et se mêlent à la synovie, tandis que les autres restent adhérentes à la membrane; ainsi la forme spéciale de l'épithélium est détruite en peu de temps; à sa place se montrent les petites cellules rondes de nouvelle formation, qui bientôt se confondent avec le tissu de la membrane synoviale de plus en plus altéré, et finissent par être à peine reconnaissables. Les progrès incessants de l'infiltration plastique font enfin totalement perdre à la membrane synoviale sa structure primitive; le tissu conjonctif criblé d'un nombre infini de nouvelles cellules, devient de plus en plus homogène et muqueux, et la vascularisation se développant toujours davantage, ce tissu ressemble complétement dès à présent, au point de vue histologique, au tissu bourgeonnant. (Voyez le développement des ulcères de la peau). — Des processus tout à fait semblables s'observent à la surface du cartilage, surtout aux endroits où il est recouvert par la végétation fongueuse. Les cellules cartilagineuses commencent à se diviser rapidement pendant que la substance hyaline intercellulaire se fond et se dissout (fig. 61); si vous enlevez de la surface d'un cartilage ainsi altéré et criblé de petits trous une petite lamelle dans le sens de cette surface, vous trouverez toujours autour des pertes de substance une foule de cellules cartilagineuses en voie de prolifération, ce qui coïncide tout naturellement avec une fonte de la substance cartilagineuse. Aux endroits où le cartilage se transforme ainsi en un tissu à cellules non vascularisé jusqu'alors, il se confond avec les fongosités synoviales qui le recouvrent; de ces dernières lui arrivent des anses vasculaires, et à mesure que le néoplasme est ainsi nourri davantage, la substance cartilagineuse tout entière est consumée plus promptement. Vous voyez, d'après cet exposé, que la dissolution cartilagineuse se fait d'une manière analogue à celle de l'os, cependant avec cette grande différence que les cellules cartilagineuses prennent une part très-active à la dissolution de la substance intercellulaire, tandis que la cellule osseuse n'y joue aucun rôle, et que dans les os la résorption se fait exclusivement par la prolifération cellulaire qui a lieu dans les canalicules de Havers.

Cependant je dois ajouter que quelquefois aussi sur le cartilage, les cellules cartilagineuses jouent un rôle très-peu actif, c'est-à-dire qu'elles participent peu à la prolifération cellulaire, de sorte qu'il se fait

FIG. 61.

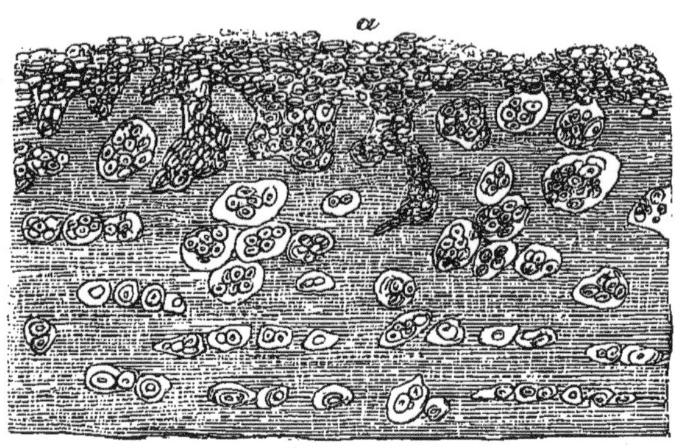

Dégénérescence du tissu cartilagineux dans l'arthrite fongueuse. *a*. Tissu bourgeonnant à la surface. Grossissement, 350; d'après O. Weber.

parfois une résorption passive de la substance cartilagineuse par la végétation synoviale. — Quant aux modifications histologiques que l'on observe dans la capsule articulaire et dans les ligaments, elles consistent en une infiltration séreuse et plastique, qui n'arrive qu'en peu d'en-

FIG. 62.

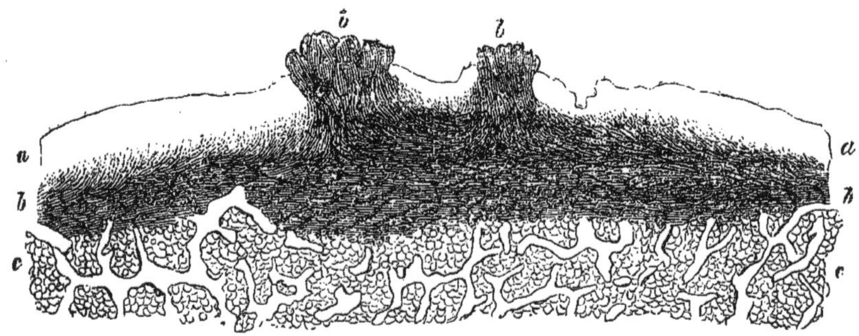

Carie sous-chondrale du talon. Pénétration de la masse bourgeonnante dans l'intérieur de l'articulation. Grossissement, 20. — *a*. Cartilage. *b*. Masses bourgeonnantes. *c*. Os normal avec sa moelle.

droits à un degré élevé et ne conduit le plus souvent qu'à une néoplasie de tissu conjonctif prenant à l'œil nu l'aspect d'un épaississement lardacé.

Vous avez maintenant un aperçu général des faits anatomiques qui se passent dans l'arthrite fongueuse, aussi nous pouvons nous appesantir plus en détail sur les différentes modifications de ce processus, en ayant soin de prendre pour point de départ les faits que nous venons de décrire. Je vous ai exposé jusqu'à présent la marche de la maladie ayant pour point de départ la membrane synoviale ; les choses se passent si souvent de cette manière que très-rarement vous constaterez autre chose; cependant cette maladie peut avoir encore d'autres points de départ; il arrive, par exemple, qu'une carie centrale, plus rarement périphérique, se développe primitivement dans l'épiphyse spongieuse d'un os long ou dans un os spongieux, du carpe ou du tarse, par exemple; cette carie se fraye un passage à travers le cartilage en procédant de l'intérieur à l'extérieur, et ne provoque qu'après coup la synovite. Il arrive aussi que concurremment avec la végétation fongueuse de la synoviale, une végétation se développe d'une façon indépendante au-dessous du cartilage c'est-à-dire entre lui et l'os (fig. 60, g); cette végétation se combine plus tard avec celle qui vient des parties supérieures, si bien que le cartilage est en partie mobile entre les deux couches de granulations. Cela se rencontre assez fréquemment, surtout aux articulations du coude et du pied; par l'effet de cette *carie sous-chondrale*, le cartilage se trouve détaché si complétement qu'il se laisse enlever comme une membrane et dans un état en apparence assez intact de l'os sous-jacent qui est ramolli et très-riche en vaisseaux.— Antérieurement, je vous ai annoncé qu'une inflammation articulaire peut être provoquée par une périostite et une ostéomyélite aiguës; l'inflammation se propage alors du périoste à la capsule articulaire et de là à la membrane synoviale; les modifications anatomiques sont celles que nous avons exposées plus haut. — Lorsqu'une arthrite traumatique aiguë ou une synovite purulente aiguë et spontanée devient chronique, on observe également les modifications anatomiques qui correspondent à l'arthrite fongueuse.

Une circonstance qui exerce une haute influence, principalement *sur les symptômes extérieurs des articulations malades*, est l'étendue dans laquelle les parties circonvoisines prennent part à l'inflammation articulaire. Si la capsule prend une part très-active à la maladie, l'articulation formera une tumeur uniformément arrondie; les formations d'*ostéophytes* déposés à la surface des extrémités articulaires contribuent ultérieurement d'une manière assez notable à ce gonflement de l'articulation; ces dépôts seront d'autant plus considérables que la capsule et le périoste des extrémités articulaires seront plus affectés et que le processus en général sera plus exubérant et plus productif; pendant que les condyles et les cavités articulaires sont détruits par le travail qui part de l'intérieur même de l'articulation, de nouveaux dépôts osseux se font en dehors, ainsi que cela vous a été montré antérieurement dans la carie.—Pour désigner la carie des articulations on a l'ancienne dénomination d'*arthrocace*, dont on se sert encore parfois aujourd'hui; on joint ce terme au nom des diverses articulations, et l'on dit par conséquent : gonarthrocace, coxarthrocace, omarthrocace, etc. Rust a écrit un livre sur les maladies articulaires, sous le titre horrible d'*Arthrocacologie*, que vous n'avez nullement besoin de retenir, et que je ne vous cite qu'à cause de sa singularité; il date d'ailleurs d'une époque où l'étude de l'ophthalmologie ne consistait également, pour ainsi dire, qu'à apprendre par cœur les noms grecs les plus monstrueux. — Il est très-important de savoir jusqu'où s'étend la participation des muscles à la tumeur blanche; dans le voisinage des articulations malades et souvent fort au loin, la substance contractile disparaît peu à peu des fibres primitives, ordinairement une dégénérescence graisseuse a précédé, ainsi le membre malade devient de plus en plus maigre, et cela bien plus chez un malade que chez l'autre; plus cet amaigrissement augmente, plus on est frappé de l'épaisseur de l'articulation, épaisseur qui néanmoins est loin d'être aussi considérable qu'elle le paraît lorsque vous comparez l'articulation saine et l'articulation malade en mesurant les circonférences. — Vous entendrez parler quelquefois de tuméfaction des extrémités articulaires des os dans les tumeurs blanches; c'est là une locution vicieuse, car les os ne se gonflent jamais dans a carie articulaire; s'ils paraissent plus épais, cela tient à un épaississement des parties molles ou à une accumulation d'ostéophytes.

Une autre différence que peut présenter la marche de la maladie articulaire consiste dans la *disposition plus ou moins grande à la suppuration;* les abcès et les fistules sont loin de constituer un élément *indispensable* de l'arthrite fongueuse; ils sont, au contraire, toujours un simple accident. Déjà vous savez que la carie fongueuse est très-souvent une carie sèche. Or, l'arthrite fongueuse se combine assez fréquemment avec la carie sèche; le processus peut durer pendant des années, surtout chez des adultes sains du reste, sans qu'il se produise de suppuration; des destructions étendues du cartilage et des os avec les déplacements consécutifs, déjà mentionnés à l'occasion de la carie, peuvent se développer sans qu'une seule goutte de pus soit formée. Si vous examinez dans un pareil cas les amas de granulations dans l'articulation et dans l'os, vous les trouverez plus fermes qu'à l'ordinaire, quelquefois d'une consistance presque cartilagineuse, analogues à des granulations qui se ratatinent et se préparent à la cicatrisation ; et, en effet, un ratatinement partiel s'y produit, et malgré cela la végétation fait toujours de nouveaux progrès, et avec elle la destruction de l'os. La suppuration n'indique donc en aucune façon l'étendue du processus dans l'intérieur de l'os ; au contraire, plus le processus plastique est énergique, plus la destruction est étendue. Le *déplacement des os*, la difformité de l'articulation, sont les meilleurs points de repère pour mesurer l'étendue du processus dans l'os et les ligaments ; si chez un individu ayant un genou malade, vous voyez une rotation de la jambe en dehors, si le tibia glisse en arrière, alors vous pouvez être certains qu'une portion de l'os et la plus grande partie des ligaments articulaires sont détruites.—Dans un très-grand nombre de cas, il est vrai que l'arthrite fongueuse se combine avec la suppuration ; les granulations produisent le pus à leur surface, ou bien une poche synoviale annexe qui peut ne pas être fortement atteinte le produit à sa surface ; parfois aussi une synovite subaiguë se déclare dans quelques-unes de ces poches, tandis que le reste de la synoviale est encore sain, et dans d'autres cas déjà dégénéré ; les articulations du genou et du coude sont particulièrement prédisposées à ces lésions séparées et indépendantes de certaines poches synoviales, qui ne communiquent que par de petites ouvertures avec la cavité articulaire. — Ces suppurations sont pour la plupart accompagnées d'exacerbations aiguës de la douleur et de mouvements fébriles, lorsque le pus se vide en dehors et que d'autres poches synoviales peu malades jusqu'alors prennent également part à l'affection fongueuse chronique ; une *suppuration profuse survenant ainsi de bonne heure dans l'intérieur de l'articulation* est donc quelquefois une preuve du *faible* degré de la dégénérescence de la membrane synoviale, car la plus grande quantité de pus est sécrétée par les membranes séreuses au moment où elles ne sont encore atteintes que d'un catarrhe purulent. Le pus sécrété par les granulations est ordinairement peu abondant et de nature séreuse ou muqueuse. — Il peut en être autrement dans les cas où la suppuration s'établit également dans le tissu conjonctif autour de l'articulation, et lorsque des *abcès périarticulaires* (qui à la vérité peuvent exister, indépendamment de toute lésion articulaire) s'ajoutent aux affections articulaires fongueuses. — Ces suppurations ne doivent leur importance qu'à la grave atteinte qu'elles font subir à l'état général, soit par la perte de fluide, soit par la fièvre.

Enfin, nous avons encore à nous occuper brièvement des conditions de vitalité du néoplasme inflammatoire et des conséquences anatomiques qui en découlent.

La vitalité, l'exubérance et le sort ultérieur des néoplasmes inflammatoires chroniques dépendent beaucoup, comme vous le savez, des conditions générales, constitutionnelles de l'individu, et cela à un tel point que la vitalité des processus locaux permet souvent de conclure à la santé générale. Une arthrite fongueuse avec carie sèche et disposition à la rétraction cicatricielle du néoplasme ne se présentera guère que chez des individus sains du reste et nous sommes, dans ce cas, souvent embarrassés pour découvrir la cause de la chronicité du processus, dont le point de départ a été peut-être un refroidissement, un excès de fatigue, une cause traumatique quelconque. — Une production très-abondante de granulations fongueuses, avec sécrétion d'un pus muqueux, se trouve également chez des individus d'une santé passable ou au moins bien nourris, chez les enfants gras, scrofuleux; quelquefois aussi ce n'est que la continuation chronique d'une arthrite aiguë chez des personnes qui avaient été bien portantes jusque-là et qui ne sont tombées dans un état d'anémie que par la longue durée de la suppuration. — Une grande tendance du néoplasme à la fonte purulente ou à la désagrégation moléculaire constitue ordinairement le signe d'un mauvais état de la nutrition; une suppuration profuse, fétide et séreuse avec destruction ulcérative étendue de la peau, avec des ouvertures fistuleuses qui semblent faites à l'emporte-pièce, se rencontre dans les inflammations articulaires, accompagnées ou non de carie, chez les individus vieux et cachectiques, les tuberculeux, les enfants atrophiés et scrofuleux. Il peut arriver ici ce qui existe dans la carie torpide, c'est-à-dire que la néoplasie est de très-courte durée et que son produit à peine formé se désagrége aussitôt; c'est ainsi que des processus nécrotiques se déclarent en même temps que la carie, par exemple,

Fig. 63.

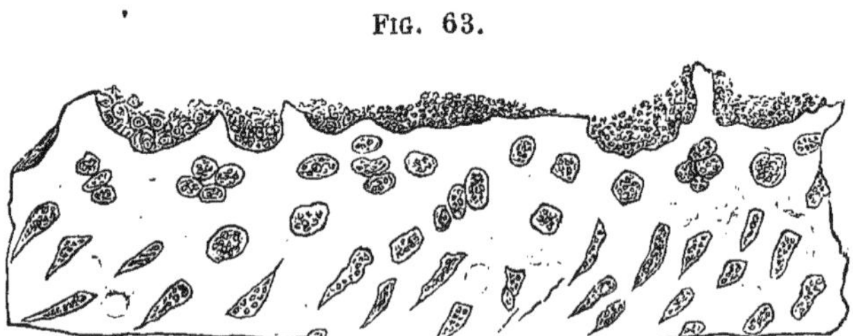

Ulcérations atoniques du cartilage articulaire provenant du genou d'un enfant; les cellules cartilagineuses qui ne se multiplient qu'à un faible degré subissent la transformation graisseuse et se désagrégent très-rapidement ainsi que la substance intercellulaire. Grossissement, 250.

aux petits os du carpe, plus rarement dans les diaphyses; le néoplasme lui-même peut subir une transformation caséeuse. Nous devrions, à la rigueur, séparer cette forme *atonique* de l'arthrite suppurée chronique de la forme fongueuse, mais nous ne voulons pas le faire, d'une part, pour ne pas nuire à la facilité de l'aperçu, d'autre part, parce que cette première forme débute aussi très-fréquemment par une synovite essentiellement fongueuse et ne passe à l'état torpide que plus tard, quand la nutrition générale du sujet a déjà souffert; c'est la forme torpide que nous rencontrons surtout aux autopsies, et nous serions exposés à méconnaître entièrement l'état antérieur si nous n'avions pas l'occasion de l'étudier, sur des articulations reséquées et des membres amputés. — Je ne veux pas poursuivre plus loin ces détails anatomiques, auxquels il serait possible de donner encore beaucoup plus d'extension; j'espère que ce que je viens de vous dire suffira pour vous orienter dans chaque cas particulier qui pourra se présenter.

Il y a très-peu à ajouter à tout ce que vous savez déjà sur les *causes* de l'arthrite chronique fongueuse. Les diathèses scrofuleuse et tuberculeuse y prédisposent d'une façon toute particulière; les inflammations articulaires aiguës, spontanées ou traumatiques (et ces dernières peuvent provenir de plaies, de contusions ou d'entorses) passent quelquefois à la forme chronique. Les enfants scrofuleux, à partir de l'âge de trois ans environ, sont tout particulièrement exposés à contracter de ces maladies articulaires; une chute, un tiraillement de l'articulation, peuvent parfois provoquer l'explosion de la maladie à titre de cause occasionnelle, et fixer sur une articulation la maladie générale. — Il reste une série de cas dans lesquels nous ne sommes pas en état de découvrir une cause locale ou générale quelconque; ainsi, il m'est surtout arrivé très-souvent, en Suisse, de trouver des formes atoniques d'inflammations articulaires fongueuses et purulentes chez des personnes âgées, sans pouvoir en reconnaître les causes. La *marche* de la maladie en question est extrêmement variée, mais toujours chronique, se prolongeant pendant des mois et le plus souvent pendant des années, et offrant tantôt des temps d'arrêt et des rémissions, tantôt des exacerbations. La guérison peut arriver à chaque période de la maladie; si elle survient dans la première période, elle peut être complète, c'est-à-dire que toute la mobilité de l'articulation peut être rétablie, ou bien elle est incomplète et alors il reste un degré plus ou moins prononcé de roideur. Tant que le cartilage n'a pas encore été couvert de végétations, ou détruit par sa base, et lorsque le néoplasme provient de la substance osseuse, un rétablissement assez complet de la mobilité est possible; celle-ci, toutefois, peut encore être compromise par la rétraction cicatricielle de la synoviale fongueuse et des ligaments infiltrés de même que par les contractures secondaires des muscles. Le cartilage a-t-il été détruit partiellement ou complétement, la carie est-elle survenue immédiatement ou lentement après le début de la maladie, alors il ne peut plus être question que d'une guérison par ankylose, car le cartilage ne peut plus se reproduire; les granulations des surfaces cartilagineuses opposées se confondent peu à peu entre elles et souvent il se forme des adhérences très-solides qui peuvent même s'ossifier. — Il dépend beaucoup du vice fondamental de la constitution que cette ankylose se produise ou que la destruction de l'articulation poursuive son cours sans rémission; le traitement peut faire beaucoup s'il est institué de bonne heure. Bien des différences existent également, quant au degré de participation des muscles à ce processus; l'atrophie musculaire la plus prononcée se produit, d'après mes expériences, dans les cas où l'on a affaire à une carie sèche et non à une suppuration articulaire.— Il nous reste à soumettre à une courte appréciation l'importance relative des divers symptômes : chacune des formes de cette maladie peut être accompagnée de douleurs plus ou moins intenses; je ne saurais vous dire à quoi tiennent ces différences; il y a des cas dans lesquels l'os est détruit à un haut degré sans qu'il se manifeste aucune trace de souffrance, d'autres dans lesquels ces souffrances sont des plus vives; les exacerbations aiguës avec développement de nouveaux abcès sont toujours assez douloureuses. — En sondant les fistules, tantôt nous rencontrons l'os, tantôt nous ne le rencontrons pas; cette différence dépend de la présence ou de l'absence des granulations à sa surface; sous ce rapport, je dois vous renvoyer à ce qui a été dit à l'occasion de la carie; il en est de même de la sensation de frottement que donnent les articulations malades : la crépitation comme signe de carie des extrémités articulaires n'a de valeur que par sa présence; son absence ne permet pas de conclure à l'absence de la carie. La difformité, les déplacements des extrémités articulaires, les *luxations*, dites *pathologiques* ou *spontanées*, sont l'unique point de repère qui permette de juger assez sûrement le degré de la destruction osseuse : on ne peut se tromper ici que dans le cas où la capsule se rompt de bonne heure, de telle sorte que la tête articulaire se luxe réellement, cas très-rare, qui cependant peut être observé à la hanche et à l'épaule. — Le gonflement plus ou moins considérable de la capsule et de la peau montre jusqu'à quel point ces parties ont pris part à la maladie. — Nous sommes réduits presque exclusivement à ce qui vient d'être dit pour juger de l'état anatomique de l'articulation, cependant nous pouvons nous appuyer aussi sur l'étiologie et surtout sur la durée du processus. Une suppuration profuse de l'articulation indique toujours qu'une partie de la synoviale n'est pas encore complétement dégénérée *ou bien qu'il y a de grands abcès à côté de l'articulation;* la sécrétion des granulations fongueuses est moins abondante, elle est séreuse ou muqueuse. — Nous ne possédons aucun signe qui nous permette de connaître exactement le degré de la destruction du cartilage. — Ajouter encore quelque chose de particulier sur le *diagnostic* et le *pronostic* de cette maladie, ce serait nous exposer à revenir deux fois sur le même sujet, car vous devez posséder dès à présent toutes les notions qui vous sont nécessaires pour bien connaître un cas de tumeur blanche.

Arrivons au *traitement*. Celui-ci doit être, comme pour toutes les inflammations chroniques, général et local; le traitement général doit même prévaloir d'autant plus que la maladie est plus chronique et plus lente; nous n'avons pas besoin de nous appesantir sur ce traitement général, qui est toujours indiqué par la constitution du sujet; d'ailleurs le fond de ce traitement vous est déjà connu. — Quant au traitement local et à ses succès, je dois faire remarquer qu'en général il est d'autant plus efficace que l'état est plus aigu; on n'éprouve ordinairement aucune difficulté à vaincre les exacerbations ou à modérer l'inflammation subaiguë dès le début. Dans ces cas, les moyens déjà si souvent cités produisent d'excellents effets : des pommades au nitrate d'argent (4 gram. sur 30 gram. d'axonge), des applications de teinture d'iode, des vésicatoires volants, des enveloppements hydrothérapiques, une légère compression par des bandes; il faut ajouter à cela un repos absolu de l'articulation, repos qui ne peut être obtenu pour les extrémités inférieures que par le séjour prolongé et la tranquillité absolue au lit. — Si le processus est tout à fait chronique et ne s'améliore pas après que le repos a été conservé pendant un certain temps et après l'emploi des médicaments que nous venons de nommer, le meilleur moyen que je connaisse est d'*exercer une pression continue et modérée sur le membre gonflé à l'aide d'un appareil solide, ordinairement d'un appareil plâtré et de maintenir par là en même temps l'articulation dans une position convenable.* On peut permettre aux patients de se promener avec un appareil de ce genre, si cela ne leur cause pas de douleur; une canne ou des béquilles, selon le degré de faiblesse de la jambe affectée, serviront de soutien. Si le patient doit en même temps prendre des bains, on fend l'appareil longitudinalement pour l'enlever avant le bain et le remettre immédiatement après. Ce traitement offre l'avantage de permettre, au moins jusqu'à un certain point, l'usage des muscles de l'extrémité affectée, par conséquent ces derniers ne s'atrophient pas complétement; il ne faut pas croire que l'emploi prolongé de l'appareil plâtré entraîne nécessairement une roideur de l'articulation; il n'est pas rare d'observer le contraire, à savoir qu'un membre très-peu mobile avant l'application de l'appareil le devienne davantage quand celui-ci aura été enlevé; par la raison que le gonflement de la membrane synoviale se dissipe sous l'appareil. On peut, avant d'appliquer l'appareil, frictionner fortement le membre avec de l'onguent mercuriel, appliquer un emplâtre mercuriel ou bien encore faire une friction avec une pommade au nitrate d'argent. Je ne saurais assez vous recommander les appareils plâtrés contre les inflammations articulaires fongueuses à marche chronique ; ce traitement qui, au premier abord, paraît insignifiant, est cependant d'une grande utilité, comparativement aux autres remèdes qui nous servent à combattre cette maladie. Je puis vous assurer que depuis que je suis ce traitement avec persévérance, les cas de suppuration et de formation de fistules deviennent de plus en plus rares dans mon service. Alors même que vous sentez déjà une fluctuation bien manifeste, vous devez encore appliquer l'appareil; il vous arrivera, à la vérité très-rarement, de voir ces abcès se résorber; mais si l'ouverture se fait spontanément sous l'appareil, ce que le patient reconnaît très-facilement à l'imbibition de ce dernier, cette ouverture se fait très-doucement, d'une manière insensible et sans aucune aggravation de la maladie et des douleurs; aucun autre traitement ne peut rien offrir de semblable. Si des fistules se sont produites, l'appareil reste tel qu'il était auparavant; seulement il faut le fendre et le garnir d'ouate fraîche, on a soin de l'enlever tous les jours pour nettoyer la plaie et de le réappliquer; pendant ce temps, le traitement interne sera poursuivi sans relâche. Si le membre est très-douloureux, il faut, lorsqu'il existe des fistules, employer des appareils fenêtrés. De cette manière j'ai pu quelquefois conserver dans une position convenable et utile des membres encore suffisamment mobiles, et cela dans des cas qui au commencement avaient semblé du plus mauvais pronostic ; souvent j'ai moi-même été surpris très-agréablement du succès de ce traitement.— Mais pour cela il faut de la persévérance de votre part et de la part du malade; faites bien comprendre immédiatement à ce dernier qu'il s'agit d'un processus qui durera *pour le moins plusieurs mois*, *peut-être des années*, et que l'appareil ne doit être enlevé que lorsque le membre ne fait plus ressentir aucune douleur et qu'il a repris suffisamment de forces pour la marche, avec ou sans mobilité. Tous les cas dans lesquels la suppuration s'établit promptement et dont la marche est subaiguë sont favorables à la guérison du mal local, *si du reste la nutrition est en bon état*, toujours ils durent moins longtemps que ceux qui suivent une marche très-chronique et qui sont accompagnés d'une carie sèche et d'une forte atrophie musculaire (ces derniers se rencontrent plus fréquemment chez des adultes, sains du reste, que chez des enfants) ; les dernières formes sont les plus chroniques de toutes, elles peuvent se prolonger pendant six, huit, même dix ans, et il se produit toujours alors une ankylose complète devenant osseuse à la fin, à moins que dans l'intervalle les malades ne deviennent cachectiques et qu'alors la suppuration ne se reproduise encore. — *Tous les cas dans lesquels les individus sont mal nourris, anémiques ou tuberculeux, et dans lesquels surviennent ensuite des suppurations profuses* sont difficiles à guérir ; s'il est impossible d'améliorer l'état de la nutrition, de faire disparaître la cachexie, ordinairement la maladie articulaire reste également incurable. — Quant aux abcès froids, je vous donne le conseil *de ne les ouvrir que si, dans le cas échéant, vous vouliez faire suivre cette ouverture d'une opération;* si cela est impossible ou si vous n'avez pas l'intention d'opérer, vous devez abandonner l'ouverture à la nature, quand même des années devraient se passer en attendant ce résultat.

TRENTE-HUITIÈME LEÇON

DE L'INFLAMMATION CHRONIQUE DES ARTICULATIONS (SUITE).

Suite du traitement de la *tumeur blanche*. — Amputation. — Résection de l'articulation. Appréciation critique de ces opérations aux différentes articulations.

Si je vous ai exposé brièvement à la fin de la leçon précédente ma manière de voir sur le traitement de l'arthrite fongueuse, cela ne me dispense pas de vous faire savoir que d'autres chirurgiens suivent d'autres principes. Le traitement classique, antiphlogistique, compte toujours des partisans, on voit encore des médecins qui, même en cas d'arthrite chronique, appliquent de temps à autre des sangsues ou des ventouses, qui font mettre des compresses d'eau blanche et prescrivent des laxatifs; plus tard, ils passent aux cataplasmes et terminent par les moxas et le cautère actuel. Si pendant ce traitement la maladie ne cesse pas de faire des progrès, si les fistules se forment successivement en plusieurs endroits, si le malade est devenu très-anémique, l'indication d'amputer se présente, surtout dès que la crépitation s'est fait sentir dans l'articulation. Tel était la pratique d'autrefois, les résultats étaient en général favorables ou défavorables, suivant le point de vue, favorables en cela que les amputations que l'on faisait tôt ou tard dans ces conditions étaient ordinairement suivies de succès. Je m'étonne vraiment qu'aujourd'hui encore on fasse dans beaucoup d'hôpitaux un si grand nombre d'amputations de la cuisse pour des cas de tumeur blanche du genou; si dans les cinq ans, depuis lesquels je me trouve à la tête du service de chirurgie dans cet hôpital cantonnal de Zurich, dont la division chirurgicale ne contient pas moins de cent lits toujours occupés, si dans ces cinq ans, dis-je, je n'ai pu trouver qu'une seule fois, chez une femme âgée et dans le marasme, l'indication d'amputer la cuisse pour une carie du genou, cela ne veut pas encore dire beaucoup ; mais le fait de n'avoir eu connaissance pendant les sept ans que j'ai passés, en qualité de chef de clinique à la clinique chirurgicale de Berlin, que de deux amputations de la cuisse pour carie du genou, m'a toujours paru extrêmement remarquable, et cependant on trouve consignées tous les ans plusieurs de ces amputations dans les rapports cliniques des plus petites universités. Je suis très-disposé à attribuer les résultats plus favorables, l'indication plus rare de l'amputation, au traitement de la maladie en question par l'appareil plâtré, traitement qui fut introduit pour la première fois et continué avec persévérance par Langenbeck, à Berlin, je crois donc positivement que par ce moyen bien des membres, qui autrefois auraient été indubitablement amputés, sont conservés dans un état où ils peuvent rendre encore d'excellents services. — Quant aux saignées locales dans les maladies articulaires chroniques, je ne saurais vous les recommander avec beaucoup d'instance; elles ne peuvent être de quelque utilité qu'en cas d'exacerbations subaiguës, et nous possédons précisément pour ces cas des remèdes bien plus efficaces et qui n'ont pas en même temps une action aussi nuisible; car prescrire des émissions sanguines et même des émissions sanguines répétées à des personnes qui par la nature même de leur maladie ne sont que trop disposées à l'anémie, c'est bien certainement faire une chose irrationnelle. — Le *froid* peut être très-utile contre les accès subaigus des arthrites chroniques; j'emploie dans ces cas la glace avec beaucoup de succès ; mais je ne saurais accorder jusqu'à présent que dans les cas où il n'y a aucune douleur, aucun phénomène extérieur d'inflammation, le froid exerce une influence très-favorable et donne de meilleurs résultats que les appareils inamovibles; du reste, ce n'est pas chose facile que de traiter un malade pendant des années entières par la glace et de le maintenir si longtemps au lit, toujours dans la même position, avec une vessie de glace appliquée sur un genou qui ne fait pas éprouver de vives douleurs. Esmarch cite à l'appui de son traitement par la glace des résultats très-favorables. — Je dois encore parler de l'*application continue de la chaleur*, soit au moyen de cataplasmes convenablement appliqués ou de compresses d'eau chaude, soit même au moyen de l'emploi prolongé pendant plusieurs jours du bain local d'eau chaude. Ce traitement peut être indiqué dans les cas où le processus est d'une nature essentiellement torpide, lorsque, en présence d'ulcères creux, fistuleux et de mauvais aspect, d'une vascularisation défectueuse des granulations, d'un pus séreux et de mauvaise nature, il y a lieu de recourir à une irritation modérée. Dans tous les cas la température élevée, si l'on y a recours, ne doit pas agir trop longtemps, parce qu'alors l'effet serait de nouveau perdu, vu qu'un relâchement complet remplacerait la fluxion que l'on se propose de provoquer par ce moyen.

Cet exposé des moyens thérapeutiques mis en usage contre les tumeurs blanches vous permet de reconnaître que le résultat du traitement de l'arthrite fongueuse est généralement favorable, si l'on fait abstraction des degrés plus ou moins élevés de la roideur articulaire qui persiste après l'évolution de la maladie. Cependant il reste encore une série de cas qui, malgré le traitement le mieux dirigé, ne peuvent être guéris : il faut en chercher la raison, soit dans l'état anatomique de l'articulation malade, soit dans un ordre de causes plus générales. Les maladies articulaires de la main et du pied sont les plus défavorables de toutes pour des raisons purement anatomiques ; les petits os et les petites articulations si nombreuses qui sont ici en jeu rendent le processus extrêmement long ; la maladie débute peut-être d'une façon tout à fait chronique dans une des petites articulations entre les os du carpe ou du tarse, elle y reste pendant quelque temps stationnaire, puis elle s'étend aux deux articulations voisines, reste de nouveau stationnaire, ou rétrograde même en partie ; mais alors une nouvelle articulation est prise, la suppuration s'établit successivement en plusieurs endroits, les malades deviennent anémiques, faibles ; si le mal siége au pied, ils sont astreints à garder le repos pendant des années entières et finissent par désirer ardemment l'amputation du membre malade, dans l'espoir de se rétablir après des souffrances qui durent depuis plusieurs années.— Dans d'autres cas, c'est la cachexie scrofuleuse ou tuberculeuse qui conduit lentement à l'anémie, à un trouble complet de la digestion, à la dégénérescence lardacée des organes internes, à la tuberculose du poumon, etc. ; de telle sorte que le mauvais état de la constitution ne permet même pas de songer à la possibilité de la guérison. Si dans ces conditions on abandonne la maladie à elle-même, les malades succombent après bien des années de souffrances ; la mort arrivera plus tôt si l'articulation affectée est plus grande, comme, par exemple, le genou, la hanche, et si plusieurs articulations sont atteintes à la fois, comme cela arrive surtout assez fréquemment dans la scrofulose et dans la tuberculose. — Il y a deux moyens pour porter remède dans ces sortes de cas : 1° sacrifier le membre pour sauver la vie, par conséquent faire l'*amputation ;* 2° renoncer à la guérison du mal articulaire, extirper les extrémités osseuses malades pour sauver ainsi le membre et la vie, faire, en un mot, la *résection* de l'articulation affectée.

En comparant théoriquement ces deux moyens entre eux, on préférera sans doute la résection à l'amputation, et en principe cela est parfaitement juste ; aussi la chirurgie moderne a-t-elle le droit d'être fière des perfectionnements donnés aux résections articulaires. — Cependant il peut encore se présenter bien des circonstances qui nous forceront à donner la préférence à l'amputation dans un cas donné ; il s'agit, avant tout, de tenir compte de l'état général du patient. Après la résection d'une articulation, il reste une grande plaie avec deux surfaces de section osseuse, qui suppurera toujours pendant bien des semaines et parfois même pendant bien des mois; il peut survenir des suppurations du tissu cellulaire sous-cutané et des gaînes tendineuses, une périostite suppurée et une nécrose des surfaces osseuses; ce sont là des accidents dont le patient peut parfaitement triompher, mais qui demandront toujours du temps et des forces. Par conséquent, dans les cas où le degré de l'affaiblissement chez les individus malingres et cachectiques réclame une intervention opératoire, l'amputation est souvent un plus sûr moyen de sauver la vie que la résection. *La conservation de la vie doit toujours l'emporter dans les conseils du médecin sur la conservation d'un membre.* La première question qui se présente est donc la suivante : le patient supportera-t-il bien la résection et ses conséquences? Il est difficile de donner à cette question, posée d'une manière aussi générale, une réponse catégorique, et même, dans un cas donné, la réponse pourra être encore assez difficile; il faut d'abord que l'on s'assure si le malade est simplement amaigri, anémique, et affaibli par la perte d'humeurs, ou bien s'il souffre d'une atteinte profonde d'organes internes; dans ce dernier cas on préférera l'amputation, si toutefois une opération peut être encore de quelque secours. Il est évident qu'on s'abstiendra d'opérer les enfants scrofuleux atteints d'affections articulaires multiples, d'abcès froids, de diarrhées, d'aphthes, etc., ainsi que les individus ayant des cavernes pulmonaires tuberculeuses, des indurations lardacées du foie, de la rate, comme aussi les personnes âgées et celles qui se trouvent dans un marasme complet. Il n'y a aucun remède pour ces sortes de malades. Mais il y a encore une question beaucoup plus importante à s'adresser, savoir quelle est l'opération la moins dangereuse pour la vie? il est impossible d'y répondre d'une manière générale, et des considérations particulières doivent s'attacher à chaque articulation. Dans les caries de l'*articulation scapulo-humérale* la résection est moins dangereuse que la désarticulation dans l'épaule; il en est de même pour l'*articulation de la hanche :* la désarticulation de la cuisse est une des opérations les plus périlleuses, la résection n'offre pas tant de danger chez les jeunes sujets. A l'épaule et à la hanche il ne peut donc pas être question de désarticulation pour cause de carie; il s'agit uniquement de savoir si l'état général permet d'abandonner la maladie à elle-même ou s'il faut couper court au processus par la résection; dans les cas les plus favorables, la guérison spontanée sera suivie d'une ankylose dans une position vicieuse; la guérison a-t-elle, au contraire, lieu après une résection, l'extrémité conservera sa mobilité dans l'épaule aussi bien que dans la hanche. Ces chances militent beaucoup en faveur de la résection, surtout à l'épaule; à cet endroit on pourrait même se décider d'assez bonne heure en faveur de la résection pour rétablir le malade rapidement et d'une manière aussi complète que possible. — L'expérience est encore beaucoup plus favorable aux résections qui se pratiquent dans l'*articulation du coude*. Cette résection n'est pas plus dangereuse que l'amputation du bras; après la résection on obtient une articulation capable de rendre d'excellents services, tandis que la guérison spontanée est presque toujours suivie d'ankylose; dans ce cas on ne sera donc pas embarrassé pour choisir, et l'on se décidera facilement à la résection de l'articulation du coude, beaucoup moins en vue de sauver l'existence (car la carie de cette articulation ne menace la vie qu'autant qu'elle dure depuis bien longtemps) qu'en vue de faire une opération qui rend une articulation mobile avec un danger relativement peu considérable, car de toute autre manière l'ankylose est inévitable ; on va même jusqu'à reséquer les articulations déjà ankylosées pour obtenir une pseudarthrose mobile. — Les conditions sont tout autres pour l'*articulation du genou;* la résection de celle-ci est une opération assez périlleuse et sous le rapport du danger elle doit être placée sur la même ligne que les amputations pratiquées au tiers supérieur de la cuisse; après la résection du genou nous ne visons qu'à l'ankylose que nous obtenons également par la guérison spontanée ; cette opération, avec tous les dangers qui l'entourent, ne nous promet pas de meilleurs résultats que ceux qui peuvent également être obtenus par la thérapeutique chirurgicale, sans le secours d'aucune opération, elle ne doit donc être entreprise qu'autant qu'elle assure le salut de l'existence, et sous ce rapport elle est très-chanceuse ; en somme, ce n'est qu'à la dernière extrémité que je me déciderais à une opération quelconque pour une carie du genou, soit l'amputation soit la résection ; c'est seulement dans les cas où tout traitement est inutile, où le malade s'épuise rapidement, qu'il peut être question d'opérer, peut-être encore quand il s'agit de personnes âgées chez lesquelles la guérison d'une carie avancée du genou est en général très-peu probable. Tels sont mes principes personnels, qui se fortifient de plus en plus à mesure que je vois un plus grand nombre de ces affections du genou guérir spontanément. J'ai déjà vu bien des enfants mourir de coxalgie, et par conséquent je me décide sans peine à faire au besoin la résection de la hanche, quoique mes résultats opératoires n'aient pas été très-favorables dans ces cas ; mais à la suite d'une carie du genou je n'ai vu succomber jusqu'à présent que des vieillards épuisés et des individus tuberculeux affectés de grandes cavernes; dans ces cas, aucune opération ne pouvait être utile; parmi les autres malades que j'ai observés jusqu'à présent, deux ont été guéris après l'amputation de la cuisse pour cause de carie du genou, un autre est mort après cette opération; de plus, j'en ai vu mourir cinq après la résection du genou (je n'en ai opéré qu'un seul moi-même); tous les autres ont été guéris, avec une ankylose plus ou moins complète. Vous connaissez maintenant ma profession de foi sur l'opportunité de l'opération dans la carie du genou. D'autres chirurgiens ont là-dessus de tout autres manières de voir, et en Angleterre surtout on est tellement prévenu en faveur de la résection du genou, que cette opération s'y pratique fort souvent. Beaucoup de chirurgiens allemands partagent, je suppose, mes vues sur cet objet; d'autres tiennent le milieu entre ces deux extrêmes, ils jugent ces opérations plus favorablement que moi, parce qu'ils ont eu quelques résultats heureux. — Nous arrivons à l'*articulation de la main :* la résection de cette articulation consistera le plus souvent dans l'extirpation de tous les os du carpe, y compris la surface articulaire du radius et quelquefois même les surfaces articulaires des os métacarpiens. J'ai fait cette opération plusieurs fois, quelquefois avec un succès éclatant, la main étant redevenue tout à fait mobile ainsi que les doigts; parmi ces opérés, deux étaient couturières qui continuent aujourd'hui de travailler de leur état comme autrefois; un troisième et un quatrième malade perdirent malheureusement patience; la plaie de la résection était presque complétement fermée, il ne restait plus que deux fistules, les douleurs avaient cessé, ils discontinuèrent alors le traitement; il était resté encore quelques endroits cariés aux os métacarpiens, et il eût fallu les extirper; le succès n'aurait certainement pas été moindre que dans les deux cas précédents. — J'aurais volontiers fait encore plus souvent la résection de la main, mais deux fois j'ai dû céder devant la volonté formelle des malades d'être amputés de l'avant-bras. Il doit paraître singulier qu'un malade ne donne pas son consentement lorsque le médecin lui propose de lui conserver la main au prix d'une opération assez peu dangereuse, car tel est le cas pour la résection de la main; je me croyais, il est vrai, toujours obligé de dire qu'il faudrait plusieurs mois pour obtenir la guérison, et cela uniquement afin que les malades ne demandassent pas à l'art plus qu'il n'est capable de leur offrir; sur cette observation ils me répondirent que cela leur paraissait trop long, que depuis quatre à cinq ans ils avaient toujours éprouvé des douleurs sans jamais pouvoir se servir de leur main, qu'ils étaient enfin fatigués de tous ces traitements et bien décidés à se faire amputer plutôt que de passer encore une fois par les mêmes ennuis. Je vous ai communiqué ces faits pour vous faire comprendre les difficultés que le médecin peut rencontrer quelquefois en dépit des plus sincères efforts pour obtenir les meilleurs résultats. Il s'en faut que toutes les caries du poignet se prêtent à la résection; en général, tant qu'il n'y a pas eu une notable destruction osseuse on ne se décidera guère à opérer, bien que l'on puisse affirmer que la carie du poignet guérit très-rarement spontanément, avec conservation des mouvements. Cette affection n'est pas aussi fréquente que la tumeur blanche du genou ou la coxalgie, et survient plus rarement chez les enfants que chez les grandes personnes. La raison pour laquelle la guérison est si difficile à obtenir tient en partie aux conditions locales que nous avons énumérées antérieurement. Il faut ajouter à cela que la main est entourée d'un grand nombre de tendons dont les gaînes prennent presque toutes part à l'affection et souvent dans une grande étendue; les doigts se tiennent roides, dans l'extension, les os métacarpiens, le radius et le cubitus tombent souvent malades en même temps, quoique dans bien des cas on n'y remarque qu'une simple périostite.

Les parties molles qui entourent la main et surtout la peau sont ordinairement traversées par un grand nombre de fistules, même détruites dans une grande étendue, de sorte que les conditions favorables pour les résections cessent d'exister; *dans le cas de carie très-étendue du poignet* avec dégénérescence considérable des parties molles, *l'amputation de l'avant-bras devra donc garder ses anciens droits.* L'extraction de quelques-uns des os du carpe ou la seule résection de l'extrémité du radius conduit rarement à un résultat favorable; j'ai vu, il est vrai, des cas dans lesquels le mal s'était borné à un ou à deux os du carpe; ceux-ci s'étaient nécrosés et tout le processus se terminait là; je fis l'extraction des os, après quoi la guérison eut lieu très-rapidement; le malade m'avait été adressé pour être amputé de la main et il s'estima fort heureux quand, après le premier examen, je lui déclarai qu'il n'y avait pas à songer à une amputation. Mais ces sortes de cas sont rares; en général, le processus s'étend plus loin et n'est pas arrêté dans sa progression par l'extirpation de quelques os plus malades que le reste. En somme, je suis persuadé que l'on ne pratique pas assez souvent la résection totale de l'articulation du poignet, et les observations que je viens de vous communiquer me la font considérer comme digne d'appeler sur elle toute l'attention des chirurgiens. C'est à cette opération ainsi qu'aux opérations analogues sur le pied qu'il convient le mieux d'appliquer un raisonnement que l'on applique à tort aux résections en général; il consiste à dire que si la résection n'a pas eu pour résultat de terminer le processus local, on a encore la ressource de l'amputation; on peut très-bien raisonner de la sorte pour les résections de la main et du pied, où l'on a rarement à craindre la pyohémie; mais il n'en est plus de même pour celles de l'épaule, de la hanche, du coude et du genou; si ces opérations restent sans succès, si la suppuration devient épuisante ou qu'il s'y ajoute une pyohémie, il n'y a plus lieu de fonder de grandes espérances sur les amputations ou désarticulations.

Nous arrivons enfin à l'*articulation du pied*, et nous comprenons dans une même description toutes les articulations entre les os du tarse et l'articulation tibio-tarsienne. Les conditions sont fort analogues à celles de l'articulation de la main; et s'il est vrai que la carie de quelques-uns des os du tarse, par exemple la carie nécrotique assez commune du calcanéum guérit à la longue et d'elle-même, surtout chez les enfants, presque aussi sûrement que la carie scrofuleuse des doigts, des orteils, des os métatarsiens et métacarpiens, on peut dire cependant qu'en général la carie des articulations du pied guérit rarement d'une manière spontanée chez les adultes même jeunes encore et pour ainsi dire jamais chez les personnes âgées. Dans ces cas il faudra donc toujours, tôt ou tard, en venir à une opération, et l'on pourrait supposer de prime abord que les résections et les extirpations osseuses trouvent ici une large application; mais, d'après l'expérience, deux raisons s'opposent à la grande extension de ces opérations dans la carie du pied : 1° on voit après l'extirpation d'un os la maladie en gagner très-souvent un autre, par conséquent il n'y a pas de guérison complète; 2° il est nécessaire de conserver au pied toujours assez de solidité pour que le sujet puisse s'y appuyer en marchant; on peut donc bien se permettre d'extirper les os cunéiformes, le scaphoïde et le cuboïde, même encore l'astragale ou le calcanéum, mais enlever ces deux derniers réunis et scier encore au besoin la surface articulaire du tibia, serait, en supposant même qu'il y eût guérison, conserver un pied qui ne pourrait guère rendre de services et qui ne vaudrait pas un bon moignon d'amputation. Les cicatrices qui prennent la place des os extirpés se rétractent beaucoup à la longue, et en admettant même que dans ces cicatrices il y ait une formation osseuse, en tout cas il ne se fait pas une régénération comme après la nécrose, le pied se rétracte fortement à l'endroit où l'os manque, et par cette rétraction devient difforme et impropre à la marche. Voilà donc des obstacles très-sérieux; il faut encore ajouter qu'un bon moignon comme on l'obtient après la désarticulation de Chopart, ou bien après l'opération de Pirogoff, est souvent tout aussi utile et même plus utile pour la marche qu'un pied faible et difforme, et que pour obtenir la guérison de ce dernier il faut ordinairement bien des mois, tandis que pour celle des deux premières opérations il suffit de six à huit semaines. J'ai extirpé un jour, avec beaucoup de succès, les trois os cunéiformes et le cuboïde; dans d'autres cas, sur de jeunes sujets, j'ai fait l'extirpation de l'astragale, après laquelle le tibia s'est articulé avec le calcanéum, la nouvelle articulation resta mobile et il n'y eut même pas de claudication dans la marche; des succès semblables encouragent beaucoup à toutes ces opérations. Une autre fois je voulus extirper le calcanéum seul pour un cas de carie de cet os; mais, contrairement à mon attente, je trouvais en même temps l'astragale fortement atteint dans sa partie inférieure, ce qui me força à enlever également cet os. Le résultat fut déplorable : le jeune homme resta pendant six mois couché dans la salle sans que la guérison s'effectuât. Je fis alors l'amputation de la jambe à la partie inférieure, et la guérison se fit par première intention; peu de temps après, le patient, heureux d'être débarrassé de son pied malade, quitta l'hôpital avec un pilon bien conditionné. Ce sont surtout les beaux succès de l'amputation de Pirogoff qui font une concurrence sérieuse aux résections de l'articulation du pied, et je crois que bientôt l'expérience se prononcera d'une manière plus générale qu'à présent contre la trop grande extension prise par les extirpations des os du tarse et en faveur des amputations, dont le siége et la méthode devront dépendre de la nature même des cas qui pourront se présenter.

Les résections des articulations, qui depuis une vingtaine d'années seulement jouissent d'une vogue si générale, avaient, au premier abord, quelque chose de si éblouissant, grâce au succès avec lequel elles ont été exécutées sur certaines articulations, principalement sur celles du coude et de l'épaule, que l'on s'est laissé aller à en exagérer la portée; et c'est là le sort de toutes les inventions de l'esprit humain. On commence seulement petit à petit à tirer un parti plus restreint de ces opérations; il fallait naturellement commencer par recueillir des faits, et bientôt on s'aperçut que la valeur des résections différait beaucoup suivant les articulations où elles étaient entreprises. Quoique, pour ma part je ne prétende nullement que l'expérience ait dit dès à présent son dernier mot, je crois cependant vous avoir donné dans ce qui précède un résumé exact de l'état actuel de la question.

Pour terminer ce chapitre, je ne puis me dispenser de consigner une dernière remarque : c'est que depuis le temps où je revois dans ce canton de Zurich les individus heureusement opérés autrefois pour carie, soit par la résection, soit par l'amputation, je m'aperçois malheureusement qu'un grand nombre de ceux qui, après des années de souffrances, avaient quitté l'hôpital dans un parfait état de santé, y reviennent au bout d'un an ou deux avec une carie d'autres os ou une tuberculose pulmonaire, pour ne plus le quitter. Je n'ai pas encore été à même de dresser une statistique étendue de l'issue définitive des maladies osseuses et articulaires, mais je crains fort qu'elle ne soit plus défavorable qu'on ne semble le croire en général.

TRENTE-NEUVIÈME LEÇON

DE L'INFLAMMATION CHRONIQUE DES ARTICULATIONS (SUITE).

B. *Synovite séreuse chronique. Hydropisie articulaire chronique.* Anatomie pathologique, symptômes, traitement. — Appendice : Des hydropisies chroniques des gaînes tendineuses, des bourses muqueuses sous-cutanées et des hernies synoviales.

B. *Synovite séreuse chronique, hydropisie articulaire chronique, hydarthrose.*

Les maladies articulaires chroniques dont il nous reste encore à parler sont toutes beaucoup plus rares que la synovite fongueuse avec ses conséquences, telles que nous venons de les décrire ; toutes réunies, elles sont à peine aussi fréquentes que cette dernière maladie seule, et on peut les réunir en un groupe à mettre en opposition avec les inflammations articulaires fongueuses et fungo-purulentes, en ce sens qu'elles n'entraînent jamais la suppuration à elles seules, à moins que des irritations répétées, des causes traumatiques et autres semblables n'aient agi sur elles. Nous commençons par la plus simple de toutes ces formes, par la *synovite séreuse chronique*, aussi appelée *hydropisie articulaire chronique* ou *hydarthrose.* La maladie consiste en une accumulation lente d'une synovie assez fluide ; la membrane synoviale subit très-peu de changement, elle augmente un peu d'épaisseur, de densité ; le tissu conjonctif y devient plus considérable sans vascularisation bien remarquable ; les franges articulaires s'allongent, et à leurs sommités les anses vasculaires deviennent un peu plus abondantes, mais la substance conserve la fermeté du tissu conjonctif, tandis que dans la synovite fongueuse elle est ramollie par une infiltration plastique et séreuse et affecte les caractères des bourgeons charnus ; c'est là ce qu'on n'observe pas dans la synovite séreuse ; l'ensemble des modifications pathologiques du tissu est très-peu considérable, même après une longue durée de la maladie. Quelques chirurgiens ne comptent même pas ces hydropisies des articulations, ainsi que les maladies similaires des bourses muqueuses, parmi les inflammations chroniques, et veulent y voir un genre particulier de maladies. Ce point de vue me semble peu juste. Personne ne se refusera à compter parmi les inflammations chroniques les catarrhes anciens des membranes muqueuses avec prédominance d'hypersécrétion ; l'hydropisie chronique des membranes synoviales est parfaitement analogue au catarrhe chronique des muqueuses.

Quant à l'origine de cette affection, très-souvent elle ne constitue que le reste d'une hydropisie articulaire aiguë, survenue à la suite d'une contusion, d'un refroidissement, etc., comme cela a été dit antérieurement; dans beaucoup d'autres cas, cependant, la maladie se manifeste dès le principe sous la forme chronique et reste chronique. — L'hydarthrose se présente principalement chez les jeunes gens, le plus souvent au genou, assez souvent des deux côtés à la fois; rarement on l'observe à l'épaule, à la hanche, au coude; jamais je ne l'ai observée sur d'autres articulations dans sa forme pure, exempte de complications. Quand la maladie est très-développée, on la reconnaît facilement : l'articulation est fortement enflée, la fluctuation est partout sensible; au genou on sent d'ailleurs le ballottement de la rotule, qui est soulevée par le liquide et que l'on peut aisément repousser dans le creux intercondylien, quelquefois même avec un bruit appréciable. Comme les surfaces articulaires sont maintenues en rapport par de forts ligaments (au genou par les ligaments latéraux et les ligaments croisés) qui ne se laissent pas facilement distendre, le liquide s'amasse surtout dans les poches synoviales annexes de l'articulation, et par là le gonflement peut souvent, au simple aspect extérieur, faire reconnaître une hydarthrose, ainsi particulièrement au genou, où ces poches ou prolongements synoviaux, sous le tendon des extenseurs, de chaque côté de la rotule et dans le creux poplité, sont fortement distendus par le liquide, tandis qu'un gonflement plus uniforme de la capsule fait paraître la tuméfaction plus également arrondie. Il faut ajouter que les malades atteints d'une pareille hydropisie peuvent mouvoir leur articulation assez librement et sans douleur, qu'ils peuvent souvent faire des marches forcées et souffrent parfois si peu, que l'idée ne leur vient même pas de consulter un médecin; l'examen de l'articulation par la palpation ne fait non plus ressentir aucune douleur. Après des efforts très-considérables, une hydarthrose intense donne lieu à une légère fatigue de l'extrémité correspondante, quelquefois aussi à un peu de douleur avec augmentation de l'exsudation ; cependant ces phénomènes se dissipent de nouveau après quelque repos; on voit par là que le malade est en général très-peu incommodé,

Le *pronostic* est toujours favorable, en cela que cette hydropisie des articulations n'entraîne aucune conséquence ultérieure; le liquide peut augmenter énormément, mais c'est à cela que se borne alors le mal, et s'il n'y a pas d'excès de fatigue ou des causes traumatiques qui viennent s'y ajouter, tout reste dans le *statu quo*. Quant à la curabilité de ce mal, le pronostic est toujours meilleur, lorsqu'il s'agit de cas dans lesquels la maladie est devenue chronique après un début subaigu ou aigu; dans ces circonstances, on observe ordinairement une guérison complète par résorption qui, il est vrai, se fait longtemps attendre. Par contre, les cas les plus opiniâtres sont ceux dans lesquels la maladie affecte un caractère et une marche chroniques dès le début; souvent alors il est très-difficile d'en obtenir la guérison.

Le *traitement* consiste dans l'emploi des remèdes que vous avez déjà appris à connaître et que vous aurez à appliquer avec persévérance, tout en faisant maintenir l'articulation dans le repos le plus absolu: teinture d'iode, vésicatoires volants, compression, et, dans des cas rares, même les moxas et le fer rouge, bien que je n'aie jamais vu ces derniers moyens suivis d'un succès. La compression est le moyen le plus efficace; cependant il faut qu'elle soit appliquée d'une manière forte et continue; on peut entourer le membre de bandes humides ou élastiques; il faut que le malade reste couché pendant le traitement; s'il survient alors un peu d'œdème de la jambe, il n'en résulte aucun inconvénient, mais si les orteils deviennent bleus et froids, il faut enlever l'appareil. Si les malades ne veulent pas se soumettre à un pareil traitement, on leur applique un grand emplâtre mercuriel autour du genou et l'on couvre le tout d'une genouillère de cuir, doublée d'une garniture élastique à l'intérieur. Ainsi l'articulation n'exécute pas de mouvements trop étendus et le membre prend un appui plus solide en marchant. — Si après avoir été employés pendant plusieurs mois, tous ces remèdes ne produisent rien, il reste encore la ponction simple et la ponction suivie d'une injection de teinture d'iode. La ponction simple ne donne ordinairement pas de résultats bien remarquables : vous prenez un trocart fin que vous plongez dans l'articulation et vous laissez écouler lentement le liquide, en ayant soin toutefois de fermer la canule avant que le tout soit vidé, pour empêcher la pénétration de l'air dans la cavité; ensuite vous fermez la plaie avec un emplâtre; cela fait, vous badigeonnez l'articulation avec de la teinture d'iode et vous l'enveloppez de bandes mouillées, ou bien vous y appliquez un appareil au collodion; il se peut qu'ainsi vous obteniez dans quelques cas la guérison; il se fera dans l'articulation une rapide accumulation de sérum, accompagnée d'un peu de douleur, et ce liquide sera résorbé peu à peu complétement. — Si cette opération n'a servi à rien, si le liquide se reproduit et reste ensuite sans diminuer, vous pouvez faire la ponction, suivie d'une injection de teinture d'iode. Cette opération, qui n'est pas exempte de tout danger, s'exécute de la manière suivante : Vous faites d'abord la ponction avec beaucoup de précaution, ensuite vous remplissez une bonne seringue d'un mélange d'une partie de teinture d'iode officinale et d'une partie d'eau distillée, ou bien si vous voulez être plus prudents encore, d'une solution à un tiers; vous injectez une à deux onces de ce mélange, selon la grandeur de l'articulation, après vous être assurés qu'il n'y a pas d'air dans la seringue; vous faites séjourner le liquide pendant trois ou cinq minutes dans la cavité, selon le plus ou moins de violence de la douleur, et ensuite vous le laissez s'écouler de nouveau; cela fait, vous fermez exactement la plaie et vous exercez une compression, comme il a été dit plus haut. Dans tous les cas, il y aura une nouvelle exsudation séreuse aiguë qui restera stationnaire pendant huit jours environ, et sera suivie d'une résorption lente et enfin de la guérison complète. Il va sans dire qu'après cette opération comme après la simple ponction, le malade devra garder le repos le plus absolu, car dans tous les cas une légère inflammation ne manquera pas de se produire, et l'on sait que dans toutes les inflammations articulaires le repos est la première condition du succès. On ne s'explique pas encore bien comment il se fait que la teinture d'iode, lorsqu'elle est en contact, même pour peu de temps, avec une membrane séreuse disposée à une sécrétion excessive, agisse en modifiant et en arrêtant cette sécrétion; autrefois on admettait qu'après ces injections, que l'on emploie avantageusement dans beaucoup d'hydropisies chroniques de membranes séreuses, il se forme une inflammation dite adhésive, c'est-à-dire une adhérence entre les surfaces opposées de la poche séreuse, et par cela même une oblitération complète de cette dernière; ceci n'est nullement le cas, et moins que jamais lorsque l'injection de teinture d'iode a été employée avec succès contre l'hydropisie articulaire; si une pareille adhérence se produisait après l'injection, l'articulation deviendrait roide infailliblement. Les faits se passent autrement : l'iode se précipite à la surface de la membrane et dans ses cellules épithéliales, il y reste déposé pour le moins pendant quelques mois et semble par sa présence empêcher une sécrétion ultérieure. Au commencement il se manifeste une forte fluxion, accompagnée d'une exsudation séreuse (synovite aiguë séreuse), mais le sérum est résorbé par les vaisseaux encore dilatés, et plus tard la membrane se ratatine et revient, par la rétraction du tissu conjonctif, à son volume normal; cependant il reste toujours un certain degré d'épaississement. Tel est à peu près le processus curatif qui est analogue à celui qui survient dans la tunique vaginale et dont le résultat est la guérison de l'hydrocèle. Après les injections de teinture d'iode dans l'hydrocèle, on a eu plusieurs fois l'occasion de faire des recherches anatomiques qui semblent avoir démontré que la guérison s'opère de la manière que nous venons de décrire ; le ratatinement de la membrane séreuse avec renouvellement de l'épithélium me paraît être la cause principale qui arrête la sécrétion.

L'injection de teinture d'iode dans l'hydarthrose est peu pratiquée par les chirurgiens ; je l'ai vu faire trois fois et l'ai faite deux fois moi-même, toujours avec un résultat favorable ; mais ce n'est pas toujours le cas ; on connaît une série de faits dans lesquels cette opération n'a pas réussi et où l'on a été forcé d'y revenir : mais je crois devoir vous avertir qu'il ne faut pas répéter l'opération à de trop courts intervalles ; dans tous les cas, vous laisserez passer d'abord la période aiguë qui suit l'opération. — On connaît une autre série de cas dans lesquels ces injections, que l'on a surtout passionnément cultivées en France, où elles ont été inventées (Boinet et Velpeau), ont été suivies d'*inflammations articulaires très-violentes ;* la synovite aiguë séreuse devenait alors, comme cela se voit si fréquemment dans l'arthrite traumatique, une synovite aiguë purulente ; il se faisait, dans les cas les plus favorables, une guérison par ankylose, d'*autres fois il fallait amputer, et dans d'autres cas enfin les malades succombaient à la pyohémie.* Les suites malheureuses d'une opération que l'on tente en vue de guérir une maladie, opiniâtre il est vrai, mais facile à supporter et surtout non dangereuse, ont, avec raison, fait reculer les praticiens devant les injections iodées intra-articulaires, et je suis par conséquent bien loin de vous conseiller avec instance l'opération dont il s'agit ; elle est dangereuse pour l'articulation et même pour la vie, et, par conséquent, il n'y a lieu d'y recourir que le plus rarement possible.

Le diagnostic de l'hydarthrose est simple dans la plupart des cas, comme nous l'avons dit plus haut, et la maladie diffère essentiellement de la synovite chronique fongo-purulente ; cependant je dois vous faire remarquer qu'au début de la tumeur blanche on observe aussi parfois des exsudations séreuses en faible quantité, et même de la fluctuation dans l'articulation, ce qui ne permet pas toujours d'établir le diagnostic différentiel dès le commencement ; cependant il suffit d'une observation de quelques semaines pour se rendre compte de la nature du mal ; le diagnostic est encore facilité par cette circonstance que l'hydarthrose ne devient commune que chez les jeunes adultes, tandis que la tumeur blanche s'observe très-fréquemment dès l'enfance.

APPENDICE.

DES HYDROPISIES CHRONIQUES DES GAINES TENDINEUSES ET DES BOURSE MUQUEUSES SOUS-CUTANÉES. HERNIES SYNOVIALES.

Il nous reste à parler, sous forme d'appendice, des hydropisies chroniques des gaînes tendineuses. La maladie consiste en une accumulation surabondante de la synovie, qui est sécrétée par les gaînes tendineuses pour favoriser le mouvement des tendons et leur glissement; les poches formées par les gaînes tendineuses sont ainsi dilatées à un haut degré. Cette hydropisie atteint le plus fréquemment les gaînes tendineuses des fléchisseurs de la main. Un gonflement se produit petit à petit, d'une part dans le creux de la main, de l'autre à l'extrémité inférieure de la face palmaire de l'avant-bras, et l'on sent très-manifestement un liquide qui se laisse déplacer dans les gaînes tendineuses et qu'on peut faire passer alternativement du creux de la main à l'avant-bras au-dessous du ligament palmaire du carpe. Les doigts se tiennent ordinairement dans la flexion, il est impossible de les étendre complétement; la force des mouvements de la main et des doigts est un peu diminuée; mais il n'existe pas de douleurs et les malades ne se présentent ordinairement chez le médecin que quand le mal est déjà arrivé à un degré très-avancé.

Une autre forme de cette maladie, c'est l'*ectasie partielle*, *herniaire*, *des gaînes tendineuses avec hydropisie*. Il se forme dans une gaîne tendineuse une dilatation sacciforme pouvant aller jusqu'à la grosseur d'un œuf de pigeon, avec accumulation anomale de synovie tendineuse. C'est

Fig. 64.

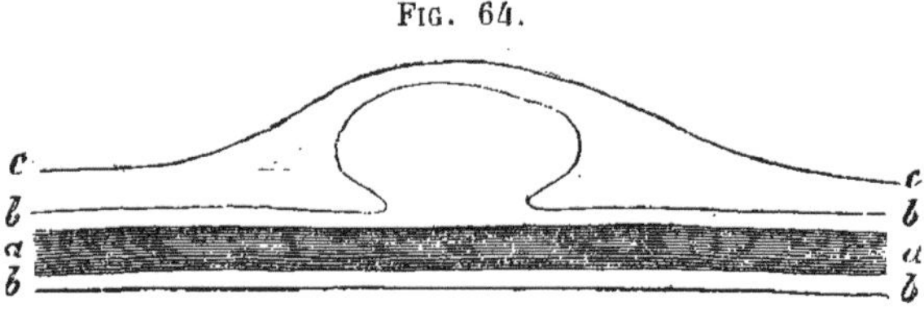

Dessin schématique d'un ganglion de l'espèce la plus commune.— *a*. Tendon. *b*. Gaîne tendineuse avec renflement herniaire hydropique. *c*. Peau.

là ce que, dans le langage chirurgical ordinaire, on appelle un *ganglion*, lorsque le mal siége sur le dos de la main. C'est une affection beaucoup plus commune que l'hydropisie de toute l'étendue des gaînes tendineuses ; elle est ordinairement localisée à quelques endroits de prédilection. Le plus souvent les ganglions siégent sur la face dorsale de l'articulation de la main et ont alors pour point de départ les extenseurs; il est rare qu'on les observe à la face palmaire et à l'avant-bras, plus rarement encore au pied, où je les ai vus occuper le plus souvent les gaînes tendineuses des muscles péroniers. Le contenu de ces ganglions consiste dans la plupart des cas en une gelée épaisse, vitrée et limpide, — Le contenu des dilatations tendineuses plus étendues, dont il a été question précédemment, peut également consister en une gelée tout à fait limpide, mais il n'est pas rare qu'en même temps on y découvre une foule innombrable de petits corps blancs analogues à des pepins de melon (grains hydatiformes), qui ne sont nullement organisés et consistent en fibrine pure, amorphe. Ces corps peuvent être tellement abondants qu'une ponction dans ces poches ne donne que très-peu de liquide ou même n'en donne aucune trace. On peut, dans certains cas, diagnostiquer à l'avance avec certitude la présence de ces grains fibrineux, parce qu'il en résulte (absolument comme dans l'inflammation subaiguë des gaînes tendineuses), un bruit de frottement très-considérable.

Dans le *traitement*, on doit avoir principalement en vue ce point essentiel, qu'il faut à tout prix éviter de provoquer par une opération chirurgicale une inflammation purulente des gaînes tendineuses, laquelle exposerait le patient, peu incommodé jusqu'alors, à garder pendant longtemps le lit et à conserver même parfois une main entièrement roide. Les remèdes qui, dans les inflammations aiguës et subaiguës, favorisent si puissamment la résorption, tels que le mercure, la teinture d'iode, restent pour ainsi dire sans effet dans ces circonstances. La manœuvre opératoire la plus simple, et par cela même la plus usitée, consiste dans l'*écrasement du ganglion*. Dans le cas où, comme cela arrive ordinairement, le ganglion se trouve sur la face dorsale de la main, on applique les deux pouces l'un à côté de l'autre sur le ganglion, après avoir recommandé au patient de fléchir la main, ensuite on exerce une forte pression, qui a quelquefois pour effet de faire éclater la poche et de répandre le liquide dans le tissu cellulaire sous-cutané, où il est ensuite facilement résorbé. Contre cette méthode il n'y a pas grande objection à faire dans le cas où elle est facile à exécuter ; seulement le mal n'en est pas toujours radicalement guéri. La petite ouverture sous-cutanée de la poche se referme bientôt d'elle-même, le liquide s'y reproduit et le mal revient au même point qu'auparavant. Dans les cas où l'on ne réussit pas à faire éclater la poche du ganglion avec les doigts, on a conseillé de chercher à obtenir ce résultat par un fort coup, frappé avec un marteau large, procédé que je ne saurais vous recommander, bien qu'il ait parfois donné des résultats favorables, parce que de cette façon il peut se produire de vastes contusions, dont vous ne pourrez pas toujours maîtriser les conséquences. Dans les cas où le sac est trop épais pour être écrasé avec les doigts, j'emploie la méthode de la *discision sous-cutanée :* je me sers d'un couteau mince, court et pointu (ténotome de Dieffenbach), je le plonge dans le sac, en suivant la direction horizontale, et j'incise avec la pointe du couteau la paroi interne du sac en divers sens; ensuite je retire lentement l'instrument et j'exprime pendant ce temps le liquide. Immédiatement après j'applique une compresse, j'enveloppe la main et l'avant-bras d'une bande mouillée qui empêche d'exécuter de grands mouvements, puis je fais porter pendant quatre à cinq jours le bras en écharpe. Au bout de ce temps j'enlève l'appareil, la petite plaie est guérie et le ganglion ne se reproduit ordinairement plus, tandis qu'il revient le plus souvent après l'évacuation simple au moyen d'une ponction.— L'extirpation de tout le sac avec incision de la peau a été faite quelquefois avec succès, sans inflammation consécutive bien considérable, d'autres fois avec suppuration des gaînes tendineuses ou avec perte de la mobilité des doigts; je vous recommande donc formellement de ne pas suivre cette dernière méthode.

Le traitement des hydropisies tendineuses étendues dans la paume de la main et à l'avant-bras est infiniment plus difficile; la division sous-cutanée ne pouvant être pratiquée dans ces cas, pour diverses raisons, et l'emploi des résolutifs ne donnant que fort peu de résultats, il ne reste pas autre chose à faire qu'à recourir à des méthodes qui, dans beaucoup de cas, auront pour résultat une suppuration le plus souvent modérée. Examinez donc auparavant s'il est bien nécessaire d'entreprendre une opération; si le désordre fonctionnel n'est pas assez considérable pour empêcher le patient de vaquer à ses affaires, il vaut mieux s'abstenir. Si, au contraire, vous êtes forcés d'agir, vous n'avez à choisir qu'entre deux méthodes : faire une large incision ou une ponction suivie d'une injection de teinture d'iode. Si vous voulez faire la ponction, que je vous conseille de préférence à l'incision, vous devez prendre un trocart d'un calibre moyen, parce que les corps fibrineux ne peuvent passer par une canule très-fine. Vous pourrez même avoir de la peine à les faire passer par une grosse canule; mais vous pourrez dans ce cas vous tirer d'embarras en poussant quelques injections d'eau tiède à travers la canule; l'augmentation du liquide favorisera, en effet, l'expulsion des corps fibrineux, assez glissants de leur nature. La quantité des matières évacuées est souvent très-grande, j'en ai retiré un jour un verre et demi d'une seule poche. Après que le tout a été vidé, on remplit la seringue d'une once de teinture d'iode étendue de moitié de son poids d'eau ou par une solution d'iodure de potassium, puis on injecte lentement le liquide que l'on fait séjourner pendant une à deux minutes dans le sac avant de le laisser s'écouler.

Cela fait, on retire de nouveau la canule, on couvre la plaie d'une petite compresse, on entoure soigneusement la main et l'avant-bras d'une bande et l'on fixe le membre sur une attelle. On fait garder le lit pendant plusieurs jours. Il y aura d'abord un gonflement assez considérable, dû à l'accumulation du liquide provoquée par l'inflammation aiguë de la poche séreuse. Si la tension devient très-forte, il faut enlever la bande, fermer soigneusement la plaie avec un emplâtre et badigeonner les parties tuméfiées avec de la teinture d'iode concentrée. Dans les cas les plus favorables, la tumeur diminuera alors lentement, elle deviendra moins douloureuse et aura complétement disparu après deux à trois semaines. Mais dans beaucoup d'autres cas il s'ensuivra une suppuration, souvent de courte durée, il est vrai, et très-facile à maintenir dans des limites restreintes et à vaincre même à l'aide de la glace. Cependant dans les cas les plus malheureux il peut encore survenir ici une suppuration étendue et profonde des gaînes tendineuses, suivie de la mortification des tendons avec ses conséquences. — Quant à l'incision du sac entier, elle doit évidemment entraîner une suppuration.

A cette occasion je dois encore rappeler que les *capsules articulaires*, comme les gaînes tendineuses, présentent de véritables procidences herniaires, qui deviennent le siége d'une hydropisie isolée, non étendue à la membrane synoviale tout entière. Les fibres de la capsule articulaire s'écartent, et à travers la fente ainsi formée la membrane synoviale se fait jour et arrive dans le tissu cellulaire sous-cutané. Bien que toutes les articulations puissent offrir des exemples de ce genre de productions, affectant une forme tantôt arrondie, tantôt pédiculée, tantôt allongée et sinueuse, etc., il n'en est pas moins vrai qu'on les a surtout remarquées aux articulations du genou, de la main et du coude; sur cette dernière articulation, j'ai observé à différentes reprises cette hydropisie isolée de hernies synoviales communiquant avec l'articulation; une roideur peu considérable de cette dernière accompagnait l'affection.

Je déconseille expressément de tenter une opération quelconque contre ces ganglions articulaires; l'inflammation purulente de l'articulation pourrait en être la conséquence.

On remarque aussi dans des franges qu'on rencontre dans les poches des gaînes tendineuses des *corps cartilagineux*, des enchondromes, qui peuvent même s'ossifier; une formation de lipomes (*lipoma arborescens*,

Fig. 65.

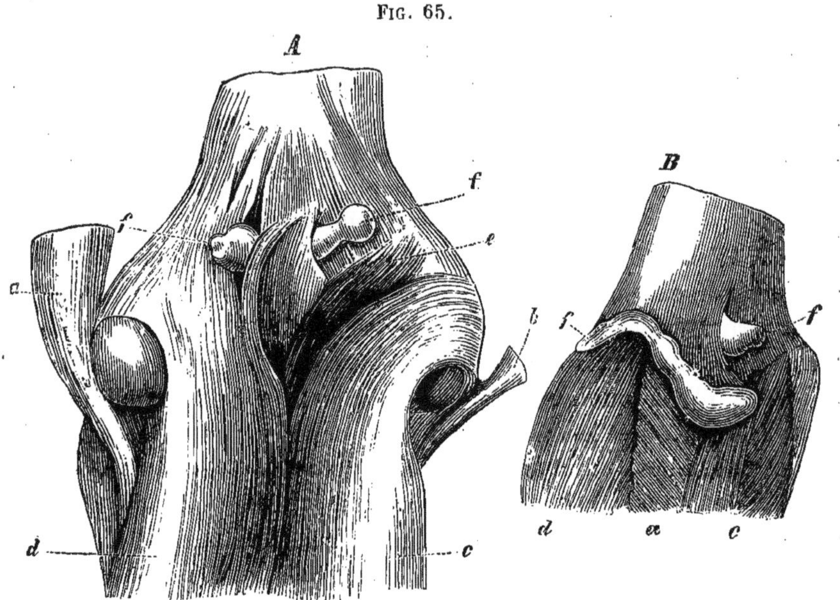

Procidences herniaires de la membrane synoviale de l'articulation du genou, en arrière (d'après N. Gruber). — A. *a*. Muscle demi-membraneux. *b*. Muscle biceps. *c*. *d*. Muscle gastro-cnémien. *e*. Muscle plantaire. *f*. *f*. Hernies synoviales. — B. *a*. Capsule articulaire du genou. *c*. *d*. Muscle gastro-cnémien. *f*. *f*. Hernies synoviales.

J. Müller) s'observe également dans les franges. Les tumeurs ne doivent être extirpées que quand elles incommodent beaucoup les individus.

Nous allons rattacher à ce qui vient d'être dit les hydropisies chroniques des *bourses muqueuses sous-cutanées*. Nous devons encore rappeler que lorsqu'une bourse semblable communique largement avec l'extérieur, il se développe dans la poche une suppuration ordinairement assez longue; cette suppuration offre, il est vrai, rarement des dangers, cependant on l'a vue dans quelques cas être le point de départ d'une suppuration s'étendant jusque dans le tissu cellulaire sous-cutané. Après la guérison presque complète de la plaie cutanée, il reste un pertuis assez fin à travers lequel on pénètre avec la sonde jusque dans le sac. Cette fistule donne journellement issue à une certaine quantité de sérosité; quelquefois il est possible d'en obtenir la guérison en cautérisant avec le nitrate d'argent et en exerçant une compression avec du sparadrap; dans quelques cas cependant la guérison en est très-difficile; vous pouvez essayer alors les injections de teinture d'iode en vue de produire une suppuration un peu plus intense de la face interne du sac èt d'en obtenir la disparition par le retrait ou l'adhérence réciproque de ses parois; il y a cependant un procédé plus court, qui consiste à introduire à travers la fistule un bistouri boutonné dans le sac et à fendre complétement ce dernier avec la peau qui le recouvre. Tout l'intérieur de la poche étant ainsi mis à nu, les granulations s'y développent peu à peu et la plaie se cicatrise finalement comme toute autre surface bourgeonnante. J'accorde une préférence marquée à ce dernier procédé, comme étant le plus expéditif de tous.

Une affection tout à fait analogue à l'hydropisie sus-mentionnée des gaînes tendineuses, c'est l'*hydropisie des bourses muqueuses sous-cutanées*. Une contusion ou une pression est quelquefois la cause déterminante de ce mal, mais dans beaucoup d'autres cas, il n'est pas possible de l'attribuer à une cause quelconque. Bien que l'hydropisie puisse s'emparer de toutes les bourses muqueuses sous-cutanées, soit normales, soit accidentelles, on la rencontre cependant avec une fréquence toute particulière dans la bourse muqueuse rotulienne qui, d'après les recherches les plus récentes de Linhard, consiste souvent en deux ou trois bourses superposées, quelquefois parfaitement distinctes, d'autrefois communiquant entre elles. L'hydropisie de la bourse rotulienne est très-facile à reconnaître, en ce que la tumeur qui atteint à peu près le volume d'une petite pomme est très-manifestement implantée sur la rotule, et qu'il est facile de reconnaître par l'examen que la poche qui contient le liquide ne communique point avec l'articulation du genou. Souvent cette maladie se manifeste au début avec le caractère d'une inflammation aiguë ou subaiguë : la collection liquide se fait rapidement, la tumeur est douloureuse, la peau qui la couvre devient rouge et le malade éprouve beaucoup de gêne en marchant. Les terminaisons varient; souvent la résorption se fait complétement et tout rentre dans l'état normal, dans d'autres cas la résorption n'est que partielle, les symptômes de l'inflammation aiguë se perdent et le mal passe peu à peu à l'état chronique. Une terminaison très-rare est la rupture du sac; cette rupture peut être sous-cutanée; dans ce cas le liquide s'épanche dans le tissu cellulaire sous-cutané, et il se produit une inflammation diffuse de ce tissu. L'accident le plus rare est la rupture simultanée du sac et de la peau. La marche ultérieure est alors la même que celle d'une plaie de la bourse muqueuse par un instrument piquant ou tranchant, telle que nous l'avons déjà exposée plus haut.

Une forme plus fréquente que la forme aiguë au début est la forme *chronique* d'emblée. Dans ce cas l'affection se développe sans douleur et très-lentement, plus souvent chez les individus d'un certain âge que chez les jeunes gens. En Angleterre, on a donné à cette hydropisie chronique de la bourse rotulienne le nom de « *chambermaid-knee.* » On la dit, en effet, très-commune dans ce pays parmi les femmes de chambre qui ont à brosser tous les jours les tapis en se tenant à genoux. Il me semble cependant extrêmement douteux que cette habitude puisse avoir une influence quelconque sur l'origine du mal, attendu que plusieurs anatomistes ont déjà appelé l'attention sur ce fait que, dans la position agenouillée, ce n'est pas la rotule, mais les condyles du tibia qui servent de point d'appui au corps ; pour toucher le sol avec la surface antérieure de la rotule, on serait forcé de se coucher presque à plat ventre.

Quant au contenu de ces poches hydropiques, il est *beaucoup moins visqueux* que celui des gaînes tendineuses ; cependant ces cavités peuvent également contenir des corps fibrineux qui donnent à la palpation du sac la sensation d'un frottement et d'un craquement sourd, analogue à celui qu'on entend lorsqu'on écrase de la fécule entre les doigts. Le sac lui-même s'épaissit fortement à la longue, et d'autant plus que la maladie dure depuis un temps plus long. — Il n'y a que les cas aigus qui se présentent de bonne heure à l'observation du médecin ; le traitement à instituer doit être le suivant : avant tout, le patient doit garder le repos au lit ; alors vous faites un badigeonnage assez fort de teinture d'iode et vous le répétez plusieurs fois. Par ce moyen, l'hydropisie cède ordinairement en peu de temps ; vous cherchez à faire disparaître par la compression le reste de l'épanchement et vous pouvez appliquer dans ce but, soit des bandelettes de sparadrap, soit des bandes. Vous pouvez aussi mettre en usage, dès le commencement, la compression à l'aide de bandes mouillées, et faire sur le genou un enveloppement hydrothérapique ; la pommade mercurielle et l'emplâtre mercuriel rendent également de bons services.—L'hydropisie chronique de la bourse muqueuse rotulienne occasionne si peu de souffrances qu'on ne la montre ordinairement que très-tard au médecin. La plupart des personnes en éprouvent à peine une légère gêne en marchant. D'autres affirment qu'ils se sentent fatigués plus tôt qu'auparavant du côté malade. Le plus souvent le mal n'affecte qu'un seul côté ; cependant il peut aussi atteindre les deux jambes. Très-rarement on obtient la résolution d'un hygroma chronique du genou par les moyens sus-indiqués, et l'on est ordinairement forcé de recourir à une opération. La simple ponction produit ici un effet tout aussi passager que dans les autres hydropisies, le liquide s'accumulant bientôt de nouveau ; si l'on veut que la ponction soit efficace, il faut qu'elle soit suivie d'une injection de teinture d'iode. Celle-ci n'offre aucun danger si le malade garde le repos pendant le traitement; la guérison est radicale dans la grande majorité des cas. Un autre traitement consiste à fendre le sac, qui entre ensuite en suppuration. Si le sac est trop épais, on fait bien de l'extirper complétement, cependant il faut prendre beaucoup de précaution, afin que la capsule articulaire voisine ne soit pas entamée. R. Volkmann m'a recommandé une méthode de traitement qui, dans plusieurs cas, m'a donné un excellent résultat, à savoir, la compression forcée avec des bandelettes de sparadrap : on entoure l'articulation du genou de larges bandelettes de sparadrap, qu'on serre autant que possible; le malade doit rester couché, la jambe s'œdématie un peu, il faut que la bourse rotulienne malade finisse par devenir légèrement douloureuse. L'appareil est renouvelé chaque jour, et au bout de cinq à six jours, le liquide contenu dans la bourse doit être résorbé. En ayant soin d'entourer d'abord la jambe de bandes au-dessus et au-dessous et en fixant en arrière une attelle de bois sur laquelle on fait passer les bandelettes, on peut facilement éviter l'œdème de la jambe et du pied. — J'ai employé un jour aussi cette méthode avec beaucoup de succès pour un ganglion du dos de la main; dans deux autres cas de ce dernier genre j'ai échoué, probablement parce que le liquide contenu dans le ganglion était trop épais.

QUARANTIÈME LEÇON

DE L'INFLAMMATION CHRONIQUE DES ARTICULATIONS (SUITE).

C. *Arthrite rhumatismale chronique. Arthrite déformante.* Anatomie pathologique. Formes diverses. Symptômes. Diagnostic. Pronostic. Traitement.— *Appendice : Des corps mobiles intra-articulaires :* 1. Corps fibrineux. 2. Corps cartilagineux et osseux. Symptômes. Opérations.

C. *Arthrite rhumatismale chronique. Rhumatisme articulaire chronique.— Arthrite sèche. Rheumatic gout.— Arthrite déformante.— Malum coxæ senile.*

Vous reculerez avec épouvante devant cette foule de noms, qui tous désignent la même lésion anatomique, et vous aurez raison de me demander pourquoi donner tant de noms à une seule et même chose? Quand une maladie a eu tant d'appellations diverses, cela prouve souvent que dans son essence elle n'a pas encore été bien comprise ou qu'à diverses époques elle a été envisagée à des points de vue différents; or, c'est là précisément ce qui n'existe pas dans le cas qui nous occupe, le processus en lui-même a, au contraire, toujours reçu la même interprétation, et tous ceux qui ont travaillé ce sujet sont arrivés aux mêmes résultats. Ici il convient de commencer par l'anatomie pathologique. La maladie affecte particulièrement et primitivement le cartilage et secondairement la membrane synoviale, ensuite le périoste et l'os. Les lésions que nous rencontrons sur le cartilage sont les suivantes : le cartilage devient bosselé en plusieurs endroits, ensuite rugueux à la surface, il se laisse séparer en fibres ; dans les degrés élevés de la maladie il manque totalement en certains endroits, et l'os y est à découvert, entièrement lisse et comme poli. Si vous examinez au microscope le cartilage ainsi réduit en fibres, vous trouvez également que la substance intercellulaire est devenue fibreuse au lieu d'être tout à fait homogène et hyaline comme à l'ordinaire. Vous trouvez en outre les capsules du cartilage agrandies et contenant des cellules en voie de scission; ces cellules ne sont cependant pas aussi petites ni aussi peu développées que cela est ordinairement le cas dans les formations cellulaires qui surviennent pendant les inflammations ; elles sont au contraire bien développées et en partie reconnaissables comme cellules cartilagineuses nouvelles à leur membrane un peu épaissie; le processus marche avec une lenteur infinie, qui permet aux jeunes cellules d'arriver à un plus haut degré de développement histologique que ce n'est le cas dans l'inflammation (voy. fig. 66); il n'y a pas non plus, comme on l'observe dans l'inflammation, un ramollissement du tissu intercellulaire, mais une désagrégation fibreuse; voilà ce qui caractérise déjà le processus en question; mais bien d'autres faits remarquables viennent encore s'y ajouter. Le cartilage devenu rugueux ne résiste pas aux frottements des extrémités articulaires l'une contre l'autre, il est usé petit à petit et disparaît jusqu'à l'os. Immédiatement au-dessous du cartilage, il y a toujours une couche de substance osseuse assez compacte quoique mince, après laquelle vient ensuite l'extrémité spongieuse de l'épiphyse; c'est cette couche compacte qui supporte le frottement après la disparition du cartilage, il se forme même dans son intérieur de la substance osseuse nouvelle par suite de l'irritation mécanique produite par le frottement; la moelle de la substance spongieuse s'ossifie dans une faible étendue au-dessous de l'endroit où le frottement a lieu. Malgré cela les mouvements qui se font dans l'intérieur de l'articulation ont pour effet une usure de plus en plus considérable des os opposés, mais comme ce frottement détermine toujours une formation osseuse nouvelle, la surface usée ne cesse d'être ferme et polie, parce que la destruction opérée par le frottement est toujours précédée d'éburnation ; de cette façon, si l'articulation reste mobile, une partie assez considérable de l'os peut disparaître petit à petit et l'os n'en reste pas moins poli. Les surfaces unies qui résultent de ce frottement se trouvent dans l'articulation de la hanche à l'extrémité supérieure de la tête du fémur et au sommet de la cavité cotyloïde, au genou sur les deux condyles, et ainsi de suite. La substance spongieuse du col du fémur peut être affectée d'ostéoporose dans quelques endroits; pendant ce processus, il se peut qu'une fonte osseuse partielle se manifeste dans la substance spongieuse, tandis que l'éburnation, par conséquent une néoplasie osseuse, a lieu à la surface du frottement; le col du fémur peut, à la longue, être entouré d'ostéophytes et offrir de cette façon une forme très-singulière. Voilà donc un phénomène qui vous paraîtra extrêmement remarquable : ici une usure, là une formation nouvelle, et toujours pendant le même processus, les deux conditions opposées réunies l'une à côté de l'autre sur le même os! La maladie débute assez fréquemment par une végétation cartilagineuse bosselée et se termine par une atrophie du cartilage! Je pense que vous êtes déjà habitués à cette combinaison d'usure et de néoplasie dans les inflammations chroniques; rappelez-vous la carie et le processus ulcératif en général. N'avons-nous pas là également une désagrégation à la surface de l'ulcère et une néoplasie très-productive dans ses environs?

A ces modifications du cartilage et de l'os s'ajoutent quelques modifications de la membrane synoviale, lesquelles cependant ne diffèrent pas

Fig. 66.

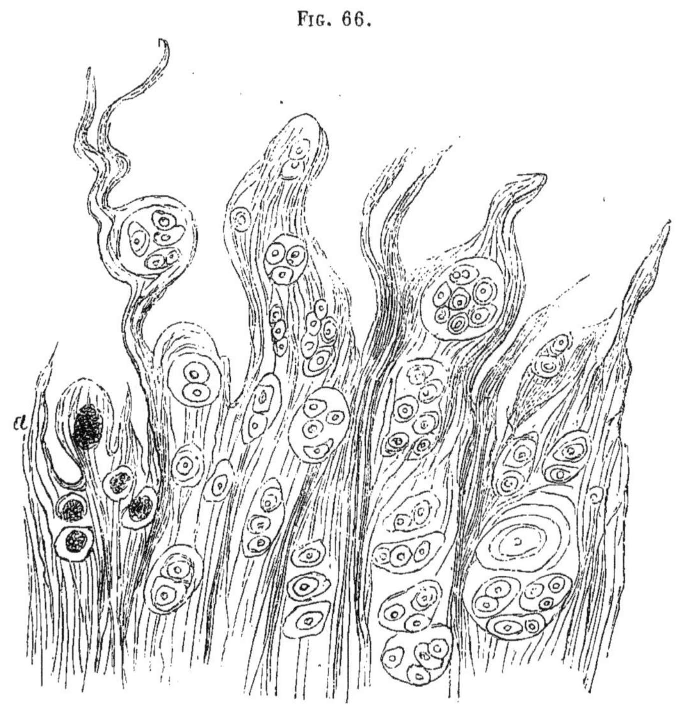

Dégénérescence du cartilage dans l'arthrite déformante; en *a*, métamorphose graisseuse des cellules cartilagineuses. Grossissement, 350, d'après O. Weber.

beaucoup de celles qui s'observent dans l'hydropisie chronique des articulations; la cavité articulaire contient une synovie peu abondante, mais trouble, fluide et entremêlée de parcelles cartilagineuses enlevées par le frottement. La membrane elle-même est devenue plus épaisse, peu vascularisée, et il n'y a que les franges souvent très-allongées dont les sommités soient pourvues d'anses vasculaires plus nombreuses. — Mais les *parties qui entourent l'articulation* peuvent également participer à la maladie, telles sont le périoste, les tendons, les muscles. Dans ces derniers se fait une ossification lente ayant pour effet de recouvrir extérieurement les extrémités articulaires d'une couche osseuse assez épaisse de formation nouvelle; ces végétations osseuses prennent dans certains cas un développement très-considérable. La forme des ostéophytes est tout autre que celle que nous avons appris à connaître jusqu'à présent. Ainsi, nous les trouvons lisses, arrondis, ils n'ont pas la forme de stalactites pointues ; on dirait une substance liquide, épaisse, qu'on aurait coulée sur l'articulation et qui se serait solidifiée pendant qu'elle coulait encore ; ces ostéophytes ne sont d'ailleurs pas poreux comme les autres, mais consistent dans toutes leurs couches en substance osseuse entièrement compacte. Ces particularités, que l'examen d'une série de pièces préparées vous permettra facilement de saisir, caractérisent extérieurement déjà à un tel point ce genre de maladie articulaire, que vous reconnaîtrez très-facilement, sans posséder aucune notion spéciale sur le cas donné, les préparations osseuses macérées qui appartiennent à l'arthrite déformante (voy. fig. 67, 68, 69).

Fig. 67. Fig. 68. Fig. 69.

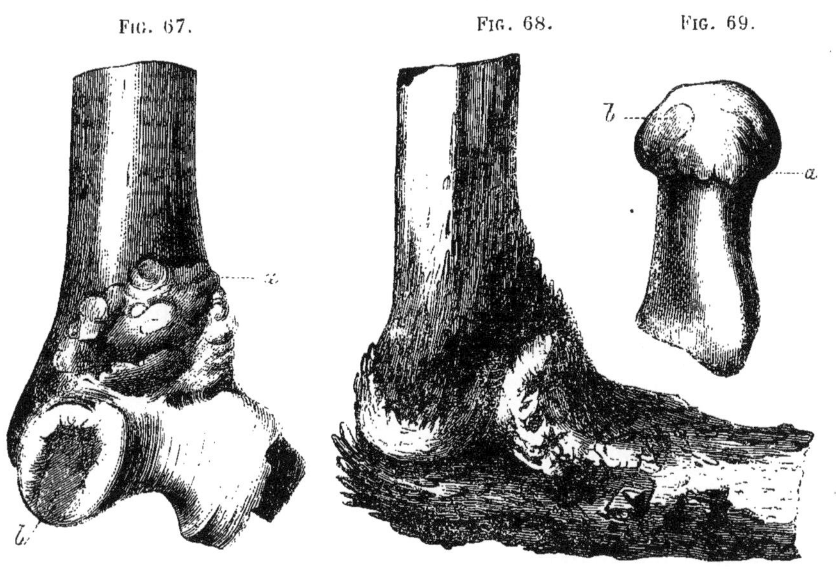

Fig. 67 et 68 : Ostéophytes de l'arthrite déformante. — Fig. 67 : extrémité inférieure de l'humérus. Dessin réduit. *a*. Ostéophytes ; *b*. surface de frottement.

Fig. 68 : Articulation du coude affectée de carie, inflammation articulaire fongueuse, ostéophytes en stalactites. Dessin réduit.

Fig. 69 : Premier métacarpien. *a*. et *b*. Comme dans la figure 67.

La raison pour laquelle la néoplasie osseuse affecte ici un caractère si complétement différent est probablement, d'une part, le développement si lent de ces formations osseuses, et de l'autre, le fait qu'elles ne sont pas précédées d'une vascularisation abondante, comme cela se présente pour les ostéophytes qui se forment lors de la guérison des fractures, dans la carie, la nécrose, l'ostéite ; lorsqu'un tissu est très-riche en vaisseaux au moment de son ossification, il doit se transformer en une substance osseuse poreuse, car plus il y a de vaisseaux, plus aussi il y aura de lacunes dans l'os. Or, dans l'arthrite déformante la formation osseuse n'est pas précédée d'une néoplasie vasculaire bien considérable, les tissus s'ossifient pour la plupart dans l'ordre qui suit : *périostes*, *tendons* et *même capsule articulaire*, *ligaments*, *muscles*, et tout cela se passe avec une grande lenteur ; de cette manière il arrive que l'os nouvellement formé prend plus de solidité. Il se peut même que dans ces cas, au milieu du tissu cellulaire sous-séreux, dans le voisinage de l'os, des points d'ossification isolés prennent naissance et produisent des fragments arrondis conservant pendant un certain temps une existence entièrement à part ; ces fragments peuvent ne se confondre que plus tard avec le reste de la masse osseuse, sur laquelle ils semblent comme collés, de telle sorte que l'on peut souvent encore facilement poursuivre le mode de production rien qu'à la forme affectée par le néoplasme osseux. Ces formations nouvelles peuvent déplacer complétement les extrémités articulaires, qui prennent une position tout à fait vicieuse, telle qu'elle existe dans la subluxation ; l'*articulation peut ainsi devenir entièrement immobile.* Dans quelques cas ces nouvelles formations osseuses pénètrent dans l'intérieur de l'articulation, se détachent et deviennent des corps mobiles intra-articulaires, dont il sera question plus tard.—Enfin, il faut encore faire remarquer que l'hydarthrose peut venir compliquer cette maladie, et vous comprendrez ainsi que tout un concours de circonstances peut rendre les articulations tellement difformes que l'on a bien raison de donner à ce mal le nom d'*arthrite déformante. Je reviens cependant sur une observation que je vous ai déjà faite, à savoir que toutes ces modifications pathologiques n'entraînent jamais la suppuration.*

Nous arrivons maintenant au *tableau clinique* de cette singulière maladie. Notre expérience nous conduit à en distinguer trois formes principales : une qui est ordinairement polyarticulaire et accompagnée de contractures musculaires ; une autre mono-articulaire, qui se rencontre chez les sujets jeunes ou d'un âge moyen, et enfin une troisième, qui ne s'observe que chez les vieillards.

1. *Le rhumatisme polyarticulaire chronique* (arthrite sèche, rhumatisme noueux, rhumatisme goutteux) se développe chez les jeunes sujets et chez les individus d'âge moyen, plus souvent chez les femmes que chez les hommes, chez les pauvres que chez les riches ; les individus mal nourris et anémiques y sont particulièrement exposés ; un rhumatisme articulaire aigu ou une arthrite blennorrhagique peut en être le point de départ ; après que l'état aigu ou subaigu de ces maladies articulaires est arrivé à sa fin, il reste dans quelques articulations, le plus

souvent dans les genoux et fréquemment des deux côtés, de la roideur, de l'endolorissement et une légère tuméfaction. Mais la maladie peut aussi débuter par l'état chronique et s'accompagner alors de douleurs modérées dans les articulations, douleurs qui disparaissent même complétement par intervalles. Au commencement, les patients se servent encore assez bien de leurs extrémités malades, mais après des mois et des années, la mobilité diminue peu à peu; des efforts et des refroidissements intercurrents sont suivis d'hydropisies articulaires subaiguës, une partie du liquide épanché se résorbe, mais toujours l'articulation reste un peu plus épaisse et plus roide après chaque exacerbation. Le matin, quand les patients se lèvent, les membres sont si roides qu'il n'y a presque pas possibilité de les mouvoir; après quelques efforts préparatoires, la mobilité revient jusqu'à un certain point, pendant la journée, mais vers le soir les articulations deviennent plus douloureuses. Peu à peu un nouveau symptôme s'ajoute : les muscles s'atrophient, les jambes deviennent plus grêles et peuvent se mettre dans la flexion; les muscles en voie d'atrophie ont une grande tendance à se contracter, ce qui est aussi favorisé à la longue par la position anormale de l'articulation. L'état général pendant tout ce temps ne cesse pas d'être satisfaisant : les patients ont bon appétit, ils digèrent bien et n'ont qu'une légère fièvre, quand des exacerbations aiguës se manifestent dans la maladie articulaire. Une pression exercée sur les articulations provoque peu de douleur; en les remuant on sent et l'on entend un frottement très-prononcé. — Ainsi la maladie continue pendant des années. Enfin les membres maigrissent considérablement, les articulations deviennent difformes et roides, et les malades ne peuvent s'en servir en aucune manière; si le mal attaque les hanches ou les genoux, ils sont à tout jamais condamnés au lit, mais tout en souffrant des années entières ils peuvent encore vivre longtemps s'ils reçoivent de bons soins; les articulations affectées le plus souvent sont celles du genou, de la hanche, de la main, des doigts et de l'épaule.

2. L'*arthrite déformante* est presque toujours mono-articulaire, rarement biarticulaire dans les articulations similaires, et se rencontre chez des individus parfaitement sains d'ailleurs, plus souvent chez les hommes que chez les femmes. Cette forme doit son nom à cette circonstance qu'ici les formations osseuses périostiques et périarticulaires et l'usure des surfaces prennent des proportions si énormes que l'articulation en devient complétement difforme. Le plus souvent il n'est pas possible de trouver une cause qui explique le développement de la maladie ; dans quelques cas, cette dernière a été précédée d'une entorse ou d'une luxation; ces articulations ne sont ordinairement le siége d'aucune douleur,

mais elles sont roides, gonflées par un épanchement hydropique et souvent elles renferment des corpuscules ossifiés libres; la membrane synoviale peut être entièrement couverte d'appendices graisseux.

3. *Malum coxæ senile*. Quand la maladie se manifeste chez des personnes âgées, elle affecte ordinairement des allures un peu plus bénignes, c'est alors principalement la hanche qui devient le siége de la maladie, d'où lui vient le nom de *malum coxæ senile;* cependant elle s'observe aussi à l'épaule, aux genoux, au coude et surtout aux doigts et au gros orteil. Chez les vieillards, la maladie débute toujours comme une affection chronique, accompagnée de peu de douleur, mais avec beaucoup de roideur, plus rarement avec une période initiale aiguë; souvent les malades ne se plaignent que de la roideur dans les premiers temps et principalement le matin; une fois que l'articulation est entrée en fonction cela va mieux; le frottement dans l'articulation est souvent tellement manifeste que le malade appelle sur ce signe l'attention du médecin. Des accès douloureux accompagnés d'un léger mouvement fébrile s'observent surtout dans les cas où le processus sévit fortement sur les doigts; ceux-ci deviennent à la longue difformes et épais au niveau des articles; le gros orteil glisse tout à fait en dehors, et la tête du premier métatarsien couverte de stratifications osseuses proémine fortement. Si la maladie a son siége à la hanche, les patients boitent légèrement; les dépôts osseux sont ordinairement peu considérables chez les vieillards, mais la cuisse se raccourcit insensiblement, parce que la tête du fémur et la cavité cotyloïde sont usées en haut par le frottement, les muscles s'atrophient fortement, enfin la hanche devient tout à fait roide, mais souvent après bien des années seulement. La maladie est bien plus fréquente chez les hommes que chez les femmes et se rencontre principalement chez les sujets maigres. Il est rare que l'on constate une maladie d'autres organes et surtout d'organes internes, cependant l'affection se rencontre assez communément chez les individus qui sont en général fort disposés aux dépôts calcaires et aux ossifications anomales; aussi la rigidité des artères, l'ossification des cartilages costaux et des disques intervertébraux avec ossification des ligaments vertébraux antérieurs sont des anomalies qu'il n'est pas rare de rencontrer chez des patients atteints d'un mal sénile qui frappe plusieurs articulations à la fois.

Le *diagnostic* de cette affection est très-facile chez les vieillards; la description que je viens de donner ne vous permettra guère de vous y tromper. — Si la maladie se présente, au contraire, chez de jeunes sujets et comme affection mono-articulaire, on peut se demander au commencement si l'on est en présence d'une arthrite fongueuse ou bien d'une arthrite déformante ; mais une observation suivie ne laisse pas longtemps dans le doute. Dans les périodes ultérieures, on pourrait confondre la maladie avec une arthrite fongueuse ou avec une carie sèche, qui donnent lieu également à une atrophie musculaire et à un frottement intra-articulaire, et qui précisément se présentent aussi chez les individus jeunes, d'ailleurs bien portants, et affectent chez eux une marche très-chronique ; mais dans cette dernière affection les articulations ne se couvrent pas de dépôts aussi étendus que dans l'arthrite déformante, qui de plus ne montre jamais une disposition à la suppuration, même après une longue durée.— Si l'arthrite rhumatismale chronique se montre des deux côtés ou dans plusieurs articulations à la fois, et qu'il s'y ajoute les contractures réflexes des muscles sous l'influence d'une irritation de la membrane synoviale, la maladie ne peut être méconnue. Le rhumatisme noueux est très-souvent confondu avec la goutte, surtout à raison de la ressemblance qu'il offre avec cette dernière lorsqu'il affecte la main et le pied. Aussi les Anglais ont-ils appelé le rhumatisme articulaire chronique *rheumatic gout*. Cependant la goutte est si bien caractérisée par la spécificité de ses accès, qu'elle doit être considérée comme une maladie *sui generis ;* c'est, du reste, un sujet que nous avons traité déjà antérieurement.

Le *pronostic* du rhumatisme polyarticulaire est très-mauvais, quant à la curabilité de la maladie : si celle-ci se présente chez les personnes âgées, je la considère absolument comme incurable. Chez les individus jeunes, on peut, par un traitement persévérant, enrayer quelquefois la maladie lorsqu'elle est arrivée à un certain point de son développement et obtenir une faible amélioration, mais ce résultat même est difficile à atteindre et peu de malades se rétablissent complétement. C'est que la cause de ces fâcheuses conditions réside dans les effets anatomiques de la maladie ; le cartilage et l'os usés ne se remplacent pas, les stratifications osseuses ne sont pas résorbées, elles sont pour cela trop compactes et trop solides ; l'atrophie des muscles n'est pas entravée par le mouvement naturel des membres, car les muscles affaiblis peuvent à grand'peine imprimer quelques légers mouvements aux membres roides et difficiles à mouvoir. Si par conséquent il vous arrive un malade pareil, armez-vous de patience et ne vous étonnez pas s'il consulte tantôt tel confrère, tantôt tel autre, et ensuite tous les charlatans, et si en fin de compte il vous accuse, vous-mêmes, d'être l'auteur de la maladie et de la grande extension qu'elle a prise.

Il faut naturellement qu'on soumette aussi ces malades à un *traitement ;* le médecin ne peut pas toujours choisir les cas favorables ; le malade incurable, et même le mourant, a droit à son secours, et là où il nous est impossible de guérir nous devons au moins nous efforcer d'apaiser, d'atténuer les souffrances. Les inflammations articulaires rhumatismales chroniques attestent par l'invasion simultanée de plusieurs articulations, qu'elles ne dépendent pas d'une cause locale bornant son influence a une seule articulation, mais que, au moins très-fréquemment, une cause générale préside au développement de la maladie; la diathèse rhumatismale, si obscure encore sous tant de rapports, cette prédisposition à l'inflammation des membranes séreuses et à un travail d'exsudation dans les articulations et dans les muscles est souvent accusée d'être la cause générique de la maladie; aussi mettons-nous en usage contre elle les remèdes antirhumatismaux. L'emploi prolongé de l'iodure de potassium, du colchique associé à l'aconit, des diaphorétiques et des diurétiques, trouve ici son application, quoique les succès obtenus par ces moyens soient très-peu nombreux; cependant nous ne connaissons rien de mieux ou du moins aucun autre remède susceptible de combattre directement le rhumatisme. La cause de ce dénûment thérapeutique tient en partie à l'absence totale d'une base anatomo-pathologique spéciale au processus rhumatismal. Indépendamment des moyens sus-nommés et de ceux qui trouvent leur justification dans l'individualité du malade et dans les indications spéciales, il y a lieu d'employer les bains chauds et avant tout les eaux thermales indifférentes, telles que Wilbad dans le Wurtemberg, Wilbad-Gastein, Baden près de Zurich, Baden-Baden, Tœplitz, Ragaz (canton de Saint-Gall); mais outre ces eaux thermales on peut encore employer les eaux salines, principalement les eaux un peu excitantes, en cas d'atrophie musculaire commençante. Le climat de ces localités doit surtout être pris en considération, parce que tous ces malades sont fortement impressionnés par une atmosphère froide et humide. Les eaux sulfureuses thermales ne doivent être employées qu'avec une extrême précaution et l'on aura soin d'y renoncer aussitôt qu'il y aura des exacerbations subaiguës. Si ces malades habitent une contrée où règnent des hivers froids et humides, on leur fera passer l'hiver en Italie, mais en ayant soin de les envoyer dans des endroits où il y a des habitations convenablement disposées en vue des froids éventuels; telles sont Nice, Naples, Palerme. — Les habitations humides sont surtout funestes. Les malades doivent s'habiller chaudement, porter constamment de la laine; les articulations malades seront toujours couvertes de flanelle. — On a beaucoup recommandé l'hydrothérapie, et ce moyen rend évidemment des services, si son emploi est dirigé par des médecins consciencieux et non exclusivement par des propriétaires d'établissements hydrothérapiques; l'avantage de ce traitement consiste encore à endurcir les patients et à les rendre moins impressionnables à toutes les influences extérieures, et principalement aux refroidissements; en outre, l'eau bue en abondance et les enveloppements après les bains produisent un effet diurétique aussi bien que diaphorétique; enfin, un dernier avantage qui s'attache à ce traitement, c'est que le patient s'y adonne avec conscience et persévérance, tandis qu'il est bien vite fatigué de prendre des remèdes internes; on sait que les personnes soumises à l'hydrothérapie se passionnent bientôt pour leur traitement et que ce sont des patients très-reconnaissants, même alors que le succès du traitement se réduit à zéro. Lorsque par conséquent la constitution générale du sujet n'est pas trop faible et qu'il n'a pas une trop grande répugnance pour ce traitement (chose qui arrive également), il est certainement utile d'y recourir, mais en ayant soin de le faire continuer pendant au moins une année si l'on veut obtenir un résultat. Dans quelques cas les bains de vapeur russes ont eu du succès. — Quant au traitement local, on a préconisé des frictions de diverse espèce, qui, à la vérité, sont principalement efficaces par l'irritation mécanique du frottement. Aussi peu importe que vous vous serviez de pommade iodée, d'axonge pure, de liniment volatil ou d'autres substances. Les révulsifs énergiques ne sont d'aucune utilité et même la teinture d'iode ne doit être employée que contre les exacerbations subaiguës, que l'on peut aussi combattre par les vésicatoires. Vous devez, en général, mettre beaucoup de prudence dans l'emploi de tous les irritants énergiques. Les douches peuvent produire un effet excellent dans dans les cas très-chroniques et très-atoniques, même les douches d'eau chaude ou de vapeur. Les bains sulfureux locaux se sont montrés utiles dans quelques cas; cependant dans d'autres cas les douches en arrosoir les plus faibles, ayant une chute d'à peine un pied de hauteur, produisent déjà un effet trop excitant; il n'est pas toujours possible de prédire l'effet, aussi les malades doivent-ils essayer sous la direction d'un médecin; aussitôt que des douleurs se déclarent, il faut que les douches soient suspendues pour être reprises avec un redoublement de précautions et après un repos plus ou moins long : si les douleurs ne cessent pas de se reproduire, on fait bien de discontinuer définitivement le traitement par les douches.

On peut se demander si les membres doivent être maintenus dans un repos absolu ou s'il y a lieu de faire exécuter des mouvements. Un repos complet n'est pas à recommander, pour diverses raisons, d'une part, parce que les articulations sont exposées à devenir entièrement roides et souvent dans une position excessivement désavantageuse; de l'autre, parce qu'un repos absolu ne peut que favoriser l'atrophie musculaire. Des mouvements modérés, passifs et actifs, doivent être exécutés ; cependant ils ne doivent jamais aller jusqu'à produire des douleurs ou de la fatigue; quant aux mouvements passifs, le malade peut les produire lui-même avec le secours des mains ou mieux encore à l'aide des machines fort ingénieusement conçues dans ce but par Bonnet. — Il nous reste enfin à ajouter quelques mots sur l'atrophie musculaire; nous pouvons chercher à fortifier les muscles par le frottement, par l'électricité, par des mouvements réglés, tant actifs que passifs, aussi la gymnastique médicale trouve-t-elle ici un champ d'application assez vaste. Mais tous ces traitements, si l'on veut qu'ils soient de quelque utilité, doivent être continués avec persévérance.

Vous reconnaissez, par ce résumé thérapeutique, que nous ne sommes pas pauvres en remèdes à employer utilement contre l'arthrite déformante. Mais tous les traitements que nous venons de nommer sont coûteux, souvent inabordables pour les pauvres gens; et comme cette maladie attaque principalement la classe pauvre, on se trouve dans les plus mauvaises conditions; car dans les masures des pauvres un air chaud et sec, une bonne nourriture, les moyens d'éviter les refroidissements, les bains, sont des *desiderata* ordinairement irréalisables; et quand ces conditions essentielles font défaut, prescrire des remèdes coûteux, c'est faire inutilement dépenser leur argent à ces malheureux. Mais je reviens à ce qui a été dit antérieurement : plus ces malades se hâteront de se soumettre à un traitement, plus ils seront jeunes, plus aussi vous pourrez obtenir de bons résultats; vous pouvez faire en sorte que la maladie reste stationnaire. Une fois qu'elle a pris un certain développement, que les articulations sont devenues difformes, que les muscles se sont atrophiés, il ne peut plus être question de guérir le mal. — Je considère le *malum coxæ senile* comme incurable dans la plupart des cas, cependant il est rationnel de le combattre également par les moyens signalés plus haut. — L'arthrite déformante monoarticulaire est incurable; si l'articulation atteinte cause par trop d'embarras, on peut la sacrifier, soit par la résection, soit par l'amputation.

APPENDICE.

DES CORPS MOBILES INTRA-ARTICULAIRES. *MURES ARTICULARES.*

Par corps mobiles intra-articulaires on entend des corps plus ou moins solides qui prennent naissance dans l'intérieur d'une articulation. Les corps étrangers venus du dehors, tels qu'aiguilles, balles, etc., ou des éclats osseux qui flottent librement dans l'articulation doivent être exclus de cette espèce morbide. — Il y a deux sortes de corps intra-articulaires : 1° de petits corps ovalaires, semblables à des pepins de melon ou de forme irrégulière, lesquels sont généralement produits en grande quantité à la fois et ne consistent qu'en fibrine, ainsi que cela a été prouvé par l'examen microscopique. Ces corps prennent naissance dans les articulations atteintes d'hydropisie chronique et ne sont autre chose que des précipités formés dans la synovie altérée qualitativement et quantitativement; ce sont les mêmes corpuscules que nous avons déjà appris à connaître dans l'hydropisie des gaînes tendineuses; ils peuvent aussi tirer leur origine de la fibrine d'anciens caillots sanguins. Ils n'exigent jamais par eux-mêmes une intervention active de la chirurgie, et ne constituent à vrai dire qu'un fait accessoire de l'hydropisie articulaire chronique; quelquefois on peut reconnaître leur existence sur le vivant par une sensation de frottement doux que donne l'exploration des articulations; cela ne modifie cependant en rien le traitement précédemment exposé de l'hydarthrose, et ces corpuscules n'ont de l'importance qu'en ce qu'ils empêchent l'articulation de revenir à son volume normal; 2° les corps intra-articulaires de la seconde espèce sont d'une dureté cartilagineuse, presque toujours à noyau osseux, quelquefois adhérents et d'autres fois libres dans la capsule; leur forme est très-variée, parfois bizarre et le nom de *souris articulaire* (*mus articularis*) peut bien provenir d'une ressemblance accidentelle avec une souris. Ces corps sont toujours plus ou moins arrondis, mais rarement tout à fait ronds ou ovales; on les trouve au contraire bosselés, mamelonnés, ayant beaucoup d'analogie avec les ostéophytes de l'arthrite déformante. — Sous le microscope, on les trouve composés d'une enveloppe mince de cartilage fibreux ou hyalin, qui s'ossifie à partir du centre, mais qui quelquefois n'est que crétacé ; ces corps organisés en tissus ne peuvent donc pas être dus à un simple précipité formé aux dépens de la synovie, ils doivent, au contraire, même lorsqu'ils flottent librement dans l'articulation, avoir autrefois fait partie du tissu circonvoisin, avoir pris naissance dans ce tissu et s'être détachés plus tard. Et, en effet, c'est ainsi que les faits se passent : ces corps naissent le plus souvent dans les sommités des franges synoviales, ou bien ce sont des ostéophytes qui ont pénétré dans l'articulation, venant du dehors. Dans les franges il y a des cellules cartilagineuses, quelquefois déjà à l'état normal ; ces cellules commencent à se multiplier ; c'est ainsi qu'un noyau cartilagineux se forme dans l'extrémité libre de la frange ; ce noyau devient une tumeur cartilagineuse, un enchondrome, qui s'ossifiera plus tard dans son centre ; pendant quelque temps cette tumeur reste en rapport avec la frange, mais plus tard elle s'en détache et flotte alors librement dans la cavité. Le corps ainsi devenu libre de toute adhérence peut-il s'accroître encore par la suite, c'est ce qui n'est pas facile à décider ; le cartilage n'ayant pas besoin de vaisseaux pour sa nutrition, il se peut qu'il trouve dans la synovie seule les matériaux nécessaires. Le deuxième mode de formation des corps extra-articulaires est le suivant : dans la capsule articulaire, immédiatement au-dessous de la membrane synoviale, se forment des corps cartilagineux en voie d'ossification, qui proéminent dans l'intérieur de la cavité articulaire, se détachent et finissent ainsi par devenir libres ; *ce mode de formation est considéré aujourd'hui comme le plus fréquent par la plupart des anatomo-pathologistes.* — Au développement des corps articulaires correspond toujours un certain degré d'hydropisie articulaire ; cette dernière est peut-être la maladie primitive. Les corps articulaires se rencontrent presque exclusivement ou au moins principalement dans l'articulation du genou, on les trouve uniquement chez les adultes ; c'est une affection excessivement rare, peut-être la plus rare de toutes les affections articulaires. Il existe un rapport évident entre la formation des corps articulaires et l'hydarthrose ; ces affections sont unies par leur essence et forment la contre-partie des inflammations articulaires fongueuses et fongo-purulentes ; elles dépendent probablement d'une diathèse générale acquise ou congénitale.

Les phénomènes que l'on considère comme pouvant caractériser l'existence d'un corps articulaire sont les suivants : le patient est atteint d'une hydarthrose modérée du genou et ressent subitement en marchant une douleur très-pénible dans cette région, douleur qui l'empêche sur le moment d'aller plus loin ; le genou se maintient alors quelquefois dans la demi-flexion ou dans l'extension, et la mobilité ne peut lui être rendue qu'après quelques frottements exécutés sur l'articulation. Ce phénomène est dû à l'étranglement du corps extra-articulaire entre les os qui constituent l'articulation du genou, entre les cartilages interarticulaires ou dans une des poches synoviales. Mais même avant que ces symptômes d'étranglement se manifestent, les malades se plaignent ordinairement pendant des semaines ou des mois de faiblesse ou de légères douleurs dans le genou, et l'examen fait constater dans la plupart des cas, comme cela a été dit plus haut, un léger degré d'hydarthrose. La singularité de cette manifestation subite d'une vive douleur, suivie d'une disparition aussi prompte, fait très-souvent supposer aux malades eux-mêmes qu'un corps mobile doit exister dans leur genou; il n'est pas rare qu'ils le sentent très-distinctement et qu'ils le rendent aussi sensible pour le médecin en exécutant certains mouvements. Dans d'autres cas, c'est le médecin qui, après des explorations répétées, sent le premier le corps dans l'intérieur de l'articulation et le fait glisser tantôt dans un endroit, tantôt dans un autre; souvent il disparaît de nouveau et il se passe des jours et des semaines avant qu'il reprenne une position qui permette de le sentir extérieurement. Tous ces symptômes ne seront bien manifestes que quand le corps est détaché; aussi longtemps qu'il adhère encore, ou bien s'il est assez grand pour ne pas pouvoir s'enclaver, il provoque peu ou point de souffrances.

S'il est vrai que le malaise occasionné par un corps intra-articulaire et par une hydarthrose modérée du genou n'est pas toujours très-considérable et n'augmente pas spontanément, s'il n'en résulte pas non plus des inflammations purulentes, mais seulement de temps à autre, sous l'influence de causes occasionnelles, des inflammations subaiguës avec épanchement séreux, il arrive cependant dans d'autres cas que les douleurs provenant de l'étranglement et le danger d'être exposés à tout moment à cette douleur extrême fatiguent à un tel point les malades, qu'ils réclament avec instance le secours d'une opération chirurgicale. — L'essai de fixer ces corps en provoquant une inflammation adhésive, soit en appliquant des bandages compressifs, soit en appliquant de la teinture d'iode ou des vésicatoires a eu peu de succès. L'opération consiste dans l'extraction du corps; on y procède de la manière suivante: on pousse fortement le corps articulaire vers l'un des côtés de l'articulation; ensuite on fait glisser la peau fortement en sens inverse, ce qui la tend encore plus, et on l'incise, ainsi que la capsule, jusque sur le corps articulaire; on fait jaillir ce dernier, en continuant la pression, ou bien on le retire au moyen d'un levier, d'un petit élévatoire, tel qu'une curette très-rationnellement employée par Fock; après cela, on ferme immédiatement la plaie avec le doigt et l'on étend la jambe; on laisse ensuite la peau revenir dans sa situation normale, ce qui fait que l'incision cutanée est placée plus bas que celle de la capsule et qu'ainsi les deux plaies ne communiquent pas directement; la plaie cutanée est réunie par des points de suture et des bandelettes de sparadrap et la jambe fixée dans l'extension au moyen d'une attelle; un appareil plâtré conviendrait également fort bien dans ces circonstances, on pourrait y pratiquer une grande fenêtre, même avant d'opérer. — Le traitement de l'arthrite traumatique doit être institué contre les phénomènes inflammatoires consécutifs, s'il s'en présente. — Autrefois ces opérations étaient souvent très-dangereuses; les arthrites graves n'étaient pas rares, et l'on a pu parfois s'estimer heureux d'avoir sauvé la vie du malade par l'amputation de la cuisse. — Les méthodes opératoires ont été souvent modifiées; enfin le procédé le plus simple, celui que nous avons décrit plus haut, l'a emporté sur tous les autres. Tout récemment, Fock a exécuté de cette manière cinq fois l'opération et a toujours obtenu une guérison complète. Les phénomènes inflammatoires étaient insignifiants et la plupart des patients pouvaient vaquer à leurs affaires peu de semaines après l'opération. — Si un corps intra-articulaire ne donne lieu à aucun symptôme pénible, on se contente d'appliquer un bandage compressif pour empêcher l'épanchement de prendre trop d'extension.

QUARANTE ET UNIÈME LEÇON

DES ANKYLOSES.

Différences. — Conditions anatomiques. — Diagnostic. — Traitement : extension graduelle, extension forcée, opérations sanglantes.

Déjà vous savez que par ankylose on entend la roideur des articulations ; je dois cependant ajouter que, généralement, on ne se sert de ce terme que pour désigner la roideur qui persiste après que le processus aigu ou chronique d'où elle dépend a terminé son évolution, et quand l'amoindrissement ou l'anéantissement complet de la mobilité articulaire est la seule anomalie qui se présente. Si par conséquent dans une inflammation de l'articulation du genou ou de la hanche l'extrémité entre dans une flexion prononcée sous l'influence de contractions musculaires involontaires et persistantes, et si les douleurs empêchent d'étendre l'articulation, bien qu'il y ait possibilité mécanique de le faire, alors nous n'avons pas affaire à une ankylose, mais à une inflammation articulaire avec contracture des muscles. — La raison pour laquelle on ne peut étendre une articulation, alors même qu'il n'y a plus de processus inflammatoire, doit être cherchée dans des obstacles mécaniques situés tantôt en dehors, tantôt dans l'intérieur même de l'articulation ou dans les tissus qui font partie intégrante de cette dernière. Un muscle raccourci par atrophie et ratatinement, une cicatrice fortement rétractée de la peau, surtout lorsqu'elle est située du côté de la flexion, sont les causes qui peuvent essentiellement nuire à la mobilité d'une articulation saine du reste ; aussi n'a-t-on pas une pareille cause en vue quand on parle simplement d'ankylose de telle ou telle articulation ; on donne, au contraire, aux états que nous venons de mentionner le nom de *contractures musculaires* ou *cicatricielles ;* si l'on veut appeler ankylose ce genre de difficultés apportées aux mouvements articulaires, on fait bien de le désigner par une épithète spéciale, de dire, par exemple, *ankylose par cause externe*, *fausse ankylose*, etc. — Restent donc les ankyloses dues à des modifications pathologiques des parties intégrantes de l'articulation. Ici peuvent se présenter les conditions suivantes :

1. Adhérences cicatricielles entre les surfaces articulaires elles-mêmes; ces adhérences peuvent offrir beaucoup de différences sous le rapport de leur nature aussi bien que sous celui de leur étendue; elles prennent naissance après la guérison de l'arthrite fongueuse et sont dues, dans ce cas, à la réunion qui s'établit entre les fongosités du néoplasme inflammatoire. De cette manière, naissent des espèces de brides cicatricielles à peu près comme entre la plèvre costale et la plèvre pulmonaire, ou bien des adhérences épaisses, étendues en surface. En même temps le cartilage peut rester en partie intact, dans d'autres cas il est détruit, ainsi qu'une partie de l'os. Le plus souvent ces adhérences sont formées par du tissu conjonctif, comme toutes les autres cicatrices ; dans d'autres cas, surtout lorsque l'articulation est devenue entièrement immobile, ce tissu cicatriciel s'ossifie et les deux extrémités articulaires sont réunies par des ponts osseux ou fondues ensemble dans toute l'étendue de leur surface (voy. fig. 70, 71 et 72).

Fig. 70.

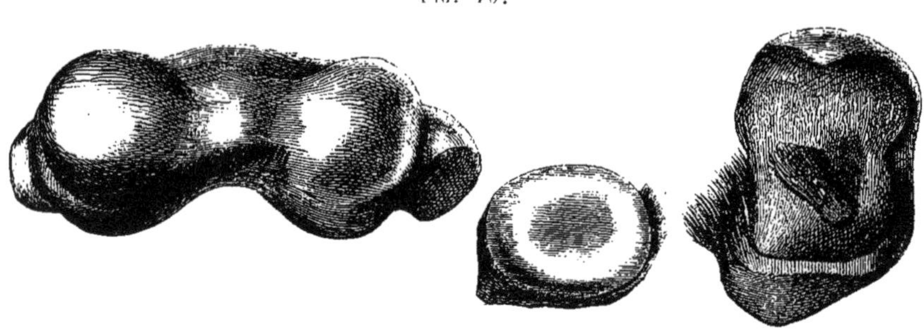

Brides cicatricielles dans l'articulation du coude reséquée sur un adulte, grandeur presque naturelle.

2. D'autres obstacles à la mobilité résultent des ratatinements cicatriciels de la capsule articulaire et des ligaments accessoires ou bien du racornissement des cartilages semi-lunaires qui peuvent même être détruits en entier. Ces rétractions cicatricielles se présentent non-seulement aux endroits où s'étaient formées des fistules, mais se rencontrent aussi indépendamment de toute suppuration, parce que chaque tissu qui a été le siége d'une infiltration plastique se rétracte plus ou moins après l'évolution du processus inflammatoire.

3. Un obstacle assez important à la mobilité et qui constitue la raison pour laquelle, après des arthrites fongueuses très-étendues, la mobilité

parfois ne peut plus être rétablie, consiste en ce que les parois nécessairement mobiles des prolongements accessoires de la cavité synoviale

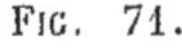

Fig. 71.

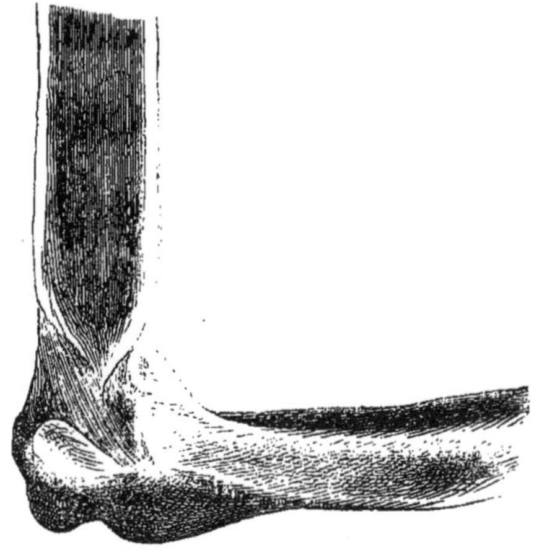

Adhérence cicatricielle complète entre les surfaces articulaires du coude chez un enfant; la trochlée de l'humérus et une partie de l'olécrâne sont détruites. Coupe longitudinale. Grandeur naturelle.

articulaire adhèrent entre elles et se ratatinent. Pour bien vous faire comprendre cette cause d'immobilité, il faut que je vous rappelle brièvement les conditions normales qui président au mouvement dans les

Fig. 72.

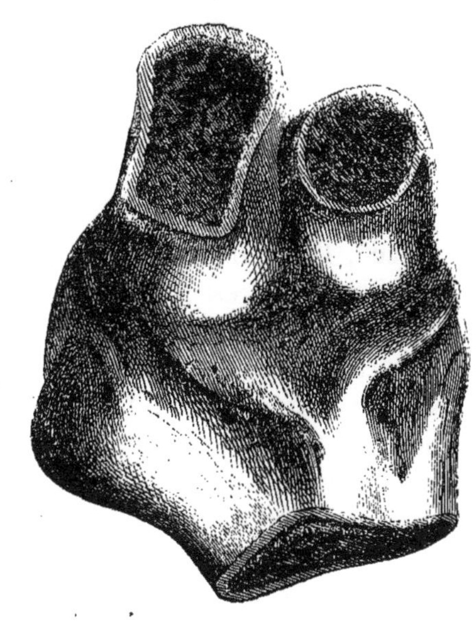

Articulation du coude ankylosée et réunie par des points osseux, reséquée sur un adulte. Grandeur presque naturelle.

grandes articulations. La capsule articulaire ne possède jamais un degré d'élasticité assez élevé pour lui permettre de se prêter sans difficulté à toutes les positions de l'article. Supposez un humérus appliqué contre le thorax; il faudrait que la capsule fût très-fortement contractée en bas et fort dilatée en haut; si, au contraire, vous supposez le bras levé en l'air, la partie supérieure de la capsule devrait fortement se contracter et la partie inférieure se dilater: la capsule devrait, en un mot, avoir l'élasticité du caoutchouc; mais cela n'est pas le cas; la capsule est douée de très-peu d'élasticité et ne se contracte pas dans les diverses positions extrêmes de l'article; elle se plisse, au contraire, selon des directions tout à fait déterminées; lorsque la direction de l'articulation change, le pli s'étend de nouveau, et sur le côté opposé, lisse auparavant, la capsule se plisse à son tour. Voyez, par exemple, ici l'articulation de l'épaule dans des positions qui correspondent à l'élévation (fig. 73) et à l'abaissement (fig. 74) du bras. Le dessin représente une coupe verticale, parallèle à la moitié antérieure du corps (d'après Henle).

FIG. 73. FIG. 74.

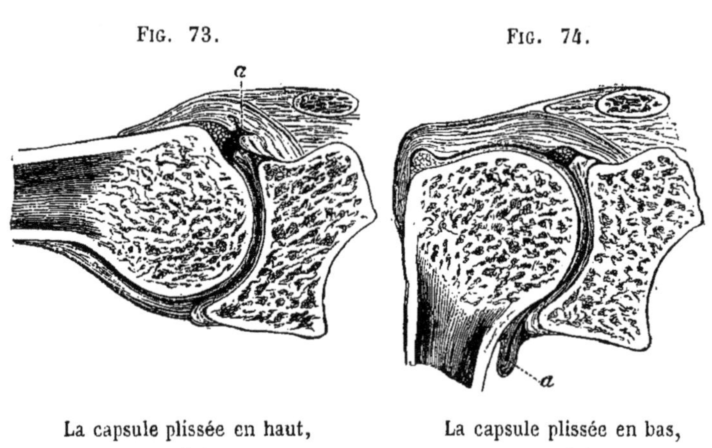

La capsule plissée en haut, au point *a*.

La capsule plissée en bas, au point *a*.

Si la membrane synoviale devient malade, l'articulation s'arrête ordinairement dans une position donnée, l'humérus est ordinairement abaissé; la poche synoviale qui existe en bas (fig. 74 *a*) peut entrer en suppuration, se ratatiner, former des adhérences, et alors même que l'articulation serait encore tout à fait mobile du reste, l'élévation du bras ne serait cependant plus possible, parce que la capsule ne peut plus se déplisser au côté inférieur de l'articulation. Ainsi, des ankyloses peuvent prendre naissance malgré l'état intact du revêtement cartilagineux; la sécrétion synoviale s'arrête, les cartilages peuvent, avec le temps, dégénérer en tissu conjonctif (comme en cas de luxation ancienne avec immobilité des extrémités articulaires) ou même s'ossifier, et de la sorte l'ankylose se solidifie encore davantage. — Des conditions analogues existent dans presque toutes les articulations ; dans l'*Anatomie* de Henle vous trouverez les meilleurs dessins sur cet objet. —R. Volkmann a décrit dans le temps ce genre d'ankylose, que l'on rencontre surtout chez les jeunes sujets à la suite d'une inflammation subaiguë de la hanche sans suppuration, mais avec forte tension musculaire, et il a donné à cette affection le nom d'ankylose cartilagineuse ; ce nom a sans doute été choisi, parce que le mal peut exister indépendamment de toute lésion du cartilage.

4° Un autre obstacle mécanique peut consister en dépôts osseux qui se forment autour de l'articulation, en dehors, sur les extrémités des os correspondants : si, par exemple, la cavité coronoïde ou olécrânienne de l'humérus se remplit de dépôts osseux, l'apophyse coronoïde, ou l'apophyse olécrâne du cubitus cesse d'entrer dans la cavité correspondante ; alors, dans le premier cas, le bras ne pourra pas être complétement fléchi, et dans le second il ne sera pas complétement étendu. Cet obstacle se manifeste principalement dans l'arthrite déformante, plus rarement dans l'arthrite fongueuse (voyez fig. 67).

5° Enfin, la carie des extrémités articulaires peut avoir pour effet des pertes de substance tellement considérables, que les épiphyses perdent entièrement leurs rapports normaux et ne peuvent plus s'adapter l'une à l'autre, parce que leurs surfaces sont trop modifiées, et que dans cette position anormale (luxation pathologique) elles ne peuvent plus se mouvoir l'une sur l'autre. Jetez encore une fois les yeux sur la figure 71 : à la suite de la destruction de la trochlée humérale, le cubitus a été attiré à un tel point vers l'humérus, que, malgré une certaine mobilité, la flexion entière ne peut cependant pas être exécutée, parce que l'apophyse coronoïde arc-boute en avant contre l'humérus, la cavité coronoïde n'existant plus. — Il peut arriver de même que dans la carie du genou le tibia glisse tantôt en avant, tantôt en arrière, de sorte que les surfaces articulaires opposées ne se correspondent plus du tout, et que dans la nouvelle position qu'elles ont prise elles n'admettent plus aucune mobilité ou conservent seulement une mobilité très-restreinte.

A ces causes d'immobilité plus ou moins situées dans l'articulation elle-même peuvent s'ajouter des causes extérieures, surtout les contractures musculaires déjà mentionnées, ainsi que les cicatrices des fistules qui peuvent adhérer aux muscles, aux tendons et aux os, et contribuer de la sorte à fixer l'articulation dans la position vicieuse.

Le *diagnostic* général de l'ankylose n'est pas difficile, mais on peut éprouver des difficultés à reconnaître laquelle, parmi les conditions susmentionnées, est la cause de l'abolition ou de la diminution de la mobilité. En cas d'immobilité complète, on est toujours tenté de supposer qu'il s'agit d'une ankylose osseuse; il s'en faut cependant que ce soit là toujours le cas ; des adhérences très-courtes et roides, surtout celles qui se sont établies sur de larges surfaces, doivent également entraîner une complète immobilité. Plus il y a de temps qu'une ankylose de ce genre est dans un état d'*immobilité* absolue, plus il est probable qu'il s'est développé une adhérence osseuse; même dans les cas où l'articulation est relativement faiblement lésée, et alors même que la plus grande partie du cartilage articulaire est normal, il pourra cependant s'établir une ankylose complétement osseuse, si l'articulation reste pendant plusieurs années dans un repos complet, qui peut n'être dû qu'à la rétraction de la capsule ; et, en effet, une articulation, même entièrement saine, devrait, après avoir été maintenue dans l'immobilité pendant des années, finir par s'ankyloser; pour la conservation à l'état sain de la membrane synoviale et du cartilage, le mouvement est une condition capitale; vous le voyez déjà par les articulations du corps qui exécutent des mouvements restreints ou nuls, telles que les articulations intervertébrales, celles des os du bassin et du sternum, elles ne possèdent qu'une membrane synoviale très-peu développée et un cartilage fort rudimentaire. — Quand le mouvement cesse de s'accomplir dans une articulation, la sécrétion de la synovie doit s'arrêter du même coup, la membrane synoviale devient plus sèche, plus tenace, le cartilage prend une apparence fibreuse, et tout ce bel appareil finit par se résoudre en un tissu conjonctif cicatriciel susceptible de s'ossifier; alors c'en est fait des fonctions de l'article. — Nous avons été conduit à faire ces remarques pour faire comprendre que la durée d'une ankylose immobile permet de tirer des conclusions très-fondées sur son degré de solidité. Mais lorsque l'ankylose est mobile, ne serait-ce même qu'à un faible degré, il est rare que la membrane synoviale soit entièrement détruite; une partie du cartilage continue également à exister dans ces sortes de cas. On peut se faire bien des illusions sur la mobilité et l'immobilité d'une ankylose, si l'on ne se préoccupe pas du degré de tension des muscles ; souvent la connaissance exacte des obstacles mécaniques ne s'acquiert qu'autant que l'on parvient à annuler complétement l'action musculaire ; c'est ce qu'on obtient à l'aide du chloroforme, dont l'action narcotique doit être poussée jusqu'au relâchement complet des muscles.

Qu'y a-t-il donc à faire contre ces ankyloses? Peut-on rendre la mobilité à l'articulation roidie? Dans la plupart des cas on peut répondre à cette question par l'affirmative. Mais peut-on maintenir cette mobilité pour longtemps et rétablir, ne serait-ce qu'imparfaitement, la fonction normale? Voilà ce qui malheureusement est impossible le plus souvent.

Mais que faire alors et à quoi bon un traitement? Il y a des cas dans lesquels vous êtes en droit de soulever cette question, mais le plus souvent l'opportunité du traitement ne peut être contestée. Nous avons insisté à plusieurs reprises sur ce fait que, dans les inflammations articulaires, les membres prennent en général une direction vicieuse, dans laquelle ils ne rendent presque plus aucun service; une jambe pliée à angle droit au niveau du genou est un fardeau inutile, dont on débarrassait autrefois les personnes par l'amputation, parce qu'elles marchaient mieux sur un bon pilon qu'avec deux béquilles. Un bras dont le coude est entièrement en extension ou faiblement fléchi, est également un organe très-incommode et se prêtant fort mal à la préhension des objets, et ainsi de suite. On peut donc, en mettant les membres ankylosés dans la position relativement la plus favorable, par conséquent, le genou dans l'extension, l'avant-bras fléchi à angle droit sur le bras, rendre déjà de très-grands services aux patients; aussi ces opérations, ces extensions ou flexions forcées de l'ankylose constituent-elles des opérations avantageuses. Les ankyloses avec direction vicieuse étaient à une certaine époque infiniment fréquentes, mais elles deviennent de plus en plus rares et disparaîtront tout à fait, aussitôt que le principe si vivement soutenu par nous de mettre les articulations, dès le commencement du traitement des inflammations aiguës ou chroniques, dans la position la plus convenable pour une ankylose éventuelle, sera devenu d'une application plus générale. Il n'arrivera à aucun chirurgien moderne de faire des opérations ayant pour but une rectification de la position d'un membre ankylosé, lorsqu'il aura dirigé lui-même le traitement de l'inflammation articulaire. Mais il se présente une foule de cas qui ont été traités à la campagne dans les conditions les plus défavorables, et qui sont suivis d'une ankylose, avec direction vicieuse du genou et de la hanche, de sorte que l'extension forcée devra toujours être faite de temps à autre.

Les efforts tentés pour redresser des membres guéris dans une fausse direction remontent à une époque très-reculée. Déjà, dans les œuvres chirurgicales des médecins du moyen âge, on trouve des dessins et des descriptions de machines construites dans ce but, car la méthode par laquelle on se propose de remédier aux déviations, par une extension lente à l'aide de machines, est la plus ancienne; on n'y a plus autant recours aujourd'hui, parce qu'elle est très-lente et ne donne pas toujours le résultat voulu. On a construit un grand nombre d'appareils pour les diverses articulations, lesquels permettent de forcer l'extension et la flexion des extrémités par l'action d'une vis. On ne se sert plus aujourd'hui de ces appareils que dans les cas où l'on espère conserver la mobilité, tout en obtenant le redressement; mais ces cas étant des plus rares, et se trouvant, eux aussi, plus convenablement traités par l'extension rapide, l'emploi des machines a beaucoup perdu de son importance. A côté de l'extension lente des ankyloses, nous avons l'extension rapide, le *brisement forcé.* Cette opération offrait beaucoup d'inconvénients avant l'emploi du chloroforme, elle était très-douloureuse et non exempte de danger; il fallait une force énorme pour exécuter cette extension violente des ankyloses, leur brisement et leur déchirement, et la raison en était non-seulement dans les obstacles situés dans l'articulation, mais encore et surtout dans les muscles qui se contractaient vivement, aussitôt que la douleur se faisait sentir; on était donc souvent obligé de diviser les tendons des muscles susceptibles de se contracter, avant de procéder à l'extension de l'ankylose; ainsi l'opération se compliquait davantage, on ne savait pas non plus bien traiter les suites de l'extension, on attachait les membres étendus sur des attelles ou on les fixait par des machines; de là devaient résulter de vives inflammations et de forts gonflements; aussi la méthode avait-elle de la peine à entrer en faveur. Bouvier et Dieffenbach étaient pour ainsi dire les seuls qui en pratiquassent de temps à autre; d'autres chirurgiens préféraient considérer ces patients comme incurables, ou les adresser aux orthopédistes qui devaient les soumettre à une extension graduée, ou bien même amputer le membre quand ils avaient affaire à des malheureux, pour leur procurer le bénéfice d'une marche plus commode sur un pilon. Les choses en étaient là quand B. de Langenbeck essaya pour la première fois, en 1846, de briser les ankyloses du genou sous l'influence d'un narcotisme profond obtenu par le chloroforme; il put alors constater ce fait intéressant que, pendant le sommeil produit par le chloroforme, les muscles auparavant contractés deviennent lâches et mous et se laissent étendre comme le caoutchouc; ainsi devenaient inutiles les ténotomies et myotomies préalables. L'opération pouvant être exécutée sans aucun sentiment de douleur, il y avait dès lors possibilité de la pratiquer lentement et prudemment, et avec la seule force des mains. Les résultats obtenus furent si éminemment favorables, que la méthode qui, sous sa nouvelle forme, ne mérite plus guère le nom un peu brutal de brisement forcé, fut bientôt universellement adoptée et a fini par se substituer complétement à l'extension lente et graduée par les machines. Le procédé opératoire, les indications, le traitement consécutif, tout cela fut tellement perfectionné par Langenbeck, que l'opération en question peut être considérée aujourd'hui comme une des plus sûres et des plus simples. Afin que, rebutés par le nom, vous ne vous fassiez pas une idée trop cruelle de cette opération, je vais vous décrire la manière dont on procède pour opérer l'extension d'un genou fléchi à angle droit : le patient est d'abord couché sur le dos et on le chloroformise peu à peu, assez profondément pour relâcher tous les muscles et faire disparaître toute trace de mouvements réflexes; une fois cet état survenu, on couche le patient sur le ventre, un aide soutient la tête, un autre lui met le bras sous la poitrine, on observe attentivement le pouls et la respiration, parce que l'opération doit être interrompue aussitôt que des symptômes graves se manifestent par le fait du narcotisme. Ainsi couché sur le ventre, on place le malade à l'extrémité inférieure de la table d'opération, assez loin pour que le genou appuie sur le bord. Il faut d'abord attacher un coussin de crin fortement bourré sur la table. Quand le patient est ainsi mis en position, un aide appuie de toutes ses forces, les deux mains sur la cuisse, l'opérateur debout du côté externe du genou ankylosé (nous supposons que ce soit le genou gauche), applique sa main gauche dans le creux poplité, de manière à abaisser la cuisse, la main droite étant appliquée sur le côté postérieur de la jambe au niveau de la surface postérieure des condyles du tibia, par conséquent immédiatement au-dessus du mollet; c'est alors de cette main droite qu'il abaisse la jambe dirigée en haut. Si l'ankylose est récente, pas trop solide, la jambe cédera lentement avec un bruit de déchirement ou un craquement à peine perceptible, et reviendra peu à peu à une position tout à fait rectiligne. — Si l'extension n'est pas aussi facile à exécuter, l'opérateur appuie sa main un peu plus loin sur la jambe, par exemple au mollet ou immédiatement au-dessous; mais alors il ne faut pas agir avec une force aussi grande qu'à l'endroit précédent, parce que de cette manière, surtout dans le cas d'une certaine mollesse de l'os, on risquerait de briser le tibia au-dessous des condyles. —Si, avec le procédé que nous venons de décrire, on n'aboutit à rien, on essaye d'abord de rompre les adhérences dans l'articulation par une flexion plus forte : on saisit la jambe par le côté antérieur et on cherche à la fléchir lentement, mais sous une pression égale et continue; quelquefois les adhérences se rompent ainsi plus promptement que par l'extension : aussitôt que quelques-unes d'entre elles sont rompues, l'extension à son tour s'exécute ordinairement avec plus de facilité. Toute secousse, toute traction brusque est positivement nuisible et ne conduit d'ailleurs presque jamais au but. — Lorsque enfin on est parvenu à étendre la jambe aussi loin qu'on le juge convenable pour une première opération, ou même à rendre cette extension complète, on retourne de nouveau le patient sur le dos, on fait abaisser la cuisse par un aide et fortement étendre la jambe par une traction exercée sur le pied, ensuite on applique un appareil plâtré depuis le pied jusqu'à un pouce au-dessous du périnée, en ayant d'abord soin d'entourer d'épaisses couches d'ouate le genou et les parties de la jambe qui correspondent aux extrémités de l'appareil, et sur lesquelles la plus forte pression devra s'exercer plus tard. Mais comme l'appareil n'est pas solidifié avant le réveil du patient, on le fixe au moyen de quelques tours de bandes, dans une gouttière fortement rembourrée en haut et en bas, et correspondant au côté de la flexion; ainsi on empêche le genou de se contracter de nouveau. On aura soin d'enlever la gouttière après trois ou quatre heures, au bout desquelles l'appareil aura pris assez de solidité pour résister à la contraction musculaire. Les douleurs ressenties dans l'articulation après le réveil ne sont pas toujours très-vives, souvent même elles sont fort insignifiantes eu égard à la force employée. Le pied devient quelquefois le siége d'un gonflement œdémateux, si l'on n'a pas eu soin de bien l'envelopper; mais il n'en résulte aucun inconvénient sérieux. Si les douleurs étaient au contraire très-vives immédiatement après l'opération, il faudrait appliquer une vessie de glace sur l'appareil et donner 2 centigrames de morphine. Après peu de jours les douleurs ont disparu complétement. Au bout de huit à dix jours on peut satisfaire le désir du malade, en lui permettant de se lever avec son appareil et de se promener en s'appuyant sur des crosses ou des cannes. Au bout de huit à douze semaines, l'ankylose est guérie dans sa nouvelle position, le patient s'est débarrassé de ses béquilles, et il marche en s'appuyant sur une simple canne, peut-être même sans aucun soutien, quoique avec une jambe roide, mais au moins droite; dès ce moment, l'appareil peut être enlevé et le patient peut être considéré comme guéri.

Dans le cas que nous venons de décrire, nous avons supposé qu'une opération était suffisante pour obtenir une extension complète du genou. Cependant cela n'est pas toujours le cas, très-souvent on n'ose pas à la première opération aller trop loin, de crainte de produire des lésions graves et funestes dans leurs conséquences. Quelles circonstances peuvent nous empêcher de terminer en une seule séance? Ce sont surtout les cicatrices étendues de la peau qui commandent une extrême prudence; des cicatrices dans le jarret surtout sont parfois bien difficiles à étendre et ne cèdent que peu à peu, elles se rompraient si l'on voulait forcer l'extension. Quelquefois les cicatrices se trouvent aussi dans le voisinage des grands troncs artériels et nerveux, dont les gaînes cellulaires peuvent avoir été entraînées dans l'ancienne ulcération, ce qui ferait de la déchirure de ces parties une complication très-grave, peut-être même dangereuse pour l'existence. Toute déchirure de cicatrice peut être suivie d'une suppuration, même d'une gangrène, et par conséquent les cicatrices de la peau ne doivent jamais être tendues jusqu'à l'extrême, jusqu'à la déchirure. Une fois que l'extension est arrivée à un point où les cicatrices sont fortement tendues, on doit s'arrêter, appliquer l'appareil et recommencer l'opération après quatre à six semaines, et ainsi de suite, jusqu'au moment où l'extension complète est obtenue. — Une autre circonstance qui nous force à être prudents, est la position vicieuse du tibia telle qu'elle se produit consécutivement à la carie du genou, et principalement la tendance de cet os à se luxer en arrière; de toute manière il est difficile et parfois impossible de remédier à cette position vicieuse du tibia; cependant on y arrivera le mieux en faisant des tractions lentes et graduelles; une extension forcée serait suivie dans ces cas d'une luxation complète en arrière, et alors il serait de toute impossibilité d'obtenir un redressement complet. — Il ne faut pas vous attendre à ce que ces genoux, même entièrement redressés, reprennent leur conformation normale; cela n'arrive jamais; mais comme nous ne sommes pas tenus de nous promener les genoux nus, à la manière des Écossais, cela ne tire pas à conséquence, pourvu que le genou soit droit et offre assez de solidité pour la marche. — Bien que l'on puisse rendre aux articulations affectées de tumeur blanche presque à toute époque, et même lorsqu'il y a des fistules, la situation qui convient le mieux pour l'exercice de la fonction, pourvu que l'on ait soin de les entourer d'un appareil fermé ou à valves, il n'en est pas moins vrai que le moment le plus défavorable pour l'opération est celui où les fistules viennent de se fermer, où les cicatrices sont encore fraîches, épaisses et fragiles; c'est alors que l'on doit en effet redouter le plus les déchirures des cicatrices cutanées et de nouvelles suppurations.

Tout ce que nous venons de dire des ankyloses du genou peut se rapporter sans difficulté à celles de la hanche et du pied. Les ankyloses de l'épaule et du coude ont une tout autre signification fonctionnelle; là il s'agit de rétablir la mobilité, et c'est à quoi il est impossible de parvenir par la déchirure des adhérences, suivie de l'application d'un appareil plâtré.

Si l'on veut essayer, après l'extension du genou faite en cas d'adhérences peu nombreuses, d'obtenir la mobilité, on ne doit évidemment appliquer aucun appareil plâtré après l'opération; il faut au contraire se servir de machines à l'aide desquelles, quelque temps après le redressement, on fait journellement exécuter quelques mouvements, d'abord sous l'influence du chloroforme et plus tard sans chloroforme. Je ne veux pas contester que dans certains cas on ait pu obtenir de cette façon une mobilité suffisante; mais ces cas sont rares et sont de la nature de ceux dans lesquels, après des fractures intra-articulaires, il y a eu persistance d'un certain degré de roideur, ou dans lesquels la roideur a succédé à une inflammation articulaire de peu de durée; je serais tenté de croire que, dans ces conditions, la mobilité aurait fini par se rétablir d'elle-même, sous l'influence d'un exercice journalier, et je ne m'abandonne par conséquent pas à des espérances exagérées, sur les résultats à espérer de l'extension forcée des ankyloses; en effet, c'est déjà un assez grand triomphe remporté sur l'ancienne chirurgie que de pouvoir rayer complétement de nos jours les ankyloses du cadre des indications de l'amputation, ce qui ne veut pas dire qu'il n'y ait plus rien à faire pour donner de plus amples développements à la nouvelle méthode et arriver à des résultats meilleurs.

Il est des cas dans lesquels les conditions mécaniques de l'articulation sont telles, qu'il n'est plus possible de mettre les extrémités articulaires dans une autre position. Antérieurement déjà, je vous ai cité l'articulation du coude comme pouvant offrir un exemple de ce genre; supposez l'avant-bras formant avec le bras un angle obtus; il s'agit d'une arthrite déformante, les cavités antérieure et postérieure de l'extrémité inférieure de l'humérus, immédiatement au-dessus de la trochlée, sont remplies de masses osseuses de formation nouvelle; ici il est impossible de mobiliser le cubitus, soit en avant, soit en arrière; des conditions analogues se rencontrent encore dans d'autres articulations, précisément en cas d'arthrite déformante; les ankyloses qui en résultent ne peuvent donc pas reprendre de la mobilité, pas plus que les difformités articulaires qui succèdent à la goutte; ces deux affections seront donc le plus souvent des contre-indications au brisement forcé. — Enfin, l'adhérence entre les extrémités articulaires peut, comme cela a été dit plus haut, s'être ossifiée, ou bien il y a ankylose osseuse; très-rarement et seulement dans le cas où existent quelques ponts osseux isolés, on parviendra à rompre de pareilles ankyloses, presque toujours l'articulation restera immobile. Que faut-il faire dans ces cas? Il y a deux manières de modifier la position d'une semblable articulation, à savoir : le brisement de l'os au-dessus ou au-dessous de l'articulation ankylosée, ou la résection d'un fragment osseux de l'articulation ou de la continuité de l'os.—Quant à la première méthode, plus d'un chirurgien trouverait étrange qu'on la généralisât, et cependant ce brisement incomplet ou même complet de l'os a été souvent fait involontairement et a rarement produit des accidents. Il m'est arrivé deux fois en voulant étendre des ankyloses du genou, et une fois en voulant étendre celle de la hanche, de rompre l'os incomplétement ou même complétement;

l'os céda sans grand effort, en faisant entendre une légère crépitation. L'articulation elle-même resta dans le même état qu'auparavant; mais immédiatement au-dessus, pour le genou, et au-dessous, pour la hanche, l'os se brisa incomplétement et s'infléchit de manière à former un angle qui compensait celui de l'articulation; le redressement était donc obtenu de fait, quoique sans rupture de l'ankylose. Dans tous ces cas, j'appliquai immédiatement l'appareil plâtré; la marche était la même que celle d'une fracture simple sous-cutanée, la douleur encore plus faible qu'après des ruptures d'ankyloses, et le résultat final parfaitement satisfaisant.—Je ne comprends pas, après cela, pourquoi on refuserait de remplacer l'extension impossible par une infraction ou fracture incomplète de l'os, et je préférerais cette dernière, sans hésiter, à toute résection articulaire dans le genou ou dans la hanche, toutes les fois qu'il y aurait possibilité de l'exécuter facilement, sans trop d'efforts et sans choc violent; je suis même d'avis que l'on doit toujours essayer d'éviter pour le moins la résection du genou ou de la hanche, quelle que soit d'ailleurs la manière de l'exécuter, en faisant l'infraction de la cuisse, s'il est possible de la faire sans trop de difficultés; pour d'autres articulations, il faut naturellement préférer la résection pour diverses raisons déjà indiquées.

Il y a trois manières de reséquer en cas d'ankylose osseuse :

1° *D'après Rhea Barton* (il a publié sa méthode en 1825) : On enlève à la scie, en cas d'ankylose du genou avec déviation anguleuse, un fragment du fémur, immédiatement au-dessus de l'articulation, après avoir d'abord divisé les parties molles. Le fragment doit être triangulaire, à base dirigée en haut, l'angle inférieur doit effacer, en le compensant, l'angle formé par l'ankylose (on peut du reste aussi retirer ce fragment de l'articulation ankylosée elle-même); ensuite on redresse le membre, l'articulation reste ce qu'elle était, mais la courbure est reportée à la cuisse comme après l'infraction. Cette opération a été plusieurs fois pratiquée avec succès dans les ankyloses de la hanche et du genou.

2° On fait l'*ostéotomie sous-cutanée* dans l'articulation ankylosée, d'après B. Langenbeck; cette méthode, que nous avons déjà appris à connaître antérieurement comme très-efficace, après les fractures à consolidation vicieuse et dans les déformations du rachitisme, a été trop peu employée jusqu'ici contre les ankyloses osseuses, aussi est-il impossible de la juger quant à présent.

3° *La résection totale de l'articulation.* Plus haut déjà j'ai exprimé mes doutes sur l'opportunité des résections dans les ankyloses du genou et de la hanche, et dans tous les cas je n'y recourrais que comme à un remède ultime et fort chanceux; il en est tout autrement pour l'articulation du coude : là nous pouvons, au moyen de la résection totale, obtenir en échange d'une articulation ankylosée une pseudarthrose mobile, *si toutefois tout se passe heureusement ;* mais c'est là ce qu'il s'agit d'obtenir et ce qui n'est pas toujours en notre pouvoir ! Qui voudra exposer sa vie pour être débarrassé d'une roideur dans l'articulation du coude? C'est précisément après les résections tentées en vue de remédier à une ankylose du coude, que les résultats n'ont pas été des plus brillants, ni sous le rapport de la mobilité, ni même au point de vue de la conservation de l'existence, bien qu'il soit vrai que quelques-unes de ces opérations ont eu des succès éclatants. On ne se décidera donc encore pas trop légèrement à faire des résections dans l'articulation du coude. — Quant à l'épaule, nous nous trouvons ici en face de conditions toutes particulières ; l'expérience, en effet, nous apprend que les personnes atteintes d'une ankylose de l'épaule peuvent, en s'exerçant régulièrement, communiquer à leur omoplate un tel degré de mobilité, que la roideur dans l'articulation scapulo-humérale est relativement peu gênante, et alors ce serait folie d'opérer ; dans d'autres cas, il est vrai, l'épaule ankylosée reste très-roide et fonctionne très-mal, alors on peut songer à l'opération. — Les malades atteints d'une carie du poignet se sentent ordinairement si heureux quand, après nombre d'années, la maladie arrive enfin à guérison, qu'ils ne songent pas à se plaindre de la roideur de leur main. — Quant au pied, il ne peut guère être question ici d'une résection, lorsqu'il y a ankylose avec position vicieuse ; ordinairement c'est une perte de substance des os du tarse qui devient la cause principale des déviations du pied après des inflammations articulaires. Il dépendra du cas donné si le pied peut encore être utilisé pour marcher, si un redressement forcé, ayant pour but de le mettre dans une position convenable, est possible et promet du succès, ou bien si l'on doit préférer un bon et solide moignon d'amputation.

BIBLIOGRAPHIE. — De très-bons dessins d'affections articulaires se trouvent dans : Lebert, atlas, pl. 178-182. — Cruveilhier, atlas, livre XXXIV, pl. 1; livre IX, pl. 6; livre IV, pl. 3. — *Virchow's Archiv*, vol. XIII, pl. 2-4 ; voir le texte correspondant d'O. Weber.

QUARANTE-DEUXIÈME LEÇON

DES DÉFORMATIONS PRODUITES PAR LES MALADIES DES NERFS, DES MUSCLES, DES TENDONS, DES APONÉVROSES ET DES APPAREILS LIGAMENTEUX. — RÉTRACTIONS CICATRICIELLES.

A. Déformations consécutives à des affections musculaires et nerveuses.
- I. Contractures musculaires dues à des maladies de la substance musculaire.
- II. Contractures musculaires dues à des maladies des nerfs.
- III. Contractures musculaires dues à des positions vicieuses.

B. Déformations consécutives à des maladies des ligaments, des aponévroses et des tendons.
- I. Rétractions des ligaments, des aponévroses et des tendons.
- II. Relâchement des ligaments.

C. Déformations provenant des cicatrices.

Traitement : Extension à l'aide de machines. Extension dans le narcotisme produit par le chloroforme. Compression. Ténotomies et myotomies. Sections d'aponévroses et de ligaments articulaires. Gymnastique. Électricité. Muscles artificiels. Appareils de soutien.

MESSIEURS,

Vous savez, par ce qui précède, que des déformations ou déviations des membres peuvent être produites par des maladies des os et des articulations, et que les muscles et appareils ligamenteux contribuent essentiellement à rendre ces déviations irrémédiables; cependant il existe encore plusieurs autres causes de déformations de ce genre, par exemple des contractures musculaires primitives, sans aucune affection articulaire, etc.

Il y a *contracture* toutes les fois qu'un muscle est dans un état de contraction permanente et uniforme, comme tétanique. A la rigueur, cette contraction ne peut exister que dans les muscles, parce qu'eux seuls se contractent, dans le sens physiologique du mot, à la suite d'une irritation ; mais l'usage va plus loin, et l'on admet également des contractures des tendons et des aponévroses; on exprime par là que ces parties sont raccourcies, ratatinées et privées totalement ou pour la plus grande partie de leur élasticité naturelle. Antérieurement déjà nous

nous sommes servis du terme *contracture* dans ce sens étendu, et nous nous en servirons encore dans la suite. — Il est extrêmement rare que les aponévroses, les tendons et les ligaments deviennent le siége d'une affection primitive, bien que cela ne soit pas impossible. Quand nous disons que les ligaments sont *relâchés*, il n'est pas impossible que le mal siége primitivement dans ces organes; ils peuvent être, par le fait d'une atrophie de leurs fibres et plus souvent par un développement incomplet, incapables de résister au fardeau qu'ils sont chargés de supporter. D'une manière analogue, les muscles peuvent être trop courts dès la naissance, et par conséquent incapables de s'étendre suffisamment; de là peut résulter une déformation, alors même qu'il n'y a pas de contracture véritable. La manière dont les muscles prennent part aux affections articulaires vous est déjà connue. Mais déjà vous voyez par ces remarques qu'il faut mettre un peu d'ordre dans la classification de ces diverses causes de déformation, afin qu'il y ait possibilité de s'orienter; je vais essayer de satisfaire à ce besoin, tout en vous rappelant qu'il ne s'agit ici que de points de vue généraux, les détails devant être réservés à la chirurgie spéciale et à la clinique chirurgicale.

A. DÉFORMATIONS CONSÉCUTIVES A DES AFFECTIONS MUSCULAIRES ET NERVEUSES.

I. *Contractures musculaires dues à un état pathologique de la substance musculaire.* — Ici il y a lieu d'examiner d'abord l'inflammation aiguë, douloureuse, des muscles. Sans doute vous vous rappelez qu'antérieurement déjà nous en avons fait mention, et qu'à cette époque je vous ai dit que l'inflammation aiguë des muscles entraîne ordinairement la suppuration. Je vais vous communiquer immédiatement encore un cas modèle : Dans la polyclinique de Berlin entre une jeune fille dont le pied gauche offre le caractère du pied équin, c'est-à-dire que le pied est fortement étendu (fléchi dans le sens anatomique); cette position du pied ne s'est développée que depuis peu de jours; elle coïncide avec de fortes douleurs dans le mollet; la peau du mollet n'était pas changée, mais tout contact faisait naître des douleurs; on sentait là une fluctuation manifeste; je fis une ponction, qui fut suivie de l'évacuation d'une grande quantité de pus; quelques jours plus tard, le pied avait repris sa direction normale et la guérison était complète, sans entraîner aucune maladie consécutive. — Il n'est pas nécessaire que l'inflammation prenne son origine dans le muscle lui-même pour que ce dernier entre dans un état de contracture; mais des processus inflammatoires et surtout suppuratifs du voisinage immédiat, par exemple dans la gaîne des muscles, peuvent également très-souvent entraîner une contracture de ces derniers; il est vrai qu'alors la substance musculaire participe assez souvent secondairement à l'affection. Rien de plus commun, par exemple, que de voir le sterno-cléido-mastoïdien se contracturer dans les suppurations aiguës de la région cervicale et de voir par conséquent la tête s'incliner du côté malade. D'une manière analogue la cuisse se met dans la flexion dans l'inflammation aiguë du muscle psoas ou bien encore dans la péripsoïtis (il est souvent presque impossible de distinguer ces deux états). — On pourrait aussi faire rentrer dans cette catégorie, au moins en partie, les contractures qui se déclarent dans les inflammations articulaires aiguës ; on reconnaît par le gonflement œdémateux qui, dans toute synovite suppurée, prend d'assez fortes proportions, que les parties molles qui entourent l'articulation prennent part à l'affection, et ce processus inflammatoire qui, sans être très-intense, est cependant assez aigu, peut contribuer à la contracture. Mais nous admettons encore quelques autres explications, qui ont déjà été mentionnées : souvent c'est par un mouvement tout à fait instinctif, une sorte d'action réflexe des nerfs sensibles sur les nerfs moteurs que nous contractons un membre qui nous fait souffrir.

L'inflammation chronique des muscles est très-rarement une affection idiopathique; il n'en résulte pas nécessairement une contracture, qui le plus souvent même ne s'observe pas. Virchow considère comme un processus inflammatoire la dégénérescence graisseuse et conséquemment aussi la désagrégation moléculaire de la substance contractile, l'atrophie simple ; ce processus n'est pas toujours accompagné de contracture, mais d'une simple disparition des éléments avec diminution progressive de la force. Nous ne saurions donner à ces états pathologiques le nom d'inflammation, attendu qu'à l'idée d'une inflammation se rattache invariablement, pour nous, celle de la néoplasie. Partout où la néoplasie se prononce dans le muscle (et cela arrive surtout lorsque le processus inflammatoire se propage des autres tissus à ce muscle), on aperçoit très-souvent comme conséquence, non-seulement l'atrophie de la substance contractile, mais encore le ratatinement inodulaire interstitiel : la place du muscle est occupée par un tissu conjonctif cicatriciel, le muscle lui-même se transforme en tissu conjonctif. Ce processus entraîne évidemment la contraction des tissus par ratatinement, et par conséquent la contracture, quoique dans un sens strictement physiologique il n'y ait pas lieu de donner à cet état un tel nom; mais dans la pratique il n'est pas toujours possible d'établir ces distinctions rigoureuses. Au genre de contracture musculaire que nous venons de mentionner appartiennent un grand nombre d'autres cas encore, presque tous ceux dans lesquels une inflammation articulaire chronique est suivie avec le temps d'un état de raccourcissement permanent des muscles. Lorsqu'une ankylose complète a pour conséquence une abolition absolue du mouvement, le muscle se transforme finalement en un cordon de tissu conjonctif ratatiné; il est vrai que les choses ne vont pas toujours aussi loin, parce que généralement le muscle est toujours encore un peu mis en activité, quoique faiblement.

II. *Contractures musculaires occasionnées par des affections primitives du système nerveux.* Ici nous sommes forcés de distinguer deux genre.

1. *Contractures musculaires primitives* provenant d'une irritation continue de certains nerfs; cet état offre de l'analogie avec la contracture tétanique provoquée par le courant électrique; l'irritation peut avoir son siége dans le tronc nerveux, dans la moelle épinière, ou dans le cerveau. Ex. : une névrite du nerf médian entretenue, je suppose, par l'irritation provenant d'un corps étranger, tel qu'un éclat de verre, une inflammation des racines des nerfs ou de la moelle épinière à un endroit qui correspond aux racines des nerfs du bras, une encéphalite circonscrite; tous ces états peuvent provoquer des contractures dans les muscles de l'extrémité supérieure. Ces cas de contractures tout à fait limitées et dues à des affections nerveuses ne sont, en général, pas extrêmement fréquents. — Ces contractures peuvent encore naître par voie réflexe; ainsi on connaît plusieurs cas dans lesquels des ulcères du col de la matrice étaient accompagnés de contractures des muscles de la cuisse.

2. *Contractures musculaires secondaires*, appelées aussi contractures par *antagonisme* : elles procèdent primitivement d'une paralysie. Prenons un exemple : supposez les extenseurs de la main paralysés après la section du nerf radial; celle-ci ne peut plus être relevée, ni même maintenue dans la position moyenne d'équilibre, parce qu'à chaque essai de mouvement les fléchisseurs seuls entrent en activité et que l'influence de ces derniers devient bientôt tellement prépondérante sur la position de la main que celle-ci finit par rester constamment en état de flexion. Le pied bot, dit paralytique, rentre également dans cette catégorie : supposez les muscles péroniers et les extenseurs du pied paralysés, alors le pied est maintenu dans l'extension et un peu dirigé en dedans par l'action des muscles jumeaux, du fléchisseur commun, du tibial postérieur, etc., cette déviation augmentera dès que le patient voudra remuer son pied, parce que sa volonté ne peut agir que sur les muscles sains et non sur les muscles malades.

Encore un exemple : quand le nerf facial est paralysé d'un côté, l'angle de la bouche, du côté sain, est relevé par l'action exclusive des muscles zygomatiques de ce même côté. On ne s'aperçoit guère de cet effet quand la physionomie est en repos ; mais que les traits de la face s'animent, alors il en résulte une grimace, parce que c'est toujours un seul côté qui exécute des mouvements, tandis que l'autre reste immobile. Les contractures qui se développent à la suite d'une paralysie ou d'une parésie des muscles antagonistes ne sont jamais très-fortes; elles offrent ordinairement peu de résistance aux mouvements passifs, par exemple, à la main et au pied, et peuvent, pour cette raison, être souvent diagnostiquées à un premier examen.

III. Une autre cause de raccourcissement et même de ratatinement et d'atrophie musculaires, est le *rapprochement persistant des points d'insertion*. Ainsi naissent certaines déviations de la colonne vertébrale, surtout les déviations latérales : *les scolioses*. Supposez qu'un enfant s'habitue à s'appuyer constamment sur un seul pied (chose qu'on observe très-fréquemment), ou bien qu'en écrivant il se penche fortement en avant du côté droit, ou bien, enfin, qu'au lit il se couche toujours du même côté ou qu'il s'endorme en s'accroupissant sur lui-même, bref, que dans une foule de circonstances il adopte toujours une seule et même position vicieuse, alors les muscles finissent par conserver presque toujours un certain degré de raccourcissement ; qu'une certaine flexibilité et une certaine mollesse des vertèbres favorisent l'incurvation latérale de la colonne vertébrale, alors les muscles raccourcis empêcheront bientôt, même au repos, le redressement complet de la colonne. Je ne prétends pas que toutes les scolioses naissent de cette manière; cependant le jugement unanime de tous les observateurs semble prouver que très-souvent les faits se passent ainsi que nous venons de le dire. — Il est probable que dans beaucoup de cas le pied bot congénital se développe également d'une façon semblable : lorsque le pied de l'enfant est placé de telle manière que les muscles extenseurs entrent peu en activité pendant les mouvements exécutés dans la matrice, que le pied reste complétement fléchi et replié en dedans, alors les muscles gastrocnémiens dont les points d'insertion sont dans un rapprochement permanent n'arrivent presque jamais à se développer ni à s'étendre complétement; ils sont trop courts dès le principe et ne se laissent pas étendre au degré voulu chez l'enfant nouveau-né. C'est là une explieation pour l'origine de cette déviation dans l'utérus ; d'autres admettent que le pied bot est dû à une vraie contracture qui résulte d'inflammations intra-utérines de la moelle épinière ou du cerveau; d'autres, enfin, supposent que l'affection primitive consiste en un vice de croissance des os du tarse et surtout dans le développement vicieux des surfaces articulaires. A l'appui de toutes ces manières de voir, on peut citer d'importantes observations, de sorte que la question de l'origine du pied bot congénital n'est nullement vidée. — Certainement le rapprochement des points d'insertion d'un muscle est bien plus souvent la cause d'exagération de déviations déjà existantes que la cause primitive de déformations ; ainsi, il n'est pas rare qu'une fois le pied bot établi, le muscle tibial postérieur et même l'antérieur, ainsi que les muscles fléchisseurs des orteils se mettent petit à petit dans un état de contracture et qu'ainsi le pied finisse par devenir une masse informe. Dans les déviations une fois établies à la suite des maladies articulaires, il n'est également pas rare que le rapprochement des points d'insertion musculaire contribue essentiellement à augmenter les contractures et les déformations.

B. DÉFORMATIONS CONSÉCUTIVES A DES MALADIES DES LIGAMENTS, DES APONÉVROSES ET DES TENDONS.

1. Le *ratatinement des ligaments, des aponévroses et des tendons* est une cause de déformation très-fréquente qui contribue surtout à exagérer les déformations déjà existantes et à les rendre définitives. Des processus inflammatoires chroniques qui se transmettent de la membrane synoviale des articulations à la capsule fibreuse, aux ligaments et même aux insertions tendineuses, sont la cause la plus fréquente de cette sorte de ratatinement ; mais une position vicieuse prolongée de ces parties peut aussi à la longue amener le raccourcissement et le ratatinement, comme cela se remarque pour les aponévroses ; je n'ai qu'à rappeler encore une fois le pied bot ; il y a dans le pied bot congénital un raccourcissement primitif, un arrêt de développement de l'aponévrose plantaire ; mais alors même que le pied bot ne se forme que peu à peu, le ratatinement de l'aponévrose en question peut aussi se produire secondairement. Lorsque la cuisse entre, sous l'influence d'une inflammation de l'articulation de la hanche, dans un état de flexion qui dure pendant des mois et des années, le *fascia lata* subit un retrait si considérable, qu'il prend l'apparence d'un cordon partant de l'épine iliaque antérieure et supérieure, et dont la tension ne peut pas toujours être vaincue dans le sommeil du chloroforme, si bien qu'il faut en faire la section, si l'on veut que la cuisse soit remise dans une position convenable. — Tous les raccourcissements que nous venons de nommer sont secondaires ; mais il y a aussi des retraits

d'aponévroses qui se font primitivement et idiopathiquement et parmi lesquels la contracture de l'aponévrose palmaire est la plus commune; elle se montre principalement chez les personnes âgées et se reconnaît à ce que quelques doigts d'abord et plus tard tous ensemble se fléchissent, que la face palmaire de la main se contracte, se voûte et ne se laisse plus étendre; la peau se plisse comme un rideau; le siége de la contraction est dans l'aponévrose située immédiatement sous la peau, les tendons n'y prennent aucune part. Comme cause de cette contraction palmaire, on signale un frottement continu ou une pression répétée; la maladie s'observe chez les personnes qui travaillent beaucoup avec le marteau, la hache et autres instruments semblables que l'on saisit à pleine main; on l'a encore rencontrée chez ceux qui passent leur journée à cacheter et à timbrer des lettres ou des paquets. Dans d'autres cas, enfin, cette contracture palmaire peut aussi être l'effet d'une diathèse rhumatismale ou goutteuse.

II. Le *relâchement des ligaments*, surtout des ligaments accessoires des articulations, peut également donner lieu à des déformations, principalement aux extrémités inférieures qui supportent le poids du corps. La cause de ces relâchements réside dans de légères anomalies formatrices, dans des arrêts de développement de ces parties; les suites du relâchement se manifestent surtout à l'époque où la croissance fait le plus de progrès, où les extrémités articulaires prennent leur forme définitive, par conséquent, chez les jeunes sujets à l'époque de la puberté. C'est dans cette période que l'on rencontre le plus fréquemment certaines déviations ou courbures des jambes, les jambes arquées ou bancales, dont la concavité est dirigée en dedans (*genu varum*) et les jambes cagneuses, dont la concavité est dirigée en dehors (*genu valgum*); ce dernier vice de conformation est plus fréquent que le premier. Le *genu varum* dépend, indépendamment d'une trop forte courbure en dedans des fémurs, d'un relâchement du ligament latéral externe de l'articulation du genou, suivi d'un retrait secondaire du ligament latéral interne; le *genu valgum* dépend du relâchement du ligament latéral interne avec retrait secondaire du ligament latéral externe et contracture secondaire du biceps crural. Quelques chirurgiens et anatomistes ramènent aussi ces déformations à des vices de formation primitifs des condyles du fémur et du tibia. De pareilles anomalies de formes des surfaces articulaires se montrent du reste toujours secondairement à la suite de ces déviations. — On rapporte encore à un relâchement des ligaments l'origine du *pied plat;* cette anomalie consiste dans la disparition de la voûte formée par le bord interne du pied, par suite de l'abaissement du scaphoïde et du premier cunéiforme; de cette façon la plante du pied s'aplatit complétement, d'où résulte la dénomination de pied plat; secondairement, il peut se développer des contractures des muscles péroniers et des modifications dans les surfaces articulaires des os du tarse; ce sont ces dernières modifications que certains chirurgiens considèrent encore ici comme le mal primitif.

C. DÉFORMATIONS CONSÉCUTIVES A DES CICATRICES.

Précédemment déjà nous avons parlé à plusieurs reprises de la rétraction cicatricielle; elle provient de ce que le néoplasme inflammatoire qui prend naissance dans la plaie cèdant de plus en plus ses parties aqueuses, la formation originairement gélatineuse se ratatine peu à peu en tissu conjonctif sec et se rétracte fortement, comme tout corps en voie de dessiccation. Plus la surface couverte par la cicatrice est grande, plus la rétraction agissant en tout sens est forte; toutes les plaies accompagnées d'une destruction étendue de la peau auront donc pour conséquence des rétractions cicatricielles fort étendues, et comme il est rare que d'autres lésions entraînent des destructions aussi vastes que les brûlures, ce sont ordinairement les cicatrices provenant de ces dernières qui déterminent les plus fortes déformations. Il dépend naturellement beaucoup de la situation de la cicatrice qu'elle ait des effets fâcheux, et qu'elle devienne une cause de déformation ou de tiraillements. Les cicatrices du côté de la flexion des articulations, peuvent empêcher, si elles s'étendent fort loin dans le sens de la longueur, que le membre s'étende complétement. Les cicatrices étendues du cou occasionnent la déviation et la fixation de la tête dans le sens du côté lésé; des cicatrices de la joue peuvent déformer la bouche et la paupière inférieure, des cicatrices du dos de la main et du pied dans le voisinage des articulations des doigts peuvent avoir pour résultat la fixité et la flexion incomplète des doigts correspondants.

Il se peut même que des cicatrices d'organes situés plus profondément, tels que les muscles et les tendons, deviennent une cause de déformations, et cela se conçoit aisément; les lésions des tendons étant facilement suivies de la nécrose de ces organes et le tissu cicatriciel se mettant à leur place, une partie lésée de la sorte, un doigt par exemple, deviendra définitivement difforme et roide.

Quoique dans ce qui précède il ait été principalement question des conditions étiologiques qui président au développement des déformations, le diagnostic s'y trouve implicitement renfermé, de sorte que nous n'aurons pas à nous en occuper davantage. — Quant au pronostic de ces anomalies, tout dépend naturellement de la possibilité d'éloigner les causes; le *traitement* sera donc naturellement aussi varié que ces causes elles-mêmes.

La première indication qui semble devoir se présenter à l'esprit lorsqu'il s'agit de remédier à des contractures, est d'essayer d'*étendre* les parties contracturées; on pourrait obtenir ce résultat en faisant exercer des tractions plusieurs fois par jour sur les membres contractés. Cependant il faut pour ces manœuvres beaucoup de force et de persévérance, et il semble par conséquent plus rationnel d'obtenir cette extension par l'action uniforme d'une *machine*. Les machines à extension que l'on emploie de nos jours présentent surtout l'action combinée de la vis et de la roue dentée, mécanisme qui dès les temps les plus reculés avait été mis en usage pour certains appareils chirurgicaux; les machines peuvent être construites très-diversement, mais elles doivent être à la fois légères, solides et bien rembourrées. Elles ne doivent presser fortement nulle part et s'adapter à chaque position du membre; ces machines sont surtout faciles à construire pour le genou et le coude; pour l'épaule et la hanche, on éprouve de grandes difficultés à fixer l'omoplate et le bassin. — Comme moyen accessoire devant amener un plus prompt résultat, on peut faire *l'extension pendant le sommeil produit par le chloroforme*. Toutefois on se gardera de déployer trop de force, on se rappellera surtout que les muscles qui ont subi un retrait cicatriciel sont moins extensibles que les muscles normaux, et qu'on ne peut les étendre que d'une manière très-lente. — Pour les contractures musculaires qui dépendent de névroses, il n'est guère possible d'employer l'extension mécanique, tout au plus peut-on s'en servir pour seconder le traitement; le traitement principal doit être dirigé contre l'affection nerveuse qui entraîne la contracture musculaire. Ces sortes de contractures se résolvent assez souvent spontanément sous l'influence du chloroforme; c'est ce qui arrive surtout pour les contractures réflexes. De même les contractures musculaires qui accompagnent les inflammations articulaires aiguës se résolvent d'une manière tout à fait spontanée, dès que le malade est narcotisé : le genou fléchi se laisse alors étendre sans le moindre effort. D'après Remak, beaucoup de contractures se dissiperaient sous l'influence d'un courant électrique constant; je n'ai là-dessus aucune expérience; cette manière d'employer l'électricité a été peu employée jusqu'à présent et par conséquent on ne peut encore prononcer un jugement définitif. Pour les contractures des ligaments et des aponévroses on a souvent recours au redressement par les machines, autrement dit à l'*orthopédie*. — Les contractures cicatricielles peuvent être améliorées, mais rarement guéries par l'extension des cicatrices ; un moyen qui agit plus puissamment sur les cicatrices, est la pression continue exercée à l'aide de sparadrap, de bandes ou d'appareils compresseurs, qui doivent être faits exprès pour les cas particuliers. Par là on favorise beaucoup l'atrophie des cicatrices qui se développent spontanément dans le cours des années. L'extension des cicatrices se combine avec la compression dans le traitement des rétrécissements annulaires de certains conduits, tels que l'urèthre et l'œsophage, par l'introduction de sondes élastiques, que l'on appelle aussi bougies, parce que autrefois elles étaient faites avec de la cire, et dont on a soin d'augmenter graduellement le volume.

Les traitements orthopédiques mentionnés jusqu'à présent ne conduisent pas toujours au but ou y conduisent du moins très-lentement ; on a donc dès le moyen âge songé à diviser les tendons des muscles contractés ou ces muscles eux-mêmes ; ces opérations ont reçu les noms de *ténotomie* et de *myotomie ;* la première est employée beaucoup plus souvent que la seconde. Autrefois on opérait simplement en divisant d'abord la peau jusque sur le tendon et ensuite ce dernier lui-même ; la plaie guérissait par suppuration ; les succès n'étaient pas brillants, ainsi la suppuration pouvait être très-considérable, il se formait d'épaisses cicatrices qui, à leur tour, ne se laissaient étendre que très-lentement. Aussi cette opération ne devint-elle réellement utile qu'à l'époque où Stromeyer conçut l'idée de la pratiquer par la méthode sous-cutanée, qui fut ensuite introduite dans la pratique, par Dieffenbach, sur une vaste échelle, et s'exécute seule encore aujourd'hui. — Je vais vous donner une courte description de cette opération avant d'en discuter les résultats : prenons pour exemple la ténotomie qui se fait le plus-fréquemment, celle du tendon d'Achille. L'instrument dont on se sert est le *ténotome* de Dieffenbach, qui a la forme d'un canif bien pointu et légèrement recourbé : Vous faites coucher le patient sur le ventre, un aide fixe la jambe par le mollet ; vous-même saisissez le pied difforme et tenez le ténotome à pleine main dans la main droite, vous le faites pénétrer dans la peau à côté du tendon, ensuite vous le faites glisser sous la peau par dessus ce dernier en dirigeant le tranchant en bas, jusqu'à ce que vous ayez dépassé le tendon, sans toutefois perforer la peau ; arrivé là, vous appliquez le tranchant sur le tendon et vous incisez ce dernier, dont la division fait entendre un bruit particulier ; immédiatement après, votre main gauche éprouve une secousse particulière, le pied devenant instantanément un peu plus mobile par la section du tendon; cela fait, vous retirez l'instrument avec précaution. Extérieurement on n'aperçoit d'autre plaie que celle qui résulte de la petite ponction, car la section du tendon a été entièrement sous-cutanée. — La méthode que nous venons de décrire et que l'on appelle la *ténotomie de dehors en dedans*, est la plus facile pour les commençants, parce qu'on ne risque pas de diviser la peau plus qu'il ne faut. Une méthode plus élégante et plus convenable pour plusieurs cas, est la *ténotomie de dedans en dehors.* L'attitude du chirurgien et la manière de tenir le pied sont les mêmes que dans le cas précédent, la ponction se fait encore de la même manière; seulement on conduit ici l'instrument au-dessous du tendon, ensuite on tourne le tranchant du ténotome en haut, contre le tendon, et l'on pose le pouce de la main qui opère sur la peau, à l'endroit qui correspond à la pointe de l'instrument pour connaître sa situation et s'assurer qu'il ne traverse pas la peau; cela fait, on divise le tendon de dedans en dehors, en ayant soin de ne pas trop tendre le pied, afin que le couteau ne soit pas poussé à travers la peau par la secousse qui suit la section du tendon. Cette méthode paraît plus difficile qu'elle n'est en réalité; cependant elle exige, comme en général toutes les opérations, des exercices préliminaires sur le cadavre. —Après l'opération, il sort ordinairement très-peu de sang de l'ouverture cutanée; quelquefois cependant la perte peut être assez considérable, parce que chez un certain nombre d'individus un rameau assez fort de la tibiale postérieure cotoie le tendon et se trouve divisé en même temps.— Si l'hémorrhagie est très-peu considérable, il suffit de coller sur la plaie un morceau de taffetas d'Angleterre que l'on peut fixer encore davantage avec du collodion; l'hémorrhagie est-elle plus forte, on couvre la plaie avec une petite compresse et on entoure le pied d'une bande qui remonte jusqu'au mollet; de cette façon l'hémorrhagie s'arrête toujours. — Cet appareil s'enlève après vingt-quatre heures, pour être remplacé par un emplâtre de diachylon. — Presque toujours la guérison se fait par première intention; au bout de trois à quatre jours la plaie extérieure est fermée. Quelquefois cependant il y a suppuration; alors la région rougit, s'enfle, devient sensible, la plaie laisse échapper du pus, et du côté opposé il peut se développer un abcès, qu'il est nécessaire d'ouvrir; en supposant même qu'il n'y ait pas de suites fâcheuses, cette suppuration peut cependant se prolonger pendant deux à trois semaines et rendre le succès de l'opération fort douteux, parce qu'il se passera bien du temps avant que la cicatrice assez épaisse qui en est le résultat se prête à une extension. — Immédiatement après la ténotomie, vous sentez à l'endroit qui correspond à la section une dépression, parce que le muscle se contracte dès que son tendon a été divisé; il suffit de vingt-quatre heures pour faire disparaître cet enfoncement qui, au bout de quelques jours est même remplacé par un gonflement. Petit à petit ce gonflement diminue, et au plus tard quinze jours après une ténotomie guérie normalement le tendon paraît complétement rétabli. Les phénomènes qui caractérisent ce processus curatif ont été beaucoup étudiés par voie d'expérimentation; autrefois on croyait y reconnaître quelque chose de tout particulier; j'ai souvent fait ces expériences sur les animaux, et je trouve que la guérison se fait ici comme partout et qu'elle ressemble le plus à la guérison des nerfs et des os. Une fois le tendon coupé et le muscle se contractant, il devrait se produire un espace vide à l'endroit divisé si la pression atmosphérique n'avait pas pour effet immédiat de faire pénétrer le tissu conjonctif environnant dans l'espace compris entre les deux bouts tendineux; par là cet espace se trouve rempli; ce tissu devient ensuite, comme dans tout traumatisme, le siége d'une infiltration séreuse et plastique, et d'une vascularisation abondante; le tissu conjonctif qui environne les bouts tendineux subit une métamorphose semblable, et de cette façon ces bouts se trouvent entourés et réunis par la néoplasie inflammatoire qui se développe dans le tissu conjonctif environnant, absolument comme les fragments d'un os sont réunis par le cal externe, à cela près que, dans le cas présent, le cal externe pénètre même entre les bouts tendineux, l'absence d'un canal médullaire rendant impossible la formation dans les tendons d'un cal interne. L'aspect que la lésion présente à cette période (à peu près au quatrième jour) est le suivant (fig. 75):

Fig. 75.

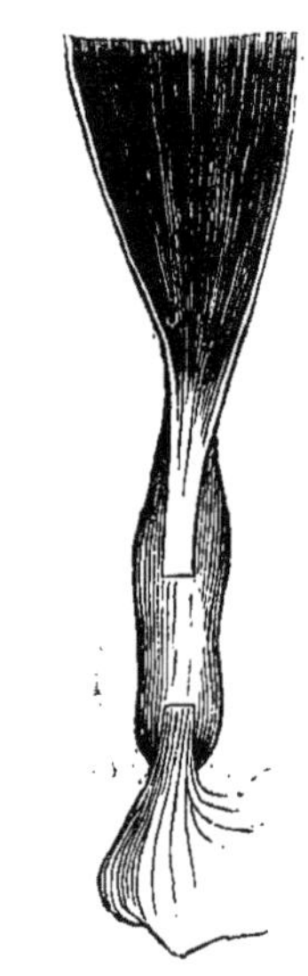

Tendon divisé par la méthode sous-cutanée, examiné le quatrième jour. Dessin schématique au tableau.

Cette réunion provisoire devient bientôt définitive, le néoplasme inflammatoire se transformant en tissu conjonctif; pendant ce temps la néoplasie s'est développée un peu dans les bouts tendineux eux-mêmes, et son produit se confond avec la masse interstitielle nouvellement formée. Celle-ci se rétracte peu à peu très-fortement, devient ferme et prend le caractère du tissu tendineux; ainsi le tendon se régénère complétement. — Ce processus toutefois ne marche pas toujours avec la rapidité que nous venons d'indiquer; il peut arriver au contraire (comme cela s'observe aussi sur les fractures) qu'il soit retardé par un extravasat sanguin plus ou moins fort, qui se dépose entre les extrémités tendineuses; cet extravasat entouré par le néoplasme inflammatoire, ne s'organise qu'en partie et doit être résorbé presque en totalité, avant qu'une régénération complète du tendon puisse avoir lieu. Des extravasats sanguins étendus peuvent, à raison de leurs proportions, contrarier tellement la guérison, qu'il en résulte des suppurations; on craint donc de les voir succéder aux ténotomies. — Quant à la myotomie, on peut lui appliquer tout ce que nous venons de dire de la ténotomie et du processus curatif qui se développe à sa suite, à cela près que le muscle, comme déjà vous le savez, n'est pas remplacé par du tissu musculaire, mais que la cicatrice reste à jamais formée de tissu conjonctif.

Vous venez de voir que les tendons se régénèrent complétement et que la substance intermédiaire cicatricielle se contracte très-fortement et par conséquent se raccourcit; vous vous étonnerez donc aussi, non sans raison, qu'après une observation pareille on puisse encore songer à faire cette opération, puisque le tendon ne peut guère en être allongé. A cela je réponds que la ténotomie n'offre aucun avantage direct, ou du moins qu'un avantage peu considérable pour la guérison des contractures, mais que la cicatrice tendineuse est beaucoup plus facile à étendre que le tendon du muscle contracté ou que ce dernier lui-même; ce n'est que le traitement orthopédique consécutif qui assure le succès de la ténotomie, cette dernière favorise essentiellement ce traitement et le rend souvent seul possible, si les muscles, les aponévroses et les ligaments rétractés résistent à toute extension. On ne doit donc pas laisser la cicatrice du tendon divisé arriver à une rétraction complète; il faut, au contraire, la distendre tant qu'elle est encore récente; dix à douze jours après la section du tendon dans le pied bot, le traitement orthopédique peut déjà être institué, soit que vous vouliez faire l'extension continue à l'aide de machines, soit que vous vous proposiez de redresser le membre et de le maintenir à l'aide d'un appareil plâtré. La ténotomie *sous-cutanée* seule a rendu possibles les bons résultats de ces traitements; ici la guérison marche très-rapidement et il se produit une cicatrice extensible; si la plaie vient à suppurer longuement, si la peau s'affecte également, alors la cicatrice, longtemps fragile, ne se laissera peut-être étendre qu'au bout de six à huit semaines, parce que si on voulait le faire plus tôt, on la déchirerait en même temps que la peau et on la ferait suppurer de nouveau. — On conçoit que la ténotomie n'est pas indispensable pour la guérison de tous les pieds bots, surtout pour celle des pieds bots peu prononcés ; mais il est tout aussi certain, que la ténotomie favorise le traitement orthopédique des formes graves de cette difformité. — Ce qui précède vous permet déjà de juger que l'indication de la ténotomie et celle du traitement orthopédique se trouvent assez souvent réunies ; cette simultanéité n'est pas absolue, il est vrai ; le champ de la ténotomie est tantôt plus restreint, tantôt plus vaste. Il est évident qu'on peut toujours diviser par la méthode sous-cutanée tout tendon fortement tendu ; mais la question est de savoir si l'on fait toujours bien de procéder à cette opération. Je ne saurais passer en revue ici tous les cas qui peuvent se présenter ; cependant je vais vous nommer les tendons que l'on divise le plus souvent : au cou, les deux chefs du sterno-cléido-mastoïdien à leurs points d'insertion au sternum et à la clavicule ; au bras, on fait rarement la ténotomie, je la déconseille formellement aux doigts et aux orteils ; *les tendons pourvus de gaînes tendineuses bien développées* ne se prêtent généralement pas à cette opération ; dans ces cas, la guérison ne peut être obtenue aussi facilement que pour les tendons simplement entourés d'un tissu cellulaire lâche, et cela pour des raisons anatomiques que vous pourrez facilement saisir ; ordinairement la suppuration survient ici avec ses suites les plus fâcheuses, ou bien les bouts tendineux restent séparés. A la hanche, dans la coxalgie, on peut diviser l'adducteur contracté à son origine, toutes les fois que sa contracture ne peut être vaincue dans le narcotisme chloroformique ; on peut en dire autant du biceps fémoral, du demi-tendineux et du demi-membraneux, que l'on divise tout près de leurs points d'insertion au péroné et au tibia. Au pied, on divise le plus souvent le tendon d'Achille, et aussi, quoique selon moi avec un dommage réel pour la mobilité ultérieure du pied, le tendon du tibial antérieur et du postérieur parfois contracté, enfin les tendons des muscles péroniers. Dans l'extension forcée des ankyloses, on usait autrefois largement de la ténotomie; mais aujourd'hui on peut pour ainsi dire complétement se passer de cette opération ; si par exemple dans une ankylose du genou les muscles sus-nommés ne sont pas adhérents à une cicatrice, ils céderont toujours petit à petit dans le sommeil produit par le chloroforme, si toutefois ils méritent encore le nom de muscles, c'est-à-dire s'ils ne sont pas déjà transformés en simples cordons de tissu conjonctif, ce qui, soit dit en passant, est fort rare. — La ténotomie trouve encore son application dans une série d'autres cas. (Je ne parle pas ici de la ténotomie des muscles contractés de l'œil, ou opération du strabisme qui doit être traitée dans les cours d'ophthalmologie.) — On peut quelquefois se trouver dans le cas de faire la ténotomie pour remédier aux contractures par antagonisme ; on se propose alors de rendre les muscles contractés pour un certain temps incapables de fonctionner, d'allonger plus tard leurs tendons par extension et de procurer ainsi aux antagonistes frappés de parésie une plus grande liberté d'action ; aucune force ne les contre-balance plus alors, ou du moins si une pareille force existe encore, elle est beaucoup moindre et l'équilibre peut être rétabli. Cette manière d'agir ne peut naturellement se justifier que dans les cas où les antagonistes des muscles contractés sont dans un simple état de parésie; s'il y avait paralysie complète, la ténotomie ne pourrait donner aucun résultat. On parle quelquefois de l'action vivifiante de la ténotomie. C'est seulement à ces sortes de cas que cette expression peut être appliquée, et en effet, les résultats de la ténotomie sont parfois surprenants dans les contractions par antagonisme.

La *section sous-cutanée des aponévroses* n'a pas pris une grande extension; souvent on fait avec succès la section du cordon formé par le fascia lata dans les flexions forcées de la cuisse, ce cordon se laissant très-difficilement étendre ; l'aponévrose plantaire, si elle est tendue, peut aussi quelquefois être divisée avec succès dans le pied bot. — Dans la contraction de l'aponévrose palmaire, où la section de l'aponévrose pourrait rendre le plus de services, elle est malheureusement inefficace; un jour, en dépit des avis contraires de mes anciens maîtres, je me suis décidé à faire cette opération, séduit par les succès que Dupuytren prétend en avoir obtenus ; mais il en résulta une suppuration telle, que je fus heureux de la voir enfin cesser ; la main, malgré tous les traitements orthopédiques consécutifs, resta dans le même état; une faible amélioration ne tarda pas à disparaître, et en somme je crois que cette maladie est incurable, au moins dans ses degrés élevés.

La *section des ligaments* ne s'exécute pas très-souvent, cependant j'ai divisé plusieurs fois, en cas de pied bot, les petits ligaments qui réunissent les os du tarse, toutes les fois qu'ils étaient tendus, et quoiqu'il me soit arrivé certainement plus d'une fois d'ouvrir les petites articulations par l'incision sous-cutanée, je n'ai jamais vu survenir de mauvais résultats. B. Langenbeck a introduit en chirurgie la section du ligament latéral externe du genou, chez les individus à jambes cagneuses (*genu valgum*) ; on ouvre toujours momentanément l'articulation, aussi l'opération ne se fait-elle que dans les cas où l'affection a pris des proportions extrêmes ; mais le traitement consécutif en reçoit un secours très-puissant. Je n'avais jamais vu faire cette opération ni osé l'entreprendre moi-même, de crainte qu'il n'en résultât une suppuration de l'articulation ; mais tout récemment je l'ai exécutée sur les deux genoux, dans un cas de *genu valgum* des plus prononcés chez un jeune homme; la guérison des plaies résultant de l'opération se fit sans la moindre inflammation de l'articulation du genou, et le traitement orthopédique eut un succès extraordinairement rapide. Le malade put quitter l'hôpital avec des jambes entièrement droites. Je ne sache pas que d'autres ligaments aient été coupées.

L'idée doit naturellement se présenter à l'esprit de diviser aussi les cicatrices rétractées, pour étendre la nouvelle cicatrice. Mais ne serait-il pas bien plus sage alors de ne pas laisser de prime abord la rétraction cicatricielle arriver à ce point qui permet aux désordres fonctionnels de se produire? Ne vaudrait-il pas bien mieux, pendant le processus curatif d'une grande plaie, au pli du coude, par exemple, fixer le bras dans l'extension pour empêcher la rétraction par la cicatrice? L'intention est certainement bonne, mais le succès répond rarement à un traitement aussi pénible : d'abord ces plaies, dans lesquelles la rétraction cicatricielle ne peut s'effectuer, guérissent très-difficilement, et lorsque enfin la guérison s'est faite et que le membre reste abandonné à lui-même, la rétraction ne s'en fait pas moins après coup. Je me souviens fort bien d'un enfant atteint d'une plaie semblable, produite par une brûlure au pli du coude et que j'avais à panser tous les jours en ma qualité d'aide de clinique de la Faculté de Berlin ; le bras fut maintenu dans l'extension continue à l'aide d'une attelle, et la guérison fut obtenue au bout de six mois; l'enfant fut renvoyé avec un avant-bras tout à fait mobile et une plaie entièrement guérie : j'étais tout fier de mon succès; mais deux mois après j'ai revu l'enfant avec une cicatrice complétement rétractée ; l'avant-bras était presque immobile et formait un angle aigu avec le bras, plus tard je perdis l'enfant de vue et je ne sais ce qu'il est devenu, mais ce qu'il y avait de plus clair pour moi, c'est que pendant des mois j'avais fait éprouver une fatigue inutile à l'enfant et à moi-même. Plusieurs cas semblables m'ont radicalement ôté l'idée que des moyens orthopédiques puissent rendre beaucoup de services, lorsqu'on les emploie pendant la cicatrisation de la plaie; je vous conseille donc de commencer à la laisser guérir comme elle voudra; vous aurez déjà assez de peine pour obtenir la guérison des grandes brûlures chez les enfants, même en agissant de la sorte, car de toute manière elles guérissent difficilement et prennent facilement un caractère ulcéreux. Après des mois et souvent des années seulement la cicatrice, à mesure que ses vaisseaux s'oblitèrent et que son tissu ressemble davantage au tissu cellulaire sous-cutané (et surtout une fois qu'elle se sépare en une espèce de derme et en tissu cellulaire sous-dermique), la cicatrice, dis-je, perd sa raideur, devient plus extensible, plus résistante, se rétracte de plus en plus au point de n'être souvent vers la fin qu'un mince cordon, enfin déplace et tend de plus en plus la peau environnante. De là résulte que la mobilité s'accroîtra d'elle-même avec le temps, si toutefois la cicatrice a arrêté les mouvements au commencement. Déjà je vous ai exposé la manière de seconder cette diminution de la cicatrice par la compression et l'extension. Lorsque la cicatrice est enfin réduite à ses plus faibles proportions, il y a quelquefois avantage à l'exciser soit totalement, soit partiellement et petit à petit, mais toujours de telle sorte qu'après chaque excision vous obteniez une guérison par première intention, qui substitue au cordon épais et à peine extensible, une cicatrice fine et linéaire beaucoup plus facile à étendre que la cicatrice primitive; si cependant ces opérations étaient suivies d'une suppuration et d'un large écartement des bords de la nouvelle plaie, le succès serait fort douteux (comme lorsque les mêmes conditions se présentent dans la ténotomie); il se produit de nouveau une plaie large, couverte de granulations et suivie d'une guérison lente, par une cicatrice qui ne le cède en rien à la précédente sous le rapport de la largeur, de la longueur et de la solidité. Il résulte de là que vous ne pouvez employer le procédé de l'excision que sur les cicatrices tout à fait rétractées et réduites à l'état d'un mince cordon. Lorsqu'il s'agit au contraire d'enlever des cicatrices qui restent larges, comme, par exemple, on les rencontre au cou après des brûlures, l'excision ne suffit plus et l'on est forcé de transporter à la place de la cicatrice un lambeau de la peau circonvoisine que l'on cherche à réunir avec les bords de la perte de substance, et qui se laisse étendre; cela peut se faire, soit par le simple glissement de la peau du voisinage, soit par la transplantation d'un lambeau, d'après les principes de l'autoplastie, sur lesquels il m'est impossible de m'appesantir en ce moment.

Il nous reste à parler du traitement des déformations qui résultent des contractures musculaires par antagonisme; je vous ai déjà dit que dans ces cas on peut avoir recours à la ténotomie, mais simplement à titre d'adjuvant; le fond du traitement devra toujours être dirigé contre les paralysies. De la curabilité de ces dernières dépendra celle des contractures et des déformations qui en résultent. Ici s'ouvre le vaste champ de la pathologie des nerfs, que vous apprendrez à mieux connaître dans les cours de pathologie interne et dans la clinique médicale. Il y a beaucoup de cas dans lesquels vous renoncerez *a priori* à tout traitement de la paralysie; lorsqu'il y a tumeur du cerveau, apoplexie, encéphalite chronique, déchirure traumatique de la moelle épinière, la thérapeutique sera en général assez impuissante. Cependant il existe des cas d'inflammation de la moëlle épinière, surtout chez les enfants qui permettent un pronostic relativement assez favorable. D'une part, le traitement interne par l'huile de foie de morue et le fer, les bains de malt ou les bains salins et surtout le temps peuvent exercer dans ces cas une action très-favorable sur la marche régressive des modifications, malheureusement encore peu connues, survenues dans la moelle épinière, et de l'autre les muscles eux-mêmes peuvent être soumis à une excitation qui les ranime; les cas qui permettent l'espoir du succès sont surtout ceux dans lesquels il n'y a pas de paralysie complète, pas de paraplégie, mais simplement parésie de quelques groupes musculaires. Deux moyens sont surtout indiqués : 1° *la gymnastique;* 2° *l'électricité.* La gymnastique consiste à éveiller la contractilité engourdie peu développée, par la volonté concentrée sur les muscles frappés de parésie. Des mouvements déterminés sont exécutés régulièrement et à des heures déterminées; ce but est très-bien rempli par la « gymnastique suédoise » que l'on a introduite dans ces derniers temps, et qui consiste à faire exécuter au malade certains mouvements calculés par certains muscles, pendant que le gymnaste oppose une légère résistance à ces mouvements. Je retiens par exemple votre bras dans l'extension; ensuite je vous engage à le fléchir et j'oppose à cette flexion une légère résistance. Il faut naturellement que les mouvements convenables soient choisis pour chaque cas particulier; ce genre de gymnastique s'est beaucoup répandu de nos jours et il est dans tous les cas très-rationnel; évidemment il ne saurait être appliqué dans les cas de paralysie complète, pas plus que nul autre genre de gymnastique.

Le deuxième moyen que nous avons à notre disposition, est l'électricité. L'emploi de ce moyen a également réalisé de nombreux progrès dans les temps modernes. Les appareils dont on se sert ont été beaucoup simplifiés, rendus plus transportables et disposés de telle manière que le courant peut être renforcé ou affaibli à volonté. Autrefois on se servait de préférence de l'appareil à rotation; aujourd'hui on emploie presque exclusivement l'appareil de Dubois et autres semblables, dont la batterie est composée de charbon et de zinc. En outre, on a réalisé des progrès dans la manière d'appliquer l'électricité; autrefois, en effet, on électrisait indifféremment un ou plusieurs muscles d'une extrémité, en appliquant les pôles tantôt à tel endroit, tantôt à tel autre; aujourd'hui on sait électriser chaque muscle isolément; sous ce rapport, un médecin français, Duchenne, de Boulogne, a fait des travaux très-méritoires. Les points où il faut appliquer les pôles ou un pôle pour forcer tel ou tel muscle à se contracter ont été d'abord trouvés par Duchenne d'une manière purement empirique; plus tard, Remak a démontré que ce sont ordinairement ceux où la branche nerveuse motrice la plus forte pénètre dans le muscle. De nos jours, Ziemssen a fait des travaux extrêmement remarquables sur l'électrothérapie; son livre se distingue autant par l'utilité pratique que par l'érudition. — Le traitement consiste à faire journellement une ou deux séances pendant lesquelles on électrise méthodiquement tantôt un muscle, tantôt un autre; ces séances peuvent durer une demi-heure ou trois quarts d'heure, il ne faut pas qu'elles soient trop longues, afin que la faible activité nerveuse ne soit pas anéantie par une irritation trop forte, on pourrait aussi faire beaucoup de mal en employant un courant trop énergique; il faut toujours qu'un médecin dirige le traitement et fournisse des indications très-précises sur la durée des séances et le degré de force du courant. Ordinairement on reconnaît bientôt jusqu'à quel point les muscles qui peut-être ne pourraient exécuter aucun mouvement spontané, se contractent encore à la suite de l'irritation électrique; on ne doit pas perdre courage, même alors que dans les premières séances on n'a obtenu aucune contraction; souvent on n'en voit apparaître qu'au bout d'un certain temps et quand l'électricité a eu le temps de développer son influence.

Un moyen très-ingénieux de remédier aux contractures a été inventé et utilisé avec beaucoup de succès dans ces derniers temps par Barwell. Ce moyen consiste à exercer une traction continue dans la direction suivant laquelle les muscles fonctionnent d'une manière incomplète; ainsi dans le pied bot on applique, au moyen de bandelettes de diachylon, une forte bande de caoutchouc, qui part du bord externe du pied et remonte de là jusque sur le bord externe du tibia, immédiatement au-dessous du genou. Cette bande représentera un muscle artificiel exerçant une traction continue. Ce moyen me paraît très-rationnel et mérite dans tous les cas d'être expérimenté sur une grande échelle.

En cas de parésie, le mouvement de quelques muscles suffit quelquefois pour rendre la marche possible; il en est ainsi quand la jambe entière reçoit une certaine solidité par l'application d'un *appareil à attelles*, solidité que les muscles ne peuvent pas lui donner. Ces sortes d'appareils, qui servent de soutien à l'extrémité, ne doivent pas toujours être considérés comme un dernier refuge, mais ils peuvent seconder le traitement en permettant au malade de marcher, quoique lourdement, en s'appuyant sur des cannes. Le mouvement de la marche, exécuté par les muscles frappés de parésie, fait lui-même l'effet d'un excellent exercice gymnastique ; au moins le malade, quoique soutenu artificiellement, se sert de ses muscles, tandis qu'étant couché ou assis continuellement, il les laisse inactifs et toujours plus disposés à s'atrophier.

La gymnastique, l'électricité, les appareils, combinés avec des traitements internes rationnels et surtout aussi avec des cures d'eaux minérales convenables peuvent rendre des services positifs aux malades, et s'il est vrai que beaucoup de ces cas sont incurables, il y en a cependant dans le nombre quelques-uns de curables et d'autres qui peuvent être sensiblement améliorés.

BIBLIOGRAPHIE. — Cruveilhier, atlas, livre II, pl. 2, pied bot favorisé par la position du fœtus. *Ibid.*, livre II, pl. 4, dessins d'anciens pieds bots. — Froriep, gravures chirurgicales, vol. IV, pl. 413, 464, 468 ; vol. III, pl. 346, 356, contractions d'aponévroses et de muscles.

QUARANTE-TROISIÈME LEÇON

DES VARICES ET DES ANÉVRYSMES.

Varices : Formes diverses, causes de leur production, régions où elles se développent de préférence. Diagnostic. Calculs veineux. Traitement.

Anévrysmes : Processus inflammatoire dans les artères. Anévrysme cirsoïde.—Processus athéromateux.—Différences de formes des anévrysmes. Modifications ultérieures de l'anévrysme. Symptômes, conséquences. Considérations étiologiques. Diagnostic. Traitement : compression, ligature, injection de perchlorure de fer liquide. Extirpation.

Messieurs,

Par varices on entend des dilatations veineuses ; ces ectasies peuvent avoir diverses formes, elles se font généralement aussi bien dans le sens de l'épaisseur que dans celui de la longueur du vaisseau. Un allongement ne peut cependant se produire qu'autant que le vaisseau se déjette latéralement et prend une disposition sinueuse, comme cela se remarque aussi en cas d'inflammation pour les petits vaisseaux. Dans certains cas, l'allongement est moins remarquable et le diamètre transversal n'est pas non plus uniformément augmenté, mais on trouve en divers endroits, surtout au niveau des valvules, des dilatations en fuseau ou en sac. Les grosses veines du tissu cellulaire sous-cutané sont celles qui offrent le plus souvent ce genre d'affection ; d'autres fois ce sont surtout les veines musculaires profondes, et souvent les unes et les autres à la fois. Mais il y a aussi des varices qui occupent les veines les plus petites et à peine visibles de la peau elle-même ; il n'est pas rare que ces veines deviennent seules malades, d'où résulte alors une coloration d'un bleu clair uniforme et une apparence bosselée de la peau. Par suite de ces dilatations veineuses qui se développent d'une manière très-lente, les capillaires exhalent plus de sérum qu'à l'ordinaire, parce que la distension considérable des veines et l'insuffisance des valvules qui en est la conséquence doivent augmenter d'une manière très-notable la pression exercée par le sang sur les parois internes des capillaires. Cet excédant de matériaux nutritifs provoque petit à petit une néoplasie cellulaire; et c'est ainsi que se produit une infiltration d'abord plastique, puis séreuse des tissus parcourus par des veines variqueuses; déjà nous avons indiqué comment le développement ultérieur de ce processus tend à modifier de plus en plus les tissus et à faire naître l'ulcération. De cette manière, se produisent, non-seulement des ulcères, mais encore d'autres formes d'inflammation chronique de la peau, surtout l'éruption vésiculeuse chronique connue sous le nom d'eczéma.

Nous devons à présent nous occuper de rechercher d'où proviennent les varices. Il est permis de supposer *à priori* que la cause est un obstacle au retour du sang veineux, par pression exercée sur la veine ou diminution de son calibre déterminée de quelque autre manière. Il ne faut cependant pas que l'obstacle naisse tout à coup; car un empêchement subit du retour du sang veineux ne produit ordinairement que l'œdème; tel est l'effet de la ligature d'un gros tronc veineux ou d'une thrombose rapidement développée. Il faut donc que la pression agisse lentement sur le tronc veineux. Cette condition même n'est pas suffisante; car souvent une pression qui augmente d'une manière très-insensible ne produit pas de dilatation variqueuse, mais développe une circulation collatérale plus abondante, qui fait que rien n'est modifié ou qu'il ne se déclare qu'un peu d'œdème dur. Il faut qu'il y ait en même temps une prédisposition aux dilatations vasculaires, une certaine laxité, une extensibilité des parois veineuses. L'examen anatomique des veines variqueuses prouve que la paroi est à la vérité devenue plus épaisse d'une manière absolue, c'est-à-dire que du tissu conjonctif s'est interposé entre les cellules musculaires, mais ces cellules elles-mêmes ne sont pas augmentées et par conséquent elles sont devenues insuffisantes à faire progresser le sang quand le calibre du vaisseau est devenu de six à huit fois plus considérable. Des recherches histologiques approfondies sur l'origine des varices, faites principalement au point de vue d'une comparaison entre cette maladie et la formation des anévrysmes, nous font défaut jusqu'à présent. La prédisposition aux varices peut être considérée comme individuelle dans beaucoup de cas, dans d'autres elle est transmise par hérédité; en général, d'ailleurs, il n'est pas rare que les maladies vasculaires se transmettent de la sorte, aussi bien celles des artères que celles des veines et des capillaires; la dilatation anomale de ces derniers est la source des *nœvi materni* qui sont essentiellement héréditaires. Nous ne pouvons donc considérer les causes que nous allons énumérer que comme des causes occasionnelles venant s'ajouter à une disposition préexistante. Les varices sont plus fréquentes chez les femmes que chez les hommes; on attribue surtout cette fréquence aux grossesses répétées : l'utérus qui grossit insensiblement comprime d'abord les veines iliaques primitives et plus tard aussi la veine cave; un œdème des pieds peut même résulter de la pression que supportent ces veines. Souvent les varices sont produites dans tout le domaine de la veine saphène, mais quelquefois aussi dans celui des veines honteuses et particulièrement dans les grandes lèvres. Il est bien plus difficile de trouver les causes qui président à la production des varices chez les hommes. Une grande accumulation de matières fécales peut, il est vrai, devenir cause occasionnelle de varices à raison de la pression que les scybales exercent sur les veines abdominales; cependant il est rare que l'on puisse prouver l'existence de cette cause. Chez beaucoup d'hommes porteurs de varicosités, vous trouverez les membres inférieurs d'une longueur disproportionnée, surtout les jambes très-longues; ce fait pourrait être dans certains cas une circonstance favorable aux stases veineuses. Ensuite, il n'est pas inadmissible que l'accumulation d'une graisse compacte ou bien un ratatinement du repli falciforme du *fascia lata* provoque des stases veineuses dans la veine saphène, celle-ci se jetant précisément en cet endroit dans la veine fémorale. Je ne sache pas que des recherches anatomiques aient été faites en vue de cet objet. — On rencontre des varices dans d'autres parties du corps, particulièrement à la partie inférieure du rectum et dans le cordon spermatique. Les varices du plexus pampiniforme constituent ce qu'on est convenu d'appeller le *varicocèle*. Les *varices* des veines hémorrhoïdales inférieures représentent les *hémorrhoïdes*, que l'on sait être surtout fréquentes parmi les personnes habituées à un genre de vie qui les force à rester assises. Les varices existent très-rarement à d'autres endroits du corps. On en voit quelquefois à la tête, le plus souvent leur cause n'est pas connue; elles peuvent aussi succéder à une lésion qui détermine une adhérence entre les parois vasculaires artérielles et veineuses et la pénétration du sang artériel dans les veines; c'est ce qui constitue la varice anévrysmatique, dont il a été question précédemment. Dans l'atlas anatomo-pathologique de Cruveilhier, vous voyez reproduit, comme grande rareté, le dessin de varices considérables des veines abdominales.

Le *diagnostic* des varices n'est pas difficile quand l'affection intéresse les veines sous-cutanées; les varices des veines musculaires profondes ne peuvent presque jamais être diagnostiquées avec certitude; à la cuisse et à la jambe, les veines à parcours sinueux se dessinent souvent dans tout leur trajet si nettement à travers la peau, qu'il est facile de les reconnaître; dans d'autres cas, on ne voit que des nœuds isolés, légèrement colorés en bleu, fluctuants et compressibles ; ces nœuds correspondent principalement aux dilatations sacciformes des veines et aux endroits où sont situées les valvules. Là on trouve parfois des corps très-durs, solides, arrondis, qu'on appelle *calculs veineux ;* à l'examen anatomique, on les reconnaît pour des corps stratifiés, consistant primitivement toujours en fibrine, mais pouvant ensuite se calcifier dans toute leur épaisseur et prendre l'aspect de petits pois. — Les varices des extrémités inférieures ne provoquent dans la plupart des cas aucune souffrance par elles-mêmes, sauf peut-être une certaine tension et une pesanteur dans les jambes après une station ou une marche prolongée. Mais dans d'autres cas quelques culs-de-sacs veineux deviennent le siége de thromboses ; il se produit une inflammation de la paroi veineuse et du tissu cellulaire environnant, et s'il est vrai qu'en soumettant de bonne heure cet accident à un traitement convenable on obtient ordinairement la résolution du processus inflammatoire, il peut cependant aussi en résulter dans certains cas une suppuration, un abcès. Le traitement est celui de la thrombose et de la phlébite traumatique mentionné antérieurement. Un autre accident que peut entraîner une varice, est sa rupture, cas du reste excessivement rare ; il est facile d'arrêter l'hémorrhagie par compression quand les individus conservent une position tranquille, et il n'y a de danger que quand le secours du médecin se fait trop longtemps attendre. Une varice rompue de la sorte peut aussi donner lieu à un ulcère variqueux, dans un sens restreint, cependant cela est fort rare, parce que ordinairement ces plaies guérissent rapidement. Lorsque toute la peau et le tissu cellulaire sous-cutané d'une jambe sont fortement indurés, et que cette induration s'est propagée jusque sur la tunique externe des veines sous-cutanées, alors la veine est tout à fait immobile et donne la sensation d'une gouttière, si on la palpe sous cette peau ferme, rigide et semblable au cuir. Je vous signale ce fait ; car autrement vous pourriez bien, dans ces cas d'induration de la peau, laisser passer les varices entièrement inaperçues.

Dans le *traitement des varices*, nous devons commencer par déclarer notre incompétence en tant qu'il s'agit d'indiquer un médicament capable d'anéantir la prédisposition à ces affections. Nous ne sommes pas non plus en état de combattre dans la plupart des cas les causes de pression, et c'est ainsi que nous arrivons à dire qu'en général les varices sont incurables, c'est-à-dire que nous ne possédons aucun moyen de ramener la veine anormalement dilatée à ses proportions normales. Nous sommes forcés d'admettre que souvent le développement des varices, envisagé physiologiquement, n'est qu'un moyen de compensation employé par la nature pour remédier à des conditions de pression anormale dans le système vasculaire et que nous n'aurons aucune chance de guérir les varices tant qu'il nous sera impossible d'en éloigner la cause première ; car en supposant même que nous extirpions une ou plusieurs de ces veines malades, elles seraient bien vite remplacées par d'autres. Pour cette raison déjà, je rejette toute espèce d'opération ayant pour but d'enlever une ou plusieurs nodosités variqueuses à la jambe. Songez que les varices ne causent, pour ainsi dire, aucune souffrance par elles-mêmes et que toute opération faite sur les veines peut devenir dangereuse pour la vie, à raison d'une complication par thrombose et embolie, et vous serez d'accord avec moi pour considérer comme non justifiable cette opération. Et cependant on exécute encore ces opérations, principalement en France, et assez souvent la mort en est le résultat; il y a un grand nombre de méthodes opératoires; je n'en dirai ici que peu de mots. La méthode la plus ancienne, déjà connue des Grecs, consiste à mettre à nu les veines variqueuses et à les enlever, soit au bistouri, soit en les arrachant. Plus tard, on a beaucoup employé le fer rouge, et l'on a ainsi produit une coagulation du sang dans les veines, suivie d'une oblitération partielle ou totale du vaisseau. Dans le même but, on a employé de nos jours l'électropuncture, c'est-à-dire que l'on a implanté deux aiguilles fines, mises en rapport avec les pôles d'une batterie galvanique, dans la varice et on a ensuite laissé agir le courant jusqu'à production d'une coagulation. On peut aussi injecter avec une seringue très-fine, par une canule effilée comme la pointe d'une aiguille, le perchlorure de fer liquide, lequel, comme vous savez, provoque une rapide coagulation du sang. Enfin, on a encore mis en usage la ligature des veines, surtout la ligature sous-cutanée, d'après Ricord, et l'enroulement sous-cutané, d'après Vidal, petits procédés opératoires que je vous montrerai dans le cours de médecine opératoire. Il est bien dommage que ces méthodes imaginées avec tant de sagacité ne conduisent à aucun résultat et ne soient même pas exemptes de danger.

Mais faut-il rester inactif vis-à-vis des varices ? Non, il faut chercher à les contenir dans de certaines limites et par là empêcher ou rendre au moins très-insignifiants leurs effets consécutifs. Pour cela il n'y a qu'un moyen, la *compression continue*, qui cependant ne doit être appliquée qu'à un degré facilement supportable pour le patient. Nous possédons deux moyens mécaniques différents pour exécuter la compression dans ces sortes de cas, à savoir les bas lacés et l'application méthodique d'un bandage roulé. Les bas consistent, soit en un bas de cuir bien confectionné, serrant également toute la jambe et fendu sur un côté où il se lace comme un corset, soit en un tissu en fil de caoutchouc, recouvert de soie ou de coton ; vous connaissez ce genre d'étoffe avec laquelle on confectionne en grande partie les bretelles. Ces bas lacés ou élastiques, qui doivent être confectionnés avec un grand soin et qu'il est nécessaire de porter continuellement, sont coûteux et ont besoin d'être renouvelés assez souvent parce qu'il est impossible de les laver, d'où il résulte que les personnes aisées seules peuvent s'en permettre l'usage. Pour la plupart des cas, il suffit d'un bandage roulé, convenablement appliqué. Vous vous servez à cet effet de bandes de coton, larges de deux à trois travers de doigt et préalablement bien trempées dans de la colle de relieur ; vous entourez de ce bandage le pied et la jambe jusqu'au genou, en ayant seulement soin de laisser à nu le talon ; ce bandage peut être porté pendant cinq à six semaines consécutives, s'il est convenablement ménagé, et l'on peut, par ce moyen, prévenir la production d'ulcères, alors même que la peau est déjà passablement infiltrée, par la raison qu'on empêche ainsi les varices de devenir plus considérables.

Autrefois je vous ai parlé de l'*anévrysme traumatique ;* sans doute vous vous rappelez qu'il en a été question à l'occasion des plaies par instrument piquant et que je vous ai dit alors que l'anévrysme est une cavité, un sac, qui communique soit directement, soit indirectement avec l'intérieur d'une artère ; déjà vous savez que ces cavités peuvent se développer à la suite d'une piqûre d'artère, d'une déchirure sous-cutanée et d'une contusion de ces vaisseaux. Mais pour le moment je n'ai pas à vous entretenir de cet anévrysme traumatique, appelé aussi anévrysme faux, mais je dois vous parler de l'*anévrysme vrai*, qui se développe lentement, sous l'influence d'une maladie de la paroi artérielle. Pour bien vous figurer comment les choses se passent, le mieux est de prendre pour point de départ les conditions anatomiques. Jusqu'à présent vous possédez bien peu de notions sur les maladies artérielles. Sauf la formation du thrombus après une lésion traumatique, le développement de la circulation collatérale et le processus athéromateux que nous n'avons fait que mentionner en passant, à l'occasion de la gangrène sénile, je ne vous ai cité aucun phénomène pathologique du côté des artères. D'ailleurs les processus que je viens de nommer forment à peu près toute la pathologie de ces vaisseaux, seulement nous n'avons encore envisagé qu'à un point de vue fort restreint les conséquences de l'affection athéromateuse. — Parmi les diverses parties dont se compose le tube artériel, la tunique musculaire et la tunique interne tombent malades le plus souvent, et deviennent, à ce qu'il paraît, le siége d'affections primitives. La tunique moyenne se compose de cellules musculaires et d'un peu de tissu conjonctif, la tunique interne comprend des lamelles élastiques, privées de vaisseaux, une membrane fenêtrée et une couche épithéliale très-mince. — Après la lésion d'une artère on constate facilement que la paroi est gonflée et reste plus épaisse pendant un certain temps; l'infiltration plastique de la paroi vasculaire peut même entraîner la suppuration, de sorte qu'il se forme dans son intérieur quelques petits foyers purulents, phénomène qui s'observe, il est vrai, plus rarement dans les artères que dans les veines. Il se produit pendant ce temps un relâchement des membranes, la tunique interne se détache plus facilement qu'auparavant de la moyenne, cette dernière devient plus molle, les cellules musculaires peuvent être partiellement détruites par une désagrégation moléculaire, et cette diminution de résistance de la paroi peut entraîner la dilatation du tube artériel. — Sans aucun doute, ces processus inflammatoires aigus avec néoplasie plastique et ramollissement partiel peuvent aussi se manifester d'une manière spontanée, et bien qu'on ne possède làdessus aucune observation spéciale, l'analogie avec d'autres tissus n'en permet pas moins de conclure qu'une inflammation spontanée, idiopathique, aiguë et subaiguë des artères doit pouvoir suivre une évolution pareille. Dans tous les cas, ces inflammations artérielles aiguës et spontanées sont extrêmement rares, tandis que les inflammations chroniques sont beaucoup plus fréquentes. Une seule forme d'anévrysme dérive peut-être d'un processus inflammatoire subaigu des artères, avec néoplasie diffuse de tissu conjonctif dans les parois vasculaires et diminution de la résistance de ces dernières : c'est l'*anévrysme* dit *cirsoïde* ou *anévrysme par anastomose*. Ce genre de dilatation artérielle n'a rien de commun avec les anévrysmes que nous décrirons plus loin; il ne s'agit pas ici de la dilatation circonscrite d'une partie d'une artère, mais de la dilatation d'un certain nombre d'artères très-rapprochées les unes des autres, qui peuvent en outre décrire de fortes sinuosités, ce qui prouve que la longueur des artères a également beaucoup augmenté. L'*anévrysme cirsoïde est donc un lacis d'artères dilatées et allongées*. Pour que cette modification puisse avoir lieu, il faut que dans la paroi artérielle il se fasse une néoplasie considérable, même dans le sens de la longueur; la dilatation dépend probablement de l'atrophie de la tunique musculaire; ordinairement on admet qu'une paralysie des parois artérielles est la cause première de ce genre d'anévrysme; cependant, en admettant même que la paralysie explique une dilatation modérée des artères (et cette explication ne nous apprend rien sur la cause de la paralysie), il n'en est pas moins vrai que l'allongement du tube artériel, qui ne peut dépendre que d'une néoplasie, n'en devient pas plus facile à comprendre. Je crois, comme je vous l'ai dit plus haut, que cette espèce de dilatation artérielle qui a une grande analogie avec la dilatation des vaisseaux et la formation d'anses nouvelles dans l'inflammation, doit reconnaître pour cause première un processus inflammatoire des artères, processus qui ne consiste pas dans l'inflammation chronique avec formation d'athérome, telle que nous l'exposerons plus loin, mais constitue plutôt une inflammation diffuse et subaiguë. Plusieurs faits étiologiques parlent en faveur de cette opinion : ainsi il n'est pas rare que ces anévrysmes prennent naissance à la suite d'un coup, d'un choc, d'un traumatisme quelconque; on les rencontre surtout aux endroits où beaucoup de petites artères s'anastomosent entre elles, ainsi particulièrement à l'occiput, à la région temporale et pariétale; on pourrait envisager cette espèce d'anévrysme comme un excès de développement de la circulation collatérale; car même dans les conditions ordinaires où cette circulation se développe les artères collatérales non-seulement se dilatent, mais décrivent encore de fortes circonvolutions, d'où il résulte que le processus est évidemment le même dans les deux cas. Nous avons à mentionner en outre que cet anévrysme cirsoïde se développe surtout chez les jeunes sujets, chez lesquels les processus chroniques qui entraînent les autres anévrysmes se présentent très-rarement.—Le diagnostic de l'anévrysme cirsoïde est très-simple, lorsqu'il est situé, comme cela arrive ordinairement, immédiatement sous la peau; il est vrai qu'il y a aussi des anévrysmes de cette nature qui se rencontrent plus profondément : ainsi on en a observé sur l'artère fessière; mais toujours est-il que les plus fréquents sont ceux de la tête; là on sent distinctement les sinuosités artérielles et les pulsations, ces dernières même sont quelquefois très-visibles, et la maladie peut être ainsi facilement reconnue; en général elle n'est pas très-commune.

En passant, nous ajouterons que la paroi artérielle peut devenir le siége d'une affection aiguë aussi bien que chronique, lorsqu'un travail de suppuration ou d'ulcération se développe dans le voisinage, et s'étend de là d'abord à la tunique externe et ensuite aux autres membranes; cela arrive assez rarement en cas d'abcès aigu, plus fréquemment dans les processus ulcératifs chroniques. Ainsi, pour ne citer qu'un exemple, il n'est pas rare que dans la formation d'une caverne tuberculeuse pulmonaire, l'ulcération tuberculeuse s'empare des parois des petites artères, et que la tunique externe soit en partie détruite et ramollie. Il en résulte qu'en cet endroit l'artère se dilate, qu'il s'y forme un petit anévrysme dont la rupture donne lieu à de fortes hémorrhagies. D'autres processus ulcératifs encore peuvent, quoique cela ne soit pas en général très-commun, se frayer un chemin vers une artère et en entamer la paroi, ce qui donne lieu à la rupture artérielle et à une hémorrhagie mortelle, si l'artère atteinte est d'un fort calibre. J'ai vu plusieurs cas de ce genre : Chez un vieillard un abcès s'était produit dans la profondeur du cou et s'était ouvert dans le pharynx; c'est ce que démontrait le gonflement lent et douloureux du cou, suivi du rejet abondant par la bouche d'un pus fétide; le patient avait à peine passé quelques heures à l'hôpital, qu'il se mit à rejeter une énorme quantité de sang, tomba rapidement dans un état asphyxique et mourut; on découvrit, à l'autopsie, qu'à la suite d'une fonte suppurée circonscrite de l'artère thyréoïdienne supérieure, une grande quantité de sang s'était échappée du vaisseau et avait pénétré dans le larynx, ce qui avait déterminé la mort par asphyxie. Dans un autre cas, un jeune homme, atteint de carie du rocher droit, eut des hémorrhagies artérielles répétées par l'oreille correspondante; je diagnostiquai un abcès près de la face inférieure du rocher, avec fonte suppurée de l'artère carotide interne; il était impossible d'arrêter les hémorrhagies par le tamponnement de l'oreille; je fis la ligature de la carotide primitive droite. Les hémorrhagies cessèrent pendant dix jours et se reproduisirent ensuite de nouveau; ayant recommencé sans succès durable le tamponnement et la compression digitale, je liai encore l'artère carotide primitive gauche; deux jours plus tard, le malade mourut néanmoins d'une hémorrhagie profuse par l'oreille droite, le nez et la bouche; l'abcès qui s'était rempli de sang et qui dès lors pouvait être considéré comme un anévrysme faux, s'était encore ouvert du côté du pharynx. L'autopsie confirma entièrement le diagnostic.

Mais revenons aux affections chroniques des artères et à leurs suites, *aux anévrysmes vrais*. A un âge avancé, on voit les artères devenir épaisses et dures, et prendre même quelquefois une configuration sinueuse, surtout celles dont le diamètre est égal à celui de la radiale ou plus petit. En examinant plus attentivement ces artères rigides, on trouve la tunique interne plus épaisse, d'une dureté cartilagineuse et la lumière du vaisseau largement béante; dans quelques endroits, l'artère a même pris plus de solidité, grâce aux dépôts de chaux dans ses parois, elle peut même être entièrement transformée en matière calcaire, être ossifiée. Ces éléments calcaires ne forment pas des dépôts diffus dans la paroi vasculaire, mais des cercles qui correspondent aux couches musculaires transversales de la tunique moyenne; ce sont les muscles vasculaires qui se calcifient. Dans ces cas, on trouve dans l'aorte et dans les premières grosses branches qui en partent, des taches, des stries et des plaques d'un blanc jaunâtre qui couvrent la surface interne, et dont quelques-unes sont rugueuses, comme rongées et à bords minés. Si l'on incise ces points, on trouve la tunique interne tout entière d'une dureté cartilagineuse, d'un blanc jaunâtre, quelquefois aussi entièrement calcifiée et d'une dureté osseuse, ou bien réduite en une masse granuleuse, en une espèce de bouillie grumeleuse. Partout où cette altération est arrivée à un haut degré, les artères sont dilatées et présentent des évasements. — Tel est le tableau de la maladie connue sous le nom d'athérome des artères, comme nous le rencontrons sur le cadavre. Les différentes périodes de l'altération se voient souvent l'une à côté de l'autre sur la même artère ou sur des artères différentes. Si l'on examine ces endroits plus attentivement au microscope, principalement sur des coupes transversales fines qui traversent les points d'un aspect différent, on découvre les phénomènes suivants : les premières modifications se montrent dans les couches extérieures de la membrane interne, vers la limite de la membrane moyenne, là commence une prolifération cellulaire. Les cellules de formation nouvelle peuvent se transformer en tissu conjonctif et donner lieu à un épaississement calleux de la paroi artérielle; mais le plus souvent elles meurent très-vite. Pendant que les unes se forment nouvellement à la périphérie du foyer morbide, celles qui ont pris naissance les premières se réduisent en détritus granuleux, en une bouillie, composée de fines molécules et de graisse, qui reste assez sèche, comme cela arrive dans la métamorphose caséeuse; à la suite de la destruction qui s'avance ainsi lentement en surface, la nutrition de la tunique moyenne est en souffrance aussi bien que celle des couches les plus centrales de la tunique interne; les cellules musculaires de la première subissent une désagrégation granulo-graisseuse, de même que les lamelles élastiques de la tunique interne; cette fonte s'avance en dedans jusqu'à ce que la dernière lamelle et la membrane épithéliale soient détruites; dès ce moment, la cavité remplie de bouillie athéromateuse est ouverte du côté de la lumière du vaisseau. Le processus athéromateux qui a débuté sous la forme d'un ulcère en caverne, a fini par produire un ulcère ouvert à bords minés; vous voyez que le mécanisme est le même que celui que nous connaissons déjà dans la peau et dans les ganglions lymphatiques; c'est une inflammation chronique qui se termine par fonte caséeuse ou par formation d'athérome, comme on appelle la bouillie en question. Tels seraient donc les phénomènes essentiels de ce processus, qui offre de l'intérêt au point de vue de la formation des anévrysmes; cependant il subit encore plusieurs modifications; une des principales dépend des différences de structure des artères. Moins la musculeuse et la tunique interne sont développées, moins il se formera de la bouillie athéromateuse, car cette dernière provient surtout de la désagrégation de la tunique interne. Commençons par les petites artères : nous pouvons surtout étudier leurs maladies sur les artères microscopiques du cerveau : la prolifération cellulaire se fait plus aisément dans la tunique externe qui participe peu, et toujours secondairement, à l'athérome dans les artères d'un plus gros calibre. La tunique externe tout entière se transforme pour ainsi dire en cellules, les fibres musculaires peu nombreuses s'atrophient, la membrane hyaline si fine, qui fait fonction de tunique interne, est extrêmement élastique, de sorte que le ramollissement de la tunique externe, déterminé par l'infiltration cellulaire, produit rapidement la dilatation de l'artère et même sa rupture, lorsque les parois ne sont plus assez solides pour résister à la pression de l'onde sanguine. Quelquefois la productivité plastique de la tunique externe va plus loin encore; la prolifération cellulaire dans son milieu entraîne le développement d'excroissances en massue, qui prennent leur point de départ sur la tunique externe et consistent partie en tissu conjonctif fibreux nouvellement formé, partie en tissu conjonctif muqueux. Nous ne pouvons entrer davantage dans la description de ces altérations, qui sont d'une importance secondaire pour le chirurgien. — Une métamorphose graisseuse et une calcification de la musculeuse se remarquent aussi dans les petites artères du cerveau à côté des infiltrations plastiques de la tunique externe; cependant ces altérations ne sont pas aussi fréquentes. — Si nous passons de là aux artères d'un diamètre égal à celui de l'artère basilaire, de la radiale, etc., nous y voyons encore parfois le processus plastique de la tunique externe concourir efficacement avec celui des deux autres tuniques, quoiqu'ici on observe déjà une désagrégation en bouillie et une calcification de ces dernières. Dans ces artères, il se produit tantôt une augmentation en épaisseur et un développement de sinuosités, tantôt plus particulièrement une désagrégation, un ramollissement, et comme conséquence une dilatation et une formation d'anévrysmes; car si les tuniques moyenne et interne sont transformées en un endroit en bouillie athéromateuse, l'externe n'est plus assez forte pour résister à la pression du sang et subit un évasement. — Si nous considérons enfin les gros troncs artériels, l'aorte, les artères carotides, sous-clavières, iliaques, fémorales, nous voyons qu'ici la musculeuse est réduite au minimum, qu'elle fait même en quelques endroits complétement défaut, et que, par contre, la tunique interne composée d'un grand nombre de lamelles élastiques, s'appuie presque direclement contre la tunique externe plus ou moins riche en fibres élastiques. C'est ici que le processus plastique de la tunique externe prend le moins de développement; la modification pathologique, le trouble de la nutrition se distingue surtout par la désagrégation rapide ou la calcification du néoplasme pathologique, qui prend naissance en partie sur la limite de la tunique interne et en partie dans cette dernière elle-même. Il est vrai que dans la tunique interne il peut aussi se développer du tissu conjonctif de formation nouvelle, par plaques circonscrites plus ou moins étendues et ressemblant à des callosités cartilagineuses, comme déjà cela a été exposé; mais toujours est-il que cette altération est plus rare que la transformation en bouillie athéromateuse. C'est dans les artères nommées en dernier lieu que cette bouillie athéromateuse se forme le plus souvent, et voilà pourquoi aussi c'est sur ces mêmes artères que nous rencontrons le plus d'anévrysmes. Si vous examinez au microscope la bouillie athéromateuse, vous y trouvez, indépendamment des granulations moléculaires et adipeuses, des cristaux de matières grasses, principalement de cholestérine, en outre des grumeaux de carbonate de chaux, quelquefois aussi des cristaux d'hématoïdine, qui s'y rencontrent parce que des caillots sanguins se déposent sur les rugosités des artères, et que leur matière colorante se transforme en hématoïdine.

Vous possédez maintenant un aperçu général du processus athéromateux, tel qu'il se produit dans les artères de divers calibre, et vous comprenez comment, par le ramollissement de la paroi vasculaire, il peut entraîner la dilatation partielle du tube artériel, la formation d'un anévrysme. La forme de cette dilatation peut varier, selon que l'artère est altérée dans toute sa circonférence, également ou inégalement, selon que dans tel endroit prédomine le ramollissement, dans tel autre l'incrustation calcaire.

La dilatation artérielle peut être complétement uniforme dans une certaine étendue : c'est ce qu'on appelle *anévrysme cylindriforme;* si la dilatation se fait plutôt en fuseau, c'est l'*anévrysme fusiforme.* Si le ramollissement est limité à un seul côté de la paroi artérielle, il se produit une dilatation en forme de poche, un *anévrysme sacciforme,* pouvant communiquer par une ouverture plus ou moins petite avec la cavité de l'artère. — Une autre différence dans la structure de l'anévrysme consiste en ce que, tantôt, toutes les tuniques peuvent également participer à la dilatation, et tantôt, la tunique interne et la moyenne sont entièrement ramollies et détruites, de telle sorte que le sac est formé exclusivement par l'adventice, devenue peu à peu plus épaisse, et par les parties environnantes infiltrées. Enfin le sang peut, dans ce dernier cas, se frayer un passage entre la tunique moyenne et l'adventice, séparer les deux membranes l'une de l'autre, comme le ferait une dissection anatomique; c'est alors ce que l'on nomme *anévrysme disséquant*. On peut pousser ces distinctions encore plus loin, mais il me semble que c'est tomber dans des minuties anatomiques qui tiennent du pédantisme, car des subdivisions plus nombreuses n'auraient aucune importance au point de vue pratique. Je me bornerai à mentionner encore qu'en cas de rupture sous-cutanée d'un anévrysme, auquel toutes les tuniques artérielles ont pris part, la lésion prend les caractères anatomiques de l'anévrysme faux ou traumatique. Je vis tout récemment un individu, en apparence très-bien portant, d'une cinquantaine d'années, chez lequel tout à coup, au moment où il se retournait dans son lit, se développa une énorme tumeur à la cuisse, que l'on reconnut facilement pour un anévrysme traumatique diffus; il était hors de doute que l'artère fémorale était dégénérée et s'était subitement rompue sur un point de son trajet. Après avoir longtemps et inutilement employé la compression, je fis la ligature du vaisseau que je vis tacheté de jaune en faisant l'opération; la ligature tint bon et tomba après quatre semaines, mais l'anévrysme devint plus grand et douloureux; dans la sixième semaine après la ligature, la gangrène s'empara du pied ; je fis alors l'amputation au tiers supérieur de la cuisse; le patient est presque entièrement guéri aujourd'hui. Je trouvai un anévrysme faux énorme et une fente longue d'un pouce dans l'artère dégénérée, mais non dilatée par un anévrysme.

Il est très-intéressant de connaître les changements qui s'opèrent ultérieurement dans l'anévrysme et l'influence de ce dernier sur les tissus environnants, ou sur l'extrémité correspondante. Les changements anatomiques survenant par la suite dans l'intérieur et autour de l'anévrysme consistent en ce que ce dernier devient de plus en plus grand, déplace les parties voisines, et en détermine l'atrophie par la pression qu'il exerce et par les pulsations dont il est continuellement le siége ; cela est vrai non-seulement pour les parties molles, mais encore pour les os qui sont lentement creusés par l'anévrysme, ainsi que cela s'observe surtout pour les anévrysmes des artères aorte et innominée qui peuvent déterminer l'usure des corps vertébraux, du sternum et des côtes. Un autre accident venant compliquer les anévrysmes, consiste en processus inflammatoire des parties environnantes, entraînant, il est vrai, rarement la suppuration, mais devenant souvent chronique, et provoquant dans des cas très-rares la gangrène du sac anévrysmal. — Enfin, il se produit bien souvent dans les anévrysmes des coagulations sanguines; des couches très-fermes de sang coagulé peuvent se déposer sur les parois internes du sac, finalement combler ce dernier entièrement et produire ainsi une oblitération spontanée, une sorte de guérison de l'anévrysme. — Ce qui peut arriver de plus funeste, c'est que l'anévrysme, après avoir pris un accroissement de plus en plus considérable, vienne enfin à se rompre; cette rupture peut avoir lieu à l'extérieur, mais il arrive plus souvent, surtout pour les grosses artères du tronc, qu'elle se fait en dedans, par exemple dans l'œsophage, dans la trachée, dans la cavité pectorale ou abdominale; il en résulte évidemment une mort rapide par hémorrhagie.

Nous n'avons pas à nous occuper ici des conséquences que peut entraîner l'anévrysme des artères internes; je me bornerai donc à dire que les coagulums qui se forment dans les dilatations anévrysmales, ou qui s'attachent aux rugosités des artères athéromateuses, peuvent abandonner des parcelles qui sont entraînées sous forme d'emboles dans le torrent circulatoire et arrivent ainsi jusqu'aux artères périphériques. Ces emboles deviennent à leur tour l'origine de petits foyers gangréneux, qui se développent principalement dans la peau; cet accident n'est pas aussi commun qu'on pourrait le croire, parce que, en général, les caillots adhèrent très-solidement aux parois artérielles.

Il nous reste à nous occuper particulièrement des *anévrysmes des extrémités*. Ces lésions produisent au commencement une légère fatigue et une faiblesse musculaire, plus rarement un endolorissement de l'extrémité atteinte; aussitôt que l'inflammation se développe autour de la poche, il s'y ajoute naturellement de la douleur, une forte rougeur de la peau, un œdème et des troubles fonctionnels considérables qui peuvent aller si loin, que le membre cesse de fonctionner, lorsque l'anévrysme a pris un grand développement, et qu'il s'est produit autour de lui une inflammation continue, chronique ou subaiguë. Si de vastes coagulations se font dans le sac anévrysmal d'un gros tronc artériel, la gangrène peut s'emparer de toute la partie du membre située au-dessous de l'anévrysme.

Antérieurement, et à l'occasion de la gangrène, nous disions que cette dernière peut être la conséquence d'une athéromasie artérielle et qu'elle prend alors le nom de gangrène spontanée; mais alors il s'agit d'une autre affection, à savoir d'une dégénération des petites artères qui, à la suite d'une destruction pathologique de leur tunique musculaire, ne fonctionnent plus et ne chassent plus le sang dans les capillaires, par la raison très-simple qu'elles ne peuvent plus se contracter. Ici il s'agit de l'oblitération d'un tronc artériel, due à une accumulation de caillots dans un endroit dilaté. Je veux vous raconter un cas de ce genre, qui a été observé récemment dans notre clinique chirurgicale : Un homme de soixante-douze ans, maigre et misérable, fut amené à l'hôpital ; sa jambe droite était devenue noire presque jusqu'au genou, l'épiderme tombait en lambeaux, bref la gangrène était évidente. L'examen des artères fit reconnaître un anévrysme de l'artère fémorale gauche, immédiatement au-dessous du ligament de Poupart; cet anévrysme était fusiforme et donnait des pulsations très-prononcées ; un second anévrysme existait à la même artère, trois pouces au-dessous du précédent; ce second était sacciforme, ferme au toucher, enfin un troisième, également assez dur, siégeait dans le jarret; mais il était impossible d'en bien reconnaître la forme, à raison du gonflement des parties molles environnantes; entre le deuxième et le troisième anévrysme, on sentit encore les pulsations pendant les premiers jours que le malade passa à l'hôpital; cependant cette pulsation se perdit de jour en jour davantage, en remontant vers le haut de la jambe; la gangrène n'était pas bien limitée et semblait vouloir remonter encore plus haut; petit à petit les pulsations artérielles s'effacèrent complétement jusqu'au ligament de Poupart; le patient mourut quinze jours environ après son admission à l'hôpital. L'autopsie vint confirmer les lésions déjà reconnues pendant la vie, et montra une athéromasie étendue de presque toutes les artères. — Si vous vous rappelez ce que je vous ai dit à l'occasion de la ligature des gros troncs artériels, au sujet du développement de la circulation collatérale, vous croirez peut-être trouver une contradiction entre ces faits. Pourquoi la gangrène n'arrive-t-elle pas quand vous fermez l'artère par une ligature, aussi bien que quand elle est obturée par des caillots? La réponse est facile : Une circulation collatérale abondante, suffisant à la nutrition des parties périphériques ne se produit que dans les artères saines, capables de se dilater; le sang passe par des détours à côté de la ligature, et arrive ainsi dans le bout périphérique du tronc artériel ligaturé. Mais lorsqu'une formation de caillots partant d'un anévrysme s'étend jusque dans le tronc artériel, les artères collatérales sont généralement malades, en partie incrustées de dépôts calcaires, ou déjà oblitérées antérieurement et dans tous les cas peu susceptibles de dilatation ; en outre, l'oblitération du tronc n'est pas, comme en cas de ligature, bornée à un court espace, elle s'étend au contraire au loin, peut-être même, comme dans le cas cité tout à l'heure, à l'artère entière; alors la circulation devient impossible, aussi bien par les voies accessoires que par la voie principale. — Il faut toutefois que la maladie artérielle soit bien généralisée et la coagulation sanguine fort étendue, pour qu'une gangrène puisse se produire, en sorte que cette dernière n'est pas une conséquence très-fréquente des anévrysmes; ce serait du reste fort malheureux pour le traitement qui, comme vous le verrez tout à l'heure, a surtout en vue l'obturation de la poche anévrysmale, avec ou sans ligature du tronc artériel.

Nous arrivons à l'*étiologie* des anévrysmes. Bien que l'athérome artériel soit une maladie excessivement commune de la vieillesse et se rencontre partout, il n'en est pas moins vrai que l'anévrysme des extrémités n'en est pas très-fréquemment la conséquence. Ici même, à Zurich, l'athérome artériel et, chez les personnes âgées, la gangrène sénile s'observent assez souvent, mais il est rare d'y trouver des anévrysmes. La fréquence des anévrysmes des membres varie singulièrement dans les divers pays européens; en Allemagne, on les rencontre très-rarement, un peu plus souvent en France et en Italie, le plus souvent en Angleterre. Il est difficile d'indiquer la raison de ces différences; ce qu'il y a de certain, c'est que les maladies artérielles en général, aussi bien que le rhumatisme et la goutte, se voient plus souvent en Angleterre que dans le reste de l'Europe. Quant à l'âge, les anévrysmes sont rares avant trente ans, plus fréquents entre trente et quarante, et surtout communs après quarante ans. (Il est évident que nous ne parlons pas des anévrysmes traumatiques.) Les hommes y sont plus sujets que les femmes. On ne connaît pas de causes occasionnelles bien positives; l'anévrysme le plus fréquent aux extrémités est l'anévrysme poplité; on a voulu voir la cause de cette fréquence dans la situation superficielle de l'artère en cet endroit, dans la tension à laquelle l'exposent les mouvements rapides du genou, dans des contusions, etc.; ainsi on prétend que l'anévrysme poplité se rencontre en Angleterre principalement chez les valets de pied qui se tiennent debout derrière les voitures; je dois néanmoins avouer que cette histoire me paraît tout aussi invraisemblable que l'origine prétendue du *chambermaidknee*, de l'hygroma des femmes de chambre. Je croirais volontiers que la prédisposition aux maladies artérielles, comme la prédisposition à la goutte, est le plus souvent congénitale; on admet également qu'un travail fatigant et pénible et l'usage immodéré de l'eau-de-vie y disposent; cette dernière cause doit conduire souvent, surtout en Angleterre, à l'atonie des parois artérielles, même sans athéromasie.

Le *diagnostic* d'un anévrysme des extrémités n'est pas très-difficile, si l'on examine le malade avec attention et si l'anévrysme n'est pas trop petit. On découvre alors une tumeur élastique, plus ou moins dure, circonscrite (dans les anévrysmes faux et dans ceux qui sont rompus, elle est diffuse), qui adhère à l'artère; la tumeur offre des pulsations visibles et palpables ; si vous appliquez un stéthoscope, vous entendez un bruissement pulsatile ou plutôt un bruit de souffle qui se développe par le frottement du sang contre les caillots ou contre les ouvertures plus ou moins rétrécies du sac anévrysmal, ou bien encore par le tourbillonnement du sang dans l'intérieur du sac. La tumeur cesse de battre si vous comprimez l'artère au-dessus de l'anévrysme. — Ces symptômes sont si précis, qu'il semblerait qu'une erreur de diagnostic doit être impossible; cependant cette erreur a souvent été commise, même par les chirurgiens les plus expérimentés, dans des moments où l'idée même d'un anévrysme ne se présentait pas à leur esprit et où ils étaient trop pressés d'intervenir. Le fait est que l'anévrysme peut être masqué, lorsque par suite d'une vive inflammation des tissus environnants, les parties molles sont fortement gonflées ; il peut, dans de certaines conditions, être pris pour une simple tumeur inflammatoire, pour un abcès, il peut même avoir eu son point de départ dans un abcès, comme nous l'avons vu précédemment. C'est surtout avec l'abcès qu'il a été le plus souvent confondu ; on fait la ponction, ô malheur ! au lieu de pus on voit s'élancer un long jet de sang artériel ! rien n'est prêt pour arrêter l'effrayante hémorrhagie ; le moment est critique, même pour le médecin calme et de sang-froid qui provisoirement sait se tirer d'affaire par la compression, jusqu'à ce qu'il ait décidé ce qu'il doit entreprendre. Cependant je ne voudrais pas vous représenter les difficultés du diagnostic plus grandes qu'elles ne le sont, et je vous répète que si l'on examinait toujours avec attention, ces erreurs ne se verraient pas aussi souvent. — Si l'anévrysme est fortement rempli de caillots, le battement de la tumeur peut manquer ou être très-peu sensible, il en est de même du bruit de frottement ; cependant un examen minutieux et souvent répété conduira, dans ce cas encore, à l'appréciation exacte de la maladie. — D'un autre côté, il peut arriver également qu'on prenne pour un anévrysme une tumeur qui n'en est pas. Il y a surtout dans les os une espèce de tumeur molle (ostéosarcome central), qui est très-riche en artères et qui, pour cette raison, présente des pulsations très-manifestes; sur ces artères peut se former un grand nombre de petits anévrysmes par suite du ramollissement de la tumeur et des parois artérielles ; l'ensemble des bruits qui se produisent dans ces petits anévrysmes peut ressembler en tout point au bruit de souffle modèle d'un sac anévrysmal; dans ce cas encore il n'y a qu'un examen très-minutieux et une observation longtemps continuée qui puissent nous apprendre la vérité. Ces tumeurs osseuses pulsatives ont souvent été considérées comme des anévrysmes vrais de l'os ; je ne crois pas qu'il puisse se former spontanément des anévrysmes dans le tissu osseux, je suis plutôt de l'opinion que tous ces prétendus anévrysmes osseux sont des tumeurs osseuses molles et très-riches en artères. — Enfin, on peut être tenté de confondre avec un anévrysme une tumeur qui est située immédiatement sur l'artère et qui est soulevée par l'onde sanguine ; l'absence du bruit anévrysmatique, la consistance de la tumeur, la possibilité de l'isoler de l'artère, l'observation ultérieure de la marche, garantiront encore contre toute erreur.

Avant de passer au *traitement* proprement dit, permettez-moi de vous faire observer que dans quelques rares cas la guérison d'un anévrysme peut se faire spontanément par l'obturation complète du sac et d'une partie de l'artère au moyen de caillots; la croissance de la tumeur cesse alors, et peu à peu cette dernière peut se ratatiner ; on a également observé, comme je l'ai déjà dit, que l'inflammation autour de l'anévrysme peut, dans certains cas, donner lieu à une mortification locale ; si l'artère a été préalablement oblitérée, tout l'anévrysme peut tomber en gangrène et être éliminé sans qu'il y ait hémorrhagie. Ces guérisons par les seuls efforts de la nature sont excessivement rares, cependant elles nous montrent la voie que la thérapeutique doit suivre pour arriver à la guérison de cette maladie. — Je fais abstraction ici du traitement médical des anévrysmes internes, et je me contente de citer une seule méthode, la méthode de Valsalva ; elle a pour but de réduire au minimum la masse sanguine du corps, d'affaiblir par là l'impulsion du cœur et de favoriser ainsi la formation de caillots. Des saignées répétées, des purgatifs, un repos absolu, un régime restreint, à l'intérieur de la digitale, des applications de glace sur la région occupée par l'anévrysme, voilà les moyens auxquels on a recours dans ce traitement; les résultats obtenus sont très-douteux; on affaiblit énormément les malades, et les symptômes peuvent alors être moins évidents; mais dès que les patients reprennent quelques forces, ils retombent le plus souvent dans le même état qu'avant le traitement. — On peut bien employer, dans une certaine mesure, les moyens indiqués pour modérer les symptômes lorsqu'ils arrivent à un degré extraordinaire, mais on n'arrivera pas à une guérison complète ; les anévrysmes internes doivent presque toujours être considérés comme incurables.

Passons maintenant au traitement des anévrysmes externes. On peut poursuivre deux buts : ou bien on veut rendre l'anévrysme complétement inaccessible au sang, ou bien on veut l'enlever en totalité. Dans la plupart des cas, il suffit de rendre la tumeur inaccessible au sang. Les moyens que nous employons dans cette intention sont de natures diverses.

1° La *compression*. Elle peut être faite de différentes manières, soit sur l'anévrysme lui-même, soit sur le tronc artériel au-dessus de la tumeur. Ce dernier procédé est de beaucoup le meilleur, parce qu'une pression, même peu intense sur l'anévrysme, est souvent douloureuse et peut donner lieu à des processus inflammatoires à son pourtour. La manière dont on fait la compression diffère également : elle peut être permanente et en même temps complète ou incomplète ; elle peut aussi être temporaire, mais dans ce cas elle est toujours complète, c'est-à-dire qu'on comprime au point de faire cesser complétement les pulsations. Les différentes méthodes de compression sont à peu près les suivantes : *A*. la compression digitale, elle est faite par le médecin, par des infirmiers ou par les malades eux-mêmes, pendant plusieurs heures avec des intervalles de repos, jusqu'à ce que les battements cessent dans la tumeur ; ce traitement est continué pendant des jours, des semaines, des mois même, jusqu'à ce que l'anévrysme ne présente plus de pulsations et qu'il soit devenu complétement dur ; *B*. la compression de l'anévrysme par la flexion forcée du membre ; cè procédé est particulièrement applicable à l'anévrysme poplité ; la jambe est complétement fléchie, on la fixe dans cette position par un bandage, jusqu'à ce que les battements aient cessé dans l'anévrysme ; *C*. la compression au moyen d'appareils spéciaux : pelotes, compresseurs, qui doivent être faits de telle sorte que la pression ne s'exerce que sur le tronc artériel, car si les veines sont comprimées en même temps il se produira de l'œdème ; il n'est pas besoin que la pression soit forte au point de faire cesser complétement la pulsation, son seul but est de diminuer l'arrivée du sang. Les opinions sur l'efficacité de la compression appliquée aux anévrysmes varient beaucoup ; les médecins irlandais sont enthousiastes de cette méthode ; les médecins français et italiens s'en sont aussi beaucoup occupés dans ces derniers temps ; c'est surtout la compression digitale intermittente qui a produit quelques beaux résultats. Je crois convenable d'employer le plus souvent, en premier lieu, la compression ; cependant les observations prouvent aussi qu'elle n'est pas également applicable à tous les cas, et qu'elle ne guérit pas toujours d'une manière radicale.

2° La *ligature* du tronc artériel. Elle peut être faite de différentes manières : *A*. immédiatement au-dessus de l'anévrysme (d'après Anel) ; *B*. au lieu d'élection, situé au-dessus et à une certaine distance de l'anévrysme (J. Hunter) ; *C*. immédiatement au-dessous de l'anévrysme, c'est-à-dire à l'extrémité périphérique de la tumeur (d'après Wardrop et Brasdor). De toutes ces méthodes, la ligature immédiatement au-dessus de l'anévrysme est relativement la plus sûre, la ligature immédiatement au-dessous la moins sûre. Si l'on fait la ligature à un endroit éloigné de l'anévrysme, on guérit bien la maladie pour un certain temps (quelquefois aussi pour toujours), c'est-à-dire que les battements cessent dans la tumeur, mais si la circulation collatérale se fait d'une manière complète, les battements peuvent se montrer de nouveau dans la tumeur. J'ai moi-même observé un cas semblable : un garçon de douze ans environ reçut un coup de canif vers la partie moyenne de la cuisse ; il se forma un anévrysme de l'artère fémorale de la grosseur d'une forte noix ; on fit la ligature de l'artère immédiatement au-dessous du ligament de Poupart ; dix jours aprés, le fil avait coupé l'artère et il s'ensuivit une forte hémorrhagie qui fut immédiatement arrêtée ; on coupa le ligament de Poupart et l'on appliqua une seconde ligature un pouce plus haut ; celle-ci tint bon ; la plaie guérit, mais lorsque le malade quitta l'hôpital on sentit de nouveau des pulsations dans l'anévrysme, qui, après la ligature, était devenu complétement dur et ne présentait plus trace de battements. — Malgré ces récidives, la ligature à un endroit éloigné de l'anévrysme conservera pourtant toute son importance et restera la méthode générale, car les artères dans le voisinage immédiat de l'anévrysme peuvent être tellement altérées, qu'il n'est pas prudent d'appliquer une ligature à cet endroit. Les artères rigides et incrustées d'éléments calcaires sont si vite coupées par le fil, que le thrombus n'offre pas encore assez de résistance au moment où la ligature tombe.

3° *Moyens qui produisent directement la coagulation du sang dans l'anévrysme.* — Dans cette catégorie se rangent l'électro-puncture et l'injection de perchlorure de fer. L'électro-puncture a été rarement appliquée et est encore aujourd'hui d'un usage très-restreint. L'injection de perchlorure de fer doit être faite avec beaucoup de précautions ; à cet effet on se sert d'une petite seringue dont le piston est mû par une vis : chaque tour de vis fait sortir une goutte. Cet instrument, inventé par Pravaz, est adapté à une canule très-fine, qui est pointue à l'extrémité, afin que l'on puisse l'enfoncer dans l'anévrysme. On laisse ensuite couler avec précaution quelques gouttes de la solution dans la tumeur. En conseillant cette opération, on avait pour but de produire une ample coagulation du sang et un ratatinement de l'anévrysme ; mais l'expérience a prouvé que cette manœuvre était suivie bien plus souvent de l'inflammation, de la suppuration et de la gangrène ; pour cette raison, elle n'a jamais été appliquée sur une large échelle. — Ces deux méthodes ne sont pas à recommander.

Nous arrivons maintenant à l'autre traitement chirurgical des anévrysmes, traitement dont le but est la destruction complète de ces tumeurs ; s'il réussit, il est naturellement plus certain sous le rapport de la guérison radicale que toutes les autres méthodes dont nous avons parlé jusqu'ici ; mais, par contre, l'opération en elle-même est beaucoup plus sérieuse. On peut la faire de la manière suivante, d'après Antyllus : le tronc artériel est comprimé au-dessus de l'anévrysme ; on fend alors tout le sac, on enlève les caillots, on introduit par l'intérieur une sonde dans le bout supérieur, une autre dans le bout inférieur, et on lie les deux bouts du sac; naturellement les sondes introduites sont retirées avant de serrer le fil, car elles ne servent qu'à trouver plus facilement et plus vite les troncs artériels. Cette opération, que j'ai vu faire plusieurs fois pour des anévrysmes du coude, à la suite de saignées malheureuses, n'est pas toujours aussi simple qu'elle paraît, car il est souvent bien difficile de trouver les ouvertures de l'artère dans le sac rempli de caillots; souvent encore on voit saigner, outre le tronc principal, encore d'autres artères, parce que des branches collatérales débouchent quelquefois dans l'anévrysme. Après l'opération, tout le sac anévrysmal entre en suppuration; dans trois cas d'anévrysme traumatique de l'artère brachiale, et dans un cas d'anévrysme de l'artère radiale, j'ai toujours vu la guérison se faire sans accidents. — Si l'anévrysme est petit et très-nettement limité, on pourrait d'abord faire la ligature au-dessus et au-dessous et extirper l'anévrysme comme une tumeur. — De nos jours, la méthode d'Antyllus a été également employée avec succès par Syme, pour des anévrysmes de très-grosses artères.

En présence de ce grand nombre de méthodes opératoires, je voudrais bien vous donner quelques conseils précis sur celle que vous devez choisir; mais cela est presque impossible, parce que, selon le cas individuel, il faut donner la préférence tantôt à l'une, tantôt à l'autre. Cependant, je dois vous rappeler qu'à notre époque tant de résultats heureux par la méthode de compression ont été publiés de tous côtés, qu'il ne faut pas trop se hâter de l'abandonner. Si pourtant, comme cela arrive ordinairement pour l'anévrysme, suite d'une saignée malheureuse, il existe une tumeur diffuse de tout le bras, la méthode d'Antyllus me paraît préférable à toutes les autres; lorsqu'on est secondé par des aides intelligents, elle est très-praticable et moins dangereuse qu'on a bien voulu le dire. C'est dans l'électro-puncture et l'injection de perchlorure de fer que j'aurais le moins de confiance dans les cas ordinaires d'anévrysme spontané ou traumatique. — Dans l'anévrysme variqueux et dans la varice anévrysmatique, la ligature de l'artère au-dessus et au-dessous de l'ouverture sera le moyen le plus sûr.

Il nous reste encore à faire quelques remarques sur le *traitement de l'anévrysme cirsoïde*. Les méthodes opératoires dont nous avons parlé jusqu'ici ne peuvent être employées qu'en partie dans la maladie en question. La compression directe de toute la tumeur à l'aide de bandages et surtout de compresses, faits pour le cas spécial, peut être appliquée ; en parlant de cette méthode, nous avons en vue la région de la tête où ces sortes d'anévrysmes s'observent si fréquemment, cependant la compression n'a presque jamais eu de succès. L'injection de perchlorure de fer et l'électro-puncture pourraient parfaitement réussir dans ces cas, car la fonte suppurée ou la mortification de tout le conglomérat artériel n'est pas autant à craindre que dans les anévrysmes qui siégent sur les grosses artères des extrémités. On pourrait rendre la tumeur imperméable en liant toutes les artères afférentes ; mais c'est là une opération très-pénible et de réussite incertaine ; la ligature d'une ou des deux carotides externes pour un anévrysme cirsoïde de la tête promet tout aussi peu de succès et n'est pas sans danger. Une autre méthode, par laquelle on poursuit le même but, consiste à traverser la peau tout autour de la tumeur avec des épingles à insectes qu'on entoure d'un fil comme dans la suture entortillée ; la suppuration et l'oblitération succéderont à cette application, peut-être aussi une mortification partielle de la peau. L'extirpation totale est quelquefois pratiquée ; il faut l'exécuter de la manière suivante : on fait entourer la circonférence de la tumeur d'une grande quantité de ligatures percutanées, l'une à côté de l'autre ; alors on peut exciser sans hémorrhagie le morceau de peau avec les artères dilatées ; ce sera toujours l'opération la plus sûre et la plus radicale, cependant on peut l'appliquer difficilement avec succès aux tumeurs de grande dimension ; dans ces cas, on pourrait entourer de ligatures une partie seulement de la tumeur et arriver peu à peu par des extirpations partielles au but proposé.

BIBLIOGRAPHIE. — *Varices :* Cruveilhier, livre XXXV, pl. 5, pour l'abdomen ; livre XVI, pl. 6, pour l'anus ; Lebert, atlas, pl. 134 et 135. — *Anévrysmes :* Froriep, gravures chirurgicales : pl. 41, 53, 308, 366, 448. Lebert, atlas, pl. 70, 72. Cruveilhier, atlas, livre III, pl. 3 et 4 ; livre XXVIII, pl. 2 et 3 ; livre XL, pl. 2 et 3 ; livre XXI, pl. 4. Bruns, atlas, Ire partie, pl. III, fig. 1-4.

QUARANTE-QUATRIÈME LEÇON

DES TUMEURS.

Ce qu'on doit entendre par tumeur. — *Remarques anatomiques générales :* Polymorphie des tissus suivant des types déterminés. Croissance centrale, périphérique. Métamorphoses anatomiques dans les tumeurs. Formes extérieures. — *Étiologie :* Influences miasmatiques. Infection spécifique. Irritabilité spécifique des tissus chez les individus prédisposés ; la cause de cette irritabilité est toujours constitutionnelle. Irritants internes ; hypothèses sur leur nature et sur leur manière d'agir. — *Marche* et *pronostic :* Tumeurs solitaires, multiples, infectieuses. — Dyscrasie. — *Traitement.* — Principes qui servent de base à la division des tumeurs.

MESSIEURS,

Nous commençons aujourd'hui le chapitre si difficile des *tumeurs.* Les tuméfactions dont nous avons parlé jusqu'ici ne dépendaient que de quelques causes peu nombreuses : c'était une collection anormale de sang, soit en dedans, soit en dehors des vaisseaux, ou bien une imbibition des tissus par le sérum, ou une formation nouvelle de cellules répandues au milieu des éléments de ces tissus (infiltration plastique) ; chacune de ces causes agissait isolément, ou bien elles se combinaient entre elles. En opposition avec ces gonflements, on appelle *tumeurs*, dans le sens clinique, des formations nouvelles qui reconnaissent d'autres causes que la néoplasie inflammatoire et prennent un accroissement qui, en général, n'aboutit pas à une fin typique, mais qui se prolonge pour ainsi dire à l'infini ; en outre, les tumeurs sont composées ordinairement d'un tissu qui possède une organisation supérieure à celle de la néoplasie inflammatoire. Examinons ce point d'un peu plus près. Vous ne connaissez jusqu'ici qu'une espèce de formation nouvelle, celle qui est le résultat du processus inflammatoire. Cette néoplasie inflammatoire est, comme vous savez, très-uniforme, non-seulement dans la manière dont elle prend naissance, mais encore dans son développement ultérieur ; elle peut être arrêtée dans ce développement par la désagrégation, par la dessiccation, par la fonte purulente, etc. ; elle peut devenir, il est vrai, exubérante outre mesure, mais sans perdre toutefois son caractère ; elle tire sa source du tissu conjonctif, de telle sorte que ce dernier est complétement transformé en ce tissu nouveau, inflammatoire; mais à la fin, s'il n'existe pas de conditions locales ou générales particulièrement défavorables, ou si un organe essentiel n'a pas été détruit par la néoplasie, cette dernière suit une marche régressive, elle redevient tissu conjonctif. *Le processus inflammatoire se termine par la formation d'un tissu cicatriciel.* Nous avons vu qu'en cas d'inflammations des surfaces, il s'y ajoute déjà le développement de cellules épithéliales ou épidermiques, sous l'influence de l'épiderme lésé, que, d'autre part, la cicatrice osseuse s'ossifie, que dans la cicatrice des nerfs il se développe de nouvelles fibres nerveuses; la formation de nouveaux vaisseaux joue dans tous ces phénomènes un rôle important; mais, je le répète, que le processus soit aigu ou chronique, que le travail morbide se passe à la surface ou qu'il soit interstitiel, il trouve toujours sa terminaison typique dans la cicatrice. — Vous me répondrez immédiatement que des cicatrices peuvent croître d'elles-mêmes, d'une manière indépendante, aussi bien les cicatrices du tissu conjonctif que celles des nerfs et du tissu osseux. Cependant cette objection n'est pas fondée, car, dans ces cas, c'est précisément le tissu cicatriciel qui est le siége de la formation d'une tumeur, comme tout autre tissu peut l'être; la cicatrice cesse, dans ces circonstances, d'être cicatrice, elle devient malade en se transformant en tumeur; les tumeurs fibreuses (fibroïdes), les tumeurs nerveuses (névromes), les tumeurs osseuses (exostoses), dans ce cas, prennent exceptionnellement leur point de départ dans la néoplasie inflammatoire qui a changé de caractère, le processus formateur de la tumeur ayant pris la place du processus inflammatoire. Cet exemple vous montre que les deux processus peuvent quelquefois succéder l'un à l'autre et qu'ils peuvent et doivent pourtant être distingués l'un de l'autre. — Mais les quelques exemples de tumeurs conjonctives, nerveuses et osseuses, que nous venons de citer, ne constituent qu'une très-faible partie des formes de tissus observées dans les tumeurs, formes très-variées et très-compliquées; des glandes, des dents, des cheveux, par exemple, etc., peuvent se rencontrer dans les tumeurs; on y constate même des tissus qu'on ne trouve nulle part avec cet agencement particulier, ni dans l'organisme développé, ni dans les différentes périodes de la vie fœtale. Pour que vous puissiez vous faire une idée nette de la composition anatomique des tumeurs, je vais vous rappeler quelques principes de pathologie générale sur le développement des néoplasies; vous trouverez, du reste, des exposés excellents et très-détaillés sur ce sujet dans les grands ouvrages de Virchow et de O. Weber.

Lorsqu'une partie du corps est anormalement agrandie, cet agrandissement peut être dû à *une augmentation de volume anormale* de chaque élément en lui-même (*hypertrophie simple*), ou bien à une *formation nouvelle* d'éléments, qui se trouvent placés entre les anciens éléments. Dans ce dernier cas, la néoplasie peut être analogue (*néoplasie homéoplastique*) au tissu dans lequel elle se forme (*matrix*, gangue), ou bien elle ne l'est pas (*néoplasie hétéroplastique*). La néoplasie homéoplastique se fait, soit par simple scission des éléments existants (par exemple une cellule cartilagineuse se divise par fissiparité d'abord en deux, puis en quatre cellules), on l'appelle dans ce cas néoplasie *hyperplastique* (hypertrophie numérique), — ou bien les éléments cellulaires existants donnent naissance d'abord à de petites cellules rondes, en apparence indifférentes (comme dans la néoplasie inflammatoire), et celles-ci donnent lieu ensuite à un tissu analogue à celui qui est le siége de la formation nouvelle : *néoplasie homéoplastique*. Les formations nouvelles *hétéroplastiques* débutent *toujours* par le développement d'un tissu à cellules primitives, c'est-à-dire par des cellules formatrices indifférentes (période de granulation de Virchow), et de celles-ci se forme alors le tissu hétérologue au tissu dans lequel elles se sont développées (par exemple, du cartilage se forme dans les testicules, du tissu cellulaire conjonctif dans le cerveau, etc.).

Ce schéma établi par Virchow paraît, sous le rapport purement anatomique, parfaitement juste et naturel, et je l'accepte volontiers, car je ne saurais le remplacer par un meilleur. Cependant on se tromperait fort si l'on s'imaginait que tous les cas de néoplasies, même considérées sous le rapport purement anatomique, peuvent rentrer dans ce schéma comme dans les cases étiquetées d'un casier. Les hypertrophies simple et numérique, quoique difficiles à distinguer dans plus d'un cas particulier, n'offrent pas de difficultés, au moins sous le rapport théorique. Il en est de même des néoplasies qui sont uniquement composées d'éléments de tissus homogènes et arrivés à leur développement complet; une tumeur formée de tissu conjonctif sera toujours considérée comme homéoplastique, quand elle se rencontre dans le tissu conjonctif, et on l'appellerait hétéroplastique, si on la rencontrait dans un os, dans le cerveau ou dans le foie, et ainsi de suite. Le tissu cancéreux, arrivé à son développement complet, ne s'oppose pas non plus à cette classification, car il ne se rencontre nulle part dans le corps d'une manière normale ; il est partout hétérologue. Cependant, où mettrons-nous les néoplasies, qui n'étant composées ni de tissus normaux complétement développés, ni de tissus tout à fait anormaux, consistent en éléments, dont la forme définitive n'est pas connue et qui peut-être n'auront pas de forme définitive (cellules formatrices indifférentes, tissu primitif à cellules, tumeurs à granulations)? Ensuite, dans quelle catégorie devons-nous placer les néoplasmes qui sont constitués par un tissu non encore arrivé à parfait développement, mais qui sont évidemment des formes intermédiaires appartenant à la période de croissance de tissus normaux? D'après le type établi de l'hétérologie et de l'homologie, la néoplasie inflammatoire serait au début partout hétérologue; mais la cicatrice de tissu conjonctif qui en résulte serait plus tard une néoplasie homologue, si elle se formait dans le tissu conjonctif, et toujours hétérologue au contraire si elle se formait dans un muscle, dans le cerveau et même dans l'os, en supposant qu'elle ne s'ossifiât pas. Vous voyez, par cet exemple, que ce qui devrait naturellement être réuni par sa nature et son origine, est complétement séparé par ce schéma anatomique. Cependant, laissons même la néoplasie inflammatoire de côté. Toute tumeur qui provient de cellules formatrices indifférentes, doit présenter une série de stades de développement quand ces cellules se transforment en une ou plusieurs espèces de tissus. Les cellules formatrices indifférentes sont hétérologues partout où elles se trouvent réunies en grand nombre; si un néoplasme n'est absolument composé que de pareils éléments, nous pouvons encore le ranger parmi les formations hétérologues; mais si l'on voit qu'une partie de ces éléments se transforme en cellules fusiformes, on devra se demander à quelle catégorie appartient cette formation nouvelle. On pourra répondre que les cellules fusiformes réunies en masses sont une hétéroplasie à n'importe quelle partie du corps qu'on les rencontre; cependant les cellules fusiformes se rencontrent dans le tissu cellulaire fœtal, dans les muscles et les nerfs du fœtus. Qu'auraient pu devenir les cellules fusiformes de cette tumeur? Ne pourrait-on pas l'appeler une formation homologue, quand nous la rencontrons dans le muscle? Sur cette question, les hypothèses ont libre carrière; on peut la considérer sous des points de vue différents. A plus forte raison, où placera-t-on les tumeurs qui renferment les tissus les plus variés, parfaits et non parfaits? — J'ai hâte de terminer ces discussions pour ne pas vous rendre trop sceptiques, car mon but est de vous faciliter l'étude et non de vous la rendre plus ardue? Cependant je tenais à cœur de soumettre à la critique le meilleur schéma anatomique des néoplasies qui se soit produit à notre époque, car les anatomistes se plaçant, comme ils disent, à un point de vue purement scientifique, ne nous ménagent pas, nous autres chirurgiens, lorsque nous osons mettre en avant ce que nous appelons nos divisions pratiques des tumeurs. En général, et je l'ai déjà dit, j'admets les idées modernes d'homéoplasie et d'hétéroplasie, parce que je ne sais les remplacer par rien de meilleur.

Quant à *l'origine des cellules formatrices indifférentes* du tissu cellulaire primitif, comme je l'appelle, ou du tissu à granulations dans le sens histologique (Virchow), je n'ai rien à ajouter à ce que je vous ai déjà dit sur la source de la néoplasie inflammatoire. Dans la formation des tumeurs, ce sont également les cellules de tissu conjonctif, qui principalement entrent en végétation; cependant cette végétation peut se montrer également dans les globules blancs du sang, surtout du sang extravasé, et dans les jeunes cellules épithéliales; les cellules qui sont arrivées à leur développement complet et qui remplissent des fonctions déterminées sont le moins aptes à végéter; par exemple, on n'observe pas de végétations partant de cellules ganglionnaires ou de cellules épidermiques, rarement on remarque un travail de végétation dans les noyaux des muscles et des nerfs. — On peut considérer comme complétement détruite l'erreur qui consistait à admettre que les tumeurs proviennent toujours de sang coagulé ou de lymphe plastique, et qu'elles sont simplement greffées sur le corps comme des *parasites*. Tous les tissus nouvellement formés possèdent des vaisseaux, lorsque le tissu normal, type auquel ils correspondent, est également vascularisé, et dans ce cas les vaisseaux prennent leur origine sur les vaisseaux existants, et le plus souvent par des anses et par de simples prolongements. Il est plus rare de voir des nerfs se développer dans les tumeurs. — En examinant les toutes jeunes cellules, on ne peut jamais dire, il est vrai, ce qu'elles deviendront par la suite; les jeunes cellules des couches épithéliales profondes ne peuvent pas être distinguées de celles qui naissent des cellules de tissu conjonctif. J'ai cru, il n'y a pas longtemps encore, que ces jeunes cellules étaient réellement aussi indifférentes que les premières sphères de segmentation de l'œuf, c'est-à-dire qu'elles pouvaient donner naissance, à l'occasion, à n'importe quel tissu, j'ai cru surtout que les dérivés des cellules de tissu conjonctif pouvaient donner lieu non-seulement à toutes les formes de substance conjonctive (tissu conjonctif, cartilage, os), aux vaisseaux et aux nerfs, mais encore à des formations épithéliales, à des glandes, etc. C'est contre cette opinion, aujourd'hui encore généralement admise, que Thiersch a fait valoir, dans son important travail *sur le cancer épithélial*, des arguments si imposants, que je suis obligé de me ranger de son côté. Je me réserve de revenir sur ce point en parlant des kystes, des tumeurs glandulaires et du cancer épithélial, et je me contente pour le moment de vous retracer en quelques traits généraux mes opinions actuelles. Vous savez déjà, d'après l'histoire du développement de l'homme, que le corps du jeune embryon montre de très-bonne heure trois couches différentes, appelées feuillets embryonnaires. Dès qu'on reconnaît dans l'embryon, encore uniquement composé de cellules, la distinction en ces trois feuillets, on peut prouver de la manière la plus évidente, et en cela tous les savants sont unanimes, que chacun de ces trois feuillets embryonnaires ne produit qu'une certaine série bien déterminée de tissus. Les feuillets corné et médullaire réunis forment le système nerveux, l'épiderme et ses dérivés, les glandes cutanées, les glandes sexuelles, le labyrinthe de l'oreille, le cristallin; le feuillet moyen produit les substances conjonctives, les muscles, le système vasculaire, les glandes lymphatiques, la rate, les nerfs périphériques (?); le feuillet inférieur ou feuillet glandulaire engendre l'épithélium du canal intestinal, l'épithélium pulmonaire, tous les éléments sécréteurs du foie, le pancréas, les reins, etc. C'est là une loi de la nature, dont la découverte est due aux travaux immortels de Remak, Reichert, Kölliker, His et autres. Dans tout le cours du développement de l'embryon il n'arrive jamais qu'un de ces feuillets donne lieu à un tissu qui se forme originairement aux dépens d'un autre; en d'autres mots, dès que la distinction de l'embryon en trois feuillets s'est effectuée, il n'y a plus de cellules tout à fait indifférentes, mais toutes les cellules nouvelles qui naissent aux dépens des cellules antérieures ne peuvent former que des tissus dont la production est du domaine du feuillet dont elles dérivent; les cellules qui proviennent d'épithéliums vrais ne peuvent jamais produire de tissu conjonctif, et les dérivés des cellules de tissu conjonctif ne peuvent jamais donner lieu ni à des épithéliums vrais, ni à des glandes. Il n'y a pas de raison d'admettre que cette loi de la nature doive changer lorsque les éléments cellulaires de l'organisme complétement développé sont excités à se multiplier sous l'influence d'une irritation quelconque; la jeune couvée ne peut donner lieu qu'à des types de tissus bien déterminés et dépendant de l'origine embryonnaire des cellules mères. Si jusqu'à présent nous avons parlé de cellules indifférentes, s'il nous arrive d'employer ce terme encore plus d'une fois, il faut toujours en restreindre la signification d'après les principes que nous venons d'exposer.

La vie, la croissance qui se montre dans les tumeurs, peut être de nature très-variée. D'abord, la partie une fois malade, d'un tissu primitivement normal, la première nodosité peut s'accroître en elle-même, sans que de nouveaux centres morbides se développent dans le voisinage de ce foyer; au milieu de la tumeur elle-même, aux dépens des cellules de nouvelle formation, limitées originairement à un endroit circonscrit, naissent sans cesse d'autres cellules qui sont pour ainsi dire prédestinées à prendre le même type de développement que la néoplasie a suivi dès l'abord. — Cependant le foyer morbide primitif peut aussi s'accroître, parce que de nouvelles formations pathologiques viennent s'ajouter continuellement à sa périphérie; une fois qu'un organe est affecté de cette dernière façon, non-seulement il est comprimé par la tumeur et ses éléments sont dissociés, mais il dégénère lui-même de proche en proche, il est détruit par la tumeur, il se confond avec elle; car vous avez déjà vu à l'occasion de la néoplasie inflammatoire que partout où une formation nouvelle se montre dans un tissu normal, le tissu primitif cesse d'exister à l'endroit malade et prend les caractères du tissu nouveau. — Dans le premier cas, nous avons donc affaire à un foyer isolé qui ne s'agrandit qu'au moyen de ses propres cellules; dans le second cas, il s'agit d'une extension continue du foyer morbide. La première espèce de croissance, pour ainsi dire, purement *centrale*, est évidemment beaucoup moins défavorable à l'organe malade que la dernière, c'est-à-dire la croissance *périphérique*, qui, si elle s'étend indéfiniment, peut conduire à la destruction complète de l'organe atteint, comme ce serait le cas, si un travail inflammatoire, une néoplasie inflammatoire, continuait toujours à progresser. La combinaison des deux espèces de croissance, malheureusement assez fréquente, est ce qu'il y a de plus défavorable. — Si nous examinons maintenant la vie de la tumeur elle-même, nous trouvons que le tissu nouvellement formé ne reste pas toujours dans le même état, mais qu'il est sujet à beaucoup de modifications, qu'on observe également sur les tissus sains pendant le processus inflammatoire. Dans les tumeurs peuvent se développer, par différentes causes, des inflammations aiguës et chroniques; les tumeurs peuvent s'ulcérer, elles peuvent subir la fonte moléculaire ou se désagréger par lambeaux, c'est-à-dire se gangréner, et ces maladies des tumeurs elles-mêmes sont d'autant plus fréquentes que leurs tissus ont une organisation moins stable, moins viable, et que leur système vasculaire est moins régulier et moins riche; les tumeurs, dans lesquelles la formation des cellules est si abondante et si rapide, que celle des vaisseaux ne la suit que très-lentement, sont le moins douées de viabilité; de légères causes suffisent, dans ce cas, pour arrêter çà et là tout le processus formateur, ou, comme un arrêt ne peut avoir lieu, pour provoquer la désagrégation. Nous sommes obligé d'entrer dans quelques détails sur les métamorphoses des tissus qui constituent les tumeurs. Ces métamorphoses peuvent se faire d'une manière aiguë ou chronique : les inflammations aiguës des tumeurs sont, en général, rares; cependant elles peuvent être produites par des blessures, des contusions; la terminaison de cette inflammation traumatique peut se faire par résolution avec ou sans rétraction cicatricielle, lorsque la tumeur est abondamment vascularisée et riche en tissu conjonctif; mais ces causes donnent plus souvent lieu à des extravasats plus ou moins étendus, à la gangrène et quelquefois à la suppuration. — Les processus inflammatoires chroniques se rencontrent beaucoup plus fréquemment dans les tumeurs, l'inflammation y est caractérisée par une production prépondérante de tissu nouveau inflammatoire, qui tire son origine des éléments de la tumeur et par la formation d'ulcérations fongueuses avec vascularisation considérable, aussi bien que dans l'inflammation avec ulcérations torpides. La transformation caséeuse et graisseuse du tissu, de même que sa transformation en un liquide muqueux, se rencontre encore assez souvent. Dans ce travail de ramollissement on observe des thromboses et l'ectasie collatérale des vaisseaux autour du foyer ramolli, comme autour d'un foyer inflammatoire qui passe à la suppuration ou qui subit la transformation caséeuse. — Par suite de cette diversité du développement et des maladies qu'on observe dans les tumeurs, les caractères de ces dernières peuvent être tellement modifiés, qu'il n'est pas toujours facile de reconnaître immédiatement, dans un cas donné, quel a été le tissu primitif de la tumeur. Enfin il arrive encore, comme surcroît de complication, que les tumeurs changent quelquefois de caractère anatomique avec le temps; par exemple, une tumeur à tissu conjonctif, qui a existé longtemps comme telle, devient plus molle à la suite d'une végétation rapide de cellules et d'une vascularisation plus forte, ou bien l'inverse peut arriver, c'est-à-dire qu'une tumeur molle devient dure par suite de la disparition des cellules et de la rétraction cicatricielle du tissu conjonctif qui s'y trouve. — Vous voyez combien de connaissances il faut posséder, quelle grande expérience il faut avoir pour apprécier d'une manière exacte toutes ces conditions anatomiques dans chaque cas particulier.

Nous devons encore une fois revenir sur la signification à attacher au mot *tumeur*. L'anatomie pure devrait rejeter cette expression; pour elle il n'existe que des formations de tissus, simples ou composés; elle peut montrer par une série d'observations comment ces formations naissent et ce qu'elles deviennent, mais de cette façon on n'arrive pas à ce qu'on entend par tumeur dans le sens que nous attachons à ce mot en pathologie. La notion de tumeur au point de vue de la pathologie moderne renferme essentiellement une *idée étiologique et en même temps le plus souvent une idée pronostique;* c'est, comme nous l'avons déjà indiqué au commencement de ce chapitre, une nouvelle formation qui ne reconnaît pas les mêmes causes que l'inflammation, mais qui est due à des causes *probablement toujours spécifiques;* le processus qui produit, localement ou généralement, les tumeurs dans l'organisme est considéré comme étant d'une autre nature que le processus inflammatoire; quelques auteurs admettent même qu'entre les deux il existe un certain antagonisme. Les produits anatomiques de ces deux processus peuvent se ressembler, peut-être même se trouver complétement identiques, et cependant les causes sont différentes. — Cette manière de voir, je dirais presque pathologico-physiologique, n'existait pas autrefois, cependant je ne crois pas me tromper, en disant qu'elle est reconnue aujourd'hui presque généralement par les pathologistes, volontairement ou involontairement. Il est, par conséquent, impossible d'avoir une idée exacte de la tumeur, lorsqu'on ne la considère que sous le rapport anatomique; c'est comme si nous voulions faire comprendre ce qu'on entend par typhus, en n'en donnant qu'une définition anatomique. Dans l'expression étiologique : *processus formateur des tumeurs*, est déjà renfermée l'idée que le sort du produit doit être probablement autre que celui de la néoplasie inflammatoire, et nous pourrions, par conséquent, dire des tumeurs qu'elles ne renferment pas en elles-mêmes les conditions d'une terminaison typique, comme c'est le cas pour la néoplasie inflammatoire. Cependant je ne voudrais pas prétendre que le processus inflammatoire soit antagoniste du processus formateur des tumeurs; je crois plutôt, et l'expérience est là pour le prouver, que les deux processus se trouvent réunis dans beaucoup de cas, surtout dans certaines formes de l'inflammation chronique et de la formation sarcomateuse, tandis que, il est vrai, une métrite aiguë et un fibroïde de l'utérus sont assez distincts l'un de l'autre sous le rapport étiologique et anatomique. Il paraît paradoxal qu'un processus inflammatoire puisse naître et se développer dans une tumeur, de même qu'une néoplasie inflammatoire puisse se transformer en tumeur; cependant ce fait n'exclut pas la différence de ces deux processus. En général, l'opinion que la formation des tumeurs reconnaît des causes spécifiques est peu contestée, et les objections que l'on élève sont peu sérieuses. Virchow allègue que la formation des tumeurs peut bien dépendre d'une diathèse inflammatoire plus intense; de cette façon se développeraient des polypes de la muqueuse après des catarrhes de longue durée; ainsi la syphilis produirait d'abord des inflammations, puis des tumeurs; je ferai observer ici que je ne considère *aucun* des produits de la syphilis comme une tumeur, car tous les produits de cette maladie disparaissent après un traitement énergique : une gomme, un tubercule caséeux, résultats de la syphilis, guérissent, soit par résorption, soit par suppuration après une incision, tandis qu'il est excessivement rare qu'une tumeur proprement dite guérisse après une opération de ce genre. Meckel de Hemsbach développa un jour l'idée contraire, disant par exemple que les enchondromes des doigts sont l'expression la plus faible de la diathèse scrofuleuse. Si l'on compare les produits de l'inflammation avec les tumeurs dont les tissus sont arrivés à leur développement complet, il faut admettre que les tumeurs, se développant plus lentement que la néoplasie inflammatoire, sont probablement produites par une irritation locale plus faible que cette dernière. — Toutes les considérations qui précèdent n'ont trait qu'aux tumeurs proprement dites, c'est de celles-ci seules que nous parlerons dans la suite ; si Virchow range également parmi les tumeurs les extravasats sanguins enkystés et les hydropisies des poches séreuses, il se place sur un tout autre terrain et se trouve en dehors de nos considérations actuelles.

J'ai encore à faire quelques courtes observations sur l'apparence extérieure des tumeurs. Dans la plupart des cas, les tumeurs sont des formations nouvelles constituées par des tubérosités rondes, plus ou moins faciles à séparer par le toucher et la vue des parties environnantes. Cette définition n'est, à la vérité, pas toujours juste; car les tubercules sont aussi des formations limitées et rondes (au moins dans leurs plus petites dimensions), que je ne voudrais pas plus compter parmi les tumeurs que les papules et les pustules de la peau. Dans la peau et les autres membranes, un tubercule bien formé peut se montrer également sous forme de tumeur, de même qu'il peut s'y développer un abcès, qui apparaît aussi d'abord comme une tubérosité. Cependant, tout comme la néoplasie inflammatoire chronique sur les surfaces se présente souvent sous forme de végétations papillaires, une tumeur qui se forme sur des téguments peut également prendre la forme papillaire, la surface même d'une nodosité appartenant à une tumeur, ou une cavité nouvellement formée et renfermant du liquide ou une bouillie peut produire des végétations papillaires. Vous voyez donc par là qu'on ne peut pas séparer exactement les tumeurs et les néoplasies inflammatoires par les caractères anatomiques purement extérieurs.

Arrivons maintenant à l'*étiologie* des tumeurs. C'est là évidemment le point principal où il faut chercher la différence et les rapprochements des processus qui président au développement de la néoplasie inflammatoire et à celui des tumeurs. Il me paraît donc convenable de partir des causes de l'inflammation et de les comparer aux causes de la formation des tumeurs. — Beaucoup d'inflammations aiguës (exanthèmes, typhus, etc.) et un certain nombre de chroniques (fièvres intermittentes avec gonflement de la rate, scorbut) se développent sous l'influence de miasmes et de contagiums qui entrent dans le corps en venant du dehors. Je ne connais pas de tumeurs aiguës qui se forment sous une influence miasmatique; comme formation chronique, endémo-miasmatique, il faut citer le développement des goîtres; on ne peut pas les considérer comme un produit de l'inflammation, car ils ne régressent pas spontanément et ne se ratatinent pas complétement et régulièrement pour aboutir à la cicatrice; la cause est, dans tous les cas, spécifique, elle vient du dehors, et tout individu, surtout s'il est jeune, peut s'y trouver exposé, lorsqu'il arrive dans une contrée où le goître est endémique; tout sujet n'y est pas également prédisposé, il faut encore des dispositions héréditaires; l'infection se fait probablement par l'intermédiaire du sang, car il serait difficile de comprendre comment la glande thyroïde pourrait être infectée localement par le virus. L'affection goîtreuse est une maladie générale, qui se manifeste quelquefois par un état particulier de la nutrition de tout l'organisme, et surtout par le développement anormal du squelette et ses suites (crétinisme). Comme conséquence d'une infection miasmatique chronique, on peut encore citer le léontiasis ou éléphantiasis des Grecs; dans cette affection il se forme dans la peau des différentes régions du corps un grand nombre de tumeurs fibreuses bosselées ; comme ces néoplasies ne disparaissent pas spontanément et qu'aucun traitement ne peut les faire arriver à un ratatinement cicatriciel, je voudrais les comprendre, comme Virchow, parmi les tumeurs; cependant j'avoue que c'est là une question très-discutable, et qu'on peut aussi alléguer des arguments qui tendent à démontrer que cette affection ne doit pas être comptée parmi les tumeurs, mais parmi les inflammations chroniques.— Quant à l'infection locale, ou la transmission de contagiums fixes venant du dehors, nous savons que des processus inflammatoires de diverse nature peuvent être dus à cette cause. Les matières putrides ne donnent lieu qu'à des processus inflammatoires; j'ajouterai ici également les tubercules anatomiques, qui ne peuvent pas être rangés parmi les tumeurs, parce qu'ils disparaissent spontanément dès qu'il n'y a plus de nouvelles infections. Par l'inoculation du pus on produit une inflammation, qui prendra un caractère spécifique, selon la nature de ce liquide; le pus peut aussi donner lieu à une maladie générale, qui se manifeste à son tour par des processus inflammatoires à localisations très-nombreuses, par exemple la syphilis. Peut-on produire des tumeurs ou une diathèse se manifestant par des tumeurs, en inoculant des sucs ou de petites parcelles d'une tumeur ? C'est là un point jusqu'ici en litige ; je le crois très-probable, quoique non prouvé encore; la difficulté de décider cette question dépend de ce qu'il n'est pas permis d'entreprendre de pareilles expérimentations sur l'homme. Si de semblables expérimentations ne réussissent pas sur les animaux, cela prouve simplement que des tumeurs provenant de l'homme ne sont pas inoculables aux animaux; il faudrait inoculer aux animaux des tumeurs provenant d'animaux de la même espèce ; de pareils essais n'ont pas encore été faits jusqu'ici. Mais dans tous les cas on ne peut pas produire de tumeurs en inoculant du pus, ce qui semble encore prouver la différence spécifique des processus. Peut-être plus d'un pathologiste m'objectera que nous avons dans le *molluscum contagiosum* la preuve que des sucs ou des fragments de tumeurs peuvent être inoculés avec succès à d'autres individus. Mais je ne puis pas admettre cette objection, parce que le *molluscum contagiosum* appartient évidemment aux hyperplasies sécrétoires des glandes et ne représente qu'un degré supérieur de ce qu'on appelle les comédones, espèce de catarrhe chronique des glandes, qu'avec Virchow on compte parmi les kystes par rétention, mais nullement parmi les tumeurs. — La preuve la plus évidente de la spécificité des produits inflammatoires et de celle des tumeurs est fournie par les observations nombreuses qu'on peut faire sur l'affection locale et générale dans ces lésions. Nous avons parlé beaucoup dans le temps des inflammations progressives et secondaires, de la lymphangite aiguë, qui est toujours secondaire (deutéropathique, Virchow), des gonflements ganglionnaires secondaires, aigus et chroniques, qui accompagnent les inflammations aiguës et chroniques, surtout celles des extrémités; je vous ai donné à cette époque comme probable que des éléments cellulaires arrivent du foyer inflammatoire dans les ganglions lymphatiques et y provoquent, par suite de leurs propriétés phlogogènes spécifiques, des inflammations qui sont analogues aux inflammations périphériques primitives; jamais ces infections locales, partant de foyers inflammatoires, ne donnent lieu à des tumeurs; si le foyer inflammatoire primitif a disparu, les gonflements ganglionnaires disparaissent également. De semblables propriétés appartiennent à beaucoup de tumeurs, et surtout à celles qui, comme la néoplasie inflammatoire, sont très-riches en cellules; non-seulement le voisinage immédiat est infecté et de nombreux foyers nouveaux peuvent se former autour de la tumeur primitive, mais encore les ganglions lymphatiques sont très-souvent affectés, et il s'y produit alors des tumeurs secondaires, qui sont de même nature que les tumeurs primitives; ces tumeurs secondaires ont tout aussi peu de tendance à disparaître spontanément que les primitives, même si l'on enlève ces dernières; au contraire, très-souvent on voit alors se développer des tumeurs semblables dans des régions très-éloignées du corps (tumeurs métastatiques). Ici encore vous remarquez, d'un côté, une certaine analogie avec la marche de l'infection dans l'inflammation, et de l'autre la différence spécifique ; car jamais l'infection phlogistique ne donne lieu à des tumeurs métastatiques, ni l'infection par une tumeur à des abcès métastatiques. Les tumeurs ne sont pas toutes infectieuses, quoique malheureusement le plus grand nombre possède cette propriété ; on les appelle *malignes*, en opposition avec les non-infectieuses ou *bénignes*. D'où viennent ces différences? c'est ce qu'il est difficile de dire; peut-être faut-il les chercher dans l'espèce et la nature spécifique des éléments, dans leur facile déplacement et dans le fait qu'ils trouvent, comme les graines de quelques plantes inférieures, presque partout un terrain favorable à leur développement, qu'ils peuvent continuer de croître dans la plupart des tissus du corps et y donner lieu à de nouvelles tumeurs; peut-être aussi ces différences s'expliquent-elles par les conditions, tantôt favorables, tantôt défavorables, que peuvent rencontrer les éléments des tumeurs à leur absorption par les vaisseaux lymphatiques ou sanguins; ainsi, par exemple, il est remarquable que souvent des tumeurs tout à fait molles et qui consistent presque exclusivement en cellules (sarcomes médullaires), ne donnent lieu à aucune infection des glandes lymphatiques, lorsqu'elles sont entourées complétement d'une capsule fibreuse solide; la même observation a été faite pour quelques abcès enkystés. Considérées d'une manière générale, les tumeurs hétéroplastiques sont beaucoup plus infectieuses que les tumeurs homœoplastiques. Quant aux abcès métastatiques, je vous ai dit antérieurement que selon mon opinion ils sont tous d'origine embolique; pour les inflammations métastatiques diffuses, nous sommes obligé d'avoir recours à une autre explication. Les tumeurs métastatiques diffuses doivent être excessivement rares; pour ma part, je n'en connais pas de cas. Quant au mode de production des tumeurs métastatiques, au mécanisme spécial de l'infection, l'analyse permet de conclure qu'elles naissent, comme les tumeurs secondaires des glandes lymphatiques, par une semence provenant des tumeurs primitives ou des tumeurs des glandes lymphatiques. J'avoue que je suis très-disposé aujourd'hui à admettre cette opinion. Dans le temps, je ne pouvais pas me familiariser avec l'idée que les cellules d'un foyer purulent ou d'une tumeur eussent une vie aussi indépendante que les semences d'une plante; cependant je crois que, d'après nos connaissances actuelles sur la vie indépendante des cellules pathologiques nouvellement formées, connaissances que nous devons aux recherches de de Recklingshausen, on ne peut plus douter de la possibilité de pareils faits. Il est probable qu'au début de la formation d'une tumeur, les vaisseaux lymphatiques sont bouchés et remplis par des cellules (comme c'est le cas pour la première période de la néoplasie inflammatoire); cependant il pourrait bien se former plus tard, à la suite d'un rétrécissement par compression, des thromboses capillaires des vaisseaux lymphatiques et sanguins, dans lesquelles viendraient se loger des éléments spécifiques de la tumeur ; alors de très-petits fragments de ces thromboses qui se formeraient dans les tumeurs, surtout après un travail de ramollissement, pourraient arriver dans le torrent circulatoire, se fixer tantôt ici, tantôt là, et devenir le point de départ de nouvelles tumeurs. Sur les veines plus grosses on a réellement observé la formation de pareilles thromboses, imprégnées de matières spécifiques des tumeurs; si dans de pareils cas, on n'a pas toujours constaté la présence de tumeurs métastatiques, c'est là un fait analogue à celui qui, d'après mes observations, se rencontre dans les inflammations : dans ces dernières, ce sont moins les thromboses de gros troncs veineux que celles de petites veines qui donnent lieu à des abcès métastatiques par embolie. Il est encore important de noter que les tumeurs métastatiques se rencontrent, comme les abcès métastatiques, principalement dans le poumon et le foie, en faisant même abstraction des cas où le foyer primitif est, pour ainsi dire, en communication directe avec le foyer secondaire : comme, par exemple, dans les tumeurs de la plèvre qui succèdent aux tumeurs du sein, ou bien, comme dans les tumeurs du foie qu'on rencontre en coïncidence avec les tumeurs de l'intestin et de l'estomac; dans ces cas on peut parfaitement admettre un transport direct des éléments de la tumeur par les vaisseaux lymphatiques. Sur ce terrain, il reste encore beaucoup à découvrir, et les recherches, je le crois, seront couronnées de succès. — Les produits de l'inflammation aiguë exercent, comme nous l'avons déjà vu, le plus souvent une action pyrogène, mais ceux de l'inflammation chronique possèdent cette propriété presque aussi peu que ceux des tumeurs; alors seulement que la fonte s'empare de ces dernières et que les produits de cette fonte arrivent dans le torrent circulatoire, il peut se manifester de la fièvre; plus souvent l'infection par ces matières se manifeste, dans l'inflammation chronique aussi bien que dans les tumeurs, par un état général cachectique, surtout par des troubles considérables de la nutrition.

Quant au refoidissement local ou général, comme cause productrice de l'inflammation, il n'existe pas d'observations qui permettent de rattacher le développement de tumeurs à une cause analogue. Je ne sache pas que quelqu'un puisse prétendre avoir vu se produire des tumeurs après un refroidissement.

Les pathologistes sont à peu près d'accord sur tout ce que nous avons dit jusqu'ici de l'étiologie des tumeurs : il n'en est plus de même dès qu'il s'agit d'expliquer les causes qui président à la *formation des tumeurs primitives;* sous ce rapport, les opinions sur les influences mécaniques et chimiques, comme causes productrices des tumeurs, présentent surtout la plus grande diversité. Quelque variée que puisse être la nature des irritants, et quelque nombreuses que soient les expérimentations qu'on ait faites avec eux, on n'a jamais réussi à produire artificiellement une tumeur par des irritations mécaniques ou chimiques; la néoplasie inflammatoire, qui seule peut être produite de cette façon, ne persiste pas beaucoup au delà de la durée de l'irritation. Quelle que soit la manière dont nous fassions agir les irritants mécaniques ou chimiques, quel que soit l'endroit où nous les appliquions, nous ne produisons autre chose que des inflammations; *s'il existe donc des irritants spécifiques, chimiques et mécaniques* (et je n'entends parler ici que de ceux qui viennent du dehors agir sur l'organisme, et non de ceux qui proviennent de tumeurs déjà existantes), c'est-à-dire *des irritants, dont l'action donne* NÉCESSAIREMENT *lieu à une tumeur, ils sont inconnus jusqu'ici.* Il y aurait encore à se demander s'il y a des raisons qui nous forcent à admettre des irritants spécifiques, soit mécaniques, soit chimiques, en dehors de l'organisme. Je ne puis le croire; il existe, à la vérité, une série de cas dans lesquels une tumeur s'est développée après un coup, une contusion, une plaie; cependant le nombre de ces cas est infiniment petit en comparaison de ceux où ces lésions sont suivies, soit d'une inflammation traumatique à marche rapide et régulière, soit, en cas d'irritation persistante, d'une inflammation chronique également à marche typique. Nous sommes donc obligé de considérer comme règle que si un portefaix, par exemple, a sur les apophyses épineuses du dos un épaississement de la peau et au-dessous une bourse muqueuse de nouvelle formation, ou bien si au même endroit il se montre un ulcère, ces lésions sont la conséquence naturelle de sa profession et le produit d'une irritation inflammatoire chronique; elles disparaissent dès que l'irritation a cessé; mais si un individu est affecté, après les mêmes causes, après une irritation également chronique, et au même endroit, d'une tumeur graisseuse qui ne disparaît plus, qui s'accroît même malgré la cessation de l'irritation, nous ne pouvons pas raisonnablement considérer l'irritation comme cause spécifique, et nous devons chercher la raison dans la partie irritée. Nous avons reconnu antérieurement la spécificité de l'irritation pour les infections générales et locales, *mais nous devons également admettre pour les tissus une irritabilité anormale spécifique.* Ici nous rencontrons les mêmes circonstances que celles dont nous avons parlé dans l'étiologie de l'inflammation chronique, c'est-à-dire qu'une irritation se manifeste dans un tissu déjà prédisposé à être malade. Si nous avons vu antérieurement se déclarer dans de pareils cas une inflammation chronique et que maintenant nous voyions, dans des conditions analogues, se développer des tumeurs, nous reconnaîtrons une fois de plus qu'il doit y avoir dans les tissus des dispositions toutes particulières pour l'une ou pour l'autre de ces maladies. Virchow et O. Weber ont tout particulièrement insisté sur ce fait qu'une irritation locale venant du dehors joue, en général, un rôle important dans le développement des tumeurs primitives; et c'est là une conséquence naturelle de ce fait d'observation : que les tumeurs primitives se montrent le plus souvent aux endroits qui sont le plus exposés aux irritations extérieures. Il résulte des statistiques que les tumeurs se déclarent le plus souvent à l'estomac, puis au col de la matrice, ensuite à la face et aux lèvres, enfin au sein et au rectum. Mais la raison pour laquelle dans ces cas il se déclare des tumeurs et non des inflammations chroniques, doit se trouver dans *la disposition spécifique de ces parties chez certaines individualités*. Les personnes qui boivent beaucoup de spiritueux sont atteintes ordinairement d'un catarrhe chronique de l'estomac; si entre mille buveurs un ou même dix individus sont affectés d'un cancer de l'estomac, au lieu d'un catarrhe, il faut considérer ces derniers, comparés à la grande masse des autres, comme des sujets anormalement disposés. Jusqu'ici je suis complétement d'accord avec Virchow, qui s'exprime de la manière suivante sur ce sujet : « Quand même je ne puis indiquer quelle est la » manière spéciale dont l'irritation agit pour produire, dans un cas » donné, une tumeur, tandis que dans un autre cas et peut-être dans » des conditions en apparence semblables, il ne se déclare qu'une » inflammation simple, cependant j'ai rapporté une grande série de faits » qui prouvent que dans la composition anatomique de quelques par- » ties, il peut exister certains troubles permanents qui empêchent » l'action des forces régulatrices, et qui sous l'influence d'une cause » morbifique, laquelle n'aurait produit à un autre endroit qu'une simple » affection inflammatoire, donnent lieu à une irritation d'où provient » la tumeur spécifique. » Parmi ces faits qui prouvent que dans la composition anatomique de certaines parties, il peut exister des troubles permanents qui prédisposent à la formation de tumeurs, Virchow cite l'*âge avancé;* il est parfaitement exact que certaines formes de tumeurs sont très-fréquentes à de certains endroits chez le vieillard, par exemple, le cancer de la lèvre. Thiersch fait remarquer, dans son excellent ouvrage sur le cancer épithélial, que dans la lèvre des vieillards le tissu conjonctif a disparu au point que les organes épithéliaux (glandes sébacées, glandes sudoripares, follicules pileux) prédominent et que la nutrition y devient prépondérante; c'est pourquoi l'irritation se manifeste principalement par la végétation de ces organes épithéliaux, et c'est de cette façon qu'on pourrait expliquer la fréquence du cancer épithélial aux lèvres des vieillards. Je reconnais l'ingéniosité des théories basées sur ces faits, cependant je me crois obligé d'objecter que *l'influence de l'âge se fait sentir tout aussi bien sur tout le corps que sur une région déterminée*. Virchow dit ensuite : Les endroits qui ont été autrefois le siége d'une maladie inflammatoire, par laquelle cette partie est restée un endroit faible, ainsi que les cicatrices, sont quelquefois le foyer dans lequel se développent des tumeurs. Cela est très-vrai ; mais si l'on prend en considération les cas innombrables dans lesquels une simple inflammation chronique se développe dans des parties atteintes d'une affection aiguë, si l'on compte ceux dans lesquels les cicatrices sont le siége de simples ulcérations, on verra que le nombre des cas où des tumeurs se sont montrées à la suite de ces lésions est excessivement restreint en comparaison, et l'on avouera que chez ce petit nombre d'individus, on peut admettre une *prédisposition spécifique* comme cause directe de la formation de tumeur. La même objection est applicable à la théorie qui admet que les tumeurs se montrent de préférence dans des organes qui n'atteignent leur développement complet que dans les périodes avancées de la vie. Virchow cite ici les extrémités articulaires des os (qui cependant, en comparaison des inflammations chroniques, sont très-rarement le siége de tumeurs), la glande mammaire, l'utérus, les ovaires, les testicules. Tout en rendant hommage à ce luxe de combinaisons ingénieuses, par lesquelles on veut prouver que la prédisposition à la formation de tumeurs est purement locale, je ne puis admettre ces preuves comme évidentes, et je crois qu'*il existe une diathèse spécifique générale pour la formation des tumeurs, aussi bien qu'il y a une diathèse scrofuleuse, tuberculeuse, rhumatismale*. Ici se place une autre remarque ; c'est qu'on n'est pas plus en état de trouver *toujours une irritation locale extérieure* pour expliquer le développement des tumeurs, que de la constater dans les affections locales d'individus scrofuleux ou tuberculeux.

Tout en vous renvoyant à ce qui a été dit à propos de l'étiologie de l'inflammation chronique, je vous ferai observer qu'on peut également admettre, pour beaucoup de tumeurs primitives, *l'existence de causes irritantes spécifiques intérieures, c'est-à-dire de celles qui se forment dans le corps même*. La plupart des pathologistes partagent cette opinion ; cependant ils diffèrent sur le mode d'origine et de développement de ces irritants. Virchow dit : La maladie locale doit avoir une cause locale, et il admet qu'à l'endroit malade il existe de certains états de faiblesse locaux. Dans ce cas, il faudrait admettre une faiblesse locale spécifique pour les troubles de la nutrition les plus variés et encore une autre pour la formation de tumeur. Rindfleisch se prononce d'une manière très-explicite sur les irritants internes ; il dit : « Par » l'échange des matériaux dans les tissus il se développe à tout moment » de certaines matières excrémentitielles qui doivent être éliminées sans » cesse, non-seulement des tissus et organes dans lesquels elles se for- » ment, mais encore de la masse liquide de tout le corps, si le processus » vital de l'individu ne doit pas être troublé. Le rang chimique qu'oc- » cupent ces corps se trouvent entre les substances organoplastiques, » d'un côté, et les matières excrémentitielles des reins, de la peau et » des poumons, de l'autre ; vous tombez donc dans la grande lacune » qui existe à cet endroit dans la chimie organique ; ces corps doivent, » dans tous les cas, varier un peu pour les différents tissus, et de ces » différences dépend la variabilité des néoplasies pathologiques. En effet, » s'ils ne sont pas transformés et éliminés d'une manière normale, ils » s'accumulent d'abord à l'endroit où ils se sont formés, puis dans les » liquides de l'organisme, et cette accumulation est la cause immédiate » de ces processus progressifs qui commencent par une végétation de » noyaux dans le tissu conjonctif et qui se terminent par la formation de » tumeurs tuberculeuses, cancéreuses, cancroïdes, fibroïdes, lipoma- » teuses, etc. » J'approuve complétement cette théorie et je n'y ajouterai qu'un mot : il me semble qu'on se trompe quand on parle ici de processus locaux. La production de la bile et de l'urine est aussi, il est vrai, un travail local ; mais pour que la quantité et la qualité de ces sécrétions soient précisément telles qu'elles doivent être, il faut encore, en dehors des organes glandulaires, tant d'autres conditions dépendant de tout l'organisme, qu'on ne doit pas chercher la cause première de la sécrétion urinaire et biliaire uniquement dans le sang, mais dans tout l'organisme et même dans les propriétés spéciales, innées. De la même manière je crois qu'*il faut chercher les causes premières de la formation locale des tumeurs dans les propriétés spécifiques de toute l'organisation individuelle ;* c'est, du reste, dans ce sens que nous parlons d'une organisation scrofuleuse, tuberculeuse ; nous désignons par là jusqu'à un certain point la race pathologique à laquelle appartient tel ou tel individu.

Je dois, du reste, encore ajouter que l'opinion d'après laquelle la cause morbifique des tumeurs se formerait à l'endroit même où plus tard la tumeur se montre, est tout aussi hypothétique que toutes celles que nous avons examinées jusqu'ici. Prenons pour point de comparaison la goutte. Jalewski a produit une goutte modèle sur une oie en liant les uretères : une affection articulaire a été dans ce cas la conséquence du trouble des fonctions rénales. Il pourrait tout aussi bien arriver que des tumeurs se développassent quelque part à la suite des troubles de la fonction hépatique. On ne sait là-dessus rien de positif, et l'on se meut tout à fait dans le domaine de l'hypothèse. Pour ma part, de même que nous admettons les diathèses scrofuleuse, goutteuse, etc., je crois naturel d'admettre que, par des raisons connues ou inconnues, dépendant de la nutrition générale du corps et des conditions les plus ordinaires de la vie, il se produit des substances anormales qui exerçent une action spécifique sur telle ou telle partie du corps, action qui trouve son analogue dans celle d'un grand nombre de substances médicamenteuses. — Enfin, ajoutons encore que *la prédisposition à la formation des tumeurs est héréditaire*, quoique à un degré moindre que la diathèse tuberculeuse, goutteuse, etc.; c'est ce qui me semble encore prouver que la théorie des diathèses circonscrites et limitées à quelques tissus seulement ou à quelques régions du corps est tout à fait insoutenable. Si les membres d'une même famille ont tous de grands nez, il y a certainement une raison locale : je veux dire qu'en comparaison des autres parties de la face, leur croissance a été plus énergique que chez d'autres hommes; cependant le grand nez du père ne peut pas se transmettre directement, mais par l'intermédiaire des spermatozoaires, c'est donc là qu'il faut dans tous les cas chercher la cause primordiale; toutes les qualités dont on hérite doivent évidemment être considérées comme constitutionnelles.

H. Meckel de Hemsbach a osé donner, dans son ouvrage de la *Dualité des maladies*, une espèce de programme d'une histoire naturelle générale des maladies du genre humain; il divise les hommes en deux grands groupes d'après leurs propriétés physiques et psychiques, normales et pathologiques; chaque groupe a des qualités et des dispositions morbides déterminées, je ne fais que vous citer, d'un côté, les individus scrofuloso-tuberculeux; de l'autre, les individus goutteux, rhumatisants et carcinomateux. Dans cette division des hommes en races pathologiques, division que souvent on a cherché à établir, il y a une notable partie de justes observations; cependant le temps n'est pas encore venu pour faire réussir cette espèce de philosophie naturelle spéculative, car il est impossible d'établir, avec nos connaissances actuelles, des principes généraux de cette espèce qui soient autres que des hypothèses ingénieuses.

Je vous ai entretenus longtemps de choses abstraites que beaucoup d'entre vous ont peut-être trouvées très-ennuyeuses; ils se demanderont de quelle utilité cela peut être pour la pratique? Sur ce point, il faut malheureusement avouer que la pratique ne prend nullement en considération ces questions, par la raison qu'elles sont très-hypothétiques; elle se base, dans un cas donné, sur des observations bien plus positives; que cela vous serve de consolation. A ceux d'entre vous qui ne peuvent pas comprendre les idées que je viens d'exposer, je conseille de ne plus s'en occuper; ne pas se voir poussé à réfléchir sur les dernières causes des choses est quelquefois un bonheur enviable! — Je vous demande la permission de discuter encore en peu de mots deux questions qui appartiennent à cet ordre d'idées. L'idée de la diathèse constitutionnelle, telle que je l'entends et que j'ai essayé de vous la faire comprendre, est tout autre que celle que nous nous faisons de la dyscrasie. La diathèse constitutionnelle est souvent très-longtemps latente, elle n'est pas particulièrement dangereuse, car tout homme a une disposition morbide latente, le plus souvent innée, qui fait partie intégrante de son organisation propre. L'admission d'un pareil état latent a provoqué bien des sourires, et cependant elle ressort clairement des observations journalières. Un enfant est né de parents tuberculeux, il peut être parfaitement bien portant jusqu'à sa dix-huitième année, et à cet âge devenir tuberculeux sans avoir été soumis à des influences morbifiques extérieures. Un homme atteint d'une diathèse goutteuse peut jouir d'une parfaite santé jusqu'à sa cinquantième année, et puis il est atteint de la goutte la plus affreuse, comme son père et son grand-père. Cependant on voit assez souvent une diathèse ne se manifester jamais, car, en dehors des conditions d'âge, il y a évidemment beaucoup d'autres causes encore qui font éclater la prédisposition dormante; on peut aussi se représenter des degrés infiniment variés dans l'intensité de ces diathèses. Il en est autrement des dyscrasies, auxquelles nous viendrons bientôt, en parlant du pronostic des tumeurs. — La seconde remarque que je voulais encore vous faire, c'est que, dans la suite de nos leçons, je parlerai toujours des tumeurs et non de la diathèse qui prédispose à telle ou telle tumeur; la raison en est bien simple, c'est que, en dehors de leurs produits, nous savons malheureusement très-peu de chose sur ces diathèses; c'est pourquoi nous sommes obligés de nous occuper principalement de ces produits; du reste, nous reviendrons avec plus de détails sur cette question. Autrefois, je me suis servi, pour désigner la diathèse formatrice des tumeurs, de l'expression *maladies à tumeurs*, mais je ne l'ai plus employée aussi souvent, parce qu'elle s'est prêtée à beaucoup de fausses interprétations.

Résumons-nous en quelques mots pour mieux saisir ce que nous avons dit de l'étiologie des tumeurs.

Les tumeurs se développent, comme la néoplasie inflammatoire, à la suite d'une irritation des tissus; la différence des causes se trouve :

1° dans les propriétés spécifiques de l'agent irritant. Une preuve évidente de ce fait, preuve reconnue par tout le monde, c'est l'infection du tissu sain qui avoisine la tumeur. D'une manière hypothétique, on admet que dans des circonstances inconnues il peut aussi se former localement dans les tissus de ces matières irritantes spécifiques qui agiraient immédiatement sur place (Rindfleisch). Moi, je crois qu'on peut admettre la formation de matières dans les humeurs de l'organisme sous l'influence d'une prédisposition, soit héréditaire, soit acquise, c'est-à-dire sous l'influence d'une diathèse, lesquelles matières irriteraient d'une manière spécifique tel ou tel tissu. 2° Une irritation quelconque, qui, dans la plupart des cas, donnerait lieu à une inflammation, peut provoquer le développement d'une tumeur, lorsque le tissu irrité est prédisposé d'une manière spéciale à former des tumeurs. Virchow, O. Weber, Rindfleisch, etc., admettent que de pareilles propriétés spécifiques sont tout à fait locales et se limitent à une partie du corps irritée par accident, ou bien à un système déterminé du corps (système osseux, peau, muscles, nerfs, etc.). Pour ma part, je ne puis me figurer de pareilles propriétés spécifiques purement locales; et je crois que ces propriétés spécifiques, en apparence locales, ont leur raison d'être dans des modifications particulières qui se trouvent dans les rapports les plus intimes avec l'organisme entier.

Par ce résumé, vous pouvez voir que les opinions ne diffèrent que sur la partie purement hypothétique. Si je suis entré dans des détails dont la longueur semble être en disproportion avec le reste de ces leçons, c'est que ce sujet a été traité récemment d'une manière si étendue et si distinguée par Virchow et O. Weber, que je me crus obligé d'exposer avec plus de développements la partie de mes opinions qui diffère de celles de ces auteurs, dont je ne puis, du reste, pas assez vous recommander l'étude.

Quant au *pronostic* et à la *marche* des tumeurs, vous pouvez conclure de ce que je vous ai exposé : 1° qu'elles ne guérissent ni spontanément ni à l'aide de remèdes internes, et 2° que quelques-unes exercent une influence infectieuse que l'on n'observe pas sur d'autres. Ce dernier point surtout est très-remarquable pour un observateur non-prévenu. Il y a des tumeurs qui ne reviennent plus après l'extirpation, et d'autres qui reparaissent non-seulement dans la cicatrice restée après l'opération et dans son voisinage immédiat, mais qui, par la suite, se montrent aussi avec le même caractère dans les ganglions lymphatiques les plus rapprochés, et enfin dans des organes internes, comme nous l'avons déjà indiqué antérieurement. Les premières portent depuis longtemps le nom de *tumeurs bénignes*, les dernières celui de *tumeurs malignes* ou *cancers*. Cette distinction est si claire, qu'il semble qu'on n'a qu'à étudier exactement les propriétés de l'une et de l'autre espèce, pour pouvoir porter un pronostic certain. Mais l'étude scrupuleuse, tant sous le rapport anatomique que clinique, ne conduit pas à ce résultat désiré, à ce dualisme si simple ; on remarque bientôt que les choses sont beaucoup plus compliquées. Après avoir épuisé tout ce qui peut être dit sur les caractères anatomiques extérieurs des tumeurs bénignes et malignes, on les examina au microscope et au creuset ; on croyait avoir trouvé le signe pathognomonique tantôt dans tel caractère, tantôt dans tel autre, mais bientôt on découvrit que chacune de ces découvertes était une erreur ; on reconnut qu'il n'existait pas de malignité et de bénignité absolues dans le sens qu'on attachait alors à ces termes, et qu'on avait à distinguer non-seulement des formations de tumeurs *solitaires*, *multiples* et *infectieuses*, mais qu'il fallait encore établir des degrés différents dans l'infection. Nous devons entrer dans quelques détails sur ce sujet. Nous appelons *solitaire* une tumeur qui ne se montre qu'à un seul point du corps et qui ne donne lieu qu'à des symptômes locaux ; ces productions anormales sont ordinairement constituées par des tissus arrivés à leur développement complet, telles que les fibromes, les enchondromes, les exostoses, etc. ; ce sont les tumeurs bénignes. Nous employons le terme de *multiple*, quand certaines tumeurs d'organisation semblable se rencontrent dans un système de tissu déterminé, quand, par exemple, plusieurs enchondromes s'observent exclusivement dans les os, ou plusieurs lipomes exclusivement dans le tissu conjonctif sous-cutané, ou plusieurs fibromes exclusivement dans la peau, etc. On admet généralement que dans ces cas, il y a prédisposition du système malade, prédisposition que Virchow regarde comme purement locale, et que moi, je crois devoir rapporter à des conditions générales, constitutionnelles. En général, on peut dire que chaque espèce de tumeur peut être solitaire dans un cas et multiple dans un autre, quoique cette dernière manifestation soit excessivement rare pour certaines formes de tumeurs. Nous appelons *infectieuse* une tumeur qui non-seulement infecte spécifiquement son voisinage immédiat, de sorte qu'elle s'accroît sans cesse par la juxtaposition de nouveaux foyers, mais qui peut encore infecter les ganglions rapprochés et éloignés et enfin tout le corps (peut-être par voie embolique). Sous ce rapport il existe des différences considérables ; pour certaines tumeurs on observe principalement l'infection locale, de sorte qu'après l'extirpation il n'y a qu'une récidive locale (sarcomes) ; pour d'autres, l'infection ne va régulièrement que jusqu'au groupe ganglionnaire le plus rapproché (cancers ganglionnaires, carcinome épithélial); pour d'autres encore, elle s'avance plus loin et atteint surtout des organes internes (carcinomes vrais de tissu conjonctif); enfin on observe aussi l'infection de tout le corps par des tumeurs métastatiques, sans qu'il y ait infection des ganglions lymphatiques (par exemple, dans le cancer médullaire). A côté de cela, la vitesse avec laquelle l'infection se produit est excessivement variable. Si l'on réfléchit sur les circonstances dans lesquelles les tumeurs infectieuses se développent et si l'on examine la structure anatomique de ces tumeurs elles-mêmes, on remarque, quant au premier point, que les tumeurs infectieuses s'observent surtout fréquemment dans la seconde moitié de l'âge viril, et que dans ce cas la maladie atteint de certains organes déterminés, variant selon le sexe ; qu'en outre l'enfance est prédisposée aux tumeurs les plus infectieuses, tandis que la jeunesse et la première période de l'âge viril montrent en général peu de tumeurs et surtout peu de tumeurs infectieuses. L'étude de la structure anatomique des tumeurs a été faite de nos jours avec une prédilection toute spéciale, et il en ressort qu'en effet un grand nombre des tumeurs les plus malignes, les plus infectieuses possèdent des propriétés caractéristiques, pouvant être déterminées par l'examen macroscopique et microscopique, quoique ces moyens d'investigation soient loin de nous permettre toujours de porter une pronostic certain ; mais, en général, on peut dire que ce sont ordinairement des formations très-riches en cellules, disposées aux processus ulcératifs, très-souvent hétéroplastiques. Comme il est très-vraisemblable que l'infection se produit par transport des éléments spécifiques de la tumeur, tout ce qui favorise ou empêche la résorption pourra s'appliquer ici pour expliquer le degré et la vitesse de l'infection. L'abondance des vaisseaux sanguins et lymphatiques dans la tumeur et dans son voisinage immédiat, les conditions plus ou moins favorables à la perméabilité et à l'occlusion de ces voies, l'énergie de la circulation en général, sont à prendre en considération ; de cette manière, bien des faits qu'on attribuait au hasard ou qui paraissaient extraordinaires, s'expliquent naturellement. Nous ne pourrons entrer que plus tard dans quelques détails sur ce sujet, en parlant des différentes formes de tumeurs en particulier.

Les tumeurs infectieuses sont ordinairement solitaires, presque jamais multiples, dans le sens que nous avons attaché à ce mot. Les tumeurs qui, dès le commencement, se montrent à l'état multiple, ne deviennent que rarement infectieuses.

Si l'on emploie les termes *malin* et *infectieux* comme synonymes, c'est qu'on fait abstraction du lieu où la tumeur se développe. Une tumeur bénigne solitaire, quand elle se forme dans le cerveau, est toujours maligne par son siége ; une tumeur infectieuse au même endroit ne dépasse probablement jamais l'infection locale, parce qu'elle emporte le malade de bonne heure. Tout ceci doit être pris en sérieuse considération, si l'on veut bien juger les faits.

Si un homme est infecté par une tumeur, on l'appelle *dyscrasique*, de la même manière que nous appelons dyscrasique un individu infecté par des foyers inflammatoires. Chez de pareils malades il circule dans les humeurs des matières étrangères qui amènent une composition pathologique des humeurs, que ces matières aient été introduites du dehors ou qu'elles se soient formées dans le corps. Cette dyscrasie par des tumeurs infectieuses se manifeste par des troubles généraux de la nutrition, par l'amaigrissement, par le marasme. Après cette explication, vous comprendrez facilement la différence qu'il y a entre la diathèse et la dyscrasie : un enfant né de parents tuberculeux est atteint d'une diathèse tuberculeuse ; à la suite de la néoplasie tuberculeuse et par son fait il devient dyscrasique, à moins que les tubercules ne guérissent. Un individu peut avoir hérité ou peut acquérir la prédisposition à la formation de tumeurs infectieuses; si la tumeur se développe et infecte le corps de la manière décrite, l'individu deviendra dyscrasique.

Quant au *traitement* des tumeurs en général, je me contente de faire la remarque suivante : On ne peut guérir les tumeurs qu'en les éloignant du corps, soit par le couteau, soit par les caustiques, soit d'une autre manière. L'ablation de tumeurs très-infectieuses n'est ordinairement qu'un moyen de prolonger un peu la vie ou de modérer les souffrances des malades ; quand les tumeurs ne peuvent pas être extirpées, il ne peut être question que du traitement des symptômes.

Nous devons passer maintenant à la description des différentes formes de tumeurs, et nous reculons d'effroi en voyant devant nous cette immense quantité de matériaux. Nous avons besoin d'un principe pour nous guider et nous permettre de nous reconnaître dans ce grand nombre de formes si différentes sous le rapport anatomique et clinique, pour pouvoir les examiner en elles-mêmes, comparer les unes aux autres et étudier leur rapport avec l'ensemble de l'organisme.

Les principes qui servent de base à la division des tumeurs sont et ont été aussi variés que ceux d'après lesquels on divisait et l'on divise encore les maladies en général. Aucun des systèmes créés jusqu'à présent n'a duré longtemps ; la médecine est enseignée aujourd'hui à l'aide de groupes très-variés de petits systèmes et les principes qui ont servi à la formation de ces groupes sont très-différents. Avant que l'anatomie pathologique se fût élevée au rang qu'elle occupa plus tard, on s'en tint à quelques symptômes saillants; de cette époque, nous est encore resté dans la médecine les maladies : ictère, apoplexie, etc.; nous avons encore les termes de *polypes* pour désigner des tumeurs qui font saillie de l'intérieur d'une cavité; dans le temps, on appelait *squirrhe* les tumeurs dures, *fongus* les tumeurs molles, et *lupus*, *carcinomes* les ulcères rongeants, etc. — Dès qu'on découvrit que les symptômes ictère et apoplexie pouvaient provenir de causes anatomiques très-diverses, on n'employa plus ces dénominations et on les remplaça par des termes anatomiques. On évite aujourd'hui de parler de polypes, si l'on ne peut pas ajouter à ce terme une épithète anatomique. Le système anatomo-pathologique des maladies, comme il a été établi, par exemple, par Rokitansky, peut être parfaitement scientifique, comme aussi le système de la pathologie générale par Virchow, cependant il n'a pas été admis sans conteste par les cliniciens. On a voulu diviser les maladies d'après leur essence; mais l'essai fait par Schoenlein pour établir un système dans ce sens n'a pas été admis davantage, car nos connaissances sur la nature intime des processus morbides ne sont pas suffisantes pour pouvoir les prendre pour base d'un système. Qu'est-il arrivé ensuite? La médecine et la chirurgie pratiques se servent en partie du système anatomique, supposent qu'il est connu en général et l'emploient pour la subdivision des grandes sections de maladies établies sur les données étiologiques, pronostiques, symptomatologiques, physiologiques. Certes, ce ne serait pas faire une œuvre dépourvue d'intérêt scientifique, que d'écrire aujourd'hui encore une monographie sur l'ictère ou l'apoplexie; dans ce cas, on met au second rang les données anatomiques, on se sert de l'anatomie pathologique, comme on se sert des sciences accessoires, de la chimie, de la physique; on tâche de ne pas perdre de vue que le but à atteindre est la recherche du processus morbide en entier et non la recherche des seules conditions morphologiques. Il en est de même des maladies infectieuses, des maladies contagieuses, etc. Il n'y a pas de raison d'appeler cette méthode peu scientifique. La science n'est pas dans la classification, mais dans la manière dont on s'en sert et dans la critique des observations. Il plaît à l'anatomie pathologique moderne d'appeler peu scientifiques ces divisions pratiques, c'est-à-dire tirées de l'observation et formées pour être appliquées à l'homme *vivant;* elle croit que c'est commettre un anachronisme que de s'occuper de l'étude des maladies qui n'offrent pas dans l'organisme des modifications morphologiques ou qui n'en présentent qu'en petit nombre et n'ont même souvent rien d'essentiel, rien de caractéristique. Évidemment c'est se placer à un point de vue très-restreint ; il peut être aussi scientifique de s'occuper des cas d'épilepsie qui n'offrent pas de modifications palpables, que d'examiner au microscope avec un soin extrême une tumeur quelconque. Au contraire, il serait peu scientifique de ne voir dans le typhus qu'une espèce particulière d'inflammation intestinale, quoiqu'on trouve une foule de modifications palpables ; nous pouvons considérer ce point de vue comme éliminé.

Ces remarques générales s'appliquent parfaitement à la division des tumeurs. L'anatomie pathologique a le droit incontesté de former des groupes d'après les tissus dont les tumeurs sont composées, et d'établir un système. La médecine clinique tend vers un autre but : le groupe de maladie appelé *tumeurs*, sorti d'un besoin pratique, est formé en vue de l'étiologie et du pronostic ; elle cherche à découvrir l'essence du travail formateur des tumeurs et à opérer d'après cela le groupement des diverses formes. Le parti anatomique dit que c'est là un problème qui ne peut être résolu, et qu'on n'a devant soi de saisissable que la tumeur. Je ne puis admettre ces objections que conditionnellement, et je ne m'en laisse pas effrayer. Il est vrai, nous ne savons que peu de chose sur la nature intime de la formation des tumeurs ; le peu que nous en connaissons est peut-être insuffisant pour établir un système ; nous sommes, par conséquent, obligés d'appeler à notre secours la marche, les conditions sous lesquelles nous voyons se former les tumeurs, la symptomatologie, et de nous créer ainsi une série de symptômes essentiels, de tableaux de maladie qu'on divisera ensuite en quelques classes. La distinction des sous-espèces ne peut malheureusement être faite qu'à l'aide de l'examen pathologico-histologique, mais il n'aura pour nous, comme dans le reste de la médecine, qu'une valeur symptomatologique ; le produit morbide est un des nombreux symptômes du processus pathologique ; une division purement anatomique est toujours symptomatologique, c'est une division d'après un symptôme qu'on croit pathognomonique, parce que pour le moment on n'en a pas d'autres auxquels on puisse accorder la même importance. — Si j'ai renoncé à employer le terme de *maladies à tumeurs*, je me crois pourtant obligé, malgré des attaques réitérées, de persister dans la tendance à vous présenter le tableau des groupes de tumeurs, d'après l'ensemble des symptômes qu'on remarque et non d'après la seule structure anatomique ; mais comme nos connaissances sur l'étiologie des tumeurs sont peu étendues, je conserverai la marche comme principe de division ; celle-ci, unie aux données fournies par le lieu où les tumeurs se montrent, par la manière dont elles se développent par l'âge du malade, et surtout par la structure anatomique, vous fournira un tableau qui vous permettra de reconnaître les tumeurs, non-seulement quand elles sont extirpées et examinées au microscope, mais aussi sur le vivant.

A ce point de vue, nous établirons donc les quatre groupes suivants :

I. Tumeurs à croissance très-lente, qui peuvent exister pendant toute la vie sans devenir infectieuses; elles sont guérissables par l'extirpation et peuvent être solitaires ou multiples ; cependant cette dernière manifestation n'est pas fréquente; ce sont principalement ces tumeurs qu'on appelle *bénignes.*

II. Tumeurs dont la croissance se fait avec une rapidité très-variable ; elles montrent une grande tendance à récidiver sur place ; elles deviennent rarement infectieuses, mais se présentent souvent à l'état multiple. *Sarcomes* et *Adénomes.*

III. Tumeurs à croissance rapide, qui sont toujours infectieuses; non-seulement elles ont une grande tendance à revenir sur place, mais elles entraînent aussi très-souvent dans le mouvement morbide les ganglions lymphatiques les plus rapprochés; beaucoup de tumeurs de même nature se montrent peu à peu dans divers organes. *Carcinomes.*

IV. Tumeurs à croissance rapide et ayant des propriétés très-infectieuses; des tumeurs secondaires, toujours très-molles, se montrent souvent en grand nombre et simultanément dans les différentes parties du corps. *Cancers médullaires.*

Avant d'entrer dans la description détaillée des formes spéciales de ces tumeurs, permettez-moi d'ajouter encore quelques mots pour prévenir des malentendus dans ce qui va suivre. Pénétrez-vous bien de ceci, que dans chaque division des tumeurs, division qui est indispensable pour l'intelligence des faits, il ne s'agit que d'une séparation schématique, que les formes établies ne répondent qu'à de certains types, qui peuvent varier et se combiner à l'infini; ensuite, qu'un véritable métaschématisme des tumeurs paraît probable; je vous ferai surtout observer que les tumeurs du second et du troisième groupe passent quelquefois à celles du quatrième, et même que quelques formes du premier groupe peuvent prendre les caractères du quatrième, quoique ce fait se présente rarement. Pour donner lieu à ces transformations, bien des causes peuvent agir soit sur l'état constitutionnel, soit sur la tumeur elle-même. Il en est des tumeurs comme des inflammations chroniques: des causes diverses peuvent exercer leur influence sur ces derniers processus, au point que la marche prenne le caractère aigu et infectieux, par exemple une scrofulose qui au début était caractérisée principalement par l'hyperplasie des ganglions lymphatiques, peut par la suite devenir une disposition aux processus suppuratifs et ulcératifs avec fièvre, marasme, etc. Les anomalies constitutionnelles qui donnent lieu par elles-mêmes à des processus inflammatoires chroniques se rapprochent beaucoup des maladies à tumeurs; dans l'inflammation chronique il y a également des cas où la maladie disparaît, pour ainsi dire, avec la lésion locale, d'autres où des processus homologues (néoplasies inflammatoires avec leurs diverses métamorphoses) se montrent sur le corps tantôt ici, tantôt là.

Je vous ferai encore une seule remarque, c'est que nous ne nous occuperons que des tumeurs qui se localisent, au moins au début de la maladie, dans les parties du corps qui rentrent dans le domaine de la chirurgie. Cette restriction n'est pas aussi importante qu'elle le semble; on peut même dire qu'on ne peut bien étudier la marche spéciale des maladies à tumeurs que lorsque la localisation se fait d'abord dans des parties dont l'atteinte ne met pas directement la vie en danger; car les phénomènes qu'on observe, par exemple, dans les tumeurs du foie, de l'estomac, du cerveau, n'appartiennent pas en propre à ces tumeurs, mais dépendent des troubles que subissent ces organes dans leurs fonctions respectives. Si chaque cas de typhus était accompagné d'hémorrhagie mortelle ou de perforation de l'intestin, nous n'aurions pas une idée complète de ce processus morbide, parce qu'il serait toujours troublé dans sa marche. Nous donnerons parfois des indications sur la fréquence relative des localisations primitives des tumeurs dans les organes intérieurs, cependant nous ne pourrons pas entrer dans des détails sur la symptomatologie de ces organes malades; ce sujet sera, du reste, traité dans la *Pathologie spéciale* et dans la *Clinique médicale*.

QUARANTE-CINQUIÈME LEÇON

DES TUMEURS BÉNIGNES.

1° *Kystes simples,* contenant : *a.* un liquide séreux ; *b.* un liquide muqueux ; *c.* une bouillie ; *d.* du sang. — Diagnostic. — Cysticerques. — Traitement. — 2° *Lipomes :* Notions anatomiques. Lieux où on les rencontre. — Marche. — 3° *Fibromes : a.* Fibromes mous. *b.* Fibromes durs. Manière dont ils se développent. Méthodes opératoires : ligature, écrasement, galvanocaustique.

I. — *Tumeurs à croissance très-lente, qui peuvent persister pendant toute la vie, sans devenir infectieuses ; elles sont guérissables par l'extirpation, et peuvent être solitaires ou multiples; cependant cette dernière manifestation n'est pas fréquente : ce sont principalement ces tumeurs qu'on appelle bénignes.*

1. — *Kystes et cystomes simples.* — *Tumeurs cystiques.*

Par *kyste* on entend une poche remplie d'un liquide ou d'une bouillie; autrefois on donnait, d'après Dupuytren, le nom de *kyste* à toute tumeur entourée d'une enveloppe : c'est ainsi qu'on parlait de kystes à contenu solide et de kystes à contenu liquide; mais aujourd'hui on n'emploie plus ce terme que pour désigner les tumeurs à contenu liquide. Même parmi ces dernières, il en est un certain nombre que dans la pratique chirurgicale on ne compte pas ordinairement parmi les tumeurs, par exemple les extravasats sanguins enkystés, le pus enkysté ; il n'y a que Virchow qui considère l'hématome comme une tumeur. Ensuite il n'est pas d'usage de compter parmi les tumeurs les hydropisies des sacs séreux, hydropisies qui le plus souvent sont dues à une irritation chronique. Virchow seul classe encore ces formations parmi les tumeurs; s'il avait voulu être conséquent, il aurait dû compter également parmi les tumeurs les formes de l'hydropisie chronique du péritoine et de la plèvre, qui reconnaissent pour cause, non des différences de pression dans le système circulatoire, mais une irritation locale produite, par exemple, par d'autres tumeurs du poumon, du foie, etc. Il est très-difficile d'établir à priori des distinctions précises, et de dire ce qui doit ou ne doit pas être compté parmi les tumeurs. Les kystes se développent de deux manières : 1° par la production d'un liquide dans des cavités préexistantes; dans ces cas, la quantité de liquide est toujours anormale, souvent aussi c'est la qualité. Les cavités préexistantes ont été toujours closes (par exemple, les vésicules de la glande thyroïde, celles de Graaf), ou elles ont des ouvertures qui se sont fermées d'une manière passagère ou persistante, par exemple par la matière sécrétée épaissie, par soudure organique, par pression du dehors. Virchow appelle cette catégorie de kystes, *kyste par rétention*. 2° Une néoplasie composée originairement de tissus solides peut se liquéfier par ramollissement; la fonte si fréquente de la néoplasie inflammatoire, sa transformation en pus (en abcès) n'est pas comptée parmi les kystes, nous l'avons dit, mais on considère comme tels les matières enkystées qui proviennent du ramollissement muqueux ou en bouillie de masses organisées. On pourrait opposer cette forme, sous le nom de kystes par ramollissement, de tumeurs cystiques (*cystomes*), à la première, si la genèse de ces tumeurs n'était pas trop souvent difficile à découvrir dans le cas spécial. La distinction entre les kystes par sécrétion et les kystes par ramollissement est également difficile à établir, parce que les kystes par ramollissement peuvent se transformer dans la suite en kystes par sécrétion, et parce qu'en général l'idée d'un ramollissement de tissu et celle d'une sécrétion se confondent presque complétement dans certains cas.— En chirurgie, on a l'habitude de diviser les kystes d'après leur contenu; on admet généralement les quatre espèces suivantes :

a. Kystes renfermant un liquide séreux. — Le contenu du sac, dont les parois sont tantôt très-épaisses, tantôt très-minces, est un liquide clair, transparent comme de l'eau ou légèrement teint en jaune par du sérum sanguin, et dans lequel on ne distingue que quelques petites cellules rondes, pâles, très-peu nombreuses et quelques granulations moléculaires; la surface interne de ces sacs est lisse comme une membrane séreuse et souvent couverte d'une mince couche épithéliale formée par des cellules pâles qui doivent être considérées comme la couche sécrétante. De pareilles tumeurs s'observent dans le cordon spermatique, dans les ligaments larges, dans l'ovaire, rarement au cou, et dans la glande thyroïde. — L'origine de ces kystes est très-différente : en général, ce sont rarement des kystes par rétention ; peut-être quelques-uns des kystes de l'ovaire et de la glande thyroïde ont pour point de départ les éléments glandulaires, comme c'est le cas pour beaucoup d'autres espèces de kystes qui se rencontrent dans ces organes. La plupart de ces kystes à contenu séreux sont des hydropisies de cavités plus ou moins grandes du tissu conjonctif, qui préexistent plus ou moins et qui rarement se forment de toutes pièces. Si nous parlons d'un revêtement épithélial de ces cavités, il faut bien vous pénétrer de ce fait qu'il ne s'agit pas ici d'épithéliums dérivant du feuillet corné ou du feuillet glandulaire, mais bien d'épithéliums de tissu conjonctif, tels que nous les trouvons dans les cavités de tissu conjonctif et dans les vaisseaux qui proviennent, d'après les récentes recherches de His, du feuillet embryonnaire moyen; épithéliums qui n'ont pas, comme les formes similaires du feuillet corné et du feuillet glandulaire, la propriété de donner naissance à des glandes, mais qui ne forment qu'une couche de cellules complétement analogues aux cellules de tissu conjonctif. Thiersch appelle *faux* les épithéliums du tissu conjonctif, pour les distinguer des *vrais*, c'est-à-dire de ceux des muqueuses, de la peau et des glandes. His appelle aujourd'hui *endothéliums* les épithéliums des vaisseaux et des poches de tissu conjonctif. La plupart des kystes de tissu conjonctif de nouvelle formation renferment donc un contenu séreux et sont tapissés d'endothéliums.

b. Kystes renfermant un liquide muqueux (*kystes colloïdes*) *d'une couleur de vin blanc ou de miel* (*meliceris*). — Les poches de ces kystes sont ordinairement plus épaisses que celles des kystes à contenu séreux. Le liquide renferme presque toujours une grande quantité d'éléments morphologiques; parmi ceux-ci on observe le plus souvent de grandes cellules rondes, pâles, qui sont très-fréquemment transformées en tout ou en partie en cellules granuleuses par suite d'une dégénération graisseuse; on remarque ensuite beaucoup de corpuscules sanguins et assez fréquemment des cristaux de cholestérine en grande quantité. Lorsque la paroi interne est lisse, on constate le plus souvent la présence de plusieurs couches épithéliales superposées, mais si les parois sont rudes et inégales, on ne rencontre pas cet épithélium comme couche spéciale; le liquide muqueux peut tantôt être considéré comme une sécrétion de la paroi interne du kyste, tantôt comme formé par l'activité sécrétante des cellules vivantes qui existent dans le liquide et par la dissolution en mucus de ces cellules elles-mêmes. Il s'agit donc, dans le dernier cas, d'un tissu muqueux devenu liquide (myxome enkysté); dans le premier cas, d'une sécrétion dans le sens physiologique, quoique la différence de ces deux processus ne se fasse sentir que dans leurs degrés extrêmes. La consistance du liquide peut être très-variable : tantôt il est comme du mucus, tantôt une gelée épaisse. Ces sortes de kystes se rencontrent au cou, sous la langue (grenouillette), dans le corps thyroïde (goître cystique), souvent dans l'ovaire, où ils peuvent atteindre un volume extrême (hydropisie de l'ovaire), très-rarement dans le sein. Ce sont en partie des kystes par rétention, en partie des kystes par ramollissement.

c. Kystes contenant une bouillie graisseuse. — Epithéliomas enkystés. — Le contenu peut varier beaucoup sous le rapport de la couleur et de la consistance; il peut ressembler à du gruau, être demi-liquide, semblable à une émulsion huileuse, avoir la couleur du pus (*athérome*); dans d'autres cas il est blanc, d'un jaune brillant, demi-liquide (*cholestéatome mou*), ou bien plus solide, sec, à couches concentriques (*tumeur perlée*). L'examen microscopique de cette bouillie nous montre des granulations graisseuses moléculaires, des cristaux de graisse en aiguilles, mais surtout des cristaux de cholestérine en très-grande quantité; à côté de cela on trouve encore des cellules plates, le plus souvent sans noyaux, analogues aux cellules épidermiques pavimenteuses : formations purement épithéliales. Les enveloppes de ces tumeurs consistent en un tissu conjonctif dense ; leur paroi interne est quelquefois organisée d'une manière toute spéciale : on distingue parfaitement une couche stratifiée de petites cellules rondes, à un noyau, qui offrent la plus grande ressemblance avec les cellules du réseau de Malpighi; sur celles-ci s'étalent des cellules pavimenteuses lamelleuses, qui dérivent des premières. La structure est donc tout à fait semblable à celle d'une partie de peau qui aurait été repoussée en dedans; et, en effet, la bouillie graisseuse de ces tumeurs est tout à fait semblable au smegma préputial. A cause de cette analogie entre le sac cystique et la peau, Lebert a proposé pour ces tumeurs le nom de *kystes dermoïdes ;* la ressemblance de ces tumeurs avec la peau va quelquefois plus loin encore, car on peut trouver dans ces sacs des glandes sébacées, des follicules pileux avec des poils, des glandes sudoripares; ils peuvent même être tout à fait remplis par des cheveux blonds ou noirs. Quelquefois on trouve même des dents implantées dans la paroi du kyste, qui alors s'ossifie en partie. L'existence de dents qui se forment dans ces circonstances était jusqu'ici inexplicable; après les recherches modernes de Kölliker, qui prouvent que les dents, tout aussi bien que les glandes cutanées et les poils, doivent être considérées comme des formations épithéliales, la présence de dents dans ces sacs, où la végétation épithéliale est tellement développée, paraîtra moins étrange. Le contenu de ces kystes est assez rarement sécrété par la paroi elle-même, et probablement ce n'est que dans les cas où il existe réellement des glandes sébacées; le plus souvent le contenu provient de la désagrégation, de la fonte des cellules elles-mêmes; dans les cas où cette fonte ne se fait pas, les cellules épidermiques formées par la paroi interne du kyste se superposent par couches, il se forme une tumeur assez dure, la tumeur perlée déjà citée (Cruveilhier).

Les kystes graisseux s'observent à beaucoup d'endroits du corps. D'abord dans la peau elle-même; dans ce cas, on est obligé de les faire dériver des glandes sébacées, en admettant une sécrétion anormalement augmentée avec ou sans oblitération des conduits excréteurs; à côté de cette augmentation anormale de la sécrétion, il faut encore admettre que le liquide sécrété est très-épais au début de la formation de ces kystes par rétention, sans quoi il s'écoulerait si le canal excréteur était libre. Quel que soit l'endroit où l'on rencontre ces formations purement épithéliales, elles ne peuvent dériver que du feuillet (embryonnaire) corné. Mais comme le cerveau et les glandes génitales se forment aussi aux dépens du feuillet corné, il ne faut plus s'étonner de la présence dans ces parties d'épithéliomas enkystés. C'est dans la dure-mère qu'on remarque le plus souvent le cholestéatome et la tumeur perlée, qui s'avancent de là vers l'intérieur des os du crâne; l'athérome, de la grosseur d'une fève à celle d'une noix, s'observe dans le derme et principalement dans le cuir chevelu; les plus grands kystes dermoïdes avec formations pileuses, glandulaires et dentaires, sont surtout fréquents dans l'ovaire, où ils y atteignent quelquefois un volume énorme. — A cause des productions épithéliales, ces kystes ont des rapports anatomiques aussi bien avec les excroissances cornées qu'avec le cancer épithélial. On a observé des formes de transition et de combinaison entre ces différentes néoplasies.

d. Les *kystes renfermant du sang liquide pur* sont excessivement rares et n'ont été observés jusqu'ici que dans le tissu conjonctif sous-cutané, au cou, dans l'aisselle, à la poitrine, à la cuisse. Leur mode d'origine et la structure de leurs parois sont inconnus, parce que jusqu'ici aucun cas n'a été examiné anatomiquement; je ne veux pas vous parler des hypothèses qu'on pourrait établir sur la nature de ces kystes. Dans tous les cas, ce ne sont pas des extravasats sanguins.

Les *kystes* sont en général peu fréquents; ils se montrent rarement dans l'enfance et la jeunesse, plus fréquemment chez les adultes et les vieillards; quelquefois ils sont congénitaux.

Très-souvent les kystes se combinent avec d'autres formes de tumeurs, ainsi on les rencontre dans des tumeurs à tissu conjonctif ou à cellules (sarcomes et carcinomes); cependant, dans ces cas, ce n'est pas la formation cystique qui détermine la nature et règle la marche du processus morbide, mais ce sont les tissus dans lesquels le cystome s'est développé: nous apprendrons à connaître plus tard une forme de ces combinaisons, le cystosarcome, que nous décrirons spécialement. — Le cystome complétement développé est peu sujet à d'autres métamorphoses anatomiques; il peut se faire une rupture spontanée, soit directement sous l'influence d'un traumatisme, soit consécutivement à une inflammation traumatique, ou, ce qui est plus rare, à une inflammation spontanée. Le contenu des kystes se vide quelquefois à l'extérieur (en cas de kyste de l'ovaire il peut aussi se déverser dans l'intestin ou dans la cavité péritonéale), et la paroi commence à suppurer par la face interne et à former des granulations fongueuses; c'est ce qui arrive quelquefois pour les athéromes, et un pareil ulcère fongueux peut donner lieu à des erreurs de diagnostic, si l'on ne fait pas attention aux anamnestiques. Quant à la marche ultérieure des kystes, il faut la décrire pour chaque espèce en particulier. — Les kystes à contenu séreux ont la marche la plus lente; leur formation est ordinairement solitaire; cependant on observe aussi des cas où un plus grand nombre se développent en même temps, par exemple dans les ligaments larges et dans l'ovaire; cependant, dans ce cas encore, leur marche est toujours très-lente. — Il en est de même des kystes muqueux : ils peuvent dériver de myxomes et représentent alors des tumeurs complexes; dans ces cas, les kystes se forment souvent en très-grand nombre; cependant le développement multiple des kystes muqueux en plusieurs régions du corps est un fait très-rare. Ces tumeurs atteignent quelquefois dans l'ovaire un volume qui surpasse de beaucoup celui d'un utérus gravide; souvent les deux ovaires sont malades à la fois. — Les kystes graisseux s'observent très-fréquemment; ils se montrent spécialement dans un âge avancé, au moins c'est le cas pour les athéromes, souvent très-nombreux, de la tête; cependant la prédisposition se perd aussi par la suite, et les tumeurs restent alors stationnaires. Dans l'ovaire, les kystes graisseux se remarquent chez les jeunes filles et les jeunes femmes, mais rarement avant la puberté; en général, ils sont solitaires. — Les tumeurs perlées de la dure-mère sont propres à l'adolescence; elles aussi peuvent occasionnellement se combiner avec d'autres formes de tissus, par exemple, dans les testicules, avec l'adénome et le carcinome; mais dans de pareilles combinaisons leur présence a peu d'importance; ordinairement la masse sarcomateuse ou carcinomateuse prédomine et détermine la marche de la tumeur. De toutes ces formations, les tumeurs perlées seules paraissent posséder dans quelques cas rares un faible degré d'infectibilité locale. — On ne connaît pas de causes occasionnelles qui président au développement des tumeurs cystiques.

Le *diagnostic* d'une tumeur cystique est facile, si l'on peut bien la palper; on percevra alors la fluctuation. Les kystes profondément situés sont difficiles à reconnaître. On peut facilement les confondre avec d'autres collections liquides enkystées; il est permis de faire une ponction exploratrice avec un trocart très-fin pour établir le diagnostic, si ce diagnostic est nécessaire pour employer tel ou tel procédé thérapeutique. Il y a plusieurs maladies avec lesquelles on peut confondre un kyste : par exemple, les abcès froids forment aussi des tumeurs fluctuantes, indolentes, et qui augmentent quelquefois très-lentement de volume. Il y a encore les vers vésiculaires, parmi lesquels deux espèces s'observent dans les régions superficielles du corps, c'est-à-dire dans le tissu conjonctif sous-cutané : le *Cysticercus cellulosæ* et l'*Echinococcus hominis* se développent, quoique très-rarement, dans le tissu conjonctif sous-cutané (plus rarement encore dans les os). Le premier consiste en une vessie assez petite ; le second, en une vessie plus grande, qui ont tous les caractères d'un kyste ; la vessie qui constitue l'animal est toujours entourée d'un sac de tissu conjonctif de nouvelle formation. J'ai vu extirper des vessies de cysticerques qui siégeaient sur le nez et sur la langue, des vessies d'échinocoques qui se trouvaient dans le tissu conjonctif sous-cutané du dos et de la cuisse. Dans presque tous ces cas on avait diagnostiqué des kystes, dans un seul des derniers on crut avoir affaire à un abcès ; et en effet, au lieu de la capsule fibreuse ordinaire, on rencontra du pus autour de la vessie d'échinocoque morte. J'ai ajouté ici ces quelques remarques comme appendice, car nous n'avons pas à nous occuper spécialement des parasites ; les *trichines*, qui se rencontrent quelquefois par milliards dans les muscles de l'homme, ne peuvent évidemment pas faire l'objet d'un traitement chirurgical, quoique d'après les belles recherches de Zenker le diagnostic puisse être établi dans certains cas. — Les hydropisies des bourses muqueuses sous-cutanées et des gaînes tendineuses, de même que le spina-bifida, pourraient facilement être prises pour des tumeurs cystiques, si l'on ne faisait pas attention au siége anatomique de ces gonflements.

En dehors des tumeurs liquides, les cystomes pourraient être confondus avec des sarcomes et des carcinomes de consistance gélatineuse et avec des tumeurs graisseuses très-molles. Nous le répétons, quand en vue du traitement, il est nécessaire d'établir exactement le diagnostic, on fera une ponction exploratrice. Mais ce qui nous guide principalement dans le diagnostic des tumeurs en général, c'est l'expérience que nous avons sur leur siége relativement fréquent en telle ou telle partie du corps ; je tâcherai de vous donner toujours très-exactement les résultats de cette expérience en parlant de chaque forme de tumeur, et plus tard, dans la *Clinique*, j'attirerai aussi votre attention spécialement sur ce point.

Comme le pronostic des cystomes est renfermé dans ce que nous venons d'exposer, nous pouvons passer immédiatement à leur traitement, car la prédisposition à la formation des kystes ne peut pas être traitée directement. Il existe deux manières de détruire les kystes : ou bien on vide le contenu et l'on applique localement des remèdes qui donnent lieu à une inflammation suivie du ratatinement du sac, ou bien on a recours à l'extirpation de ce sac. Ce dernier procédé est le plus simple et conduit le plus rapidement au but; nous lui accorderons toujours la préférence lorsqu'il pourra être exécuté aisément et sans danger pour la vie. Cependant dans les kystes de l'ovaire, dans ceux de la glande thyréoïde et dans d'autres profondément placés ou qui, par leur siége anatomique, offrent des dangers, on préfère naturellement une méthode moins périlleuse, pourvu qu'elle offre quelque chance de succès. Nous pouvons arriver à un ratatinement du sac préalablement vidé, soit par une inflammation suppurative, soit par un processus inflammatoire plus doux. Si vous divisez la paroi du kyste dans toute sa longueur, et si vous maintenez écartés les bords de la plaie, il s'établit une suppuration et une formation de granulations sur la paroi interne mise à jour; les éléments de la tumeur qui y adhèrent ou l'épithélium sont éliminés; le sac se ratatine alors peu à peu, à l'instar d'un tissu cicatriciel, il devient de plus en plus petit jusqu'à guérison complète; mais jusque-là il peut se passer plusieurs mois. Vous pouvez arriver au même but par un procédé pour ainsi dire sous-cutané : vous n'avez qu'à traverser la tumeur en plusieurs points par des fils à ligatures ou de petits tubes; par suite de l'entrée de l'air et par l'irritation que provoquent les ligatures ou les tubes qui traversent le sac, il se produit également à sa paroi interne une suppuration et une formation de granulations qui, dans les cas favorables, donnent aussi lieu au ratatinement; cependant il arrive souvent que par ce procédé la guérison se fasse attendre pendant des mois et des années; de ces deux méthodes il faut donc préférer la première, elle est surtout applicable aux kystes du cou. On tâche d'arriver au même but d'une autre manière, je veux parler de la ponction suivie d'une injection de teinture d'iode; nous avons déjà parlé antérieurement très en détail de l'effet de cette médication. Ici encore il se produit après l'injection d'abord une vive inflammation du sac avec exsudation séro-fibrineuse, puis la sérosité est résorbée et le sac se ratatine. Ce dernier procédé est surtout applicable aux cas où le contenu n'est pas constitué par un tissu ramolli, mais par un liquide sécrété principalement par le sac, par conséquent surtout aux kystes à contenu séreux et à quelques espèces de kystes muqueux. Les cystomes qui proviennent du tissu gélatineux ramolli et les kystes graisseux ne se prêtent pas bien aux injections iodées; ces dernières sont facilement suivies d'une inflammation très-violente et de gangrène avec développement de gaz, de sorte qu'on est obligé plus tard de fendre tout le sac. Les sacs à parois très-épaisses, qui ne peuvent pas se ratatiner, ou qui ne le font que très-lentement, ne se prêtent pas plus à l'injection iodée. C'est ainsi qu'on rencontre parmi les kystes du cou quelques-uns qui sont susceptibles d'être traités par cette méthode, et d'autres qui ne le sont pas, parce que leurs parois sont trop épaisses. Parmi les cystomes ovariques, il n'y en a malheureusement qu'un petit nombre qui puisse être traité par l'injection, de sorte que de nos jours l'extirpation de l'ovaire est considérée comme étant parmi les procédés opératoires le seul certain. — Enfin, il y a des cas où mieux vaut ne pas entreprendre d'opération : par exemple, je crois insensé d'engager un vieillard qui porte de nombreux athéromes sur la tête à se les faire enlever, car si l'opération se compliquait d'un érysipèle de la tête, la mort pourrait facilement en être le résultat.

Bibliographie. — Lebert, Atlas, planches xxxvi, xxxvii, xxxviii, clxi, fig. 5 et 6. — Cruveilhier, Atlas, livraison ii, pl. 6, Tumeurs perlées ; livraison xviii, pl. 3, 4, 5. — Forster, Atlas, pl. xvi, fig. 7; pl. xxii, fig. 2 et 3. — Froriep, pl. ccccxxxviii, Cysticerques dans l'os.

2. — *Lipomes.* — *Tumeurs graisseuses.*

La disposition à l'obésité n'est pas considérée comme une diathèse morbide, lorsqu'elle ne dépasse pas une certaine mesure, mais comme un signe d'une bonne nutrition. Elle varie beaucoup, selon les différentes périodes de la vie et est le plus développée entre trente et cinquante ans ; elle est plus rare dans l'enfance : la formation de graisse est surtout favorisée par une vie tranquille et confortable et par un caractère phlegmatique. Elle ne devient une maladie que lorsqu'elle donne lieu à des troubles fonctionnels de certains organes ou de tout l'organisme en cas d'obésité considérable, ou bien lorsqu'elle se manifeste par la formation de tumeurs graisseuses.

La *composition anatomique* des tumeurs graisseuses est simple ; elles consistent en tissu adipeux, qui est divisé en lobules séparés par du tissu conjonctif, comme la graisse sous-cutanée. Ce tissu conjonctif est tantôt bien développé, d'autres fois il l'est moins ; dans le premier cas, les tumeurs sont assez dures (lipomes fibreux) ; dans le second, elles sont plus molles (lipomes simples). La forme extérieure est ordinairement ronde, lobée, et la masse graisseuse de nouvelle formation, séparée des tissus voisins par une couche condensée de tissu conjonctif (lipome circonscrit, c'est la forme ordinaire), peut être facilement détachée des tissus environnants. Plus rarement le lipome apparaît comme une sorte d'obésité locale, limitée à une partie du corps, sous forme d'un gonflement sans démarcation bien distincte (lipome diffus). — Le siége des lipomes est le plus souvent le tissu conjonctif sous-cutané, surtout celui du tronc; ces tumeurs se rencontrent le plus fréquemment au dos et dans les parois abdominales, elles sont plus rares aux extrémités. Dans les articulations, de même que dans les gaînes tendineuses, il peut se faire un développement anormal de graisse dans les plis et les villosités de la synoviale, de telle sorte que ces dernières sont arborisées (lipome arborescent, J. Müller); cette forme a de l'analogie avec le développement graisseux qui se fait dans les prolongements du péritoine qui recouvre le gros intestin (appendices épiploïques) et dans d'autres membranes séreuses. — La croissance des lipomes est très-lente et est toujours autogène; leur développement n'est presque jamais accompagné de douleurs, à moins qu'ils ne se trouvent dans le voisinage immédiat d'un tronc nerveux, ce qui, du reste, est rare. Ces tumeurs graisseuses peuvent atteindre un volume énorme, parce que les malades, s'en trouvant rarement incommodés, ne les font enlever que très-tard. Il est rare que dans ces tumeurs il se produise des modifications secondaires, cependant il peut arriver que les gros faisceaux de tissu conjonctif qui traversent la tumeur se calcifient (se pétrifient) ou même s'ossifient, et qu'en même temps le tissu graisseux se transforme en un liquide huileux ou semblable à une émulsion. La peau qui recouvre les tumeurs graisseuses se distend à la longue et s'épaissit ordinairement un peu, en même temps elle est quelquefois pigmentée en brun; en général elle reste mobile sur la tumeur. Exceptionnellement il s'établit une adhérence plus intime entre elle et la graisse nouvellement formée, et alors il peut se produire une ulcération superficielle du derme, qui dans ces cas est toujours atrophié; cette ulcération, qui peut être provoquée par des irritations extérieures, devient rarement profonde, quoique des portions du tissu graisseux puissent se gangrener; dans ces circonstances il se forme presque toujours des ulcères dont les granulations sont peu développées et dont la sécrétion est séreuse et d'une odeur nauséabonde. Nous parlerons plus tard de la combinaison du lipome avec des fibromes mous et avec des sarcomes myxomateux. J'ai observé deux fois dans des lipomes une ectasie caverneuse considérable des veines.

La *disposition à la formation des lipomes* se développe le plus souvent à la période de la vie, où la disposition à l'obésité en général est la plus fréquente, c'est-à-dire entre trente et cinquante ans; chez les enfants, elle est excessivement rare, cependant on l'a observée comme maladie congénitale. Des lipomes congénitaux sur le dos, au cou, à la face et quelquefois aux orteils, avec hypertrophie concomitante des os, ne sont pas des cas excessivement rares; ces dernières tumeurs ordinairement ne s'accroissent plus après la naissance. En général, il n'existe qu'un lipome, qui grandit très-lentement; arrivé à un certain développement, il peut même rester stationnaire, surtout dans un âge avancé. La formation multiple de lipomes a été souvent observée dans le tissu conjonctif sous-cutané; on a vu des cas où cinquante petits lipomes et plus avaient pris naissance à la fois, mais plus tard ils restèrent stationnaires. Les lipomes multiples sont souvent des tumeurs composées. Le lipome simple n'est *jamais* infectieux, il ne peut donc jamais y avoir récidive après l'extirpation de ces tumeurs.

Comme cause occasionnelle du développement des tumeurs lipomateuses on a noté quelquefois la pression et le frottement; l'obésité en général est un peu héréditaire.

Le *diagnostic* des lipomes est facile dans la plupart des cas : la consistance, la structure lobée, souvent perceptible à l'extérieur; quelquefois l'existence d'une crépitation très-sensible, qui se produit par l'écrasement de quelques lobules graisseux, voilà les signes objectifs; ajoutez à cela la mobilité de la tumeur, le siége, la lenteur de la croissance, l'âge du malade, toutes notions qui aident beaucoup à établir un diagnostic positif. On peut confondre les lipomes avec des tumeurs fibreuses très-molles, avec des sarcomes, avec des tumeurs sanguines lipomato-caverneuses.

Le *traitement* consiste à enlever la tumeur avec le bistouri. La guérison ne s'effectue ordinairement qu'après l'élimination d'une très-grande quantité de tissus gangrenés. Lorsque les lipomes sont très-volumineux, il vaut toujours mieux enlever avec la tumeur une partie de la peau qui la recouvre; c'est surtout après l'extirpation des lipomes que les érysipèles sont fréquents, principalement lorsqu'on a affaire à des personnes très-obèses. Du reste, l'ablation des plus grands lipomes peut être faite avec succès, parce qu'en général les personnes qui les portent sont saines du reste. L'extirpation des lipomes diffus est moins favorable que celle des lipomes circonscrits; la réaction locale et générale est ordinairement plus forte, cependant j'ai fait avec succès plusieurs de ces opérations.

BIBLIOGRAPHIE.—Lebert, Atlas, pl. XVI, fig. 1-11.—Bruns, Atlas, 1re division, pl. I, fig. 4-8.

3. — *Fibromes. — Tumeurs fibreuses. — Tumeurs de tissu conjonctif.*

Les tumeurs qui consistent principalement en fibres conjonctives arrivées à un développement complet sont appelées *fibromes*. On peut distinguer les formes suivantes :

a. Les *tumeurs fibreuses molles*, ou *tumeurs de tissu conjonctif* par excellence, se rencontrent assez fréquemment et ont leur siége presque exclusif dans la peau. Elles consistent en un tissu blanc très-coriace, quelquefois un peu œdémateux, et sont toujours recouvertes par une couche du derme. L'*examen microscopique* nous montre un tissu conjonctif lâche comme dans le derme ; sur la surface on distingue presque toujours des papilles pointues très-manifestes, même lorsque la tumeur siége à un endroit de la peau où il n'existe pas de papilles à l'état normal ; dans le réseau de Malpighi, on rencontre souvent un pigment brunâtre ; les vaisseaux peuvent y être très-développés et les poils et les glandes sudoripares prendre à leur niveau un volume anormal. — La forme est ordinairement celle d'une tumeur qui pend mollement (*cutis pendula*, *molluscum fibrosum*), souvent manifestement pédiculée ; on pourrait parfaitement appeler ces formations des hyperplasies partielles de la peau, parce qu'elles sont constituées essentiellement par les éléments de cette dernière. Leur croissance est très-lente, elle n'est accompagnée d'aucune douleur ; elles atteignent quelquefois un volume énorme. Souvent cette maladie est congénitale ; des centaines de tumeurs semblables peuvent se montrer sur la surface du corps ; il existe, par le fait de la pigmentation, une certaine parenté avec les grosses et épaisses taches hépatiques. C'est à la face que cette végétation anormale de la peau se rencontre le plus fréquemment à l'état congénital ; elle est le plus souvent unilatérale, diffuse ou sous forme de végétations molles semblables à des crêtes de coq ; c'est dans cette maladie qu'il faut ranger les nævi couverts de poils et pigmentés. Quand la maladie est acquise, elle se développe ordinairement vers la fin de l'âge adulte et plus souvent chez les femmes que chez les hommes ; chez celles-là il se forme quelquefois aux grandes lèvres des tumeurs considérables, pendantes. — A cette catégorie appartient ensuite la léontiasis (Virchow) ; dans cette maladie, des tumeurs multiples, composées de fibres conjonctives, s'élèvent sur la peau, soit de la face, soit d'autres parties du corps ; quelquefois il s'y ajoute plus tard des troubles généraux de la nutrition. Quoique cette néoplasie ne puisse pas être appelée infectieuse, dans le sens que nous avons attaché à ce mot, elle conduit cependant le plus souvent à un état dyscrasique, et, avec le temps, à la mort par le marasme. Il existe aussi un lien de parenté entre ces néoplasies et l'éléphantiasis des Arabes, quoique l'on comprenne sous ce nom une hypertrophie noueuse et en même temps diffuse de la peau de certaines parties du corps (lèvres, scrotum, jambe), hypertrophie qui s'accompagne de temps en temps d'érysipèles. Le rapport entre les tumeurs fibreuses molles et cette espèce d'éléphantiasis, qui chez nous est sporadique, est le même que celui qui existe entre les tumeurs graisseuses circonscrites et les diffuses.

b. Les *fibromes denses* (*fibroïdes, desmoïdes*) consistent, sous le rapport *histologique*, en un tissu conjonctif très-dense, bien feutré et parsemé d'un très-grand nombre de noyaux; souvent ils sont composés principalement de cellules fusiformes très-serrées les unes contre les autres, comme on les rencontre à de certaines époques (fig. 9) dans les cicatrices (Rindfleisch). — Ils sont toujours d'une consistance très-dure et de forme ronde; leur surface de section est d'un blanc pur ou d'un rouge pâle; beaucoup d'entre eux montrent à la coupe, examinée à l'œil nu, une stratification très-régulière et une disposition concentrique des fibres autour de centres très-distincts (voy. fig. 76). Cette disposition provient de ce que le tissu fibreux se forme autour de nerfs et de vaisseaux, ces derniers se trouvent donc au milieu de certaines couches; dans ces circonstances les nerfs sont souvent détruits; ce mode de formation détermine quelquefois une sensibilité considérable de ces tumeurs. — Les différences qu'on rencontre par l'examen histologique, dans les tumeurs dont nous venons de donner la description, donnent lieu à quelques difficultés quant à la place que ces tumeurs doivent occuper dans le système de classification. Il est certain que celles de ces tumeurs qui consistent principalement en tissu conjonctif dense, comme, par exemple, tous les vieux fibroïdes de l'utérus, appartiennent à cette classe; mais les tumeurs plus jeunes de cette espèce ne présentent presque pas de tissu conjonctif, tout en ayant les mêmes caractères extérieurs et la même consistance, elles ne sont composées que de cellules fusiformes. L'explication qu'on a donnée sur le rôle et la nature de ces cellules est bien différente : Virchow paraît les tenir pour des éléments organiques stables, pour des fibres-cellules musculaires; pour cette raison il ne range pas les fibroïdes de l'utérus parmi les fibromes, mais parmi les myomes ou les myo-fibromes. Rindfleisch soutient que les fibres-cellules qu'on rencontre dans ces cas ne sont qu'un degré dans la série évolutive du tissu conjonctif, et qu'elles peuvent rester stationnaires ou se transformer en tissu conjonctif; je partage cette opinion. D'après cela,

FIG. 76.

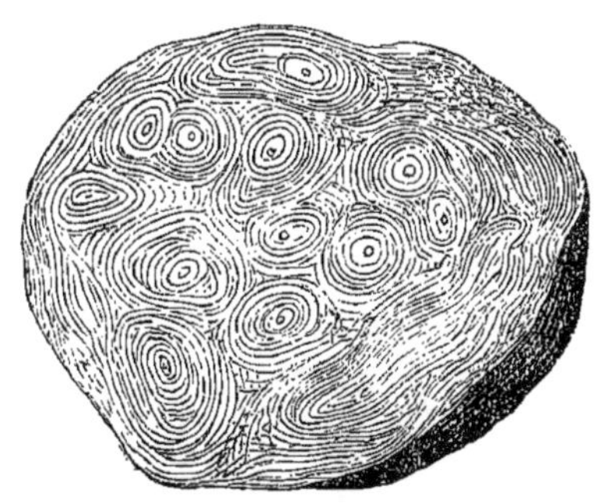

Petit fibroïde de l'utérus (grandeur naturelle de la coupe).

il faudra appeler fibro-sarcomes ces fibromes non complétement développés.

Les fibromes peuvent subir plusieurs métamorphoses anatomiques; on observe assez souvent la crétification et l'ossification vraie. Il est fréquent de voir l'ulcération superficielle, lorsque les fibromes sont situés immédiatement sous une muqueuse; cette ulcération se produit de la manière ordinaire, sous l'influence de causes extérieures. L'ulcère développé de cette façon montre souvent des granulations et une suppuration de bonne nature, et dans des conditions favorables il peut facilement se cicatriser. Le tissu fibroïde, quoique en apparence très-peu vasculaire, renferme cependant d'ordinaire beaucoup de vaisseaux, tant artériels que veineux, comme on peut s'en convaincre par une injection; quelquefois il s'y développe un réseau veineux très-large, pour ainsi dire caverneux (voy. fig. 77); les artères et les veines se confondent tel-

Fig. 77.

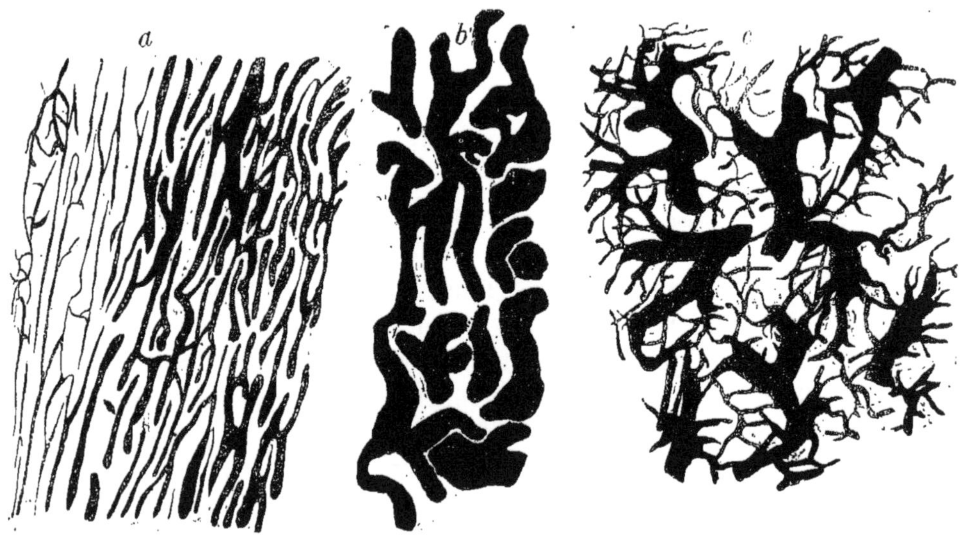

a et *b*, vaisseaux d'un fibrome cutané de la cuisse injecté par une artère. — *b*, veines caverneuses. — *c*, veines remarquablement régulières d'un fibrome de la peau de la paroi abdominale injectée par une veine. — Grossissement, 60.

lement avec le tissu de la tumeur, que leur tunique adventice le plus souvent n'existe plus, de sorte que dans le cas où ils sont entamés par une blessure, ils ne peuvent se contracter, ni selon la largeur, ni selon la longueur; leur lumière reste donc béante : c'est la raison anatomique pour laquelle les hémorrhagies des fibroïdes sont si violentes, et souvent ne cessent pas sans l'intervention du médecin ; l'ouverture rigide et béante du vaisseau rend difficile au dernier degré la formation d'un thrombus. On trouve quelquefois dans les fibroïdes de l'utérus d'une certaine dimension, de même que dans ceux du périoste, des espaces creux remplis d'un sérum très-fluide ; peut-être sont-ce des sinus lymphatiques ectasiques de nouvelle formation ; cependant il n'existe pas d'observations positives sur ce sujet.

Les fibromes se rencontrent en bien des endroits ; de tous les organes, c'est l'utérus qui en est le siége le plus fréquent. Les tumeurs y arrivent quelquefois à une grosseur énorme, et dans ces cas elles se crétifient assez souvent. A l'examen microscopique on y découvre quelquefois d'une manière non douteuse des fibres-cellules musculaires. Les fibroïdes de l'utérus se montrent le plus souvent dans le corps de cet organe, plus rarement dans le col, presque jamais aux lèvres ; la direction de leur accroissement est ascendante ou descendante, c'est-à-dire vers la cavité abdominale, avec distension successive du péritoine, ou vers le vagin par l'orifice vaginal. Les tumeurs continuent sans cesse de croître dans cette dernière direction ; elles deviennent pédiculées, et donnent, surtout dans ce cas, souvent lieu à des hémorrhagies violentes. De pareilles tumeurs pédiculées sortant d'une cavité portent, d'une manière générale, le nom de *polypes*, et dans le cas présent, de *polypes fibreux de l'utérus*.— Les fibroïdes s'observent encore souvent dans la peau ; lorsqu'ils occupent ce siége, on les appelle aussi des *chéloïdes* (de χηλή, pince d'écrevisse, et εἶδος, ressemblance), nom qui a donné lieu à bien des confusions, parce qu'on a compris sous ce terme, soit des épaississements de cicatrices, soit des fibromes, soit des sarcomes de la peau ; il vaudrait mieux laisser tomber ce mot.

Les fibromes qui partent du périoste se rencontrent aussi très-fréquemment, ce sont presque toujours des fibro-sarcomes. Le périoste des os du crâne et de la face est exposé à cette maladie, surtout la face inférieure du sphénoïde ; de là les fibroïdes entrent, sous forme de tumeurs polypeuses, dans les fosses nasales et dans le pharynx. Par la pression qu'ils exercent sur les os, ceux-ci peuvent se résorber ; la tumeur penche alors dans la cavité crânienne ou dans l'antre d'Highmore. Ce sont précisément ces fibromes qui souvent sont très-riches en veines caverneuses. On remarque encore assez souvent des fibroïdes partant du périoste du tibia et de la clavicule ; puis on en rencontre dans l'intérieur des os eux-mêmes, par exemple dans la mâchoire supérieure, etc. Enfin, il n'est pas très-rare d'observer des fibromes sur et dans les troncs nerveux plus ou moins gros. On a l'habitude de désigner par le nom de *névromes* toutes les tumeurs qui se forment dans les nerfs ; cependant on les distingue d'après leur composition anatomique. La plupart des névromes sont des fibromes ou des fibro-sarcomes; d'autres consistent en tout ou en partie en fibres nerveuses de nouvelle formation (*névromes vrais*). Quelquefois les fibroïdes des nerfs se suivent sur le tronc et forment des cordons noueux; lorsqu'ils se réunissent les uns aux autres, comme nous l'avons fait remarquer, leur surface de section présente quelquefois un aspect tout particulier (fig. 78). — Il est rare que des fibroïdes se développent dans le tissu conjonctif sous-cutané; on ne les observe presque jamais dans les ganglions du bas-ventre.

Fig. 78.

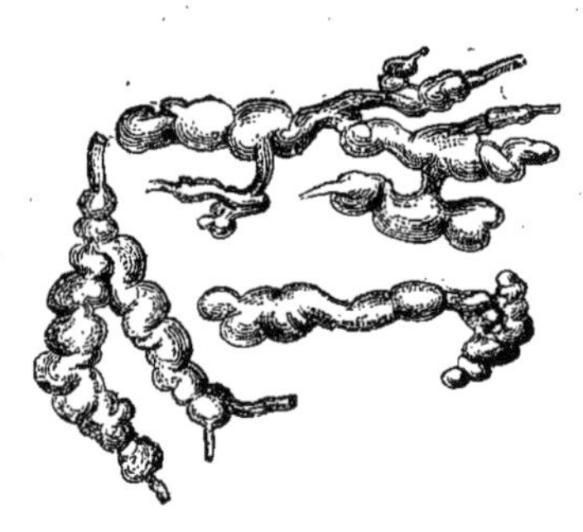

Petits névromes noueux de nature fibro-sarcomateuse, extraits de la paupière supérieure d'un garçon. — Grandeur naturelle.

Je vais maintenant vous donner une description de la *formation des fibromes en général*, telle que nous l'observons pendant la vie : nous réunirons les formes que nous venons d'étudier; cependant, quand elles présenteront quelque différence essentielle, nous les décrirons séparément. Le développement des tumeurs fibreuses est propre à l'âge moyen, depuis trente jusqu'à cinquante ans; rarement elles se présentent pendant la première jeunesse, plus rarement encore dans un âge avancé, et si nous les rencontrons pendant la vieillesse, c'est qu'elles existent généralement depuis bien longtemps déjà. Les fibromes congénitaux de la peau, soit sous la forme du *molluscum fibrosum*, soit sous celle d'une hypertrophie diffuse d'une partie de la peau, sont relativement assez fréquents, comme nous l'avons déjà indiqué; les fibroïdes congénitaux sont très-rares. Ce ne sont que les névromes fibroïdes et les fibroïdes des os et du périoste qui peuvent aussi se rencontrer dans le jeune âge; plus souvent, il est vrai, après la puberté que dans l'enfance (cependant j'ai observé un cas d'un névrome fibroïde chez un garçon de sept ans). — En général, les tumeurs de tissu conjonctif, et surtout les fibroïdes, se rencontrent plus fréquemment chez la femme que chez l'homme; les fibroïdes de l'utérus se développent à peu près entre trente-cinq et quarante-cinq ans, quoique souvent ils ne fassent sentir que plus tard leur influence fâcheuse. Les tumeurs de tissu conjonctif de la peau se rencontrent tantôt isolément, tantôt en grand nombre; dans ce dernier cas elles peuvent se montrer simultanément ou les unes après les autres. Les fibroïdes se rencontrent plus souvent à l'état multiple qu'à l'état isolé, surtout dans l'utérus, où l'on trouve ordinairement plusieurs de ces tumeurs; les fibroïdes périostiques sont en général solitaires, cependant assez souvent ils reviennent, mais après des années seulement; le plus fréquemment les fibroïdes ont une croissance purement centrale, cependant il existe aussi des fibroïdes infectieux; plusieurs tumeurs situées l'une à côté de l'autre se confondent, et il survient quelquefois une dégénération fibroïde des muscles, des os et des ganglions lymphatiques les plus rapprochés. Les fibroïdes infectieux que j'ai vus étaient toujours des fibro-sarcomes; ils peuvent donner lieu à une véritable dyscrasie, comme les sarcomes purs, et amener, par exemple, des tumeurs métastatiques dans le poumon. Les névromes fibroïdes se montrent souvent en grand nombre et surtout sur le trajet d'un seul et même nerf; j'ai enlevé il n'y a pas longtemps six névromes à un homme, trois au bras gauche et trois à l'extrémité inférieure gauche; il existe des cas où l'on a constaté jusqu'à vingt et trente névromes à la fois.

Les fibromes purs croissent en général très-lentement et s'arrêtent dans leur développement à un âge avancé. Ce fait est bien connu pour les fibroïdes de l'utérus, qui, après la ménopause, cessent le plus souvent de s'accroître et se calcifient alors fréquemment. On observe des combinaisons de ces tumeurs avec d'autres formations de tissu, surtout avec des sarcomes, et cela de telle sorte que les tumeurs primitives montrent une composition plutôt fibreuse, tandis que les tumeurs secondaires, dues à l'infection, se présentent comme des sarcomes purs. Je me rappelle avoir vu un pareil cas : c'était un jeune homme de vingt-six ans à peu près, d'un aspect florissant; il portait sur les parois abdominales un fibro-sarcome du volume d'une grosse noix : cette tumeur fut extirpée. Dans la plaie déjà se montra une nouvelle tumeur, et plus tard on observa plusieurs tumeurs molles sur d'autres parties de la surface du corps; le malade tomba dans le marasme, et mourut au bout de quelques mois : tout le poumon était farci de tumeurs sarcomateuses molles.

Le *diagnostic* des fibroïdes n'est pas difficile après ce que nous avons exposé; la consistance, le siége, l'âge, le mode d'implantation, la forme de la tumeur, permettent presque toujours d'en reconnaître la nature d'une manière certaine.

Le *traitement* consiste dans l'ablation de la tumeur. On y arrivera le mieux par le bistouri; cependant, pour enlever les tumeurs de tissu conjonctif pédiculées ou pendantes, et les polypes fibreux, on peut avoir recours à d'autres méthodes opératoires. Jadis on employait très-souvent pour ces cas la ligature, c'est-à-dire qu'on entourait solidement le pédicule de la tumeur avec un fil, de sorte que celle-ci se gangrenait et tombait; on choisissait cette méthode principalement dans les cas où l'on craignait une hémorrhagie par les surfaces de section. La ligature a un grand désavantage, c'est que la tumeur pourrit sur le corps ou dans son intérieur, et qu'elle doit être serrée à plusieurs reprises pour couper complétement. Par ce procédé il peut survenir également des hémorrhagies très-fortes; la ligature peut être associée à l'excision, en coupant la tumeur immédiatement au-dessous de l'endroit où la ligature est solidement serrée et en n'abandonnant à la chute spontanée qu'une partie du pédicule. Dans les cavités nasales et pharyngienne, de même que dans le vagin, on éprouve naturellement de très-grandes difficultés pour appliquer la ligature; pour cette raison on a construit une grande quantité d'instruments simples et compliqués, qu'on appelle porte-fil, avec lesquels on conduit le fil au delà de la tumeur jusqu'au pédicule. Aujourd'hui la ligature est généralement abandonnée ; on l'emploie si peu, que tous ces porte-fil, la plupart construits avec beaucoup d'intelligence, n'ont plus qu'une valeur historique. — Cependant le désir d'enlever les tumeurs pédiculées sans hémorrhagie, occupant toujours la pensée du chirurgien, a conduit dans les temps modernes à de nouveaux instruments et à de nouvelles méthodes, qui, il est vrai, ne pouvaient devenir vulgaires que par l'application du chloroforme. L'*écrasement* et la *cautérisation* ont remplacé la ligature. Le fait d'expérience que des plaies contuses ne saignent que peu ou point, a donné à Chassaignac l'idée d'enlever les tumeurs par écrasement; il a construit à cet effet un instrument, l'*écraseur*, qui consiste en un ruban métallique mobile, solide et composé d'un grand nombre de petits morceaux réunis comme une chaîne de montre; ce ruban, formant anse, est tiré peu à peu dans une longue gaîne et écrase les parties qu'il entoure. Quand cette opération est faite d'une manière suffisamment lente, il ne survient pas d'hémorrhagie, des artères ayant même le diamètre d'une radiale ne fournissent pas de sang; la plaie qui en résulte est tout à fait lisse et nette, elle guérit parfaitement sans qu'il y ait à la surface de fonte gangréneuse sensible; si l'hémorrhagie n'est pas parfaitement prévenue dans tous les cas, au moins il en est ainsi dans le plus grand nombre. On a des modèles de différentes grandeurs; le plus petit peut commodément être introduit dans le nez et permet d'enlever sans grande difficulté des polypes naso-pharyngiens pédiculés. Cet instrument est, à mon avis, une des meilleures acquisitions de notre arsenal chirurgical, peut-être la seule bonne qui nous soit arrivée depuis longtemps de Paris. — Une méthode d'un effet semblable, est la *galvanocaustique*, introduite dans la chirurgie par Middeldorpf: elle consiste à rendre incandescent, au moyen d'une batterie galvanique, un fil de platine qui a été introduit dans le courant, et à enlever par cautérisation la tumeur à sa base ; par cette méthode on coupe les tissus en même temps qu'on arrête l'hémorrhagie. Celle-ci n'est pas prévenue plus souvent que par l'écrasement, en somme, elle est donc rare ; par conséquent cette méthode est très-utile pour les cas qui se prêtent à son emploi. Cependant elle n'a aucun avantage sur l'écrasement ; car partout où l'on arrive avec un fil, on peut aussi arriver avec l'anse d'un petit ou d'un grand écraseur. L'embarras pour le médecin de se servir d'une batterie assez forte pour être efficace (et qui revient encore assez chère) est si grand, que la galvanocaustique, telle qu'elle est aujourd'hui, présente peu de chance de devenir d'un usage général. Malgré l'élégance de cet appareil, il a cédé la place à l'écraseur ; le public médical a déjà décidé ; la plupart des médecins possèdent un écraseur, tandis que l'appareil galvanocaustique ne se rencontre que dans quelques rares cliniques.

Quant aux fibroïdes non pédiculés et à ceux qui sont profondément situés dans les tissus, beaucoup d'entre eux ne se prêtent pas à une opération ; vouloir enlever des fibroïdes utérins à travers les parois abdominales, c'est prostituer la chirurgie, non parce que cette opération est dangereuse au plus haut degré, mais parce que ces tumeurs cessent de s'accroître avec le temps, et que les symptômes auxquelles elles donnent lieu sont rarement assez importants pour permettre d'exposer la vie de la malade. Il en est de même des fibroïdes qui n'offrent de danger ni par leur siége, ni par leur croissance, mais dont l'ablation pourrait mettre la vie du patient en péril : dans ces cas il faut toujours se rappeler que souvent ces tumeurs cessent de s'agrandir à un âge avancé ; on ne se hâtera donc pas trop d'entreprendre ces opérations, et l'on n'engagera pas avec trop d'instance les malades à s'y soumettre. Il restera toujours un grand nombre de cas où l'on peut et doit faire l'ablation sans hésiter. Parmi les indications pressantes, je vous citerai surtout les hémorrhagies artérielles considérables et souvent répétées, provenant d'un fibroïde ulcéré ; la destruction imminente des os, la progression de ces tumeurs vers la cavité crânienne, etc. Dans les fibroïdes des nerfs les douleurs sont quelquefois si violentes, que les patients demandent l'opération avec instance, même quand on leur dit qu'elle sera inévitablement suivie de la paralysie des muscles correspondants; car presque toujours on est obligé d'exciser une portion du nerf malade, qui peut-être fonctionnait encore en tout ou en partie. Si les névromes étaient indolents, on aurait tort de les exciser.

BIBLIOGRAPHIE. — Lebert, Atlas, pl. XX, fig. 13-20 ; pl. XXI, XXII, XXIII, fig. 1-6 ; pl. CLVII, fig. 3 ; pl. CLXXXVIII, CLXXXIX, fig. 2. — Cruveilhier, Atlas, 2e livraison, pl. V et VI ; 35e livr., pl. II. — Burns, Atlas, 1re division, pl. I, fig. 1-4 ; 2e division, pl. I, fig. 7-10 ; pl. II, fig. 10. — Forster, Atlas, pl. IV, fig. 2-4.

Existe-t-il des *myomes* purs, c'est-à-dire des tumeurs composées exclusivement de fibres musculaires ou de fibres-cellules musculaires? C'est une question à laquelle nous ne pouvons pas répondre ; pour ma part, je ne connais pas d'observation semblable. L'existence dans des tumeurs de fibres musculaires striées de nouvelle formation a été trés-rarement observée ; jamais on n'a vu une tumeur en être composée exclusivement; ordinairement on les a rencontrées accidentellement dans des sarcomes ou des carcinomes, ou dans des tumeurs de composition très-complexe. J'ai examiné aussi des tumeurs dans lesquelles j'ai rencontré manifestement des fibres musculaires dans une de leurs phases d'évolution. Nous avons déjà dit antérieurement que les fibroïdes de l'utérus ont été rangés par quelques auteurs parmi les myomes ou les myosarcomes.

QUARANTE-SIXIÈME LEÇON

4° Les *enchondromes purs*. Leur siége ; opérations qu'ils nécessitent. — 5° Les *ostéomes purs*. Leurs diverses formes ; opérations qu'ils nécessitent. — 6° Les *angiomes : a*. télangiectasies ; *b*. tumeurs sanguines caverneuses. Diagnostic, hérédité, marche, traitement. Appréciation des méthodes opératoires. — Tumeurs lymphatiques caverneuses. *Nævi vasculosi*. — 7° Les *névromes vrais*. — 8° Les *papillomes cornés ; a*. verrues ; *b*. cornes cutanées. — Ichthyose. Hystricismus.

4. — *Enchondromes purs* (*chondromes* de Virchow). — *Tumeurs cartilagineuses*.

Je sépare intentionnellement les enchondromes purs des formations cartilagineuses composées et combinées avec d'autres tissus, parce que eux seuls forment un groupe parfaitement déterminé. Ce sont des tumeurs qui consistent uniquement en cartilage, soit en cartilage hyalin, soit en fibro-cartilage. Les *éléments microscopiques* de ce cartilage de nouvelle formation peuvent être de formes très-diverses : quelquefois on observe de très-belles cellules cartilagineuses rondes, comme nous les rencontrons principalement dans l'embryon et, sous une forme un peu plus petite, dans les cartilages articulaires et costaux. Cependant on trouve rarement dans les enchondromes une homogénéité aussi complète de la substance hyaline intercellulaire, que celle qu'on rencontre dans le cartilage normal ; le plus souvent la substance intercellulaire qui appartient à un groupe de cellules est différente de celle d'un autre, et entre les grands groupes de cellules la substance hyaline se transforme en fibres fines. De là vient que tout le cartilage est parcouru par des mailles de tissu conjonctif faisant suite les unes aux autres et disposées sous forme de kyste, et que sur une surface de section la tumeur présente à l'*œil nu* un dessin réticulé ; entre ces faisceaux de tissu conjonctif se montre le cartilage avec un reflet bleuâtre ou jaunâtre. En outre, le tissu de l'enchondrome se distingue encore de celui du cartilage normal par le caractère suivant : le premier renferme le plus souvent des vaisseaux dans les faisceaux fibreux que nous venons de citer, tandis que le dernier ne possède pas de vaisseaux. Sous le microscope, les enchondromes et le cartilage normal présentent encore quelques autres différences. Assez souvent la substance intercellulaire, qu'elle soit hyaline ou légèrement fibreuse, présente un aspect gélatineux ou grumeleux, au lieu de la consistance uniformément dense du cartilage normal; peut-être aussi ne prend-elle quelquefois que secondairement cet aspect particulier. La calcification du cartilage, de même que l'ossification vraie, se rencontre fréquemment dans les enchondromes; enfin les formes des cellules peuvent être très-différentes (fig. 79).

Fig. 79.

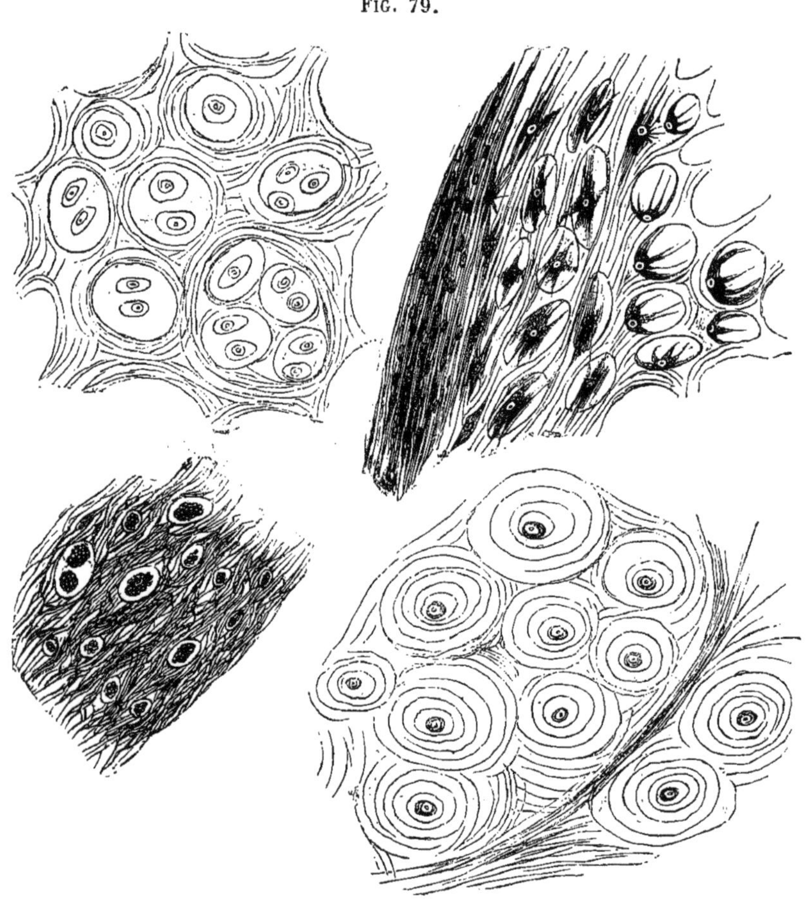

Différentes formes de cellules cartilagineuses provenant d'enchondromes de l'homme et du chien. — Grossissement, 350.

Quant à la *forme extérieure* des enchondromes, ce sont ordinairement des tumeurs arrondies, parfaitement limitées, qui, dans certaines circonstances, peuvent atteindre le volume d'une tête d'adulte. Leur *croissance* est au début presque exclusivement centrale; plus tard l'augmentation de volume est produite, soit par le développement de nouveaux foyers morbides immédiatement autour de la tumeur première, soit par la transformation des tissus adjacents en cartilage (infection locale). Parmi les métamorphoses anatomiques, nous avons déjà cité le ramollissement muqueux et celui en bouillie, de même que l'ossification partielle; le premier de ces processus donne lieu dans ces tumeurs à des kystes muqueux, c'est ce qui fait que les enchondromes, ordinairement très-durs au toucher, peuvent présenter çà et là de la fluctuation. Il ne serait pas impossible qu'une ossification complète de l'enchondrome pût terminer ce processus et empêcher la tumeur de s'accroître par la suite; c'est ce qui a été observé dans quelques cas, très-rares il est vrai. Un travail d'ulcération superficielle se remarque encore assez souvent sur les grands enchondromes; il prend surtout naissance lorsque la peau est fortement tendue et qu'elle est irritée par une cause traumatique; cependant cette complication n'a pas d'importance. Il est rare qu'on observe un ramollissement ulcératif central qui s'ouvre à l'extérieur, cependant je l'ai vu sur un enchondrome bien développé, du volume d'une grosse pomme, qui siégeait dans une gaîne tendineuse du pied.

Siége. — Les tumeurs cartilagineuses pures se montrent surtout aux os. Les phalanges des doigts et les métacarpiens deviennent le plus souvent le siége des enchondromes, beaucoup plus rarement les os correspondants du pied. A la main, ils se développent presque toujours en grand nombre, quelquefois même tous les doigts sont atteints. Après la main, c'est le fémur et le bassin qui sont le plus exposés au développement des enchondromes; c'est ici que ces tumeurs atteignent les plus grandes dimensions connues et amènent la destruction complète de ces os. Les os de la face sont rarement atteints de cette maladie, les os du crâne plus rarement encore; on l'observe un peu plus souvent sur les côtes et sur l'omoplate. On a vu les gaînes tendineuses être le siége de ces tumeurs, cependant cette localisation se rencontre rarement.

Le développement des enchondromes est surtout spécial à la jeunesse; je ne veux pas dire qu'on les observe chez les jeunes enfants, mais dans les années qui précèdent la puberté. L'origine de la plupart des enchondromes peut être ramenée à cette époque de la vie, alors même qu'ils ne sont soumis à notre observation que bien des années plus tard. Ces tumeurs croissent très-lentement, pendant vingt à trente ans, et paraissent pouvoir s'arrêter de temps en temps dans leur développement; j'ai rencontré des cas où les malades prétendaient que les tumeurs avaient persisté pendant des années dans le même état, et des motifs étrangers à la gravité du mal les déterminaient seuls à en demander l'ablation. Dans d'autres cas plus rares, ces tumeurs croissent plus rapidement et deviennent infectieuses; il existe même des observations où finalement des tumeurs cartilagineuses se sont développées dans le poumon et ont de cette façon amené la mort. — La combinaison du tissu cartilagineux avec le tissu sarcomateux, de même qu'avec le carcinome, s'observe de temps en temps; dans ces cas l'élément cartilagineux n'a aucune influence sur la nature et la marche de ces tumeurs.

Le *diagnostic* et le *pronostic* ressortent naturellement de ce que nous venons de dire.

Quant au *traitement*, il ne peut consister que dans l'extirpation des tumeurs, dans les cas où il est possible de les enlever sans mettre la vie directement en danger. Évidemment on ne touchera pas aux enchondromes du bassin, qui, en général, sont très-volumineux. Les tumeurs de la cuisse, qui d'ordinaire sont également très-grosses à l'époque où le malade vient réclamer les secours de l'art, ne sont susceptibles que d'un seul traitement, la désarticulation de la cuisse, et il est peu probable que cette opération soit indiquée, à moins que le membre n'ait complétement perdu ses fonctions par suite d'une fracture spontanée, conséquence de la destruction osseuse. Les enchondromes qu'on opère le plus souvent sont ceux des doigts, non parce qu'ils donnent lieu à des douleurs, au contraire ils sont le plus souvent indolents, mais parce qu'ils empêchent le fonctionnement de la main; il est vrai qu'ils n'arrivent que très-lentement à ce point, car, pour entraver les fonctions des doigts, il faut que la tumeur ait déjà acquis une certaine grosseur. Aussi longtemps que les malades peuvent encore se servir de leurs doigts gonflés par l'enchondrome, ils ne réclament pas l'opération, et même le médecin ne doit pas trop les y engager. Quant à la méthode opératoire qu'on doit choisir, on est tenté dans beaucoup de cas où la tumeur, quoique fortement adhérente à l'os, s'implante néanmoins latéralement, on est tenté, dis-je, d'enlever simplement la tumeur avec le bistouri ou la scie, après avoir divisé et écarté la peau et évité soigneusement les tendons. Cette opération ne peut cependant être exécutée que dans un petit nombre des cas, si l'on veut enlever toute la tumeur, ce qui est absolument nécessaire : car la masse cartilagineuse envoie très-souvent des prolongements dans le canal médullaire de l'os; en outre, il se développe après de pareilles opérations une inflammation très-violente des gaînes tendineuses, qui entraînent souvent la roideur du doigt correspondant. Dieffenbach croyait que ce qui restait de l'enchondrome pouvait plus tard s'ossifier et que ce nouveau tissu osseux serait définitif; cependant jusqu'ici aucun cas bien observé n'a confirmé cet espoir. Par conséquent, l'ablation de l'enchondrome, en le séparant de l'os, n'est applicable qu'à un petit nombre de cas, et seulement à ceux où la tumeur est encore très-petite. De semblables petits enchondromes siégeant aux doigts pourraient donc être enlevés par l'excision. Si les tumeurs ont atteint un volume assez considérable, il faut avoir recours à la désarticulation du doigt, qu'on ne fera que lorsque les tumeurs empêcheront le malade de se servir de la main.

BIBLIOGRAPHIE.— Lebert, Atlas, pl. XXVIII, fig. 10-13; pl. XXX et XXXI.— Forster, Atlas, pl. II, fig. 7; pl. XX.

5. — *Ostéomes.* — *Exostoses.*

On désigne sous ce nom des masses osseuses anormalement développées, qui, sous une forme circonscrite, représentent une tumeur, ont une croissance propre, et ne dépendent pas d'un processus inflammatoire chronique. La formation osseuse peut quelquefois aussi se rencontrer dans d'autres tumeurs, surtout dans celles qui se développent dans l'os lui-même, comme nous l'avons appris déjà pour les enchondromes. Cependant on ne donne le nom d'exostoses qu'aux tumeurs qui sont uniquement constituées par du tissu osseux. Je rappellerai que non-seulement on rencontre des formations nouvelles de *dents* entières (de formes très-irrégulières, il est vrai), soit dans les kystes de l'ovaire, soit dans l'antre d'Highmore, mais qu'on a observé également sur les dents elles-mêmes des excroissances formées d'ivoire réel, de véritables *exostoses éburnées* (*odontomes*, Virchow); cependant ce fait, excessivement rare, a plutôt la valeur d'un phénomène curieux que celle d'une maladie spéciale. — Quant à la structure anatomique des exostoses, elles consistent, soit en substance spongieuse, remplie d'une moelle ordinaire, soit en une masse osseuse dure comme l'ivoire, composée de systèmes réguliers de lamelles, comme dans la substance corticale des os longs. D'après cela, nous distinguerons des *exostoses spongieuses* et des *exostoses éburnées*. Une troisième espèce d'exostoses est constituée par les ossifications des *tendons*, des *aponévroses* et des *muscles*, cependant on peut hésiter à ranger ces formations parmi les tumeurs.

a. Exostoses spongieuses avec revêtement cartilagineux (*exostosis cartilaginea*). — Ces tumeurs s'observent presque exclusivement aux épiphyses des os longs ; ce sont des excroissances du cartilage épiphysaire : voilà pourquoi Virchow les désigne avec raison du nom d'*ecchondrosis ossificans*. Sur leur surface arrondie, bosselée, se trouve une couche de cartilage hyalin parfaitement bien formé, épaisse de 3 à 4 millimètres, qui évidemment possède une croissance en partie centrale, en partie périphérique, et qui s'ossifie rapidement vers le centre. La masse osseuse nouvellement formée se fond elle-même de la manière la plus intime avec la substance spongieuse des épiphyses, de sorte que cette tumeur dure est solidement fixée à l'os. Il est dans la nature même de ces exostoses de ne pouvoir se montrer que chez des individus jeunes ; le tibia, le péroné et l'humérus sont, d'après mes observations, le siége le plus fréquent de ces tumeurs.

b. Exostoses éburnées. — Elles sont composées de substance osseuse compacte, avec canalicules de Havers et systèmes de lamelles ; elles se développent sur les os de la face et du crâne, au bassin, à l'omoplate, au gros orteil, etc., et forment des tumeurs arrondies, qui sont quelquefois bosselées, d'autres fois lisses.

Une troisième espèce de formation osseuse anormale, donnant lieu à des tumeurs, est l'*ossification des tendons, des aponévroses et des muscles*, qui s'observe généralement en même temps sur un grand nombre de tendons et d'aponévroses, après avoir été précédée d'un racornissement considérable ; de sorte que le squelette de pareils hommes, ordinairement jeunes, est garni de vingt à cinquante prolongements osseux, longs et pointus, partout où des tendons se fixent aux os. Quelquefois l'ossification se montre aussi d'une manière primitive dans les aponévroses musculaires ; nous avons observé un cas semblable à Zurich. On a vu des cas où cette ossification était tellement considérable, que par exemple tous les muscles de l'épaule et du bras s'ossifiaient et rendaient impossible tout mouvement des extrémités supérieures.—Les os vrais qui se forment anormalement dans les enveloppes du cerveau et de la moelle épinière sont dans tous les cas le produit d'un processus inflammatoire chronique ; il en est de même des ossifications dont nous parlons, et du tubercule osseux qui se développe dans le muscle deltoïde chez les soldats qui font l'exercice au fusil (*Exercirknochen*) : on rencontre cet os précisément à l'endroit où l'arme touche l'épaule en mettant en joue. Il ne se montre que chez un petit nombre de soldats, et son existence fait présumer une prédisposition à la formation osseuse. L'ossification des tendons est, dans tous les cas, un fait très-remarquable, et rappelle un processus semblable chez les oiseaux, chez lesquels il est parfaitement normal.

La prédisposition à la formation des ostéomes se rapproche beaucoup de celle qui produit les enchondromes; elle aussi se montre presque exclusivement chez les individus jeunes et plus souvent chez les hommes que chez les femmes, tandis que dans l'enfance on ne l'observe presque jamais. Quant aux exostoses épiphysaires, qu'on pourrait appeler tout aussi bien des enchondromes ossifiants, il est évident que ces tumeurs ne peuvent se montrer que jusqu'à l'âge de vingt-quatre ans. Cependant les autres exostoses se développent d'ordinaire avant la trentième année; les observations ne sont pas, du reste, très-nombreuses sur cette question, parce que la maladie est rare. Le fait que les exostoses se montrent principalement chez les jeunes gens est d'autant plus remarquable, que le travail d'ossification est pour ainsi dire le propre de la vieillesse. Les cartilages costaux et ceux du larynx, de même que les ligaments de la colonne verticale, s'ossifient fréquemment à un âge avancé; les dépôts calcaires dans les artères des vieillard, constituent aussi un processus presque naturel, propre à la décrépitude sénile; malgré cela on ne voit presque jamais se développer des exostoses chez les vieillards, et si l'on rencontre chez eux de pareilles tumeurs, elles se sont en général formées dans la jeunesse. — Les exostoses se montrent tout aussi souvent à l'état multiple que d'une manière isolée; leur croissance est en général très-lente, et cesse ordinairement vers l'âge avancé. Les exostoses épiphysaires cessent de s'accroître lorsque le squelette est arrivé à son entier développement, et la substance spongieuse devient plus compacte. Dans quelques cas rares seulement, l'ossification dans les tendons et les muscles fait de tels progrès, que les mouvements en sont complétement empêchés. Dans des cas plus rares encore, on a observé une formation anormale de tissu osseux dans les poumons. — Les troubles produits par les exostoses sont dans la plupart des cas peu importants; le développement de ces tumeurs n'est pas accompagné de douleurs et elles ne sont pas sensibles au toucher. Cependant les exostoses situées dans le voisinage des articulations entravent souvent le fonctionnement de ces dernières; les tumeurs de cette nature développées sur les os de la face donnent lieu à des déformations désagréables; les exostoses du gros orteil empêchent le malade de mettre des chaussures; les ossifications des tendons et des muscles entravent les mouvements ou les abolissent complétement; malheureusement ces dernières, vu leur grande étendue et leur nombre considérable, se prêtent peu à un traitement chirurgical, et surtout pendant le temps que la disposition à cette ostéogenèse morbide persiste encore. Les exostoses ne paraissent jamais devenir infectieuses. — Quant à l'opération des exostoses, elle consiste simplement à enlever la tumeur avec la scie ou la gouge. Cependant, comme elles siégent quelquefois dans le voisinage des articulations, on pourrait ouvrir la cavité articulaire; *je ne vous conseillerai donc jamais de la faire*, à moins que le trouble fonctionnel ne soit si considérable, qu'il l'emporte sur le danger que peut présenter cette opération pour l'articulation et même pour la vie. On se décidera d'autant moins à faire une opération semblable sans indication spéciale, que ces tumeurs ne continuent plus de s'accroître à une certaine époque. Sur les exostoses épiphysaires se rencontrent quelquefois des bourses muqueuses de nouvelle formation, renfermant des enchondromes en voie d'ossification, soit adhérents aux parois, soit libres ; ces bourses communiquent en général avec l'articulation près de laquelle l'exostose s'est développée. D'après les recherches de Rindfleisch, ces bourses muqueuses seraient toujours des prolongements de la synoviale articulaire. Sur les prières instantes d'un malade, je me suis laissé aller à reséquer une pareille exostose à l'extrémité inférieure du fémur et à extirper le sac synovial anormalement formé; le malade succomba à la septicémie. Dans un autre cas, la bourse muqueuse qui recouvrait une exostose de l'extrémité inférieure de l'humérus s'est ouverte spontanément en présentant des phénomènes inflammatoires modérés; il survint une suppuration de l'articulation du coude avec ankylose; le malade ne consentit pas à la résection de l'articulation.

BIBLIOGRAPHIE. — Lebert, Atlas, pl. XXXIII, fig. 1-4, fig. 32; pl. CLXVII, fig. 3, 4, 5. — Bruns, Atlas, 1re division, pl. VIII, fig. 6, 8, 9, 11-14. — Forster, Atlas, pl. XX, fig. 2.

6. — *Angiomes.* — *Tumeurs vasculaires.*

On comprend sous cette dénomination des tumeurs qui sont presque uniquement composées de vaisseaux réunis simplement par une faible quantité de tissu conjonctif. Les formes ordinaires de la dilatation variqueuse des veines et les anévrysmes de certains troncs artériels ne rentrent pas dans cette définition, et ne seront donc pas décrits dans ce chapitre. L'anévrysme cirsoïde devrait être compté parmi ces tumeurs, de même que quelques formes de varices anévrysmales. Cependant, en nous conformant aux habitudes reçues, nous avons traité ces deux maladies dans un chapitre précédent.

Il faut distinguer deux espèces différentes de tumeurs vasculaires, qu'on appelle aussi *tumeurs érectiles* parce qu'elles sont plus ou moins tendues, plus ou moins volumineuses, selon la quantité de sang qui se trouve renfermée dans les vaisseaux.

a. La télangiectasie (de τῆλε, loin, ἀγγεῖον, vaisseau, et ἔκτασις, dilatation). — C'est la forme la plus fréquente. Ce néoplasme est complétement composé de capillaires et de très-petits vaisseaux dilatés et très-flexueux; il se montre tantôt sous forme de tumeur, tantôt sous celle d'une tache rouge à la peau, selon que la production de vaisseaux nouveaux ou l'ectasie pure prédomine. Les télangiectasies de l'espèce que nous décrirons bientôt avec plus de détails, se rencontrent presque exclusivement dans la peau. Elles présentent une coloration d'un rouge-cerise foncé ou d'un bleu d'acier; elles ont la grosseur d'une

Fig. 80.

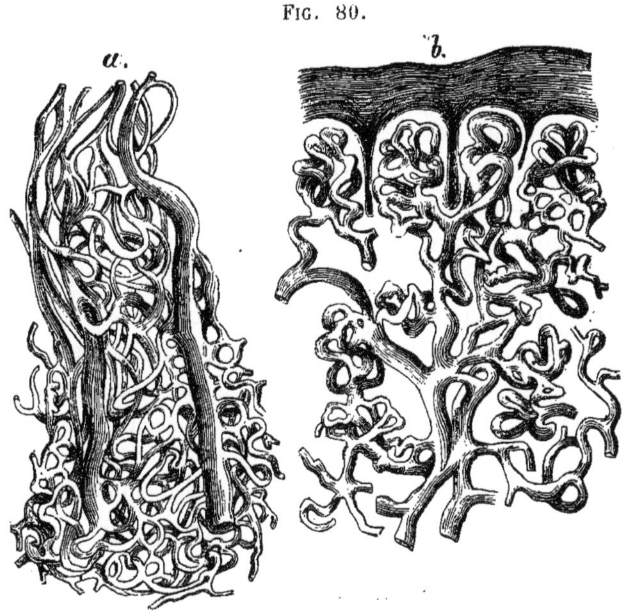

Conglomérats de vaisseaux provenant de télangiectasies. — Grossissement, 60. — *a.* Plexus vasculaire autour d'une glande sudoripare (qui n'est pas représentée ici pour ne pas compliquer le dessin). — *b.* Dilatations vasculaires dans les papilles de la muqueuse buccale.

tête d'épingle, d'un grain de chènevis; les unes présentent une épaisseur assez notable, les autres font à peine une légère saillie au-dessus de la surface cutanée. On rencontre très-souvent une variété où l'on n'a affaire ni à une tache rouge, ni à une tumeur, mais à une rougeur diffuse s'étendant sur une surface assez considérable du corps. En général, on voit déjà à l'œil nu, à travers l'épiderme, les petits vaisseaux dilatés et flexueux à la surface du derme. L'examen anatomique des télangiectasies avec épaississement montre, après extirpation, que ces tumeurs sont composées de petits lobules de la grosseur d'un grain de chènevis ou même d'un pois, et si l'on fait l'*examen microscopique* de ces tissus après avoir poussé une injection ou employé tout autre mode de préparation, on trouve que cette configuration lobulée est due à ce que les petits systèmes vasculaires des glandes sudoripares, des follicules pileux, des glandes sébacées et des lobules graisseux, qui sont si distincts les uns des autres dans la peau, sont tous malades séparément, et que ces petits systèmes qui ont végété chacun pour leur compte donnent à l'œil nu cet aspect lobulé dont nous avons déjà parlé. La couleur tantôt rouge de sang, tantôt bleu pâle de ces tumeurs, dépend de ce que dans le premier cas les capillaires de la couche la plus superficielle de la peau sont malades, et dans le second les vaisseaux plus profondément situés. En général, cette végétation vasculaire ne dépasse pas le tissu conjonctif sous-cutané, ce n'est qu'exceptionnellement qu'elle s'avance dans les tissus plus profonds, dans les muscles par exemple ; il ressort de là que ces néoplasmes ne s'accroissent pas seulement par leur centre, mais encore et surtout par leur périphérie et détruisent ainsi la partie atteinte.— La plupart de ces tumeurs se vident lentement sous la pression pour se remplir de nouveau, dès que la pression a cessé. Cependant il y a des télangiectasies épaisses, dans lesquelles on observe, à côté de l'exubérance vasculaire, une formation nouvelle de tissus conjonctif et graisseux, de sorte qu'on ne peut pas les faire disparaître, les effacer complétement par la pression. Quand ces néoplasmes sont situés à la surface de la peau et que le sang s'en est écoulé après l'extirpation, on ne voit presque rien d'anormal à l'œil nu sur le fragment de peau excisé ; lorsque la tumeur est plus épaisse, sa surface de section montre une substance rouge pâle, molle, à petits lobules, mais dans laquelle on ne voit pas de vaisseaux à l'œil nu, parce que tout le processus morbide siége uniquement dans les capillaires, les vaisseaux de transition et quelques petits troncs artériels.

b. Les tumeurs sanguines caverneuses ou tumeurs veineuses caverneuses. — Nous allons commencer par étudier leur structure anatomique, afin que vous puissiez bien saisir les caractères qui les distinguent des télangiectasies. La tumeur sanguine caverneuse, lorsqu'elle est extirpée, se reconnaît déjà à l'œil nu, parce que sa surface de section offre presque exactement l'aspect du corps caverneux du pénis. C'est donc un tissu réticulé, blanc, dense et résistant, qui est vide ou qui du moins ne renferme que par places quelques caillots rouges ou décolorés, quelquefois de petites concrétions calcaires, rondes, c'est-à-dire des phlébolithes; pour avoir une idée nette de l'état de ce tissu réticulé avant l'extirpation, on n'a qu'à le supposer complétement gorgé de sang. Ce tissu caverneux, qui peut se former dans toutes les parties du corps, est quelquefois parfaitement délimité par une espèce de kyste ; dans d'autres cas cette dégénération caverneuse, très-incomplétement limitée, se continue par endroits avec les tissus avoisinants, en perdant peu à peu ses caractères. L'*examen microscopique* de ce tissu réticulé, qui tantôt n'est constitué que par des fils très-fins, tantôt consiste en capsules membraniformes, nous montre que les trabécules mêmes sont formées par les restes du tissu dans lequel l'ectasie caverneuse s'est développée. La paroi interne des espaces remplis de sang est tapissée dans la plupart des cas par des cellules fusiformes (endothélium des veines). Ces données anatomiques tendent déjà à prouver qu'on a principalement affaire à des veines dilatées. On a donné des explications très-

FIG. 81.

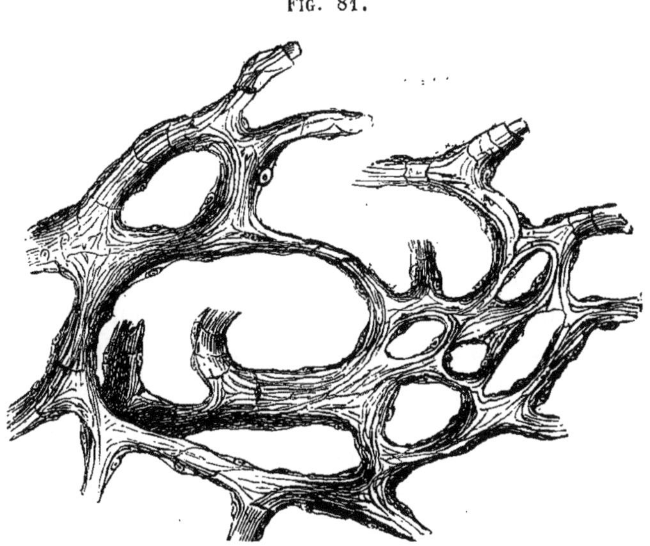

Lacis de trabécules provenant d'une tumeur veineuse caverneuse de la lèvre (il faut se figurer le sang renfermé dans les grandes mailles situées entre les trabécules). — Grossissement, 350.

différentes sur la manière dont ce tissu particulier se forme. Si nous possédions des données exactes sur le développement du corps caverneux du pénis, nous pourrions les appliquer aux tumeurs caverneuses, tant est grande l'analogie entre ces deux tissus. Les deux hypothèses principales qui ont été faites sur le développement des tumeurs caverneuses sont les suivantes : 1° On admet que les espaces caverneux se forment d'abord dans le tissu conjonctif et qu'ils entrent consécutivement en communication avec les vaisseaux, et l'on a même avancé l'opinion que dans ces espaces caverneux il pourrait se former du sang, en dehors du torrent circulatoire, par la transformation des cellules de tissu conjonctif en globules sanguins; les trabécules du tissu réticulé se multiplieraient par leur croissance propre, en ce que le tissu conjonctif pousserait des prolongements latéraux (Rokitansky). Cette hypothèse et surtout la formation de sang en dehors du courant sanguin ne trouvent pas beaucoup d'adhérents. 2° On admet qu'il se développe dans de petites veines des dilatations en forme de vessie, circonscrites et très-rapprochées les unes des autres, dont les parois adossées s'amincissent peu à peu et finissent par être complétement résorbées. Diverses observations parlent en faveur de cette opinion, car on peut suivre très-distinctement ces dilatations progressives des veines, soit sur la peau, soit sur l'os, lorsque ces tumeurs se développent. D'après mon opinion, aucune de ces deux hypothèses sur le développement du tissu caverneux n'est complétement juste; Rindfleisch va publier sur ce sujet de nouvelles études, qui promettent de résoudre la question. — Il faut encore signaler une différence que ces néoplasmes offrent entre eux : ou bien ils sont attachés aux veines d'une certaine dimension, par exemple aux veines sous-cutanées, à la manière d'un sac ou bien un assez grand nombre d'artères et de veines très-petites plongent dans la capsule du tissu caverneux. Enfin, il faut encore rappeler que cette ectasie caverneuse des veines peut se rencontrer accidentellement dans d'autres tumeurs, par exemple dans des fibroïdes et des lipomes, comme nous l'avons dit antérieurement. Il n'y a pas longtemps, j'ai extirpé un lipome lobulé, qui s'était développé sous l'omoplate d'un jeune homme vigoureux; chacun de ces lobules était transformé à son centre en de grandes ectasies veineuses caverneuses. — Les tumeurs sanguines caverneuses se développent principalement dans le tissu conjonctif sous-cutané, plus rarement dans la peau et dans les muscles, très-rarement dans les os; par contre on les rencontre assez souvent dans le foie, surtout à sa surface, quelquefois dans la rate et dans les reins. Dans quelques cas elles sont très-douloureuses, dans d'autres tout à fait indolentes comme les télangiectasies.

Le *diagnostic* n'est pas toujours facile; quand ces tumeurs se rencontrent dans la peau, on peut toujours les confondre avec des télangiectasies plus profondes, quoique le sang se laisse exprimer plus facilement des tumeurs veineuses caverneuses que des télangiectasies. Les tumeurs de cette espèce qui sont profondément situées, sont toujours difficiles à reconnaître avec certitude; elles présentent ordinairement une fluctuation évidente, sont un peu compressibles, et se gonflent par une expiration prolongée; mais ces deux derniers symptômes ne sont pas toujours très-évidents, et par conséquent ces tumeurs peuvent facilement être confondues avec des lipomes, des kystes et d'autres tumeurs molles.

La moitié au moins des *angiomes* est congénitale ou se montre bientôt après la naissance. Quand ils se développent dans le cours de la vie, c'est généralement pendant l'enfance ou l'adolescence; il est excessivement rare qu'ils prennent naissance pendant l'âge adulte et la vieillesse, ce qui est très-remarquable, parce que c'est précisément pendant l'âge adulte que la prédisposition aux maladies des vaisseaux, surtout aux ectasies vasculaires, augmente énormément. Non-seulement les artères et les veines de grande dimension se dilatent à cette époque, mais encore les petits vaisseaux de transition et les capillaires montrent dans de certains endroits des dilatations très-visibles à travers la peau. Chez un vieillard robuste, on voit les joues colorées comme dans la jeunesse, cependant ce n'est pas cette teinte rosée, uniforme, que l'on remarque sur les joues d'une jeune fille, c'est plutôt une rougeur bleuâtre, et si vous examinez de plus près, vous trouverez sur la joue de ces personnes une foule de vaisseaux très-flexueux et visibles à l'œil nu; chez d'autres cette rougeur se montre par plaques. Cependant ces petites ectasies vasculaires ne se rencontrent pas chez tous les vieillards, de sorte que dans ces cas encore il faut admettre une prédisposition particulière. D'après cela, quoique la vieillesse dispose davantage aux maladies vasculaires que tout autre âge, cependant les tumeurs vasculaires proprement dites se développent presque exclusivement pendant la jeunesse. Il n'y a aucun doute que les télangiectasies qu'on désigne du nom de *nœvi materni*, envies, taches de naissance, soient héréditaires. Un grand nombre de contes semblent déjà le prouver; on y note souvent l'histoire d'enfants qui avaient été perdus et qui ont été reconnus plus tard à une marque héritée soit du père, soit de la mère. Sans doute on apprendrait encore bien plus sur l'hérédité des tumeurs sanguines, si l'on ne voulait faire attention qu'à l'hérédité des maladies vasculaires, considérées d'une manière générale. Quoique les télangiectasies et les tumeurs caverneuses doivent être considérées comme des tissus distincts sous le rapport anatomique, et que celles-ci se distinguent à leur tour des diverses espèces de varices et d'anévrysmes, il est cependant évident que tous ces états morbides reconnaissent pour cause la prédisposition à la dilatation vasculaire; cette prédisposition est, sans aucun doute, héréditaire à un assez haut degré, et les maladies sus-nommées pourraient être considérées comme des manifestations extérieures différentes, selon la période de la vie, d'une seule et même prédisposition. Jusqu'ici on s'est occupé d'une manière si exclusive des conditions anatomiques des tumeurs, que malheureusement on connaît beaucoup trop peu les relations plus intimes qui existent entre ces différents groupes de maladies, considérées d'une manière générale.

Quant aux autres caractères des angiomes, nous remarquons que les *télangiectasies*, presque toujours congénitales, se présentent aussi bien à l'état isolé qu'à l'état multiple. Leur croissance est toujours lente et indolente ; tantôt elle se fait principalement en largeur, tantôt en profondeur, ordinairement aux dépens du tissu malade. Il n'est pas douteux que ces tumeurs s'arrêtent parfois dans leur développement au bout de quelques années, et qu'elles persistent alors dans l'état où elles se trouvaient à cette époque. Dans d'autres cas cependant la croissance continue à se faire, de sorte que la tumeur peut atteindre presque la grosseur du poing d'un adulte, comme j'en ai vu un exemple au cou d'un garçon de cinq ans. Il est fréquent de voir, surtout sur le cuir chevelu, deux ou trois télangiectasies congénitales ou développées rapidement les unes à la suite des autres ; il est plus rare que leur nombre dépasse six à huit. — Les *tumeurs sanguines caverneuses* sont rarement congénitales, elles se développent le plus souvent dans l'enfance et l'adolescence, rarement à un âge plus avancé. Leur siége, comme nous l'avons déjà fait remarquer, est principalement le tissu conjonctif sous-cutané, surtout aux extrémités et à la face, beaucoup moins fréquemment au tronc. Elles s'observent souvent aussi en grand nombre, mais en général de telle sorte qu'un système vasculaire déterminé doit être considéré comme le siége de la maladie; c'est ainsi que ces tumeurs se trouveront réunies sur un bras, sur un pied, une jambe, ou la face. Les phénomènes qui en dérivent sont, outre la difformité, une certaine faiblesse des muscles, et quelquefois un endolorissement dans l'étendue de la région affectée. Ces tumeurs peuvent atteindre un volume très-considérable, et par là devenir dangereuses, surtout à la tête, d'autant plus que par leurs progrès elles peuvent entamer les os et les détruire. — Mais indépendamment de cela, le plus grand danger des tumeurs caverneuses, comparées aux télangiectasies, provient principalement de ce que leur développement n'est pas limité à la peau. Elles peuvent se montrer soit primitivement, soit secondairement dans des organes internes; elles sont surtout fréquentes dans le foie, et s'y rencontrent à l'état primitif ou consécutivement à des tumeurs de même nature siégeant aux parties extérieures du corps. On les a aussi rencontrées primitivement dans les os, surtout dans les os du crâne, avec résorption du tissu osseux. Quoique les tumeurs caverneuses secondaires du foie ou d'autres organes internes n'atteignent jamais un volume assez grand pour troubler considérablement les fonctions de ces organes, il n'en est pas moins vrai qu'on doit considérer cette forme de tumeur comme pouvant devenir dangereuse. Quelques observations que je connais, prouvent que dans ces tumeurs il peut se faire un ratatinement et une formation régressive par suite de la thrombose des espaces caverneux. Cependant on n'a pas observé une disparition complète de ces tumeurs par oblitération spontanée.

Le *traitement* qu'on applique aux tumeurs vasculaires est très-simple. Les opérations varient selon qu'on se place à l'un des deux points de vue suivants :

1° *Méthodes qui ont pour but la coagulation du sang avec oblitération et affaissement consécutifs des tumeurs.* — Dans cette catégorie se range l'injection de perchlorure de fer liquide dans les tumeurs; ensuite l'opération consistant à les traverser avec des aiguilles rougies au feu ou avec un fil de platine qu'on rend incandescent par l'appareil galvano-caustique (séton galvano-caustique). Il faut encore citer la compression continue des tumeurs et la ligature des artères afférentes. — Les deux dernières méthodes ne sont plus employées, parce qu'elles n'ont pas été suivies de succès.

2° *Méthodes qui ont pour but la destruction des tumeurs.*

a. Par la ligature, qui doit être double ou multiple, lorsque les télangiectasies sont à base large. Dans ce procédé on enfonce sous la tumeur une aiguille garnie d'un fil double; le premier des fils est lié d'un côté, et le second de l'autre.

b. Par l'inoculation du vaccin sur la tumeur; dans ce cas le tissu morbide est éliminé avec la croûte vaccinale.

c. Par la cautérisation : à cet effet, on emploie surtout l'acide nitrique fumant, qu'on applique avec une baguette coupée transversalement et de la grosseur d'un tuyau de plume, avec laquelle on touche la télangiectasie jusqu'à ce qu'elle ait pris une couleur jaune verdâtre.

d. Par l'extirpation avec le bistouri et les ciseaux.

Si l'on a quelque expérience des opérations, il n'est pas difficile de choisir celle qui convient le mieux pour un cas donné. Je considère la cautérisation avec l'acide nitrique fumant comme devant être la méthode générale pour les télangiectasies superficielles, quand elles n'ont pas une étendue par trop grande et qu'elles ne sont pas situées à des endroits où la rétraction cicatricielle consécutive donnerait lieu plus tard à des difformités considérables, comme par exemple en certains points de la face. Pour les télangiectasies épaisses et les tumeurs caverneuses, l'extirpation avec le bistouri et les ciseaux est la méthode la plus sûre. Contre les hémorrhagies trop fortes, qui peuvent survenir pendant cette opération, on fait faire, soit la compression de tout le pourtour de la tumeur par des aides intelligents, suivie de l'application immédiate de points de suture, ou bien on peut aussi enfoncer tout autour de la tumeur une série de ligatures. L'extirpation est encore préférable à la cautérisation pour beaucoup de cas de télangiectasies situées à la face, parce qu'on peut faire les incisions de telle sorte que la contraction cicatricielle ne déforme pas les paupières ou les angles de la bouche. Cependant il y a des cas où l'extirpation n'est pas applicable, soit à cause de la grandeur, soit à cause du siége ou du trop grand nombre de ces tumeurs. J'avais en traitement un enfant affecté d'une tumeur caverneuse encore en voie d'accroissement; elle commençait à la racine du nez et s'étendait le long du nez et de la lèvre supérieure dans toute son épaisseur. Si dans ce cas on avait voulu faire l'extirpation, on aurait été obligé d'enlever tout le nez et la lèvre supérieure; évidemment on ne pouvait pas songer à cette opération, et j'ai traité ce cas par la cautérisation au moyen d'aiguilles incandescentes. Le traitement durait depuis trois mois et aurait encore exigé autant de temps, quoiqu'une grande partie des espaces caverneux fût déjà oblitérée, lorsque la mère de l'enfant perdit patience; depuis je n'ai plus revu ce malade. Je préfère cette manière de cautériser aux injections de perchlorure de fer, parce que ce dernier procédé a donné lieu dans quelques cas à la suppuration et à la gangrène, et parce que l'injection offre quelquefois de grandes difficultés par suite de l'obturation de la canule par des caillots sanguins. Les autres méthodes que nous avons citées n'ont qu'une importance secondaire ; très-fréquemment l'inoculation du vaccin n'entre pas assez profondément, et la ligature est un procédé très-long, qui n'est pas toujours sûr et qui ne protége pas contre les hémorrhagies consécutives.

Sous forme d'appendice je vous parlerai encore ici :

1° De la *tumeur lymphatique caverneuse*, forme de néoplasme très-rare, qui a absolument la même structure anatomique que la tumeur sanguine caverneuse, avec cette différence cependant que dans les mailles se rencontre au lieu de sang un sérum ressemblant à la lymphe. Cette espèce de tumeur s'observe à l'état congénital dans la langue comme une des formes de la macroglossie (il y a en outre encore une forme fibreuse); on la rencontre aussi chez des individus jeunes dans différentes parties du tissu conjonctif sous-cutané.

2° Le *nævus vasculaire :* c'est une télangiectasie des vaisseaux les plus superficiels de la peau, cessant de s'accroître à partir de la naissance. Il n'y a pas d'autre différence. Nous avons déjà dit antérieurement que dans ces taches congénitales, l'hypertrophie cutanée, la pigmentation, l'ectasie vasculaire et la formation pileuse se combinent entre elles de la manière la plus variée. Si ces taches se trouvent à la face et qu'elles ne soient pas trop étendues (car parfois elles s'étendent à toute une moitié du visage), on peut mettre en usage l'extirpation totale ou partielle, suivie d'une opération plastique, ou bien la cautérisation selon les circonstances.

BIBLIOGRAPHIE. — *Télangiectasies :* Bruns, Atlas, 2e partie, pl. II, fig. 11. — *Tumeurs caverneuses :* Bruns, Atlas, 2e partie, pl. II, fig. 12-16 ; pl. IX, fig. 17-24. — Cruveilhier, livraison XXIII, pl. III-IV ; livraison XXX, pl. V. — Lebert, Atlas, pl. XXVIII, fig. 10-21.

7. — *Les névromes vrais.*

Nous avons déjà dit que souvent on applique le terme de *névrome* à toutes les tumeurs qu'on observe sur les nerfs ; c'est là, si vous voulez, un abus de langage, qu'il est difficile de faire disparaître. Par *névrome vrai*, on entend une tumeur qui est composée exclusivement de fibres nerveuses, et même le plus souvent de fibres nerveuses à double contour ; de pareilles tumeurs ne paraissent pouvoir se développer que sur les nerfs ; elles sont *excessivement rares.* Nous avons déjà parlé des névromes qui se montrent dans les moignons à la suite des amputations ; y a-t-il d'autres névromes vrais? c'est ce qui est mis en doute par beaucoup de personnes. Les névromes vrais sont toujours très-douloureux.

8. — *Les papillomes cornés.*

Les papillomes cornés se rencontrent presque exclusivement sur la peau, rarement dans les parois des kystes dermoïdes. La forme de ces tumeurs est variable ; si nous faisons abstraction des formations pileuses dans les kystes et sur les taches congénitales, dont nous avons déjà parlé, et qui, du reste, sous le rapport anatomique, appartiennent à ce chapitre, nous avons à distinguer deux formes différentes de papillomes cornés.

a. Les verrues.—Elles sont caractérisées anatomiquement par un développement exagéré des papilles en longueur et en largeur. Sur ces papilles anormalement augmentées, l'épiderme se cornifie sous forme de petits cônes qui constituent les verrues, comme vous pouvez facilement vous en convaincre même à l'œil nu (voy. fig. 82). Ces verrues, qui sans cause connue se présentent souvent en grand nombre, principalement aux mains, atteignent rarement un fort volume ; elles ne dépassent guère la grosseur d'une lentille ou d'un pois.

b. Les *cornes cutanées* sont jusqu'à un certain point des verrues très-grandes ; dans cette maladie la masse épidermique des papilles hypertrophiées se réunit en une substance solide qui peut prendre un accroissement énorme, de sorte que la corne, qu'elle soit droite ou courbe, peut atteindre une longueur de 8 à 12 centimètres et plus. — Quoique l'aspect extérieur de ces cornes, qui ne consistent qu'en cellules épidermiques cornifiées, présente une grande ressemblance avec les cornes de certains animaux, la structure anatomique est cependant différente, parce que les cornes des animaux sont principalement composées de substance osseuse. La couleur des cornes cutanées est, en général, d'un brun sale; ces formations remarquables s'observent principalement à la face et au cuir chevelu, mais on les rencontre également au pénis et à d'autres parties du corps; elles prennent quelquefois naissance dans des kystes athéromateux.

Fig. 82.

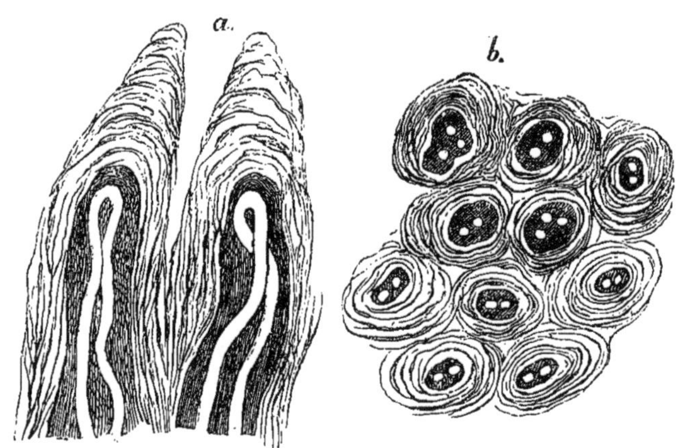

Verrue. — *a*. Coupe longitudinale. *b*. Coupe transversale. — Grossissement, 20.

Les formations verruqueuses et cornées se développent évidemment sous l'influence d'une prédisposition générale. La preuve est que souvent les verrues se montrent en nombre considérable (de 20 à 50) aux deux mains, surtout chez les enfants et peu de temps avant la puberté. Évidemment les irritations extérieures jouent aussi un rôle dans le développement des verrues; c'est ce que prouve, entre autres, la particularité du siége, les mains étant principalement exposées aux agents extérieurs, et l'épiderme aux mains étant déjà très-épais à l'état normal. — La prédisposition à la formation des cornes cutanées, qui du reste s'observent rarement, appartient de préférence à l'âge avancé; il en est de même de la plupart des formations épidermoïdales que nous citerons plus tard; nous étudierons du reste cette question de plus près en parlant du cancer cutané épidermoïdal, qui offre une certaine ressemblance avec la formation des cornes cutanées.—Sous le rapport anatomique, on pourrait encore citer à côté des formes précédentes l'*ichthyose* et l'*hystricisme*. Par ichthyose on entend une cornification de l'épiderme ordinairement congénitale et très-fréquemment répandue sur tout le corps, de sorte que l'épiderme est divisé en plaques à la manière des écailles des poissons. Ces enfants souvent ne sont pas viables, parce que la perspiration cutanée ne peut se faire. L'hystricisme est également une espèce particulière d'hypertrophie papillaire avec cornification de l'épiderme, dans laquelle se développe sur la surface cutanée des appendices en forme de piquants qui font ressembler la peau à celle du porc-épic. Cette affection aussi est le plus souvent congénitale, quoique j'aie vu des formations analogues dans certaines formes d'éléphantiasis nostras. Nous ne nous occuperons pas davantage de ces maladies, de même que des durillons et des cors au pied, car vous apprendrez à connaître ces affections avec plus de détails dans des cours spéciaux ou des ouvrages sur les maladies de la peau.

Revenons aux verrues et aux cornes cutanées qui, à proprement parler, appartiennent seules aux tumeurs, dans le sens que nous avons attaché à ce mot au commencement de ce chapitre. La prédisposition aux verrues, tout à fait exempte de danger, se montre toujours dans la jeunesse et cesse dans beaucoup de cas spontanément. Le public croit à la contagiosité des verrues et peut-être avec un certain droit; j'ai vu un cas où une verrue ordinaire s'étant formée sur le côté d'un orteil, une seconde verrue se développa sur le côté opposé de l'orteil voisin.— L'importance des cornes cutanées est beaucoup plus grande; bien que ces cornes se cassent quelquefois spontanément et tombent, elles se reforment de nouveau, si elles ne sont pas opérées; dans certains cas même, il se développe à la place où existait la corne cutanée un cancer épithélial; peut-être la formation des cornes cutanées chez les vieillards n'est-elle qu'une manifestation mitigée de la prédisposition cancéreuse.

Dans la plupart des cas, les verrues peuvent être abandonnées à elles-mêmes. Il en est d'elles comme de toutes les maladies qui disparaissent spontanément avec le temps; je veux dire que le peuple possède un grand nombre de remèdes sympathiques pour les guérir : le contact de la main couverte de verrues avec la main d'un cadavre, l'application d'une infinité de feuilles et d'herbes, sont des remèdes prônés comme héroïques par les vieilles femmes. Si vous voulez enlever quelques grosses verrues, qui souvent sont excessivement désagréables pour celui qui les porte, le mieux est de vous servir des caustiques. J'emploie à cet effet l'acide nitrique fumant, avec lequel je touche à plusieurs reprises la verrue; le jour suivant, j'enlève avec le couteau la couche désorganisée, jusqu'à ce qu'il s'écoule une goutte de sang ; je répète alors la cautérisation. Il faut continuer de la sorte jusqu'à ce que la verrue ait complétement disparu.

Les cornes cutanées ne peuvent être guéries radicalement qu'en excisant la partie de peau sur laquelle elles se sont développées.

BIBLIOGRAPHIE. — Lebert, Atlas, pl. XVI, fig. 12-14; pl. XVII, fig. 1-3; pl. 190. — Cruveilhier, Atlas, livraison VII, pl. 6; livraison XXIV, pl. 3. — Bruns, Atlas, 1re division, pl. II, fig. 3-6; 2e division, pl. II, fig. 9 ; pl. IX, fig. 16.

QUARANTE-SEPTIÈME LEÇON

SARCOMES ET ADÉNOMES.

Sarcomes et adénomes. Généralités sur leur marche et leur structure : 1. Les *sarcomes* par excellence et les myxosarcomes ; ostéosarcomes. — 2. Les *cystosarcomes* et les *cystomes* composés ; tumeurs ovariques ; tumeurs gélatineuses aréolaires et cancer gélatineux ; cysto-enchondromes. — 3. Les *adénomes* et *adéno-sarcomes* dans la glande mammaire, la peau, les muqueuses, la prostate, la glande thyroïde et les glandes lymphatiques.— 4. Les *papillomes sarcomateux*.

Tumeurs qui croissent avec une rapidité très-diverse ; grande tendance à revenir sur place ; elles deviennent rarement infectieuses, mais se présentent souvent d'une manière multiple. Sarcomes et adénomes.

De toutes les tumeurs, celles qui appartiennent à cette catégorie ont la marche la plus difficile à diagnostiquer avec sûreté, parce que cette marche peut être influencée par une série de circonstances connues ou inconnues. En général, on sait que les sarcomes avec leurs diverses formes peuvent se montrer à tout âge et même être congénitaux ; que leur croissance est rapide lorsqu'ils se développent chez de jeunes sujets, et qu'elle est assez lente lorsqu'ils prennent naissance pendant la vieillesse. Mais un changement rapide peut se montrer dans cette marche : ainsi, chez les jeunes sujets, les sarcomes se transforment quelquefois rapidement en cancers médullaires et infectent en peu de temps tout l'organisme, tandis que chez les personnes plus âgées ils peuvent déterminer une infection d'abord lente et locale, et ensuite peu à peu une infection générale; dans ce dernier cas leur structure se rapproche ordinairement de celle des carcinomes ou leur est complétement identique. Mais quelque variable et quelque imprévue que soit la marche des sarcomes, leur tendance infectieuse doit être considérée comme une exception à la règle. — Quant à la composition anatomique des sarcomes, ils sont toujours limités par une espèce de capsule fibreuse, et leur croissance est en général centrale, c'est-à-dire qu'elle n'a son point de départ que dans les éléments qui forment le foyer morbide primitif; rarement on voit se former des foyers périphériques par suite d'infection locale. La consistance de ces tumeurs est ce qui nous éclaire le moins; quelquefois elle est très-ferme, d'autres fois elle est molle jusqu'à donner la sensation d'une fluctuation évidente. On ne peut pas davantage se fier à la coloration pour reconnaître les sarcomes, parce qu'elle est souvent modifiée par des extravasats sanguins, par la pigmentation, le ramollissement et une fluidification partielle; la couleur primitive des sarcomes est d'un rouge pâle tirant sur le jaune, comme la couleur des granulations. Quant à la *structure microscopique*, on peut dire d'une manière générale que le tissu sarcomateux appartient toujours à la série des tissus qu'on rencontre dans la néoplasie inflammatoire (Rindfleisch); dans ce cas les différentes formes transitoires de cette dernière peuvent, il est vrai, dégénérer, sans toutefois sortir complétement du type. Le tissu sarcomateux ne correspond donc pas complétement à un tissu achevé du corps, mais le plus souvent à la dégénération, pendant une de ses périodes d'évolution, d'une espèce de tissu qui appartient à la série des substances conjonctives et se rapproche tantôt du tissu conjonctif lui-même, tantôt du cartilage et de l'os, quelquefois même du tissu musculaire, sans être pourtant du tissu conjonctif, cartilagineux, osseux ou musculaire complétement achevé. J'ai rangé également dans cette série les *adénomes*, à cause de leur marche considérée à un point de vue général; quoique le tissu glandulaire de nouvelle formation doive certainement être considéré souvent comme la partie essentielle de la néoplasie, il est pourtant presque toujours enveloppé et réuni par un tissu qu'on est obligé de comprendre parmi les sarcomes. Enfin, il entre dans ce groupe beaucoup de tumeurs qui sont composées d'un grand nombre de tissus différents. Mais ces généralités, au lieu de vous éclairer, mettraient de la confusion dans votre esprit; il vaudra donc mieux entrer immédiatement dans la description des tumeurs en particulier.

1. — *Les sarcomes par excellence et les myxosarcomes.*

Les caractères anatomiques de ces tumeurs sont les suivants : Ce sont des tumeurs rondes, en général parfaitement limitées, de consistance élastique, tantôt assez dures, d'autres fois plus molles; dans leur forme pure, la surface de section est jaune rougeâtre. Le nom de *sarcome*, dérivé de σάρξ, la chair, fait supposer une certaine ressemblance entre l'aspect de ces tumeurs et celui de la chair musculaire. Il ne faut pas croire cependant qu'elles ressemblent à la chair musculaire foncée de l'homme, la couleur des sarcomes présente plutôt l'aspect de la chair musculaire du lapin ou de la tunique musculaire de l'intestin et de la vessie. Si la surface de section de ces tumeurs est exposée à l'air, la couleur devient plus rouge par suite d'un travail d'oxydation qui nous est encore inconnu. Les myxosarcomes (de μύξα, mucus) ou myxomes (Virchow) sont composés d'une substance d'aspect mucoso-gélatineux; ils sont donc mous, tremblotants, le plus souvent d'une couleur jaune rougeâtre, fréquemment parsemés de beaucoup de petits extravasats. Virchow a choisi le nom de myxome parce que ces tumeurs renferment beaucoup de mucine.—Quant à la *structure microscopique* des sarcomes, elle est souvent difficile à reconnaître pour le commençant. Il ne suffit pas d'enlever une partie quelconque de la tumeur, de la préparer et de la mettre sous le microscope; on est presque toujours obligé de faire durcir avec soin dans l'alcool, ou dans une solution d'acide chromique, les parties les mieux développées et les plus jeunes de la tumeur, pour faire ensuite des sections qui doivent être examinées avec la glycérine. De cette manière seule on parvient à se faire une idée exacte de la tumeur dans son ensemble et dans sa composition élémentaire. *Les éléments essentiels des sarcomes sont toujours des cellules dont l'agencement ne suit pas une loi déterminée;* les vaisseaux sanguins seuls déterminent une espèce d'interruption dans le tissu. En dehors de cela, toute la tumeur est d'ordinaire complétement homogène. Quant à la forme des cellules, elles sont, ou bien *rondes* et *fusiformes*, ou bien *étoilées*, cependant ces dernières sont les plus rares. Si tout le tissu est composé de petites cellules rondes avec une faible quantité de substance intercellulaire homogène ou légèrement fibreuse, il est tellement analogue, sous le rapport anatomique, au tissu des granulations, qu'il ne peut en être distingué. Si de pareilles formations prennent naissance dans la neuroglie du cerveau ou de la rétine, Virchow les appelle *gliomes* et aussi *gliosarcomes.* D'autres sarcomes se composent presque exclusivement de cellules fusiformes placées parallèlement, disposition que nous avons déjà notée dans la jeune cicatrice à de certaines périodes. Ici la substance intercellulaire paraît quelquefois manquer tout à fait; dans d'autres cas, on en remarque une faible quantité présentant un aspect fibreux; dans quelques cas très-rares on voit ces fibres-cellules se transformer en fibres musculaires nettement striées. Enfin il y a des sarcomes à cellules étoilées, qui possèdent en même temps beaucoup de substance intercellulaire gélatiniforme, de la sorte se forme un tissu de consistance muqueuse, qu'on désigne ordinairement par le nom de tissu muqueux de Virchow; ces formes sont appelées myxomes par ce dernier auteur, moi je leur donne le nom de myxosarcomes; dans le temps on les appelait *collonema* (J. Müller) ou sarcomes colloïdes, à cause de leur ressemblance extérieure avec la colle forte à moitié refroidie. Toutes les cellules d'une même tumeur ont ordinairement le même volume. Dans quelques sarcomes cependant on observe une formation souvent excessive de noyaux dans l'intérieur des cellules, sans que cette multiplication des

FIG. 83.

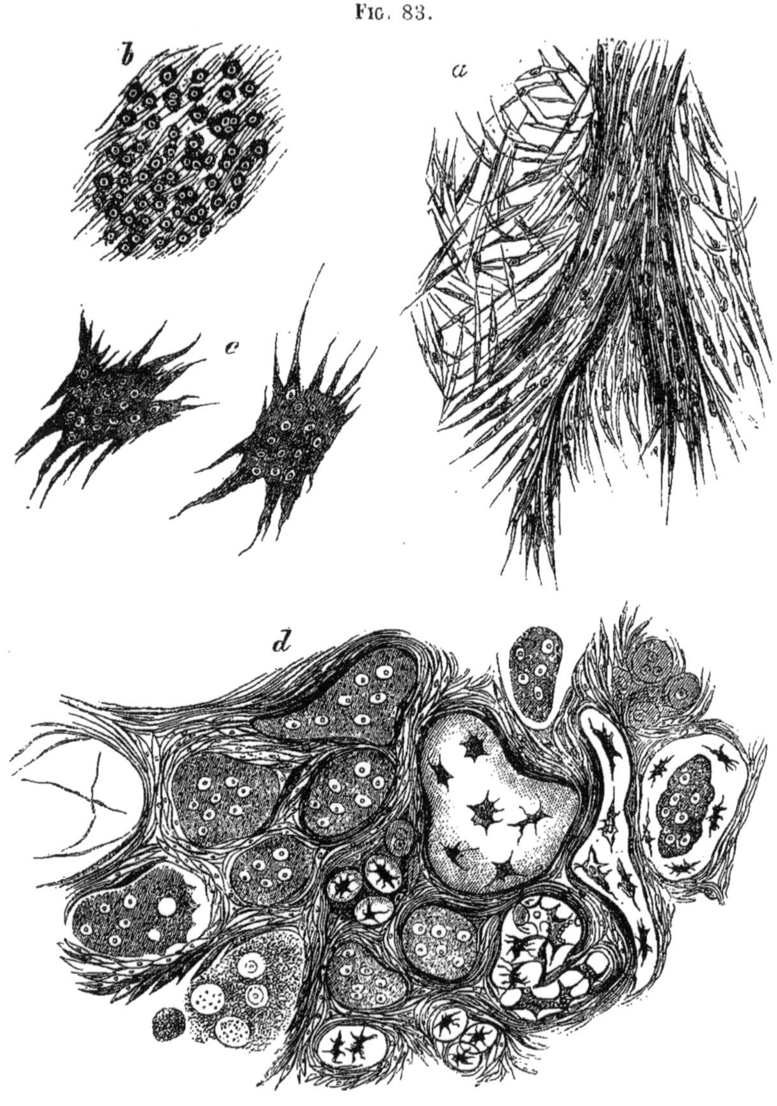

Différentes formes du tissu sarcomateux. — Grossissement, 350. — *a*. Tissu à cellules fusiformes (tissu fibro-plastique, Lebert) d'un sarcome de la glande parotide. *b*. Tissu ressemblant aux granulations provenant d'un sarcome de l'aponévrose de l'avant-bras. *c*. Grandes cellules avec des prolongements et des noyaux nombreux (plaques à noyaux multiples, myéloplaxes) provenant d'un ostéosarcome de la mâchoire inférieure. *d*. Ostéosarcome de la mâchoire inférieure avec formations nouvelles de kystes et de tissu osseux. Pour examiner les rapports réciproques des différents éléments, la préparation a été durcie dans l'acide chromique.

noyaux soit suivie d'une segmentation des cellules. Il se forme dans ce cas de grandes cellules à forme irrégulière, renfermant des noyaux ronds au nombre de deux à vingt et plus ; ces éléments ont été appelés *plaques à noyaux multiples* ou *myéloplaxes*, parce qu'on les trouve également dans la moelle normale des os, comme cellules fœtales de la moelle : du reste, ces formes se rencontrent aussi dans les granulations fongueuses, dans lesquelles on observe également par places circonscrites un tissu muqueux bien développé (Rindfleisch). Virchow appelle la forme sarcomateuse, qui renferme de semblables cellules gigantesques, *sarcoma gigantocellulare*. Comme la substance intercellulaire dans les sarcomes peut être tantôt homogène (muqueuse ou solide), tantôt plus ou moins fibreuse, vous comprenez que ces tumeurs ont des rapports assez intimes avec les tumeurs fibreuses et les tumeurs cartilagineuses; d'un autre côté, certains sarcomes se rapprochent beaucoup de la néoplasie inflammatoire chronique, telle qu'elle se développe parfois d'une manière circonscrite sous l'influence de la crase scrofuleuse ou syphilitique (fig. 83). Si les sarcomes conservaient toujours d'une manière intacte leur composition primitive, au moins le diagnostic anatomique serait relativement facile. Mais le tissu sarcomateux peut être tellement modifié par un développement vasculaire énorme, par le ramollissement secondaire, par la dégénération graisseuse, par la transformation caséeuse, par l'ossification, par la crétification et la pigmentation à la suite d'extravasats, qu'on ne rencontre souvent dans la tumeur que de bien faibles parties où le tissu primitif s'est conservé intact. — Les sarcomes peuvent s'ulcérer, cependant cela ne s'observe pas très-souvent; dans ce cas on voit se former à la surface de la tumeur des ulcérations soit fongueuses, soit atoniques, qui prennent quelquefois une forme infundibulée par la mortification du tissu. — A l'examen microscopique d'une parcelle de la tumeur, on ne peut presque jamais

Fig. 84.

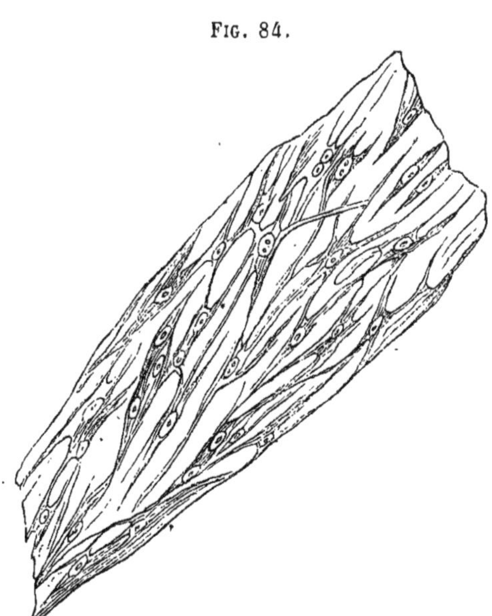

Tissu muqueux de Virchow, provenant d'un myxo-sarcome de la fosse sphéno-palatine.

distinguer un sarcome d'un des différents stades de la néoplasie inflammatoire; le lupus, les jeunes tubercules, le tissu de la tumeur blanche, les productions syphilitiques (syphilomes), l'inflammation chronique des muqueuses, présentent la structure anatomique du sarcome. Il faut donc posséder bien des données en dehors de l'examen microscopique, pour diagnostiquer sûrement ce que, en clinique, on appelle une tumeur sarcomateuse ; c'est surtout dans ces cas qu'il est très-difficile de tracer la limite entre le produit d'une inflammation et une tumeur.

Les sarcomes s'observent assez souvent au centre des os longs (*tumeurs myéloïdes* ou *ostéosarcomes centraux*). Ils siégent fréquemment à la mâchoire inférieure, puis au tibia, au radius, au cubitus; dans ces ostéosarcomes on observe encore souvent, en dehors des modifications déjà nommées, des kystes muqueux dus au ramollissement du tissu et des formations osseuses d'un aspect ramifié. Ces tumeurs sont constituées par une masse circonscrite, se développant le plus souvent dans le canal médullaire; elles détruisent peu à peu l'os, mais comme le périoste forme continuellement un nouveau tissu osseux, la tumeur, alors même qu'elle arrive à un volume considérable, est couverte dans beaucoup de cas d'une coque encore complète. L'os malade est renflé en boule et sa continuité n'est pas toujours complétement interrompue par ces tumeurs. Si elles siégent aux extrémités inférieures, il s'y développe une vascularisation très-abondante ; on y remarque une foule de petits anévrysmes traumatiques, et l'on peut même entendre dans ces tumeurs un bruit de frottement anévrysmatique très-manifeste, de sorte que très-souvent on les a prises pour des anévrysmes osseux vrais. La figure suivante vous donnera une idée de la richesse vasculaire de pareilles tumeurs. Les cystosarcomes et les cystomes composés qui s'observent dans les os, et surtout dans la mâchoire inférieure, dérivent en général de ces ostéosarcomes. Enfin, parmi les tumeurs qu'on désigne du nom d'*épulis* (ἐπὶ, sur, et οὖλον, gencive), un grand nombre doit être rangé parmi les sarcomes; leur implantation sur la gencive n'est le plus souvent qu'apparente ; ordi-

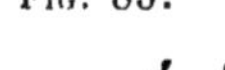
Fig. 85.

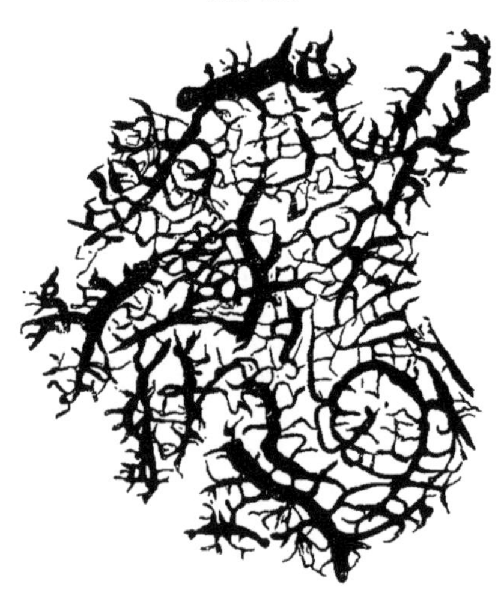

Réseau vasculaire d'un ostéosarcome pulsatile du tibia, injecté par une artère. — Grossissement, 60.

nairement elles sortent de l'interstice entre deux dents, et le point de départ est constitué par les granulations qui se sont développées autour de racines dentaires cariées. — Les ostéosarcomes centraux sont le plus souvent solitaires, dans quelques cas rares ils donnent lieu à une infection générale.— Les ostéosarcomes qui naissent à la périphérie, ou *périostosarcomes* (chondromes ostéoïdes, Virchow), sont plus malins; ils ont, ou bien la structure des granulations avec ossification partielle, et ressemblent donc au cambium osseux (M. Schultze), ou bien ce sont des myxosarcomes en voie d'ossification et composés de cellules très-grandes. Dans ces cas on a observé des tumeurs secondaires dans les ganglions lymphatiques et des sarcomes pulmonaires.

En outre, on voit assez souvent se développer des sarcomes dans le tissu conjonctif sous-cutané ou dans la peau, et d'autres qui partent des aponévroses et des muscles. Sur les aponévroses et dans la peau on a principalement observé des sarcomes à cellules fusiformes, qui tendent à un haut degré à l'infection locale, et qui reviennent souvent après l'extirpation. Les myxosarcomes se rencontrent dans la peau et dans le tissu conjonctif sous-cutané et sont souvent très-difficiles à distinguer à l'œil nu des fibromes mous, œdémateux. En outre, les nerfs sont un siége assez fréquent de sarcomes multiples. — Nous avons déjà fait remarquer que les fibromes denses peuvent également être comptés dans ce groupe, lorsqu'ils restent stationnaires à une des premières périodes de leur évolution.

La prédisposition au développement des sarcomes est surtout propre à l'adolescence. Ces tumeurs s'observent le plus souvent depuis l'époque de la dentition jusqu'à vers l'âge de quarante ans ; c'est surtout lors de la seconde dentition que les ostéosarcomes de la mâchoire se développent de préférence. Au début, on voit tantôt une seule tumeur, tantôt plusieurs à la fois; la faculté de récidiver sur place est cependant grande dans certains cas, de sorte qu'au bout de quatre à cinq ans de nouveaux sarcomes peuvent se développer à l'endroit opéré. Dans ces cas on observe quelquefois que les tumeurs récidivées possèdent une texture de plus en plus molle, et que peu à peu elles prennent même les caractères du cancer médullaire, qui se montre alors rapidement et imprime à la maladie une marche aiguë : dans ces cas, c'est non-seulement à la surface du corps, dans le tissu cellulaire sous-cutané, mais encore dans les organes internes, surtout dans le poumon et la plèvre, que se développent en grand nombre des sarcomes médullaires qui amènent la mort du malade. J'ai vu un cas de sarcome à cellules fusiformes, situé sur le périoste de l'occipital, qui fut extirpé cinq fois dans l'espace de vingt-trois ans ; les deux dernières opérations ont été faites par moi; la tumeur qui avait été extirpée l'avant-dernière fois présentait les caractères extérieurs d'un jeune fibrome ; peu à peu les nodosités devinrent de plus en plus molles et d'une végétation plus exubérante; la mort survint à l'âge de quarante-cinq ans par suite du marasme, alors que l'os occipital avait été presque entièrement détruit par la tumeur. Dans d'autres cas, les récidives cessent de se produire après deux ou trois opérations et les individus restent bien portants. D'après mon opinion, le pronostic des sarcomes ne peut *jamais* être établi d'une manière certaine, parce que la marche peut être très-diverse, selon des conditions individuelles le plus souvent inconnues, lors même que la composition anatomique de ces tumeurs était tout à fait la même.

BIBLIOGRAPHIE. — Lebert, atlas, pl. XXV, XXVI, XXVII, fig. 1-9 ; pl. XXVIII, fig. 1-9 ; pl. XXIX, fig. 13-20 ; pl. CLXVII, fig. 1; pl. CLXX, fig. 1-8. — Cruveilhier, atlas, livraison XXI, pl. 2. — Förster, atlas, pl. X, fig. 2. — Froriep, pl. 439 et 440.

2. — *Les cystosarcomes et les cystomes composés.*

Ces tumeurs sont caractérisées par la présence dans un sarcome, un fibrome, un ostéome, un enchondrome, un adénome, de kystes renfermant un liquide séreux ou muqueux, qui est dû au ramollissement du parenchyme ou qui est le produit d'une sécrétion; on rencontre très-rarement des cystoïdes graisseux composés. Ces kystes sont donc également des foyers de ramollissement dans l'intérieur de la tumeur, foyers dont les parois n'ont pas une organisation bien déterminée, ou bien ils se développent par la dilatation de conduits glandulaires existants ou nouvellement formés (kystes de rétention), dans le cas où le sarcome siége dans une glande. Cette dernière espèce de cystosarcomes (principalement le cystosarcome du sein) est si intimement liée aux adénomes et aux adéno-sarcomes, que nous ferons mieux de les décrire avec ces derniers. Le rapport qui existe entre le volume de la masse sarcomateuse et celui des kystes est excessivement variable : ainsi, dans un sarcome de la grosseur d'une tête d'enfant, il peut se trouver deux ou trois petits kystes; d'autres fois une tumeur de la grosseur d'un utérus gravide, comme on en rencontre dans les ovaires, consiste uniquement en parois cystiques renfermant un liquide muqueux; dans d'autres cas encore, la masse solide de la tumeur est égale à la masse cystique. J'appelle *cystomes composés* les tumeurs qui sont presque uniquement constituées par une réunion de kystes, tandis qu'on désigne par le nom de *cystosarcomes* les tumeurs, dans lesquelles la masse solide prédomine.

Dans ces cas, le tissu du sarcome peut, sous le rapport microscopique, être aussi varié que celui qui a été décrit pour les sarcomes purs, nous n'avons donc pas à y revenir; je ferai seulement observer que dans les sarcomes dans lesquels la formation cystique s'est une fois déclarée, on rencontre rarement des transformations anatomiques appartenant à la série des processus régressifs. Nous avons dit antérieurement que la formation cystique est surtout fréquente dans les ostéosarcomes, au point que ces derniers deviennent de véritables ostéocystomes. — De tous les organes du corps, l'ovaire est le plus exposé à contracter cette maladie. Il n'y a aucun organe, qui, par des raisons anatomiques, se prête à un si haut degré à la formation cystique, que celui que nous venons de nommer; plus de la moitié des tumeurs de cette nature s'y rencontrent. Autrefois on avait admis que les kystes de l'ovaire provenaient d'une dilatation morbide des follicules de Graaf. Les recherches anatomiques n'ont pas pu le prouver; du reste, l'invraisemblance de cette opinion ressort déjà de ce que le nombre des jeunes kystes qui se développent sans cesse dans les parois cystiques est si considérable, qu'il peut être dix fois plus grand que le nombre normal des follicules, bien que le nombre de ces derniers soit, d'après les recherches modernes, beaucoup plus considérable qu'on ne le supposait dans le temps. Cependant on pourrait admettre un certain rapport entre la formation des follicules et celle des cystomes dans l'ovaire; on sait, en effet, que les follicules eux-mêmes se forment à la suite du développement d'un foyer de cellules, qui plus tard se liquéfie; ils représentent donc une espèce de formation cystomateuse physiologique dont la multiplication pathologique pourrait être considérée comme l'origine des kystes composés de l'ovaire. Tout récemment un auteur anglais, Fox, a avancé que les cystomes de l'ovaire se développent toujours par la dilatation de tubes glandulaires nouvellement formés, qui sont étranglés; leur développement serait donc analogue à celui des follicules de Graaf dans l'embryon. D'après cela, ces tumeurs devraient être rangées dans les adénomes cystoïdes; cependant il faut attendre la confirmation de ces recherches. — Dans toutes les autres parties du corps, le cystosarcome est relativement rare; on l'observe quelquefois dans le testicule, mais il est probable que dans ce cas encore il dérive le plus souvent de l'adénome; pendant la vie fœtale il se développe aussi à l'extrémité inférieure de la colonne vertébrale.

Quant à la marche, je ne pourrais que vous répéter ce que j'ai déjà dit en parlant des sarcomes; je n'ajouterai qu'une seule remarque, c'est que les cystosarcomes, surtout ceux de l'ovaire, se rencontrent rarement avant la puberté, mais à cette époque ils atteignent quelquefois les deux ovaires, soit en même temps, soit l'un après l'autre et à des degrés très-différents. Quelquefois le cystosarcome du testicule chez les jeunes sujets devient infectieux.

Comme appendice aux cystosarcomes nous décrirons encore les *cysto-enchondromes* et les *tumeurs gélatineuses aréolaires*. Lorsque les enchondromes des os longs et du bassin deviennent très-grands, il s'y forme, en général, des kystes à contenu muqueux, ou bien cette substance muqueuse se montre primitivement, de sorte que le cartilage n'arrive pas à développement complet. Cette formation cystique n'exerce aucune influence sur le pronostic et la marche générale de la maladie. — La tumeur gélatineuse aréolaire consiste en une trame cellulaire disposée de façon à former un grand nombre de loges, soit complétement fermées, soit communiquant les unes avec les autres, qui renferment une masse gélatineuse assez cohérente et jaune, composée, à l'examen microscopique, de cellules rondes, pâles et pourvues quelquefois d'un noyau assez gros. Cette tumeur a, sous le rapport anatomique, des rapports intimes avec la variété molle de l'enchondrome, tandis que, d'un autre côté, la forme de la trame cellulaire, de même que celle de certains enchondromes, est analogue à la trame du cancer; c'est pourquoi cette tumeur a été placée par la majorité des anatomistes et des chirurgiens parmi les cancers et qu'elle a été décrite sous le nom de *cancer aréolaire* ou cancer gélatineux; cette dernière opinion n'est pas sans fondement, car le mode de formation est tout à fait semblable à celui du cancer; mais dans ce cas, si l'on veut être conséquent, il faut aussi ranger parmi les cancers les cystomes ovariques composés d'une manière complétement analogue, qui souvent s'observent à l'état isolé et sont rarement infectieux; il en est de même des enchondromes gélatiniformes, qui peuvent également parcourir toutes leurs périodes sans devenir infectieux. Cette manière de voir a aussi ses inconvénients, car elle est tout à fait opposée à l'idée clinique qu'on s'est faite du cancer. Il nous suffit donc d'avoir indiqué ici les liens anatomiques qui existent entre ces différentes tumeurs. La tumeur gélatiforme aréolaire ou cancer gélatiniforme aréolaire offre peu d'intérêt sous le rapport chirurgical, parce que, à l'exception du tissu conjonctif et de la tunique musculaire du rectum, elle ne s'observe que dans des organes internes; du moins j'ai toujours trouvé que les cancers gélatineux des os, décrits par quelques auteurs, peuvent tout aussi bien être comptés parmi les enchondromes mous. Ces tumeurs aréolaires gélatineuses sont relativement fréquentes dans la paroi de l'estomac et dans le foie, et elles sont quelquefois infectieuses à un haut degré; dans ce cas on voit, surtout dans le péritoine, des milliers de petites tumeurs de la grosseur d'une tête d'épingle, de la même façon qu'on voit quelquefois, dans la tuberculose, se produire sur les membranes séreuses un nombre incalculable de tubercules miliaires. — Anatomiquement on pourrait confondre la tumeur aréolaire gélatineuse du foie avec les *tumeurs aréolaires d'échinocoques*, qui jusqu'ici n'ont été observées que dans cet organe; cependant cette question n'a aucun intérêt chirurgical.

BIBLIOGRAPHIE. — Lebert, atlas, pl. XXXIV, fig. 10-13; pl. XXXV, XLIV, CX, fig. 3; pl. CLX. — Cruveilhier, atlas, livraison V, pl. 3; livraison X, pl. 4; livraison XXI, pl. 1; livraison XXV, pl. 1; livraison XXXIV, pl. 4 et 5. — Forster, atlas, pl. V, fig. 3; pl. VIII, fig. 4 et 5; pl. XIX.

3. — *Les adénomes et les adéno-sarcomes* (sarcomes qui naissent dans des glandes).

On entend par *adénome* une tumeur composée uniquement ou au moins en grande partie d'un tissu glandulaire de nouvelle formation; c'est une néoplasie purement épithéliale; elle ne peut avoir pour point de départ que l'épithélium des membranes ou les glandes; par conséquent on pourrait également définir l'adénome en disant que c'est une hyperplasie glandulaire sous forme d'une tumeur. — Si un sarcome se développe dans une glande, il renferme presque toujours des éléments glandulaires, qui peuvent varier beaucoup sous le rapport de leur forme et dont plusieurs peut-être sont un produit de nouvelle formation. De là vient que les adénomes purs (qui du reste sont très-rares dans certaines glandes) peuvent très-difficilement être distingués des sarcomes développés dans les glandes (adéno-sarcomes). A cause des rapports intimes qui existent entre ces deux espèces de tumeurs, nous les étudierons ensemble dans ce chapitre. Toutes les glandes ne sont pas prédisposées au même degré à la formation des adénomes et des sarcomes; nous allons brièvement passer en revue celles où on les rencontre le plus souvent.

Parmi les glandes à canaux excréteurs ramifiés, la *glande mammaire* de la femme est la plus disposée aux formations sarcomateuses; on y rencontre également des adénomes purs, d'après les observations de quelques observateurs dignes de foi, cependant ils doivent être excessivement rares. Les sarcomes du sein constituent des tumeurs bosselées à lobes arrondis, de consistance ferme et élastique; la maladie atteint tantôt une grande partie de la glande, tantôt une faible partie; en général, il n'y a qu'un sein affecté, et encore ne l'est-il qu'à un endroit limité ; dans d'autres cas, plusieurs petites nodosités se montrent en même temps dans une même glande. Ces tumeurs croissent très-lentement, et ne donnent pas lieu à de la douleur ; elles sont, comme tous les sarcomes, parfaitement limitées et ne se confondent pas avec le tissu sain voisin : on peut donc facilement les déplacer, les faire glisser dans l'intérieur du parenchyme glandulaire ; si elles grandissent (et elles peuvent au bout de quelques années atteindre la grosseur d'une tête d'homme), elles se transforment presque toujours en cystosarcomes, deviennent plus molles avec le temps et donnent lieu à des douleurs ; quelquefois on les voit aussi s'ulcérer. La *composition anatomique* de ces tumeurs a de tout temps excité l'intérêt des anatomistes. Comme on y retrouve les éléments glandulaires, les acini, aussi bien que les conduits excréteurs, on crut jadis que ces parties étaient toujours un produit de nouvelle formation dans la tumeur, et l'on appela celle-ci hypertrophie partielle de la glande mammaire. Cette opinion ne me paraît pas justifiée, je crois, au contraire, m'être convaincu par l'examen d'un grand nombre de ces tumeurs, qu'il s'agit ici principalement d'une formation sarcomateuse primitive dans le tissu conjonctif qui entoure les différents acini, formation qui ne s'étend pas sur ces derniers, qui peuvent du reste se modifier de différentes façons. En effet, par la distension des conduits glandulaires il se forme dans ces tumeurs des kystes qui, d'abord aplatis et plus tard ronds, renferment un contenu séroso-muqueux ; nous en examinerons l'origine dans un instant. Quant au tissu propre de la néoplasie, il consiste ordinairement en petites cellules rondes ou fusiformes, rarement étoilées et en une substance intercellulaire assez abondante, d'un aspect fibreux, quelquefois gélatineux. Le tissu fibreux peut dans certains cas être tellement abondant, que toute la tumeur ressemble beaucoup à un fibrome par sa consistance et sa composition. On y observe quelquefois une formation accidentelle de tissu cartilagineux et osseux, cependant ce cas est rare et ces produits n'exercent, du reste, aucune influence sur la marche du processus morbide. Si la croissance de ces néoplasmes était la même dans toutes les parties, les conduits excréteurs et les acini de la glande seraient partout agrandis ou comprimés au même degré ; car si vous vous figurez qu'une partie de la glande, par exemple un lobule, soit étendu sur une base à laquelle elle est solidement attachée et que vous supposiez que cette base gagne en étendue, il faut évidemment que la partie glandulaire suive ce mouvement. Mais les glandes peuvent, comme vous savez, être considérées comme une surface à sinuosités nombreuses, la comparaison que j'ai employée peut donc parfaitement s'appliquer au cas donné. Mais une pareille croissance homogène dans toutes les parties de la néoplasie ne se rencontre jamais, ou au moins très-rarement; la conséquence est que souvent ce ne sont que les conduits excréteurs qui augmentent beaucoup en largeur ou en longueur, ce qui est le cas le plus fréquent, et que de là proviennent les kystes longs, comprimés, ressemblant à une fente, qui sont visibles à l'œil nu; par suite de la dilatation simultanée des acini, il se forme quelquefois aussi des espaces ronds. Par cette distension de la surface glandulaire, l'épithélium se multiplie aussi et arrive à un degré supérieur de développement, parce que les petites cellules épithéliales rondes des acini augmentent beaucoup en nombre et se transforment en couches stratifiées d'épithélium cylindrique. La substance glandulaire ainsi modifiée donne lieu à une sécrétion mucoso-séreuse, qui ne se vide qu'en minime partie par le mamelon et qui le plus souvent est retenue dans la glande et sert à étendre davantage les espaces glandulaires déjà dilatés (kystes de rétention et de sécrétion). Le tissu hétérogène lui-même vient à son tour s'étendre vers l'intérieur de ces kystes sous forme de végétations lobulées, feuilletées (*cystosarcoma phyllodes, proliferum*, Jean Müller), de sorte que ces tumeurs peuvent présenter à la coupe un aspect assez compliqué (voy. fig. 86).

La proportion entre les formations cystiques et la masse sarcomateuse, par laquelle, du reste, la nature et la marche de la maladie ne sont pas sensiblement modifiées, varie beaucoup dans ces cystosarcomes, comme dans ceux des autres organes.

Les sarcomes et les cystosarcomes de la glande mammaire ne sont pas très-rares, cependant ils ne sont pas à beaucoup près aussi fréquents que les cancers du sein. Cette maladie se rencontre le plus souvent chez les jeunes femmes, cependant on l'observe aussi peu de temps avant la puberté, rarement après quarante ans. La croissance de ces tumeurs est très-lente, elles sont indolentes aussi longtemps qu'elles n'ont pas atteint un grand volume; plus tard cependant on remarque des douleurs lancinantes; comme les tumeurs peuvent acquérir le volume de la tête d'un adulte et qu'elles peuvent s'ulcérer, elles donnent quelquefois lieu à des symptômes très-pénibles. Quelques-unes d'entre elles offrent la particularité de devenir peu de temps avant et pendant la menstruation un peu plus gonflées et légèrement douloureuses. L'état général ne présente rien d'anomal dans cette maladie; seulement, dans le cas où ces tumeurs sont très-volumineuses et s'ulcèrent, les malades maigrissent, deviennent anémiques et leur physionomie porte le cachet de la souffrance. La marche de la maladie peut être très-variée; dans un assez grand nombre de cas, de petites tumeurs sarcomateuses, développées peut-être après un premier accouchement, disparaissent spontanément avec le temps ou bien persistent sans accidents pendant toute la durée de la vie, cependant dans la plupart des cas ces tumeurs croissent sans cesse, jusqu'à ce qu'on les opère ; si l'opération est faite assez tard, alors que la tumeur a déjà acquis un grand volume et que les femmes qui les portent sont arrivées à un certain âge, ces tumeurs peuvent devenir infectieuses. Chez les jeunes filles et les jeunes femmes le sarcome du

Fig. 86.

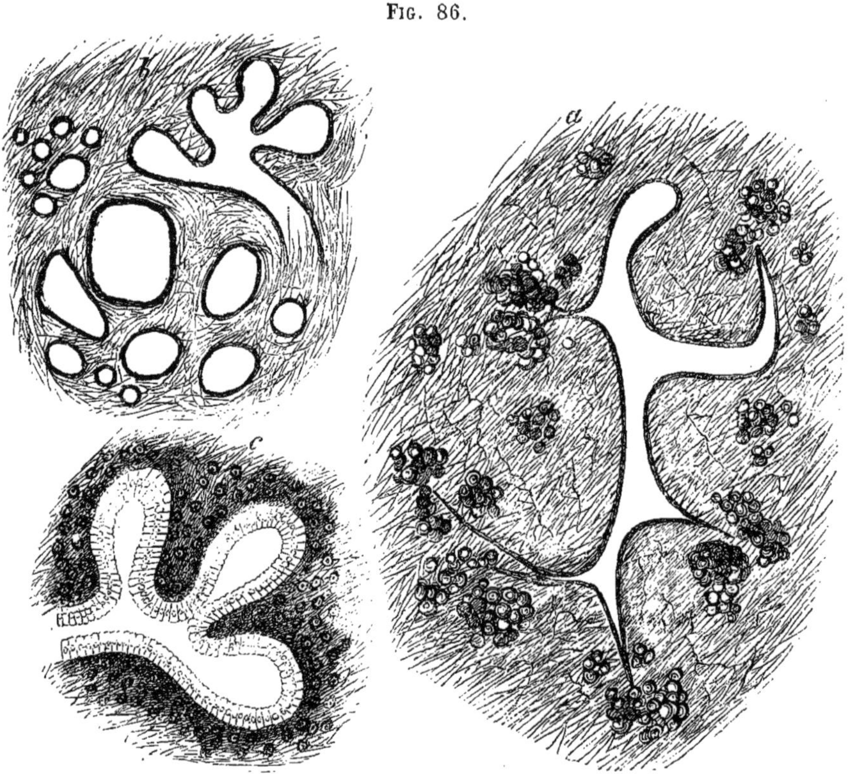

Préparations provenant d'adéno-sarcomes du sein de la femme : *a*) Dilatation des conduits excréteurs ; *b*) dilatation des acini. Grossissement, 60. — *c*) Un acinus dilaté de la glande mammaire, garni d'un épithélium cylindrique ; tissu intermédiaire ressemblant aux granulations. Grossissement, 350.

sein ordinairement ne se montre plus après l'extirpation, parce que la prédisposition morbide à la formation de ces tumeurs disparaît spontanément. Mais si le sarcome ne se montre qu'entre la trentième et la quarantième année, il faut craindre une infection des glandes lymphatiques et une dyscrasie générale. Je crois qu'il est convenable d'extirper de bonne heure ces sarcomes du sein, car on ne peut pas savoir ce qu'ils deviendront avec le temps. — Le diagnostic est souvent très-difficile ; de petites indurations circonscrites et lobées dans la glande mammaire peuvent aussi être le résultat d'un processus inflammatoire chronique, surtout pendant et après la lactation, et disparaître spontanément ou après des frictions iodées. Souvent la marche seule de la maladie permet de dire si, dans un cas donné, il existe une inflammation chronique susceptible de régression ou bien s'il y a réellement formation de tumeur. L'examen anatomique le plus scrupuleux ne nous fournit aucun renseignement dans ce cas, car un jeune tissu sarcomateux ne peut pas être distingué d'un néoplasme inflammatoire. C'est là encore un de ces cas, où la limite entre le néoplasie inflammatoire chronique et la tumeur ne peut pas être tracée exactement.

Les *glandes salivaires* sont le second organe dans lequel se développent des adéno-sarcomes et des adénomes. Les tumeurs qui s'y forment sont en général d'une consistance élastique assez ferme, assez mobiles dans l'intérieur de la glande salivaire et ont une croissance excessivement lente ; elles s'observent plus souvent dans la parotide que dans la glande sous-maxillaire, elles sont excessivement rares dans la sublinguale. La composition anatomique est très-différente à l'œil nu ; le tissu morbide est toujours entouré d'une enveloppe, cette dernière est intimement unie au tissu glandulaire. La substance de la tumeur peut être molle, cartilagineuse ou fibreuse avec ossification ou crétification accidentelle ; on y rencontre assez souvent des kystes renfermant un liquide brunâtre, gélatineux ou séreux. *L'examen histologique* de ces tumeurs donne le résultat suivant : Elles sont composées dans leurs parties molles de cellules fusiformes et de cellules étoilées, la substance intercellulaire manque complétement ou bien elle s'y trouve en faible quantité et est de nature fibreuse, muqueuse ou cartilagineuse ; on y rencontre aussi des éléments glandulaires de nouvelle formation. Les kystes reconnaissent pour origine le ramollissement muqueux du tissu sarcomateux, ou bien la dilatation des tubes glandulaires nouvellement formés. Dans des cas plus rares, toute la tumeur est principalement composée de tissu cartilagineux, cependant le tissu sarcomateux n'y manque jamais complétement. Ces tumeurs peuvent se développer depuis la puberté jusque vers l'âge de quarante ans, elles croissent excessivement lentement, sont tout à fait indolentes, et leur croissance est d'autant plus lente qu'elles se sont montrées à un âge plus avancé. Quoique ces tumeurs ne régressent jamais, cependant les petites, celles de la grosseur d'un œuf, par exemple, peuvent à un âge avancé rester complétement stationnaires. Si l'on enlève ces tumeurs chez des jeunes personnes, généralement elles ne reviennent plus. Mais lorsque les malades sont d'un âge avancé, très-souvent elles se reproduisent après l'extirpation, et quelquefois avec une telle vigueur, que peu à peu elles gagnent la profondeur du cou et ne peuvent plus être atteintes par le couteau; les ganglions lymphatiques du cou les plus voisins sont également infectés et le tableau du processus morbide se transforme peu à peu en celui d'une maladie carcinomateuse : l'adénome passe au cancer glandulaire. La généralisation de la formation sarcomateuse se montre rarement après ces tumeurs. D'après ce que nous avons dit de leur marche, on devrait prendre pour règle de les enlever de bonne heure chez les jeunes gens, mais de ne pas trop se presser de les extirper chez les personnes plus âgées, parce qu'on a toujours à craindre des récidives qui se montrent de plus en plus rapidement, tandis que les tumeurs primitives croissent lentement. En somme, les sarcomes des glandes salivaires ne sont pas fréquents. Dans la *muqueuse de la bouche* se développent quelquefois des myxo-sarcomes et des myxo-enchondromes ainsi que des adénomes semblables à ceux des glandes salivaires.

Après le sein et les glandes salivaires, la *prostate* est, parmi les glandes à conduits excréteurs ramifiés, le plus souvent affectée; c'est dans une période déterminée de la vie, c'est-à-dire après cinquante ans, que cette maladie se montre généralement. L'hypertrophie de la prostate consiste principalement en une augmentation de volume notable de l'enveloppe musculaire de cette glande, avec dilatation souvent considérable des acini au point de former des kystes; ces derniers sécrètent une matière muqueuse épaisse et brunâtre; il s'y forme également de petites concrétions concentriques, qui au début ne sont visibles qu'au microscope : elles consistent en une substance brunâtre, de la consistance d'une gélatine épaisse. Si ces concrétions augmentent de volume, elles deviennent peu à peu plus dures, il s'y dépose de la matière calcaire. C'est ainsi que se développent les *calculs prostatiques*. La glande elle-même n'est jamais le siége d'une nouvelle formation d'acini, ce ne sont que les tissus conjonctif et musculaire interstitiels et capsulaires qui sont augmentés de volume à un haut degré, de sorte que la masse totale de la glande est quelquefois augmentée du double. Dans ces cas, la partie moyenne de la glande se développe aussi et forme une espèce de troisième lobe, qui obture l'ouverture de la vessie à la manière d'une soupape. Vous voyez, d'après cette description, que dans cette maladie il s'agit moins d'une formation de tumeur dans la glande (quoiqu'on puisse rencontrer quelquefois dans la prostate de petites tumeurs fibro-sarcomateuses), que d'une hypertrophie fibromateuse du tissu intermédiaire avec dilatation des acini; l'hypertrophie prostatique doit donc être rangée non parmi les adénomes, mais tout au plus parmi les adéno-fibro-sarcomes. Voilà pourquoi l'hypertrophie prostatique ne donne jamais lieu au développement d'autres tumeurs; elle ne devrait pas être considérée comme une tumeur et ce ne sont que des raisons anatomiques qui nous ont engagé à la décrire ici. Nous n'entrerons pas dans des détails sur les difficultés que l'hypertrophie de la prostate peut opposer à la mixtion, c'est dans la chirurgie spéciale que vous les étudierez.

Les glandes du *tégument externe* et de *certaines muqueuses* peuvent également être le siége d'adénomes et d'adéno-sarcomes; il paraît que, par une espèce de formation acineuse exagérée, analogue au développement des glandes chez le fœtus, il peut se former des tumeurs de la peau, qui doivent être considérées comme des adénomes vrais avec prolifération modérée du tissu conjonctif circonvoisin. Jusqu'ici je n'ai pas observé par moi-même de ces tumeurs, cependant je suis convaincu de leur existence, depuis qu'un pareil adénome d'une glande sudoripare a été décrit par Rindfleisch. — Dans tous les cas on ne peut pas élever de doute sur les formations nouvelles de glandes qui s'observent dans la muqueuse du nez, du gros intestin et de l'utérus et qui se trouvent enveloppées d'un tissu conjonctif gélatineux, œdémateux, plus rarement d'une des autres formes du tissu sarcomateux. On voit ainsi se développer des tumeurs qu'on désigne ordinairement du nom de *polypes muqueux*. Tantôt elles ont la forme de plis, à base large, tantôt elles sont pédiculées, à sommet renflé; elles ont reçu le nom de polypes par la raison qu'elles sortent par l'ouverture d'une cavité, telle que la cavité utérine, les fosses nasales, le rectum. Elles possèdent en général la couleur et la consistance de la muqueuse sur laquelle elles sont implantées, et sont couvertes du même épithélium que celui qui tapisse la cavité; cette règle ne souffre d'exception que pour les polypes mous du conduit auditif externe, qui, chose extraordinaire, sont souvent couverts d'épithélium vibratile. Tous les polypes muqueux ne renferment pas de glandes; elles manquent ordinairement, par exemple, dans les polypes de l'oreille et dans les petites végétations foliacées de l'urèthre chez la femme (caroncules uréthrales). Ces derniers néoplasmes consistent uniquement en tissu conjonctif œdémateux et gélatineux, couvert d'un épithélium. Mais la plupart des polypes muqueux des cavités nasales, du gros intestin et surtout du rectum, sont constitués, en grande majorité, par des glandes muqueuses préexistantes qui ont, pour ainsi dire, été attirées au delà des téguments, et par des glandes nouvellement formées; leurs extrémités fermées se dilatent quelquefois et donnent lieu à des kystes muqueux. Les polypes muqueux peuvent donc, selon leur richesse en éléments glandulaires, être compris soit parmi les adénomes purs (par exemple, les polypes muqueux du rectum chez les enfants), soit parmi les adéno-sarcomes (beaucoup de polypes muqueux du nez), soit parmi les fibromes œdémateux, soit enfin parmi les myxo-sarcomes. — La prédisposition aux polypes muqueux s'étend depuis l'enfance jusque vers l'âge de cinquante ans. Chez les enfants la maladie ne se montre qu'au rectum et dans le gros intestin, on y observe soit quelques tumeurs isolées, soit un grand nombre qui se sont développées en même temps; ce dernier mode de production se remarque, du reste, plus souvent encore chez les adultes que chez les enfants. Depuis l'époque de la puberté jusque vers trente ans, la localisation de cette maladie prédomine sur la muqueuse nasale, soit qu'on observe quelques polypes isolés, soit qu'on remarque des végétations nombreuses dans les deux fosses nasales en même temps; le dernier cas est le plus fréquent. De trente-cinq à quarante ans, on observe les polypes muqueux de l'utérus, qui dans certaines circonstances peuvent devenir le point de départ de dégénérescences cancéreuses. Tous ces polypes ont une grande tendance aux récidives locales; elle est surtout très-prononcée pour les polypes du nez, qui souvent ne disparaissent qu'après avoir été enlevés trois ou quatre fois. Dans la plupart des cas, la disposition à ces néoplasies disparaît spontanément avec le temps; les récidives cessent ou les polypes plus petits, tels que ceux de l'utérus, restent dans un état stationnaire. L'examen microscopique de ces tumeurs peut éclaircir le pronostic, en ce sens que les tumeurs qui ne consistent qu'en tissu conjonctif œdémateux augmentent toujours plus lentement et sont plus bénignes que celles qui sont composées de cellules fusiformes ou d'un tissu analogue à la néoplasie inflammatoire.

Les polypes muqueux du nez s'opèrent facilement par arrachement avec des pinces à polypes construites dans ce but; il en est de même des polypes du conduit auditif externe; les polypes de l'utérus et ceux du rectum sont coupés près de leur base avec des ciseaux; si l'on craignait une hémorrhagie, on appliquerait d'abord une ligature ou bien on emploierait l'écraseur.

Nous arrivons maintenant aux *adénomes dans les glandes vasculaires*. Dans cette catégorie nous avons d'abord à examiner les tumeurs de la glande thyréoïde, qu'on désigne généralement sous le nom de *goître*. Si nous considérons les rapports anatomiques qu'affectent ces tumeurs avec le tissu de la glande, nous distinguons d'abord des gonflements diffus de la thyréoïde qui atteignent soit un, soit les deux lobes à la fois, puis des tumeurs qui, logées dans l'intérieur de la glande, ont des limites bien tranchées; dans ce cas la thyréoïde peut rester à l'état normal ou être légèrement hypertrophiée. Si nous faisons abstraction des kystes simples de cette glande, que nous avons déjà décrits sous le nom généralement admis de *goître cystique*, la plupart des autres formes de goître sont des adénomes purs ou des cysto-adénomes. Lorsque le tissu de ces tumeurs, qui peuvent être de consistance très-diverse, n'a pas encore changé de nature par une transformation secondaire, la coupe présente à l'œil nu presque la même structure que la surface de section de la glande normale. Sous le microscope la ressemblance est également très-grande ; presque tous les goîtres durs montrent à l'examen microscopique une grande quantité de capsules fibreuses, qui renferment une substance gélatineuse limpide, contenant en plus ou moins grand nombre des cellules pâles et rondes. Le volume de ces capsules varie à l'infini : les plus jeunes, qui ne renferment pas encore de substance gélatineuse mais seulement des cellules, ressemblent aux vésicules thyréoïdiennes du fœtus, tandis que les plus grosses ont un diamètre six à dix fois plus grand.

Une des modifications les plus fréquentes dans les tumeurs goîtreuses est la formation de kystes ; ces derniers se produisent de la manière suivante : par suite de la dilatation des vésicules glandulaires, un certain nombre d'entre elles se fondent ensemble et le contenu gélatineux, d'abord épais, devient de plus en plus liquide. A côté de ces formations cystiques dans les goîtres, on observe encore d'autres modifications tout aussi fréquentes, et qui se montrent assez régulièrement lorsque les goîtres existent depuis longtemps : je veux parler des extravasats sanguins; il est vrai que ces extravasats sont résorbés en grande partie, mais ils laissent toujours à leur suite des pigmentations en plus ou moins grande quantité. La dégénérescence caséeuse et graisseuse avec formation de cristaux de cholestérine est également fréquente dans les anciens goîtres ; enfin on y observe encore assez souvent l'incrustation calcaire ; on comprend qu'à la suite de toutes ces métamorphoses secondaires, les caractères primitifs de la tumeur peuvent être considérablement modifiés. Les tumeurs goîtreuses, qui se développent tantôt au milieu du cou, tantôt sur les deux côtés, soit seules, soit en grand nombre, peuvent atteindre un volume considérable, comprimer la trachée et donner la mort par asphyxie. Il arrive beaucoup plus rarement que l'hypertrophie uniforme, bilatérale de la glande thyréoïde atteigne un haut degré et mette la vie en danger. — La maladie goîtreuse est surtout remarquable par son caractère endémique ; on la rencontre principalement dans les contrées montagneuses, dans le Harz, en Thuringe, dans les montagnes de la Silésie, de la Bohême et dans les Alpes, quoique dans cette dernière contrée la fréquence ne soit pas partout la même. Quelques vallées de la Suisse en sont même complétement exemptes. Les éléments les plus divers ont été accusés de causer cette maladie, surtout l'eau et le sol, cependant les recherches exactes n'ont pas donné un résultat positif, réellement scientifique. Évidemment la localité joue un grand rôle dans cette affection. On ne peut pas reconnaître une identité complète dans la constitution (peut-être héréditaire) des goîtreux; il n'y a qu'une chose qui ne puisse être niée, c'est un certain rapport entre l'affection en question et le crétinisme, car la plupart des crétins sont porteurs de goîtres; cependant parmi les individus goîtreux, le plus grand nombre ont les os et le cerveau parfaitement bien développés. — Le goître peut, dans certains cas rares, être congénital, cependant il ne se montre le plus souvent qu'à l'âge de la puberté; sa croissance dépasse rarement la cinquantième année; ceux qui, jusqu'à cette époque, ont été portés sans préjudice, s'arrêtent ordinairement dans leur développement et dans la suite ne donnent plus d'embarras aux malades; cette règle ne souffre qu'un petit nombre d'exceptions, dans lesquelles les goîtres se transforment en *goîtres cancéreux* donnant lieu à l'infection des ganglions lymphatiques voisins; cette complication détermine presque toujours la mort par suffocation. Il n'est pas nécessaire de décrire le *goître anévrysmatique* comme une espèce particulière, car ce n'est autre chose qu'un goître dont les artères ont subi une forte dilatation. — On emploie, en règle générale, les préparations iodées contre l'affection goîtreuse, cependant elles ne sont réellement efficaces que pendant la première période de son développement; plus tard elles n'exercent plus aucun effet; cependant on les prescrit *intùs* et *extrà*, parce qu'on n'a pas d'autre remède. L'extirpation de la glande thyréoïde hypertrophiée est très-dangereuse, de même que celle des grosses tumeurs goîtreuses; elle conduit très-souvent à une mort rapide par les hémorrhagies ou quelquefois aussi par le simple fait de la perturbation produite par cette opération colossale; il ne peut donc être question que de l'extirpation de petits goîtres mobiles chez des individus jeunes. Cependant ces opérations elles-mêmes deviennent quelquefois dangereuses, et il faut avoir une certaine expérience pour déterminer d'avance quels sont les goîtres qui peuvent être extirpés sans danger et ceux qu'il ne faut pas opérer. En général, je vous engage vivement à ne pas opérer dans le but de faire disparaître une simple difformité; s'il y a danger de suffocation, on est forcé d'entreprendre cette opération, comme tant d'autres qui sont encore plus audacieuses. Les goîtres mobiles, situés sur la ligne médiane du cou chez des jeunes gens, présentent le plus de chances, tandis que des goîtres, même petits, sont difficiles et dangereux à enlever, lorsqu'ils sont profondément situés dans les lobes latéraux hypertrophiés. Les opérations les plus simples de cette espèce doivent être entreprises avec les plus grandes précautions, surtout en ce qui a trait à l'hémostase artérielle et veineuse; il faut lier les vaisseaux en masse avant de les couper); pour extirper la tumeur enkystée il est préférable de se servir des doigts, de la spatule, d'une sonde de femme ou d'autres instruments moussus, au lieu d'employer le bistouri et les ciseaux. Nous avons déjà parlé antérieurement de l'opération du *goître cystique*.

L'*adénome et* l'*adéno-sarcome dans les ganglions lymphatiques* ont également une grande importance. Il est très-difficile de délimiter exactement ces néoplasies. D'après le mode de développement, il faut admettre dans les ganglions lymphatiques un gonflement inflamtoire secondaire, dû à l'infection, ensuite une hyperplasie idiopathique (*lymphadénome*, *lymphome*, O. Weber, Virchow), enfin, une dégénérescence sarcomateuse des ganglions lymphatiques, qui à son tour peut être idiopathique ou infectieuse. Dans toutes ces maladies nées de causes diverses, les ganglions lymphatiques offrent presque toujours le même aspect; ils sont augmentés de volume et plus durs qu'à l'état normal. L'*examen microscopique des lymphomes* montre l'état suivant, quand on se sert de préparations durcies et passées au pinceau : Tous les éléments cellulaires des glandes commencent à végéter, les cellules lymphatiques dans l'intérieur des alvéoles, les cellules de tissu conjonctif des trabécules, des capsules, des alvéoles et des réseaux formant les sinus; c'est ainsi que peu à peu la structure normale du ganglion disparaît complétement, car tout l'organe se transforme en un amas de cellules lymphatiques; cependant le plus souvent persiste un tissu réticulé très-fin, dans lequel le tissu conjonctif dense de la capsule et des trabécules s'est transformé; les vaisseaux sanguins sont également conservés, mais leurs parois se sont épaissies considérablement (voy. fig. 87). Ordinairement les ganglions sont de volume très-divers; si les plus gros ont également une structure semblable, si le tissu réticulé est encore conservé, on a affaire à une simple hyperplasie. Quelles sont les causes d'une pareille hyperplasie? s'est-elle formée d'une manière idiopathique, ou bien est-elle la conséquence d'une inflammation chronique? c'est ce qu'on ne peut découvrir ni à l'œil nu, ni à l'aide du microscope; ce qu'on peut dire d'une manière générale, c'est que les ganglions fortement hypertrophiés sous l'influence d'une inflammation chronique renferment beaucoup plus souvent des abcès et des foyers caséeux, que les hyperplasies idiopathiques de ces ganglions. Entrons encore dans quelques détails sur ces dernières :

Pendant un temps assez long l'aspect réniforme du ganglion reste conservé, mais à la fin il disparaît également et les tumeurs ganglionnaires les plus voisines se confondent en une masse unique lobulée. A l'extérieur et à l'œil nu, les tumeurs sont rondes, ovales ou réniformes, sur une section elles ont une couleur gris-rougeâtre qui se transforme à l'air en une couleur jaune-rougeâtre. La consistance de ces tumeurs est dure et élastique; leur siége facilite le diagnostic. Les ganglions lymphatiques ne sont pas tous également disposés à cette affection, ce sont les ganglions cervicaux qui s'hypertrophient le plus souvent, soit d'un côté, soit des deux; cet état morbide s'observe plus rarement dans les ganglions de l'aisselle et de la région inguinale, et très-rarement dans les ganglions abdominaux et bronchiques. Ces tumeurs ne sont presque jamais congénitales, cependant on peut les observer depuis la première année jusqu'à peu près quarante

FIG. 87.

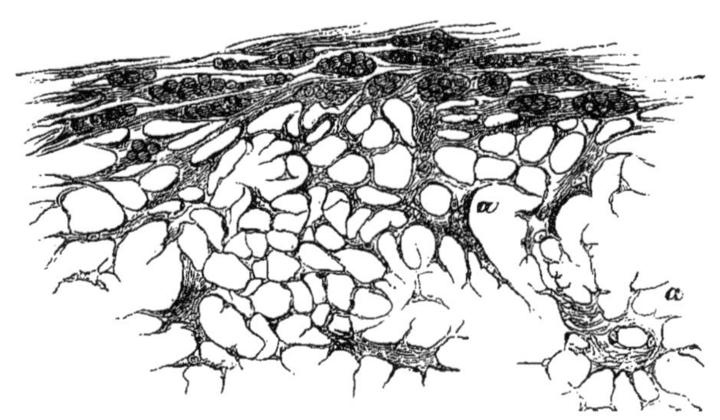

Préparation provenant de la couche corticale d'un ganglion lymphatique hyperplastique du cou. — Grossissement, 350. — *a*, *a*. Section de vaisseaux dont les parois sont épaissies. Préparation durcie dans l'alcool et passée au pinceau.

ans, elles sont surtout fréquentes entre huit et vingt ans. Assez souvent l'hyperplasie idiopathique des ganglions lymphatiques se montre à l'état multiple. Cette maladie peut se localiser dans une ou quelques glandes du cou; dans ce cas, la disposition à ces néoplasies disparaît au bout d'un certain nombre d'années, les tumeurs qui se sont développées sans douleurs et qui sont encore indolentes, s'arrêtent alors dans leur croissance et persistent dans le même état jusqu'à la fin de la vie. Dans d'autres cas, la néoplasie se montre en même temps dans tous les ganglions lymphatiques du cou sur un ou sur les deux côtés, de sorte que le cou devient progressivement large et gêne les mouvements de la tête; si ces tumeurs continuent à grossir, elles peuvent finir par comprimer la trachée et donner lieu à la mort par suffocation; cependant dans quelques-uns de ces cas on observe aussi un arrêt spontané de la maladie et l'on peut alors extirper, avec beaucoup de chances de succès des tumeurs même très-grosses ; il arrive encore que beaucoup de ces ganglions disparaissent à la suite d'une fonte ulcérative et d'une transformation caséeuse chroniques. Les cas les plus graves sont ceux dans lesquels les tumeurs arrivent rapidement à un volume considérable, jusqu'à atteindre celui d'une tête d'adulte, et ceux dans lesquels des adénomes se développent dans presque tous les ganglions lymphatiques du corps. Cette dernière catégorie de malades guérissent rarement, il survient une anémie considérable, la nutrition cesse presque complétement, il peut aussi s'y ajouter une hypertrophie de la rate, et la mort arrive au milieu des symptômes d'une anémie et d'un marasme excessifs. Dans quelques cas de sarcomes multiples des glandes lymphatiques, on a observé une leucocythémie bien développée, et Virchow croit qu'ici l'augmentation des corpuscules blancs dans le sang dépend de ce qu'une plus grande quantité y est versée par les ganglions hyperplastiques. Je ne partage pas complétement cette opinion, d'abord, parce que la leucocythémie est en somme assez rare, même lorsque les tumeurs lymphatiques existent en grand nombre, et ensuite parce qu'il est très-peu vraisemblable que les ganglions lymphatiques, qui peu à peu ont fini par perdre complétement leur structure normale, puissent encore fonctionner d'une manière physiologique et, à plus forte raison, hyperplastique. Il existe déjà un grand nombre d'essais de Frey, O. Weber et moi, ayant pour but d'injecter les vaisseaux lymphatiques de pareils ganglions, mais nous n'avons réussi que très-incomplétement, souvent même pas du tout; ces essais parlent déjà en faveur de l'opinion, que ces ganglions hypertrophiés fonctionnent moins bien qu'à l'état physiologique ; les résultats négatifs obtenus par l'injection doivent, il est vrai, être interprétés avec beaucoup de prudence, surtout parce qu'il s'agit de ganglions lymphatiques. Si Müller a pu injecter un petit ganglion peu gonflé, cela ne prouve rien, car l'imperméabilité des voies lymphatiques ne se produit que peu à peu. — Cependant je ne veux pas diminuer par là l'importance de ce fait intéressant, que la leucocythémie se montre principalement en coïncidence avec des tumeurs des ganglions lymphatiques et de la rate; seulement les rapports qui existent entre ces phénomènes ne sont pas immédiats, il faut qu'il s'ajoute encore quelque chose aux tumeurs lymphatiques et spléniques, pour qu'il y ait leucocythémie, et ce quelque chose nous est inconnu jusqu'ici. Peut-être on pourrait facilement résoudre ce problème par voie anatomique : on peut s'attendre à la leucocythémie aussi longtemps que les sinus lymphatiques sont encore perméables ; si la thrombose s'y montre, la production exagérée de globules blancs doit cesser. — La croissance de ces tumeurs est presque toujours uniforme, continue ; jusqu'ici je n'ai vu que chez deux enfants très-jeunes (l'un d'un an et l'autre de cinq) les lymphadénomes se transformer rapidement en cancer médullaire, et se produire une végétation considérable avec ramollissement et ulcération rapides. Il est tout aussi rare de rencontrer une fonte purulente étendue de ces tumeurs; jusqu'ici je ne l'ai observée qu'après l'emploi de la compression; en somme, cette terminaison n'est pas fâcheuse, car la suppuration ne s'empare presque jamais en même temps de toute la tumeur, mais se limite d'abord à quelques ganglions et ne s'étend que très-lentement. — Le *pronostic* du lymphadénome (*sarcome scrofuleux*, B. de Langenbeck) doit varier beaucoup, d'après ce qui vient d'être dit, il ne peut être posé avec quelque certitude que lorsqu'on a observé pendant quelque temps la rapidité de la croissance; en général, on peut admettre que la maladie est d'autant plus dangereuse, qu'elle apparaît à un âge moins avancé. Rarement je l'ai vue se *développer* passé vingt ans, et je croyais autrefois qu'elle ne se rencontrait presque jamais après cet âge; cependant j'ai vu il n'y a pas longtemps, chez une femme de quarante-cinq ans, très-obèse et atteinte depuis cinq ans d'un asthme, un gros adénome des ganglions bronchiques de la forme la plus pure, qui finalement a donné lieu à la suffocation. — Le *traitement* de la maladie ganglionnaire en question sera toujours interne au début; on emploie ordinairement les antiscrofuleux, parce qu'on admet un lien de parenté entre l'hyperplasie idiopathique des ganglions lymphatiques et la diathèse scrofuleuse. Ainsi on prescrit l'huile de foie de morue, les bains salins, et, si la constitution du malade ne le contre-indique pas, on recommande intérieurement et extérieurement les préparations iodées; quand l'anémie est très-prononcée, on ordonne le fer, soit seul, soit combiné à l'iode. Dans les cas les plus favorables, les tumeurs lymphatiques récentes rétrogradent et disparaissent par ce traitement. Dans d'autres cas, qu'on peut encore considérer comme favorables, on arrive à un arrêt dans la croissance des tumeurs; malheureusement le nombre des cas susceptibles d'être guéris par des médicaments est faible, et c'est précisément là où l'on aurait le plus besoin de ces remèdes internes (par exemple lorsque les tumeurs sont déjà trop grosses pour être opérées), qu'ils ne donnent aucun résultat; bien plus, j'ai pu constater plusieurs fois l'influence pernicieuse des traitements iodés très-énergiques, dirigés contre des tumeurs de cette nature dont la croissance était très-rapide, je veux parler du ramollissement de la plus grande partie des tumeurs, accompagné de phénomènes fébriles violents. — Parmi les moyens externes, l'iode est encore le plus efficace, le mercure n'a presque pas d'action, des résultats favorables ont été obtenus, surtout par Baum, au moyen de la compression à l'aide d'appareils construits spécialement pour chaque cas particulier; j'ai obtenu par ce moyen de l'amélioration, quelquefois une petite diminution ou une fonte purulente partielle, mais rarement une guérison complète. On ne peut s'attendre à la guérison par l'opération que dans les cas où il s'agit de glandes dans lesquelles l'évolution morbide est terminée. On est obligé quelquefois, à cause de la position de ces tumeurs dans le voisinage immédiat de la trachée, de les opérer en pleine période de croissance; cependant on doit toujours s'attendre, dans ces cas, à des récidives sur place ou l'envahissement d'autres groupes ganglionnaires. Il faut peser exactement toutes les circonstances pour pouvoir décider dans le cas spécial, si une opération promet ou non du succès. L'opération elle-même est en général parfaitement bien supportée dans les cas où l'on a affaire à des ganglions qui sont encore distincts les uns des autres et dont la capsule est encore conservée; j'ai déjà extirpé avec succès plus de vingt ganglions isolés du cou chez un seul et même individu sans avoir eu de récidive, ou plutôt je les ai accrochés et enlevés avec le doigt, comme on déterre des pommes de terre, permettez-moi la comparaison; mais lorsque les ganglions sont confondus en une seule masse et qu'ils sont très-mous, c'est, d'abord, le signe d'une rapide croissance et la récidive locale ne se fera jamais attendre; d'un autre côté, l'opération est très-difficile dans ces circonstances. On voit quelquefois de pareilles tumeurs chez des jeunes gens, du reste robustes, se développer au cou, gagner en profondeur, s'étendre derrière la mâchoire jusque dans l'arrière-bouche et entraîner les tonsilles et le pharynx dans ce mouvement morbide; généralement ces tumeurs sont suivies de mort en peu de temps, et les opérations qui pourraient encore être essayées sont tellement dangereuses, qu'il est rare qu'on puisse même prolonger la vie par cette intervention chirurgicale.

Parmi les autres glandes qui, d'après les recherches les plus modernes, doivent être rangées dans le système lymphatique, il n'y a que les *amygdales* qui soient susceptibles d'être atteintes d'hyperplasie; cependant l'hypertrophie tonsillaire ordinaire, qui se rencontre si souvent chez les enfants et les adolescents, est plutôt comparable au gonflement secondaire des glandes lymphatiques à la suite d'une inflammation chronique; on l'observe fréquemment en coïncidence avec d'autres symptômes de scrofulose, ou bien elle est la conséquence d'un catarrhe chronique du pharynx; il est faux d'admettre l'inverse, les tonsilles hypertrophiées ne sont jamais la cause du catarrhe pharyngien. Dans ces cas donc l'extirpation des amygdales n'exerce aucune influence favorable sur la maladie principale, c'est-à-dire sur le retour fréquent des inflammations de la gorge. — On a observé, quoique rarement, des hypertrophies du *thymus*. — Les affections analogues des plaques de Peyer et de la rate ne sont d'aucun intérêt en chirurgie.

On observe aussi, dans les glandes appartenant au système lymphatique, des *sarcomes vrais* par suite d'infection provenant de sarcomes primaires, cependant ces cas sont rares; les sarcomes idiopathiques des glandes lymphatiques sont encore plus rares. Si une glande lymphatique devient sarcomateuse, elles ne montre, jusqu'à un certain degré de grossissement, que les modifications qu'on observe également dans l'hyperplasie simple; mais plus tard le tissu réticulé et toute structure glandulaire disparaissent, et à leur place on observe du tissu sarcomateux parfait. — Les sarcomes idiopathiques des glandes lymphatiques, qu'à ma connaissance on n'a observés jusqu'ici que dans les tonsilles et les ganglions du cou, sont très-infectieux et ont une marche très-défavorable; après l'opération, qui le plus souvent est dangereuse, on observe ordinairement des récidives très-rapides.

Bibliographie. — Lebert, atlas, pl. x, fig. 12, 13, 14; pl. xii, fig. 12, 13, 19; pl. xiv, fig. 1-4; pl. xl; pl. cxliv; pl. cxlv, fig. 1-6. — Froriep, planches gravées, pl. 347, 385, 391. — Cruveilhier, atlas, livraison xxx, pl. 2; livr. xxii, pl. 6; livr. xxxv, pl. 4; livr. xxii, pl. 2; livr. xxvi, pl. 5; livr. xxx, pl. 1. — Forster, atlas, pl. vi, fig. 1 et 2; pl. v, fig. 1; pl. xxiii; pl. xxv, fig. 1 et 2.

4. — *Les papillomes sarcomateux.*

Nous avons déjà indiqué antérieurement que chaque espèce de tumeur, surtout lorsqu'elle se développe sur les surfaces, peut se montrer sous forme papillaire; nous entendrons donc par papillomes sarcomateux des tumeurs qui ont la forme de papilles et qui consistent en tissu sarcomateux; les papilles sont couvertes d'une couche épithéliale qui est analogue à celle de la région où naît la tumeur.

Sur la peau il est, en général, très-rare d'observer des papillomes sarcomateux. Ce qu'on appelle les condylomes larges, de même que les condylomes pointus sur les muqueuses, sont des produits de la syphilis et du pus gonorrhéique dont l'irritation est spécifique; nous ne les comptons pas parmi les tumeurs.

C'est surtout sur les muqueuses que se développent les papillomes sarcomateux, principalement au col de la matrice, plus rarement sur la muqueuse rectale et nasale. Ils appartiennent aussi, d'après la nomenclature chirurgicale usitée jusqu'ici, à la catégorie des polypes muqueux. Ce sont souvent des tumeurs compliquées, dans lesquelles on trouve réunies la végétation des glandes, l'ectasie glandulaire, la formation de tissu intermédiaire sarcomateux et la formation de papillomes. Le plus souvent ce sont des tumeurs pédiculées, quelquefois une assez grande surface de la muqueuse devient malade en même temps.

Rarement ces papillomes deviennent infectieux, cependant ils se reproduisent quelquefois après l'extirpation. Les papillomes étendus, qu'on rencontre quelquefois dans le larynx des enfants, sont probablement toujours d'origine syphilitique.

Virchow appelle *psammomes* certains papillomes qu'on observe dans la cavité crânienne et qui renferment du sable cérébral (de *psammos*, sable). — J'ai désigné dans le temps sous le nom de *cylindromes* des tumeurs formées de papilles qui sont composées de tissu muqueux transparent, vitreux; cependant ce fait n'est pas aussi caractéristique que je le croyais dans le temps, car il se rencontre dans les tumeurs carcinomateuses aussi bien que dans les tumeurs sarcomateuses. — Des formations papillaires de nature sarcomateuse peuvent aussi se développer à la surface interne des kystes, elles peuvent se mêler tellement entre elles, qu'elles constituent un tissu continu sans toutefois cesser de s'accroître sous forme de branches et de rameaux; c'est ce qu'on observe, par exemple, dans les cystosarcomes des glandes salivaires.

QUARANTE-HUITIÈME LEÇON

CARCINOMES

Carcinomes. Généralités. Aperçu histologique. Affection secondaire des glandes lymphatiques. — 1. Les *cancers simples de tissu conjonctif :* Développement et marche du cancer du sein. Opérations. Détails histologiques. Divers foyers de localisation. — 2. Les *cancers cicatrisants de tissu conjonctif* ou *squirrhes :* Symptômes. Détails histologiques. Marche. Opérations.

Tumeurs à croissance rapide, qui sont toujours infectieuses, non-seulement grande tendance aux récidives sur place, mais encore affection très-fréquente des ganglions voisins et développement successif de beaucoup de tumeurs semblables dans différents organes. Carcinomes. Carcinose. Cancers.

Le groupe de maladies que nous allons décrire maintenant embrasse les tumeurs qu'on rencontre de beaucoup le plus souvent; je ne crois pas me tromper en disant que les carcinomes s'observent aussi fréquemment que toutes les autres formes de tumeurs réunies. La marche clinique brièvement indiquée dans le sommaire peut beaucoup varier, surtout sous le rapport de la durée; il y a des cas qui se terminent en moins d'une année, d'autres qui ne parcourent toutes leurs périodes que dans l'espace de dix à quinze ans; le temps moyen de la durée est de deux à trois ans. Évidemment le siége de la tumeur a une grande influence sur la rapidité de la marche, comme dans d'autres affections; ainsi, un carcinome primitif de l'estomac ou du foie conduira plus tôt à la mort, par suite des troubles apportés dans tout l'organisme, qu'un cancer de la lèvre ou du sein. — La composition anatomique de la plupart des tumeurs cancéreuses est également caractéristique : dans l'intérieur des organes malades elles ne sont jamais parfaitement distinctes du tissu environnant, leur pourtour se fond intimement avec le tissu normal, de sorte qu'en les extirpant on est toujours obligé d'enlever une partie de ce tissu sain, si l'on veut être sûr de ne rien laisser de malade; cela provient de ce que la maladie s'étend toujours par la périphérie, semblable au processus inflammatoire progressif; cependant la croissance est en même temps centrale, c'est-à-dire que les éléments de la tumeur se multiplient aussi par eux-mêmes. Les tumeurs cancéreuses sont toujours solidement fixées au tissu envahi, elles ne glissent pas sur les parties sous-jacentes. La consistance est toujours grande au début, la forme varie beaucoup, elle est tantôt lobulée, tubéreuse, tantôt elle présente une surface plus ou moins plane et bosselée. La surface de section a une couleur rouge pâle, comme les sarcomes; en y passant le dos du scalpel ou en comprimant la tumeur, on obtient, en général, une bouillie trouble, lactescente (suc cancéreux, bouillie cancéreuse). — Cette description n'est applicable qu'aux carcinomes de date récente ; les tumeurs plus anciennes montrent un grand nombre de métamorphoses, qui, il est vrai, n'appartiennent pas exclusivement au cancer, mais s'observent cependant tout particulièrement dans cette espèce de tumeur ; la transformation en bouillie caséeuse est fréquente dans les tumeurs cancéreuses, on remarque plus rarement le ramollissement liquide allant jusqu'à constituer des kystes. Dans certains cas on y rencontre une substance semblable à la moelle, à la pulpe cérébrale, c'est là toujours une forme de transition à l'encéphaloïde. Un caractère *particulier* au carcinome est le travail partiel de ratatinement, qui ne se rencontre aussi manifestement dans aucune autre tumeur. Le plus souvent au centre, rarement à un point périphérique, on trouve un tissu de cicatrice, dur, fibreux, par lequel la partie extérieure de la tumeur est quelquefois tirée en dedans et la peau qui la recouvre est ridée; ce fait indique évidemment une espèce de tendance médicatrice de la nature. Ce processus se rapproche aussi par là, comme par son mode d'extension, de certaines formes de l'inflammation chronique, surtout de la formation des tubercules, où l'on observe aussi un travail de ratatinement semblable, par exemple, au sommet du poumon. Il y a des formes carcinomateuses où ce travail de ratatinement cicatriciel est si considérable, que la masse principale de la néoplasie est formée de tissu cicatriciel et que la néoplasie progressive n'est constituée que par une faible couche à la périphérie. — Dans les tumeurs cancéreuses, l'ulcération de la peau se fait de deux manières différentes ; quelquefois elle se produit de la manière ordinaire, c'est-à-dire que la peau est transformée peu à peu de dedans en dehors en tissu morbide, comme dans d'autres processus ulcératifs; d'autres fois l'ulcération est la conséquence d'un ramollissement rapide de quelques points périphériques de la tumeur, suivi bientôt de la rupture des téguments. Dès que la peau est perforée, la masse végétante de la tumeur s'engage dans l'ouverture et s'étend à l'extérieur, où elle se gangrène en partie ; il se forme un ulcère cancéreux (*ulcus cancrosum*, *cancer apertus*, en opposition avec le *cancer occultus* qui ne s'est pas encore montré à l'extérieur). Ces ulcères cancéreux sont infundibuliformes dans les cancers durs; dans les cancers mous, ils ont des bords végétants qui s'élèvent au-dessus de la peau sous forme de champignons, ils sécrètent toujours une sérosité nauséabonde, ichoreuse.

D'après la description que nous venons de donner des symptômes visibles à l'œil nu, les tumeurs cancéreuses sont difficiles à méconnaître; il en est de même de la structure histologique de ces tumeurs; dans la plupart des cas elle est tellement caractéristique, que le diagnostic peut également être posé à l'aide du *microscope*. Pour bien examiner ces tumeurs, de même que toutes les tumeurs riches en cellules, il est nécessaire de les durcir d'abord dans l'alcool ou dans l'acide chromique, parce qu'il faut se procurer des coupes fines pour bien voir la disposition des éléments et le premier début de la maladie. Si l'on prend ces précautions, on aperçoit facilement ce qui suit : le tissu est composé de cellules et de fibres conjonctives; ces dernières sont disposées sous la forme d'un rayon de miel; les différentes cavités de ce réseau, qui communiquent pour la plupart entre elles, renferment des cellules principalement de forme ronde, dont le volume peut être très-variable (fig. 88).

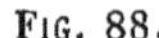
Fig. 88.

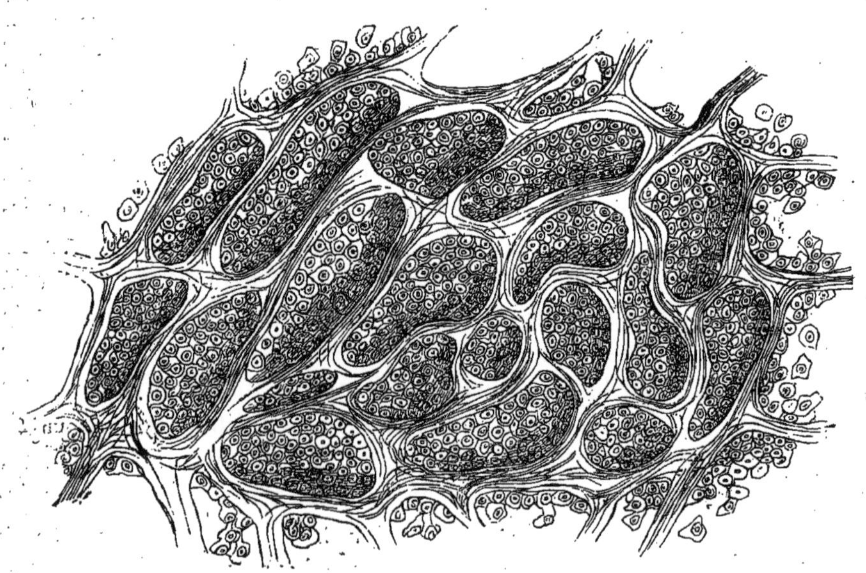

Cancer mou du sein. Tissu alvéolaire du carcinome. Préparation à l'alcool.—Grossissement, 200.

Ce type, appelé alvéolaire, se retrouve dans toutes les tumeurs cancéreuses, et ne devient tout à fait indistinct que lorsque la végétation des cellules devient si forte, qu'elle fait disparaître complétement le stroma de tissu conjonctif; en pareil cas, on peut s'attendre à un ramollissement complet de la tumeur (l'infiltration purulente conduit de la même façon à l'abcès). Aussi longtemps que les groupes de cellules sont encore tous enveloppés par des capsules fibreuses solides, la tension de ces capsules donne à la tumeur une consistance assez grande; si les capsules disparaissent, le tissu, qui dès lors n'est plus composé que de cellules, ne présente plus qu'une consistance molle, même liquide; avec une végétation cellulaire aussi énorme et une disparition aussi complète du tissu conjonctif coïncident, en général, mortification, fonte graisseuse et ratatinement du tissu morbide; les vaisseaux qui entourent un pareil foyer absorbant les substances liquides, les plus solides se dessèchent, et comme il ne peut y avoir de vide, le tissu conjonctif de la périphérie d'un pareil foyer se contracte, il se forme une cicatrice interstitielle qui renferme des détritus graisseux et caséeux. C'est là un processus terminal très-fréquent, lorsqu'il y a formation surabondante de cellules dans les carcinomes. Cependant ceci n'est applicable qu'aux cas où la végétation rapide des cellules n'est pas suivie d'un développement vasculaire très-considérable; si la formation des vaisseaux augmente en proportion de la formation des cellules, la végétation cellulaire devient d'autant plus active, la tumeur en partie ou en totalité devient une masse molle, végétante, il y a formation partielle ou totale du tissu encéphaloïde. Vous pouvez comparer ces phénomènes à ce qui arrive dans le ratatinement des tubercules et dans la formation des granulations fongueuses; dans la formation tuberculeuse, la vascularisation défectueuse de la néoplasie semble être la cause du ramollissement ou du ratatinement de la jeune nichée de cellules, tandis que la croissance des granulations fongueuses sur les plaies ou les ulcères ne s'effectue que par l'abondance de la formation vasculaire; tout cela paraît reposer sur cette loi générale, que dans le corps humain de petites parties de tissus peuvent seules exister sans vaisseaux. — Les connaissances que nous possédons sur les rapports qui existent entre le développement vasculaire et la végétation cellulaire dans les carcinomes, sont le résultat d'injections artificielles. On réussit difficilement, il est vrai, à injecter complétement les vaisseaux sur des tumeurs extirpées, cependant en prenant les précautions nécessaires on arrive assez souvent à une injection complète de quelques parties au moins des tumeurs. Les vaisseaux rampent principalement dans le tissu conjonctif, dans le stroma des carcinomes. Ils augmentent en nombre dès la première apparition des cellules, ils se dilatent ensuite et forment des mailles de plus en plus étroites. Si dans un groupe d'alvéoles il se fait une végétation de cellules très-considérable, les vaisseaux seront comprimés dans ce foyer et il se développera des thromboses ; on verra autour d'un pareil foyer de ramollissement se former un réseau vasculaire collatéral aussi épais et serré qu'autour d'un abcès (fig. 89).

Fig. 89.

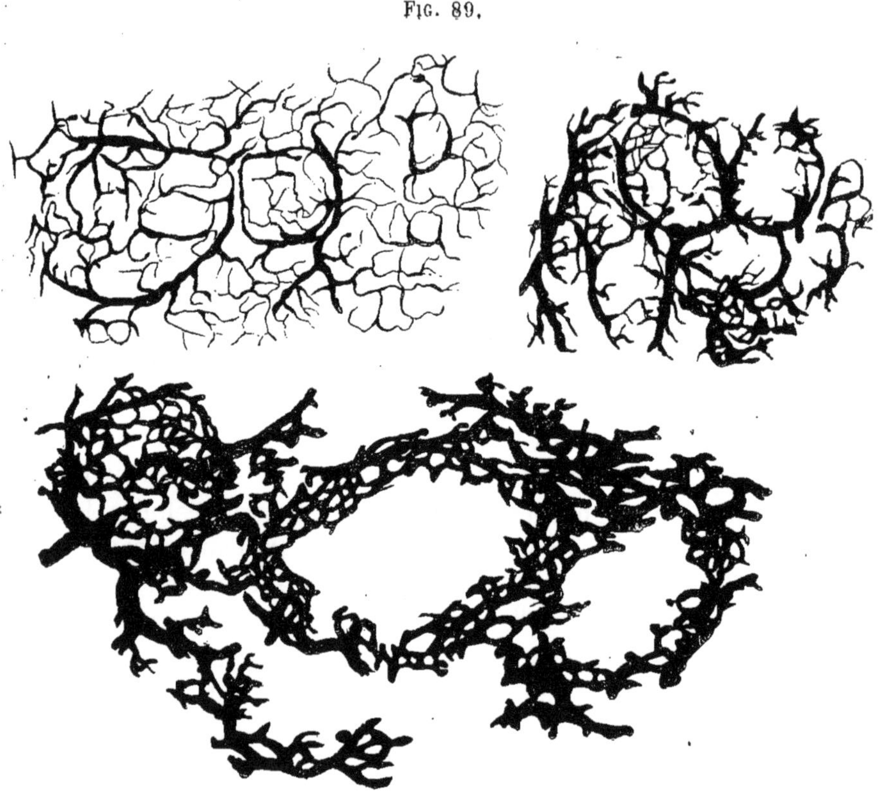

Réseaux vasculaires provenant de cancers du sein et injectés par une artère. Grossissement, 60. *a.* Augmentation vasculaire commençante et disposition circulaire autour des alvéoles en voie de formation. — *b.* Réseaux vasculaires (dilatés) dans le tissu carcinomateux alvéolaire, arrivé à un développement complet. — *c.* Réseaux vasculaires fortement dilatés autour de foyers ramollis et caséeux dans le carcinome.

La structure alvéolaire n'est pas un caractère *spécifique* du carcinome, car on l'observe aussi dans l'enchondrome, et quelquefois dans le myxome, le cystome ovarique composé et le lymphome ; dans le sarcome même un certain groupement des cellules et une disposition particulière du réseau capillaire peuvent donner lieu à la structure alvéolaire (fig. 83 *d.*) ; ceci prouve simplement qu'il existe une série de formes de transition dans tous les types de tissu, et que le jugement que nous portons en clinique sur les tumeurs, comme sur toutes les autres maladies, ne peut pas être basé uniquement sur la composition anatomique. —

Nous avons déjà dit que, par suite des progrès de la végétation carcinomateuse, le tissu qui est le siége de la maladie, disparaît, comme dans l'inflammation; c'est au point qu'une glande atteinte de carcinome perd toute trace de sa structure originaire. L'adéno-sarcome du sein, comparé au cancer de tissu conjonctif dans cette glande, fournit la meilleure preuve de ce que nous avançons. Dans le sarcome, les conduits glandulaires et les acini restent intacts, ou bien se dilatent pour former des kystes; dans la forme cancéreuse en question, les acini disparaissent complétement et l'on ne voit plus rien de la structure glandulaire primitive dans la partie atteinte. — Malgré cela il y a un grand nombre de tumeurs qu'il n'est pas toujours possible de classer par leurs caractères anatomiques ni complétement parmi les sarcomes, ni complétement parmi les carcinomes, en faisant même abstraction des formations accidentelles de tissu cartilagineux et osseux, de fibres musculaires striées, de kystes, etc., tous ces différents éléments pouvant se rencontrer également dans les tumeurs composées, dont la masse principale est constituée par du tissu carcinomateux. Ces tumeurs complexes, qu'on observe principalement dans le testicule et l'ovaire, et dans lesquelles on rencontre l'un à côté de l'autre, et du tissu sarcomateux et du tissu carcinomateux, sont toujours d'un mauvais pronostic. Pour la détermination de la marche clinique, la distinction des sarcomes mous d'avec les carcinomes n'a pas une grande importance, parce que les premiers peuvent être presque aussi infectieux que les seconds. — Si cette circonstance a pu engager quelques chirurgiens à abandonner les termes de sarcomes mous et de carcinomes mous, et à confondre les deux tumeurs dans le terme commun de tumeurs cellulaires, c'est-à-dire composées principalement de cellules, on ne peut rien objecter sous le rapport pratique, quoiqu'il existe, dans la plupart des cas, encore d'autres signes (la localisation, l'enkystement) qui permettent d'admettre une distinction anatomique.

Nous devons encore citer ici un caractère tout spécial des carcinomes, c'est la *participation fréquente à la maladie des ganglions voisins par suite d'infection*. Nous nous sommes déjà prononcé sur la manière dont nous nous expliquons cette affection concomitante. La maladie des ganglions lymphatiques, qui accompagne le carcinome, se montre d'une façon plus ou moins rapide : quelquefois on l'observe peu de semaines après le début du carcinome, d'autres fois au bout de quelques années seulement; elle peut même manquer complétement; le développement rapide de l'affection dans les ganglions est un signe pronostique très-important : il indique toujours une marche rapide et intense de la maladie. Dans ce cas, doit-on s'attendre à rencontrer des tumeurs métastatiques dans les organes internes et combien de temps après l'infection des ganglions avoisinants? L'expérience nous apprend qu'on ne peut répondre à ces questions que d'une manière approximative, et que le pronostic se base dans ces cas sur la différence des formes carcinomateuses et sur la région où elles se montrent. J'ai déjà dit plus haut que selon toute probabilité la plupart des carcinomes métastatiques reconnaissent pour origine l'embolie de nature spécifique. Nous pouvons donc passer immédiatement à la description des différentes espèces de carcinomes. Nous en distinguons deux formes principales : le *cancer de tissu conjonctif* et le *cancer glandulaire et épithélial* avec leurs différentes variétés.

1. — *Les cancers simples de tissu conjonctif.*

Le carcinome de tissu conjonctif simple ordinaire se localise si souvent dans la glande mammaire de la femme, que nous pouvons parfaitement choisir cette localisation pour point de départ de notre description. Cette maladie se montre ordinairement entre trente et soixante ans, rarement plus tôt ou plus tard; les femmes atteintes sont le plus souvent bien portantes du reste; les personnes mariées et non mariées, les femmes de toutes les conditions, qu'elles aient eu des enfants ou non, sont sujettes à cette affection. Assez fréquemment les parents ou les aïeuls sont morts à la suite d'une maladie carcinomateuse. Le plus souvent il se forme dans un sein, surtout dans la partie inférieure et externe, une tumeur, d'abord petite et indolente, qui reste quelquefois inaperçue pendant des mois; elle a une consistance dure, est assise solidement dans la glande, cependant au début elle est mobile sous la peau et sur les muscles thoraciques; sa croissance n'est pas très-rapide au commencement, il peut se passer un an avant que la tumeur ait atteint la grosseur d'une petite pomme; son volume ne reste pas toujours le même, quelquefois la tumeur est plus grosse et devient sensible, surtout avant et pendant la menstruation; on la voit encore augmenter de volume par les grossesses; quelquefois la tumeur diminue de nouveau et devient complétement indolente. Ces phénomènes dépendent en partie de congestions vers le sein, en partie du ratatinement et d'un processus cicatriciel dans la tumeur elle-même. — Avec le temps, dans l'espace de quelques mois, la tumeur devient toujours plus grosse, la peau qui la recouvre devient immobile, et dans la profondeur il se produit une adhérence avec le muscle grand pectoral. Souvent les malades ne remarquent pas elles-mêmes le début du gonflement des ganglions lymphatiques dans l'aisselle, et si de temps en temps l'examen du médecin n'est pas dirigé de ce côté, la formation de tumeurs dans les ganglions lymphatiques, qui se traduit également par un gonflement dur de ces parties, n'est remarquée que bien tard; d'un autre côté, ces ganglions sont situés si profondément et si haut sous le pectoral, qu'on ne les sent que lorsqu'ils ont déjà acquis un volume assez considérable. Les ganglions du cou sont plus rarement atteints dans le cancer de la mamelle; dans le cas où on les observe, le pronostic est plus fâcheux. Si l'on ne trouble pas le développement ultérieur de la tumeur, les choses se passent à peu près de la manière suivante, lorsque la marche n'est pas trop rapide : La tumeur du sein et celles des ganglions axillaires se réunissent peu à peu, il en résulte une tumeur bosselée, bombée, immobile, qui est soudée avec la peau en quelques endroits; par la pression qu'elle exerce sur les nerfs et les vaisseaux de l'aisselle, il se développe des douleurs névralgiques et de l'œdème dans le bras; les patients, qui jusque-là se sentaient parfaitement bien et pouvaient encore vaquer à leurs occupations, sont obligés dès ce moment de garder le lit à cause du gonflement du bras et des douleurs qui se présentent, surtout la nuit, et qui ont un caractère lancinant, térébrant. — Un autre phénomène qui à cette époque (nous admettons qu'il se soit passé à peu près deux ans depuis l'apparition de la première tumeur) existe déjà ou se présente bientôt, est l'ulcération. Elle se montre d'ordinaire avec les symptômes extérieurs suivants : Une partie de la tumeur se soulève sous forme d'un segment de sphère; la peau, qui devient de plus en plus mince, rougit et se couvre de ramifications vasculaires très-apparentes; enfin il se produit une crevasse ou une vésicule sur cette partie bombée, rouge, ramollie jusqu'à donner la sensation de la fluctuation; à ce moment une partie de la masse cancéreuse, qui est exposée à l'air, devient gangréneuse, elle est éliminée par lambeaux, et il se développe une ulcération profonde, cratériforme, qui conserve cet aspect si le fond et les parois sont encore très-durs; dans le cas où le voisinage de l'ulcération est déjà ramolli, la masse cancéreuse commence à végéter sur les parois et le fond, sort par l'ouverture et s'étale sous forme de champignon. C'est ainsi que se développe un ulcère, qui a quelquefois un caractère torpide, d'autres fois un caractère fongueux; la sécrétion de cette surface ulcérée est toujours séro-ichoreuse et fétide, souvent des lambeaux gangréneux sont éliminés. Phénomène plus grave, les hémorrhagies parenchymateuses, et même artérielles, viennent quelquefois épuiser les forces du malade. Dans notre description nous avons suivi la malade jusqu'à l'époque où elle est obligée de garder le lit par moment ou pour toujours; alors nous arrivons bientôt à la catastrophe : les malades prennent un teint pâle, l'appétit se perd, les forces diminuent, les nuits sont fréquemment sans sommeil, parce que les douleurs deviennent plus vives; il faut déjà avoir recours aux préparations opiacées pour procurer un peu de repos et pour diminuer les douleurs. Nous avons maintenant devant les yeux le tableau de la *dyscrasie* ou *cachexie cancéreuse*. Cet état peu durer encore des mois : la décomposition qui se fait sur l'ulcère cancéreux empeste la chambre, les malades deviennent de plus en plus faibles, le teint prend une couleur gris-jaunâtre, terreuse, les mouvements respiratoires deviennent douloureux, il s'y ajoute une grande sensibilité dans la région du foie et quelquefois dans les os des extrémités. Les malades tombent dans le marasme, et après des souffrances longues et cruelles, elles succombent enfin à une longue agonie, à moins qu'une pleurésie ou une pneumonie ne vienne hâter la fin. A l'autopsie, nous rencontrons dans la plupart des cas des tumeurs carcinomateuses de la plèvre et du foie, quelquefois aussi des os, soit du fémur ou de la colonne vertébrale, soit des côtes du côté de la tumeur. — Toute la maladie avait duré à peu près deux ans et demi.

Cette description est tout à fait exacte pour beaucoup de cas de cancer du sein, cependant on observe aussi quelques modifications dans cette marche. D'abord la rapidité du processus local est variable; la tumeur peut rester limitée à la glande mammaire, sans que les ganglions lymphatiques s'affectent, c'est là un cas très-rare; ensuite, l'affection ganglionnaire peut se montrer presque en même temps que la tumeur du sein : dans cette circonstance, il y a lieu de s'attendre toujours à une marche rapide de la maladie, tandis que si l'opposé a lieu, si l'extension aux ganglions lymphatiques se fait tardivement et d'une manière peu intense, on peut s'attendre à une marche plus lente, plus bénigne de toute la maladie. Les deux seins peuvent être atteints soit en même temps, soit rapidement l'un après l'autre, d'ordinaire ce fait annonce également une évolution rapide. Dans certains cas il ne se développe pas de tumeur isolée dans le sein, mais toute la glande est envahie en même temps que la peau qui la recouvre. Enfin, il peut y avoir depuis huit ou dix ans un adénome ou un adéno-sarcome, qui prend rapidement les caractères du cancer, c'est-à-dire devient immobide, douloureux à quoi s'ajoute des indurations ganglionnaires. — On observe également des cas où la tumeur du sein se rapetisse et se ratatine au point qu'on croirait qu'elle va disparaître complétement; malheureusement ceci n'empêche pas la maladie de se généraliser, cependant cette modification paraît ralentir la marche, ou bien ne se montre que dans les cas bénins, qui mettent quatre à six ans pour parcourir leurs périodes. Certains malades succombent de bonne heure à l'anémie, produite par l'ulcération et les hémorrhagies, avant que des tumeurs métastatiques aient eu le temps de se développer. — Quant à l'époque où se montrent les tumeurs cancéreuses métastatiques dans les organes internes, elle est aussi très-variable ; en général, on peut dire que lorsque la croissance locale des tumeurs est lente, les tumeurs métastatiques se montrent également assez tard ; cependant il y a des exceptions à cette règle. La localisation des tumeurs secondaires est d'une régularité remarquable dans le cancer du sein ; nous l'avons déjà dit, la plèvre, le foie, les os sont le siége le plus fréquent des tumeurs métastatiques.

La marche si variable du cancer fait qu'il est excessivement difficile, impossible même, de comparer le résultat des opérations faites sur les tumeurs cancéreuses dans leurs différentes périodes, avec les cas qui n'ont pas été opérés ; l'âge déjà offre de grandes différences : chez les individus âgés, la marche de la maladie est presque toujours plus lente que chez des individus plus jeunes ; une foule de causes tout à fait inconnues font sentir leur influence. Les chirurgiens les plus expérimentés ont établi les principes les plus opposés quant à l'utilité de l'intervention chirurgicale : les uns admettent que la marche de la maladie est ralentie par l'opération, les autres prétendent qu'elle est accélérée. Les statistiques publiées jusqu'à ce jour ne peuvent pas nous aider à résoudre cette question importante, parce qu'on a réuni dans ces tableaux les cas de natures les plus variées ; il faudrait d'abord classer ces cas d'après des principes déterminés pour arriver par cette méthode à un résultat satisfaisant. Mais à quoi cela peut-il servir ? Dans un cas donné, la question qu'on se posera toujours est de savoir si par l'opération nous pouvons soulager la malade ou non. La tumeur (au moins dans les cancers du sein) récidivera presque toujours, soit dans la cicatrice elle-même, soit dans les ganglions lymphatiques ; les malades, s'ils ne meurent pas de marasme ou de maladies aiguës, succomberont toujours plus tard à des tumeurs métastatiques ; malheureusement tout le monde est d'accord là-dessus, et le pronostic, à quelques exceptions près, est facile à poser. Quelle est la souffrance que le malade endure par la tumeur ? quel danger celle-ci détermine-t-elle par son siége ? Voilà des questions qui se présentent tout d'abord. Mais j'empiète sur le traitement, dont je dois parler seulement à la fin du chapitre des maladies cancéreuses.

Il reste encore à vous exposer la *composition anatomique fine et le développement des tumeurs cancéreuses*, ensuite je vous parlerai des autres foyers de localisation les plus fréquents de la maladie.

Quant à la composition anatomique des cancers de tissu conjonctif, j'ai peu de chose à ajouter à ce que j'ai déjà dit dans les généralités sur leur structure; on peut facilement suivre *avec le microscope* le développement du cancer sur de minces sections faites près de la limite des tumeurs. Par suite de la prolifération des cellules de tissu conjonctif qui se fait ordinairement par foyers isolés, il se forme d'abord des groupes de petites cellules rondes, par lesquelles les fibres du tissu conjonctif sont écartées les unes des autres et en partie détruites. Une partie du tissu fibreux infiltré persiste encore avec un reste de cellules conjonctives non modifiées et avec les vaisseaux, et sert d'enveloppe aux petits groupes de cellules très-rapprochés les uns des autres (fig. 90).

Fig. 90.

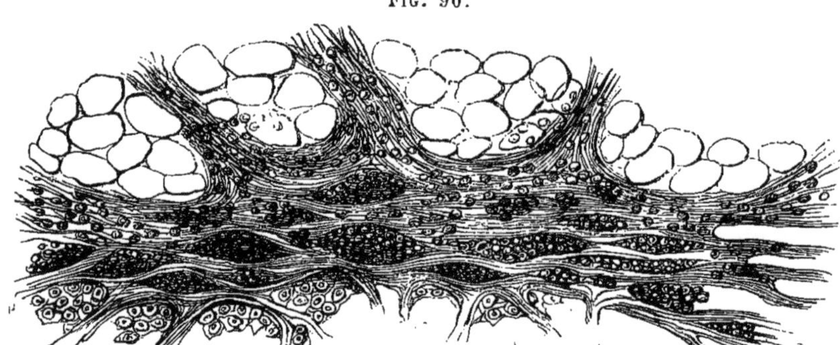

Extension d'un cancer du sein au tissu graisseux. Préparation macérée dans l'alcool.— Grossissement, 350.

Ce début est donc le même que dans toute néoplasie. Mais bientôt le tableau se modifie par la croissance des cellules nonvellement formées; elles deviennent quelquefois trois à quatre fois plus grosses que des cellules lymphatiques, mais c'est surtout le noyau qui prend un volume extraordinaire, de même que le nucléole, dont les noyaux renferment tantôt un, tantôt plusieurs. Cependant l'activité des cellules n'est pas bornée à cette simple augmentation de volume, elle n'est pour ainsi dire qu'à son début, car ces grosses cellules commencent alors à se diviser; cette division se fait ordinairement par segmentation simple, qui se montre d'abord sur le noyau et puis sur la cellule elle-même; il faut encore faire observer ici que, en opposition avec le noyau dont l'enveloppe est souvent très-épaisse, la cellule ne possède pas de membrane complète, de sorte que les cellules qui se trouvent dans une lacune du tissu conjonctif sont souvent intimement unies, et quelquefois ne peuvent pas être parfaitement isolées. Par la scission d'une cellule cancéreuse il se formera de nouveau deux grandes cellules cancéreuses, et de cette façon la néoplasie croît par elle-même, tandis qu'à la périphérie on voit sans cesse se développer par foyers de nouvelles cellules de tissu conjonctif, qui se transforment en cellules cancéreuses. De cette sorte naît la conformation type du tissu cancéreux : c'est un système de cavités qui sont constituées par le tissu conjonctif écarté, on l'appelle le stroma cancéreux ou charpente du cancer. Si sur une mince coupe d'une tumeur cancéreuse vous enlevez les cellules au moyen d'un pinceau imprégné de glycérine et promené pendant quelque temps sur le tissu en question, vous pouvez isoler complétement le stroma, qui a quelquefois une configuration très-curieuse. Si vous comprimez avec le manche du scalpel la surface de section récente de la tumeur cancéreuse, vous obtiendrez quelquefois, lorsque la cohérence des cellules est assez forte, la masse cellulaire sous forme de cylindres ramifiés, semblables à des glandes; cet amas de cellules conserve la forme des cavités du stroma cancéreux, cavités qui communiquent entre elles et qui leur ont servi en quelque sorte de moule.

Ce serait une erreur de croire que la tumeur est partout et toujours d'une structure semblable à celle que je viens de vous exposer. Il faut bien se pénétrer du fait que ces tissus peuvent subir des métamorphoses de différente nature, soit progressives, soit régressives. Je vous ai dit que dans le stroma du cancer il persistait une certaine quantité de cellules de tissu conjonctif; ces dernières peuvent avec le temps croître et végéter à leur tour (et contribuer plus tard au développement dans l'intérieur de la tumeur de nouvelles cellules cancéreuses; il est clair que dans ces cas les trabécules de tissu conjonctif du stroma doivent devenir de plus en plus minces, parce qu'ils sont de plus en plus distendus; la charpente devient donc peu à peu très-déliée, elle disparaît même complétement par place, de sorte qu'à ces endroits la néoplasie est composée exclusivement de cellules (fig. 91).

Ceci explique également le changement de consistance de la tumeur; tandis qu'au début elle donnait une sensation de dureté, elle est devenue tout à fait molle aux endroits où s'est produite cette végétation exagérée de cellules avec résorption des trabécules de tissu conjonctif, à la section elle est d'un blanc pur, semblable à la pulpe cérébrale, à la moelle; les cellules, qui se sont en quelque sorte trop hâtées dans leur développement, n'atteignent plus la même grosseur ni la même maturité, elles sont plus petites et très-disposées à la désagrégation. De cette façon le tissu cancéreux type s'est transformé en un tissu homogène, semblable à la moelle. Ce ramollissement médullaire est toujours un signe d'une végétation très-rapide des cellules, et pour cette raison il a de l'importance sous le rapport du pronostic, car on peut en déduire le degré de vigueur de la croissance; un vieil axiome fondé sur l'empirisme dit déjà que le ramollissement de la tumeur cancéreuse est de mauvais augure pour la marche ultérieure. — Nous avons déjà parlé avec détail des processus rétrogrades qui se passent dans les tumeurs cancéreuses, ce que nous en avons dit s'applique parfaitement au cancer du sein. Si le développement du carcinome est arrivé jusqu'à la structure alvéolaire typique, la formation de cellules cesse quelquefois à un endroit, le plus souvent à celui qui a été le premier atteint, les cellules et les noyaux commencent à se désagréger, que les molécules se séparent simplement les uns des autres, ou que cette désagrégation soit une

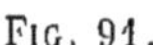
Fig. 91.

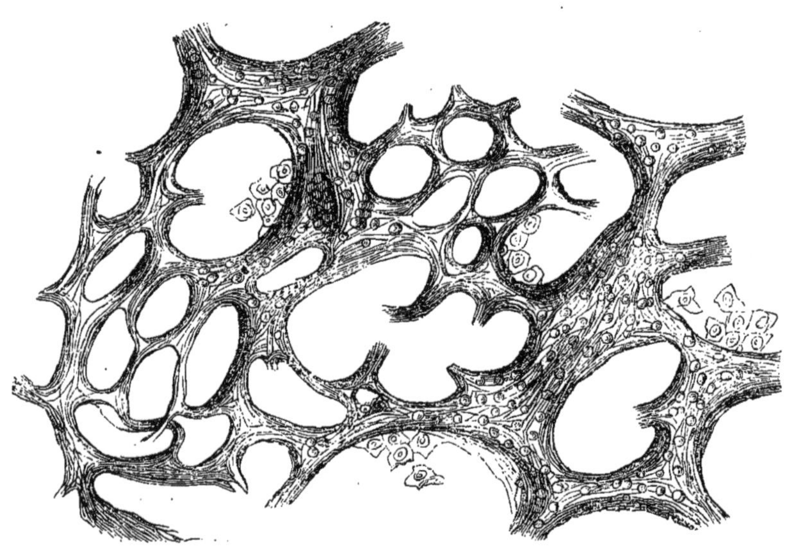

Stroma d'un cancer du sein; les trabécules les plus épais sont infiltrés abondamment de jeunes cellules, dont le développement exagéré donne lieu à de nouveaux foyers et augmente de plus en plus le nombre des alvéoles, c'est ainsi que le stroma devient de plus en plus mince. Préparation durcie dans l'alcool et passée au pinceau. Grossissement, 300.

transformation graisseuse du protoplasme; ces masses moléculaires se résorbent, le stroma de tissu conjonctif se rétracte, et selon que la résorption des cellules désagrégées a été complète ou incomplète, il se forme une cicatrice qui est composée uniquement de tissu conjonctif, ou bien qui renferme dans ses interstices une substance grasse caséeuse, grumeleuse. Il est permis de supposer que toute la tumeur cancéreuse disparaîtrait de cette façon, si la néoplasie ne continuait pas de se développer à la périphérie; s'il n'en était pas ainsi, la tumeur cancéreuse guérirait en laissant une cicatrice. Comme nous l'avons déjà fait remarquer antérieurement, cette tendance du cancer à la cicatrisation interstitielle a de l'importance pour le pronostic, ce processus ne prenant une grande extension que dans les cas à marche lente. — Nous n'avons rien de particulier à ajouter sur les modifications histologiques qui se passent dans l'ulcération du cancer. La néoplasie s'étend progressivement du dedans au dehors, jusqu'à ce que toute l'épaisseur de la peau soit malade et qu'enfin le tissu morbide se montre à l'extérieur; si le réseau de Malpighi est détruit, il ne se forme plus de nouvelles cellules épidermiques, et le tissu cancéreux, qui offre peu de résistance, tombe en gangrène, parce qu'il ne peut pas résister aux agents irritants qui viennent de l'extérieur.

Jusqu'ici nous nous sommes occupés exclusivement du carcinome du sein, d'abord parce qu'il représente le mieux le type de toute la maladie, ensuite parce que la carcinose se localise le plus fréquemment dans la glande mammaire de la femme; cette affection est très-rare dans la glande mammaire de l'homme. Mais le cancer peut se présenter à l'état primitif dans presque toutes les parties du corps; les formes les plus molles, celles qui se rapprochent du cancer médullaire, sont surtout fréquentes, à l'état primitif, dans le foie et dans l'estomac; le carcinome ordinaire se rencontre également dans le tissu conjonctif sous-cutané, dans la peau; il est aussi assez fréquent dans les os, surtout dans la mâchoire supérieure. Nous allons encore nous arrêter à ces cancers osseux, aux *ostéo-carcinomes*. Sous le rapport anatomique, les cancers osseux se comportent absolument comme les autres tumeurs cancéreuses; cependant le travail de ratatinement, de cicatrisation s'observe très-rarement chez eux, tandis qu'on y remarque assez souvent la végétation médullaire. L'os malade lui-même se comporte autrement dans l'ostéo-carcinome que dans l'ostéosarcome, parce que l'extension locale de la maladie se fait d'une manière toute différente dans les deux affections. La tumeur sarcomateuse, dont la croissance est principalement centrale, autogène, reste toujours parfaitement distincte à la périphérie du tissu osseux sain, les tumeurs globuleuses peuvent être enlevées de leur coque osseuse; par contre, le carcinome, dont la croissance est surtout périphérique, infiltre l'os de plus en plus et donne lieu dans le tissu osseux à l'atrophie, au ramollissement et à la disparition complète, de la même façon que la néoplasie inflammatoire dans l'ostéite chronique et la carie; l'os ainsi traversé de toute part par les végétations carcinomateuses devient aussi poreux et rongé que par la néoplasie inflammatoire, et l'os carcinomateux, lorsqu'il est macéré, offre par conséquent le même aspect que l'os carié; il est perforé, corrodé, aminci.

Dans la plupart des cas, l'os est donc complétement corrodé par le carcinome ; cependant il y a des exceptions : il existe des cas où le stroma de tissu conjonctif s'ossifie en partie ou totalement et où il se développe de plus une coque osseuse de nouvelle formation, qui a son point de départ dans le périoste (comme dans l'ostéosarcome central); de cette façon la tumeur cancéreuse est traversée par un stroma osseux délicat, ou bien elle est encore recouverte d'une coque osseuse; cependant ces cas ne sont pas fréquents en comparaison de ceux où il y a résorption; vous trouverez de pareils ostéo-carcinomes avec ossification, macérés et d'une forme très-élégante, dans les grands musées anatomiques, soigneusement conservés sous des cloches de verres, parmi les pièces rares. Le squelette de ces tumeurs est, à la vérité, très-délicat et d'une structure très-variée : quelquefois il présente des espèces de cavernes, d'autres fois il est garni de pointes à sa surface, ou bien il figure une coque à couches concentriques; il faut cependant faire observer qu'un certain nombre de ces préparations osseuses doivent être rangées parmi les sarcomes. — Selon mon expérience, cette formation osseuse accidentelle dans les carcinomes ne modifie pas le pronostic ni la marche ultérieure de l'affection carcinomateuse.

BIBLIOGRAPHIE. — Lebert, atlas, pl. XLI, LII, LXXXIV, CXXXII ; pl. CLXX, fig. 9-12; pl. CLXXI. — Cruveilhier, atlas, livraison XXXVII, pl. 3 ; livr. XXIV, pl. 4. — Förster, atlas, pl. LXX, fig. 1; pl. XXVII. — Rust, Helcologie, pl. XI, fig. 3, 4, 5, *Ulcus cancrosum*.

2. — *Cancers cicatrisants ou atrophiques de tissu conjonctif.* — *Carcinoma cicatricans, fibrosum. Squirrhes par excellence.*

Le carcinome cicatrisant se rattache immédiatement au carcinome simple; il mériterait à peine d'être compté comme espèce particulière du genre carcinome (parce que la cicatrisation s'observe également dans le carcinome ordinaire), si la grande régularité et l'étendue de ce travail de cicatrisation, si la marche très-lente de la maladie qui se reconnaît par ces productions, ne fournissaient pas des données assez importantes pour séparer ce groupe des autres carcinomes. Pour nous faire comprendre plus facilement, nous allons commencer par donner les caractères anatomiques du squirrhe; je fais observer encore que le terme de squirrhe, appliqué aux tumeurs que nous allons décrire, a été pour la première fois employé par moi; dans le temps on comprenait sous ce nom toute tumeur ou tout gonflement durs, même des produits inflammatoires; par exemple, les bords indurés d'un ulcère étaient appelés squirrheux; à une époque plus rapprochée de nous, on attribuait cette expression à toutes les espèces de cancers de consistance dure, abstraction faite de leur structure anatomique; mais comme nous employons le nom de carcinome pour désiguer les cas ordinaires de tumeurs cancéreuses, qui donnent toujours la sensation de dureté, jusqu'à ce qu'elles se ramollissent, le terme de squirrhe nous reste pour désigner les formes fibreuses, cicatricielles des cancers; squirrhe est donc pour nous synonyme de carcinome cicatrisant ou fibreux. — Pour faire la description du squirrhe, nous pouvons de nouveau choisir comme exemple celui du sein, où cette forme de cancer se rencontre le plus souvent, principalement chez les femmes qui ont passé la cinquantaine, rarement plus tôt. Il se développe dans la glande mammaire un point dur, on ne peut pas dire un gonflement, car cette dureté est ordinairement accompagnée d'une diminution partielle, rarement totale, de la glande; l'induration grandit de plus en plus, mais d'une manière excessivement lente, pendant des années; elle se forme tantôt sans douleur, d'autres fois elle est accompagnée des plus vives douleurs. Admettons qu'à ce moment la glande indurée soit opérée et que nous examinions l'endroit malade, nous trouvons un tissu si dur, que nous pouvons à peine le couper au couteau; la surface de section se présente à l'œil nu comme une cicatrice fibreuse dure, passant peu à peu au tissu environnant normal par des faisceaux rayonnés de tissu conjonctif. Dans les cas bien prononcés, il serait difficile de trouver à l'œil nu un autre élément pathologique que ce tissu cicatriciel; cependant, dans un certain nombre de tumeurs on rencontre à la périphérie une couche plus ou moins prononcée d'un rouge pâle, d'un brillant lardacé, qui se trouve placée entre la cicatrice et le tissu sain et passe insensiblement aux deux formes de tissu. — Si l'on examine une coupe fine de tissu cicatriciel, après l'avoir fait durcir dans l'alcool, on ne trouve que du tissu conjonctif avec des fibres élastiques; les faisceaux de tissu conjonctif n'ont cependant pas une disposition aussi régulière que dans le fibroïde, mais ils sont mêlés sans ordre et, comme nous l'avons dit, accompagnés de beaucoup de fibres élastiques, ce qu'on n'observe pas dans le fibroïde. L'examen du tissu qui se trouve à la limite du précédent, donne le résultat suivant : on constate qu'il s'y forme des cellules, en petite quantité, il est vrai; il s'y développe de petits groupes d'éléments pâles, à un noyau, ressemblant à des cellules lymphatiques, comme au début de toute néoplasie. Cependant ces cellules ont une existence très-courte, car à peine se sont-elles formées, qu'elles commencent déjà à se désagréger sans prendre une forme plus parfaite, puis le tissu conjonctif, qui avait été un peu écarté, se rétracte de nouveau et nous avons, comme résultat de ce processus, la cicatrice; mais à la périphérie cette formation de cellules, à la vérité peu considérable, s'étend de plus en plus loin, et par cette raison il n'arrive jamais ou du moins très-rarement que cette néoplasie guérisse spontanément et complétement par la formation d'une cicatrice. Vous le voyez, ce processus a la plus grande analogie avec celui de l'inflammation chronique, et cependant il y a des raisons qui nous engagent à compter parmi les tumeurs le produit qu'il engendre; nous reviendrons avec plus de détails sur ce sujet.

Examinons maintenant de plus près la marche clinique de ces cas : nous avons déjà dit que les individus âgés sont seuls atteints de cette maladie, et que l'affection locale progresse d'une manière excessivement lente; il y a des cas où sept à huit ans s'écoulent avant qu'une moitié d'un sein soit complétement ratatinée. L'état général n'est jamais troublé. Dans le squirrhe du sein, les ganglions lymphatiques participent à la maladie, et le processus y prend le même caractère : on y observe une très-faible augmentation de volume, mais une forte induration et le ratatinement cicatriciel. Le squirrhe est d'autant moins dangereux qu'il est plus pur, c'est-à-dire que le néoplasme arrive plus rapidement à se ratatiner et que le processus s'étend plus lentement; après l'extirpation ou la cautérisation de ces sortes de cancers, les récidives locales ne se montrent que très-tard, quelquefois même elles font complétement défaut; la prédisposition à cette maladie disparaît, ou du moins elle reste latente pendant un grand nombre d'années pendant lesquelles ces personnes âgées meurent quelquefois d'une autre maladie. Cette marche, de même que le caractère anatomique, a déterminé beaucoup de chirurgiens et d'anatomistes à ne pas compter cette tumeur parmi les tumeurs carcinomateuses, mais à la considérer comme une espèce à part, ou bien à la ranger parmi les néoplasies inflammatoires chroniques. Ils disent : On n'observe pas dans cette maladie de tumeurs métastatiques, l'infiltration est sous le rapport anatomique la même que dans l'hépatite et la néphrite chroniques avec rétraction consécutive; pourquoi vouloir séparer de ces processus ce prétendu squirrhe? Wernher a appelé cette espèce de ratatinement de la glande mammaire, *cirrhose du sein.* — Je reconnais parfaitement que dans certains cas de squirrhe on est en droit de douter du caractère carcinomateux, cependant je persiste à les compter parmi les cancers, et cela par les raisons suivantes : Parmi toutes les tumeurs, le ratatinement appartient en propre aux cancers; mais il faut surtout remarquer que les cancers cicatrisants sont très-souvent combinés au carcinome ordinaire; la plupart du temps il existe même, à côté des masses squirrheuses, une végétation cancéreuse plus ou moins forte, quelquefois sous forme d'un très-grand nombre de petits tubercules cancéreux dans la peau, tandis que les formes tout à fait pures du cancer cicatrisant sont relativement rares. Cette combinaison, qu'on n'observe ni dans la cirrhose du foie ni dans celle des reins, parle donc en faveur des rapports intimes qui existent entre cette néoplasie cicatrisante et le cancer; dans ces cas complexes, les récidives locales ne manquent pas après l'extirpation, pas plus que les tumeurs des glandes lymphatiques et les cancers métastatiques dans les organes internes; cependant pour les tumeurs qui consistent *principalement* en masses cicatricielles et qui, pour cette raison, doivent être comptées plutôt parmi les squirrhes que parmi les cancers ordinaires, le pronostic est toujours relativement favorable, parce que la maladie suit toujours une marche très-lente.

Il faudrait décrire encore ici le *cancer colloïde* (carcinome colloïde, cancer alvéolaire); mais nous en avons déjà dit quelques mots, et nous avons exprimé notre opinion sur la nature douteuse de ces tumeurs autant sous le rapport anatomique que sous le rapport clinique.

QUARANTE-NEUVIÈME LEÇON

CARCINOMES (SUITE).

3. Les *carcinomes épithéliaux* et les *carcinomes glandulaires*. Endroits où on les rencontre : *a*. Région de la tête et du cou. *b*. Glande mammaire. *c*. Régions génitale et anale. — Histologie. — Marche. — 4. Les *carcinomes épithéliaux cicatrisants*. — 5. Les *papillomes carcinomateux*. *Cancer papillaire*.

Traitement des carcinomes. — Indications pour les opérations à l'aide du bistouri et des caustiques.

3. — *Karcinomes épithéliaux et carcinomes glandulaires. Cancroïdes. Épithéliomes et adénomes malins, infectieux.*

Cette formation cancéreuse (*deuxième forme principale*) tire son nom le plus usuel, celui de *cancer épithélial*, d'un élément anatomique qui ne peut être sûrement constaté qu'au moyen du microscope, cependant elle se reconnaît autant par les caractères appréciables à l'œil nu que par sa marche et son mode de localisation. Le nom de *cancroïde* a été choisi, parce que jadis on voulait séparer ces tumeurs des vrais cancers, dans la croyance qu'elles ne faisaient que *ressembler* aux cancers sans pouvoir leur être assimilées; mais cette opinion ne me paraît pas justifiée. Les carcinomes épithéliaux ne peuvent se développer primitivement que là où se trouvent des cellules épithéliales. Les régions suivantes sont le siége le plus fréquent de ces tumeurs :

a. La *tête* et le *cou*. Dans ces régions, c'est à la lèvre inférieure, sur la muqueuse buccale, sur la muqueuse nasale, la gencive, la joue, les paupières, la langue, dans le larynx, l'œsophage, l'oreille et sur le cuir chevelu, que ces tumeurs se montrent de préférence, et leur fréquence est d'autant moindre qu'on descend la série des organes que nous venons d'énumérer. La première manifestation est variable : les cas les plus graves débutent immédiatement par une petite tumeur dans la substance de la muqueuse ou de la peau et arrivent rapidement à l'ulcération par suite d'un ramollissement central (cancer épithélial infiltré, profond, Thiersch); d'autres cas commencent par la surface (cancer épithélial superficiel, Thiersch) : il se développe une crevasse, une fente, une excoriation indurée, une mortification épidermoïdale, une verrue molle ; ces états morbides, qui d'abord semblent insignifiants, persistent pendant un temps assez long à la surface, s'étendent lentement en largeur, moins en profondeur, et présentent des bords modérément indurés. Si le carcinome procède d'une formation verruqueuse, il conserve quelquefois toujours le caractère papillaire ; en général, les tumeurs papillaires molles de la peau et des muqueuses ont une grande ressemblance avec les carcinomes épithéliaux, non-seulement sous le rapport histologique, mais aussi sous celui de la marche clinique ; nous y reviendrons, quand il s'agira des papillomes carcinomateux. Les parties une fois atteintes sont détruites pour toujours par leur transformation en tissu cancéreux ; dans les cas types de carcinomes épithéliaux végétants, on n'observe pas de ratatinement cicatriciel ; les ulcères qui se forment sur ces néoplasmes se comportent d'une manière différente, comme les autres ulcérations cancéreuses ; tantôt l'ulcère se gangrène à la superficie, qui tombe en lambeaux plus ou moins étendus, et de cette façon se forme une perte de substance cratériforme, tantôt la néoplasie végète fortement et il se développe des ulcères fongueux dont les bords se renversent en dehors, imitant la forme d'un champignon. Si l'on comprime ces surfaces ulcérées, il n'est pas rare d'en voir sortir une bouillie caséeuse, qui se laisse exprimer sous forme vermiculaire, comme le sébum épaissi d'une glande dilatée de la peau (*comédon*) ; nous nous occuperons plus tard de cette bouillie. La forme superficielle aussi bien que la forme profonde peut donner lieu à un ulcère fongueux ; mais les deux peuvent également conduire à des ulcères atoniques rongeants ; la forme de l'ulcération ne dépend donc pas uniquement de la profondeur de l'infiltration carcinomateuse. Tôt ou tard se présente un gonflement des ganglions les plus rapprochés, gonflement qui est souvent douloureux et qui augmente avec le temps ; peu à peu les tumeurs ganglionnaires se fusionnent entre elles, ou avec la tumeur primitive ; de nouveaux points s'ulcèrent et la destruction locale gagne toujours en largeur ; la néoplasie s'étend aussi en profondeur et attaque les os de la face et du crâne : ces derniers sont détruits par le tissu nouveau, qui se substitue au tissu osseux. La mort peut arriver par suffocation ou par inanition à la suite de la pression des tumeurs sur la trachée et l'œsophage, elle peut être la suite d'une affection du cerveau consécutive à une perforation du crâne, le plus souvent elle arrive dans le marasme par suite d'un épuisement complet des forces et au milieu des symptômes d'une cachexie considérable. A l'autopsie, on ne rencontre presque jamais de tumeurs métastatiques dans les organes internes. — Tous ces carcinomes de la tête, de la face et du cou se rencontrent beaucoup plus souvent chez les hommes que chez les femmes.

b. Ce n'est que dans ces derniers temps que je me suis convaincu de la fréquence, dans la *glande mammaire de la femme*, des cancers qui partent de l'épithélium des acini ou des conduits excréteurs; autrefois je croyais qu'on ne rencontrait dans le sein que des cancers de tissu conjonctif. Jusqu'à ce jour on s'est peu appesanti sur ces différences histogénétiques des cancers du sein, et pour cette raison l'observation clinique ne nous fournit aucune donnée sur les différences dans la marche de ces deux formes cancéreuses. D'après l'analogie, on pourrait dire que les vrais cancers glandulaires végètent abondamment, mais localement, qu'ils se présentent sous forme de tumeurs limitées chez des femmes âgées de trente-cinq à quarante-cinq ans, qu'ils entraînent, il est vrai, une infection rapide des ganglions de l'aisselle, mais qu'ils sont peu disposés à donner lieu à des tumeurs métastatiques internes.

c. La troisième région où l'on rencontre fréquemment les carcinomes épithéliaux, est celle des *organes génitaux* et de l'*anus*. Le col de l'utérus, le vagin, les petites lèvres et le clitoris, le pénis, surtout le gland et le prépuce, le rectum, sont les endroits qui sont le plus souvent affectés. De toutes ces parties le col de la matrice est le plus fréquemment atteint, là aussi le carcinome s'ulcère rapidement, et comme la surface de la tumeur se fissure aisément dans ce processus et présente ainsi quelque ressemblance avec la surface d'un chou-fleur, on a appelé ces tumeurs : cancers en chou-fleur (*cauliflower-cancer*); mais cette dénomination n'est pas tout à fait caractéristique, car les papillomes sarcomateux peuvent donner lieu au même aspect. Dans tous les endroits susnommés, la tumeur ulcérée tantôt prend un caractère destructeur, ulcérant, tantôt est de nature fongueuse; elle peut être infiltrée ou bien superficielle. La matière sécrétée par les cancers utérins est accompagnée d'un ichor d'une fétidité remarquable et d'hémorrhagies parenchymateuses souvent continues ; il en est de même du cancer du rectum, qui donne lieu à un rétrécissement considérable de cette partie de l'intestin et à une constipation mécanique très-forte; les souffrances des malades sont affreuses : des matières fécales liquides sortent sans cesse et involontairement, parce que le sphincter de l'anus est détruit, et cependant l'intestin renferme de nombreuses scybales qui ne sont évacuées qu'à grand'peine et avec les douleurs les plus violentes. — Quant à la marche ultérieure de la maladie, tôt ou tard on voit les ganglions lymphatiques inguinaux ou rétropéritonéaux envahis; la mort est ordinairement la conséquence du marasme ; dans ces cas encore nous ne rencontrons que *très-rarement* des tumeurs métastatiques dans les organes internes, en exceptant toutefois les ganglions inguinaux et rétro-péritonéaux les plus voisins, qui sont directement infectés.

Parmi les autres régions du corps où l'on rencontre quelquefois dans la peau le cancer épithélial, il faut encore citer la main et le pied.

D'après ce que je viens de vous exposer, vous pourrez vous représenter les caractères extérieurs de cette forme cancéreuse; il nous reste encore à parler de la structure anatomique de ces tumeurs, elle est très-intéressante et toute spéciale, et a attiré l'attention des anatomistes depuis qu'on s'occupe de microscopie.

Si l'on examine au microscope la bouillie blanche qu'on peut racler de la surface de section de ces tumeurs, on y rencontre comme élément principal une grande quantité de cellules plates (cellules épithéliales pavimenteuses), qui ressemblent surtout aux éléments analogues de la muqueuse buccale, cependant elles sont quelquefois plus grandes, d'autres fois plus petites; en outre, on y trouve encore des cellules plus petites, rondes et pâles et des détritus moléculaires, quelquefois aussi des cristaux de cholestérine; enfin on y constate en plus ou moins grand nombre de gros globes qui paraissent entourés de fibres concentriques; ces globes, sous l'influence prolongée de l'eau et de l'acide acétique dilué, se laissent écraser et l'on observe alors que les fibres concentriques n'existent qu'en apparence, qu'elles ne sont que l'expression optique de cellules plates disposées concentriquement; cette formation ressemble à une tête de choux; si une pareille tête était vue par transparence, elle aurait le même aspect que ces globes cancroïdes (globes épidermiques). Au centre de ces globes se rencontrent quelquefois des cellules plus jeunes, plus rondes, qui sont en voie de scission, d'autres fois des corps ronds, plus denses et qui réfractent fortement la lumière. On voit aussi çà et là diverses formes de scission partant des noyaux, de même que la division des cellules par voie endogène, c'est-à-dire des cellules et des groupes de cellules enfermés dans une cellule mère. Les cellules elles-mêmes sont quelquefois pourvues de prolongements particuliers, comme les épithéliums de transition; il existe aussi des cancers épithéliaux (dans l'utérus et le rectum) qui consistent presque exclusivement en cellules cylindriques. Il y aurait encore d'autres particularités à noter sur ces formes de cellules, mais je ne puis pas entrer dans tous ces détails; dans vos cours d'histologie pathologique vous trouverez l'occasion de voir tout cela de plus près. (Voy. fig. 92.)

La connaissance des éléments histologiques les plus remarquables ne suffit pas pour vous donner une idée de la disposition particulière et du développement du tissu de la tumeur. Dans ce but il faut durcir ces préparations, et faire des coupes fines à différents endroits, surtout à la limite des parties saines. De cette façon on arrive aux résultats suivants :

Si nous nous en tenons d'abord aux cancers épithéliaux de la peau, nous y rencontrons deux parties principales, que nous avons déjà distinguées dans les cancers de tissu conjonctif, c'est-à-dire une charpente

Fig. 92.

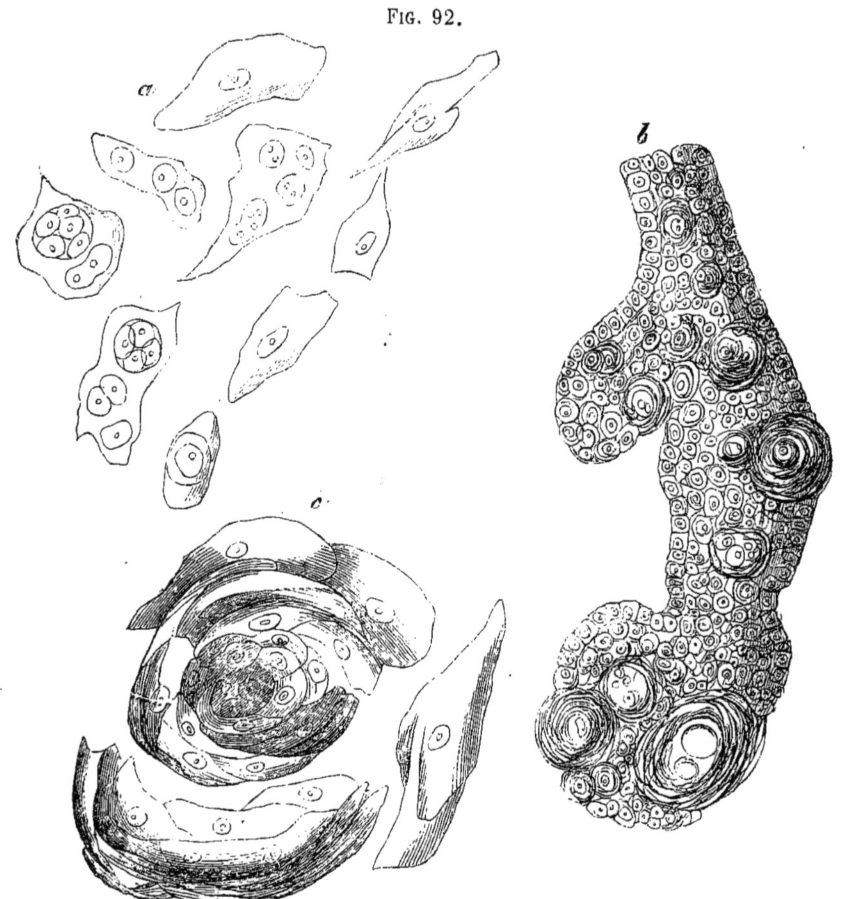

Éléments d'un carcinome épithélial de la lèvre. (Préparation fraîche avec addition d'acide acétique très-dilué.) — *a*. Cellules isolées avec division endogène des noyaux. Grossissement, 400. — *b*. Un bouchon cancroïde avec des globes concentriques et un épithélium cylindrique extérieur. Grossissement, 250. — *c*. Un globe cancroïde (globule épidermique) écrasé. Grossissement, 400.

de tissu conjonctif (stroma) vascularisée, formant des excavations et infiltrée le plus souvent de petites cellules rondes, ensuite des groupes de cellules logés dans ces excavations (alvéoles). Tandis que la première se distingue à peine du stroma propre aux cancers du tissu conjonctif, les groupes de cellules logés dans les interstices présentent non-seulement la plus grande ressemblance avec de véritables cellules épithéliales, mais le groupement de ces cellules est parfois si extraordinairement régulier, qu'on observe la ressemblance la plus évidente avec des sections de glandes; les conglomérats cellulaires ont également une disposition acineuse (semblable à des grappes de raisins) ou tubulée (cylindrique), par là se produit une régularité souvent très-grande dans la structure de la tumeur. Déjà, dans la figure 92, *b* représentant un cylindre composé de cellules qui a été exprimé de la tumeur, nous avons vu cette structure; elle se montre quelquefois d'une manière plus évidente encore, de telle sorte que ces parties ressemblent complétement à des glandes nouvellement formées (fig. 93).

Fig. 93.

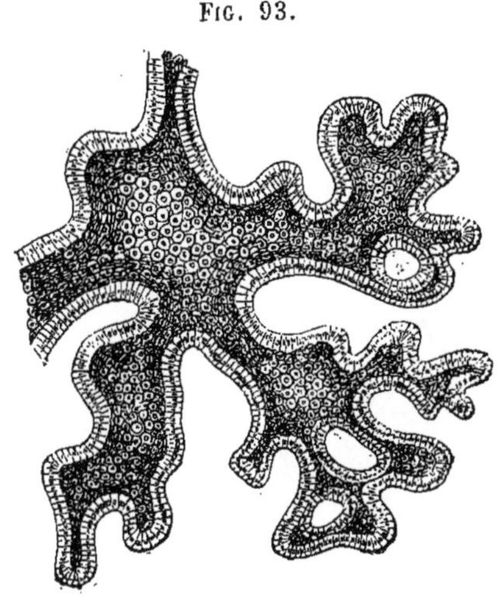

Formations glandulaires provenant d'un cancer épithélial plat du nez. Grossissement, 350. (Préparation fraîche.)

Si l'on examine sous le champ du microscope une plus grande portion d'une pareille tumeur, la disposition glandulaire de cette néoplasie est encore plus évidente.

Le stroma peut être très-différent quant au degré d'infiltration par de petites cellules rondes et quant à la richesse en vaisseaux; sa vascularisation peut devenir très-considérable. Si à la surface d'une pareille tumeur les masses de cellules renfermées dans les alvéoles se ramollissent et sont éliminées, le stroma reste sous forme d'un tissu très-vasculaire, végétant et quelquefois papillaire, ou bien, lorsque les papilles préexistent déjà, comme c'est le cas pour la peau, elles prennent un développement considérable et deviennent en même temps très-riches en vaisseaux.

L'idée que les formations glandulaires épithéliales qui existent dans ces tumeurs ont leur point de départ dans la couche épithéliale (réseau de Malpighi) et dans ses dépendances (glandes sébacées, follicules pileux, glandes sudoripares), se présentait naturellement à l'esprit et fut adoptée par les premiers observateurs de ces néoplasies (Ecker, Remak, Führer, Frerichs et autres). On admit que le fait essentiel dans ces formations morbides consistait dans une végétation excessive des cellules épithéliales, qui, ici comme dans le fœtus, s'avanceraient dans la profondeur sous forme d'excroissances tout à fait pleines, et qu'il s'y produisait aussi des formes particulières par suite d'étranglement (globes cancroïdes). Virchow, O. Weber, E. Wagner, Förster et autres donnaient encore plus d'extension à cette opinion ; ils supposaient que sous l'influence infectieuse (contagieuse) de ces formations épithéliales, les cellules de tissu conjonctif pouvaient également produire des cellules épithéliales et que par là seulement la végétation glandulaire devenait un vrai cancer. Les arguments dont on étayait cette théorie me paraissaient aussi très-probants autrefois, et j'adoptais cette

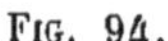

Fig. 94.

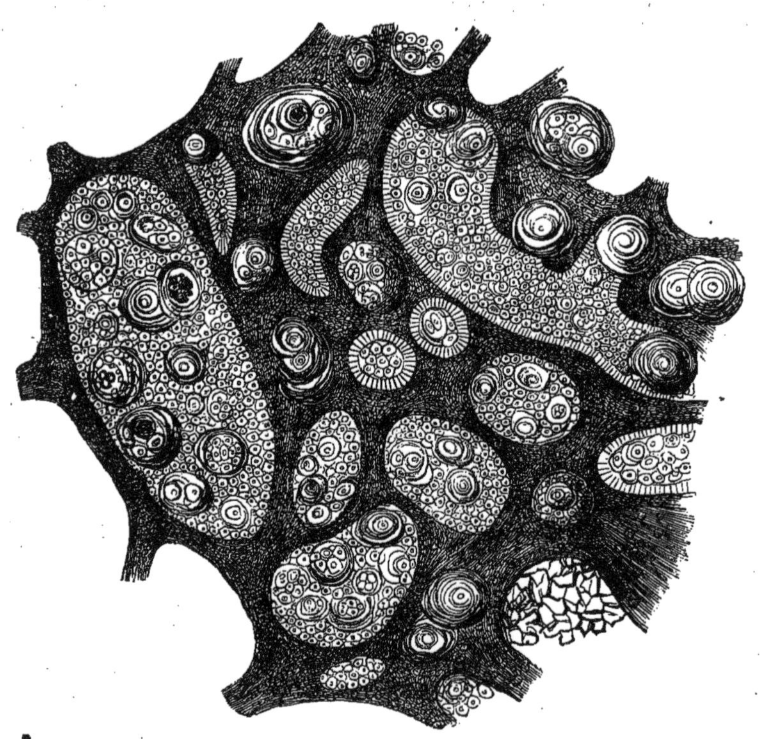

Structure générale d'un carcinome épithélial de la main. Grossissement, 200. (Préparation macérée dans l'alcool.)

omnipotence des cellules de tissu conjonctif. Mais tout récemment Thiersch a publié son ouvrage, déjà cité, sur le cancer épithélial de la peau, dans lequel il cherche à prouver que toutes les cellules qui ont la forme et la disposition des épithéliums, et se trouvent renfermées dans les alvéoles des cancers épithéliaux, ne dérivent que de tissus épithéliaux (réseau de Malpighi, glandes cutanées, follicules pileux, etc.). Il fait observer avec raison que dans le cours du développement fœtal on ne remarque pas de mélange des différents feuillets embryonnaires ni de leurs dérivés, et que, par conséquent, il est peu vraisemblable que des formations épidermoïdales puissent dériver de parties qui n'appartiennent pas au feuillet corné; si des formations épithéliales (cancers épithéliaux secondaires) se développaient dans les glandes lymphatiques, dans le tissu conjonctif, dans les organes internes, dans les os, ce fait ne pourrait s'expliquer que par la migration ou l'entraînement de jeunes cellules appartenant au domaine du feuillet corné ou, selon le cas, du feuillet glandulaire. Thiersch démontre encore que dans tous les cancers épithéliaux il n'y a jamais un passage immédiat des formations épithéliales au tissu conjonctif infiltré de petites cellules, ni de ce der-

Fig. 95.

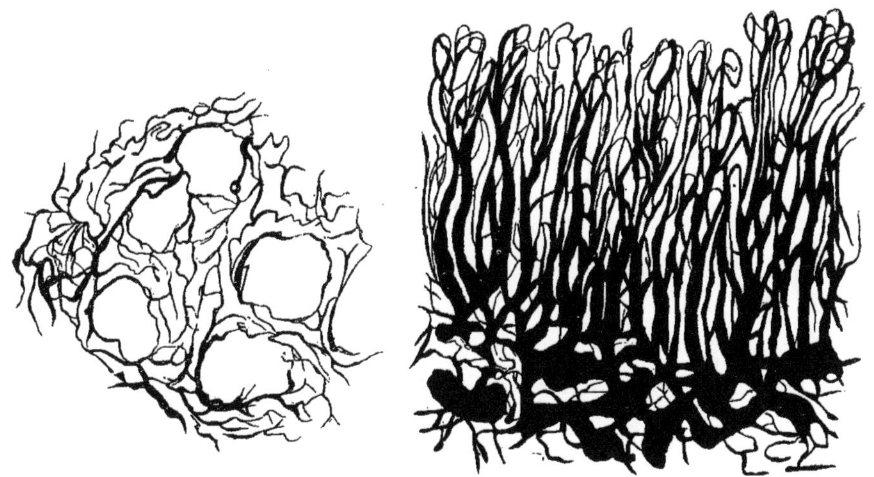

Vaisseaux d'un carcinome épithélial du pénis. Grossissement, 60. — *a*. Vaisseaux provenant du tissu de la tumeur arrivé à son développement parfait, cercles vasculaires autour des globes cancroïdes. — *b*. Anses vasculaires de la surface du gland fortement induré, mais non encore ulcéré.

nier aux premières, mais que les deux restent toujours séparés d'une manière nette (comparez fig. 94). Les cellules de tissu conjonctif entrent, il est vrai, en végétation; le tissu conjonctif se transforme en tissu granuleux, ce dernier végète sous forme de granulations fongueuses ou de production papillaire à la surface de l'ulcère, surtout si les bouchons épithéliaux ont été éliminés; — mais jamais les cellules de tissu conjonctif ne se transforment en épithéliums. — Je ne puis m'appesantir ici sur les arguments, tous très-ingénieux, sur lesquels Thiersch s'appuie pour défendre son opinion; quant à moi, ils m'ont positivement convaincu; les progrès les plus récents qui ont été faits dans cette partie de l'histoire du développement, s'harmonisent si complétement avec les recherches pathologico-histologiques, qu'il ne me semble pas possible de résister à ce progrès évidemment très-considérable.— Les mêmes phénomènes que nous avons vus se produire sur les glandes cutanées, s'observent également sur la glande mammaire, qui, du reste, appartient aussi aux glandes cutanées, comme dérivant du feuillet corné. Les éléments cellulaires, qui se forment dans ce cas par végétation de l'épithélium glandulaire, sont, il est vrai, beaucoup moins caractéristiques sous le rapport de leur forme que ceux que nous avons cités jusqu'ici; cependant la disposition acineuse est dans quelques cas si frappante, que cela seul suffit pour donner la conviction qu'on a affaire à une

Fig. 96.

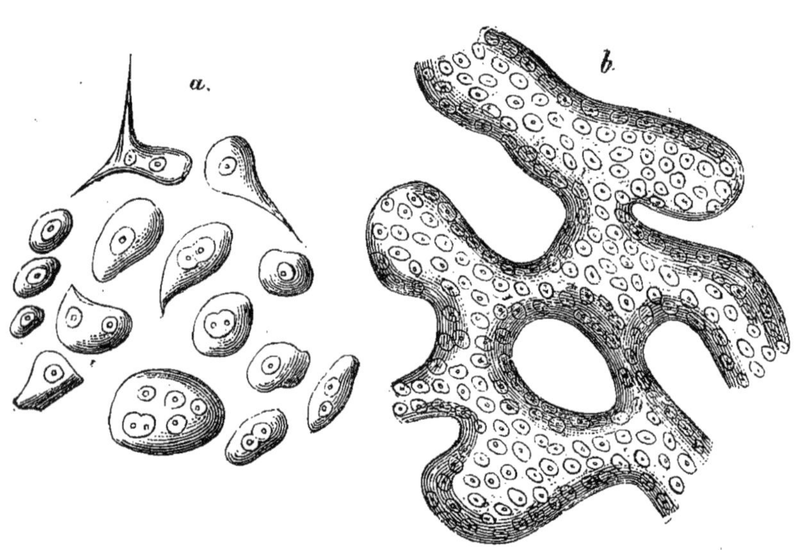

Éléments pris d'un cancer du sein. Grossissement, 350. — *a.* Cellules avec des noyaux aux différentes périodes de scission. (Préparation fraîche avec addition d'un peu d'eau.) — *b.* Cylindres glandulaires composés de cellules. (Préparation fraîche.)

végétation glandulaire, lors même qu'il serait impossible (ce qui n'est pas le cas) d'observer directement le développement progressif des acini en les examinant à différentes périodes.

Il faut cependant avouer que ces formes glandulaires devraient toujours s'observer lorsque les cellules présentent une certaine cohérence et que les alvéoles du stroma offrent de certaines formes; il doit en être ainsi dans certains cancers de tissu conjonctif, cependant l'observation exacte du développement et de la structure plus grossière des cancers glandulaires devra guider l'interprétation difficile dans quelques cas spéciaux. — Un fait très-important prouve que les cancers épithéliaux dérivent des tissus glandulaires : c'est que les nouvelles formations pathologiques de masses glandulaires imitent en règle générale, non-seulement les formes des cellules, mais encore les formes des glandes appartenant à la peau ou à la muqueuse correspondante. Ainsi, on trouve dans beaucoup de cancers épithéliaux de la mâchoire supérieure, qui ont eu pour point de départ la muqueuse du nez ou de l'antre d'Highmore, des formations qui ressemblent complétement aux glandes muqueuses de ces membranes ; dans les cancers glandulaires du rectum on trouve les formations utriculaires les plus parfaites, composées presque exclusivement d'épithélium cylindrique, et l'on rencontre même des cavités plus grandes, renfermant un mucus épais. Les mêmes observations peuvent se faire sur les cancers qui ont leur point de départ sur la muqueuse de la cavité du col utérin. On a également rapporté des exemples de carcinomes glandulaires de la muqueuse de l'estomac et du foie.

Dans cet état de choses, une question se présente maintenant : Comment distingue-t-on un carcinome glandulaire d'un simple adénome? Les deux formes de tumeurs, analogues par leur mode d'origine, présentent d'abord les différences suivantes dans leur marche : Les adénomes, le plus souvent enkystés, croissent généralement d'une manière très-lente, et ne dépassent pas facilement les limites du tissu ou de l'organe dans lequel ils ont pris naissance ; ensuite ils ne sont pas infectieux, c'est-à-dire qu'il ne se développe ni adénomes secondaires dans les ganglions lymphatiques, ni adénomes métastatiques dans les organes internes. Mais les cancers épithéliaux végètent, sans s'arrêter, à travers les tissus les plus divers ; leurs prolongements s'enfoncent à partir de la peau dans le tissu conjonctif sous-cutané, dans les muscles, dans les os ; bientôt des tumeurs de même nature se montrent dans les ganglions lymphatiques les plus voisins et ensuite, quoique bien rarement, dans les organes internes. Il est difficile d'expliquer pourquoi il est si rare d'observer des métastases dans les organes internes, lorsqu'il s'agit de cancers épithéliaux ; si l'on admet (ce dont je suis parfaitement convaincu), que les métastases ont une origine embolique, la circonstance que les cellules épithéliales rencontreraient dans les parois vasculaires du poumon, du foie, de la rate, un terrain peu favorable à leur développement ultérieur, suffirait pour expliquer ce fait d'observation ; cependant jusqu'à présent ce n'est qu'une hypothèse. — Sous le rapport purement histologique, l'adénome se distingue du carcinome épithélial de la manière suivante : Dans le premier, les glandes nouvellement formées sont entourées, comme les glandes normales, d'un tissu conjonctif fibreux sain, tandis que dans le second ce tissu est toujours fortement infiltré de cellules.

Les modifications secondaires ne font pas défaut dans les cancers épithéliaux; il est vrai qu'on n'observe presque jamais de travail de ratatinement interstitiel dans la forme ordinaire, décrite jusqu'à présent; mais le ramollissement et l'ulcération se remarquent fréquemment, aussi bien le ramollissement médullaire allant jusqu'à la formation d'une substance composée complétement de cellules blanches, semblable à la pulpe cérébrale, que le ramollissement en bouillie, semblable à une émulsion. C'est particulièrement vers la fin de la maladie qu'on observe souvent une fonte moléculaire du tissu cancroïde; la tumeur se ramollit au point de devenir fluctuante, elle s'ouvre et il sort un liquide qui présente complétement l'aspect purulent, mais qui cependant, examiné au microscope, se trouve rarement être du pus, mais plus souvent une émulsion renfermant des cellules épithéliales et des cristaux de corps gras. Dans quelques cas la néoplasie épithéliale semble presque s'épuiser vers la fin de la vie; pendant que le marasme fait des progrès incessants, tout le néoplasme tombe à peu près complétement en détritus, et l'on ne trouve sur le cadavre qu'un grand ulcère atonique, sur lequel on ne découvre qu'à peine quelques éléments du cancroïde.

Permettez-moi de vous dire encore quelques mots sur la marche des carcinomes épithéliaux en général : ils se montrent le plus souvent chez des individus d'âge avancé, c'est-à-dire entre quarante et soixante ans, très-rarement plus tard, malheureusement moins rarement plus tôt; j'ai vu un cancroïde de la langue chez un jeune homme de dix-huit ans et des cancroïdes de l'utérus chez des femmes de vingt ans. En général, les habitants de la campagne sont plus exposés au cancer si fréquent de la lèvre, que les habitants des villes. La tumeur locale est d'autant plus végétante, la participation des ganglions lymphatiques d'autant plus précoce, et la marche générale d'autant plus rapide, que le cancroïde se montre à un âge moins avancé. Il arrive quelquefois, quoique ce fait soit assez rare, qu'après l'extirpation de la tumeur il n'y ait pas de récidive; il en existe des exemples pour la lèvre et l'utérus. Il y a des cas où la maladie marche très-rapidement et où elle parcourt ses périodes dans une année, d'autres, où elle dure de trois à cinq ans; en moyenne, elle met, depuis le début jusqu'à la mort, à peu près deux à trois ans. Quelquefois il se passe une, deux et même quatre années, avant que la maladie reparaisse, et quelquefois alors la récidive ne se déclare que dans les ganglions lymphatiques. — La constance avec laquelle le cancer épithélial se montre à certains endroits, surtout aux points de transition de la peau à la muqueuse (vagin, pénis, rectum, lèvres), a justement éveillé l'attention des observateurs. Il est naturel de chercher dans la structure de ces parties, dans les irritations auxquelles ces orifices sont exposés, les causes de la maladie; de nos jours où la plupart des pathologistes sont peu disposés à admettre des irritations spécifiques tout à fait inconnues dans leur essence, on s'est arrêté tantôt à telle idée, tantôt à telle autre, pour éclaircir les obscurités qui règnent encore sur les tumeurs spécifiques de ces régions. Quant à la lèvre des vieillards, Thiersch indique surtout les modifications importantes qui se produisent dans les tissus de la lèvre, comme en général dans la peau, par suite des progrès de l'âge; il s'y fait d'après lui une atrophie considérable du tissu conjonctif et du système musculaire, de sorte que les formations épidermiques, comme les follicules pileux, les glandes sébacées, les glandes sudoripares, les glandes labiales, gagnent le dessus, et que leur nutrition l'emporte sur celle du tissu conjonctif; qu'il résulte de là que tous les irritants qui agissent sur la lèvre (mauvais rasoir, action de fumer, intempéries de l'air, etc.) affectent principalement les parties glandulaires de la lèvre et les mettent dans un état d'irritation hyperplastique. Certainement ces influences peuvent être pour quelque chose dans la production de ces maladies, mais elles sont loin de pouvoir nous expliquer pourquoi elles sont précisément suivies de cancers épithéliaux, de tumeurs infectieuses, pourquoi il ne se développe pas tout aussi souvent des inflammations chroniques, des affections catarrhales. Je ne veux pas entrer dans plus de détails sur cette question, et je vous renvoie à ce que nous avons dit dans l'introduction de ce chapitre sur l'étiologie des tumeurs.

BIBLIOGRAPHIE. — Lebert, atlas, pl. XVII, fig. 10-21; pl. XVIII; pl. CXLV, fig. 5; pl. CXLVIII; pl. CLI; pl. CLXXVIII. — Bruns, atlas, IIe division, pl. X, fig. 10-27. — Cruveilhier, atlas, livraison XXIII, pl. 6; livr. XXIV, pl. 2. — Förster, atlas, pl. IX, fig. 4-7; pl. X, fig. 1; pl. XI, fig. 2 et 3; pl. XXVIII. — Thiersch, *Epithelialkrebs*, atlas.

4. — *Carcinomes épithéliaux cicatrisants ou atrophiques. Squirrhe de la peau.*

Les carcinomes épithéliaux ordinaires ayant en général beaucoup moins de tendance au ratatinement que les cancers de tissu conjonctif, on est en droit d'ériger en forme particulière ceux d'entre eux qui possèdent cette propriété à un haut degré, et qui en outre offrent des particularités cliniques toutes spéciales. Cependant il ne faut pas oublier que sous le rapport anatomique le squirrhe de la peau n'est qu'une variété du cancer épithélial, comme le squirrhe du sein est une variété du cancer de tissu conjonctif et que, d'un autre côté, la cicatrisation et le ratatinement de ces deux tumeurs sont l'expression de propriétés appartenant aux individus atteints.

Ici nous avons affaire à la forme la plus bénigne du cancer épithélial plat; il n'y a, à peu d'exception près, que les vieillards qui en soient atteints; la maladie débute rarement sous forme d'une infiltration de la couche papillaire par de petits tubercules, infiltration toujours tout à fait superficielle; ordinairement on voit d'abord se développer une accumulation circonscrite d'un épiderme jaunâtre, une petite eschare, dont l'élimination laisse apercevoir la peau d'abord très-faiblement rougie et à peine infiltrée; l'eschare se forme de nouveau, dès qu'on la détache; si cette élimination se répète, on trouve bientôt sous l'eschare une petite surface ulcérée sèche, à bords légèrement durs et peu élevés; le petit ulcère, sur lequel se forment sans cesse de nouvelles croûtes sèches, s'étend, il est vrai, à travers l'épaisseur de la peau, mais rarement dans le tissu conjonctif sous-cutané; il a plus de tendance à gagner en largeur qu'en profondeur, quelquefois même il guérit complétement au centre où se forme un épiderme nouveau et sain, tandis qu'une induration et une ulcération peu considérables s'étendent à la périphérie, mais d'une manière très-lente. Il y a des cas où l'on n'observe jamais d'ulcération, mais seulement une infiltration de la peau avec mortification de l'épiderme et rétraction cicatricielle consécutive.

Quant à l'*examen anatomique*, nous ferons remarquer d'abord que la plupart des individus qui présentent cette affection de la peau portent généralement dans le derme des glandes sébacées fortement remplies; ces dernières sont tantôt visibles à l'œil nu, sous forme de petits grains blancs, tantôt perceptibles au toucher; ces glandes, après s'être remplies de plus en plus, tombent ordinairement, dès que l'ulcération commence; leur contenu se laisse aussi exprimer sur les bords de l'ulcère; souvent il ne reste plus alors que le tissu conjonctif infiltré de petites cellules, qui se rétracte comme une cicatrice, après l'élimination des glandes, de sorte qu'à l'examen microscopique on ne trouve à cette époque qu'une infiltration du tissu par de petites cellules et des glandes sébacées fortement dilatées. Dans d'autres cas, où l'infiltration atteint un plus haut degré et n'entre pas si facilement dans la voie régressive, on trouve des formations glandulaires très-compliquées, qui, il est vrai, ne présentent pas de cellules épidermiques et rarement des globes épidermiques concentriques, mais qui dans leur agencement ont une disposition acineuse si remarquable et montrent si distinctement un arrangement des cellules semblable à celui du réseau de Malpighi, qu'en les voyant on ne peut guère douter que ces formations ne soient des glandes bien développées, ou au moins qu'elles ne soient dues à une excroissance adénomateuse du réseau de Malpighi, qui se serait avancée dans le derme. Ce fait est admis comme évident par Thiersch qui décrit la forme d'ulcération dont nous venons de parler sous le nom de *cancer épithélial plat rongeant*.

Le siége le plus fréquent du squirrhe cutané est la face, surtout la joue, le front, le nez, les paupières; cependant il peut se rencontrer aussi sur d'autres parties de la peau, principalement sur celles qui sont en général atteintes par le carcinome épithélial; le squirrhe de la peau se remarque le plus fréquemment entre cinquante et soixante ans et, d'après mes observations, aussi souvent chez la femme que chez l'homme. Souvent toute la surface cutanée, surtout celle de la face et des mains, est d'une sécheresse toute spéciale et montre une foule d'eschares épidermiques, sèches, plates et jaunâtres; en même temps, on observe une grande quantité de très-petites infiltrations, qui souvent disparaissent sous l'influence d'un travail de ratatinement. — L'*extension* du squirrhe cutané se fait d'une manière excessivement lente; il se passe quelquefois six à huit ans avant qu'un morceau de peau gros comme une pièce de 5 francs, ou une aile du nez, ou une paupière, ou une partie de l'oreille, etc., soit détruit, rarement la marche est plus rapide. Comme les personnes atteintes sont en général très-avancées en âge, elles meurent incidemment d'autres maladies, et voilà pourquoi souvent on n'observe pas de récidives après les opérations. Cependant, dans les cas même où l'on n'a pas opéré et où rien n'a été fait pour combattre le mal, ces formes carcinomateuses ne se montrent très-infectieuses que dans un petit nombre de cas; probablement l'infection ne va jamais au delà de l'infiltration ganglionnaire dont la marche est aussi lente que celle de l'infiltration primitive, et s'accompagne également de ratatinement. — Pour ces raisons, on a voulu retrancher encore cette forme de cancer épithélial, comme le squirrhe mammaire, de la série des carcinomes, et la classer parmi les processus inflammatoires chroniques sous le nom d'*ulcère rongeant* (Hutchinson), ou comme une forme de lupus appartenant spécialement aux vieillards. La combinaison très-fréquente de ce squirrhe cutané avec le cancer épithélial parfaitement caractérisé, dans quelques endroits des bords infiltrés, la possibilité de sa transformation en cancer épithélial vrai, ainsi que quelques autres caractères cliniques ne me permettent pas de douter que la forme d'infiltration et d'ulcération décrite ne soit de nature cancéreuse, et qu'elle ne constitue la forme la plus bénigne, la moins infectieuse dans la série des néoplasmes épithéliaux carcinomateux.

5. — *Les papillomes carcinomateux. Cancers villeux.*

Nous devons encore parler en quelques mots d'une espèce cancéreuse qui est caractérisée par sa forme extérieure, et qui peut être comptée avec autant de raison parmi les carcinomes de tissu conjonctif que parmi les carcinomes épithéliaux. Si une dégénérescence cancéreuse se développe sur une surface, elle peut prendre, comme d'autres tumeurs, la forme d'un papillome; un papillome, dont la base est constituée par un tissu carcinomateux, est appelé *papillome carcinomateux*

Fig. 97.

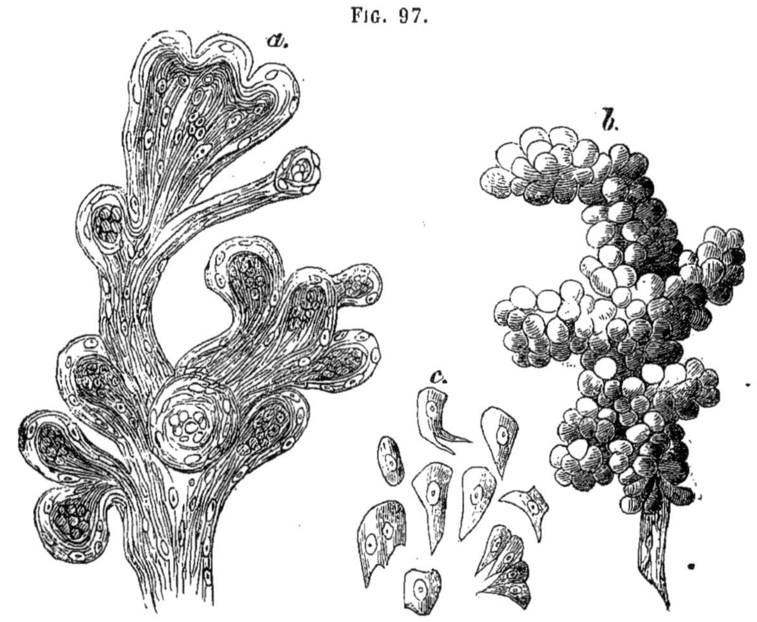

Formations papillaires d'un cancer villeux de la vessie, d'après Lambl. — *a*. Sans épithélium. — *b*. Avec épithélium. — *c*. Cellules épithéliales isolées des villosités. — Grossissement, 350.

et si les papilles, énormément développées, présentent une masse arborescente à longues branches, on l'appelle *cancer villeux*. Cette forme est, comme forme primitive, tout à fait spéciale à certaines régions, surtout à la vessie ; dans les parois de cet organe se développe une tumeur qui s'avance dans la cavité et qui, semblable à une algue, flotte dans l'urine; la base de cette tumeur se comporte comme un carcinome, et les villosités souvent très-longues et ramifiées sont couvertes de très-grandes cellules épithéliales, tandis que le tronc des papilles consiste en tissu conjonctif, dont les cellules se groupent aussi çà et là en foyers, comme dans le carcinome.

En dehors de la vessie, le cancer villeux primitif se rencontre, quoique très-rarement, dans le rectum, au col de la matrice et dans la bouche. — Cette forme cancéreuse exerce, il est vrai, un effet destructeur sur l'organe atteint et tue souvent par le trouble fonctionnel que par exemple elle détermine dans la vessie ; cependant elle n'est infectieuse qu'à un faible degré et, de même que le cancer épithélial, elle s'étend rarement au delà des ganglions lymphatiques les plus voisins ; le cancer villeux de la vessie s'observe principalement chez les hommes d'un certain âge.

Il faut cependant vous faire observer que les cancers épithéliaux ordinaires peuvent aussi, à l'occasion, prendre la forme papillaire, même la forme villeuse ; le mode de production est le suivant : ou bien une verrue existant depuis longtemps dégénère en carcinome épithélial, ou bien le stroma de tissu conjonctif infiltré devient le point de départ d'excroissances villeuses après l'élimination des éléments épithéliaux, comme nous l'avons déjà dit plus haut. Les papillomes ont donc, malgré leur forme extérieure identique, une composition très-différente ; pour cette raison ils doivent toujours être soumis à une analyse anatomique très-exacte ; leur mode de développement sur le malade doit toujours être pris en sérieuse considération, si l'on veut avoir une idée précise de leur nature.

Nous sommes obligé de traiter séparément les différentes formes des carcinomes, à cause des différences dans leur marche et leur structure anatomique, mais pour le *traitement* nous pouvons les réunir. — On appelle ordinairement le traitement de la dyscrasie carcinomateuse (carcinose) une partie honteuse de la médecine, je ne suis pas complétement de cette opinion. Il est vrai, nous ne pouvons pas guérir la maladie, mais n'en est-il pas de même de beaucoup d'autres maladies aiguës et chroniques? Pouvons-nous faire cesser un simple coryza dans chaque période? Pouvons-nous arrêter la marche des exanthèmes aigus, du typhus? Pouvons-nous toujours guérir la tuberculose? Certes non; dans ces cas comme dans beaucoup d'autres, la maladie poursuit sa marche typique; nous intervenons peu par les remèdes, mais au moins nous évitons les traitements intempestifs. Dans la carcinose, notre impuissance thérapeutique ne nous paraît si grande que parce que la maladie se termine presque toujours par la mort, et que nous ne pouvons rien pour en arrêter la marche ; mais, en vérité, notre thérapeutique est aussi impuissante contre le rhume de cerveau que contre la maladie carcinomateuse ; le rhume de cerveau n'est pas une maladie mortelle, voilà pourquoi on ne demande pas au médecin des remèdes pour le guérir; on s'est habitué à le considérer comme inguérissable; il serait nécessaire qu'on s'habituât également à la marche de la carcinose comme à celle de beaucoup d'autres maladies; cela ne diminuerait en rien notre commisération pour les pauvres malades, cela n'arrêterait pas nos efforts pour arriver à une connaissance plus parfaite de la maladie et de son traitement.

Les indications que le médecin doit remplir sont les suivantes : d'arrêter, autant que faire se peut, l'affection cancéreuse dans sa marche rapide et de diminuer les souffrances qui l'accompagnent; sous le premier rapport nous ne pouvons pas grand'chose, souvent rien, nous sommes beaucoup moins impuissants quant au second point.

Depuis que l'on connaît l'affection cancéreuse, on est à la recherche de remèdes qui puissent la guérir complétement; il n'y a pas de médicament énergique, pas de méthode diététique, pas de source minérale, qui n'aient été recommandés comme moyen infaillible contre le cancer et auxquels on n'ait ajouté foi. Je serais obligé de mettre au jour toute la matière médicale ancienne et moderne, si je voulais vous exposer tout ce que les hommes ont pensé et écrit sur cette question. Comme toutes les maladies incurables, la carcinose a été une mine exploitée par les charlatans, et dans ces dernières années encore on a vu surgir des Italiens et des Américains avec la promesse certaine de guérir cette maladie par des arcanes spéciaux. Malheureusement tout était mensonge, ou ce qu'il y avait de vrai dans ces traitements était connu depuis longtemps.

L'*étiologie* de l'affection cancéreuse ne fournit aucune donnée pour le traitement, car nous savons bien peu sur les causes qui font que certaines tumeurs sont si infectieuses, tandis que d'autres ne le sont pas. Une chute, un coup, peuvent dans quelques cas être la cause occasionnelle du développement de la maladie, mais non créer la prédisposition aux affections cancéreuses. Dans certains cas, on a constaté l'hérédité de la maladie. Le chagrin et les soucis peuvent hâter la marche de cette affection, mais non pas la produire. Rien de tout cela ne saurait trouver d'application dans la thérapeutique. — Il n'y a pas de spécifique contre la carcinose; cependant je ne veux pas dire par là que tout traitement interne soit inutile et à rejeter. Loin de moi cette idée. On donnera des remèdes à l'intérieur, quand on observera des symptômes qui indiquent l'emploi d'une médication déterminée. Comme l'anémie se rencontre assez fréquemment dans les maladies cancéreuses, il faut avoir recours aux différentes préparations de fer ou au bains minéraux ferrugineux. Quelquefois on est obligé de prescrire à des individus mal nourris les corroborants : l'huile de foie de morue, etc., de même que les amers, pour aider la digestion. Les méthodes curatives qui épuisent beaucoup le corps, les transpirations abondantes, les purgatifs répétés, le traitement mercuriel, sont surtout contre-indiqués, car la vie se conserve d'autant plus longtemps que les forces sont mieux ménagées. Parmi les sources minérales, celles qui sont puissantes : Aix-la-Chapelle, Wiesbaden, Karlsbad, Kreuznach, Rhême, sont nuisibles ; il ne faut recommander que les eaux thermales indifférentes : Ems, Gastein, Wildbad ; on peut prescrire également la cure de lait et de petit-lait, l'air fortifiant des montagnes. Le séjour dans les pays méridionaux n'a pas grand avantage pour les cancéreux. Vers la fin de la maladie, lorsque les forces s'épuisent, il faut surtout prescrire un régime fortifiant, de facile digestion, et enfin, lorsque les douleurs augmentent, l'emploi judicieux des narcotiques soulagera les souffrances du malade et préparera une mort moins pénible ; la participation des organes internes à la maladie peut présenter des indications symptomatiques particulières, sur lesquelles je ne peux pas m'étendre ici. — C'est tout ce que j'ai à vous dire sur le traitement interne.

Quant au traitement externe, il s'agit d'abord de faire disparaître la tumeur ; à cet effet, on peut se servir du bistouri ou des caustiques ; la ligature et l'écrasement ne peuvent presque jamais être employés dans ces cas (le dernier moyen peut, à la rigueur, trouver son application dans l'amputation du pénis et dans l'amputation de la langue). Mais avant de parler des avantages de l'une et de l'autre méthode, il faut répondre à la question suivante : est-il utile d'opérer, alors même que l'opération peut être faite facilement et sans mettre la vie du malade en danger ? Sur ce point il y a divergence dans les opinions des chirurgiens les plus experts. Il y a des opérateurs qui ne touchent jamais à un cancer. Ils disent : l'opération est toujours inutile, parce qu'il y a des récidives ; si l'on opère les récidives, d'autres se reproduisent d'autant plus vite. Ils prétendent même que plus souvent on opère localement, plus le développement de tumeurs lymphatiques secondaires et de cancers métastatiques est rapide ; dans leur opinion, la tumeur locale serait une espèce de dérivation contre l'infection générale ; on ne pourrait donc pas enlever ce produit morbide sans favoriser la manifestation de la maladie en d'autres endroits ; si l'on voulait à toute force faire disparaître la tumeur, il faudrait dériver les humeurs morbides sur un autre point, par exemple en établissant un ulcère artificiel au moyen d'un cautère ou d'un séton. — On peut faire un grand nombre d'objections à ces opinions tirées de la vieille pathologie humorale : d'abord elles manquent absolument de preuves, bien plus, l'expérience démontre qu'elles sont en partie fausses. Nous considérons comme un fait positif et qui peut être constaté par l'observation journalière, que le développement des tumeurs ganglionnaires dépend du développement des tumeurs primitives; nous avons déjà dit que la participation des ganglions lymphatiques à la maladie carcinomateuse est due, d'après toutes les analogies, à une contagion locale, quel qu'en soit le mécanisme. Il est vrai qu'après l'extirpation d'un cancer du sein ou de la lèvre, des gonflements ganglionnaires qui n'étaient pas sensibles avant l'opération peuvent se montrer, mais il faut bien remarquer que l'affection de ces ganglions lymphatiques peut être assez insignifiante à son début pour échapper à tout examen. — L'existence d'un cancer primitif et secondaire des ganglions lymphatiques peut-elle hâter ou retarder la marche ultérieure de la maladie, le développement de tumeurs métastatiques, l'état général cachectique? C'est là une question qui ne peut être résolue, parce que la marche de la maladie n'a pas une durée bien déterminée; s'il en était ainsi, on pourrait, par la comparaison des cas opérés et des cas non opérés, établir une règle sur l'influence de l'intervention chirurgicale. On pourrait arriver à un résultat approximatif, en comparant des cas qui se ressemblent sous le rapport de l'âge, de la constitution, de la nature de la tumeur, etc.; mais comme la distinction exacte des différentes espèces de carcinomes et, par conséquent, une classification précise des cas n'ont été établies et admises généralement que dans les derniers temps, on ne peut pas encore s'attendre à des résultats définitifs; les observations d'un seul chirurgien suffisent rarement pour établir de pareilles statistiques. — En étudiant les carcinomes épithéliaux, on remarque que les tumeurs métastatiques se montrent très-rarement lorsqu'un grand nombre de ganglions lymphatiques sont malades; ce fait tend donc à établir que la maladie ne devient pas plus intense par ce développement considérable de tumeurs locales, et que les carcinomes des ganglions lymphatiques n'augmentent pas la disposition aux tumeurs métastatiques. — A la question : les carcinomes doivent-ils en thèse générale être opérés ou non? on pourra répondre, que l'opération n'ayant probablement pas d'influence directe sur la diathèse morbide, d'autres motifs doivent nous décider pour l'opération, si elle peut être faite. Nous disons avec intention que l'opération n'a pas d'influence *directe* sur la maladie, mais nous croyons devoir admettre une influence *indirecte*, en ce que la tumeur est la cause d'autres états morbides. L'épuisement, la faiblesse, l'anémie, les troubles de la nutrition, qui peuvent être dus au ramollissement de la tumeur cancéreuse et aux douleurs dont elle est le siége, le chagrin navrant et les réflexions sans cesse renaissantes sur l'incurabilité de la maladie sont des causes qui peuvent bien hâter la marche de l'affection. Le devoir du médecin est de tromper le malade sur l'incurabilité de sa maladie; partout où le médecin ne peut pas guérir, il doit soulager les souffrances morales et physiques du patient. Peu d'hommes possèdent la tranquillité d'esprit, la résignation ou la force de caractère, appelez cela comme vous voulez, pour passer gaiement le temps qui leur reste encore à vivre, lorsqu'ils savent qu'ils sont atteints d'un mal incurable. Les malades, quoique peut-être en apparence tranquilles, vous sauront peu de gré de leur avoir fait des ouvertures trop sincères sur ce qui les attend. Sous ce rapport vous serez souvent embarrassés comme médecins, mais j'abandonne à votre tact, à votre connaissance du cœur humain, à votre sentiment, ce que vous devez faire dans le cas spécial. — Comment sommes-nous arrivés à faire ces réflexions? c'est en parlant de l'influence qu'exerce le moral sur la marche de l'affection cancéreuse; plus d'un confrère sourira en haussant les épaules, quand on lui parlera de cette influence; pour moi, je l'avoue franchement, j'y crois aussi bien dans la carcinose que dans la tuberculose; je crois que le chagrin, la misère, la douleur, hâtent la marche de ces maladies chroniques et quelquefois je me crois obligé d'opérer précisément ceux qui se consument en chagrins sur leur affection. Parfois il se passe une année et plus avant que la maladie éclate de nouveau; pendant ce temps le patient se croit guéri; cette année lui est pour ainsi dire accordée en grâce, et vous-mêmes vous réjouirez de voir le malade content, quoique vous ne puissiez pas chasser complétement la triste pensée que cet état de bien-être ne durera pas longtemps. — A côté des motifs qui peuvent nous engager à opérer, il existe des indications locales importantes qui demandent l'intervention chirurgicale, c'est lorsqu'il s'agit d'empêcher aussi longtemps que possible le progrès de la maladie sur des parties dont l'atteinte entraîne nécessairement la mort. Quand même on peut s'attendre dans la plupart des cas à une récidive locale, cependant il se passe souvent des mois ou même des années, pendant lesquels la vie n'est pas directement en danger. Quelquefois il s'agit aussi de protéger contre une destruction complète des parties de la face, telles que les lèvres, le nez, les paupières, qu'on peut remplacer après l'opération par la plastique. Si l'on considère ces opérations comme inutiles par la raison qu'on ne peut pas guérir le mal on a tort, car par l'opération nous rendons la vie plus agréable au patient, quoique pour quelque temps seulement, peut-être pour la plus grande partie du temps qui lui reste encore à vivre. On aurait lieu d'être très-content si par une opération ou un traitement quelconque on pouvait donner, même passagèrement, à un individu atteint de tuberculose avancée, autant de force et de jouissance de la vie que cela arrive pour beaucoup d'individus délivrés par l'opération d'une grande tumeur carcinomateuse. En un mot, il existe une série de cas où nous pouvons intervenir utilement par l'opération; il y en a même beaucoup où l'on agirait, à mon avis, d'une manière cruelle, si l'on refusait d'opérer. — Il y a d'autres cas, il est vrai, où il est plus difficile de se décider. Dans les formes à marche lente, comme par exemple dans le squirrhe, je crois qu'il est permis de faire une opération qui n'offre pas de danger par elle-même, sans qu'elle soit réellement commandée par la nécessité. Mais si une paupière est détruite, si le nez est perdu en partie ou en totalité, alors l'opération est indiquée, dans le premier cas pour protéger le globe de l'œil, dans le second pour remplacer une perte de substance très-désagréable, d'autant plus que dans ces squirrhes à marche lente souvent on n'observe aucune récidive locale; il n'y a qu'une circonstance qui m'empêcherait d'entreprendre une opération dans ces cas : ce serait une grande faiblesse chez un individu très-âgé; du moins, il est interdit de faire chez le vieillard des opérations plastiques d'une grande étendue; la perte de sang inévitable pendant l'opération et l'obligation de garder le lit peuvent suffire pour enlever le malade. Autre question : faut-il opérer ou non, lorsque le siége de la tumeur est dangereux, c'est-à-dire lorsque l'opération peut se terminer par la mort, ou du moins qu'elle présente autant de chance d'insuccès que de succès? Dans ces circonstances la nature du cas spécial entre en ligne de compte, il est impossible de faire là-dessus des réflexions générales; l'opinion sur le danger d'une opération dans un cas donné varie selon les chirurgiens et l'individualité des malades; cependant il faut admettre en principe *de n'opérer que lorsqu'on peut enlever toutes les parties malades; il ne faut jamais entreprendre une demi-opération, en laissant des restes de tumeur. Sous ce rapport je fais observer qu'il ne faut opérer que dans les tissus sains: et s'éloigner de 1 1/2 à 2 centimètres, si faire se peut, de l'infiltration sensible au toucher, alors seulement on est sûr d'enlever toutes les parties malades.* On peut quelquefois, dans des cas désespérés, prolonger la vie de quelques malades par des opérations très-hardies, mais en général on verra, dans ces circonstances, mourir beaucoup plus d'opérés qu'on n'en verra se rétablir.

Nous arrivons maintenant à l'appréciation des *caustiques* les plus généralement employés contre les tumeurs cancéreuses. Dans le cours des temps, l'opinion sur les caustiques a beaucoup varié; tantôt on leur a donné la préférence sur les autres moyens, tantôt on les a rejetés en principe. La plupart des chirurgiens contemporains inclinent vers cette dernière manière de voir, que je partage également.

En principe, je donne la préférence à l'opération par le bistouri et les ciseaux, et cela par l'unique raison que je sais alors exactement ce que j'enlève, et puis juger en toute sûreté si tous les tissus malades ont été enlevés. Je considère donc l'opération sanglante des cancers et des tumeurs en général comme la règle. Il est vrai que, comme toute règle, celle-ci a ses exceptions. Chez les personnes très-âgées, chez les malades anémiques ou chez ceux qui ont trop peur du bistouri, on peut se servir des caustiques, et si l'on en continue l'emploi avec méthode et assez longtemps pour que tous les tissus morbides puissent être détruits, le résultat peut être favorable. Quand on se place au point de vue physiologique, les caustiques ont quelque chose pour eux; on peut supposer que le liquide caustique pénètre dans les plus fins vaisseaux lymphatiques qui participent à la maladie et détruit ainsi complétement la matière morbide locale. Mais cette hypothèse ne se confirme pas, car le caustique forme avec le tissu qu'il touche une combinaison intime, solide, qui l'empêche d'étendre son action au delà. On a prétendu dans le temps que les récidives ne se montraient pas aussi vite après l'emploi des caustiques qu'après l'opération au bistouri, cependant ce fait ne s'est pas confirmé; je n'admets donc que les exceptions citées plus haut.

Quant au choix des caustiques, je donne la préférence au chlorure de zinc pour la destruction des cancers; vous pouvez l'employer sous forme de pâte ou sous forme de flèches. S'il s'agit de cautériser une surface, vous préparez une pâte avec parties égales de chlorure de zinc pulvérisé et de farine en ajoutant un peu d'eau, et vous l'appliquez sur la surface ulcérée. Si vous voulez cautériser plus profondément, vous faites délayer une partie de chlorure de zinc dans trois parties d'eau, vous l'étendez sous forme de gâteau et vous faites sécher; cette masse se laisse facilement diviser avec un instrument tranchant. Vous coupez avec un couteau de petits cylindres pointus, épais de 5 millimètres à 1 centimètre, vous faites avec une lancette étroite une ponction dans la tumeur, et vous y enfoncez la *flèche caustique;* vous répétez cette opération, jusqu'à ce que la tumeur soit farcie de ces flèches qui peuvent être à une distance de 2 centimètres l'une de l'autre. Après cette cautérisation on observe pendant quatre à cinq heures une douleur modérée (qui peut cependant devenir très-violente, lorsque la pâte est molle), et le jour suivant vous trouvez la tumeur transformée en une eschare blanche. Cette dernière se détache au bout de cinq à six jours, un peu plus tôt lorsque les tumeurs sont molles, et plus tard lorsqu'elles sont dures. Après la chute de l'eschare, si la cautérisation a été poussée assez avant dans les tissus sains, on trouve une plaie couverte de bourgeons charnus de bonne nature et qui se cicatrise bientôt; si la masse carcinomateuse se montre de nouveau, on répète la cautérisation avec la pâte ou les flèches.

On peut toujours reprocher à ces cautérisations d'être quelquefois très-douloureuses et d'un effet incertain, car on ne sait jamais jusqu'où s'étend l'action du caustique, cependant il y a des cas, je vous l'ai dit, où l'on peut les mettre en usage. — D'autres caustiques sont beaucoup vantés : la pâte de Vienne, la pâte arsenicale, le beurre d'antimoine, le chlorure d'or, etc.; on se sert plus rarement de l'iodure de potassium, de l'acide chromique, de solutions concentrées de chlorure de zinc, d'acide nitrique fumant, d'acide sulfurique, etc.

Je vais encore vous donner quelques conseils sur le traitement local des ulcères cancéreux, lorsqu'ils ne se prêtent plus ou ne se sont jamais prêtés à une opération. Il y a des cas inopérables, où la végétation des masses cancéreuses sur la plaie fait une saillie énorme, fatigue beaucoup les malades et les épuise; dans ce cas on peut faire des cautérisations partielles, soit avec les caustiques, soit avec le fer rouge; par la destruction palliative des masses végétantes on arrive quelquefois à des résultats tout à fait satisfaisants. L'indication principale du traitement de ces malades est fournie par la décomposition qui se fait à la surface des ulcères et qui est souvent d'une fétidité horrible, dans quelques cas c'est la douleur qui l'emporte sur les autres symptômes. Pour tarir la sécrétion de mauvaise nature, le fer rouge rend fréquemment de très-bons services; on diminue encore la fétidité par des compresses imbibées d'eau chlorurée, de vinaigre de bois purifié, de créosote, etc.; le mieux est de couvrir toute la surface avec du charbon finement pulvérisé. Le charbon, comme vous l'avez appris en chimie, absorbe facilement les gaz et peut être parfaitement employé dans ces cas. Malheureusement il salit tellement les ulcères qu'on n'y a pas recours aussi souvent qu'on voudrait. Quant aux douleurs dans les tumeurs carcinomateuses ulcérées, on les a combattues localement par les narcotiques; par exemple, on a saupoudré les surfaces avec de l'opium; cependant les narcotiques pris à l'intérieur agissent toujours plus sûrement, et l'on finit toujours par revenir à la morphine pour soulager ces pauvres malades; cependant on pourrait essayer dans ces cas les injections sous-cutanées de morphine. Je vous recommande principalement la persévérance dans les soins à donner à ces pauvres malheureux et dans les efforts que vous tentez pour calmer leurs souffrances; j'avoue qu'il est pénible pour le médecin de pouvoir être si peu utile dans ces cas, mais il ne nous est pas permis d'abandonner ces patients à leur triste sort.

CINQUANTIÈME LEÇON

CARCINOMES (SUITE).

Cancers médullaires. — 1. *Cancers médullaires* par excellence. Localisation. Marche. — 2. *Tumeurs mélanotiques.* Marche. Composition anatomique. Localisation. — Opération. — Quelques courtes observations sur le diagnostic clinique des tumeurs.

Tumeurs à croissance rapide et à caractère très-infectieux; développement souvent simultané de beaucoup de tumeurs de même nature, toujours très-molles. — Cancers médullaires.

Si j'avais à vous faire un cours d'anatomie pathologique, je ne citerais les cancers médullaires que comme sous-genre des sarcomes, des lymphomes et des carcinomes, car sous le point de vue purement anatomique et surtout sous le point de vue histologique ces tumeurs ont la structure, soit de l'une, soit de l'autre des tumeurs sus-mentionnées. Mais comme dans une exposition clinique nous devons principalement avoir en vue la marche et tout l'ensemble de la maladie, nous sommes obligé d'établir ce quatrième groupe. D'après un caractère tout à fait extérieur, nous divisons les tumeurs de cette catégorie en *cancers médullaires par excellence* et en *cancers médullaires pigmentés* ou *mélanoses.*

1. — *Cancers médullaires. Sarcomes et carcinomes médullaires. Fongus médullaires. Encéphaloïdes.*

Si nous considérons les caractères anatomiques de ces tumeurs dans leur forme pure, nous trouvons qu'elles sont faciles à reconnaître à leur mollesse, à la couleur d'un blanc pur ou grisâtre de leur surface de section, qui est d'ordinaire complétement homogène comme la substance blanche du cerveau; la couleur peut devenir d'un rouge de sang par la grande richesse en vaisseaux telle que nous l'observons dans l'encéphalite (*fongus hématode*); cependant les cancers médullaires ne sont pas ordinairement très-vascularisés. Non-seulement ils se distinguent presque toujours des parties saines environnantes par leur grande mollesse, mais ils en sont encore parfaitement séparés par une enveloppe fibreuse ; le tissu se laisse quelquefois séparer en faisceaux dans une direction déterminée (*carcinome fasciculé*). On y observe très-rarement un travail de ratatinement, et peu souvent une transformation caséeuse du tissu médullaire ; on y rencontre plus fréquemment des extravasats sanguins et quelquefois des kystes. Les tumeurs traversent la peau très-rapidement de dedans en dehors, il se produit une ulcération, les masses cancéreuses font saillie en dehors, s'étalent en champignon et leur surface se gangrène superficiellement. — L'*examen microscopique*, qui ne peut être fait avec quelque exactitude que sur des fragments d'une préparation durcie, montre dans quelques cas un tissu sarcomateux évident, qui est le plus souvent analogue à la néoplasie inflammatoire, mais qui peut aussi être composé de cellules fusiformes. Dans d'autres cas on observe distinctement un tissu carcinomateux, c'est-à-dire, un stroma de tissu conjonctif ordinairement très-fin, qui est si serré et si délicat qu'il ressemble au réseau qu'on rencontre dans les alvéoles des ganglions lymphatiques ; dans ce cas on trouve donc réunies la structure du lymphome et celle du carcinome ; mais toujours dans ces tumeurs la masse végétante des cellules l'emporte de beaucoup sur le stroma de tissu conjonctif, lorsque celui-ci existe, et cette prédominance de l'élément cellulaire détermine la grande mollesse de ces tumeurs.

Vous vous rappelez sans doute que dans le cours de ces leçons, en parlant, soit des sarcomes, soit des carcinomes, je me suis servi des expressions : ramollissement médullaire, transformation en tissu médullaire. J'espère que maintenant vous comprenez parfaitement ces expressions : les sarcomes et les lymphomes aussi bien que les carcinomes peuvent se transformer en cancers médullaires par une végétation rapide des cellules survenant, soit dans la totalité, soit dans quelques parties isolées de la tumeur. Mais à côté de ces tumeurs il en est un grand nombre qui se présentent dès le début sous la forme de cancers médullaires. Le rapport qui existe entre le carcinome et l'encéphaloïde est semblable à celui qui existe entre le carcinome et le squirrhe ; sous le rapport anatomique on ne doit voir dans ces métamorphoses que des modifications accidentelles ; sous le rapport clinique nous avons déjà dit que lorsque le travail de ratatinement est considérable dans les carcinomes, on peut pronostiquer une marche plus lente ; maintenant j'ajoute que le ramollissement médullaire des carcinomes a également son importance clinique, en ce qu'il annonce généralement une marche plus rapide de la maladie.

Ce que nous allons dire à présent des cancers médullaires ne se rapporte qu'aux cas où ces tumeurs se sont montrées dès le début comme tels. On observe des cancers médullaires congénitaux au sacrum, et dans ces cas ils sont souvent associés à des kystes séreux. L'enfance et l'adolescence sont particulièrement prédisposées aux cancers médullaires; dans l'âge adulte ils sont déjà rares et plus rares encore dans la vieillesse. Ces indications se rapportent de préférence aux tumeurs extérieures, qui offrent un intérêt plus particulier au chirurgien; la plupart des carcinomes intérieurs, qui chez l'homme avancé en âge (cinquante à soixante ans) se montrent dans l'estomac, le foie, la rate, les reins, le cerveau, etc., sont mous et médullaires, comme les tissus dans lesquels ils se développent; se sont là souvent des carcinomes qui ont subi un ramollissement médullaire, et non toujours des cancers médullaires primitifs. — Un siége très-fréquent des encéphaloïdes, est l'os et le périoste : le fémur et le tibia, surtout à l'articulation du genou, les articulations de la hanche et du pied, l'omoplate, la mâchoire supérieure, sont souvent atteints; le testicule est le siége fréquent de carcinomes qui ont subi le ramollissement médullaire, rarement de cancers médullaires primitifs; j'ai vu se développer des cancers médullaires dans la glande mammaire, au col de l'utérus chez de toutes jeunes filles; le tissu conjonctif sous-cutané, les muscles d'une partie quelconque du corps, peuvent devenir à l'occasion le siége de tumeurs médullaires.

Le *diagnostic* des encéphaloïdes est souvent très-facile et ressort naturellement des symptômes décrits; cependant on peut se tromper aussi longtemps que l'ulcération ne s'est pas montrée, car ces tumeurs présentent quelquefois une fluctuation si évidente, qu'on ne peut songer qu'à un kyste ou à un abcès. Il est très-facile de confondre ce genre de tumeur avec un abcès froid et réciproquement; j'ai commis cette erreur il n'y a pas longtemps chez une petite fille de sept ans; on me l'amena à cause d'un gonflement mou siégeant sur le côté gauche du sacrum; la peau qui couvrait cette tumeur très-proéminente était d'une rougeur inflammatoire et sensible; à la palpation on sentait une fluctuation très-manifeste; la colonne vertébrale n'était pas modifiée dans sa forme, cependant immédiatement au-dessus du sacrum et à la symphyse sacro-iliaque elle était sensible à la pression; l'enfant traînait un peu la jambe gauche, était mal nourrie et anémique. Je ne doutai pas un seul instant que je n'eusse affaire à une carie de la colonne vertébrale compliquée d'abcès par congestion, qui, il est vrai, se trouvait en un endroit insolite; les selles de la petite malade étaient très-difficiles, et l'examen par le rectum nous indiqua que ce dernier était fortement dévié à droite par la tumeur qui, ici encore, présentait une fluctuation évidente. Ces données m'engagèrent à hâter l'ouverture de l'abcès par une ponction; je la fis, et j'évacuai à peu près 90 grammes d'un liquide clair comme de l'eau; j'en étais étonné et je fus porté à croire qu'il s'agissait ici d'une tumeur cystique composée; j'élargis l'ouverture cutanée, j'introduisis le doigt, et à mon grand étonnement je découvris que j'avais affaire à une tumeur médullaire, dans laquelle se trouvaient quelques kystes; comme on pouvait s'y attendre, les végétations de la tumeur sortirent bientôt par l'ouverture cutanée, elles devinrent le siége d'hémorrhagies, d'une putrescence abominable, et six semaines après l'enfant succomba dans un épuisement complet. L'autopsie démontra que tout le bassin était rempli d'une grande tumeur médullaire. La durée de toute la maladie depuis les premiers symptômes fut d'à peu près cinq mois; cependant sa marche ne fut pas sensiblement hâtée par l'incision, car, comme nous l'avons dit, la peau était déjà rouge et mince comme une feuille de papier, lorsque je fis la ponction. — De pareilles erreurs se rencontrent souvent, surtout lorsqu'il s'agit d'encéphaloïdes profonds; la fluctuation que présentent ces tumeurs ne peut quelquefois pas être distinguée de celle qu'on observe dans des sacs remplis de liquide, parce que la consistance peut être si molle, qu'il n'existe pas de différence marquée entre elle et la consistance liquide. On croyait jadis que les réseaux veineux considérables qu'on aperçoit à travers la peau qui couvre ces tumeurs, étaient un signe certain du cancer médullaire, mais il n'en est rien, quoiqu'on le rencontre souvent dans ces cas; ce réseau veineux s'observe sur chaque tumeur, même sur chaque abcès froid qui comprime les troncs veineux profonds et s'oppose à la libre circulation dans ces veines, car ce phénomène dépend d'un fait purement mécanique. — Quant aux symptômes généraux qu'on observe dans les cancers médullaires, ils sont très-peu caractéristiques. Dans un très-grand nombre de cas les malades ont au début un extérieur florissant et sont bien nourris; un petit nombre seulement sont anémiques dès le commencement et présentent une musculature flasque et la peau ridée.

Quant à la marche ultérieure de la maladie, observons que dans les cancers médullaires purs et surtout dans les sarcomes médullaïres, les ganglions participent rarement de bonne heure à la maladie, souvent même ils n'y prennent aucune part. Dans la plupart des cas d'encéphaloïde primitif que j'ai observés, les ganglions lymphatiques n'étaient pas affectés, à moins que la tumeur ne s'y fût développée primitivement, ce qui peut aussi se rencontrer. Ordinairement la tumeur primitive atteint un volume considérable; elle est opérée, si l'opération n'est pas impossible; alors survient en général un temps de bien-être parfait; puis on observe une récidive soit dans la cicatrice (dans le moignon après les amputations) et en même temps ou bientôt après des tumeurs métastatiques dans le poumon, le foie, dans le tissu conjonctif sous-cutané, où les encéphaloïdes peuvent se montrer en très-grande quantité. Avec les tumeurs métastatiques et la récidive locale se montrent l'anémie et l'épuisement; la fin est aussi triste que chez les individus atteints de carcinomes, elle l'est même davantage, parce que l'encéphaloïde atteint souvent des jeunes gens robustes et vigoureux. — Je crois que dans quelques cas rares la prédisposition à ces tumeurs peut disparaître; il est vrai que je n'ai pas de preuves en main pour soutenir cette opinion; cependant je connais au moins un cas où, jusqu'à présent, cinq ans se sont passés sans qu'aucune nouvelle tumeur se soit montrée; le malade, qui a subi deux opérations successives pour un sarcome médullaire primitif évident, jouit aujourd'hui d'une excellente santé. — La plupart des cas se terminent par la mort après six à dix-huit mois, en suivant la marche indiquée; par conséquent, la marche ordinaire est plus rapide que dans la carcinose; ce fait est d'autant plus frappant, que dans le cancer médullaire la maladie n'est nullement aggravée par la participation des ganglions lymphatiques.

BIBLIOGRAPHIE. — Lebert, atlas, pl. XLV, XLVI, CXXVIII, CXXIX, CLXIII, CLXXIV. — Cruveilhier, atlas, livraison V, pl. 1; livr. VIII, pl. 1; livr. XII, pl. 2 et 3; livr. XX, pl. 1; livr. XXIII, pl. 5; livr. XXIX, pl. 2 et 3; livr. XXXII, pl. 3 et 4; livr. XXXIII, pl. 4; livr. XXXVII, pl. 4.

2. — *Tumeurs mélanotiques. Sarcomes et carcinomes mélanotiques.*

La nature de la diathèse, qui donne lieu au développement des mélanoses, est tellement identique avec celle de la maladie que nous venons de traiter, que nous pouvons être court dans la description de cette affection; le mode d'apparition, la rapidité de la marche, sont les mêmes que dans le cancer médullaire. Ce ne sont que les caractères anatomiques et la localisation de la maladie qui offrent certaines particularités; d'un autre côté, la mélanose ne se présente presque jamais chez les enfants, très-rarement chez les jeunes gens, le plus souvent dans l'âge adulte.

Quant aux caractères anatomiques de ces tumeurs, elles sont reconnaissables par leur coloration brun foncé, couleur de sépia ou bleu noir; cette coloration se montre non-seulement sur la section, mais on la reconnaît même quelquefois à travers la peau, elle est visible sur les surfaces ulcérées; d'ailleurs les mélanoses atteignent rarement le volume des tumeurs médullaires, l'ulcération s'observe également moins souvent, parce que la durée de la maladie est d'ordinaire très-courte, les malades succombant au développement rapide d'un très-grand nombre de tumeurs. En général, ces tumeurs sont également d'une consistance très-molle, elles sont d'ordinaire si bien limitées, que, par exemple dans le foie, elles peuvent être énucléées avec le manche du scalpel; dans d'autres cas, surtout à la peau, elles se montrent aussi à l'état diffus, sans limites déterminées; elles ne présentent aucune tendance au ratatinement, mais bien au ramollissement en bouillie graisseuse. Très-souvent aussi on ne trouve qu'une pigmentation sans tumeur ; c'est ainsi que tout récemment j'ai disséqué une femme dont le péritoine, l'épiploon et les intestins présentaient le même aspect que si on les avait peints en brun; c'est seulement par endroits isolés qu'on trouvait dans ces parties de petites tnmeurs, tandis qu'on en rencontrait de grosses dans le foie et les poumons ; la tumeur primitive siégeait dans la peau du dos; la maladie datait de quinze mois; cette femme était âgée de trente-huit ans, lorsqu'elle mourut. — Quelquefois il arrive que les tumeurs sont en partie blanches, en partie noires ou brunes; dans ces cas les tumeurs métastatiques peuvent aussi présenter différentes couleurs; le plus souvent, il est vrai, elles sont purement mélanotiques ou purement médullaires.

A l'*examen microscopique* de ces tumeurs, on reconnaît un tissu sarcomateux ou carcinomateux, cependant plus souvent le premier; dans la plupart des cas le pigment finement granulé, qui à l'examen microscopique se montre presque toujours de couleur brunâtre, est renfermé dans des cellules, plus rarement dans les interstices des faisceaux de tissu conjonctif ou dans les faisceaux eux-mêmes. On sait qu'aux dépens du sang épanché dans les tissus il se forme du pigment, soit de l'hématoïdine, soit de la mélanine (la dernière dans les poumons et, pendant la fièvre intermittente, dans la rate); il était donc naturel de penser que le pigment des mélanoses provenait également de sang extravasé. Cependant ce n'est pas le cas, car le pigment se forme d'une manière évidente dans les cellules de nouvelle formation, de la même façon que dans les cellules de la choroïde, c'est-à-dire par une force spécifique, inhérente aux cellules mêmes. Il est impossible de dire jusqu'à présent de quelle source provient la matière qui sert à former cette masse de pigment ; peut-être est-ce l'hématosine; on observe aussi dans quelques cas le pigment mélanique dans le sang de ces malades; il est remarquable que les mélanoses soient presque toujours très-riches en graisse; la métamorphose graisseuse et la formation de pigment se rencontrent souvent en même temps dans la même cellule; ces deux produits sont quelquefois difficiles à distinguer l'un de l'autre, parce que dans ces cas les gouttelettes graisseuses présentent assez souvent une coloration jaunâtre ou brunâtre. La graisse peut-elle se transformer en pigment? M. le docteur Lehmann de Zurich a examiné chimiquement, d'après mon désir, la matière colorante dans le cas cité précédemment; il y rencontra de l'humine. A l'analyse micro-chimique, les réactions sont les mêmes que pour le pigment choroïdal; le pigment des mélanoses a également une grande analogie avec le pigment des sèches; il est comme ce dernier très-fixe et ne se décompose pas facilement. J'ai peint, il y a une quinzaine d'années, avec le suc de pareils cancers mélanotiques, le dessin des cellules de ces tumeurs, et la couleur est encore intacte aujourd'hui. — La matière colorante mélanotique peut, d'après les recherches modernes, être retrouvée chimiquement dans l'urine; je n'ai pas encore eu l'occasion de contrôler la justesse de cette observation; dans le cas cité précédemment, l'urine contenait, il est vrai, des cellules de pigment, mais elles provenaient de tumeurs mélanotiques de la muqueuse vésicale. Comme on observe également des mélanoses métastatiques à la surface interne du cœur, on pourrait expliquer par là la présence du pigment qu'on a rencontré quelquefois dans le sang; cependant il est possible aussi que la matière colorante provenant des tumeurs arrive dans le sang d'une autre façon. — Voilà ce que j'ai à dire sur l'anatomie de ces formations remarquables. Je dois cependant ajouter qu'on rencontre aussi quelquefois la formation pigmentaire dans d'autres tumeurs, et dans ces cas je fais complétement abstraction du pigment qui dérive des extravasats sanguins. On trouve, comme vous savez, très-souvent dans la peau des taches congénitales brunes ou d'un brun noirâtre, appelées des taches hépatiques; elles sont quelquefois élevées au-dessus du niveau de la peau et représentent alors de petits fibromes mous, mélanotiques (mélanomes de Virchow). Ordinairement elles ne présentent pas de danger, cependant elles peuvent devenir des foyers de développement de sarcomes mélanotiques infectieux.

La localisation des mélanoses est toute spéciale et diffère de celle du cancer médullaire blanc. A l'état primitif, elles se montrent le plus souvent dans la peau, surtout dans celle des mains et des pieds. Cependant je les ai aussi rencontrées primitivement dans le tissu conjonctif sous-cutané et dans les ganglions lymphatiques; dans l'œil, la mélanose est relativement fréquente. A l'état secondaire, ces tumeurs peuvent se montrer dans toutes les parties du corps. Parmi les organes internes atteints deutéropathiquement, le foie l'est presque régulièrement, les poumons le sont souvent, presque toujours ces tumeurs se rencontrent alors en grand nombre. Nous avons déjà dit que l'affection mélanotique est propre à l'âge adulte. La marche est en toujours rapide.

Quant à la thérapeutique et aux indications pour l'opération des cancers médullaires, je n'ai presque rien à ajouter à ce que j'en ai dit à propos de la carcinose; la seule chose que j'ajouterai, c'est que l'intervention chirurgicale est ici plus restreinte encore, en ce sens qu'on ne devrait pas entreprendre d'opération offrant quelque danger, pour des cancers médullaires sûrement reconnus pour tels. Il est vrai qu'on entend faire quelquefois les réflexions suivantes : Il vaut mieux pour le malade mourir à la suite d'une opération, que d'épuiser toutes les misères de cette maladie incurable. Je ne puis pas taxer d'irrationnelle cette manière de voir, qui se rencontre souvent dans le public, quoique le désir de vivre l'emporte chez la plupart des hommes sur les souffrances les plus atroces ; cependant le médecin ne peut pas se prêter à ces considérations, il ne doit pas dévier du principe de conserver la vie de ses malades aussi longtemps que cela lui est possible avec les ressources de son art.

BIBLIOGRAPHIE.— Lebert, atlas, pl. XIV, XV ; pl. XLIII, fig. 4-7 ; pl. XCII, fig. 2.— Cruveilhier, atlas, livraison XIX, pl. 3 et 4 ; livr. XXII, pl. 1.— Bruns, atlas, IIe partie, pl. III, fig. 14. — Förster, atlas, pl. VIII, fig. 1.

Quelques considérations sur le diagnostic clinique des tumeurs.

Je ne puis vous en vouloir, si tout ce que je vous ai dit sur les tumeurs n'est pas encore parfaitement clair dans votre esprit; et pour votre consolation je vous dirai que je me trouvais dans le même cas lorsque j'ai entendu pour la première fois exposer tous ces faits. Ce n'est qu'une longue étude et l'exercice dans le diagnostic différentiel des tumeurs, exercice que vous ne pouvez faire qu'au lit du malade, qui vous permettra de vous mouvoir sur ce terrain difficile avec quelque certitude. — La consistance de la tumeur, son aspect extérieur, les rapports qu'elle affecte avec les tissus environnants, son siége, sa croissance plus ou moins rapide, l'âge du patient : voilà les points de repère dont on part pour porter un jugement; tantôt c'est l'une de ces conditions, tantôt l'autre qui décide la question. Prenons un exemple : Un homme dans la cinquantaine vient vous trouver, il est bien bâti et fort pour son âge; depuis nombre d'années il porte une tumeur sur le dos, qui ne lui causait aucun embarras; c'est seulement depuis qu'elle a atteint presque la grosseur d'une tête d'enfant, qu'elle devient incommode. La tumeur est molle, élastique, elle n'est ni tendue ni fluctuante, elle est mobile sous la peau; cette dernière se trouve à l'état naturel; il n'y a jamais eu de douleurs dans la tumeur, on n'en provoque pas par l'examen. Le diagnostic est très-facile dans ce cas : en considérant la région, le siége dans le tissu conjonctif sous-cutané, la croissance lente, indolente, etc., il ne peut guère être question que d'un lipome, peut-être d'une tumeur molle de tissu conjonctif, cependant la plus grande vraisemblance parle en faveur d'un lipome. — Prenons un autre cas : Une femme vient vous trouver ayant une tumeur du sein; cette tumeur est dure, bosselée, elle a la grosseur d'une pomme; à sa surface on voit quelques parties de la peau qui sont rétractées en dedans; la peau adhère complétement à la tumeur. De temps en temps il y a eu des douleurs lancinantes, la pression sur la tumeur est également sensible; les ganglions axillaires du côté où se trouve la tumeur du sein, donnent une sensation de dureté. La femme est âgée de quarante-cinq ans, elle est bien nourrie et présente les apparences de la santé. Dans ce cas encore le diagnostic est facile : il s'agit ici d'un carcinome, 1° parce que, à l'âge où se trouve cette malade, les tumeurs cancéreuses se développent le plus souvent dans le sein, tandis que l'adénome et le sarcome se montrent d'ordinaire plus tôt; 2° la consistance pourrait parler en faveur d'un fibroïde, mais le fibroïde s'observe très-rarement dans la glande mammaire; le gonflement des ganglions lymphatiques s'oppose aussi à l'admission de cette idée, tandis qu'il parle en faveur du carcinome; 3° les carcinomes sont douloureux à un certain degré, comme dans le cas cité; les sarcomes et les fibroïdes ne le sont pas. Nous pourrions appuyer ce diagnostic sur d'autres motifs encore, mais ce que nous en avons dit doit suffire. — Considérons encore un troisième cas : Un garçon de dix ans est atteint depuis deux ans d'un gonflement modérément douloureux de la partie moyenne de la mâchoire inférieure, ce gonflement a augmenté lentement; les dents sont tombées à cet endroit, sans avoir été malades; le gonflement de l'os est régulièrement arrondi et s'étend depuis la première molaire d'un côté jusqu'à la molaire correspondante de l'autre; en bas il a la dureté de l'os, en haut (dans la bouche), où il est recouvert par la muqueuse, il présente une résistance élastique. — Ce gonflement osseux peut-il être la conséquence d'un processus inflammatoire chronique, d'une carie ou d'une nécrose? Cela n'est pas vraisemblable : 1° parce que la douleur a toujours été faible; 2° parce qu'il n'y a pas de suppuration, qui fait rarement défaut, lorsque la mâchoire est le siége d'une inflammation osseuse datant de deux ans; 3° parce que le gonflement est bien limité et très-uniforme, tandis que les dépôts osseux dans la carie et la nécrose ne le sont généralement pas; 4° parce que, à l'âge où se trouve le malade, des inflammations osseuses de cette étendue ne se rencontrent pas facilement, excepté après l'intoxication phosphorique, ce qui n'est pas ici le cas. Nous avons donc affaire à une tumeur : peut-être à un cancer médullaire? l'âge du malade y prédispose, cependant la tumeur est dure, la destruction du tissu osseux n'est pas considérable; l'os, à ce qu'il semble, n'est qu'écarté par un néoplasme qui s'est développé dans la cavité médullaire, la croissance serait aussi trop lente pour un cancer médullaire. Est-ce une exostose? mais la tumeur est trop molle du côté de la bouche, on peut pénétrer facilement dans la tumeur par en haut au moyen d'une aiguille fine. Est-ce un enchondrome? la consistance, la forme, le mode de croissance, l'âge du malade, s'accorderaient parfaitement bien avec cette idée, mais non le siége; les enchondromes dans la partie moyenne de la mâchoire inférieure sont excessivement rares à cet âge. C'est un ostéosarcome central : tous les phénomènes viennent confirmer ce diagnostic, et vous savez que ces tumeurs de la mâchoire inférieure sont fréquentes dans la jeunesse. Je dis : vous savez, je devrais dire : vous l'apprendrez peu à peu, avec le temps; et chaque fois que vous aurez examiné à la clinique un malade porteur d'une tumeur, je vous donne le conseil de relire à la maison ce qui a rapport à ce cas, de le comparer à la description générale des tumeurs, que je vous ai donnée. Si vous vous êtes exercés pendant quelque temps de cette façon, vous aurez bientôt une idée plus claire de ces maladies et tous les détails se graveront dans votre mémoire.

FIN.

TABLE DES MATIÈRES

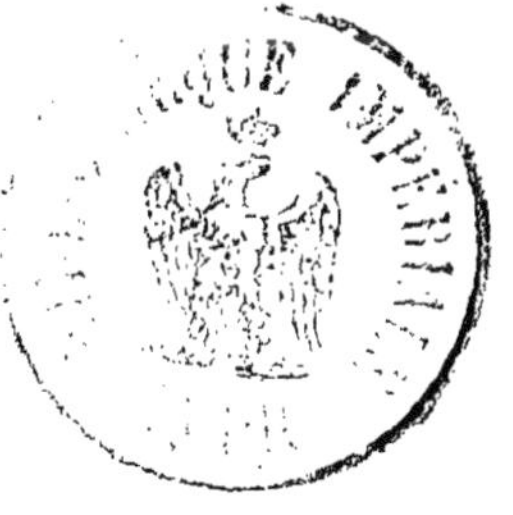

FIN DE LA TABLE DES MATIÈRES.

TABLE ALPHABÉTIQUE

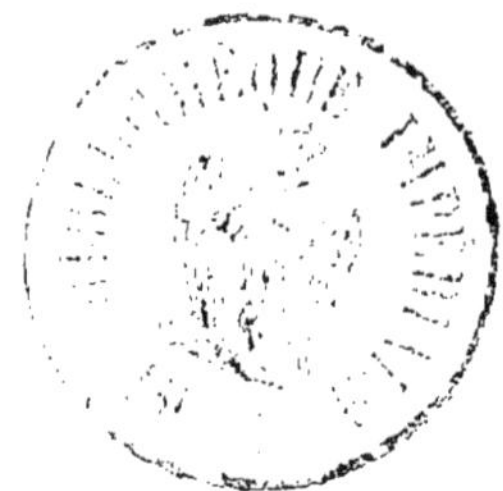

A

B

C

D

E

F

G

H

R

S

T

U

V

FIN DE LA TABLE ALPHABÉTIQUE.

Paris. — Imprimerie de E. Martinet, rue Mignon, 2.

www.ingramcontent.com/pod-product-compliance
Ingram Content Group UK Ltd.
Pitfield, Milton Keynes, MK11 3LW, UK
UKHW011958240726
13965UKWH00001B/22

9 782012 967007